科学出版社"十三五"普通高等教育本科规划教材

药 物 化 学

案例版

主　编　方　浩
副主编　王世盛　黄剑东　林治华
编　者　（按姓氏笔画排序）

<table>
<tr><td>王世盛（大连理工大学）</td><td>方　浩（山东大学）</td></tr>
<tr><td>刘凤志（临沂大学）</td><td>孙　华（天津科技大学）</td></tr>
<tr><td>李子元（四川大学）</td><td>杨家强（遵义医科大学）</td></tr>
<tr><td>肖　华（合肥工业大学）</td><td>沈广志（牡丹江医学院）</td></tr>
<tr><td>张　杰（西安交通大学）</td><td>张颖杰（山东大学）</td></tr>
<tr><td>林治华（重庆理工大学）</td><td>罗华军（三峡大学）</td></tr>
<tr><td>赵　宏（佳木斯大学）</td><td>夏成才（山东第一医科大学）</td></tr>
<tr><td>黄剑东（福州大学）</td><td>谢媛媛（浙江工业大学）</td></tr>
</table>

科学出版社

北　京

内 容 简 介

本书是根据教育部颁布的制药工程专业本科教学质量国家标准,围绕制药工程专业培养目标编写的专业核心课程教材。作为案例版教材,本书着重阐述各类药物的化学结构类型、发展概况、典型药物的理化性质、构效关系、合成方法和主要药理作用,为其他制药工程专业课程的学习奠定基础。

本书可供制药工程、药学等专业本科生使用,也可供相关专业科研人员参考。

图书在版编目(CIP)数据

药物化学 / 方浩主编. — 北京:科学出版社,2021.1

科学出版社"十三五"普通高等教育本科规划教材

ISBN 978-7-03-061553-4

Ⅰ. ①药… Ⅱ. ①方… Ⅲ. ①药物化学—高等学校—教材 Ⅳ. ①R914

中国版本图书馆 CIP 数据核字(2019)第 112575 号

责任编辑:王 超 李 清 / 责任校对:贾娜娜
责任印制:李 彤 / 封面设计:陈 敬

科学出版社 出版
北京东黄城根北街 16 号
邮政编码:100717
http://www.sciencep.com

北京九州迅驰传媒文化有限公司印刷
科学出版社发行 各地新华书店经销

*

2021 年 1 月第 一 版 开本:787×1092 1/16
2025 年 1 月第四次印刷 印张:29 1/2
字数:759 000

定价:108.00 元
(如有印装质量问题,我社负责调换)

前　言

自改革开放以来，我国制药工业迅猛发展，医药行业急需大批制药工程类高级专业人才。制药工程专业自 1998 年由教育部正式设置以来，适应了我国医药行业人才培养需求，但在专业教育内容、课程设置和教材配套等方面还存在不足。2018 年，教育部正式颁布实施《化工与制药类教学质量国家标准》。该标准明确规定了制药工程专业人才培养目标、培养规格、专业教育内容和知识体系，对制药工程专业的规范化办学起到了有力的推动作用。

在此背景下，科学出版社与教育部高等学校药学类专业教学指导委员会的专家学者精心组织了制药工程专业案例版系列教材的编写。药物化学作为制药工程专业的核心课程，是制药工程专业本科学生必须掌握的药学基本课程，是培养学生运用药物化学专业知识解决药物制剂和药物分析相关问题的专业基础课程。作为制药工程专业案例版系列教材的编写尝试，《药物化学》共分为 19 章，除绪论和第 18 章外，其他 17 章包含临床常用的各大类药物结构及其相关的药物化学原理和专业知识。编者在编写中主要注重以下三方面内容。

1. 突出制药工程专业特色，按照制药工程专业本科教学质量的国家标准，注重常用化学药物的结构类型、发展概况，典型药物的理化性质、构效关系、合成方法和主要药理作用，以便为制药工艺学、药物分析和药剂学等专业课程的学习奠定理论基础。

2. 尝试案例教学，素材源于制药工业实际。编者在教材编写中，以典型药物为案例载体，通过讲解其理化性质和结构稳定性的规律，帮助学生理解药物制剂过程和储存运输过程中需要注意的实际问题；结合典型药物的制备方法和化学稳定性案例，帮助学生理解《中华人民共和国药典》（以下简称《中国药典》）或国外药典所收载杂质的来源，从而达到学以致用的目的。

3. 注重教材内容的前沿性和适用性。本教材在第 18 章集中介绍了创新药物的设计与开发。另外，根据不同章节的教学需要，编写创新药物研发案例，"以案说理"，便于学生理解创新药物发现的规律、药物结构改造的原理与方法。考虑到国内现行的执业药师制度，为了拓宽毕业生就业渠道，教材内容上尽量兼顾到执业药师考试大纲的要求。

本教材的编委均长期从事制药工程专业的教学与科研工作，具有丰富的教材编写经验，但由于药物化学学科发展很快，因此本教材存在疏漏之处也在所难免。敬请读者提出宝贵意见和建议，以便修订时加以完善。

方　浩

2019 年 6 月

目　　录

绪　　论

第1节　药物化学的基本定义、主要研究任务及与其他学科的关系

一、药物化学的基本定义

■ （一）药物

药物是用于预防、治疗、诊断疾病或促进健康的化学物质。药物的分类方法较多，主要有以下几种：①根据来源可分为天然药物和人工化学合成药物；②根据化学成分可分为无机化学药物和有机化学药物；③根据国家药品管理分类可分为化学药、生物药和中药；④根据药物的用途可分为预防药物、治疗药物和诊断药物等；⑤根据药物的使用对象可分为人用药、兽用药和农药等。

■ （二）药物化学

根据国际纯粹与应用化学联合会（International Union of Pure and Applied Chemistry，IUPAC）的定义，药物化学（medicinal chemistry）作为一门以化学为基础的综合性应用学科，涉及生物、医学和药物等多方面研究领域。它是应用化学手段和现代科学技术，研究药物的化学结构、理化性质、制备工艺、构效关系（structure-activity relationship，SAR）、体内代谢，以及创新药物的发现。

药物化学作为药学领域的主干学科，是连接药学基础研究与临床转化应用的桥梁。药物化学的英文名称除了 medicinal chemistry 以外，还有一个专业英文名称 pharmaceutical chemistry。在药学领域内，pharmaceutical chemistry 主要研究药物的化学合成、提取分离、结构确证、质量控制及其化学结构的改造，目标是获得一个安全有效的药物，侧重于现有药物的制备，也可译为"制药化学"。medicinal chemistry 着重研究药物的结构与其活性的关系，即构效关系。当前发表在国际药物化学领域权威期刊 *Journal of Medical Chemistry* 的论文，主要研究内容是探索活性化合物系列结构与生物体相互作用规律，特别是从分子水平上解析药物作用机制和作用方式，侧重于创新药物的发现。

二、药物化学的主要研究任务

根据药物化学的定义，其研究内容不仅包括化学药物的结构特征、理化性质、稳定性及制备合成方法，还包括药物进入体内的生物效应、毒副作用及其在体内的生物转化。因此药物化

学作为药学领域的重要带头学科，肩负着设计、发现及发明新药的重任。具体而言，药物化学的研究任务主要包括以下三个方面。

（一）解决药品在使用环节面临的化学问题

在创新药物的临床前研究和已上市药物的使用过程中，存在许多必须解决的化学问题。药物化学的发展与这些化学问题密切相关，突出表现在以下几个方面。

（1）研究药物的结构与其理化性质和稳定性的关系，不仅可以确保药品质量，而且还能为药物剂型的选择、药品质量的控制、储存与使用要求提供理论依据。

（2）研究药物在机体的生物转化过程，推测和确定其代谢产物，为药物作用机制的确定、药物新剂型的开发与前药设计提供依据。

（3）研究药物的化学结构与体内药效、毒副作用及药物相互作用的规律，为临床药物的合理使用、配伍禁忌，以及药物的结构改造与修饰奠定基础。

（二）提供经济合理的化学药物制备方法和工艺

过去药物化学领域的一个重要研究内容是研究药物的合成路线。主要任务是应用新的合成原料，发展药物制备的新工艺、新方法，以实现提高药品质量、降低成本、获得最佳经济效益的目标。该方面研究也是将基础研究成果转化为制药生产的伟大实践。目前，该领域的研究已演化出一门新的学科分支——制药工艺学。

近 20 年来，化学信息学技术的不断发展，促进了有机合成反应数据库与药物合成设计理论的融合，也为发展新的药物制备方法提供了有力的数据支持。另外，现代有机合成方法的发展日新月异，不对称合成、过渡金属催化等一系列新方法和新技术的不断涌现，为发展复杂结构的药物制备，发展绿色环保的新型制药工艺带来了希望。

（三）探索新药开发的途径和方法

创制新药是当前药物化学研究的首要任务，其研究方法主要包括两方面。一方面是新药的分子设计，研究方法有的是针对生物靶标的结构特征开展分子设计，有的是发现已知活性化合物（包括天然产物）的先导化合物。另一方面是针对候选药物分子的优化和成药性研究，研究任务包括先导化合物的构效关系，通过结构改变和优化评价药物的成药性，以期创造出疗效好、毒副作用小的新药。

关于药物化学研究任务的三方面内容，针对不同专业的学生在教学中各有侧重。关于第二方面的研究内容，制药工程专业的课程设置中已经单独设立了制药工艺学这门课程，因此这部分内容在本教材中不作重复介绍。对于制药工程专业本科生，药物化学课程学习的基本要求：①掌握各大类化学药物的结构类型和构效关系，临床常用典型药物的化学结构及理化性质；②熟悉临床常用药物的发展过程与典型药物的合成路线；③了解新药研究与开发的一般途径和方法。

三、药物化学与其他学科的关系

药物化学作为药学领域的应用性基础学科，与化学、生命科学及其他学科密切相关。在化学学科中，合成化学，特别是有机化学是药物化学的主要研究手段；分析化学为化学药物的结构解析、产物分离和质量控制提供了重要的技术手段。物理化学（包括量子化学、X 射线晶体衍射学等）为药物的化学结构确证、基本性质与化学反应预测提供了基本原理和研究方法。

在生命科学学科中，分子生物学、细胞生物学、基因组学和蛋白质组学等学科的发展揭示了潜在的药物作用靶点；结构生物学、生物化学、病理学等学科为药物的源头创新和药物分子设计提供了重要的研究工具；药理学、毒理学、药物代谢动力学等为研究化学药物在体内的变化规律、构效关系、构代关系（化学结构与活性化合物代谢的关系）、构毒关系（化学结构与活性化合物毒性之间的关系）等提供了理论和实验帮助，促进了创新药物的发现。

数学、物理学的基本原理为实验结果的统计、建立研究模型提供了基础和手段。近年来，计算机科学领域的计算机图形学、计算化学与药物化学学科不断交叉整合，为药物分子设计提供了可视化的技术工具和计算平台。信息学领域的化学信息学和生物信息学进一步提高了创新药物发现的信息处理与挖掘能力。在上述学科的推动下，又诞生出以创新药物分子设计为目标的新兴学科，即药物设计学（表 0-1）。

表 0-1　药物化学相关学科分类列表

化学学科	生命科学	其他
有机化学、无机化学、分析化学、物理化学、量子化学、X 射线晶体衍射学等	分子生物学、细胞生物学、基因组学、蛋白质组学、结构生物学、生物化学、病理学、药理学、毒理学、药物代谢动力学等	数学、物理学、计算化学、计算机图形学、化学信息学、生物信息学、药物设计学等

第 2 节　药物化学的历史与现状

一、药物化学的历史回顾

药物化学的发展贯穿人类药物研究和开发的历史，经历了一个由粗到精、由盲目到自觉、由经验性试验到科学性设计的发展历程。该过程大致可分为 3 个阶段：发现阶段、发展阶段和设计阶段。

（一）发现阶段

该阶段为 19 世纪至 20 世纪初，其特征是以天然活性物质和简单合成的化学药物发现为主。科学家们早在 19 世纪就开始利用化学方法提取天然产物中的有效成分，如从阿片中提取吗啡（morphine）；从颠茄中提取阿托品（atropine）；从金鸡纳树皮中提取奎宁（quinine）；从茶叶中提取咖啡因（caffeine）；从古柯叶中提取可卡因（cocaine）等。针对天然产物进行结构改造，帮助人们了解到药物的化学结构与活性的关系，发现某些药物起效的基本结构并提出了药效团（pharmacophore）的概念。以可卡因的发现为例，经过不断结构改造，又发现了普鲁卡因等局麻药。

19 世纪中期以后，有机合成方法的进步，促进了化学药物的快速发展。1875 年首先发现水杨酸盐的解热与抗风湿作用。1898 年从水杨酸的一系列衍生物中发现了阿司匹林（乙酰水杨酸）。1910 年合成的胂凡纳明（又名 606）用于梅毒等疾病的治疗，开创了化学治疗的新概念。

（二）发展阶段

该阶段大致为 20 世纪初到 20 世纪 60 年代，其特点是合成药物的大量涌现，内源性生物活性物质的分离、鉴定和活性研究不断深入，酶抑制剂的临床应用等，也可以称为创新药物研究的黄金时期。这一期间，分子药理学的形成和酶学的发展，对阐明药物的作用原理起了重要作用。但这段时间药物化学的某些假说和原理，往往具有化学的烙印。

1932 年发现一种偶氮染料"百浪多息"（prontosil）对链球菌及葡萄球菌有很好的抑制作用。1935 年多马克（Domagk）将药理实验结果发表后，开启了磺胺类药物发展的时代。但当时这类偶氮染料的作用机制并不清楚，随后的实验发现百浪多息在体外无效，服用后在体内可发挥药理作用。经过系统的研究证实，百浪多息在体内的代谢产物（对氨基苯磺酰胺，也称为磺胺）具有抑制细菌生长作用，从而确定了这类药物基本结构。随着对其结构的不断改造，磺胺噻唑和磺胺嘧啶等一大批疗效更好的磺胺类药物陆续上市，由此推动了抗代谢原理在药物化学领域的应用。

在这一阶段，甾体激素类药物（如肾上腺皮质激素和性激素）的广泛研究和应用，对调整内分泌失调起到了重要作用。皮质激素类药物治疗牛皮癣，被誉为皮肤病治疗的一次革命。以青霉素（penicillin）为代表的抗生素出现和半合成抗生素的研究，神经系统药物、心血管系统药物及恶性肿瘤的化学治疗等都显示出长足的进展。

（三）设计阶段

设计阶段始自 20 世纪 60 年代。在此之前，药物的研究与开发遇到了困难，一方面，包括抗感染药在内的许多药物的发现，使得大部分疾病能够得到治愈或缓解；而难治性疾病（如恶性肿瘤、心血管疾病和免疫性疾病等）的药物治疗水平相对较低，研究难度大。按照传统随机合成和筛选的方法研发新药，不仅花费巨大，而且成效并不令人满意。另一方面，欧洲出现的沙利度胺（thalidomide）事件，造成数万名严重畸形儿的出生，震惊了全世界；20 世纪 80 年代的硅酮事件，发现作为乳腺填料的硅酮有致癌作用。因而，世界各国制定法规，要求新药进行致畸（teratogenic）、致突变（mutagenicity）和致癌（carcinogenic）试验，从而增加了研制周期和经费。因此，客观上需要改进研究方法，将药物的研究和开发过程，建立在科学合理的基础上，即合理药物设计。

物理化、生物化学和分子生物学的发展，精密的分析测试技术如色谱法、放射免疫测定、质谱、核磁共振和 X 射线晶体衍射技术的进步及电子计算机的广泛应用，为阐明作用机制和深入解析构效关系奠定了坚实的理论和实验基础，使药物化学的理论与药物设计学的方法不断完善。1964 年，Hansch 和藤田提出了定量构效关系的研究方法，成为药物化学发展史上的里程碑。定量构效关系研究的蓬勃开展，对于解析作用机制和药物设计起着日益重要的作用。用计算机图形学技术和计算化学技术，结合结构生物学的研究，发展了分子对接（molecular docking）和虚拟筛选（virtual screening）等新方法，为药物分子的合理设计、结构改造提供了新的途径。此外，用计算机辅助研究药物在体内的过程，从整体水平为研究设计新药提供了新的方法和参数。体内微量内源性物质如花生四烯酸及其代谢产物、肽类及兴奋性氨基酸等生理作用的解析，以及受体激动剂和拮抗剂的设计与合成，离子通道的激动剂和阻滞剂的发现，酶的自杀性底物（enzyme suicide substrate）的临床应用，前药（prodrug）和软药（soft-drug）原理的广泛使用等，把药物化学提高到了新的水平。

随着人类基因组学和蛋白质组学研究的不断深入，大量与疾病相关的基因和蛋白质被发现，从而为创新药物研究提供了更多的药物靶点。例如，蛋白激酶可催化磷酸基团从 ATP 转移到底物蛋白的受体氨基酸，并在调节代谢、基因表达、细胞生长、细胞分裂和细胞分化等方面起关键性作用。1996 年，首个蛋白质酪氨酸激酶选择性抑制剂伊马替尼的研究成果被正式报道。该药物是通过干扰肿瘤细胞信号转导通路，选择性抑制肿瘤细胞的生长，可用于慢性髓细胞样白血病的治疗。2001 年伊马替尼被美国食品药品监督管理局（Food and Drug Administration，FDA）批准上市，开启了肿瘤的靶向药物治疗时代。

二、我国药物化学的发展成就

在中华人民共和国成立初期，我国医药工业主要以保障人民群众基本用药、防病治病需要为首要任务。例如，中华人民共和国成立初期研制的氯霉素生产工艺，历经几十年考验，技术水平达到国际领先水平。20 世纪 60 年代实现了以薯蓣皂素为原料，制备氢化可的松的新工艺，为我国甾体药物发展奠定了基础。20 世纪 70 年代，我国科研工作者在世界上首次实现了维生素 C 生产的两步发酵新工艺，达到世界先进水平。

在创新药物研究工作中，我国科学家先后创制了平阳霉素、三尖杉酯类生物碱等抗肿瘤药；从山莨菪中分离得到的山莨菪碱和樟柳碱，临床用于治疗中毒性休克、改善微循环障碍和血管性头痛等；从石杉属植物千层塔中分离出石杉碱甲，1994 年上市用于治疗阿尔茨海默病（Alzheimer's disease，AD，又称老年性痴呆）。其中最具代表性的成果是 1986 年批准上市的青蒿素，其发现者屠呦呦获得了 2015 年诺贝尔生理学或医学奖，成为中国第一位获此殊荣的科学家。基于青蒿素的结构改造，又先后研发了双氢青蒿素、蒿甲醚、青蒿琥酯等创新药物。

进入 21 世纪以来，党和政府高度重视创新药物的研究，于 2008 年设立了重大新药创制科技重大专项。在科技重大专项的支持下，十余年来许多创新药物不断涌现。2009 年，我国首个具有自主知识产权的氟喹诺酮类新药盐酸安妥沙星上市；2011 年，我国首个选择性环氧酶-2 抑制剂艾瑞昔布被批准并用于骨关节炎的治疗；2011 年我国第一个激酶类抗肿瘤药埃克替尼上市，用于晚期非小细胞肺癌二线治疗；2015 年，全球首个亚型选择性组蛋白去乙酰化酶抑制剂西达本胺在我国上市，用于难治性外周 T 细胞淋巴瘤的治疗，这也是我国首个授权美国等发达国家专利使用的原创新药。

第 3 节　本课程学习的基本要求

本教材是为全国高等教育制药工程专业编写的药物化学教材。2018 年 3 月，制药工程专业的《化工与制药类教学质量国家标准》正式颁布实施。该标准对我国制药工程专业的人才培养目标、培养规格、专业教育内容和知识体系等均做了具体要求，并将药物化学列为制药工程专业的核心课程，建议授课 48 学时。按照制药工程专业的教学质量标准，本课程学习的基本要求是掌握各类药物的结构类型、构效关系，典型药物的化学结构、理化性质、制备方法和体内代谢变化规律，据此熟悉或了解新药设计和开发的方法，并为制药工艺学、药物分析和药剂学等专业课的学习奠定基础。

为更好地体现本教材的制药工程专业特色，将药物化学课程的教学内容与制药工业实际相结合，本教材在编写中尝试引入不同的案例，以帮助学生掌握药物化学原理在以下几个方面的应用。

一、药物制剂的化学原理

药物的化学结构、理化性质及化学稳定性决定着药物剂型和药物制剂过程中处方设计与制备工艺。因此药物化学的内容与药剂学密切相关。例如，青霉素钠的化学性质不稳定，易在酸性溶液中发生降解，因此该药不能制成口服制剂，否则青霉素钠将在胃内降解失效。又如，维生素 C 结构中含有烯二醇结构，在溶液中易氧化变质，因此在注射剂的制备过程中必须采取驱氧、抗氧、掩蔽金属离子和避光等措施。

从上面的例子可以看出，某种药物的给药方式、剂型、制剂成分的配伍和过程控制，与药物的化学结构及其理化性质密切相关。为了帮助读者更好地理解上述内容，本教材在编写中以案例教学的方式，讲解典型药物的理化性质和稳定性在药物制剂领域的应用，以期帮助学生理解药物化学原理与制剂生产的密切关系。

二、药物分析与质量控制的化学基础

药品作为一种特殊商品，有严格统一的质量控制标准。在我国，《中国药典》是药品质量控制标准的依据，具有法律约束力。制订药品的质量标准的一个重要内容，就是控制药物的杂质。药物杂质的来源主要有两种，第一种杂质是在生产过程中引入或产生的，常被称为工艺杂质；另一种杂质是在储存过程中，在外界条件的影响下产生的，也称为降解杂质。例如，《中国药典》中规定阿司匹林的原料药需要进行游离水杨酸的限量检查，原因包括以下两点：①水杨酸是合成阿司匹林的原料，在制备过程中可能会引入未反应完全的水杨酸；②阿司匹林在储存过程中可能发生降解而产生水杨酸。因此在本例中，水杨酸既属于工艺杂质，又属于降解杂质。

当前我国制药工业正处于由大到强的历史性转变时期，这突出表现在我国许多知名制药企业的化学原料药和制剂产品质量不断提高，部分药品的杂质控制水平已达到《美国药典》和《欧洲药典》的要求，通过美国和欧盟的认证并出口国外。另外，我国政府为提高药品质量，自2016 年开始实施"仿制药一致性评价工作"，从而对制药企业已上市药品质量提出更高的要求。为了适应我国医药工业未来发展的要求，制药工程专业的本科教学尤其应加强对药品质量控制，特别是药品杂质来源的教学内容。在本教材的编写中，我们尝试以《中国药典》规定的限量检查杂质为案例，通过典型药物的理化性质、化学稳定性和合成路线等内容讲解，帮助学生理解降解杂质或工艺杂质的来源及成因，从而达到学以致用的目标。

三、药物结构改造的基本原理和方法

当前我国处于由制药大国向制药强国转变的阶段，研发具有自主知识产权的创新药物是未来发展的必由之路。药物的自主知识产权首先体现在药物的结构创新，其次才是晶型、制剂等方面的创新。作为制药工程专业的学生，应当通过药物化学的课程学习，熟悉药物结构改造的规律，从而为今后从事制药工程领域的创新性研究奠定基础。为此本教材在编写中尝试以案例的方式，简述某些具有里程碑意义的药物研发实例，帮助同学们体会药物在研发过程中所经历的化学结构改造和优化的过程。

除了创新药物的研发过程，药物化学原理的应用还体现在通过结构修饰减少毒副作用、提高靶点的选择性和作用强度及改善溶解度便于制剂等方面。例如，氯霉素味苦，经过结构修饰制成其棕榈酸酯后，得到棕榈氯霉素且便于小儿服用。由此可见，学会用化学方法对药物进行结构修饰，在制药企业的产品更新换代中常可收到事半功倍的效果。

（方　浩）

第1章 麻醉药

学习要求：

1. 掌握：麻醉药的分类；全身麻醉药的分类与特点；局部麻醉药的结构分类；局部麻醉药的构效关系；临床典型药物异氟烷、恩氟烷、盐酸氯胺酮、盐酸普鲁卡因、盐酸利多卡因的化学结构、用途、化学性质；盐酸普鲁卡因、盐酸利多卡因、盐酸氯胺酮的化学合成路线。

2. 熟悉：脂水分配系数和电子等排体的概念；全身麻醉药和局部麻醉药的作用机制。

3. 了解：麻醉药的发展概况；利用天然产物发现新药的思路和途径。

麻醉系指由药物或其他方法产生的中枢神经系统或外周神经系统的功能抑制，其特点是使感觉缺失，特别是痛觉缺失。麻醉药（anesthetic agents）分为全身麻醉药（general anesthetics，简称全麻药）和局部麻醉药（local anesthetics，简称局麻药）两大类。全麻药作用于中枢神经系统，通过可逆性地抑制中枢神经系统的功能，使患者意识、感觉特别是痛觉缺失或骨骼肌松弛。局麻药则作用于神经末梢或神经干周围，可逆性地阻断感觉神经冲动的产生和传导，在清醒的状态下使局部组织的痛觉暂时缺失。

良好的麻醉是外科手术的必要条件。全麻药的麻醉范围广，一般应用于大型手术，但是其不良反应及危险性较大；局麻药多适用于小型手术，不良反应较少。在应用麻醉药时，为了提高麻醉效果，经常合用骨骼肌松弛药、镇静药等作为麻醉辅助药物。

第1节 全 麻 药

根据给药途径不同，全麻药可分为吸入麻醉药（inhalation anesthetics）和静脉麻醉药（intravenous anesthetics）。吸入麻醉药为经呼吸道吸入而产生全麻作用的药物；静脉麻醉药为经静脉注射而产生全麻作用的药物。

理想的全麻药应满足下列条件：①起效快，并易于控制麻醉的深度和时间；②安全低毒，特别是对肝、肾、心、肺等无害，停药后消除迅速；③性质稳定，不易燃烧，易于储存、运输和使用。

当前临床使用的全麻药还不能完全达到上述要求，全麻药神经毒性的问题已引起重视，研究表明全麻药和镇静药的使用，可能会影响胎儿及儿童的大脑发育。全麻药的作用机制至今尚未完全清楚，有关全麻药机制研究先后经历了脂质学说（非特异学说）和蛋白学说（特异性学说）两个阶段。目前多数学者认为氟烷类吸入麻醉药，存在多种靶点。氯胺酮可能是通过抑制 N-甲基-D-天冬氨酸（NMDA）受体复合物，使意识消失。

一、吸入麻醉药

吸入麻醉药是一类化学性质不活泼的气体或易挥发的液体，又称挥发性麻醉药（volatile

anesthetics）。按照化学结构特点，可分为脂肪烃类、卤烃类、醚类及无机化合物类等。吸入麻醉药的特点是易挥发、化学性质不活泼、脂溶性较大。使用时须与空气或氧混合，随呼吸进入肺部，通过肺泡进入血液，进而分布至神经组织后发挥全身麻醉作用。

早期应用于外科手术的吸入性全麻药有麻醉乙醚、氧化亚氮和三氯甲烷。乙醚具有麻醉期患者意识清楚、易于控制并具有良好的镇痛及肌肉松弛（简称肌松）作用的优点，但是由于其易燃、易爆、气味难闻、会刺激呼吸道使腺体分泌增加、易发生意外事故等缺点，现已基本不用。氧化亚氮，又称一氧化二氮，具有低毒性、镇痛作用好等优点，但是麻醉作用较弱，需与其他全麻药配合使用，以减少其他全麻药用量，现也已少用。三氯甲烷因毒性大，已被淘汰。

低分子量的脂肪醚，如二乙烯醚（divinyl ether）、乙烯基乙醚（ethyl vinyl ether）和环丙烷（cyclopropane），也具有麻醉作用。但是也因其具有易燃、易爆或毒性较大等缺点而被淘汰。

研究者发现在烃类及醚类分子中引入卤原子可降低易燃性，增加麻醉作用，但却使毒性增大。后来发现，引入氟原子比引入其他卤原子（氯、溴、碘）毒性小，从而发现了氟烷（halothane，fluothane）和甲氧氟烷（methoxyflurane）、恩氟烷（enflurane，安氟醚）、异氟烷（isoflurane，异氟醚）、七氟烷（sevoflurane）、地氟烷（desflurane，地氟醚）等具有临床应用价值的吸入麻醉药（表 1-1）。

表 1-1 常用的吸入麻醉药

名称	结构	主要作用特点
氟烷		作用比乙醚强而快，吸入 1%～3% 的蒸气 3～5min 即达到全身麻醉效应，对呼吸道黏膜无刺激性，苏醒快，不燃烧爆炸，但因毒性较高，有肝脏损害、心肌抑制、恶性高热等副作用，临床应用受到限制
甲氧氟烷		麻醉、镇痛及肌松作用都比氟烷强，对呼吸道黏膜无刺激性，浅麻醉时安全性较高，但诱导期较长（约20min），苏醒较慢，对肾的毒性大，临床应用受到限制
恩氟烷		麻醉作用强，起效快，对呼吸道黏膜无刺激性，肌松作用较强，使用剂量较小，为临床较常用的吸入麻醉药
异氟烷		为恩氟烷的异构体，作用与恩氟烷相似，诱导麻醉及苏醒均更快，为临床常用的较优良的吸入麻醉药
七氟烷		诱导时间短，苏醒快，毒性小，对肝、肾无直接损害，对循环抑制小，对心肌抑制小，不增加心肌对外源性儿茶酚胺的敏感性。适用于小儿、牙科和门诊手术的麻醉
地氟烷		化学性质稳定，在体内几乎不代谢。麻醉诱导快，苏醒迅速，对循环功能影响小，对肝肾功能无明显影响，但麻醉活性较低

吸入麻醉药首先要以气体的形式进入肺泡膜（脂质的生物膜），再进入血液，最后到达中

枢神经系统发挥作用。作用于中枢神经系统的药物，由于需要通过血脑屏障，应具有较大的脂溶性。药物的脂溶性大小可以通过脂水分配系数（lipid-water partition coefficient，$\log P$）来衡量。因此，吸入麻醉药的麻醉作用在很大程度上依赖于其 $\log P$。

> **案例 1-1**
> 　　研究显示，醚类吸入性麻醉药的效果与 $\log P$ 有关。
>
> **问题：**
> 　　$\log P$ 越高，麻醉效果越好吗？

　　$\log P$ 是指药物在有机相（如正辛醇）和水相（或缓冲液）中溶解并达到平衡时的浓度之比。

$$\log P = \log（C_{有机相}/C_{水相}）$$

　　$\log P$ 是药物的重要理化性质，可以直接测定，也可以预测或计算。

　　药物 $\log P$ 的大小，反映了其亲脂性的强弱，$\log P$ 值越大，说明药物的亲脂性越强。药物的亲脂性和亲水性直接影响药物的吸收和分布。一般情况下，药物的亲脂性（脂溶性）越强，其透膜性越高，也更容易被靶组织吸收；但是亲脂性增大到一定程度时，因水溶性降低而不利于体内运输，再增加亲脂性，则药物在靶组织的浓度降低。

　　药物的 $\log P$ 值可以通过改变药物分子结构来调控。一般而言，在药物分子中引入可形成氢键的功能基团（如羟基、氨基、羧基），或离子化基团（如季铵阳离子、磺酸阴离子）时，药物的 $\log P$ 值会减小（即亲水性增大）；如果在药物分子中引入烃基、卤素、脂环、芳环等非极性基团或结构片段时，药物的 $\log P$ 值会增大（即亲脂性增大）。

> **案例 1-1 分析**
> 　　吸入麻醉药必须通过血脑屏障才能产生药效，因此应当具有较大的脂溶性（较大的 $\log P$ 值）。但亲脂性到达一定程度后，再增加 $\log P$ 值则导致其亲水性明显下降，不利于药物在体内的转运，也减少了进入中枢神经系统的药量，使麻醉作用下降。因此每类药物发挥药效均有最适合的 $\log P$ 值。$\log P$ 值越高，麻醉效果不一定越好，如醚类吸入性麻醉药的较佳 $\log P$ 值在 2 左右。

典型药物介绍

恩氟烷（enflurane）

　　化学名：2-氯-1-(二氟甲氧基)-1, 1, 2-三氟乙烷，2-chloro-1-(difluoromethoxy)-1, 1, 2-trifluoroethane，又名安氟醚。

　　性状：本品为无色易流动液体，有特殊的香气，与无水乙醇混溶。

　　化学性质：本品性质稳定，遇强碱、钠石灰或紫外线均不分解，对铁、铝、铜等金属无腐蚀作用，经有机破坏后可出现 F^- 的特殊反应。

主要药理学用途：本品麻醉作用较强，起效快，肌松作用良好，无黏膜刺激作用，毒副作用小，一般用于复合全身麻醉。

二、静脉麻醉药

静脉麻醉药又称非吸入性全麻药（non-inhalation anesthetics），这类麻醉药直接通过静脉给药，麻醉起效迅速，对呼吸道无刺激作用，不良反应少，使用方便。与吸入性全麻药相比，其麻醉深度不易掌握，排出较慢。临床上常用于吸入性麻醉的诱导和复合全身麻醉，单独使用仅适合于短时间、镇痛要求不高的手术。

静脉麻醉药有以下几类。

（一）巴比妥类

该类药物包括硫喷妥钠（thiopental sodium）、硫戊比妥钠（thiamylal sodium）、海索比妥钠（hexobarbital sodium）和美索比妥钠（methohexital sodium）（表 1-2）。其中，硫代巴比妥类麻醉药，一方面，由于其脂溶性较大，极易通过血脑屏障到达脑组织，很快产生麻醉作用；另一方面，该类药物亲脂性高，吸收后易于迅速分布至脂肪组织，故麻醉作用时间短，一般仅能维持数分钟。故硫喷妥钠为常用的超短时作用静脉麻醉药，临床上主要用于诱导麻醉、基础麻醉及复合麻醉。

表 1-2　用于静脉麻醉的巴比妥类药物

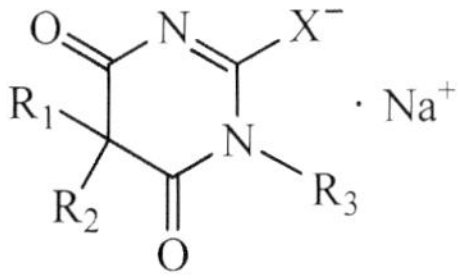

名称	R_1	R_2	R_3	X
硫喷妥钠	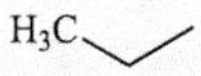 H_3C—	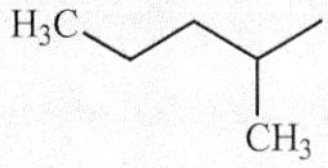 (isopentyl group)	H	S
硫戊比妥钠	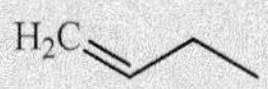 H_2C=	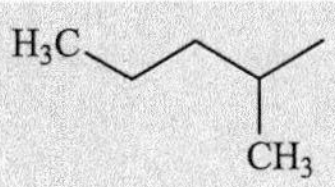 (methylbutyl group)	H	S
海索比妥钠	H_3C—	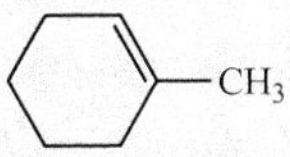 (cyclohexenyl-CH₃)	H_3C—	O
美索比妥钠	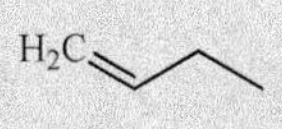 H_2C=	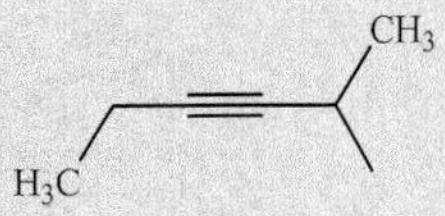 (hexynyl group)	H_3C—	O

（二）非巴比妥类

丙泊酚（propofol）为烷基酚类短效静脉麻醉药，作用与硫喷妥钠类似，可迅速诱导麻醉，具有清醒快、恢复好且连续注射给药可以维持麻醉等优点，常与镇痛药或吸入麻醉药合用，是门诊短小手术常用药物。其注射液为脂肪乳剂（油状物），脂肪代谢紊乱者慎用。

依托咪酯（etomidate）为超短时作用的非巴比妥类催眠剂，静脉注射后 20s 即产生麻醉，持续时间短（约 5min），常用于诱导麻醉。

咪达唑仑（midazolam）为苯二氮䓬类镇静催眠剂，作用于苯二氮䓬类受体，静脉注射可用于术前准备和诱导麻醉。苯二氮䓬类镇静催眠剂具有镇静、抗惊厥和肌松的作用（见第 2 章），大剂量使用可导致意识丧失，因而可用作静脉麻醉药。

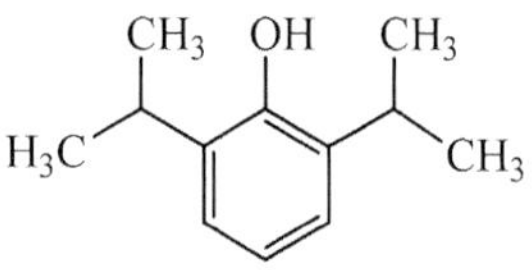

丙泊酚 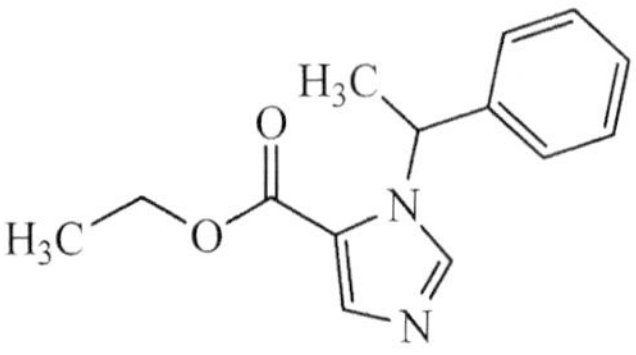　　　　　　　依托咪酯 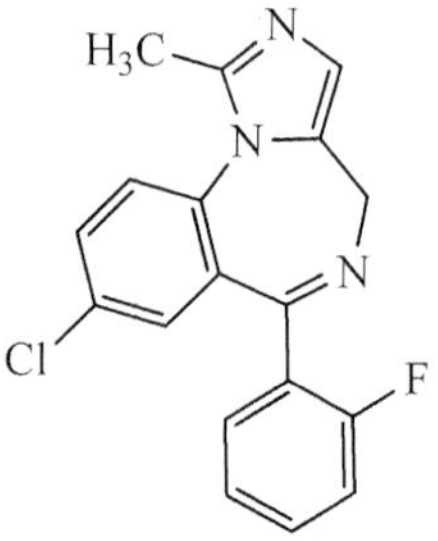　　　　　　　咪达唑仑

芬太尼（fentanyl）、舒芬太尼（sufentanil）和阿芬太尼（alfentanil），属于 4-苯氨基哌啶类合成镇痛药（见第 3 章）。其镇痛作用强，作用时间短，常与吸入麻醉药合用，用于麻醉前给药和维持麻醉。强安定药氟哌利多（droperidol）与强镇痛药芬太尼联用，按 50∶1 组成制剂，称为依诺伐（innovar），用于各种麻醉和诱导麻醉，尤其适用于老年人及体弱者。

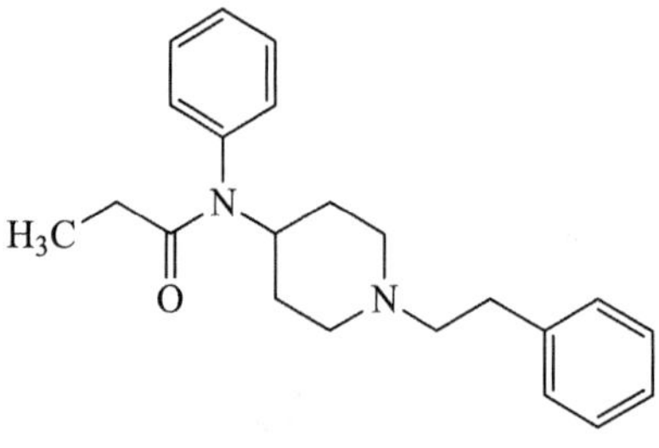

芬太尼 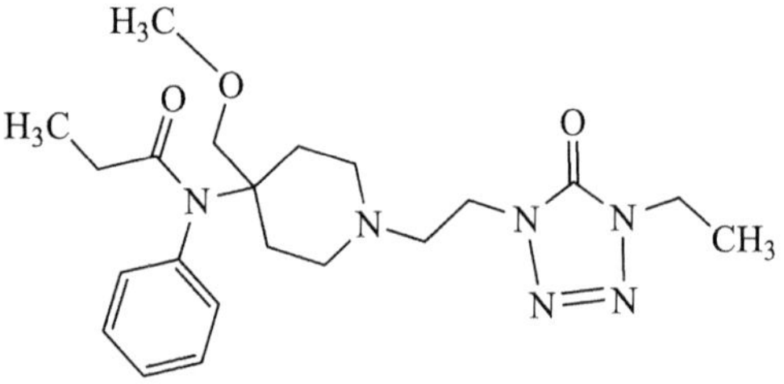　　　　　　　　　　阿芬太尼

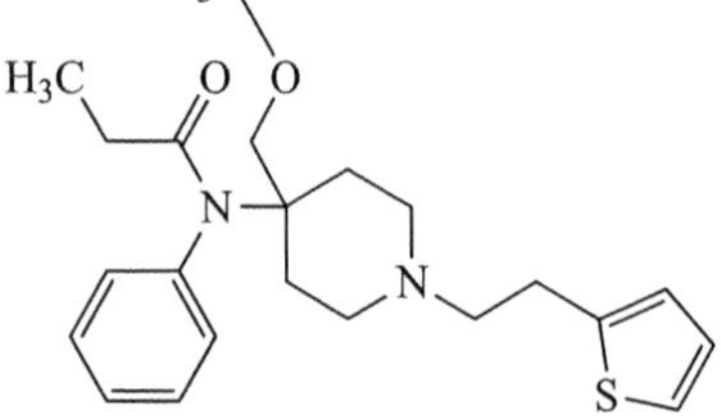

舒芬太尼 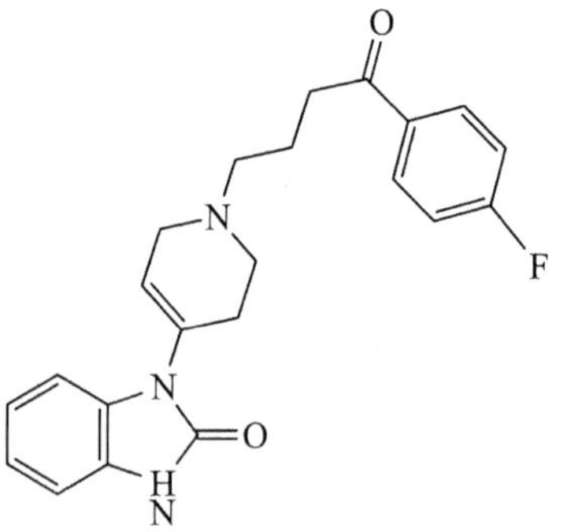　　　　　　　　　氟哌利多

氯胺酮（ketamine）为非巴比妥类麻醉药，可选择性地阻断痛觉向丘脑和大脑皮质传导，使患者呈浅睡状态，痛觉完全消失，意识部分存在，称为分离麻醉。该药作用机制复杂，目前认为可拮抗 NMDA 受体、阿片受体（opioid receptors）、M 受体等多个靶点发挥麻醉作用。

羟丁酸钠（sodium oxybate）具有较弱的麻醉作用和肌松作用，但毒性较小，常与肌松药、镇痛药合用，用于诱导麻醉或全身麻醉。

丙泮尼地（propanidid）为超短时静脉麻醉药，麻醉作用与硫喷妥钠相似，但存在过敏反应、循环虚脱、注射部位血管痛等不良反应，已较少用。

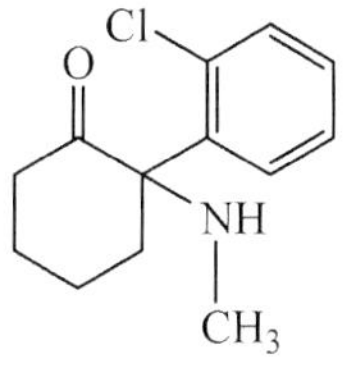

氯胺酮 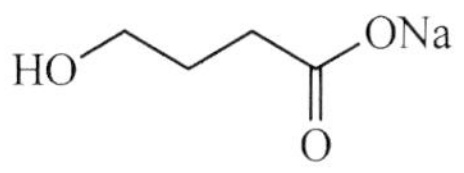　　　　　　　　羟丁酸钠 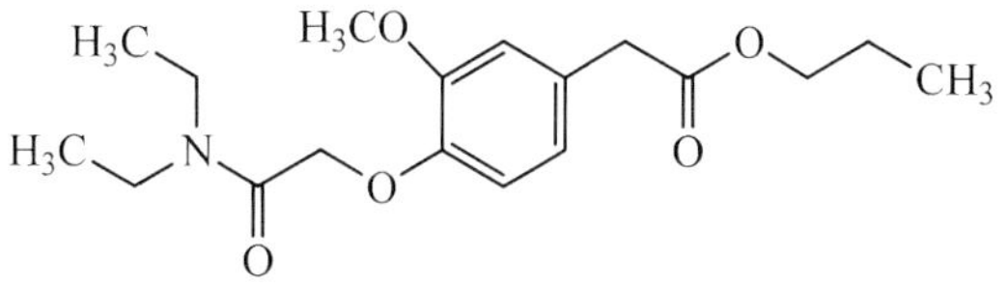　　　　　　　　丙泮尼地

典型药物介绍

盐酸氯胺酮（ketamine hydrochloride）

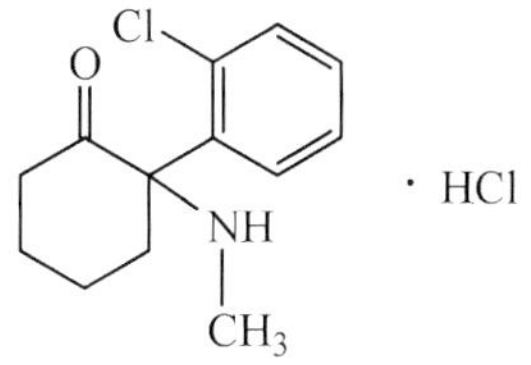

化学名：2-(2-氯苯基)-2-(甲氨基)-环己酮盐酸盐，2-(2-chlorophenyl)-2-(methylamino) cyclohexanone hydrochloride。

性状：本品为白色结晶性粉末，无臭。易溶于水，溶解于热乙醇，不溶于乙醚。熔点为262～263℃。

化学性质：本品10%的水溶液pH约3.5，可用10%碳酸钾溶液使其成游离碱。本品含有手性碳原子，临床使用其外消旋体。本品右旋体的活性大于左旋体，且副作用少。研究发现，(S)-(+)异构体的止痛和催眠作用分别为(R)-(−)-异构体的 3 倍和 1.5 倍。2019 年，艾氯胺酮（esketamine，本品的 S-异构体）被美国 FDA 批准上市，用于治疗难治性抑郁症。

合成路线：以环戊醇为起始原料，通过三氧化铝高温脱水得环戊烯（Ⅰ）；在无水三氯化铝催化下，与邻氯苯甲酰氯反应，生成 2-氯苯基环戊酮（Ⅱ）；进一步溴化后生成1-溴代环戊基邻氯苯基酮（Ⅲ）；再与甲胺成肟后，水解得到中间体（Ⅳ）；盐酸化后得盐酸盐，最后在十氢萘中加热重排即得盐酸氯胺酮。

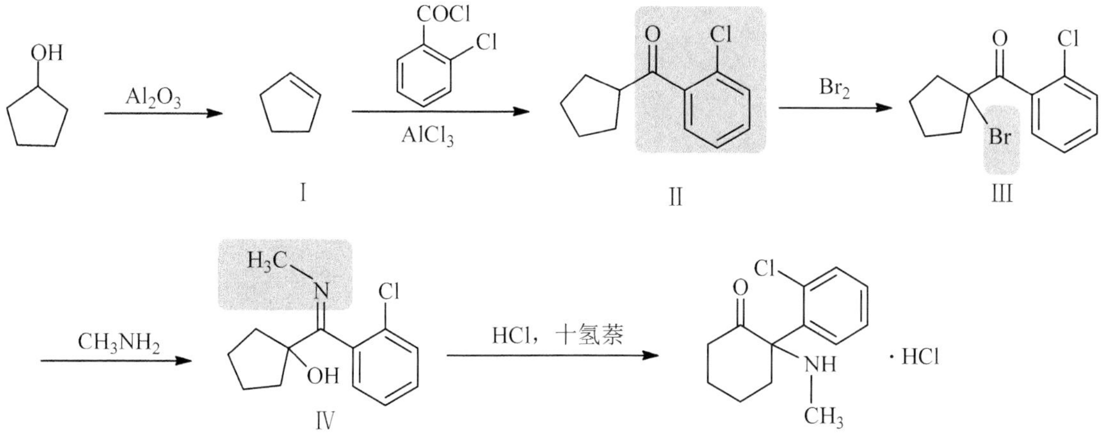

主要药理学用途：本品为静脉麻醉药，亦可肌内注射。本品作用时间快、维持时间短。由于本品使用后易产生幻觉，已被列为第一类精神药品，故其原料药及制剂应按照国家规定进行管理和使用。

第2节 局 麻 药

局麻药可用于不同部位以阻断感觉神经传导而产生麻醉作用，根据局麻药的临床应用方式可分为以下 5 类。①表面麻醉：将药物溶液直接点滴、涂抹、喷射于黏膜表面，阻断黏膜下的感觉神经末梢传导，用于口腔、鼻、咽、喉、眼等部位的黏膜手术。②浸润麻醉：将药物溶液注射于皮内、皮下组织或手术野深部，从而阻断用药部位的神经传导。③阻滞麻醉（又称传导麻醉）：将药物溶液注射于外周神经干周围，使该神经干所支配的区域产生麻醉作用，用于四肢、面部等手术。④蛛网膜下腔麻醉：又称腰麻，将药物溶液自低位腰椎间注入蛛网膜下腔内，阻断该部脊神经的传导，常用于下腹部和下肢手术。⑤硬膜外麻醉：将药物溶液注入硬脊膜外腔，达到躯干某一部分的麻醉，特别适用于腹部手术。

一、局麻药的发展简介

理想的局麻药应该具备以下特征：麻醉作用强，作用时间长；无明显毒性，安全范围大，对神经组织及其他组织无刺激性和局部毒性；能渗透黏膜并在组织中扩散，穿透神经组织的能力强；性质稳定，能制成水溶液等。

案例 1-2 天然产物的结构简化——从可卡因到普鲁卡因

1860 年人们从南美洲古柯树叶中首次提取出可卡因（cocaine，又称古柯碱）。1884 年 Koller 发现可卡因的局麻作用并首先用于临床。但是，可卡因有成瘾性，毒性较大，水溶液不稳定（高压灭菌时易分解），且资源有限。因此，如何对可卡因的结构进行改造以寻找更加安全有效的局麻药，是当时面临的主要挑战。人们主要从以下几个方面进行改造。

首先，可卡因水解后得到爱康宁（ecgonine）、苯甲酸和甲醇，结果发现三者都不具备局部麻醉作用。

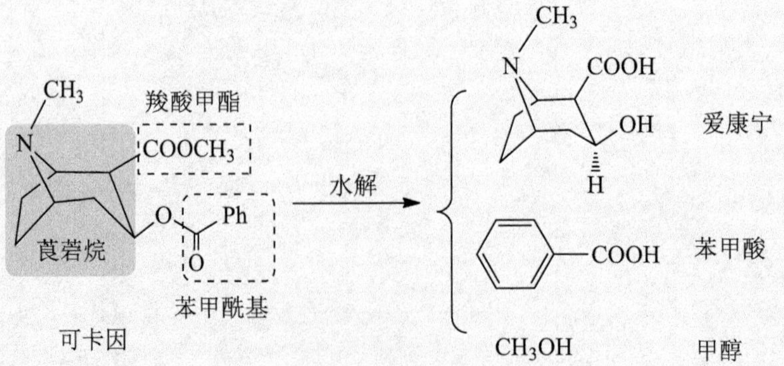

其次，保留可卡因的基本母核，去除莨菪烷双环结构的酯基，得到托哌可卡因

（tropacocaine）仍有较强的局麻作用。另外，保留可卡因的基本母核，去除桥环上的 *N*-甲基仍有局麻作用，但毒性增大，季铵化后则无活性。

再次，简化爱康宁的双环结构为哌啶醇苯甲酸酯衍生物，发现 α-优卡因（α-eucaine）和 β-优卡因（β-eucaine）均具有局麻作用，说明莨菪烷双环结构并不是活性必需的。进一步研究发现，苯甲酰基作用最强，苯乙酰基作用减弱，其他酰基无效。

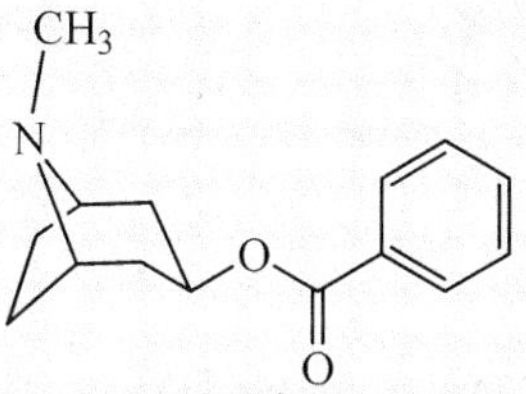

托哌可卡因 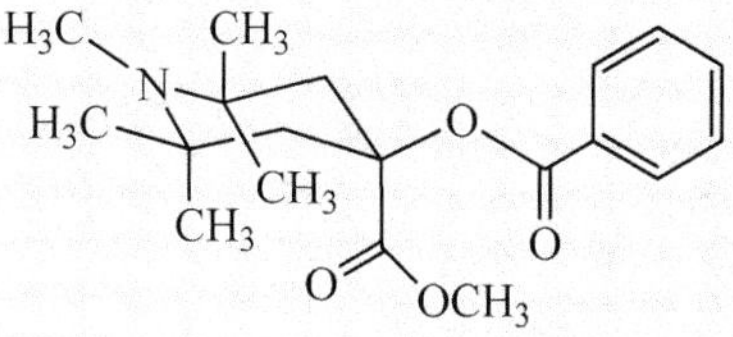   α-优卡因 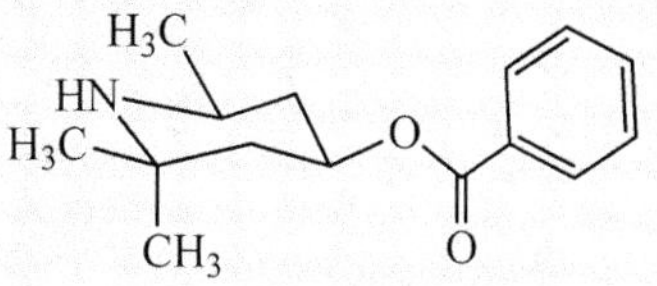   β-优卡因

上述探索结果说明，苯甲酸酯是可卡因局麻作用的重要基团。这促使了对苯甲酸酯类化合物的深入研究，先后制得了具有较强局麻作用的苯佐卡因（benzocaine）、阿索方（orthoform）和新阿索方（orthoform new）。但这些化合物的水溶性小，制成盐则酸性太强，不能用于注射，只能用于表面麻醉。为了增加水溶性，又进一步引入不同结构氨基，终于在 1905 年获得了局麻作用优良的普鲁卡因（procaine）。该化合物没有可卡因的不良反应，且其盐酸盐水溶性大，可制成注射剂，至今仍然是临床常用的局麻药。

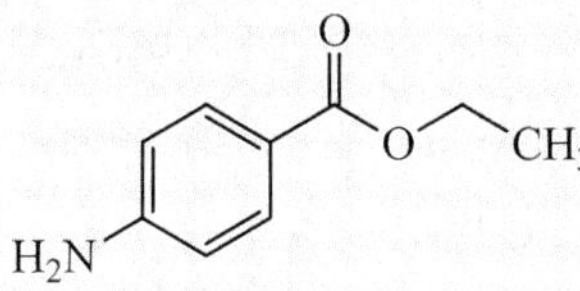

苯佐卡因 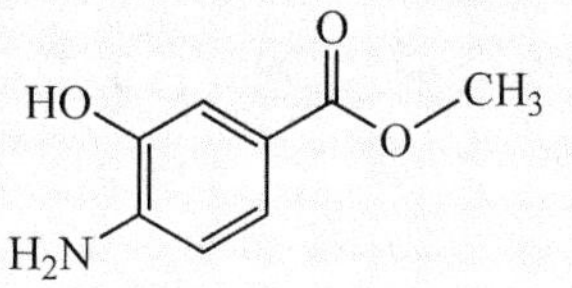   阿索方

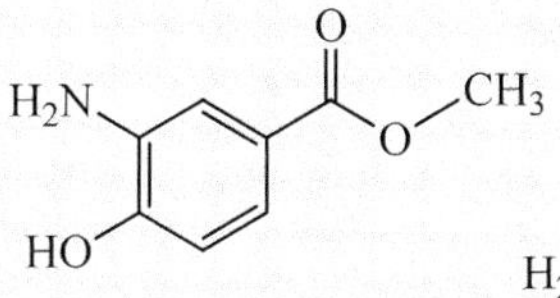

新阿索方 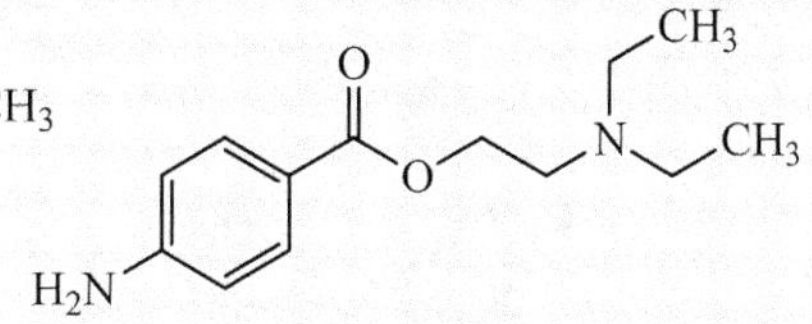   普鲁卡因

从普鲁卡因开始，人们经过不懈的研究，发展了芳酸酯类、酰胺类、氨基酮类、氨基醚类和氨基甲酸酯类等结构类型的局麻药，下面分别介绍。

二、局麻药的结构类型

（一）芳酸酯类

为了克服普鲁卡因稳定性不佳、易水解、局麻作用时间短等缺点，人们以普鲁卡因为先导化合物开展结构优化和改造，从中发现了一系列芳酸酯类局麻药。

在普鲁卡因的苯环上引入第三个取代基，可通过增加空间位阻效应而使酯基水解速度减慢，并使局麻作用增强。例如，氯普鲁卡因（chloroprocaine）和羟普鲁卡因（hydroxyprocaine），它们的麻醉作用均比普鲁卡因强，作用时间也延长，临床上主要用于浸润麻醉。

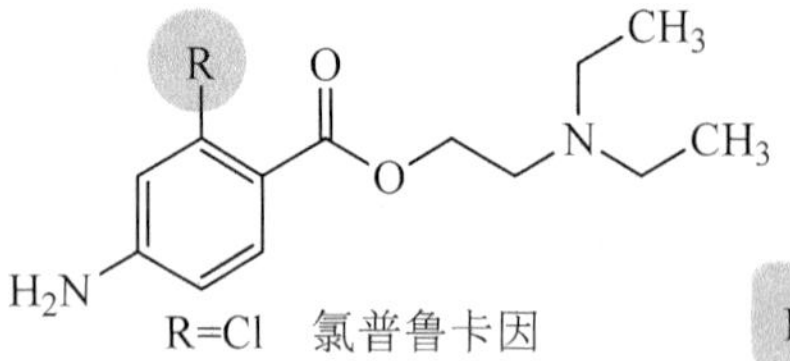

R=Cl 氯普鲁卡因
R=OH 羟普鲁卡因

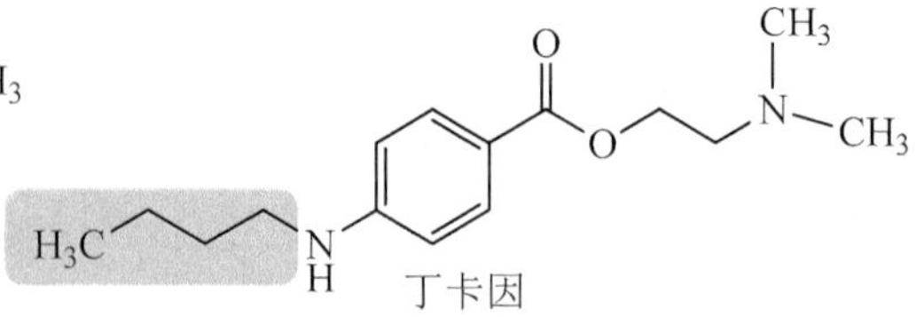

丁卡因

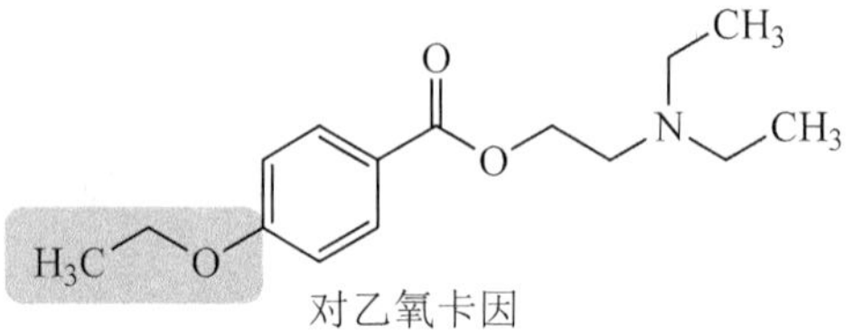

对乙氧卡因

在普鲁卡因的对位氨基上引入取代烷基（从芳伯胺转化为芳仲胺），局麻作用增强，但毒性也增加，如丁卡因（tetracaine），局麻作用比普鲁卡因强 10 倍，临床上主要用于浸润麻醉和眼角膜的表面麻醉。

如果用烷氧基替代普鲁卡因的对位氨基，则不会引起局麻活性的明显变化，如对乙氧卡因（parethoxycaine）的局麻作用与普鲁卡因相似。

在普鲁卡因的侧链上引入甲基，可使麻醉作用时间延长，稳定性增加，如徒托卡因（tutocaine）和二甲卡因（dimethocaine），因侧链上甲基的空间位阻作用，使酯链不易水解，局麻作用时间延长。

在药物化学研究中，具有相同数目价电子的基团被称为电子等排体（isostere，见第 18 章第 2 节的"生物电子等排原理"）。普鲁卡因羧酸酯结构的氧原子被其电子等排体硫原子替代，则脂溶性增大、显效快。硫卡因（thiocaine）的局麻作用较普鲁卡因强，毒性也增大，可用于浸润麻醉及表面麻醉，但由于毒性大，现已停用。用氮原子（N）替换普鲁卡因羧酸酯中的氧原子（O）得到普鲁卡因胺（procainamide），后者在水溶液的稳定性增强，但局麻作用仅为普鲁卡因的 1/100，现主要用于治疗心律失常。

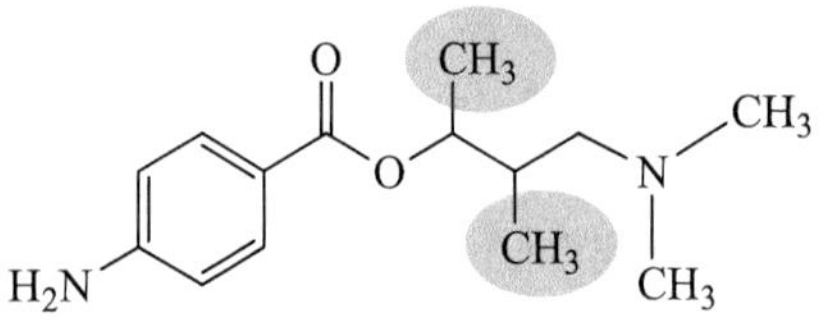

徒托卡因

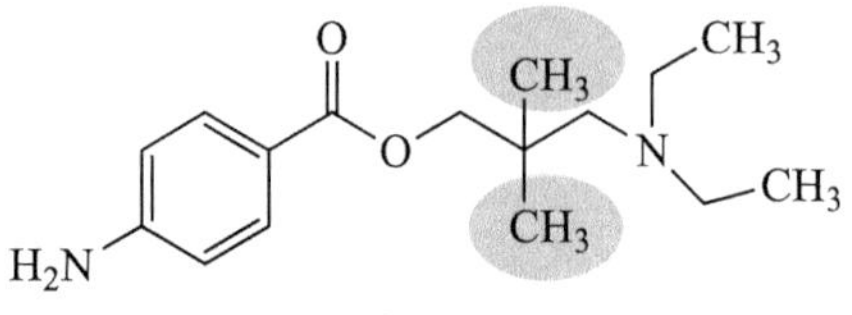

二甲卡因

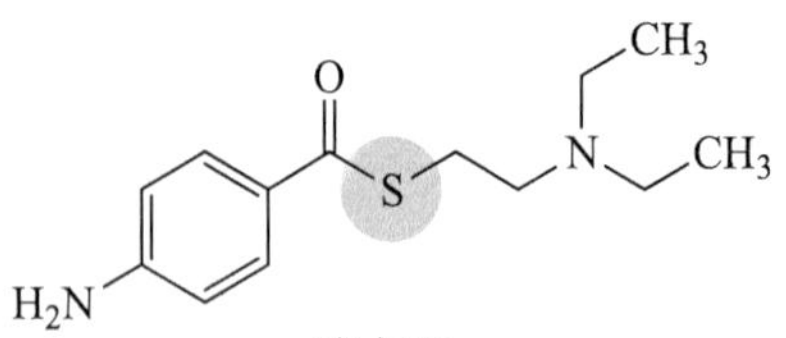

硫卡因

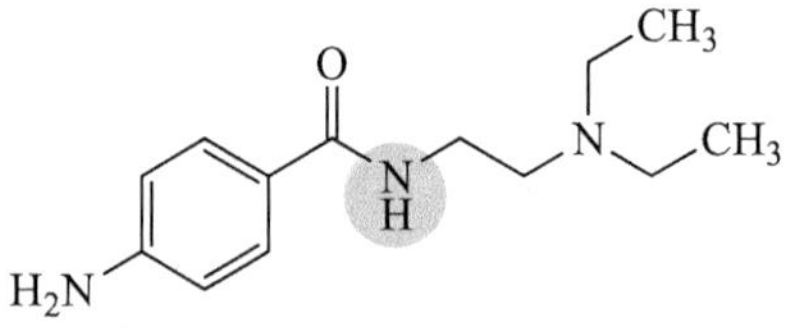

普鲁卡因胺

典型药物介绍

盐酸普鲁卡因（procaine hydrochloride）

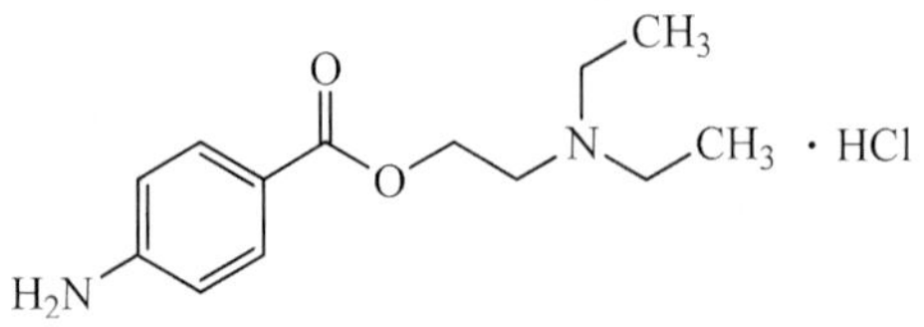

化学名：4-氨基苯甲酸-2-(二乙氨基)乙酯盐酸盐，4-amino-benzoic acid-2-（diethylamino）ethyl ester hydrochloride，又名盐酸奴佛卡因（novocaine hydrochloride）。

案例 1-3

《中国药典》2020 年版规定盐酸普鲁卡因注射液的有关物质检查中，要求测试杂质对氨基苯甲酸是否超标。

问题：

对氨基苯甲酸为什么成为盐酸普鲁卡因注射液的杂质？

性状：本品为白色结晶或结晶性粉末，无臭，味微苦，随后有麻痹感。易溶于水，略溶于乙醇，微溶于三氯甲烷，几乎不溶于乙醚。

化学性质：本品分子中含有酯键，其水溶液易水解失效，水解后生成对氨基苯甲酸和二乙氨基乙醇，水解速度受温度和溶液 pH 的影响较大。结构中的芳伯氨基易被氧化变色，pH 增大和温度升高均可加速氧化，紫外线照射、氧和重金属离子的存在也加速氧化变色。因此，制备注射剂时，要控制最稳定的 pH 和温度，通入惰性气体，加入抗氧剂和稳定剂，加金属离子掩蔽剂或去除金属离子。

合成路线：以对硝基甲苯为原料，经重铬酸或空气氧化得到对硝基苯甲酸，再与 2-二乙氨基乙醇反应制得对硝基苯甲酸 2-乙二氨基乙酯（硝基卡因），进而在酸性条件下以铁粉还原获得普鲁卡因，成盐后即得本品。

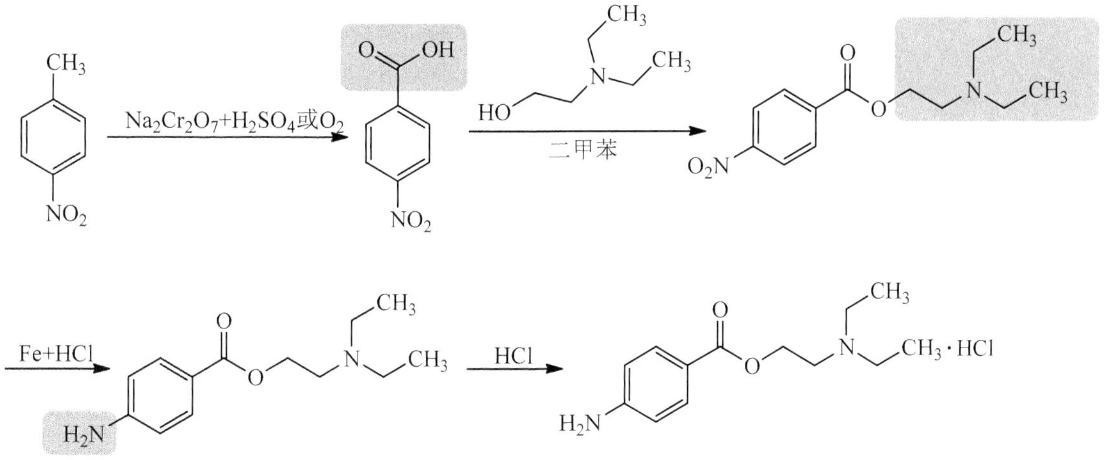

案例 1-3 分析

盐酸普鲁卡因的结构中含有酯键，易被水解，其水解速度受温度和 pH 的影响较大。本品注射剂制备过程需要加热灭菌，酯键有可能被水解，产生对氨基苯甲酸。因此《中国药典》规定对该杂质进行限量检查。

主要药理学用途：本品为局麻药，作用较强，毒性较小，时效较短。临床主要用于浸润麻醉、阻滞麻醉和腰麻，也用于封闭疗法（治疗某些损伤和炎症，使发炎损伤部位的症状得到一定的缓解）。但由于其对皮肤、黏膜的穿透力弱，一般不用于表面麻醉。

（二）酰胺类

以具有麻醉作用的天然生物碱异芦竹碱（isogramine）为先导化合物，经过结构简化获得了酰胺类局麻药利多卡因（lidocaine）。利多卡因可看作异芦竹碱的开链类似物或生物电子等排类似物。利多卡因的局麻作用比普鲁卡因强，作用时间延长一倍，穿透性、扩散性强且无刺激性，为临床常用的局麻药。

在利多卡因的基础上，人们又研发了多种酰胺类局麻药，成为临床上重要的注射用局麻药。

布比卡因（bupivacaine）是对利多卡因的二乙氨基侧链进行改造的产物（用环叔胺结构代替链状叔胺结构），局麻作用强于利多卡因（约 4 倍），且具有长效和安全的特点，是临床上最常用的长效局麻药之一。布比卡因以其外消旋体供药用，2000 年其 S-异构体左布比卡因（levobupivacaine）获准在美国上市，疗效与布比卡因相同，但心脏毒性和神经毒性明显降低。

罗哌卡因（ropivacaine）是布比卡因的类似物，二者的 pK_a 均为 8.1，但前者的脂溶性相对较低，心脏毒性更小，是 1996 年上市的酰胺类局麻药，作用持续时间长，兼具麻醉和止痛作用。

三甲卡因（trimecaine）是在利多卡因的苯环上增加一个甲基的产物，其麻醉作用较利多卡因长而毒性低，用于浸润麻醉和表面麻醉。

其他酰胺类局麻药还有丙胺卡因（prilocaine）、甲哌卡因（mepivacaine）和辛可卡因（cinchocaine）。

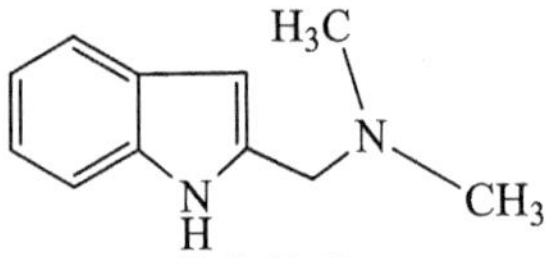

异芦竹碱 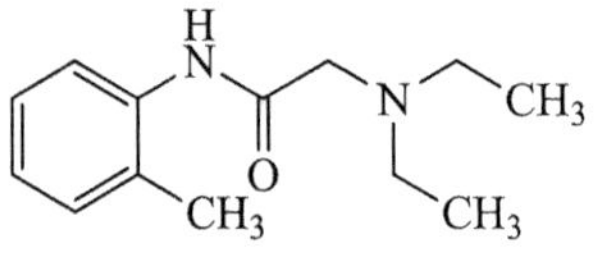　　　　利多卡因 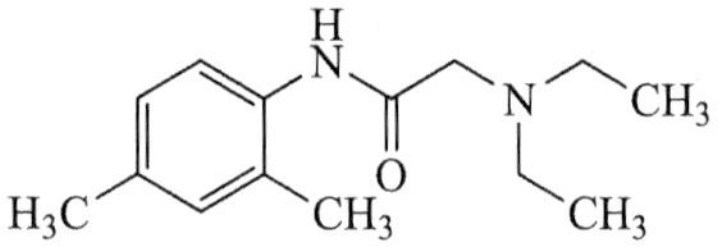　　　　三甲卡因

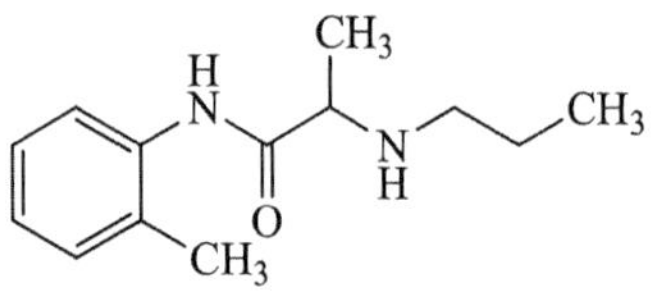

丙胺卡因 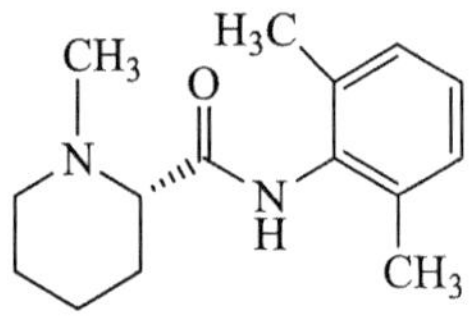　　　　甲哌卡因 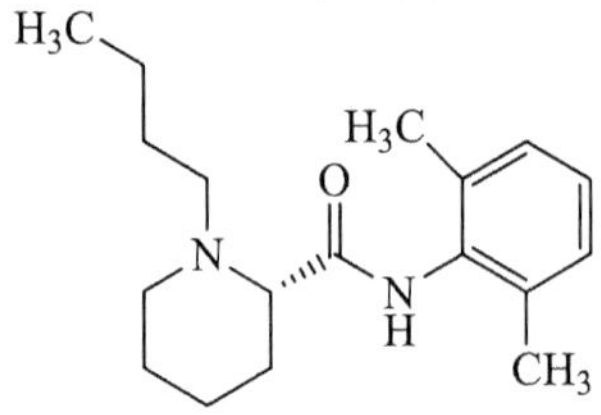　　　　布比卡因

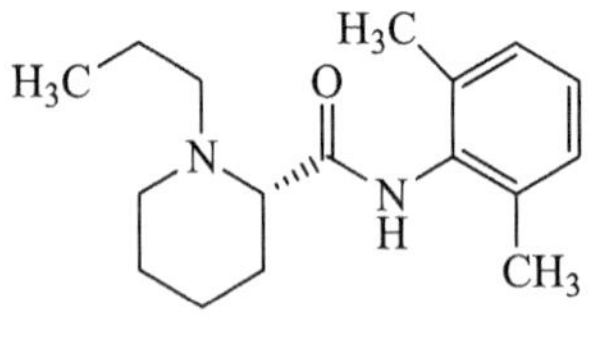

罗哌卡因 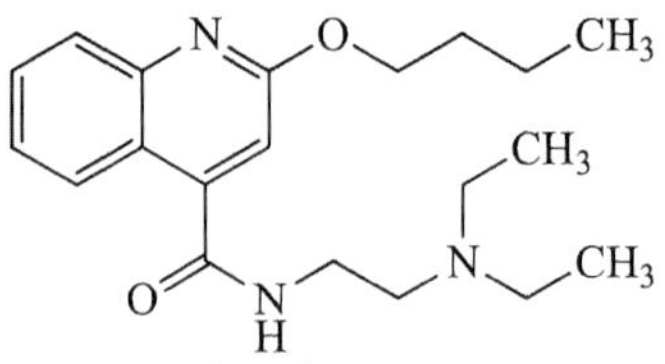　　　　辛可卡因

典型药物介绍

盐酸利多卡因（lidocaine hydrochloride）

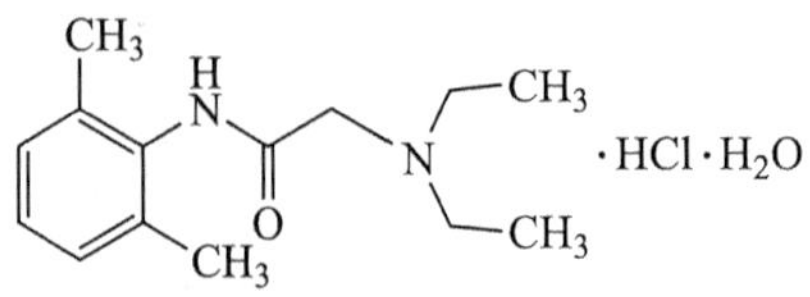

$\cdot HCl \cdot H_2O$

化学名：2-(二乙氨基)-N-(2, 6-二甲苯基)乙酰胺盐酸盐一水合物，2-(diethylamino)-N-(2, 6-dimethylphenyl)acetamide hydrochloride monohydrate，又名赛罗卡因（xylocaine）。

性状：本品为白色结晶性粉末；无臭，微苦并继有麻木感。易溶于水或乙醇，可溶于三氯甲烷，不溶于乙醚。

案例 1-4

《中国药典》2020 年版要求对盐酸利多卡因原料药的 2, 6-二甲基苯胺杂质进行限量检查。

问题：

2, 6-二甲基苯胺属于工艺杂质，还是降解杂质？

化学性质：盐酸利多卡因含有酰胺结构，且酰胺键的邻位有两个甲基，空间位阻大，因此本品在酸碱条件下均较稳定，不易发生水解。例如，其注射液加热灭菌（115℃，3h）或室温放置一年半以上，水解率不超过 0.1%。这是利多卡因较普鲁卡因麻醉作用强、维持时间长，同时毒性也较大的主要原因。

合成路线：以间二甲苯为原料，经混酸硝化制得 2, 6-二甲基硝基苯（Ⅰ），然后以铁粉盐酸还原获得 2, 6-二甲基苯胺（Ⅱ），进而在冰醋酸中与氯乙酰氯反应生成 2, 6-二甲基氯代乙酰苯胺（Ⅲ），再与过量的二乙胺进行缩合反应，生成游离的利多卡因，成盐后可得本品。

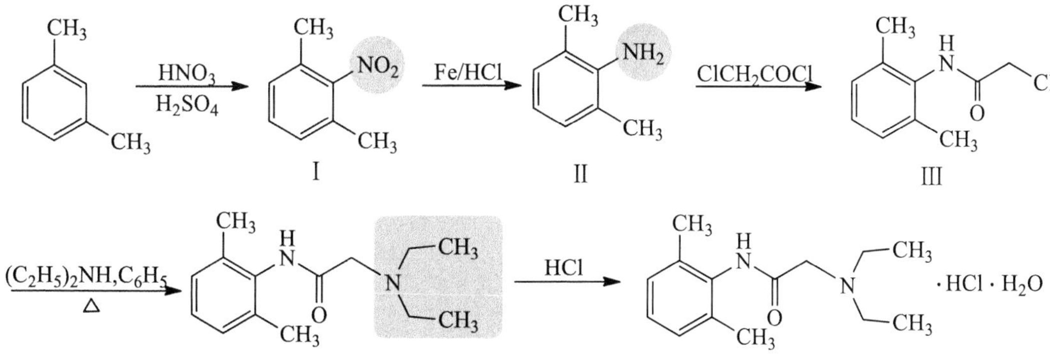

案例 1-4 分析

盐酸利多卡因化学性质稳定，不易发生水解。根据盐酸利多卡因的合成路线，未反应的中间体 2, 6-二甲基苯胺（Ⅱ）可能带入产品，所以《中国药典》要求对该杂质进行限量检查，故该杂质属于工艺杂质。

主要药理学用途：利多卡因的局麻作用较强，且穿透力强，起效快，是较理想的局麻药，用于各种麻醉。由于对室性心律失常疗效较好，也被用作抗心律失常药。

（三）氨基酮类

将芳酸酯类局麻药酯基转换成羰基，即形成氨基酮类局麻药，如达克罗宁（dyclonine）和法立卡因（falicaine）。该类结构中的羰基比普鲁卡因中的酯基和利多卡因中的酰胺基都稳定，故麻醉作用更持久，但注射给药刺激性较大，不宜做浸润麻醉，只用作表面麻醉药。

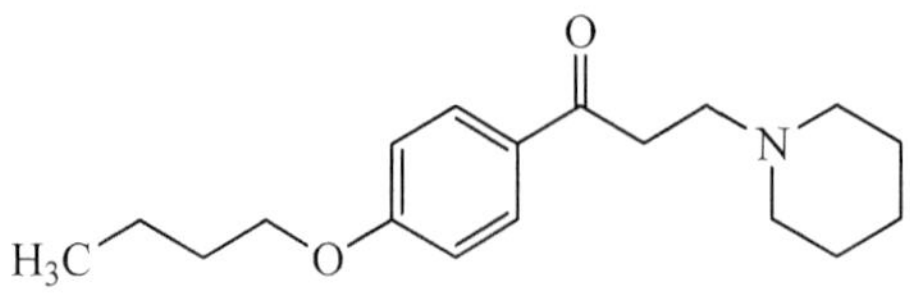

达克罗宁 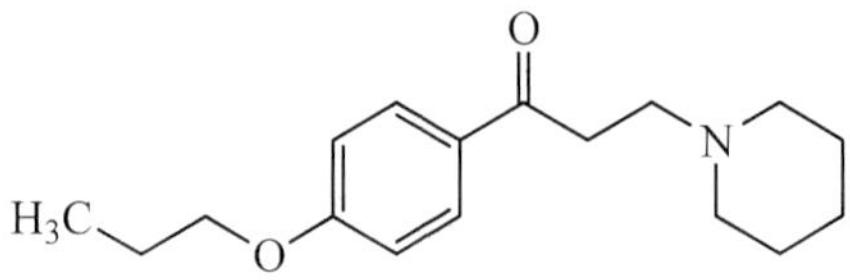　　　　　　　　　　　　　法立卡因

（四）氨基醚类

利用醚键代替局麻药化学结构中的酯基或酰胺基，可增加稳定性，麻醉作用强而持久，形成了氨基醚类局麻药。典型代表如奎尼卡因（quinisocaine，又称二甲异喹 dimethisoquin）和普莫卡因（pramocaine），可用于表面麻醉。

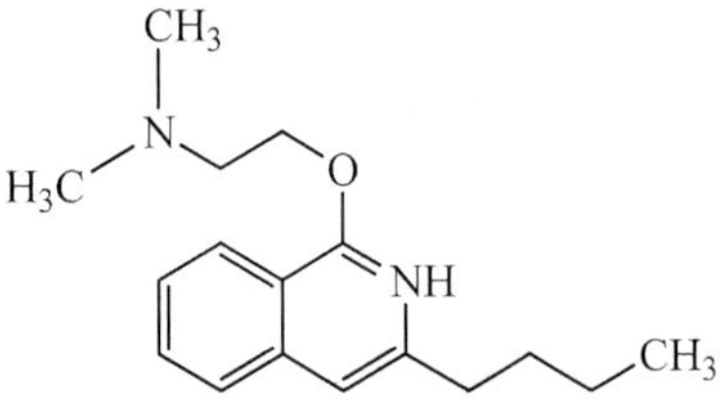

奎尼卡因 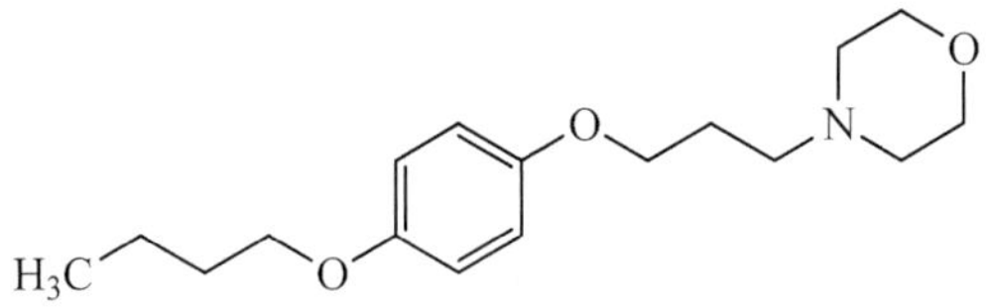　　　　　　　　　　　　　普莫卡因

（五）氨基甲酸酯类

氨基甲酸酯类局麻药，如地哌冬（diperodon，又称狄奥散，diothane）及庚卡因（heptacaine）。

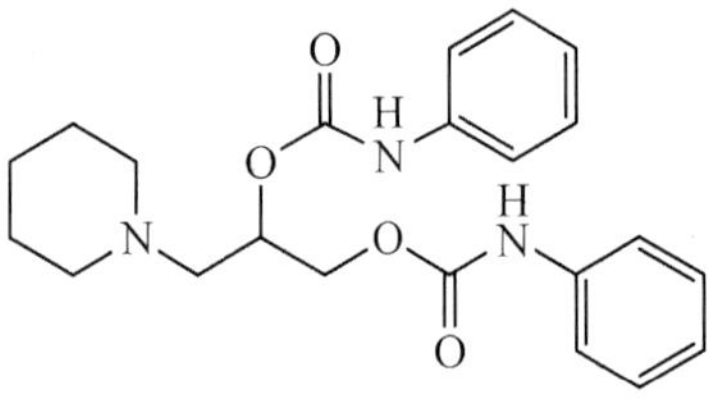

地哌冬 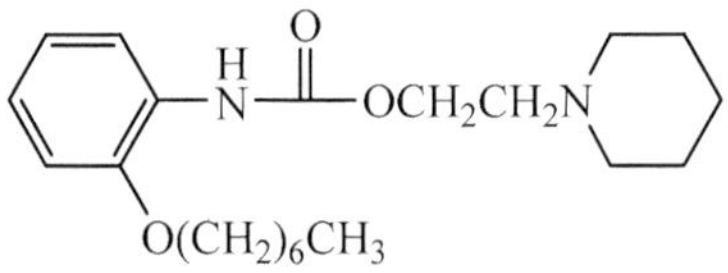　　　　　　　　　　　　　　庚卡因

三、局麻药的作用机制与构效关系

（一）作用机制

局麻药可阻断感觉神经冲动的发生和传导。神经冲动的传导依赖于神经细胞膜的微小去极化作用，通过打开钠通道，Na^+ 瞬间内流来实现。局麻药作用机制尚无定论，一般认为局麻药通过直接与神经细胞膜上电压门控型钠通道（voltage-gated Na^+ channels）相互作用，使神经纤维兴奋阈升高、膜通透性降低，阻止动作电位的产生和神经冲动的传导，从而产生局麻作用。

神经细胞膜上电压门控型钠通道可能存在两个结合位点，分别对应于离子型的局麻药和分子型的局麻药。大多数临床应用的局麻药具有叔胺结构，pK_a 为 7.5～9.0，在生理 pH 条件下以质子化的阳离子形式[BH⁺]与其分子形式[B]平衡存在，其比率可按下式来计算：$\lg([BH^+]/[B]) = pK_a - pH$。

如图 1-1 所示，一方面，脂溶性的局麻药分子形式[B]，可经由疏水性通路（图 1-1 所示的

a 途径）与靶点结合产生局麻作用。另一方面，质子化的局麻药阳离子形式[BH⁺]，仅能在钠通道活化时，通过膜外部的亲水通路（图 1-1 所示的 b 途径）进入钠通道内与作用位点结合，产生局麻活性。

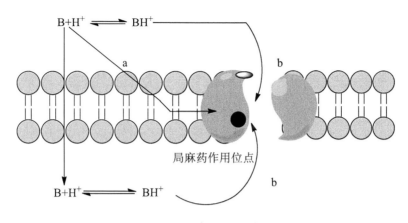

图 1-1　钠通道模型

（二）局麻药的构效关系

大部分局麻药的基本骨架是由亲脂性部分（Ⅰ）、中间连接链（Ⅱ和Ⅲ）和亲水性部分（Ⅳ）三部分构成，如图 1-2 所示。

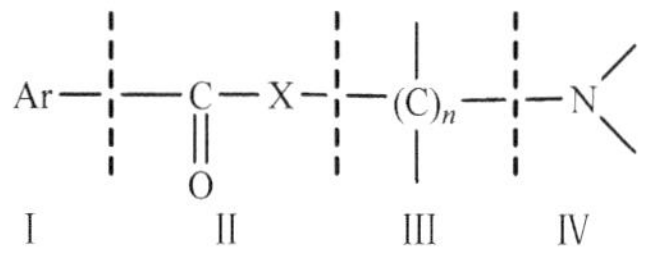

1. 亲脂性部分（Ⅰ）　这部分可以是芳烃和芳杂环，其中以苯环的作用较强。对于芳酸酯类局麻药，在环上引入给电子基团（如氨基、烷氧基或羟基）时，将增强局麻作用；引入吸电子基团时则减弱局麻作用。这是由于氨基或烷氧基的供电性，其与苯环酯羰基形成共轭体系，使羰基的极性增加，作用也增强。而且当给电子基团处于羰基的对位时，共轭效应最强，因此局麻作用比间位、邻位取代强。

图 1-2　局麻药的基本骨架

对于氨基芳酸酯类局麻药，苯环上除了对位氨基外，如果还有其他取代基如氯、羟基、烷氧基存在时，将延缓酯的水解（位阻效应），因此可增强活性、延长作用时间。如果对位氨基被仲氨基取代，则可以增强活性，但也导致毒性增强。如果苯环氨基被烷氧基取代，局麻作用随烷基分子量增大而增大。如果在苯环和羰基之间插入—CH₂—、—O—等基团时，则破坏了共轭体系，致使局部麻醉作用减少或消失。

2. 中间连接链（Ⅱ和Ⅲ）　这部分由羰基部分（Ⅱ）与烷基部分（Ⅲ）共同构成。

对于羰基部分（Ⅱ），当 X 被电子等排体—CH₂—、—NH—、—S—、—O—取代时，形成酮、酰胺、硫代酯和酯等类型局麻药，其作用时间由长到短的顺序为—CH₂—>—NH—>—S—>—O—，即随着中间连接链稳定性的降低而作用时间变短。其麻醉作用强度由大到小的顺序为—S—>—O—>—CH₂—>—NH—。例如，普鲁卡因胺的局麻作用仅为普鲁卡因的 1/100，而普鲁卡因的局麻作用是硫卡因的 1/2。可见，羰基部分（Ⅱ）的结构与局麻药的作用时间及作用强度相关。

对于烷基部分（Ⅲ），碳原子数以 $n = 2 \sim 3$ 为好，其中，当 $n = 3$ 时，麻醉作用最强。当酯键的 α 碳原子上有烷基取代时，酯键较难水解（位阻效应），局麻作用增强，但毒性也增大。

3. 亲水性部分（Ⅳ）　亲水性部分（Ⅳ）可以是仲胺或叔胺，季胺由于导致箭毒样副作用而不用。仲胺的刺激性较大，因此多用叔胺。烷基以 3~4 个碳原子时作用最强，但 3 个碳原子以上时刺激性也增大。氨基部分也可为脂环胺，其中以哌啶的作用最强。

局麻药的亲水性有利于其在体液中穿透，迅速转运与分布；而药物的脂溶性利于通过各种生物膜，到达疏水性的神经纤维。脂溶性过大，又易通过血脑屏障，产生不必要的全身副作用。因此，局麻药的亲脂性部分与亲水性部分必须保持适当的平衡，即应有合适的 $\log P$，才有利于发挥其局部麻醉作用。

小　结

麻醉药可使机体整体或局部的感觉缺失，特别是痛觉缺失，麻醉药为外科手术提供了良好条件。根据作用特点的不同，麻醉药分为全麻药和局麻药两大类。

全麻药根据给药方式不同，可分为吸入麻醉药和静脉麻醉药。

吸入麻醉药经呼吸道迅速进入体内而发挥麻醉作用，通常是化学性质不活泼的气体或易挥发的液体，恩氟烷、异氟烷、氟烷、甲氧氟烷、七氟烷、地氟烷和氧化亚氮等是临床使用的吸入麻醉药。

静脉麻醉药直接由静脉给药而迅速发挥麻醉作用，对呼吸道无刺激作用，不良反应少且使用方便。硫喷妥钠是临床上常用的静脉麻醉药，氯胺酮、依托咪酯、羟丁酸钠等也是临床使用的静脉麻醉药。

局麻药根据化学结构的不同可分为以下几种。①芳酸酯类：常用药物为普鲁卡因、苯佐卡因、丁卡因、奥布卡因等。②酰胺类：常用药物有利多卡因、布比卡因、辛可卡因、丙胺卡因、甲哌卡因、依替卡因、罗哌卡因等。③氨基酮类：该类化合物是通过电子等排体优化手段从芳酸酯类局麻药发展而来，常用药物有达克罗宁、法力卡因。④氨基醚类：用醚键代替局麻药化学结构中的酯或酰胺基得到这类药物，常用药物有奎尼卡因、普莫卡因。⑤氨基甲酸酯类：常用药物有地哌冬、庚卡因。

多数局麻药的化学结构由三部分组成：亲脂性部分（Ⅰ）、中间连接链（Ⅱ和Ⅲ）和亲水性部分（Ⅳ）。亲脂性部分（Ⅰ）以苯环的麻醉作用最强（其次为芳杂环），在苯环上引入给电子基（烷氧基、羟基、氨基），麻醉作用增强，而引入吸电子基团则作用减弱。中间连接链（Ⅱ和Ⅲ）与麻醉药作用持效时间及作用强度有关。当羰基部分为酮、酰胺、硫代酯或酯时，其作用持续时间由长到短的顺序：酮＞酰胺＞硫代酯＞酯，即随着易被酯酶水解，稳定性降低而作用时间变短；而麻醉作用强度由强到弱的顺序：硫代酯＞酯＞酮＞酰胺。烷基部分碳原子数以 2~3 为好（当 $n=3$ 时，麻醉活性最强）。亲水性部分（Ⅳ）大多为叔胺，也可为脂环胺，其中以哌啶的作用最强。

总体而言，具有较高脂溶性、较低 pK_a 的局麻药通常具有较快的麻醉作用和较低的毒性。

思　考　题

1. 全麻药中的吸入麻醉药具有哪些特点？请写出两种临床常用药物的化学结构式。
2. 全麻药中的静脉麻醉药具有什么优点？请写出盐酸氯胺酮的化学结构式。

3. 请分析 logP 与吸入麻醉药麻醉活性的关系。

4. 写出以环戊醇为原料合成盐酸氯胺酮的合成路线。

5. 按化学结构分类，局麻药可分为哪几类？各举出至少一种药物，并写出它们的化学结构式。

6. 简述局麻药的构效关系。

7. 盐酸普鲁卡因和盐酸利多卡因相比，哪个药物在体内维持时间长？为什么？

8. 制备盐酸普鲁卡因的合成路线，能否先将对硝基苯甲酸还原，再酯化得到普鲁卡因？

（黄剑东）

第2章 镇静催眠药、抗癫痫药和抗精神失常药

学习要求：

1. 掌握： 镇静催眠药、抗癫痫药和抗精神失常药的主要结构特点，苯二氮䓬类、巴比妥类、吩噻嗪类药物的构效关系；地西泮、唑吡坦、佐匹克隆、苯巴比妥、苯妥英钠、卡马西平、普洛加胺、氯丙嗪、氟哌啶醇、氯氮平、阿米替林、氟西汀的化学结构、理化性质、用途及化学合成。

2. 熟悉： 硝西泮、奥沙西泮、阿普唑仑、丙戊酸钠、托吡酯、氯普噻吨、舒必利、吗氯贝胺、米氮平、丁螺环酮的化学结构、理化性质和用途；丁酰苯类药物的构效关系。

3. 了解： 镇静催眠药、抗癫痫药和抗精神失常药研究过程中针对先导化合物的修饰与改造方法及各类药物的发展和研究概况。

镇静催眠药（sedative-hypnotics）和抗癫痫药（anti-epileptic）均属于中枢神经系统抑制药物。镇静药（sedatives）和催眠药（hypnotics）之间没有严格的界限，常因剂量不同产生不同效果。通常在使用小剂量时产生镇静作用，以消除患者的紧张和焦虑不安；中等剂量时可使患者进入睡眠状态；大剂量时则产生麻醉、抗惊厥作用；超大剂量时可导致死亡。有些镇静催眠药还有抗癫痫、抗震颤及肌松等作用。

癫痫（epilepsy）是一种由大脑局部神经元突发性的异常高频放电，并向周围扩散，导致的慢性、反复性的脑部疾病。抗癫痫药（anti-epileptic）是用来预防和控制癫痫发作的药物。

精神失常（psychiatric disorders）是由多种原因引起的精神活动障碍，主要表现为精神分裂、抑郁、焦虑和躁狂等症状。治疗这类疾病的药物统称为抗精神失常药（psychotherapeutic drugs）。根据临床用途，将消除患者幻觉、妄想，使患者恢复正常理智的药物称为抗精神病药（antipsychotics）；消除患者情感活动过分低落的药物称为抗抑郁药（antidepressants）；用以减轻患者的焦虑症状兼有镇静催眠作用的药物称为抗焦虑药（anxiolytics）；消除患者情感活动过分高涨的药物称为抗躁狂药（antimanics）。

第1节 镇静催眠药

镇静催眠药按化学结构可分为巴比妥类、苯二氮䓬类、非苯二氮䓬类和其他镇静催眠药等。早期巴比妥类药物曾作为主要的镇静催眠药物使用，由于该类药物具有严重的耐药性和依赖性，被列入国家第二类精神药品管理，现在临床上很少用作镇静催眠药，仅有苯巴比妥等用作

抗癫痫药物，故本章将巴比妥类药物放在抗癫痫药物中介绍。

一、苯二氮䓬类

（一）苯二氮䓬类药物的发展和常用药物

苯二氮䓬类（benzodiazepines）化合物是 20 世纪 50 年代发现的。氯氮䓬（chlordiazepoxide，利眠宁）是第一个应用于临床的非巴比妥类镇静催眠药。该药由于不良反应较巴比妥类药物少，安全范围大，引起人们的高度重视。经结构修饰得到的地西泮（diazepam）活性比氯氮䓬强，毒性更低，已广泛应用于临床。

地西泮发现后，为解决药物的毒性和提高活性，对其结构进行修饰，发展了一系列苯二氮䓬类药物，如硝西泮（nitrazepam）、氟西泮（flurazepam）、氯硝西泮（clonazepam）、氟硝西泮（flunitrazepam）、氟托西泮（flutoprazepam）、氟地西泮（fludiazepam）、夸西泮（quazepam）等。

通过代谢研究发现，这类药物在体内大都经过生物转化（如氧化、脱甲基等），生成的活性代谢物不仅催眠作用强，且毒副作用较小，临床常用的药物有奥沙西泮（oxazepam）、替马西泮（temazepam）、劳拉西泮（lorazepam）等。

常见的苯二氮䓬类药物的结构见表 2-1。

表 2-1 常见的苯二氮䓬类药物的结构

药物名称	R$_1$	R$_2$	R$_3$	R$_4$	X
地西泮 （diazepam）	—CH$_3$	H	Cl	H	O
硝西泮 （nitrazepam）	H	H	—NO$_2$	H	O
氟西泮 （flurazepam）	—CH$_2$CH$_2$N(C$_2$H$_5$)$_2$	H	Cl	F	O
氯硝西泮 （clonazepam）	H	H	—NO$_2$	Cl	O
氟硝西泮 （flunitrazepam）	H	H	—NO$_2$	F	O
氟托西泮 （flutoprazepam）	—CH$_2$◁	H	Cl	F	O

药物名称	R$_1$	R$_2$	R$_3$	R$_4$	X
氟地西泮 （fludiazepam）	—CH$_3$	H	Cl	F	O
夸西泮 （quazepam）	—CH$_2$CF$_3$	H	Cl	F	S
普拉西泮 （prazepam）	—CH$_2$ ▷	H	Cl	H	O
奥沙西泮 （oxazepam）	H	OH	Cl	H	O
替马西泮 （temazepam）	—CH$_3$	—OH	Cl	H	O
劳拉西泮 （lorazepam）	H	—OH	Cl	Cl	O

由于苯二氮䓬类药物 1、2 位的酰胺键和 4、5 位的亚胺键在酸性条件下都易发生水解开环反应，导致这类药物不稳定，作用时间短。在 1,4-苯二氮䓬母核 1、2 位上骈合五元含氮杂环（如咪唑或三唑环），或在 4、5 位骈合四氢噁唑环，得到后缀为唑仑（-azolam）的一系列作用较强的苯二氮䓬类药物，其代谢稳定性增加，提高了与受体的亲和力，活性显著增强，如艾司唑仑（estazolam）、阿普唑仑（alprazolam）、三唑仑（triazolam）、咪达唑仑（midazolam）、卤沙唑仑（haloxazolam）、奥沙唑仑（oxazolam）和美沙唑仑（mexazolam）等。

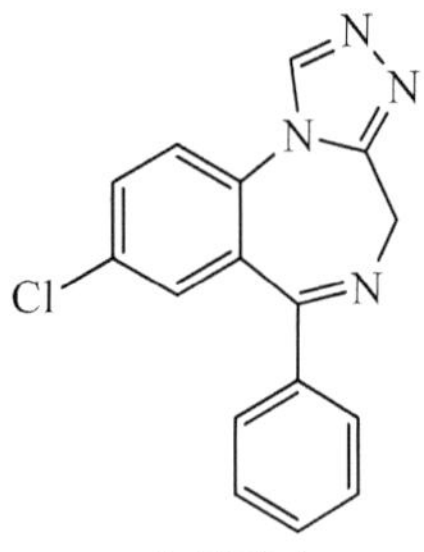

艾司唑仑 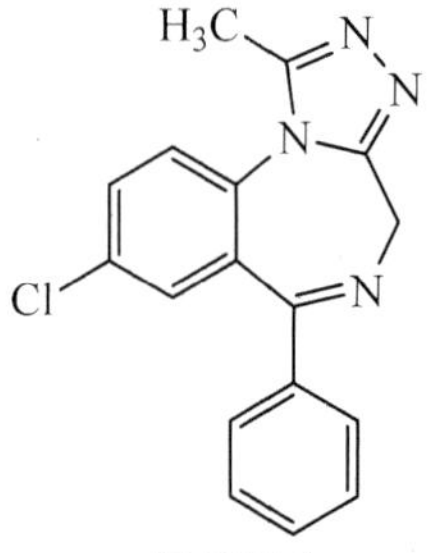　　　　阿普唑仑 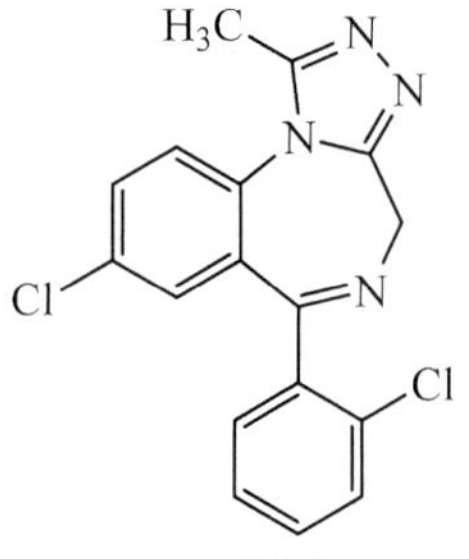　　　　三唑仑 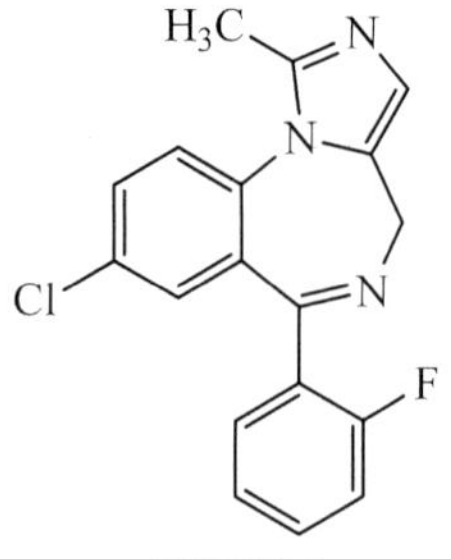　　　　咪达唑仑

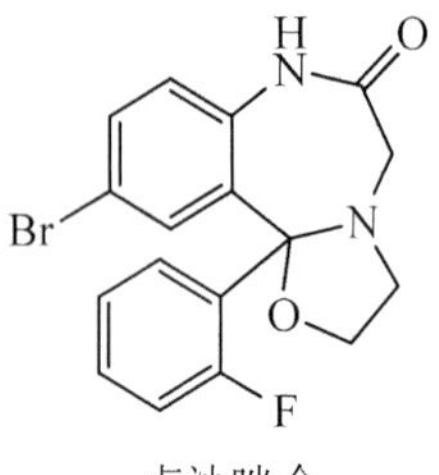

卤沙唑仑 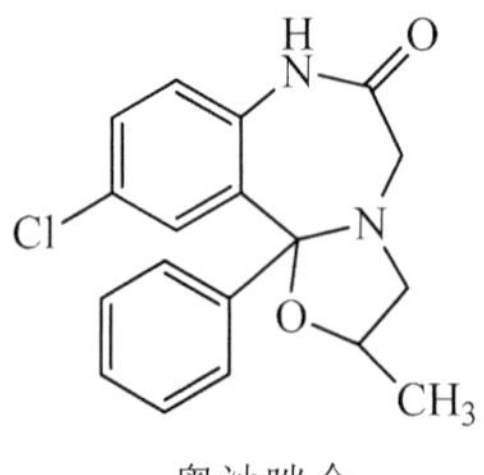　　　　奥沙唑仑 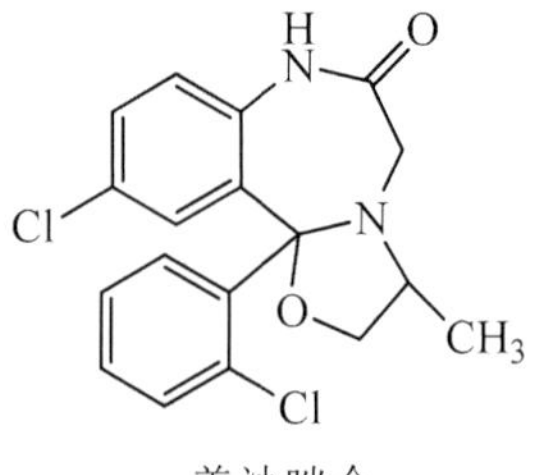　　　　美沙唑仑

（二）苯二氮䓬类药物的构效关系

苯二氮䓬类药物的结构特征为具有苯环和七元亚胺-内酰胺环骈合的 1,4-苯二氮䓬母核。苯二氮䓬类药物的构效关系总结如图 2-1 所示。

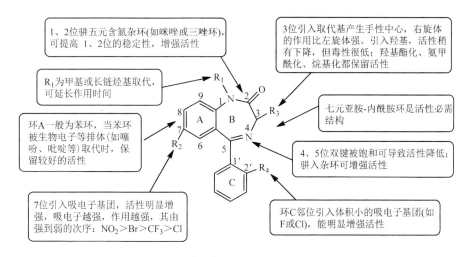

图 2-1　苯二氮䓬类药物的构效关系

环 A 为芳环或芳杂环。当 7 位引入吸电子基团时，药物活性明显增强，吸电子越强，作用越强。在 6、8 位或 9 位引入取代基时活性降低。

环 B 为七元亚胺-内酰胺环，是产生药理作用的必要结构。1、2 位骈合五元含氮杂环可提高稳定性。4、5 位的双键是重要的药效团，双键饱和时可导致生物活性降低；4、5 位骈合四氢噁唑环，可增加药物的稳定性。1 位取代基不是活性必需的，1 位引入烷基的碳链长度不影响活性，但叔丁基的空间位阻影响对受体的亲和力，无体内活性。2 位以 S 取代 O 仍保留活性。3 位引入羟基产生手性中心，光学异构体的生物活性有差别，羟基酯化仍保留活性。

环 C（5 位苯环）是产生药效作用的重要药效基团之一，无苯环取代的化合物没有镇静催眠活性；环 C 的 2′位引入体积小的吸电子基团（如 F、Cl 等）可使活性增强。

典型药物介绍

地西泮（diazepam）

化学名：1-甲基-5-苯基-7-氯-1, 3-二氢-2H-1, 4-苯并二氮杂䓬-2-酮，7-chloro-1, 3-dihydro-1-methyl-5-phenyl-2H-1, 4-benzodiazepin-2-one，又名安定。

性状：本品为白色或类白色的结晶性粉末；无臭，味苦。在丙酮或三氯甲烷中易溶，在乙醇中溶解，在水中几乎不溶。熔点为 130～134℃。

化学性质：本品在酸性条件下易发生 1、2 位和 4、5 位水解开环，生成 2-甲氨基-5-氯-二苯甲酮（Ⅰ）和甘氨酸（Gly，Ⅱ），失去活性。4、5 位水解开环是可逆性反应。口服地西泮后，在胃酸作用下，水解反应几乎都在 4、5 位上进行，当开环化合物进入肠道，因 pH 升高，又闭环生成原药，因此不影响药物的生物利用度。

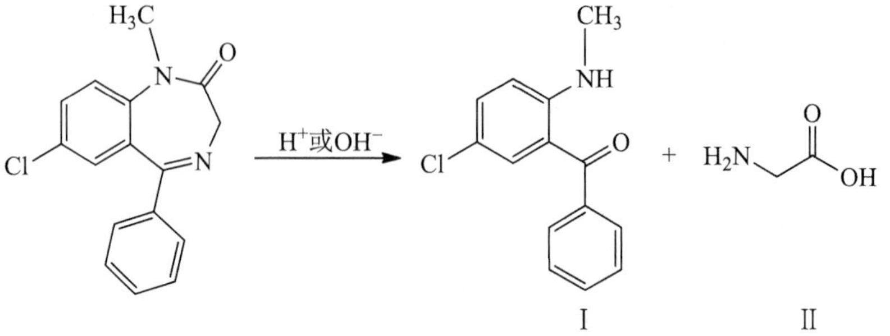

合成路线：本品的合成以 3-苯基-5-氯-苯并异唑为原料，与硫酸二甲酯经甲基化反应得 1-甲基-3-苯基-5-氯-苯并异噁唑甲磺酸盐（Ⅰ）；用铁粉还原得 2-甲氨基-5-氯二苯甲酮（Ⅱ），再与氯乙酰氯经酰化反应生成 2-(N-甲基-氯乙酰氨基)-5-氯二苯甲酮（Ⅲ），最后与盐酸乌洛托品作用环合得地西泮。

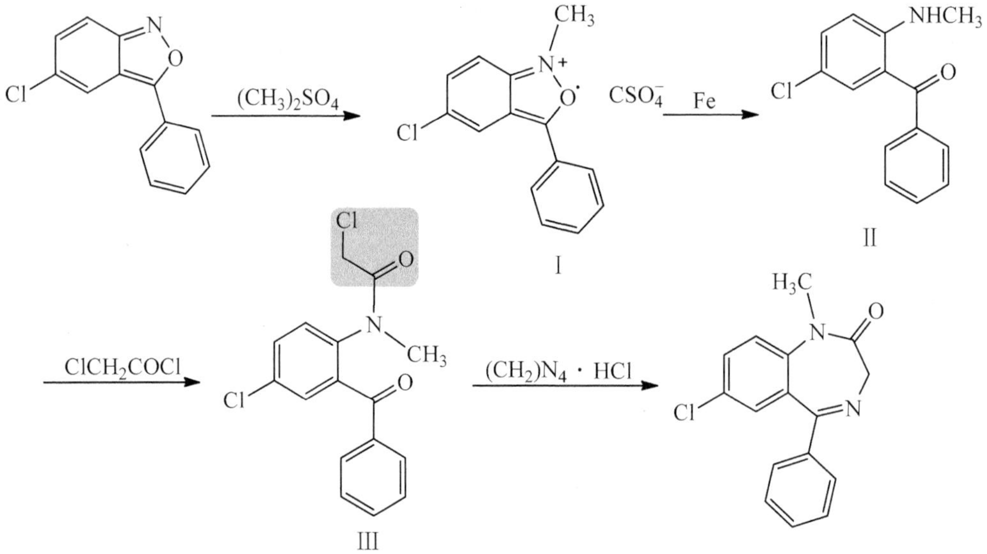

主要药理学用途：本品具有镇静催眠、抗焦虑、抗惊厥、抗癫痫及中枢性肌松作用。常见不良反应有嗜睡、头昏、乏力等。

二、非苯二氮䓬类

由于苯二氮䓬类药物非选择性地与苯二氮䓬受体亚型结合，不可避免地引起各种神经系统不良反应，如耐药性、停药后反跳现象和残余效应等，促使人们研制了选择性高的新一代非苯二氮䓬类镇静催眠药。20 世纪 90 年代，一些安全性更高的非苯二氮䓬类（nonbenzodiazepines）镇静催眠药相继问世，该类药物不具有苯二氮䓬类的结构特征，但都选择性地作用于苯二氮䓬受体亚型，属于非苯二氮䓬类 γ-氨基丁酸 A 型受体（GABA_A 受体）激动剂。按化学结构可分为咪唑并吡啶类、吡咯酮类及其他类。

（一）咪唑并吡啶类

咪唑并吡啶类（imidazo pyridines）是 20 世纪 90 年代发展起来的新结构类型的镇静催眠药物。主要药物有唑吡坦（zolpidem）、阿吡坦（alpidem）及其类似物扎来普隆（zaleplon）等。

唑吡坦　　　　　　　　　　阿吡坦　　　　　　　　扎来普隆

唑吡坦是第一个上市的咪唑并吡啶类镇静催眠药物，选择性地与苯二氮草 ω_1 受体亚型结合，而与 ω_2 受体、ω_3 受体亚型亲和力差。本品具有较强的镇静催眠作用，对呼吸无抑制作用。

阿吡坦在结构上与唑吡坦极为相似，仅以二丙氨基置换二甲氨基，以氯原子取代芳杂环上的甲基。阿吡坦为苯二氮草 ω_1 受体亚型部分激动剂，用作抗焦虑药，几乎不具有镇静及肌松作用。

扎来普隆属于吡唑并嘧啶的衍生物，能选择性与苯二氮草 ω_1 受体相互作用，副作用较小，没有精神依赖性。口服后，在肝脏代谢，所有代谢产物均无活性。

典型药物介绍

酒石酸唑吡坦（zolpidem tartrate）

化学名：$N, N, 6$-三甲基-2-(4-甲基苯基)咪唑并[1, 2-a]吡啶-3-乙酰胺-L(+)-酒石酸盐，$N, N, 6$-trimethyl-2-(4-methylphenyl)imidazo[1, 2-a] pyridine-3-acetamide-L(+)-tartrate。

性状：本品为白色或类白色结晶性粉末；无臭；略有引湿性。在甲醇中略溶，在水或乙醇中微溶，在三氯甲烷或二氯甲烷中几乎不溶；在 0.1mol/L 盐酸溶液中溶解。熔点为 195～197℃。

化学性质：本品固体状态对光、热均较稳定，水溶液在 pH 1.5～7.4 稳定。

合成路线：本品的合成以 2-氨基-5-甲基吡啶（Ⅰ）和 2-溴-4′-甲基苯乙酮（Ⅱ）为原料，经环合形成咪唑并吡啶中间体（Ⅲ），与甲醛、二甲胺反应后在咪唑环上引入二甲氨基甲基得（Ⅳ），再与碘甲烷生成季铵盐（Ⅴ），经 NaCN 取代得（Ⅵ）、再水解得（Ⅶ），最后经酰胺化、成盐得酒石酸唑吡坦。

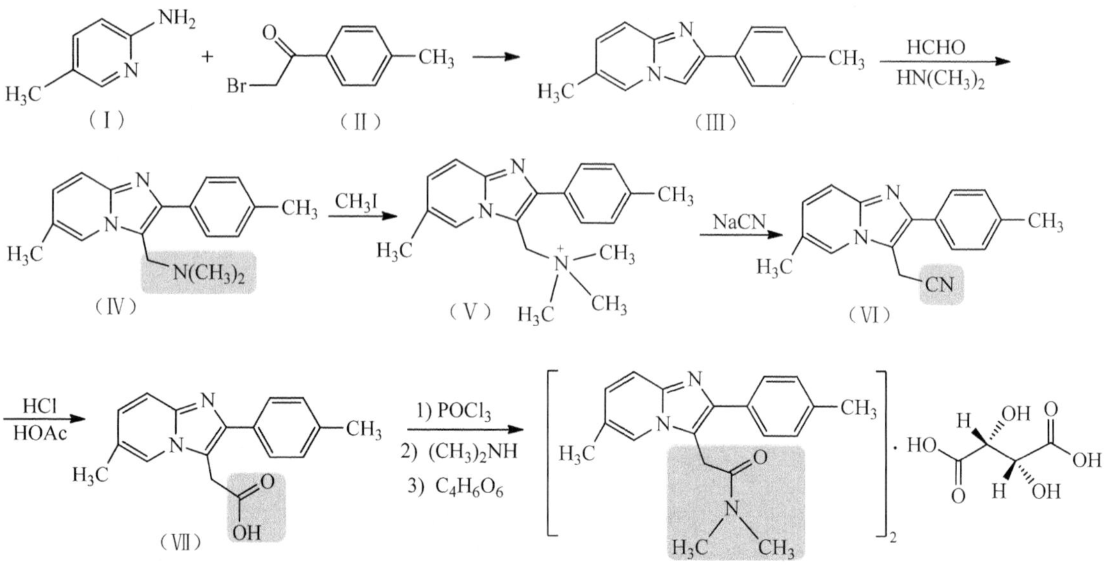

主要药理学用途：本品具有较强的镇静、催眠作用，抗惊厥、抗焦虑和肌松作用较弱。本品口服吸收好，0.5～3h 血药浓度达峰值，生物利用度为 70%，平均消除半衰期为 2～4h，在肝脏代谢为无药理活性的代谢物。

（二）吡咯酮类

吡咯酮类（pyrrolones）药物是最早发现的对苯二氮䓬类受体具有高亲和力的非苯二氮䓬化学结构类型的药物之一。佐匹克隆（zopiclone）是第一个非苯二氮䓬类 GABA$_A$ 受体激动剂药物，其在提高睡眠质量等方面较苯二氮䓬类药物更理想。

典型药物介绍

佐匹克隆（zopiclone）

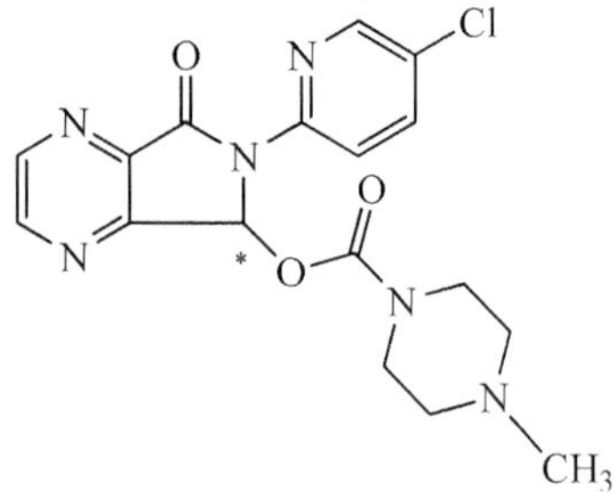

化学名：6-(5-氯吡啶-2-基)-7-[(4-甲基哌嗪-1-基)甲酰氧基]-5, 6-二氢吡咯并[3, 4-b]吡嗪-5-酮，4-methyl-1-piperazinecarboxylic acid 6-(5-chloro-2-pyridinyl)-6, 7-dihydro-7-oxo-5H-pyrrolo[3, 4-b] pyrazin-5-yl ester，又名唑吡酮。

性状：本品为白色至微黄色结晶性粉末；无臭、味苦。在二氯乙烷或二甲亚砜（DMSO）中易溶，较易溶于冰醋酸，难溶于甲醇、乙腈、丙酮或乙醇，极难溶于乙醚或异丙醇，在水中几乎不溶。熔点为 175～178℃。

化学性质：佐匹克隆结构中含有一个手性碳原子，具有旋光性，现药用为其消旋异构体。其右旋异构体的活性强于消旋体佐匹克隆和左旋异构体。

本品的 5-S-（+）异构体（S-佐匹克隆，S-zopiclone）为艾司佐匹克隆（eszopiclone），由美国 Sepracor 公司开发，于 2004 年 12 月用于临床。其催眠作用比佐匹克隆更强，且毒性和副作用更低。研究表明，艾司佐匹克隆对中枢的苯二氮䓬受体的亲和力比佐匹克隆强 50 倍。

主要药理学用途：本品作用于 $GABA_A$ 受体/氯通道复合物中苯二氮䓬受体的不同结合位点，为苯二氮䓬 ω_1 受体亚型的激动剂。临床主要用于治疗各种失眠症，尤其适用于不能耐受次晨残余效应的患者。

三、其他镇静催眠药

其他常见的镇静催眠药主要有醛类的水合氯醛（chloral hydrate）、三氯福司（triclofos），氨基甲酸酯类的甲丙氨酯（meprobamate），喹唑酮类的甲喹酮（methaqualone）、甲氯喹酮（mecloqualone）等。此外，还有褪黑素受体激动剂雷美替胺（ramelteon）等。

水合氯醛　　　　三氯福司　　　　　甲丙氨酯　　　　　甲喹酮

甲氯喹酮　　　　　　　　雷美替胺

水合氯醛为三氯乙醛的水合物，是最早用于催眠的有机合成物，具有催眠、抗惊厥作用，是较为安全的催眠、抗惊厥药。本品口服或直肠给药均能迅速吸收，在肝脏迅速代谢为具有活性的三氯乙醇，三氯乙醇进一步与葡萄糖醛酸结合而失活，经肾脏排出。水合氯醛的药理作用是它本身及其代谢产物三氯乙醇所致。由于水合氯醛具有特臭的气味，味微苦，对胃肠道有刺激性。为克服其缺点，常利用前药原理将其制成前药，如三氯福司等。

雷美替胺是褪黑素受体激动剂，结构中含有一个手性中心，具有旋光性，药用其 S-构型异构体，对褪黑素 MT_1 受体的亲和力比 R-构型的对映异构体强 500 多倍，用于入睡困难患者的失眠症治疗。

第 2 节　抗 癫 痫 药

癫痫是由多种病因引起脑部病灶神经元突发性的异常高频放电，并向周围扩散引起的大脑功能失调的疾病，具有突发性和反复性特点。其临床表现为运动、感觉、意识、行为和自主神经等不同程度的障碍。抗癫痫药可抑制大脑神经的兴奋性，主要用于防止和控制癫痫的发作。

本书化学结构式中*代表手性中心。

一、抗癫痫药的发展、分类和常用药物

最初，人们使用溴化物（如溴化钠、溴化钾）来治疗癫痫，但其毒性较大，后被苯巴比妥（phenobarbital）取代。苯巴比妥是最早用于抗癫痫的有机合成药物，1912 年开始用于治疗癫痫，能有效控制对溴化物耐受的症状。在对巴比妥类似物的研究中发现，5-乙基-5-苯基乙内酰脲具有抗惊厥作用，进一步将其分子中的 5 位上的乙基改为苯基，1938 年得到 5,5-二苯基乙内酰脲（苯妥英，phenytoin）具有很好的抗惊厥和抗癫痫作用，从而推动了抗癫痫药的进一步发展。

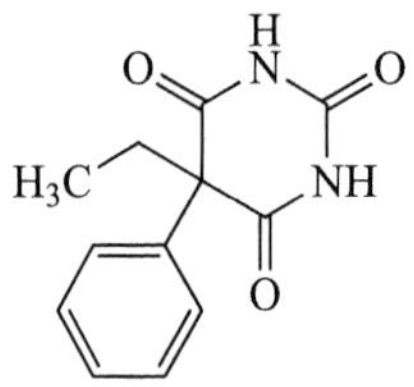

苯巴比妥 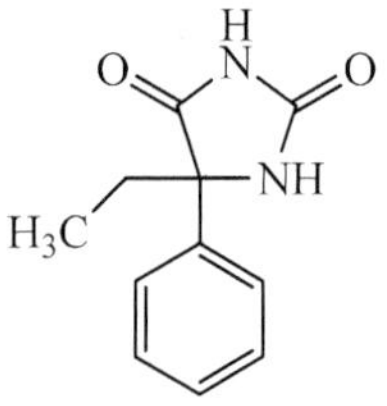　　　　5-乙基-5-苯基乙内酰脲 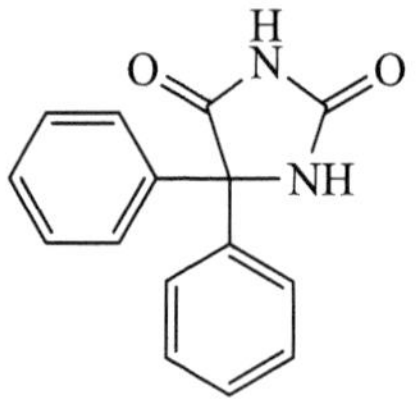　　　　苯妥英

其后的研究发现具有抗癫痫作用的化合物并不局限于巴比妥类似物结构。20 世纪 60 年代，发现了卡马西平（carbamazepine）和丙戊酸（valproic acid）；20 世纪 90 年代，又发现了加巴喷丁（gabapentin）、拉莫三嗪（lamotrigine）、噻加宾（tiagabine）、非尔氨酯（felbamate）和托吡酯（topiramate）等抗癫痫药。

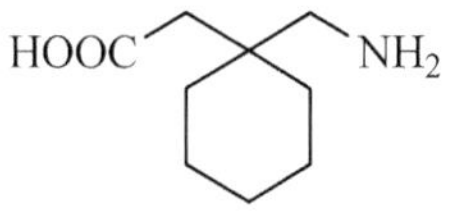

加巴喷丁 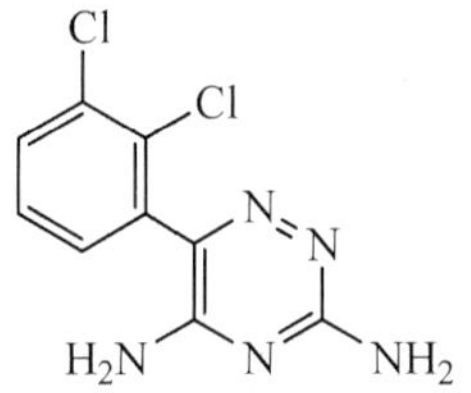　　　　　拉莫三嗪 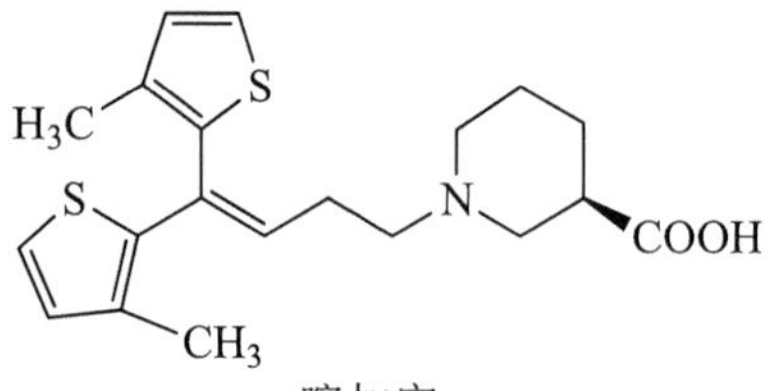　　　　　　　噻加宾

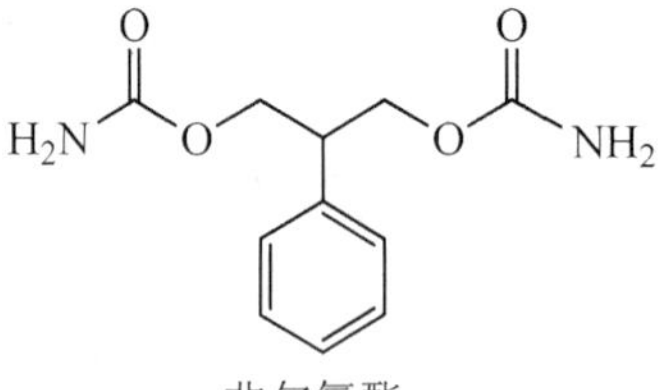

非尔氨酯 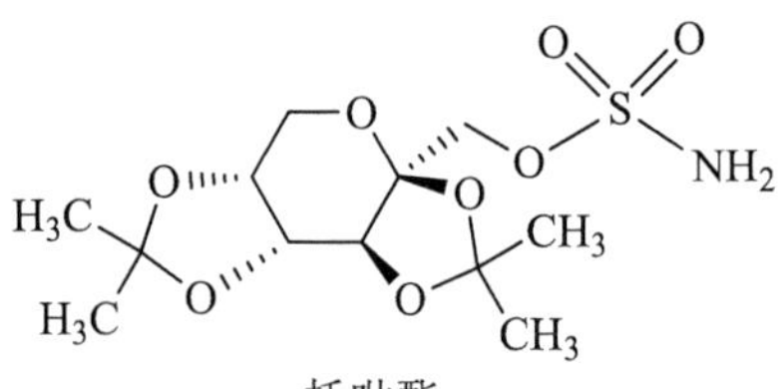　　　　　　　　　托吡酯

抗癫痫药按化学结构可分为巴比妥类（barbiturates）、乙内酰脲类（hydantoins）、苯二氮䓬类、二苯并氮䓬类（dibenzoazides）、γ-氨基丁酸（γ-aminobutyric aic，GABA）类似物、脂肪羧酸类（carboxylic acids）和其他类。苯二氮䓬类也用于癫痫的治疗，已在前一节中做了介绍。

二、巴 比 妥 类

（一）巴比妥类药物的基本结构

巴比妥类药物是环丙二酰脲（巴比妥酸，barbituric acid）的衍生物。巴比妥酸本身无生理活性，只有当其 5 位上的两个氢原子被烃基取代后才呈现活性；不同的取代基，起效快慢和作用时间不同。临床上常用的巴比妥类抗癫痫药物见表 2-2。

表 2-2　常用的巴比妥类抗癫痫药

药物名称	R_1	R_2	R_3	X
苯巴比妥（phenobarbital）	—C_2H_5	—C_6H_5	H	O
异戊巴比妥（amobarbital）	—C_2H_5	CH_3 / CH_3	H	O
戊巴比妥（pentobarbital）	—C_2H_5	CH_3 / CH_3	H	O
司可巴比妥（secobarbital）	CH_2	CH_3 / CH_3	H	O
海索比妥（hexobarbital）	—CH_3		—CH_3	O
硫喷妥（thiopental）	—CH_3	CH_3 / CH_3	H	S

（二）巴比妥类药物的构效关系

巴比妥类药物的构效关系总结如图 2-2 所示。

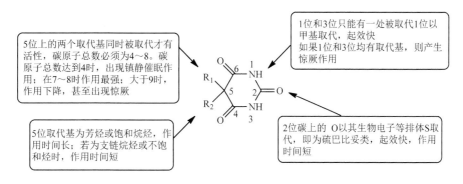

图 2-2　巴比妥类药物的构效关系图

巴比妥类药物属于结构非特异性药物，药物作用主要与其理化性质相关。

巴比妥类药物的作用强弱、起效快慢与药物的酸性解离常数和 $\log P$ 有关，而作用时间的长短则与其在体内的代谢过程有关。

（1）酸性解离常数对活性的影响：巴比妥酸具有较强的酸性，5 位单取代的巴比妥类酸性也较强，在生理 pH 7.4 条件下，几乎全部解离，故口服不易吸收，吸收后也不易透过血脑屏障，因此无镇静催眠作用。

（2）$\log P$ 对活性的影响：中枢神经系统药物需要透过血脑屏障，因而巴比妥类药物的亲脂性对镇静催眠作用影响很大。C-5 位无取代基时，分子亲脂性小，不易透过血脑屏障，无镇静催眠作用。C-5 位上的两个取代基的碳原子总数必须为 4～8，使 $\log P$ 保持一定数值，才能有良好的镇静催眠作用。当碳原子总数为 4 时，出现镇静催眠作用，7～8 时作用最强，大于 9 时，亲脂性过强，作用下降甚至出现惊厥。

（3）代谢过程对作用时间的影响：巴比妥类药物的代谢主要在肝脏进行，其代谢途径有 C-5 位取代基的氧化、N-脱烷基、2 位脱硫、内酰胺水解开环等。C-5 位不同取代基的代谢速度，对药物的作用时间长短产生影响。

典型药物介绍

苯巴比妥（phenobarbital）

化学名：5-乙基-5-苯基-2, 4, 6(1H, 3H, 5H)-嘧啶三酮，5-ethyl-5-phenyl-2, 4, 6(1H, 3H, 5H)-pyrimidinetrione，又名鲁米那。

性状：本品为白色有光泽的结晶性粉末；无臭，味微苦。在乙醇或乙醚中溶解，在三氯甲烷中略溶，在水中极微溶解；在氢氧化钠或碳酸钠溶液中溶解。熔点为 174.5～178℃。

> **案例 2-1**
> 苯巴比妥注射剂不能先配制溶液再加热灭菌，须制成粉针剂供药用，临用前配制。
> **问题：**
> 为什么本品的注射剂要临用前配制？

化学性质：本品具有内酰胺-内酰亚胺的互变异构，具有弱酸性，可与氢氧化钠成盐作为注射用药。其钠盐不稳定，与酸性药物接触或吸收空气中的二氧化碳而析出苯巴比妥沉淀。因此，在配制注射剂和药物配伍使用中要加以注意。

苯巴比妥分子中含有酰脲结构，其水溶液放置过久易水解开环，产生苯基丁酰脲沉淀而失去活性。为了防止水解失效，苯巴比妥钠注射剂须制成粉针剂，临用时配制。

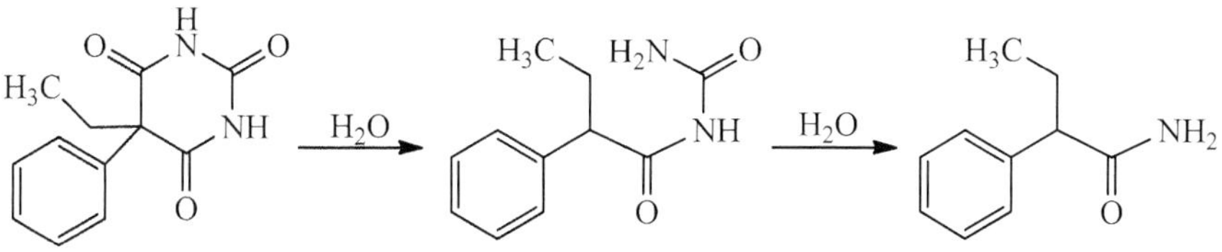

合成路线：本品的合成以苯乙酸乙酯（Ⅰ）为原料，在醇钠催化下与草酸二乙酯经缩合反应得（Ⅱ），加热脱去羧基得 2-苯基丙二酸二乙酯（Ⅲ），再与溴乙烷经乙基化反应得（Ⅳ），最后与脲环合得苯巴比妥。

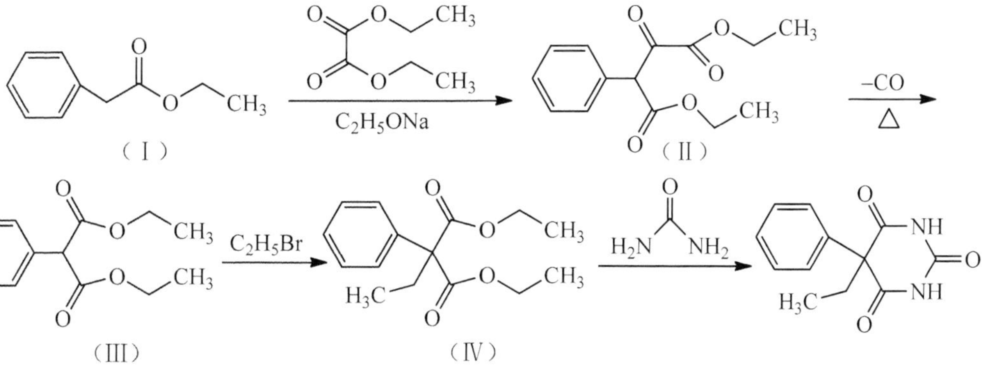

主要药理学用途：本品具有镇静、催眠、抗惊厥作用，目前主要用于治疗癫痫大发作。用药后可出现头晕、困倦等后遗效应，久用可产生耐受性及依赖性。

案例 2-1 分析

巴比妥类药物为环酰脲类，分子中具有双酰亚胺结构，因而具有弱酸性和水解性。在 5,5-二取代的巴比妥分子中具有内酰胺-内酰亚胺的互变异构，形成烯醇型化合物，而显弱酸性，可与氢氧化钠成盐作为注射用药。此类钠盐不稳定，其水溶液可与酸性药物或吸收空气中的二氧化碳反应而析出巴比妥类沉淀，因此应现配现用。

巴比妥类易发生水解开环反应，水解反应速率及产物与 pH 和温度有关。在低 pH 的溶液中稳定，随 pH 及温度的升高，水解反应加速。巴比妥类钠盐水溶液室温放置时，一般水解生成酰脲类化合物，若受热进一步水解、脱羧生成双取代的乙醇钠和氨。

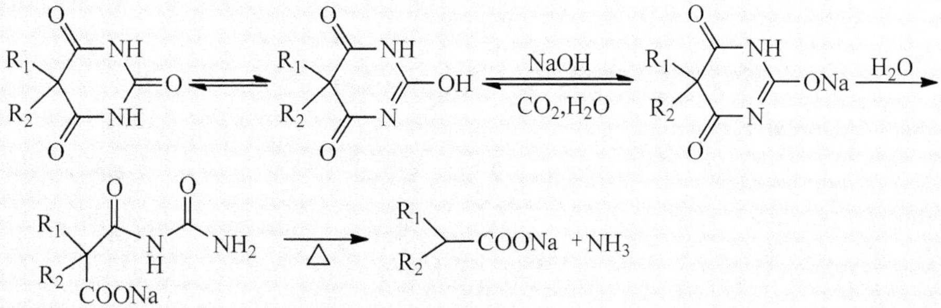

为了避免水解失效，该类药物注射剂不能配制后进行加热灭菌。所以须制成粉针剂供药用，临用前配制。另外，还要注意药物的配伍使用。

三、乙内酰脲类

将巴比妥类药物结构中的一个—CONH—换成—NH—得到乙内酰脲类抗癫痫药。乙内酰脲本身无抗癫痫作用，当 5 位两个氢被烷基取代后即产生抗惊厥作用。1938 年发现的苯妥英是第一个用于临床的乙内酰脲类药物，其抗惊厥作用强，虽然毒性较大，但仍是治疗癫痫大发作的重要药物。乙内酰脲类药物还有乙苯妥英（ethotoin）、磷苯妥英（fosphenytoin）。磷苯妥英钠（fosphenytoin sodium）是一个水溶性的苯妥英的磷酸酯前药。

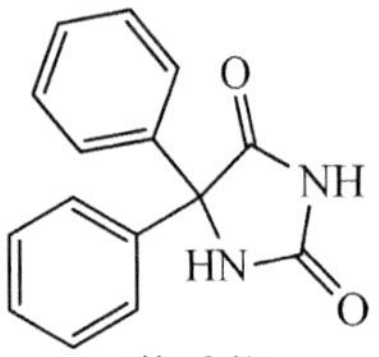

苯妥英 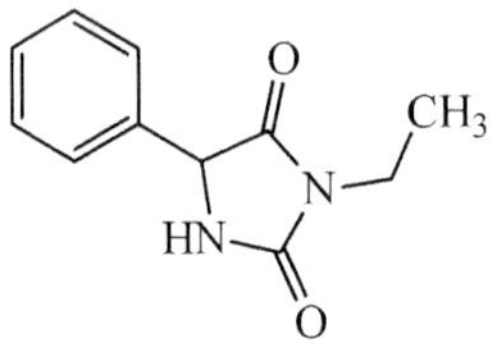　　　　　乙苯妥英 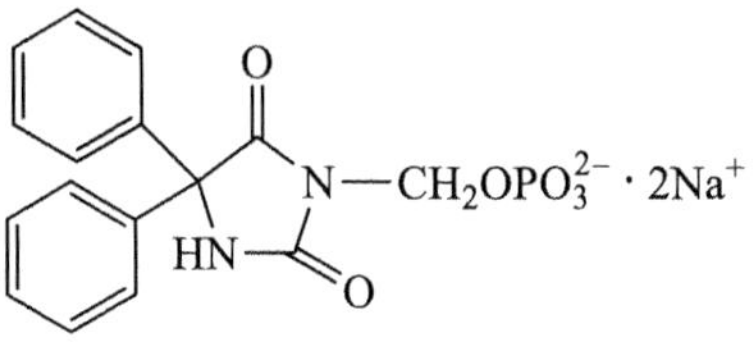　　　　　磷苯妥英钠

将乙内酰脲中的—NH—以其电子等排体—O—取代，得到乙内酰脲的类似物噁唑烷酮类（oxazolidinediones），该类药物有三甲双酮（trimethadione）等。

将乙内酰脲中的—NH—以其电子等排体—CH₂—取代，得到乙内酰脲的类似物丁二酰亚胺类（succinimides），该类药物有苯琥胺（phensuximide）、乙琥胺（ethosuximide）等。

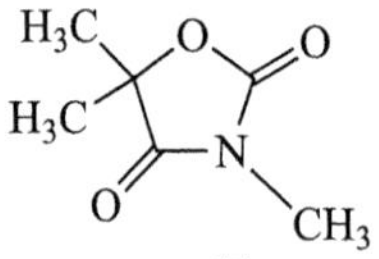

三甲双酮 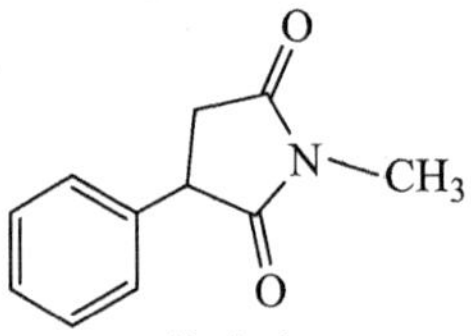　　　　　苯琥胺 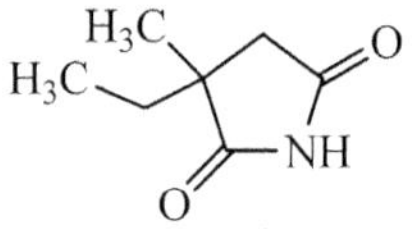　　　　　乙琥胺

典型药物介绍

苯妥英钠（phenytoin sodium）

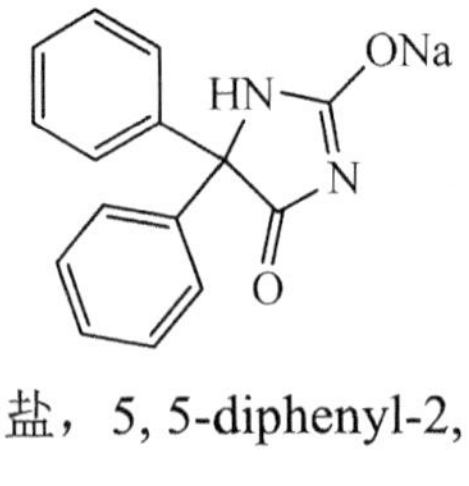

化学名：5,5-二苯基乙内酰脲钠盐，5,5-diphenyl-2,4-imidazolidinedione sodium，又名大仑丁钠（dilantin sodium）。

性状：本品为白色粉末；无臭，味苦；微有引湿性。在水中易溶，在乙醇中溶解，在三氯甲烷或乙醚中几乎不溶。

案例 2-2
《中国药典》2020 年版收载苯妥英钠注射剂为无菌粉末，且临用时现配制。
问题：
为什么要制成粉针剂，且临用前配制？

化学性质：本品水溶液呈碱性，露置于空气中吸收二氧化碳，析出游离的苯妥英而呈现浑浊或沉淀，故苯妥英钠及其水溶液都应密闭保存或新鲜配制。

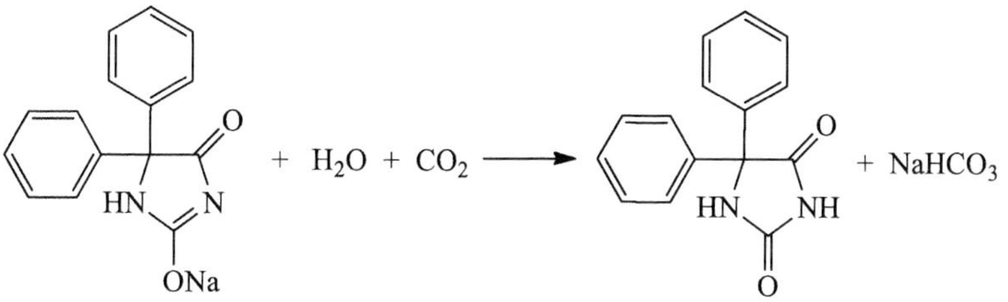

合成路线：本品的合成以苯甲醛（Ⅰ）为起始原料，在碱性条件下可通过维生素 B$_1$ 催化发生安息香缩合反应制得 2-羟基-1,2-二苯基乙酮（Ⅱ），再经硝酸氧化得二苯乙二酮（Ⅲ），再经碱性条件下重排成二苯羟乙酸（Ⅳ）后，与尿素环合得苯妥英（Ⅳ），成盐即得苯妥英钠。

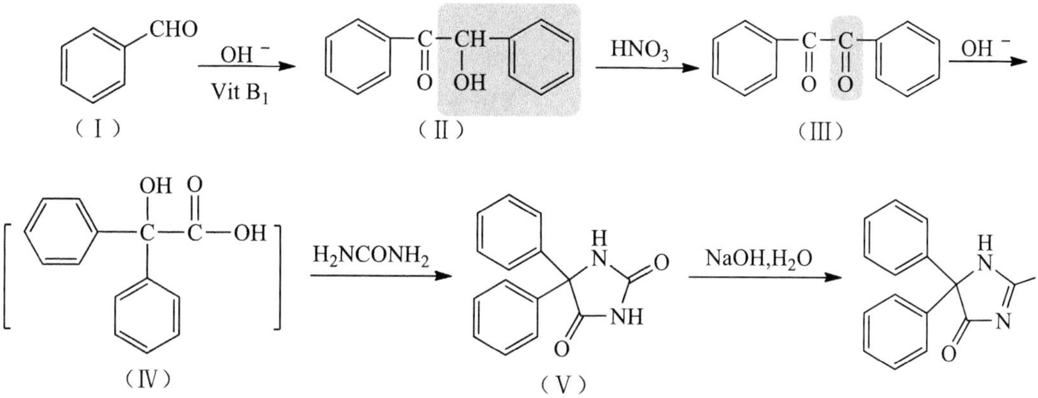

主要药理学用途：本品为治疗癫痫大发作和部分性发作的首选药，但对癫痫小发作无效。本品口服吸收慢，个体差异较大，需进行血药浓度监测。另外，本品有肝药酶诱导作用，可导致合并用药时代谢加快。

案例 2-2 分析

　　苯妥英钠分子中含有酰胺结构，其水溶液在碱性条件下加热，可以发生水解开环，最后生成 α-氨基二苯乙酸和氨。本品及其水溶液都不稳定，故苯妥英钠的注射剂必须制成粉针剂，临用时现配制。

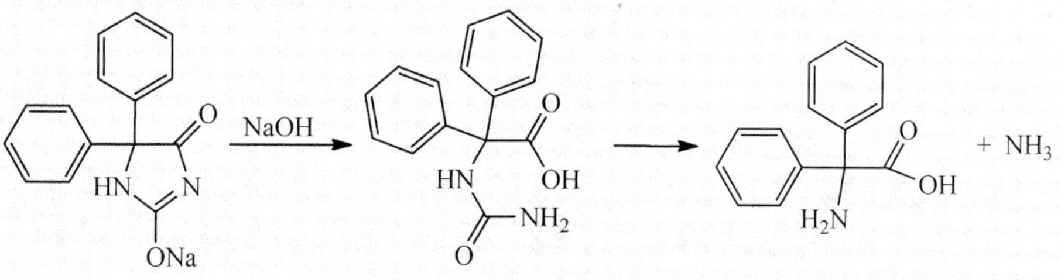

四、二苯并氮䓬类

　　二苯并氮䓬类又称亚芪胺类（astragalamide）。卡马西平（carbamazepine）是该类药物中第一个上市的药物。最初用于治疗三叉神经痛，因其化学结构与三环类抗抑郁药有相似性，后来发现有很强的抗癫痫作用。

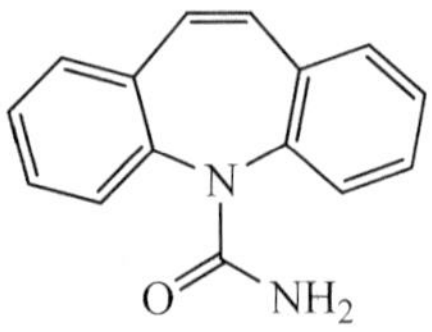

卡马西平

奥卡西平（oxcarbazepine）又名卡西平，是卡马西平的 10-酮基的结构类似物。奥卡西平可以降低细胞膜 Na^+、Ca^{2+} 的通透性，增强 GABA 的抑制功能，对边缘系统脑部癫痫样放电有选择性的作用，有很强的抗癫痫活性。其药理作用和临床疗效与卡马西平相似，但易于耐受。奥卡西平是一种前体药物，在体内大部分（70%）被代谢为有活性的 10-羟基代谢物（10-monohydroxy metabolite），该代谢物具有很强的抗癫痫作用。

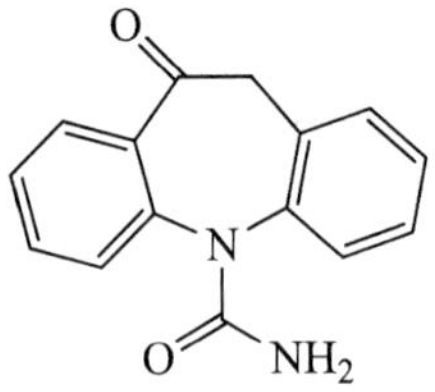

奥卡西平

典型药物介绍

卡马西平（carbamazepine）

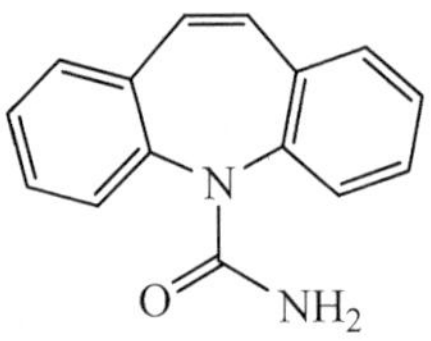

化学名：5H-二苯并[b, f]氮杂䓬-5-甲酰胺，5H-dibenz[b, f] azepine-5-carboxamide，又名酰胺咪嗪。

性状：本品为白色或类白色的结晶性粉末；几乎无臭。在三氯甲烷中易溶，在乙醇中略溶，在水或乙醚中几乎不溶。熔点为 189～193℃。

化学性质：本品的两个苯环与氮杂䓬环的 10，11 烯键形成一个较大的共轭体系。

本品在干燥和室温时较稳定。本品有引湿性，其片剂在潮湿环境中保存时，可生成二水合物，使片剂表面硬化，使本品的溶解和吸收困难，药效降至原来的 1/3。

本品长时间光照，固体表面由白色变为橙色，部分生成二聚体（Ⅰ）和 10,11-环氧化物（Ⅱ），故本品应避光密闭保存。

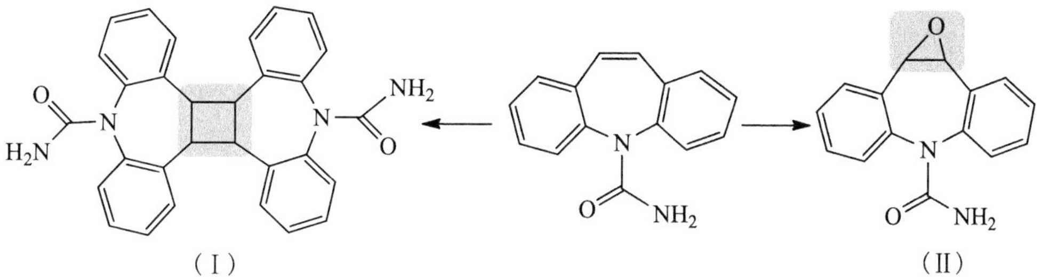

（Ⅰ）　　　　　　　　　　　　　　　　（Ⅱ）

合成路线：本品的合成以 5*H*-10, 11-二氢二苯并[*b*, *f*]氮䓬（Ⅰ）为起始原料，与氯化亚砜经氯甲酰化反应得化合物（Ⅱ），经溴化反应得（Ⅲ），再脱溴化氢形成双键得（Ⅳ），最后经氨解反应得卡马西平。

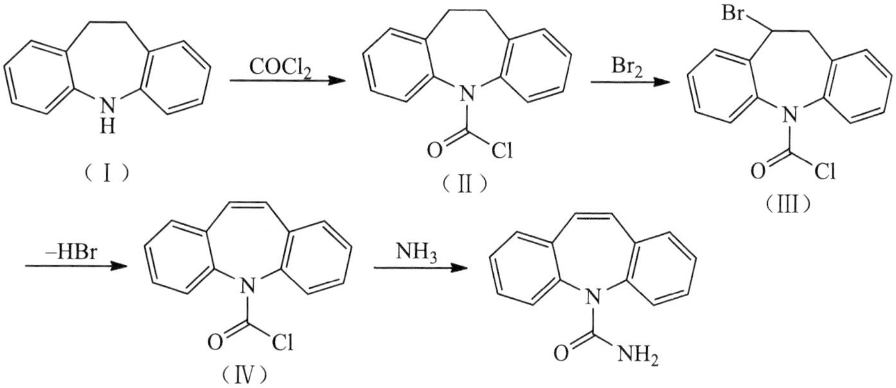

主要药理学用途：本品为广谱抗癫痫药，具有抗癫痫、抗躁狂作用。主要用于苯妥英钠等其他药物难以控制的癫痫大发作、复杂的部分性发作或其他全身性发作。

本品水溶性差，口服后吸收慢，主要代谢产物为有活性的 10, 11-环氧卡马西平（Ⅰ）。该代谢产物可进一步代谢为无活性的反式 10, 11-二羟基卡马西平（Ⅱ）。

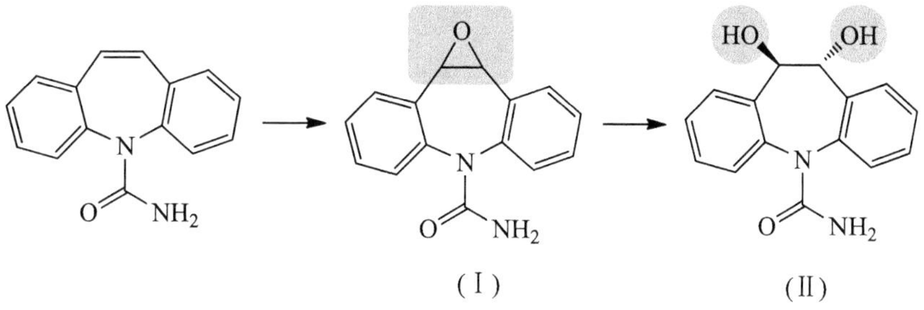

（Ⅰ）　　　　　　　　　　　　（Ⅱ）

五、GABA 类似物

癫痫发作的原因之一是 GABA 系统失调，GABA 含量过低，抑制性递质减少。GABA 类似物是从 GABA 的结构出发设计的前药或 GABA 氨基转移酶抑制剂。

临床常用的 GABA 类似物有加巴喷丁（gabapentin）、普洛加胺（progabide）、氨己烯酸（vigabatrin）、普瑞巴林（pregabalin）等。

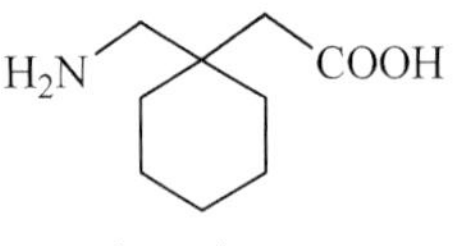

加巴喷丁 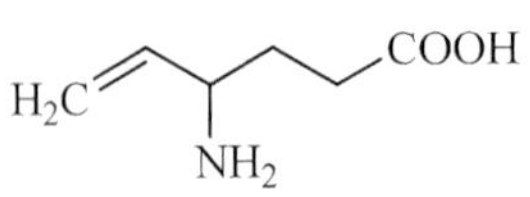　　　　　　　氨己烯酸 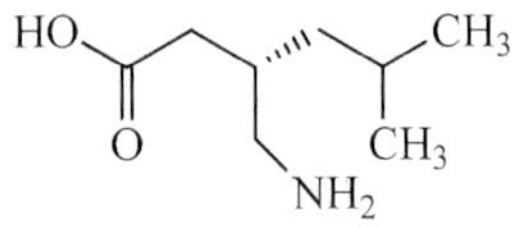　　　　　　　普瑞巴林

典型药物介绍

普洛加胺 （progabide）

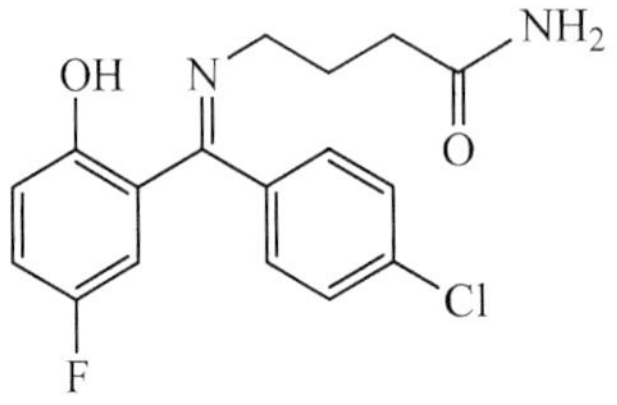

化学名：(*E*)-4-[[(氯苯基)(5-氟-2-羟基苯基)亚甲基]氨基]丁酰胺，(*E*)-4-[[(4-chlorophenyl)(5-fluoro-2-hydroxylphenyl)methylene]amino]butanamide，又名卤加比、普罗加比。

性状：本品易于水解，在酸性或碱性条件下可水解为取代的二苯甲酮（Ⅰ）和 GABA（Ⅱ）。溶液在 pH 6～7 时较稳定。

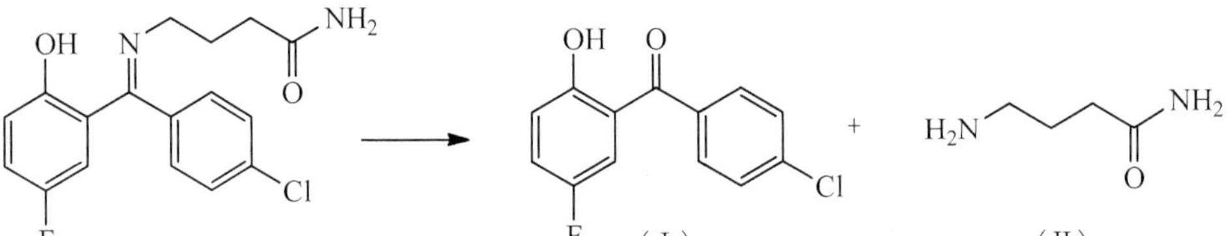

化学性质：本品是 GABA 的前体药物，其化学结构中二苯亚甲基为载体部分与 γ-氨基丁酰胺相连；由于二苯亚甲基的引入，使药物的亲脂性增加，易于透过血脑屏障在中枢神经发挥作用。

主要药理学用途：本品对癫痫、痉挛状态和运动失调均有良好的治疗效果。本品口服易吸收，有首过效应，在体内可代谢降解产生 GABA。

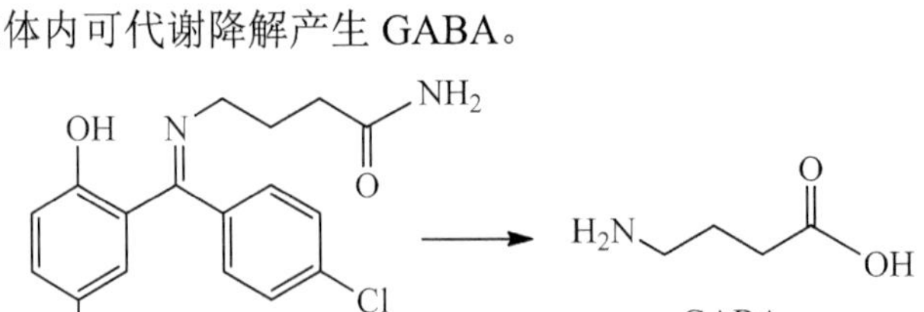

GABA

六、脂肪羧酸类

脂肪羧酸类药物是意外发现的。1963 年，在筛选抗癫痫药物时意外发现作为溶剂的丙戊酸（valproic acid）具有很强的抗癫痫作用，进而研究和开发了一类具有脂肪羧酸结构的抗癫痫药物。

　　1964 年，丙戊酸钠（sodium valproate）作为抗癫痫药物首先在临床上使用，其分子结构中不含氮，也不含酰胺，抗癫痫谱广，现成为治疗癫痫的常用药物。构效关系研究发现，如果把分支碳链延长到 9 个碳原子，则产生镇静作用；另外，如果取消分支，直链脂肪酸的抗惊厥作用很弱。常见的药物有丙戊酰胺（valpromide）、丙戊酸镁（magnesium valproate）等。

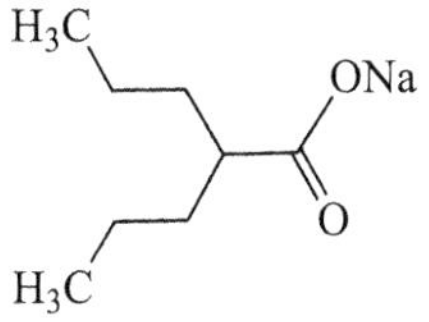

丙戊酸钠 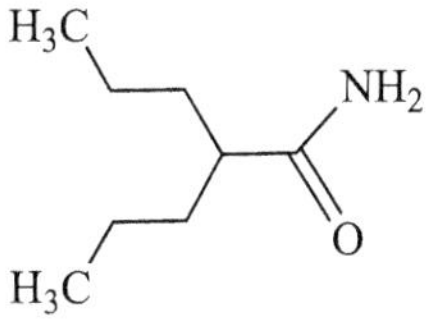　　　　　丙戊酰胺 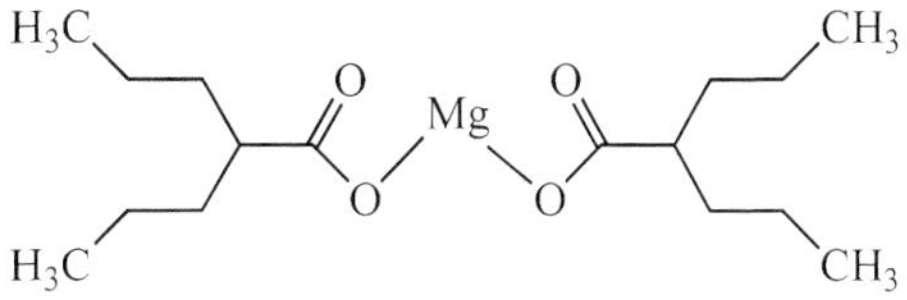　　　　　　　丙戊酸镁

典型药物介绍

丙戊酸钠（sodium valproate）

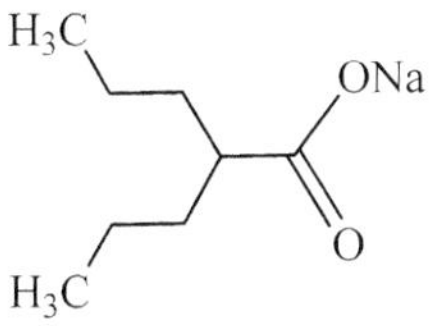

　　化学名：2-丙基戊酸钠，2-propylpentanoic acid sodium，又名德巴金、敌百痉。

　　性状：本品为白色结晶性粉末或颗粒；味微涩；有强吸湿性。在水中极易溶解，在甲醇或乙醇中易溶，在丙酮中几乎不溶。

　　化学性质：本品因吸湿性强，通常在丙戊酸钠中加入少量的有机酸（如硬脂酸），使二者形成复合物，可明显改善其吸湿性。在片剂制备过程中应严格控制环境的相对湿度。

　　主要药理学用途：本品为广谱抗癫痫药，主要用于单纯或复杂失神发作、肌阵挛发作、全身强直阵挛发作的治疗。常见不良反应是胃肠道反应，如厌食、恶心或呕吐；偶有血小板减少、肝功能异常等。孕妇和哺乳期妇女慎用，儿童用药时应注意。

七、其 他 类

　　一些具有磺酰胺类结构的化合物也具有抗癫痫作用，如唑尼沙胺（zonisamide）、托吡酯（topiramate）、舒噻美（sultiame）等。

　　唑尼沙胺是苯磺酰胺的衍生物，是一种碳酸酐酶抑制剂，但具有抗癫痫作用。由于对碳酸酐酶的抑制，使脑内 Na^+ 增加，细胞膜的稳定性增加，抑制脑内的异常放电，用于控制癫痫大发作。

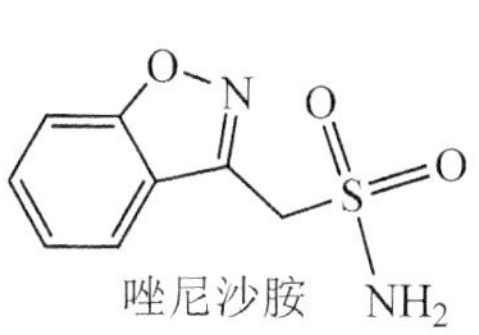

唑尼沙胺 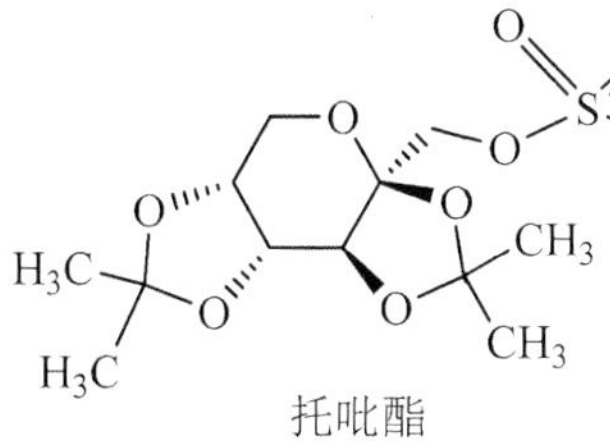　　　　　　　托吡酯 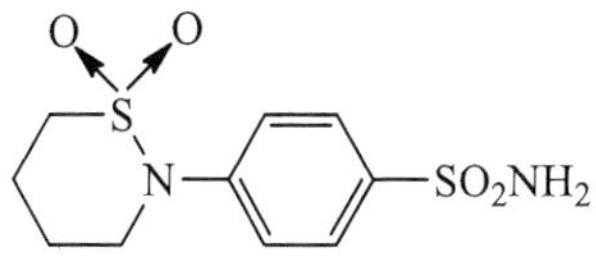　　　　　　　　舒噻美

近年来又相继发现了一些具有抗癫痫作用的新结构类型，如氨基甲酸酯类的非尔氨酯（felbamate）、苯基三嗪类化合物拉莫三嗪（lamotrigine）等。

拉莫三嗪结构属于苯基三嗪类，是一种新型抗癫痫药。其作用机制可能是减少钠通道的 Na^+ 内流而增加神经元的稳定性。本品对部分癫痫发作和继发性全身发作效果很好，而对原发性全身大发作效果较差。约 10% 的患者用药后可出现共济失调、复视、嗜睡及眩晕等副作用。最近美国 FDA 报道，妇女在妊娠前 3 个月期间应用拉莫三嗪，其所产婴儿发生唇裂或腭裂的危险较高。

非尔氨酯　　　　　　　　拉莫三嗪

第 3 节　抗精神失常药

精神失常是由多种原因引起的以精神活动障碍为特征的一类疾病。治疗这类疾病的药物统称为抗精神失常药。根据药物的药理作用和临床作用特点，抗精神失常药可分为抗精神病药、抗抑郁药、抗焦虑药、抗躁狂药。

一、抗精神病药

抗精神病药主要用于治疗精神分裂症，也称为抗精神分裂症药。这类药物的特点是对精神活动具有较强的选择性抑制作用，在通常的治疗剂量并不影响患者的智力和意识，却能有效地控制精神病患者的激动、敌意、好斗，以及改善妄想、幻想、思维或者感觉错乱，使患者适应社会生活。精神分裂症可能与患者脑内多巴胺（dopamine，DA）系统功能亢进有关。抗精神病药为多巴胺受体拮抗剂，能阻断中脑-皮质系统和中脑-边缘系统的多巴胺受体，发挥抗精神病作用。

早期的经典抗精神病药可发生锥体外系的不良反应。随着神经药理学的发展，近年来出现了一些新型的抗精神病药，作用机制与经典的抗精神病药不同，锥体外系的不良反应较少，被称为非经典的抗精神病药。

经典的抗精神病药按化学结构可分为吩噻嗪类（phenothiazines）、硫杂蒽类（thioxanthenes）、丁酰苯类（buyrophenones）、苯甲酰胺类（benzamides）、二苯二氮䓬类（dibenzodiazepines）和其他类。其中，吩噻嗪类、硫杂蒽类、二苯二氮䓬类统称为三环类，都是由吩噻嗪的结构改造而来。

（一）吩噻嗪类药物

1. 吩噻嗪类药物的发展和常用药物　20 世纪 40 年代，在研究吩噻嗪类抗组胺药异丙嗪（promethazine）的构效关系时发现，将异丙嗪侧链的异丙基用直链的丙基替代，抗组胺作用减弱，而产生抗精神病的作用；在环的 2 位引入氯原子，由于脂溶性增强，更易于透过血脑屏障，抗精神病作用增强，从而得到第一个吩噻嗪类抗精神病药物氯丙嗪（chlorpromazine）。进一步研究开发了许多吩噻嗪类抗精神病药，常用的吩噻嗪类抗精神病药见表 2-3。

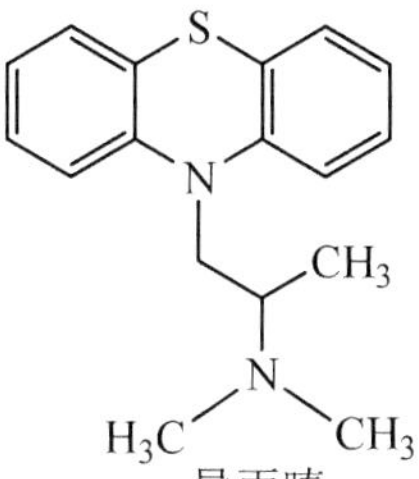

异丙嗪 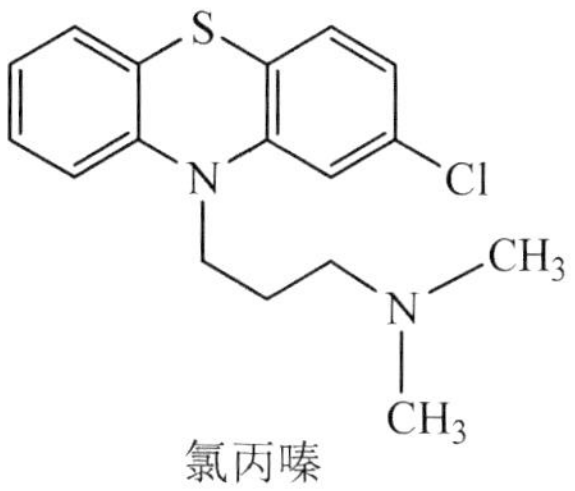　　　　　　　　氯丙嗪

表 2-3　常用的吩噻嗪类抗精神病药

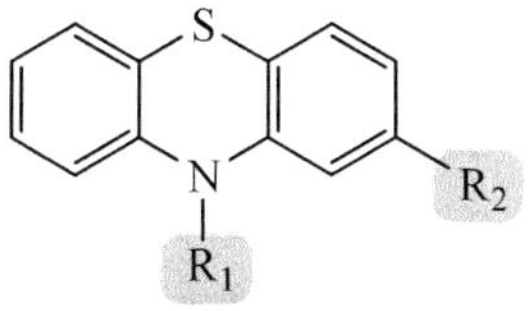

药物名称	R₁	R₂
氯丙嗪 （chlorpromazine）	—(CH₂)₃N(CH₃)₂	Cl
乙酰丙嗪 （acetylpromazine）	—(CH₂)₃N(CH₃)₂	—COCH₃
三氟丙嗪 （triflupromazine）	—(CH₂)₃N(CH₃)₂	—CF₃
奋乃静 （perphenazine）	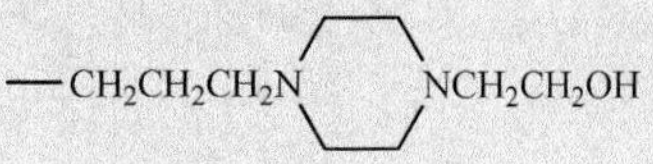 —CH₂CH₂CH₂N◯NCH₂CH₂OH	Cl
氟奋乃静 （fluphenazine）	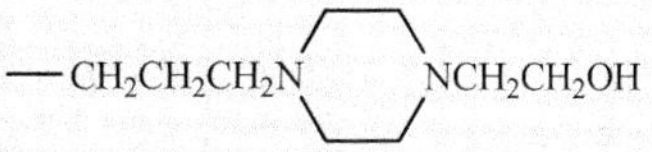 —CH₂CH₂CH₂N◯NCH₂CH₂OH	—CF₃
癸氟奋乃静 （fluphenazine decanoate）	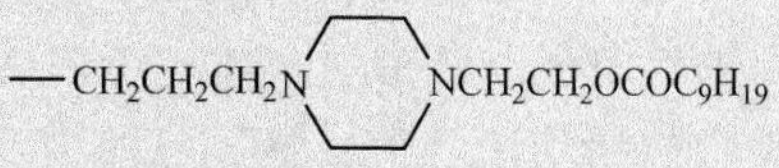 —CH₂CH₂CH₂N◯NCH₂CH₂OCOC₉H₁₉	—CF₃
丙氯拉嗪 （prochlorperazine）	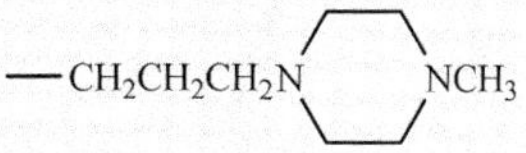 —CH₂CH₂CH₂N◯NCH₃	Cl
三氟拉嗪 （trifluoperazine）	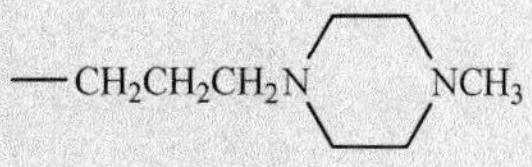 —CH₂CH₂CH₂N◯NCH₃	—CF₃
硫乙拉嗪 （thiethylperazine）	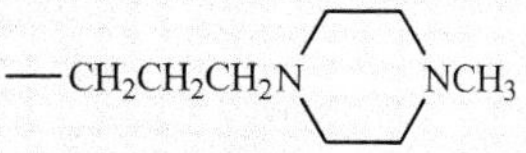 —CH₂CH₂CH₂N◯NCH₃	—SC₂H₅
硫利达嗪 （thioridazine）	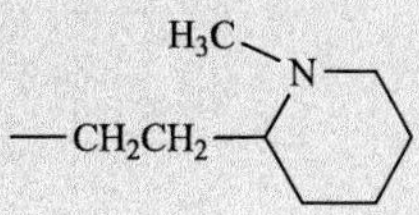 —CH₂CH₂◯(H₃C—N)	—SCH₃
哌泊噻嗪 （pipotiazine）	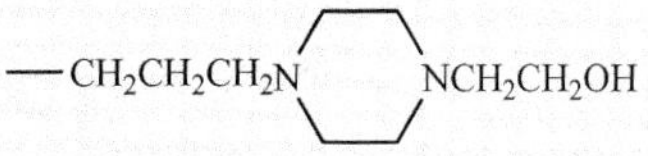 —CH₂CH₂CH₂N◯NCH₂CH₂OH	—SO₂N(CH₃)₂

典型药物介绍

盐酸氯丙嗪（chlorpromazine hydrochloride）

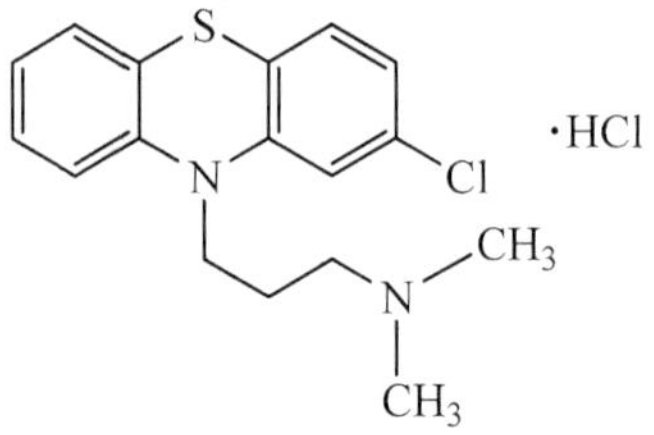

化学名：N,N-二甲基-2-氯-10-H-吩噻嗪-10-丙胺盐酸盐；2-chloro-N,N-dimethyl-10H-phenothiazine-10-propanamine hydrochloride，又名冬眠灵。

性状：本品为白色或乳白色结晶性粉末；微臭；味极苦；有引湿性；遇光渐变色；水溶液显酸性反应。在水、乙醇或三氯甲烷中易溶，在乙醚或苯中不溶。熔点为 194～198℃。

化学性质：本品和该类药物都具有吩噻嗪母环，其中环上的硫原子和氮原子都是良好的电子给予体，易被氧化。在空气或日光中放置渐变为红棕色，故应避光密闭保存。为防止其氧化变色，制备本品注射液时，需加入对氢醌、连二亚硫酸钠、亚硫酸氢钠或维生素 C 等抗氧剂。

本品水溶液遇氧化剂时氧化变色。例如，加硝酸后被氧化形成自由基或醌式结构而显红色，渐变为淡黄色，可用于鉴别。与三氯化铁作用，显稳定红色。

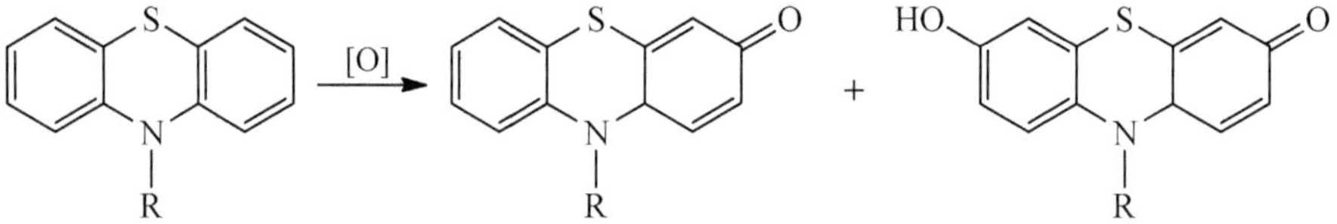

本品注射液在日光作用下引起氧化变质反应，使注射液 pH 降低。无论是口服或注射给药，有部分患者在日光照射下发生严重的光化毒反应。其可能的机制是吩噻嗪在光照下可分解，发生各种氧化反应，并产生自由基，自由基与体内蛋白质结合可引发过敏反应。因此，服用该类药物的患者应尽量减少户外活动，避免日光直接照射。

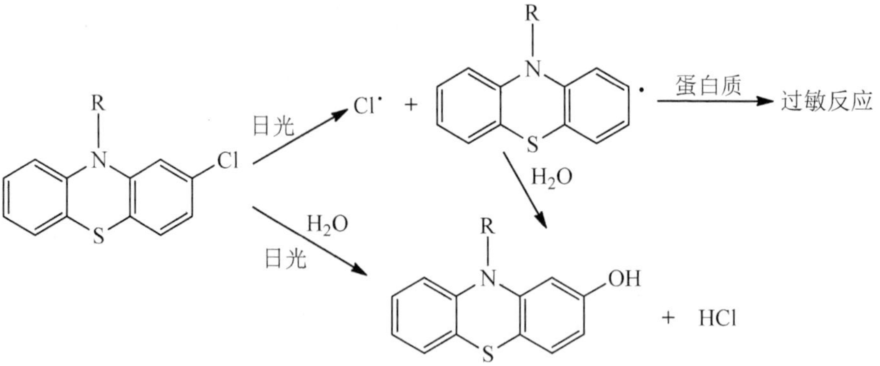

合成路线：本品的合成以邻氯苯甲酸（Ⅰ）和间氯苯胺（Ⅱ）为原料，经 Ullmann 反应得 2-羧基-3-氯-二苯胺（Ⅲ），经铁粉加热脱羧生成（Ⅳ），在碘催化下与硫经环合反应得 2-氯-吩噻

嗪（Ⅴ），再与 *N, N*-二甲基-3-氯丙胺经缩合反应得氯丙嗪，最后与盐酸成盐得盐酸氯丙嗪。

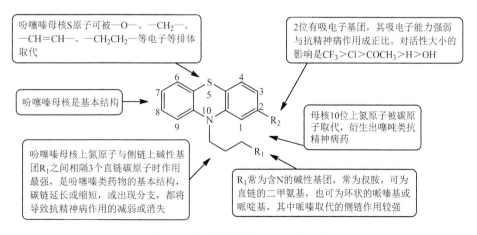

药物的杂质主要是合成中带进的 4-氯吩噻嗪与间氯苯胺。在用硫环合时，生成少量 4-氯吩噻嗪，该化合物在氯苯中溶解度大，可用氯苯作溶剂，2-氯-吩噻嗪（Ⅴ）析出结晶，而 4-氯吩噻嗪则留在母液中。

主要药理学用途：本品主要通过阻断脑内多巴胺受体产生抗精神病作用。临床用于控制精神分裂症或其他精神病的躁动、紧张不安、幻觉、妄想等，也用于镇吐、低温麻醉及人工冬眠等。主要不良反应有口干、视物不清、乏力、嗜睡、便秘、心悸等，长期大量应用时可引起锥体外系反应。还可发生过敏反应，常见的有皮疹、接触性皮炎、哮喘和紫癜等。

2. 吩噻嗪类药物的构效关系　总结如图 2-3 所示。

（二）硫杂蒽类

将吩噻嗪类抗精神病药的吩噻嗪环上的 10 位氮原子换成碳原子，并通过双键与侧链相连，得到硫杂蒽类抗精神病药，又称噻吨类抗精神病药。其中，许多该类药物的侧链结构都与吩噻嗪类药物相同。

图 2-3　吩噻嗪类药物的构效关系图

硫杂蒽类药物的侧链上因存在双键，故有几何异构体存在。以侧链与母核 2 位取代基在同侧者称为顺式异构体（Z 型），侧链与母核 2 位取代基在异侧者称为反式异构体（E 型）。通常该类药物顺式异构体的活性大于反式异构体，这可能是顺式异构体类似于氯丙嗪的优势构象，能与多巴胺分子部分重叠，有利于与受体的相互作用。常用的硫杂蒽类抗精神病药物见表 2-4。

表 2-4　常用的硫杂蒽类抗精神病药

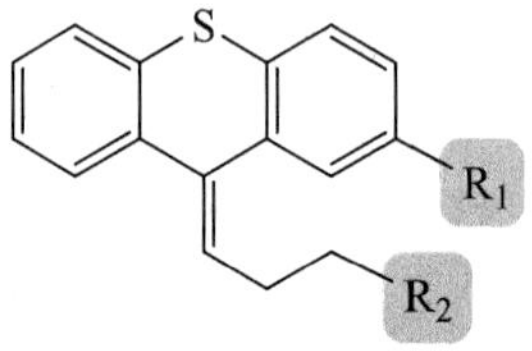

药物名称	R₁	R₂
氯普噻吨 （chlorprothixene）	Cl	—N(CH₃)₂
珠氯噻醇 （zuclopenthixol）	Cl	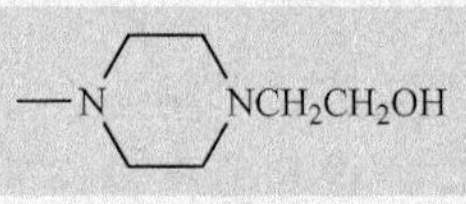 —N〔piperazine〕NCH₂CH₂OH
氟哌噻吨 （flupenthixol）	—CF₃	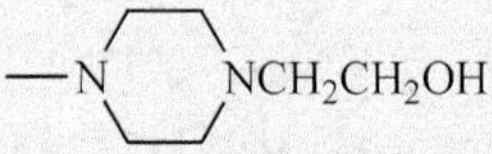 —N〔piperazine〕NCH₂CH₂OH
替沃噻吨 （tiotixene）	—SO₂N(CH₃)₂	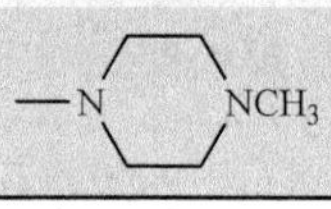 —N〔piperazine〕NCH₃

（三）丁酰苯类

在研究镇痛药哌替啶（pethidine）衍生物过程中，发现将哌替啶 N 上的甲基用丙酰基取代后，镇痛作用下降；但用苯甲酰乙基取代时，不仅具有吗啡样活性，还有类似氯丙嗪的作用。经构效关系研究发现，将苯甲酰乙基换成苯甲酰丙基，可使吗啡样的成瘾性消失，由此发展了丁酰苯类抗精神病药物。该类药物抗精神病作用一般比吩噻嗪类强，同时可用作抗焦虑药。

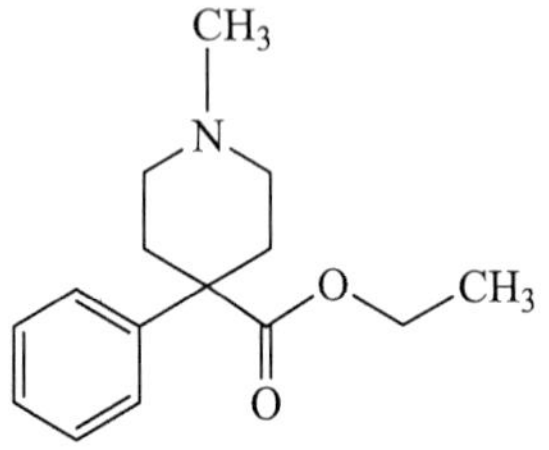

哌替啶 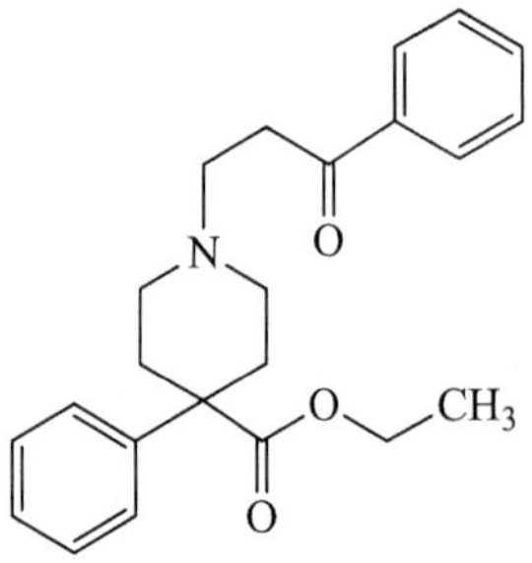　　　　　　丙酰苯类似物 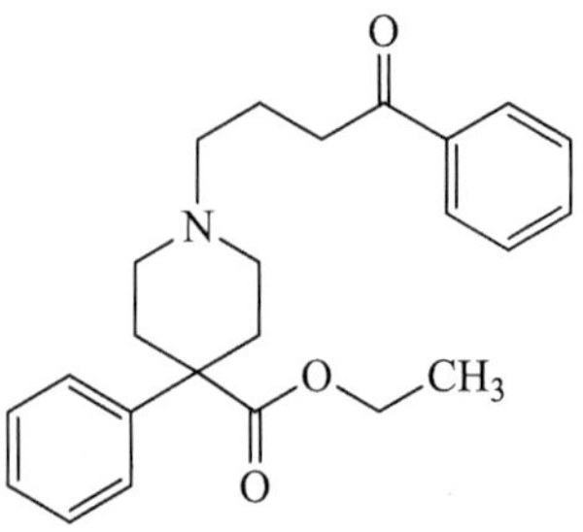　　　　　　丁酰苯类似物

氟哌啶醇（haloperidol）是该类药物中最早用于临床的抗精神病药物。对其哌啶环的 4 位用不同的取代基取代，得到一系列丁酰苯类抗精神病药物，见表 2-5。

表 2-5　丁酰苯类抗精神病药物

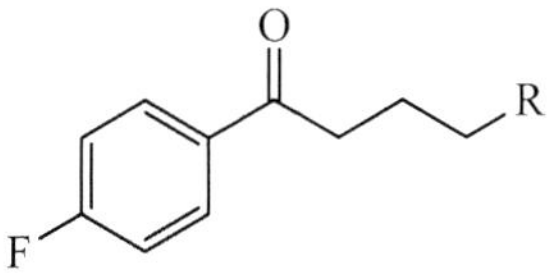

药物名称	R
氟哌啶醇 （haloperidol）	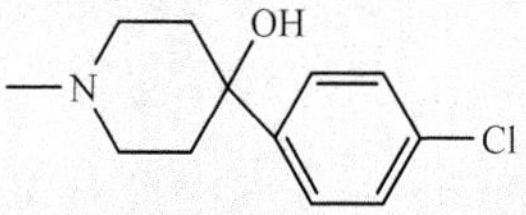
三氟哌多 （trifluperidol）	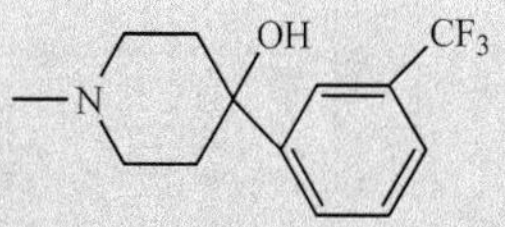
氟哌利多 （droperidol）	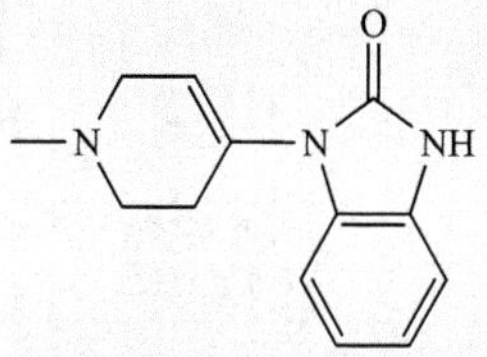
替米哌隆 （timiperone）	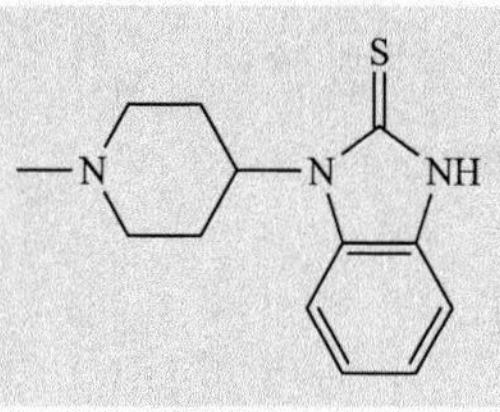
螺哌隆 （spiperone）	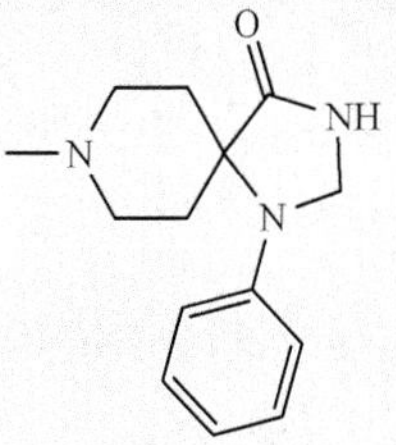

　　在对丁酰苯类的结构改造中，用 4-氟苯甲基取代丁酰苯部分的酮基，发现了二苯丁基哌啶类抗精神病药物，如五氟利多（penfluridol）、匹莫齐特（pimozide）和氟司必林（fluspirilene）。

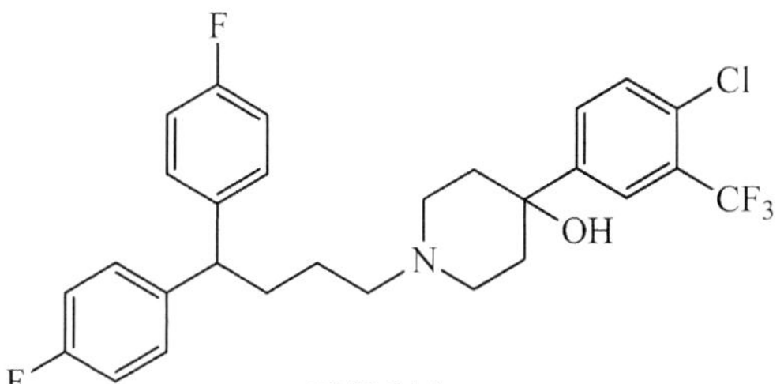

五氟利多

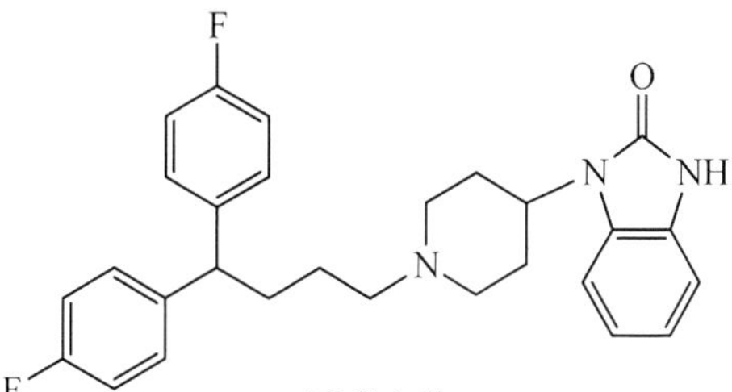

匹莫齐特

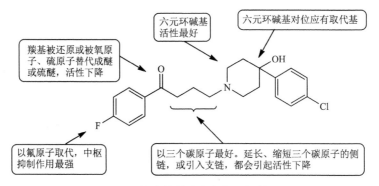

氟司必林

丁酰苯类抗精神病药物的构效关系总结如图 2-4 所示。

六元环碱基
活性最好

六元环碱基对位应有取代基

羰基被还原或被氧原
子、硫原子替代成醚
或硫醚，活性下降

以氟原子取代，中枢
抑制作用最强

以三个碳原子最好。延长、缩短三个碳原子的侧
链，或引入支链，都会引起活性下降

图 2-4　丁酰苯类抗精神病药物的构效关系图

典型药物介绍

氟哌啶醇（haloperidol）

化学名：1-(4-氟苯基)-4-[4-(4-氯苯基)4-羟基-1-哌啶基]-1-丁酮，4-[4-(4-chlorophenyl)-4-hydroxy-1-piperidinyl]-1-(4-fuorophenyl)-1-butanone，又名氟哌醇、卤吡醇。

性状：本品为白色或类白色结晶性粉末；无臭，无味。在三氯甲烷中溶解，在乙醇中略溶，在乙醚中微溶，水中几乎不溶。熔点为 149～153℃。

化学性质：本品在室温避光条件下稳定。受自然光照射，颜色变深。在 105℃干燥时发生部分降解，降解产物可能是哌啶环上的脱水产物。

本品可与乳糖中的杂质 5-羟甲基-2-糠醛发生反应，从而影响其片剂的稳定性。所以，本品的片剂处方中避免使用乳糖。

氟哌啶醇脱水物　　　　　氟哌啶醇与5-羟甲基-2-糠醛加成产物

合成路线：本品的合成以 1-氯-4-异丙烯基苯为原料，与氯化铵、甲醛缩合制得（Ⅰ），再经盐酸加热脱水重排生成 4-(4-氯苯基)-1,2,3,6-四氢吡啶（Ⅱ），经溴化氢加成、水解生成 4-(4-氯苯基)哌啶-4-醇（Ⅲ），再与 4-氯-1-(4-氟苯基)-1-丁酮经缩合反应得氟哌啶醇。

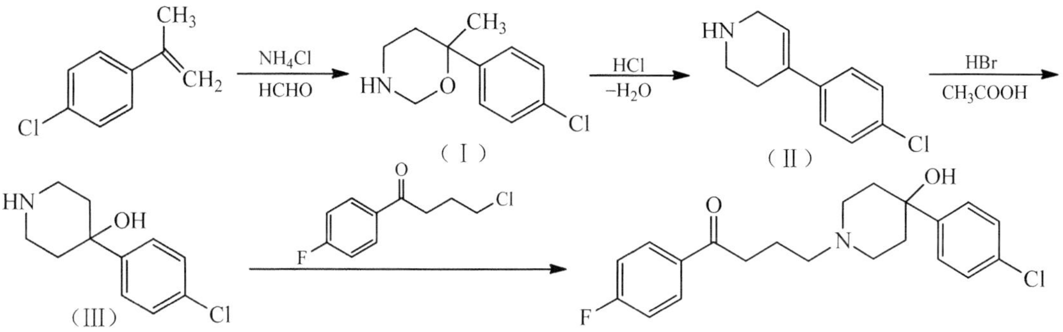

主要药理学用途：临床用于治疗各种急、慢性精神分裂症，焦虑性神经症，呕吐及顽固性呃逆等。不良反应多见锥体外系反应。

（四）苯甲酰胺类

20 世纪 70 年代，在对局麻药普鲁卡因的结构改造中，发现甲氧氯普胺（metoclopramide）有很强的止吐作用，并有轻微的镇静作用。深入研究发现，其作用机制与拮抗多巴胺受体有关。进一步对苯甲酰胺类结构进行研究，发现了舒必利（sulpiride）等苯甲酰胺类抗精神病药。常用的苯甲酰胺类抗精神病药物见表 2-6。

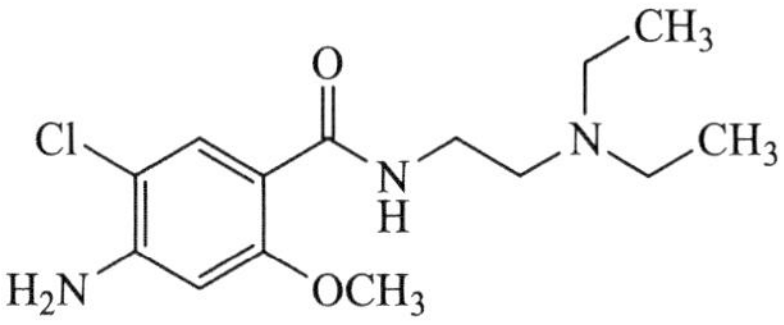

甲氧氯普胺

表 2-6 常用的苯甲酰胺类抗精神病药

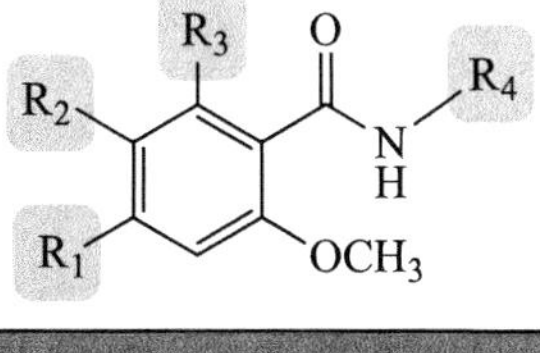

药物名称	R₁	R₂	R₃	R₄
舒必利（sulpiride）	H	—SO₂NH₂	H	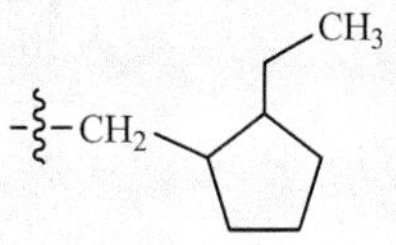
硫必利（tiapride）	H	—SO₂NH₂	H	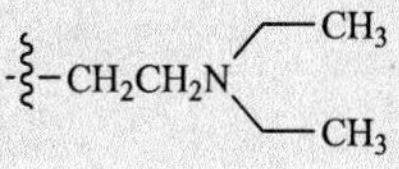

续表

药物名称	R₁	R₂	R₃	R₄
瑞莫必利 （remoxipride）	H	H	—OCH₃	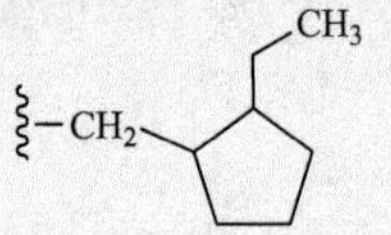
奈莫必利 （nemonapride）	—NHCH₃	Cl	H	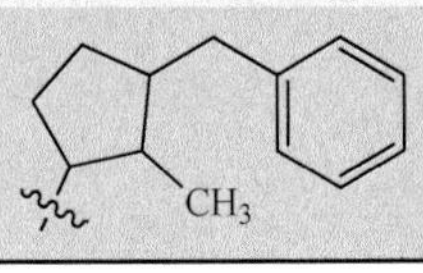

（五）二苯二氮䓬类

对酚噻嗪类药物的噻嗪环用生物电子等排原理进行结构改造，将六元环扩为七元二氮䓬环得到二苯二氮䓬类（dibenzodiazepines）抗精神病药。

1966 年，氯氮平（clozapine）开始在临床上使用，为广谱的抗精神病药物，但发现其有严重的致粒细胞减少的副作用，美国 FDA 严格限制其使用。后来发现氯氮平为选择性多巴胺神经抑制剂，特异性地作用于中脑边缘系统的多巴胺受体，锥体外系副作用小，1990 年又重新被批准使用，成为第一个非经典的抗精神病药物。

对氯氮平进行构效关系研究，发现 5 位—NH—以生物电子等排体 O 或 S 取代时，可保留抗精神病作用。将氯氮平 5 位—NH—替换为 O 形成二苯并氧氮杂䓬类，其代表药物有洛沙平（loxapine）、阿莫沙平（amoxapine）。将氯氮平 5 位—NH—替换为 S 形成二苯并硫氮杂䓬类。例如，氯噻平（clothiapine）具有很好的抗幻觉、妄想的作用，可用于治疗精神分裂症。二苯二氮䓬类抗精神病药物的结构见表 2-7。

表 2-7 二苯二氮䓬类抗精神病药物

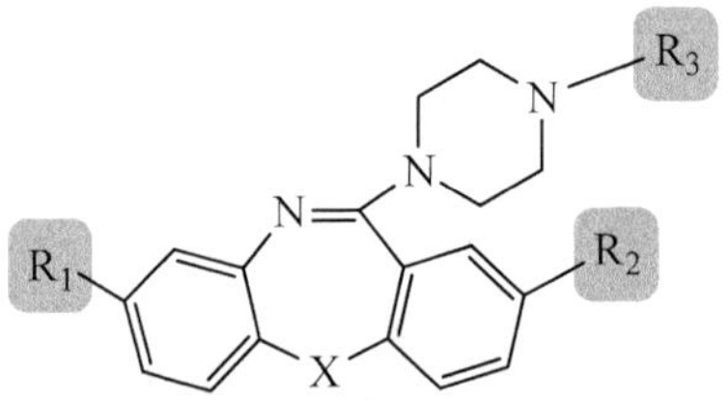

药物名称	R₁	R₂	R₃	X
氯氮平 （clozapine）	Cl	H	—CH₃	—NH—
洛沙平 （loxapine）	H	Cl	—CH₃	O
阿莫沙平 （amoxapine）	H	Cl	H	O
氯噻平 （clothiapine）	H	Cl	—CH₃	S

典型药物介绍

氯氮平（clozapine）

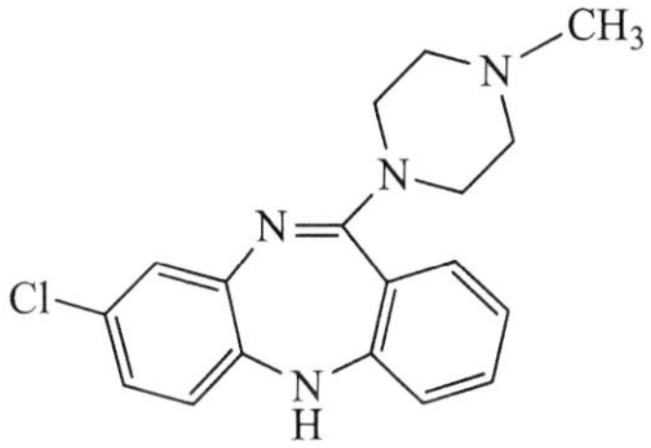

化学名：8-氯-11-(4-甲基-1-哌嗪基)-5H-二苯并[b, e][1, 4]二氮杂䓬；8-chloro-11-(4-methyl-1-piperazinyl)-5H-dibenzo[b, e][1, 4]diazepine，又名氯扎平。

性状：本品为淡黄色结晶性粉末；无臭，无味。在三氯甲烷中易溶，在乙醇中溶解，在水中几乎不溶。熔点为 181～185℃。

主要药理学用途：本品亲脂性强，可通过血脑屏障，对精神分裂症的各种症状都有较好的疗效，是广谱抗精神病药，尤其适用于难治疗的精神分裂症。不良反应有头痛、头晕、精神萎靡、恶心或呕吐，粒细胞减少症或缺乏症等。本品口服吸收迅速、完全。在体内的代谢产物复杂，主要是 N-去甲基氯氮平、苯环氧化的酚性去甲氯氮平、N-氧化氯氮平和脱氯产物。

（六）其他类

其他非经典的抗精神病药物有利培酮（risperidone）、奥氮平（olanzapine）、喹硫平（quetiapine）、齐拉西酮（ziprasidone）、阿立哌唑（aripiprazole）等。

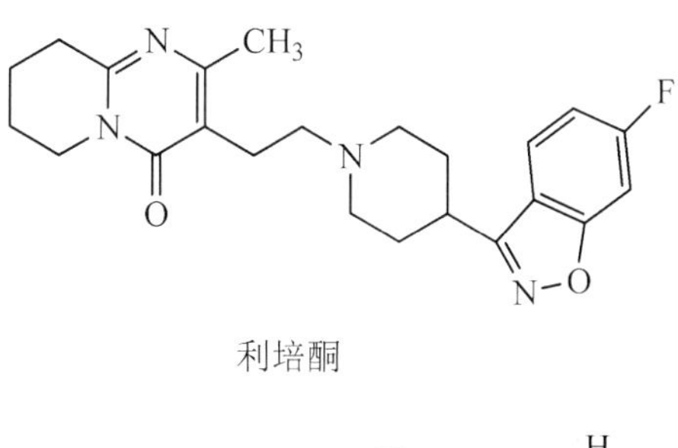

利培酮 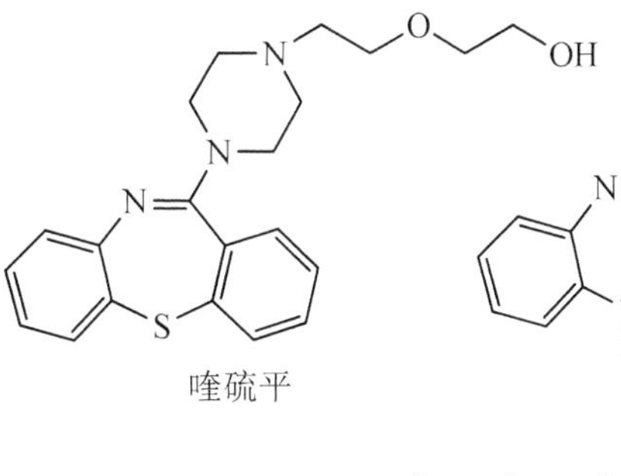　　　　　　　　　喹硫平 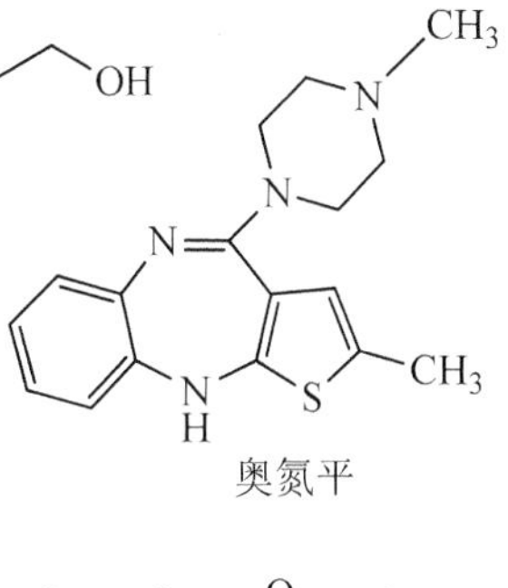　　　　　　　　　奥氮平

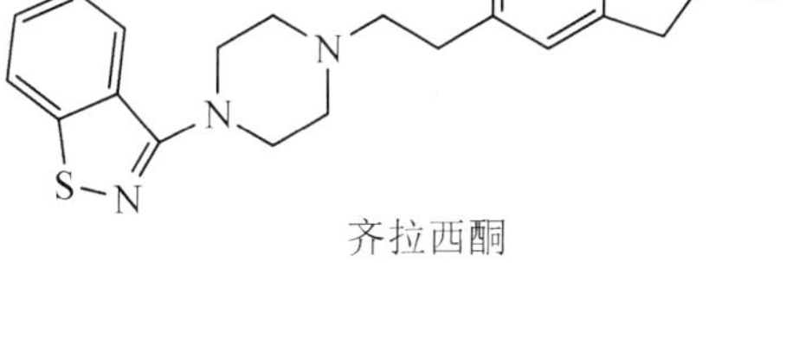

齐拉西酮 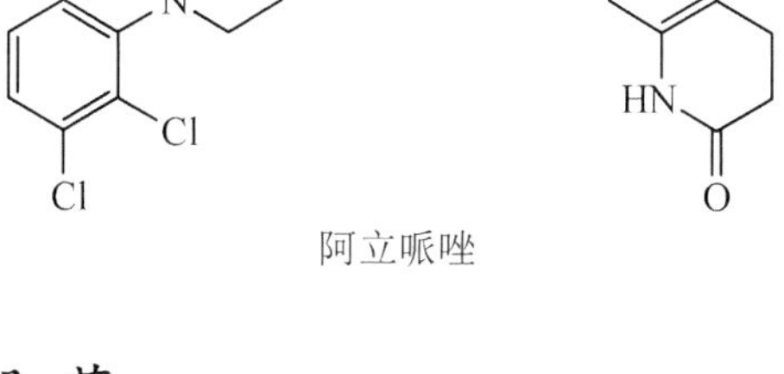　　　　　　　　　　　　阿立哌唑

二、抗抑郁药

抑郁症是一种情感病态变化的精神疾病，主要表现为情绪低落、有强烈的悲伤和失望、寡言

少语、睡眠障碍，常有很强的自杀倾向等。抑郁症的病因复杂，可能与脑内去甲肾上腺素（noradrenalin，NA）和 5-羟色胺（5-hydroxytryptamine，5-HT）的浓度降低及其受体功能低下有关。

抗抑郁药用于治疗抑郁症或抑郁状态。临床常用的抗抑郁药按作用机制可分为单胺氧化酶抑制剂（monoamine oxidase inhibitor，MAOI）、5-HT 重摄取抑制剂（serotonin reuptake inhibitors，SRI）、去甲肾上腺素重摄取抑制剂和其他抗抑郁药。

（一）单胺氧化酶抑制剂

单胺氧化酶（MAO）是一种催化体内单胺类递质代谢失活的酶。MAO 有两种亚型，分别是 MAO-A 和 MAO-B。其中 MAO-A 与去甲肾上腺素和 5-HT 的代谢有关，如果特异性地抑制 MAO-A，则能提高药物的选择性而增强抗抑郁作用。单胺氧化酶抑制剂通过抑制去甲肾上腺素、5-HT 和多巴胺等单胺类递质的代谢失活，而达到抗抑郁的目的。

单胺氧化酶抑制剂的发现是一次偶然。在使用异烟肼（isoniazid）治疗肺结核的过程中，研究者偶然发现肺结核患者服用异烟肼后，有与体征不相符的现象，患者情绪明显提高。研究发现，这是由于异烟肼有强烈的抑制 MAO 的作用。受此启发，合成了苯乙肼（phenelzine）和异卡波肼（isocarboxazid）等，这类药物由于是肼类化合物，毒性大，副作用较多，因此应用受到限制。经过一系列的结构改造和优化研究，发现了第一个用于临床的可逆性的 MAO-A 抑制剂吗氯贝胺（moclobemide）。

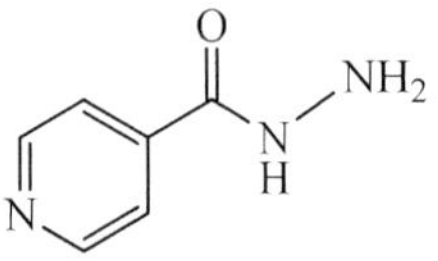

异烟肼 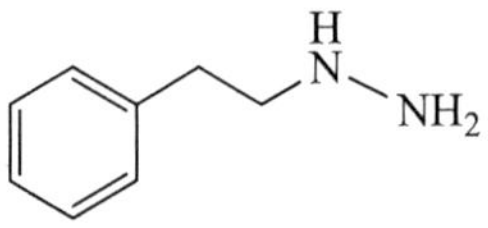　　　　　　　苯乙肼 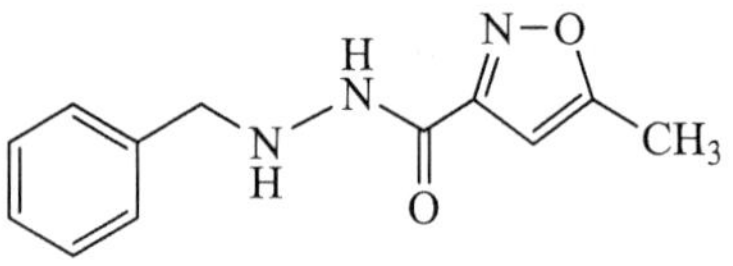　　　　　　　　异卡波肼

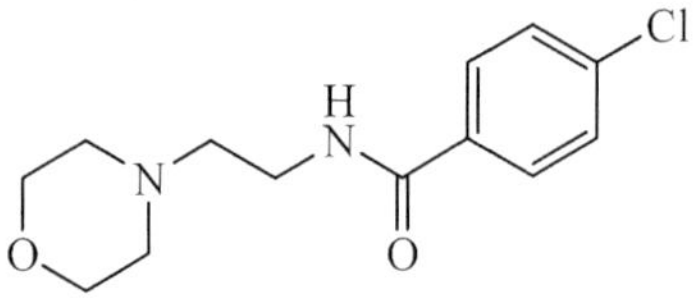

吗氯贝胺

托洛沙酮（toloxatone）是一种新型结构的抗抑郁药，也属于可逆性 MAO-A 抑制剂。其作用机制与吗氯贝胺相同，选择性抑制 MAO-A 活性，阻断去甲肾上腺素和 5-HT 的代谢。

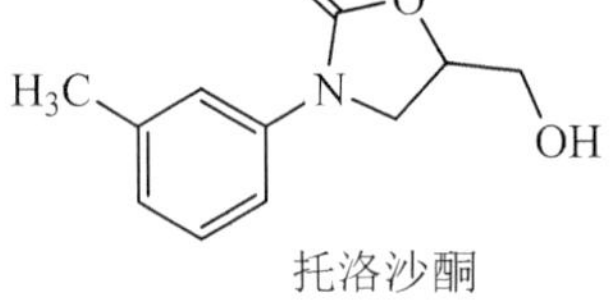

托洛沙酮

典型药物介绍

吗氯贝胺（moclobemide）

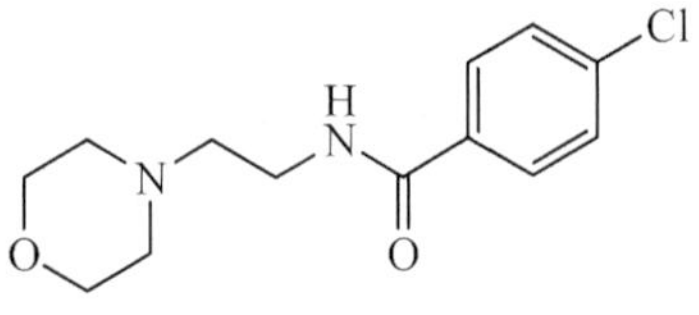

化学名：4-氯-*N*-[2-(4-吗啉基乙基)]苯甲酰胺，4-chloro-*N*-(2-morpholin-4-ylethy)benzamide。

性状：本品为白色或类白色结晶性粉末；无臭，味微苦。在甲醇、乙醇或三氯甲烷中易溶，在丙酮中溶解，在水中微溶，在冰醋酸中易溶。熔点为 136～140℃。

合成路线：本品的合成以对氯苯甲酸（Ⅰ）为原料，与氯甲酸乙酯（Ⅱ）反应形成酸酐（Ⅲ），再与 4-（2-氨基）乙基吗啉反应得吗氯贝胺。

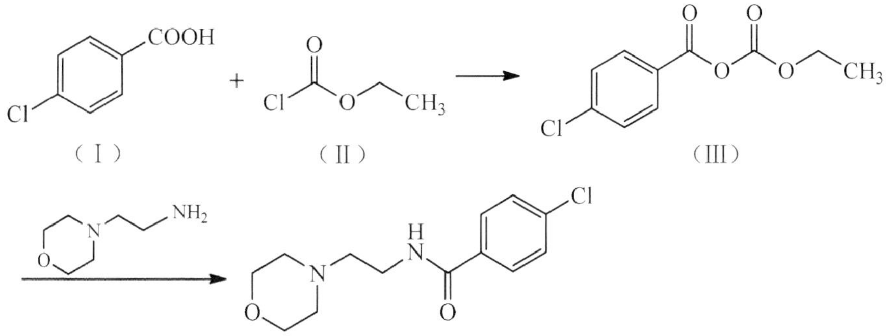

主要药理学用途：本品是特异性 MAO-A 抑制剂，通过可逆性地抑制 MAO-A，从而提高脑内去甲肾上腺素、5-HT 和多巴胺的水平，产生抗抑郁作用。临床用于治疗抑郁症，无催眠副作用，在正常用量情况下无明显的镇静作用。

（二）去甲肾上腺素重摄取抑制剂

脑内去甲肾上腺素功能亢进表现为狂躁，而功能低下则表现为抑郁。去甲肾上腺素重摄取抑制剂多为三环类化合物，或称三环类抗抑郁药，其结构特点是均有三环，并具有一个叔胺或仲胺的碱性侧链。该类药物通过选择性抑制神经突触前膜对去甲肾上腺素的重摄取，增加去甲肾上腺素在突触间隙的浓度而发挥抗抑郁作用。

去甲肾上腺素重摄取抑制剂按化学结构可分为二苯并氮䓬类、二苯并氧氮䓬类和二苯并环庚二烯类等。

1. 二苯并氮䓬类　二苯并氮䓬类药物是 20 世纪 40 年代利用生物电子等排体原理，将吩噻嗪类药物分子中的硫原子以生物电子等排体亚乙基（—CH₂—CH₂—）或亚乙烯基（—CH＝CH—）替代形成。例如，丙米嗪（imipramine）具有较强的抗抑郁作用，其在体内经 *N*-脱甲基生成活性的代谢产物地昔帕明（desipramine）也有明显的抗抑郁作用。地昔帕明可进一步代谢，生成 2-羟基代谢物后与葡萄糖醛酸结合，失去活性。

将丙米嗪 2 位引入氯原子得到氯米帕明（clomipramine），其是一种安全有效且起效快的抗抑郁药，同时还有抗焦虑作用。曲米帕明（trimipramine）是将丙米嗪的侧链增加一个甲基得到，用于治疗抑郁症、焦虑症和精神分裂症。

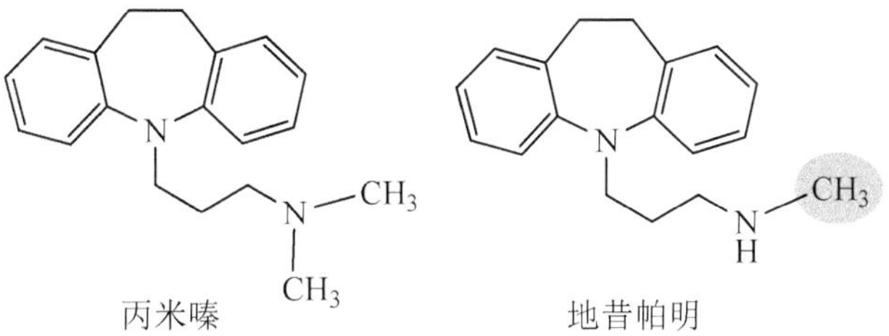

丙米嗪　　　　　　　　　地昔帕明

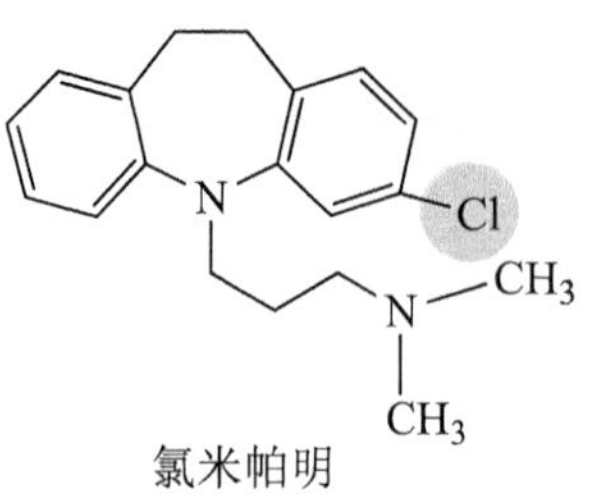

氯米帕明 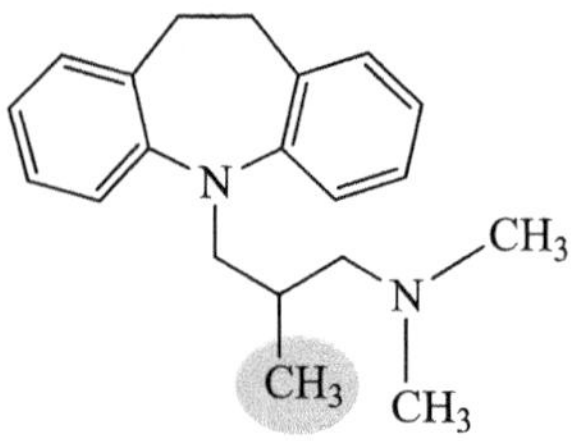　　　　　　　　　曲米帕明

2. 二苯并氧氮䓬类　该类药物是将氯氮平 5 位的氮原子用硫原子取代形成，如洛沙平（loxapine）、阿莫沙平（amoxapine）。阿莫沙平是洛沙平的脱甲基活性代谢产物，其继续代谢生成 7-羟基阿莫沙平和 8-羟基阿莫沙平，也都有抗抑郁活性。

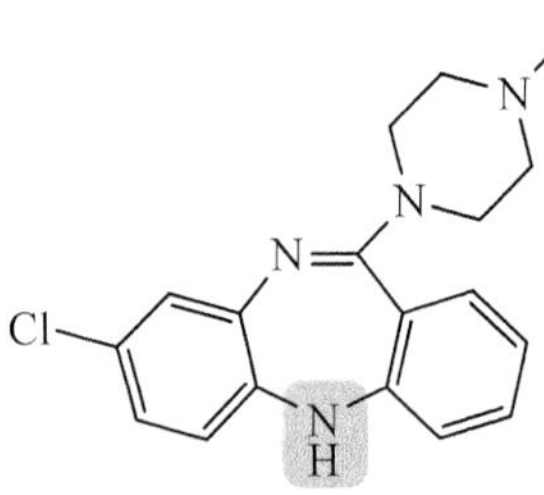

氯氮平 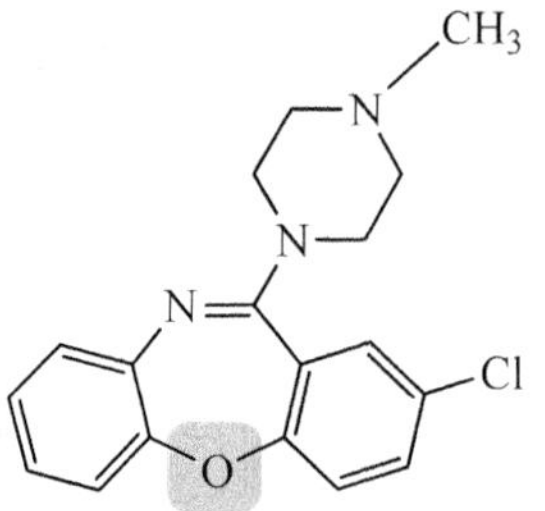　　　　　　　　　　　洛沙平 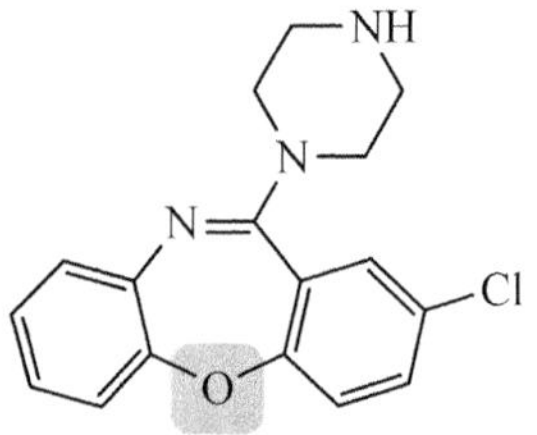　　　　　　　　　　　阿莫沙平

3. 二苯并环庚二烯类　受硫杂蒽类（噻吨类）抗精神病药发现过程的启发，采用生物电子等排体原理，将二苯并氮䓬类药物中的氮原子以碳原子取代，并通过双键与侧链相连，形成二苯并环庚二烯类抗抑郁药物。例如，阿米替林（amitriptyline）可选择性抑制中枢突触部位对去甲肾上腺素的再摄取，其活性代谢产物去甲替林（nortriptyline）也是选择性的去甲肾上腺素的重摄取抑制剂，抗抑郁作用比丙米嗪强。

多塞平（doxepin）是在改造阿米替林结构时发现的，其作用机制是通过抑制 5-HT 和去甲肾上腺素的再摄取。其抗抑郁作用比丙米嗪弱，有一定的抗焦虑作用。

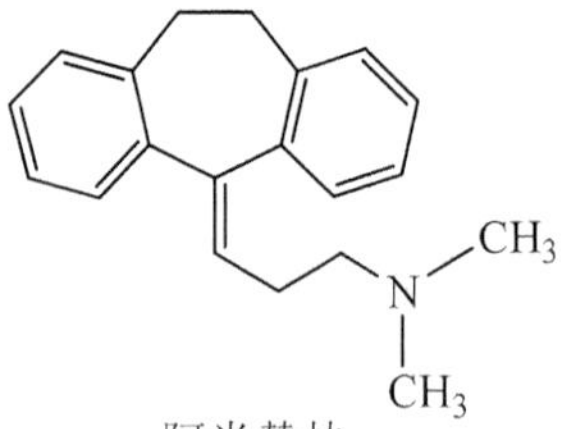

阿米替林 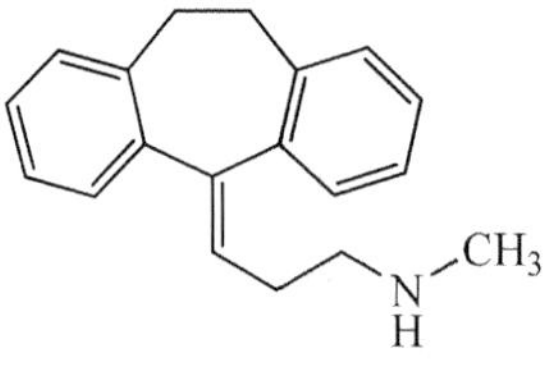　　　　　　　　　去甲替林 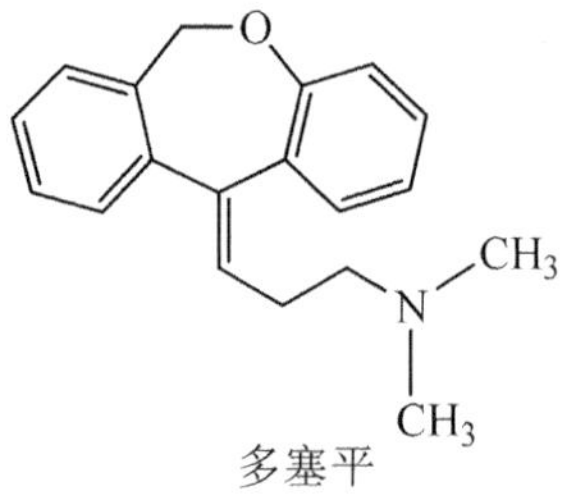　　　　　　　　　多塞平

马普替林（maprotiline）属于 9, 10-二氢蒽的 9, 10-亚乙基桥环衍生物，为三环类的结构类似物，也称为四环类抗抑郁药，为选择性去甲肾上腺素的重摄取抑制剂，对 5-HT 几乎没有作用。马普替林是广谱的抗抑郁药，副作用比丙米嗪小且起效快。

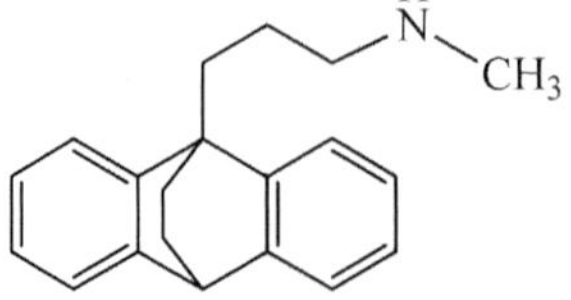

马普替林

典型药物介绍

盐酸阿米替林（amitriptyline hydrochloride）

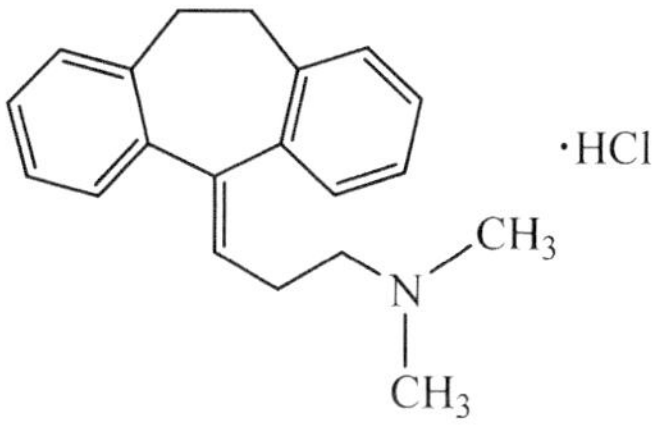

化学名：N, N-二甲基-3-[10, 11-二氢-5H-二苯并[a, d]环庚三烯-5-亚基]-1-丙胺盐酸盐，3-(10, 11-dihydro-5H-dibenzo[a, d]cycloheptene-5-ylidene)-N, N-dimethyl-1-propanamine hydrochloride。

性状：本品为无色结晶或白色、类白色粉末；无臭或几乎无臭。在水、甲醇、乙醇或三氯甲烷中易溶，在乙醚中几乎不溶。熔点为 195～199℃。

化学性质：本品具有双苯并稠环共轭体系，并且侧链含有脂肪族叔胺结构，对日光较敏感，易被氧化，故需避光保存。

本品水溶液不稳定，在缓冲溶液中能分解，某些金属离子能催化本品降解；加入 0.1%乙二胺四乙酸二钠可增加溶液稳定性。

主要药理学用途：本品是临床常用的三环类抗抑郁药，能明显改善或消除抑郁症状。经肝脏代谢，主要代谢产物为经 N-脱甲基反应生成的去甲替林，其活性与阿米替林的活性相同，毒性较阿米替林低，已在临床上使用。

（三）5-HT 重摄取抑制剂

5-HT 重摄取抑制剂的作用机制是抑制神经细胞对 5-HT 的重摄取，提高其在突触间隙中的浓度，从而可以改善患者的低落情绪。该类药物抗抑郁选择性强，与三环类抗抑郁药相比，疗效相当，不良反应少。

氟西汀（fluoxetine）是新一代非三环类的抗抑郁药，通过选择性地抑制中枢神经系统对 5-HT 重摄取，延长和增加 5-HT 的作用，从而产生抗抑郁作用。其代谢产物去甲氟西汀也有抗抑郁作用。

帕罗西汀（paroxetine）属于四环类抗抑郁药，为高效、高选择性的 5-HT 重摄取抑制剂。与三环类抗抑郁药相比，不良反应明显减少。

临床常用的 5-HT 重摄取抑制剂还有舍曲林（sertraline）、氟伏沙明（fluvoxamine）、西酞普兰（citalopram）等。

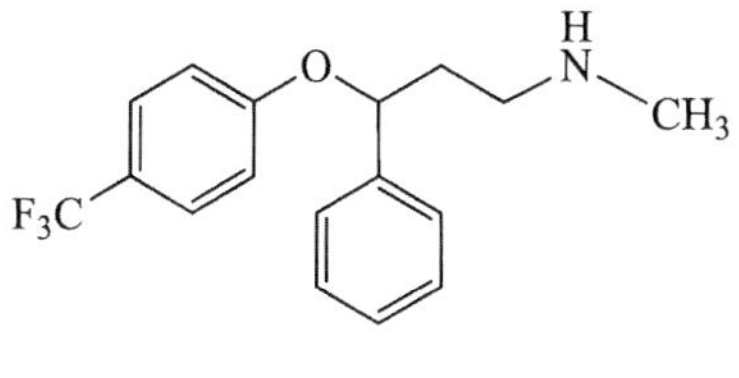

氟西汀 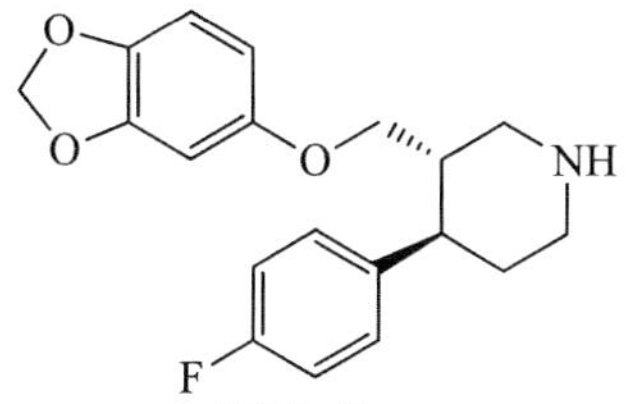　　　　　　帕罗西汀 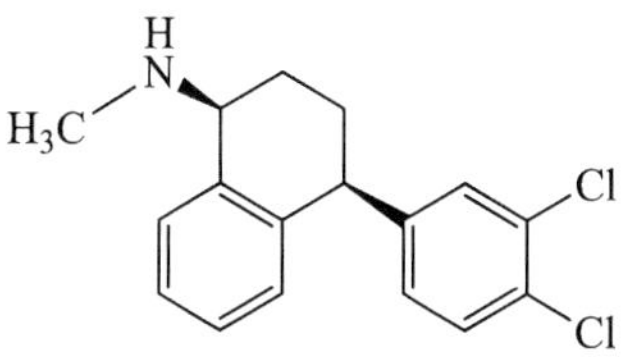　　　　　　舍曲林

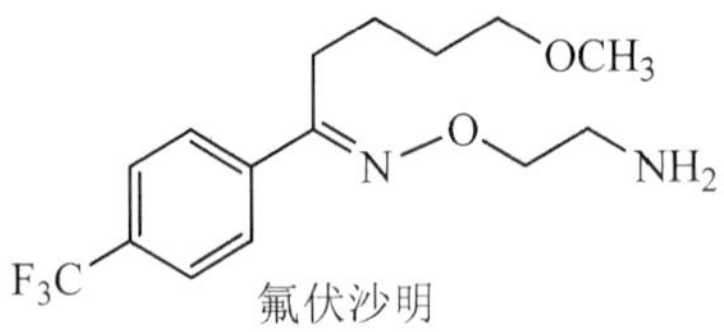

氟伏沙明 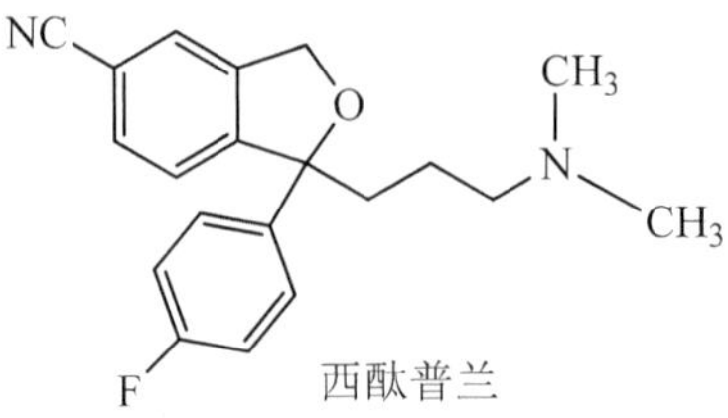　　　　　　　　　　西酞普兰

典型药物介绍

盐酸氟西汀（fluoxetine hydrochloride）

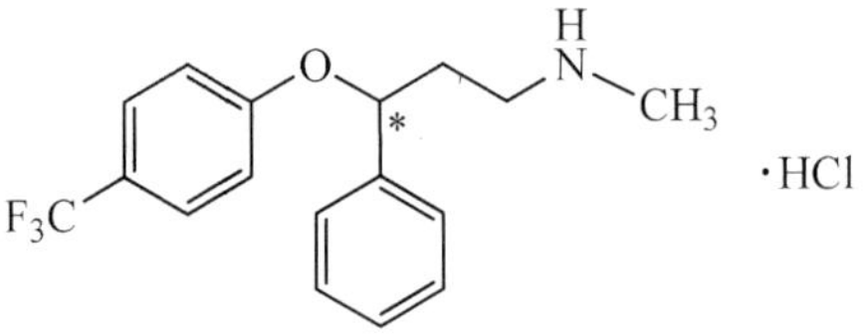

化学名：(±)-*N*-甲基-3-苯基-3-(4-三氟甲基苯氧基)丙胺盐酸盐，(±)-*N*-methyl-γ-[4-(trifluoromethyl)phenoxyl]benzenepropanamine hydrochloride，又名百忧解。

性状：本品为白色或类白色结晶性粉末；无臭。在甲醇或乙醇中易溶，在水或三氯甲烷中微溶，在乙醚中不溶。

化学性质：本品为非三环类的抗抑郁药，结构中有一个手性碳原子，临床使用外消旋体，其中 *S*-异构体的活性较强。

合成路线：本品的合成以苯乙酮为原料，与甲胺进行曼尼希（Mannich）反应得 β-甲氨基苯丙酮（Ⅰ），经氢化还原得 *N*-甲基-3-羟基-苯丙胺（Ⅱ），再与 4-三氟甲基氯苯经缩合反应得氟西汀（Ⅲ），最后与盐酸成盐得盐酸氟西汀。

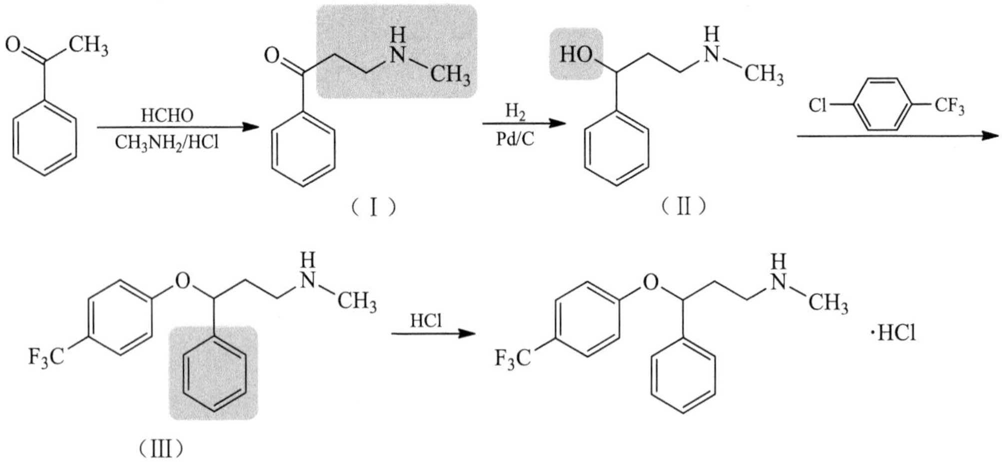

主要药理学用途：本品为长效的口服抗抑郁药，用于治疗伴有焦虑的各种抑郁症。口服吸收良好，生物利用度 70%，半衰期为 24～96h。

（四）其他抗抑郁药

5-HT 与去甲肾上腺素重摄取抑制剂是 20 世纪 90 年代发展起来的新型抗抑郁药。该类药物是通过阻断 5-HT 和去甲肾上腺素的重摄取，升高 5-HT 和去甲肾上腺素的浓度而发挥双重抗抑郁作用。常用的 5-HT 与去甲肾上腺素重摄取抑制剂药物有文拉法辛（venlafaxin）、度洛西汀（duloxetine）、米那普仑（milnacipran）等。

文拉法辛为苯乙胺衍生物，是二环类非典型抗抑郁药。1993 年获美国 FDA 批准上市，是全球首个 5-HT 和去甲肾上腺素再摄取双重抑制剂。小剂量时主要抑制 5-HT 重摄取，大剂量时对 5-HT 和去甲肾上腺素的再摄取起双重抑制作用。文拉法辛用于治疗焦虑性抑郁症，其在体内经 *O*-去甲基代谢生成地文拉法辛（desvenlafaxin）。地文拉法辛与文拉法辛活性相同，也为双重 5-HT 和去甲肾上腺素再摄取抑制剂，2008 年获美国 FDA 批准上市。

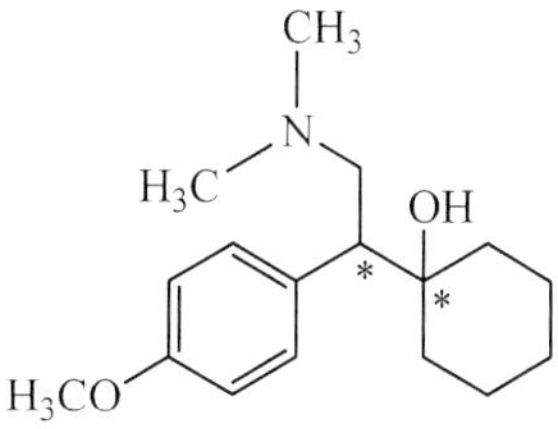

文拉法辛 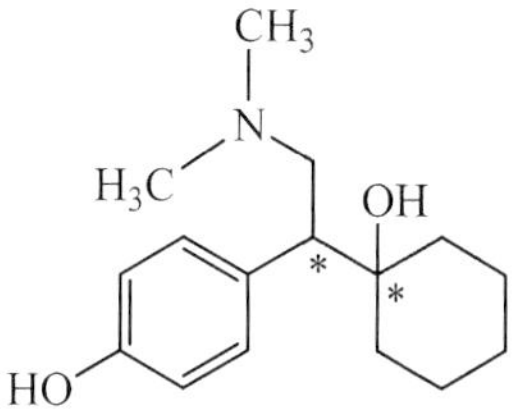　　　　地文拉法辛 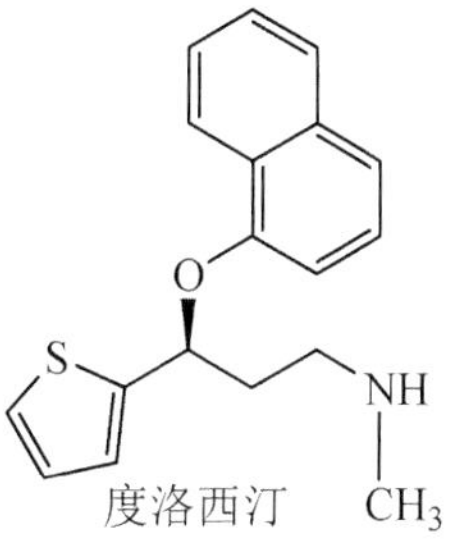　　　度洛西汀 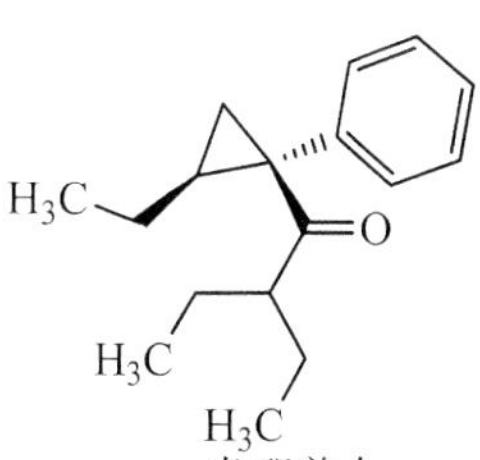　　　　米那普仑

萘法唑酮（nefazodone）为苯基哌嗪衍生物，是四环类非典型抗抑郁药。其为 5-HT 摄取抑制剂及 α_1 受体抑制剂，同时为突触后的 5-HT$_2$ 受体拮抗剂，对 5-HT$_{2A}$ 受体或 5-HT$_{2C}$ 受体具有拮抗作用。

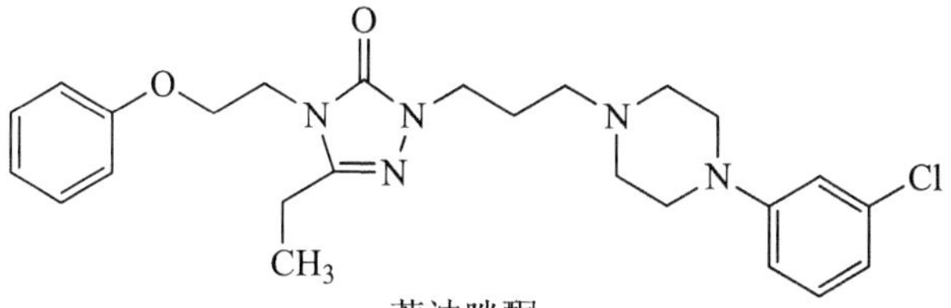

萘法唑酮

米氮平（mirtazapine）是新型抗抑郁药，具有促进去甲肾上腺素和 5-HT 释放的双重作用，其是从抗抑郁药米安色林出发设计得到的。米安色林（mianserin）是哌嗪并二苯并氮杂䓬类抗抑郁药，但其有粒细胞缺乏和白细胞减少的严重不良反应。利用生物电子等排体吡啶环替换米安色林中的苯环得到米氮平。米氮平有两种光学异构体，*S*-(−)异构体和 *R*-(+)异构体均具有抗抑郁活性，但活性大小有差异。

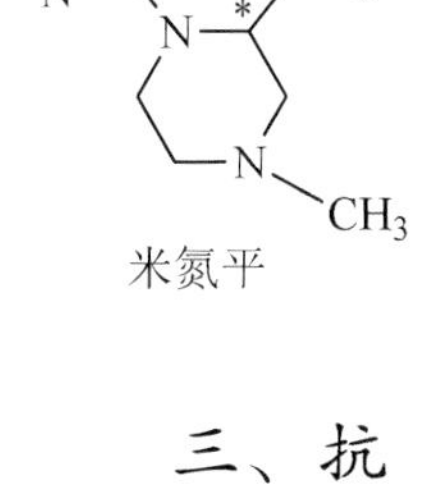

米氮平 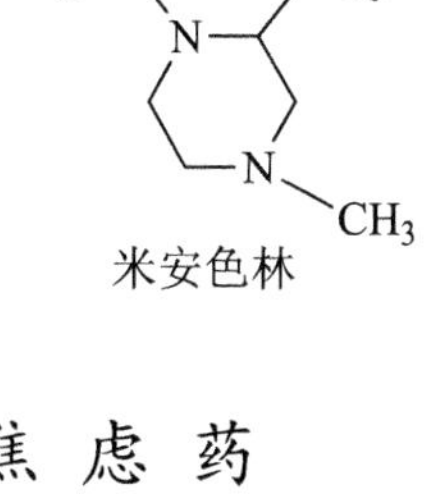　　　　　　米安色林

三、抗焦虑药

焦虑症是以发作性或持续性情绪焦虑和紧张为主要症状的神经官能症，常伴有头晕、胸闷、

心悸、呼吸困难、口干、尿频、出汗、震颤、运动不安和睡眠障碍等。

抗焦虑药是用以减轻焦虑症状兼有镇静催眠作用的一类药物。抗焦虑药物常以苯二氮䓬类为首选，该类药物已在镇静催眠药物中介绍，现介绍一些其他类型的抗抑郁药。新型抗焦虑药有丁螺环酮（buspirone）、坦度螺酮（tandospirone）、氯美扎酮（chlormezanone）等。

丁螺环酮属于氮杂螺环癸烷二酮类化合物，是第一个非苯二氮䓬类抗焦虑药。丁螺环酮最初开发为抗精神病药，但后来发现其缺乏抗精神病疗效，而有很强的抗焦虑活性。其作用机制可能是其对 5-HT$_{1A}$ 受体具有激动作用，能加强 5-HT 系统功能和增加 5-HT 的含量。

坦度螺酮属于氮杂螺酮类药物，是丁螺环酮的结构类似物。其设计思路是把丁螺环酮的8-氮杂螺[4, 5]癸烷-7, 9-二酮侧链用酰亚胺片段替代，抗焦虑选择性比丁螺环酮更高。

坦度螺酮   氯美扎酮

四、抗 躁 狂 药

躁狂症是一种病态的情感活动过于高涨的精神失常，发病机制不明。以情感高涨、思维奔逸及言语动作增多为典型症状。

抗躁狂药不是简单的抗躁狂，而是有调整情绪稳定作用，防止双向情感障碍的复发，对躁狂症具有较好的治疗和预防发作的作用。

碳酸锂（lithium carbonated，Li$_2$CO$_3$）作为治疗躁狂症的首选药物，为白色结晶性粉末；无臭；水溶液呈碱性反应。本品在水中微溶，在乙醇中几乎不溶。碳酸锂以 Li$^+$ 形式发挥作用，其作用机制是锂能抑制神经末梢 Ca^{2+} 依赖性的去甲肾上腺素和多巴胺释放，降低脑内去甲肾上腺素浓度。锂还能促进 5-HT 合成，可使情绪稳定。另外，锂通过抑制磷酸肌醇（IP）磷酸酶，降低躁狂症患者肌醇脂质信使系统的高功能状态，达到治疗目的。

碳酸锂主要用于治疗躁狂症。口服易吸收，主要经肾脏排泄，其排泄速度因人而异，特别是与血浆内的 Na$^+$ 有关，钠多则锂盐浓度低，反之则升高；多摄入氯化钠可促进锂盐排出。

小 结

本章介绍的镇静催眠药按化学结构可分为苯二氮䓬类、非苯二氮䓬类和其他类。早期发现的苯二氮䓬类镇静催眠药有地西泮、硝西泮、奥沙西泮等。由于该类药物非选择性地与苯二氮䓬受体亚型结合，不可避免地引起各种神经系统不良反应。促使人们研制了选择性高的新一代非苯二氮䓬类镇静催眠药，该类药物按化学结构可分为咪唑并吡啶类（如唑吡坦、阿吡坦）、吡咯酮类（如佐匹克隆）及其他类。该类药物不具有苯二氮䓬类的结构特征，但都选择性作用于苯二氮䓬受体亚型，属于非苯二氮䓬类 GABA$_A$ 受体激动剂。

抗癫痫药物按化学结构可分为巴比妥类、乙内酰脲类、苯二氮䓬类、二苯并氮䓬类、GABA

类似物、脂肪羧酸类和其他类。巴比妥类药物目前较少用于镇静催眠,主要用于抗癫痫,其代表药物有苯巴比妥、异戊巴比妥等。乙内酰脲类药物(如苯妥英钠等)是将巴比妥类结构中的一个—CONH—换成—NH—得到。将乙内酰脲中的—NH—以其电子等排体—O—、—CH$_2$—取代,分别得到乙内酰脲类的类似物噁唑烷酮类(如三甲双酮)和丁二酰亚胺类(如苯琥胺、乙琥胺)抗癫痫药物。二苯并氮䓬类药物(如卡马西平)的作用机制是激活外周苯二氮䓬受体,阻断钠通道而产生抗癫痫作用。GABA 类似物(如加巴喷丁、普洛加胺等)具有与 GABA 的类似结构,通过不可逆抑制 GABA 氨基转移酶的活性,或为 GABA 的前药,在体内释放 GABA,提高脑中 GABA 的浓度等机制发挥抗癫痫作用。

抗精神失常药根据药物的药理作用和临床作用特点,可分为抗精神病药、抗抑郁药、抗焦虑药和抗躁狂药。

抗精神病药按化学结构可分为吩噻嗪类、硫杂蒽类、丁酰苯类、苯甲酰胺类、二苯并二氮䓬类和其他类。氯丙嗪是第一个治疗精神分裂症的药物,由于其副作用较大,对其进行结构改造得到了药效更强、毒副作用较低的吩噻嗪类药物。将吩噻嗪类的吩噻嗪环上的 10 位氮原子换成碳原子,并通过双键与侧链相连而得到硫杂蒽类,代表药物有氯普噻吨等;该类药物结构特点是母核与侧链以双键相连,有顺式(Z)和反式(E)异构体,通常顺式异构体的抗精神病作用大于反式异构体。丁酰苯类药物(如氟哌啶醇、三氟哌多等)抗精神病作用一般比吩噻嗪类强,同时用作抗焦虑药。苯甲酰胺类(如舒必利、硫必利)是在对局麻药普鲁卡因的结构改造中发现的,其抗精神病药作用机制与拮抗多巴胺受体有关。将吩噻嗪类药物的噻嗪环利用生物电子等排原理将六元环扩为七元二氮䓬环得到二苯并二氮䓬类,其代表药物有氯氮平。氯氮平是第一个非经典的抗精神病药物,对其进行构效关系研究,发现将 5 位—NH—替换为氮原子,得到二苯并氧氮杂䓬类(如洛沙平);将 5 位—NH—替换为硫原子,得到二苯并硫氮杂䓬类(如氯噻平)抗精神病药物。

抗抑郁药按作用机制可分为单胺氧化酶抑制剂、去甲肾上腺素重摄取抑制剂、5-HT 重摄取抑制剂等。单胺氧化酶抑制剂是偶然发现的,吗氯贝胺是其代表性药物,属于可逆性 MAO-A 抑制剂。去甲肾上腺素重摄取抑制剂多为三环类化合物,或称三环类抗抑郁药,其结构特点是均含有三环,并具有叔胺或仲胺侧链。具有叔胺侧链的药物有丙米嗪、阿米替林、多塞平等,具有仲胺侧链的药物地昔帕明和去甲替林分别为丙米嗪、阿米替林的体内代谢物。5-HT 重摄取抑制剂的代表性药物有氟西汀、帕罗西汀等,该类药物选择性强,疗效与三环类抗抑郁药相当,不良反应较三环类显著减少。

思　考　题

1. 阐述苯二氮䓬类镇静催眠药的构效关系。
2. 抗癫痫药按化学结构可分为哪几类?各列举一个代表药物,并写出化学结构。
3. 阐述巴比妥类药物的构效关系。
4. 阐述吩噻嗪类抗精神病药的构效关系。
5. 请以邻氯苯甲酸和间氯苯胺为原料合成盐酸氯丙嗪。

(沈广志)

第3章　镇痛药及镇咳祛痰药

学习要求：

1. 掌握：合成镇痛药按其结构的分类及代表性药物；镇痛药与阿片受体的作用模型和构效关系；重点药物吗啡、哌替啶、美沙酮的化学结构、作用机制和用途；芬太尼、曲马多的结构和作用特点。

2. 熟悉：吗啡的结构改造及代表性衍生物的结构和作用特点；代表性药物可待因、喷托维林、溴己新的结构、性质、作用机制和用途。

3. 了解：内源性阿片受体激动剂，阿片类镇痛药的发展方向。

　　疼痛是由组织损伤引起的一种不愉快的感觉性和情绪性体验或损伤，是一种人体的保护性警觉。它既是多种疾病的常见症状之一，又是一种病症。从 2004 年开始，国际疼痛学会将每年的 10 月 11 日定为"世界镇痛日"，我国中华医学会疼痛学分会把每年 10 月 11 日至 17 日定为"中国镇痛周"。2003 年召开的第十届世界疼痛大会将疼痛确认为继呼吸、脉搏、体温和血压之后的"人类第五大生命指征"。

　　咳嗽、咳痰是机体的一种保护性反射活动，可将呼吸道中的黏液和异物排出，但咳嗽、咳痰、喘息也是急性或慢性支气管炎、支气管哮喘、肺炎、肺结核和肺癌等呼吸系统疾病的常见共同症状。用药、吸烟、雾霾和环境污染等也可能引起咳嗽，本章中的镇咳药一般只针对无痰或少痰的频繁、剧烈的咳嗽。

　　疼痛和咳嗽咳痰分别是多种疾病常见的症状，根据病征和病因选择合适的药物进行治疗可根治或缓解病症，减轻患者痛苦，防止合并症或并发症的发生。

　　本章将分两个小节分别介绍镇痛药和镇咳祛痰药。

第1节　镇　痛　药

　　疼痛的产生与阿片受体、胆碱受体、电压依赖性钠通道和电压依赖性钙通道等多种受体及离子通道有关。作用于不同靶标的药物具有不同的用途和限制，应当严格注意使用范围。临床上用于镇痛的药物有两大类，一类是作用于外周神经系统的解热镇痛药，即非甾体抗炎药（第 5 章）；另一类是作用于中枢神经系统阿片受体的镇痛药，后者习惯上被称为阿片样镇痛药或麻醉性镇痛药，简称镇痛药。本章主要介绍阿片样镇痛药。

　　阿片样镇痛药作用于阿片受体，是一类经典的镇痛药，在镇痛剂量时可选择性地减轻或缓解疼痛感觉而不影响意识、触觉、听觉等。这类药物多属于阿片类生物碱，如吗啡及其结构修饰后的半合成品等，也有一些通过对吗啡进行结构简化等策略发展的同类人工合成镇痛药，如哌替啶、美沙酮、喷他佐辛等。

　　本类药物镇痛作用强，连续多次使用后会产生成瘾性和耐受性等不良反应，停药会出现戒断症状，危害极大，故本类药物又称为麻醉性或成瘾性镇痛药（narcotic analgesics），而大多数镇痛药对呼吸中枢有抑制作用，故仅应用于急性剧烈疼痛的短期使用或晚期癌性疼痛。此外，本类药物使用时应遵照国家颁布的《麻醉药品和精神药品管理条例》。

阿片样镇痛药可通过激动阿片受体产生镇痛和呼吸抑制等效应。中枢神经系统的阿片受体主要有 μ、κ、δ 和 σ 四种，每种受体又包括不同亚型。镇痛药产生的镇痛、呼吸抑制、欣快和成瘾等效应主要与 μ 受体有关，典型的 μ 受体激动剂类镇痛药有吗啡、哌替啶、舒芬太尼等。与 μ 受体激动剂类镇痛药相比，κ 受体激动剂类镇痛药成瘾性和副作用较小，是高效非成瘾性镇痛药研究的重要方向，典型的 κ 受体激动剂有喷他佐辛等。镇痛药根据其来源可分为天然阿片生物碱、半合成吗啡衍生物和全合成镇痛药。

一、吗啡及其衍生物

阿片（opium，鸦片）是从罂粟科植物罂粟（*Papaver somniferum* L.）未成熟果实的乳汁风干得到的黑色粉末，是人类记载的最古老的药物之一，也曾对我国近代史产生重要影响。早在公元前 3500 年，苏美尔人就将阿片用于镇痛，到 19 世纪初，药物化学家对阿片的有效成分进行提取分离，从中分离出生物碱、三萜类和甾类等多种天然成分，但只有生物碱具有镇痛活性。阿片生物碱中含量最多的是吗啡（morphine），占总生物碱的 9%～17%。1805 年，德国药剂师 Sertürner 从阿片中分离纯化得到吗啡白色晶体，1847 年吗啡分子式被确定。1923 年，Gulland 和 Robinson 确定了其化学结构，1933 年吗啡用于临床，1952 年，Gates 和 Tschudi 首次完成了其化学全合成。1968 年吗啡的绝对构型研究完成，20 世纪 70 年代以后，其作用机制逐渐被阐明。随着分离技术的发展，阿片中 20 多种含量较低的其他成分，如可待因（codeine，0.3%～4%）、蒂巴因（thebaine，0.1%～0.8%）、那可丁（noscapine，2%～9%）、罂粟碱（papaverine，0.5%～1%）等也被陆续分离。可待因临床上用作镇咳药，蒂巴因是埃托啡（etorphine）、纳洛酮（naloxone）等的合成原料。

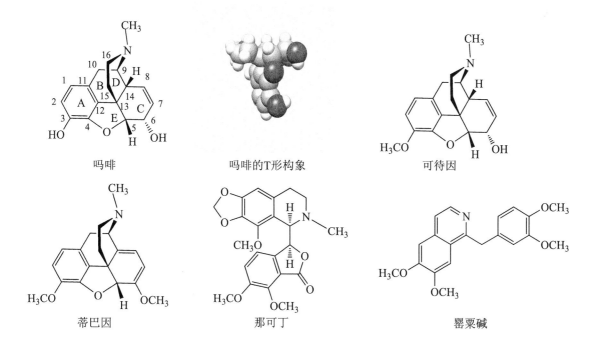

吗啡　　　　　吗啡的T形构象　　　　可待因

蒂巴因　　　　　那可丁　　　　罂粟碱

吗啡是由 A、B、C、D、E 五环稠合而成的复杂刚性结构，五环骨架上有五个手性碳原子（5R、6S、9R、13S 和 14R），在生理 pH 下吗啡呈质子化状态，构象呈三维 T 形。吗啡结构中含有 A、B、C 环构成的部分氢化的菲环，B/C 环呈顺式，C/D 环呈反式，C/E 环呈顺式，天然存在的吗啡为左旋吗啡。吗啡及其同类药物的镇痛活性与其立体结构密切相关，其对映异构体右旋(+)-吗啡已被人工合成，但无镇痛及其他生理活性。

吗啡具有优良的镇痛活性，但成瘾性和呼吸抑制等副作用限制了其临床应用，加之结构复杂，合成困难，使得寻找成瘾性小、不良反应少和结构简化的药物一直是镇痛药研发的目标。这方面的研究包括对吗啡化学结构进行修饰，简化吗啡结构发展合成镇痛药及吗啡的拮抗剂等。

对吗啡的结构修饰方法主要包括 3 位酚羟基和 6 位醇羟基的醚化、酰化，6 位醇羟基的氧化，17 位叔胺的改造，7，8 位双键的氢化及新基团的引入等，这些结构改造为构效关系的研究提供了丰富资料，且发现了不少性质优良的新药。

吗啡分子中 3 位酚羟基醚化可导致镇痛活性和成瘾性降低。例如，可待因在体内的镇痛活性为吗啡的 20%，体外活性仅为吗啡的 0.1%；将吗啡 3 位酚羟基和 6 位醇羟基乙酰化后得到吗啡的二乙酸酯，称为海洛因（heroin），其镇痛及麻醉作用均强于吗啡，成瘾性更大，被定为禁用的毒品。表 3-1 为 3 位酚羟基和 6 位醇羟基结构改造后的代表性药物。

表 3-1　吗啡及其衍生物的结构和作用特点

药物名称	R_1	R_2	作用特点
吗啡（morphine）	H	H	良好的镇痛、镇咳作用，但容易成瘾，有呼吸抑制、便秘等副作用
可待因（codeine）	—CH₃	H	吗啡的前药，镇痛作用是吗啡的 20%，成瘾性小。用于治疗中等疼痛、咳嗽、腹泻
乙基吗啡（dionine）	—CH₂CH₃	H	与吗啡镇痛作用相似
海洛因（heroin）	（乙酰基）	（乙酰基）	镇痛作用强于吗啡；两个羟基均被酯化，静脉注射易透过血脑屏障；在中枢神经系统代谢转变为 6-乙酰基吗啡，对 μ 阿片受体的激动活性增强，欣快感更强，更易产生耐受性和依赖性，被定为禁用的毒品

吗啡分子中 7，8 位双键氢化，6 位醇羟基氧化成酮得到氢吗啡酮（hydromorphone），进一步将 14 位的氢以羟基取代得到羟吗啡酮（oxymorphone），二者镇痛作用均强于吗啡，但副作用也增大。将氢吗啡酮、羟吗啡酮的 3 位羟基甲基化，分别得到氢可酮（hydrocodone）和羟考酮（oxycodone），二者镇痛作用均弱于吗啡。将羟吗啡酮的 17 位 N-甲基替换为烯丙基和环丙基甲基，分别得到纳洛酮（naloxone）和纳曲酮（naltrexone），17 位取代基的这一变化使活性作用逆转，由阿片受体激动剂转变为拮抗剂。见表 3-2。

表 3-2　吗啡酮衍生物的结构和作用特点

药物名称	R_1	R_2	R_3	作用特点
氢吗啡酮 （hydromorphone）	H	H	—CH₃	阿片受体激动剂，镇痛活性为吗啡的8~10倍
羟吗啡酮 （oxymorphone）	H	—OH	—CH₃	阿片受体激动剂，镇痛活性比吗啡强，但副作用也更大
氢可酮 （hydrocodone）	—CH₃	H	—CH₃	阿片受体激动剂，镇痛活性比吗啡弱
羟考酮 （oxycodone）	—CH₃	—OH	—CH₃	阿片受体激动剂，镇痛活性比吗啡弱
纳洛酮 （naloxone）	H	—OH	—CH₂CH=CH₂	μ阿片受体拮抗剂，小剂量即可迅速逆转吗啡类药物的作用，临床用于该类药物的中毒解救
纳曲酮 （naltrexone）	H	—OH		μ阿片受体拮抗剂，拮抗作用是纳洛酮的2~3倍，作用时间长

　　蒂巴因是阿片生物碱中另一成分，结构与吗啡和可待因相似。天然存在的光学异构体为 (−)-蒂巴因，无镇痛活性，毒性很大，未应用于临床，但蒂巴因可以作为工业上生产羟考酮、羟吗啡酮、纳洛酮、纳曲酮、埃托啡、丁丙诺菲等多种药物分子的原料。蒂巴因分子内 C 环含有一个 1,3-丁二烯结构，可与烯烃进行 Diels-Alder 反应，形成新的稠环。将该稠环的 7 位进一步改造，可得到镇痛活性成百倍增高的高效镇痛药埃托啡（etorphine）、二氢埃托啡（dihydroetorphine）、二丙诺菲（diprenorphine）、丁丙诺菲（buprenorphine）等。埃托啡的镇痛作用为吗啡的上千倍，但治疗指数低，具有呼吸抑制和很强的麻醉副作用，主要用作研究阿片受体的工具药。埃托啡的 7，8 位双键被氢化后得到二氢埃托啡，其镇痛作用强于埃托啡，人体对该药物具有较强的精神和躯体依赖性，耐受性形成快，成瘾性强，其成瘾性具有种属特异性。二氢埃托啡的 17 位以环丙基甲基取代，7 位侧链的丙基以叔丁基取代得到丁丙诺菲，为 μ 和 κ 阿片受体部分激动剂，也是 δ 受体拮抗剂，为长效镇痛药。二丙诺菲为阿片受体拮抗剂，作用强于纳洛酮，见表 3-3。

表 3-3　埃托啡及其衍生物的结构和作用特点

药物名称	R₁	R₂	X	作用特点
埃托啡 （etorphine）	—CH₂CH₂CH₃	—CH₃	—CH＝CH—	镇痛效力为吗啡的上千倍
二氢埃托啡 （dihydroetorphine）	—CH₂CH₂CH₃	—CH₃	—CH₂—CH₂—	镇痛作用比埃托啡更强，可用于缓解癌症疼痛
二丙诺菲 （diprenorphine）	—CH₃	⧖	—CH₂—CH₂—	阿片受体拮抗剂，作用为纳洛酮的1.5倍
丁丙诺菲 （buprenorphine）	—C(CH₃)₃	⧖	—CH₂—CH₂—	长效镇痛药，镇痛效力和作用时间分别是吗啡的30倍和2倍

典型药物介绍

盐酸吗啡（morphine hydrochloride）

化学名：17-甲基-4, 5α-环氧-7, 8-二脱氢吗啡喃-3, 6α-二醇盐酸盐三水合物，7, 8-didehydro-4, 5α-epoxy-17-methylmorphinan-3, 6α-diol hydrochloride trihydrate。

性状：本品为白色、有丝光的针状结晶或结晶性粉末；无臭，遇光易变质。溶于水，略溶于乙醇，几乎不溶于三氯甲烷、乙醚。

> **案例 3-1**
>
> 为保证盐酸吗啡注射剂质量符合《中国药典》要求，一般在制备过程充入氮气并加入焦亚硫酸钠、亚硫酸氢钠。
>
> **问题**：
>
> 盐酸吗啡注射剂制备过程中充氮和加入相关试剂的原因是什么？

化学性质：天然存在吗啡为左旋体(−)-吗啡，$[\alpha]_D^{20}$ −115°～−110°，右旋体无镇痛活性。吗啡具有酚羟基和叔胺结构，为两性分子，其 pK_a（HA）、pK_a（HB⁺）分别为9.9、8.0。吗啡与酸反应可生成稳定的盐，如盐酸盐、硫酸盐、氢溴酸盐，我国临床上使用盐酸盐。本品及其盐类的化学性质不稳定，具有还原性，在光照下能被空气氧化。注射液放置过久颜色变深，这是由于在光照和氧气存在下吗啡分子被氧化，两分子吗啡经过自由基反应生成伪吗啡（pseudomorphine），又称双吗啡（dimorphine），毒性较大。《中国药典》2020 年版将其列入盐酸吗啡注射剂杂项检查项目。此外，吗啡分子的叔胺氮原子发生 N-氧化反应生成 N-氧化吗啡（morphine-N-oxide）和微量甲胺。故本品应避光、密闭保存。

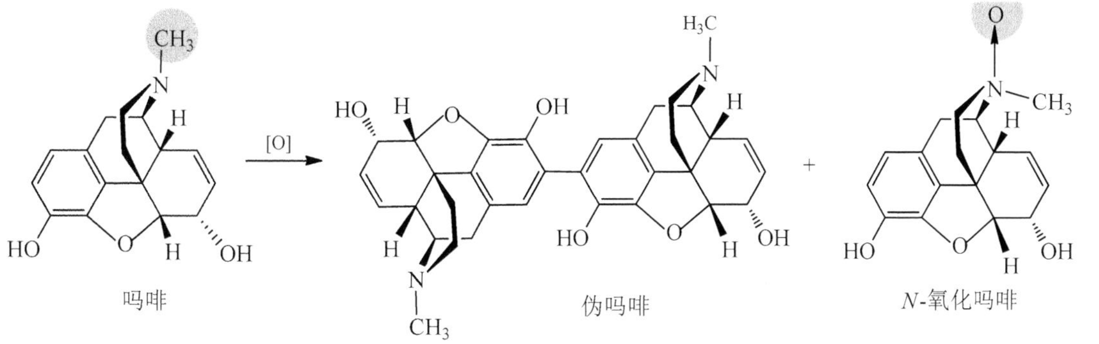

吗啡 伪吗啡 N-氧化吗啡

吗啡盐类水溶液的稳定性与溶液的 pH 有关，在 pH 3～5 的溶液中较稳定，在中性或碱性溶液中易被氧化，环境中的氧、日光和紫外线照射及金属离子均可促进氧化反应。故配制吗啡注射液时，应调整 pH 3～5，还可充入氮气、加入焦亚硫酸钠、亚硫酸氢钠等抗氧化剂。

吗啡在酸性条件下加热易脱水并发生重排，生成阿扑吗啡（apomorphine）。阿扑吗啡可兴奋呕吐中枢，临床上用作催吐剂。《中国药典》2020 年版将其作为盐酸吗啡原料药的质量检查项目。

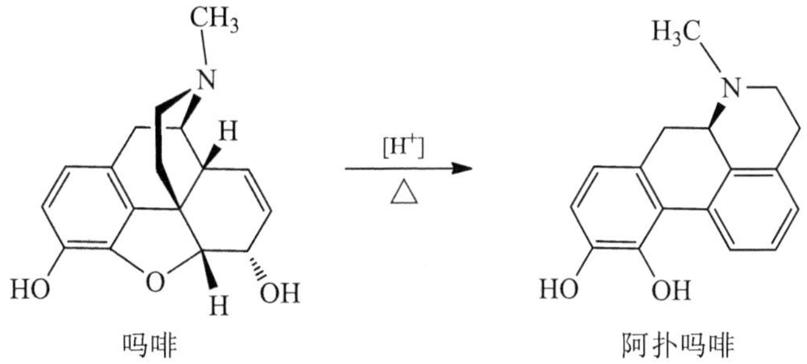

吗啡 阿扑吗啡

主要药理学用途：本品作用于阿片受体产生镇痛、镇咳和镇静作用。临床一般用于抑制剧烈疼痛，也可用于麻醉前给药。本品可引起如恶心呕吐、便秘、呼吸抑制等不良反应。连续反复使用易产生耐受性和成瘾性，应严格按照国家颁布的《麻醉药品和精神药品管理条例》管理。

案例 3-1 分析

盐酸吗啡化学性质不稳定，在光照下能被空气氧化，因此注射剂需充氮气排除空气避免氧化。由于盐酸吗啡的水溶液不稳定，在光照和氧气存在下可降解产生杂质，为避免氧化反应的发生，可加入焦亚硫酸钠、亚硫酸氢钠等抗氧化剂。

二、合成镇痛药

吗啡及其半合成衍生物镇痛活性虽高，但其耐受性、精神依赖性和躯体依赖性、吗啡样副作用等问题仍未得到改善，加之其结构复杂，来源受到限制，使得进一步发展结构简单，毒副作用小，利于工业化生产的镇痛药十分必要。对吗啡结构进行简化改造，依次去掉吗啡各稠环，发展了合成镇痛药，按结构类型可分为吗啡喃类、苯并吗喃类、哌啶类、氨基酮类等几大类。

（一）吗啡喃类

去掉吗啡分子的 E 环，不改变其他环之间的稠合方式，进一步衍生化得到吗啡喃类，也称吗啡烃类。吗啡喃类结构中，B/C 环呈顺式，C/D 环呈反式。左啡诺（levorphanol）为强 μ 受体激动剂，由于其极性小于吗啡，易透过血脑屏障进入中枢神经系统，镇痛作用是吗啡的 4～6 倍，临床用其酒石酸盐。去掉左啡诺的 3 位酚羟基得到 N-甲基吗啡喃（N-methylmorphinan），其镇痛作用较弱。布托啡诺（butorphanol）的 17 位 N 原子由环丁基甲基取代，14 位为羟基，是阿片受体的激动/拮抗剂。布托啡诺竞争性对 μ 受体起拮抗作用，约为纳洛酮的 1/6，对 κ 受体起激动作用而产生镇痛效应，镇痛作用约为吗啡的 5 倍，对减轻中度至重度疼痛安全有效，成瘾性小，滥用风险小，但长期使用也会产生依赖性。

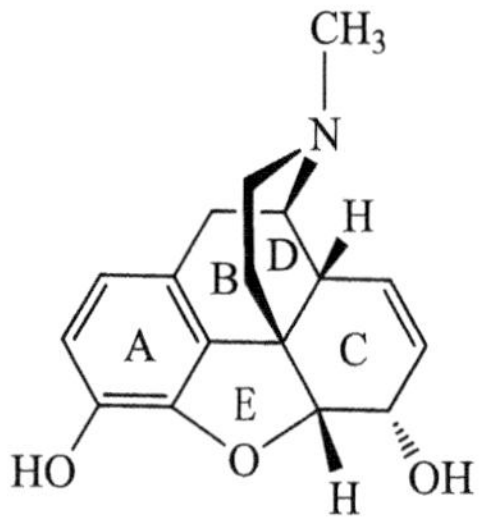

吗啡 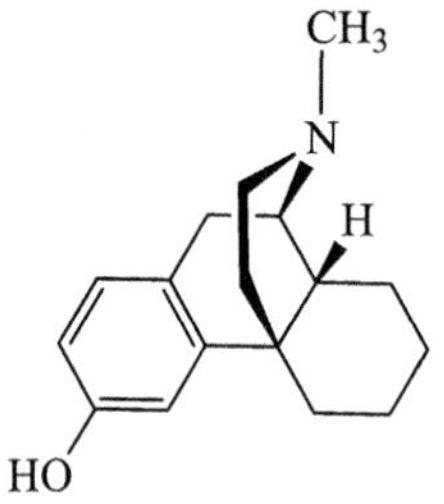　　　　　左啡诺 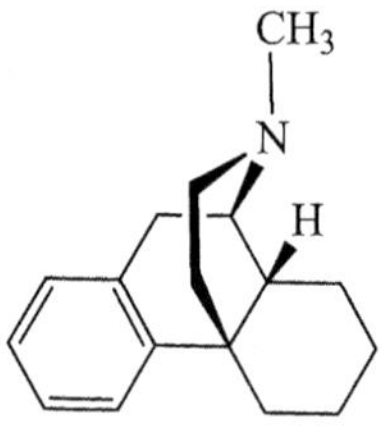　　　　　N-甲基吗啡喃 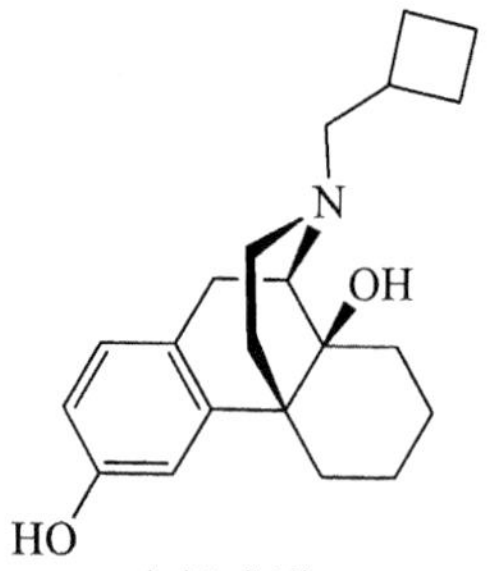　　　　　布托啡诺

（二）苯并吗喃类

在吗啡喃的结构基础上，进一步简化环系，打开 C 环，保留 A、B、D 环及开环处甲基残基，得到苯并吗喃类（也称苯并吗啡烷类），该类化合物以苯并吖辛因（benzazocine）为母体命名，镇痛作用增强。代表药物包括 1959 年首先研发的非那佐辛（phenazocine）及其后研发的喷他佐辛（pentazocine）等优良镇痛药。非那佐辛为 μ 受体激动剂，镇痛作用约为吗啡的 10 倍。喷他佐辛，又名镇痛新，是阿片受体的激动/拮抗剂，为 κ 受体激动剂，对 μ 受体有微弱拮抗作用，几乎无成瘾性，不良反应较小，是第一个用于临床的非成瘾性阿片类合成镇痛药。

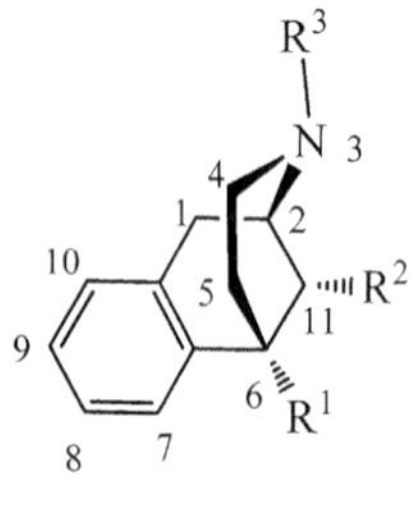

苯并吖辛因 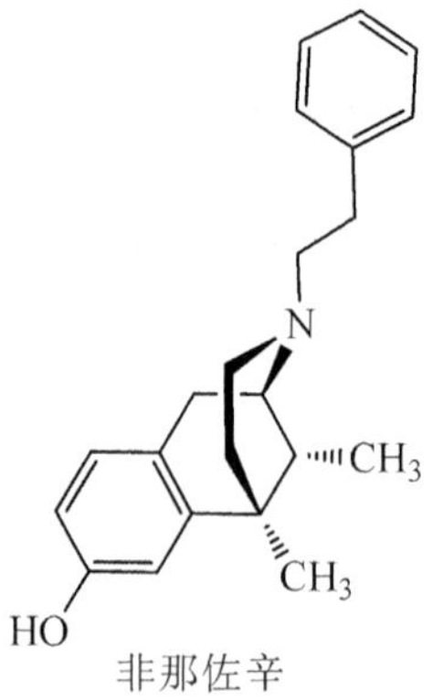　　　　　非那佐辛 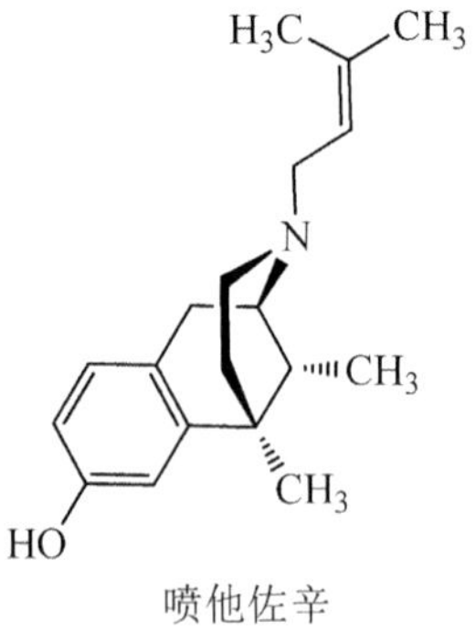　　　　　喷他佐辛

（三）哌啶类

与前面介绍的两类药物的发现不同，哌啶类镇痛药不是通过吗啡的结构简化发现的，而是在研究阿托品类似物时偶然发现的。1938 年，Eisled 等在简化阿托品结构时，偶然发现阿托品

类似物盐酸哌替啶（pethidine hydrochloride）具有镇痛作用，该化合物是哌啶类镇痛药的先导化合物，并成为第一个全合成镇痛药。在化学结构上看，哌替啶是吗啡结构简化的类似物，保留了吗啡的 A 环和 D 环。哌替啶存在两种构象，其中苯环处于直立键的构象（Ⅱ）与吗啡结构芳基哌啶部分的空间结构相似，被认为是哌替啶产生镇痛作用的活性构象。

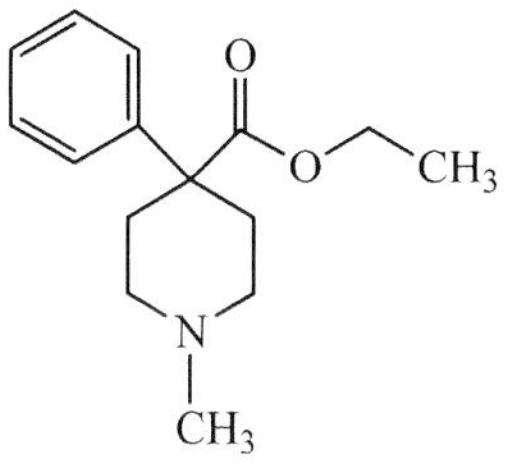

| 哌替啶 | 哌替啶构象 Ⅰ（苯环处于平伏键） | 哌替啶构象 Ⅱ（苯环处于直立键） | 吗啡的立体构象 |

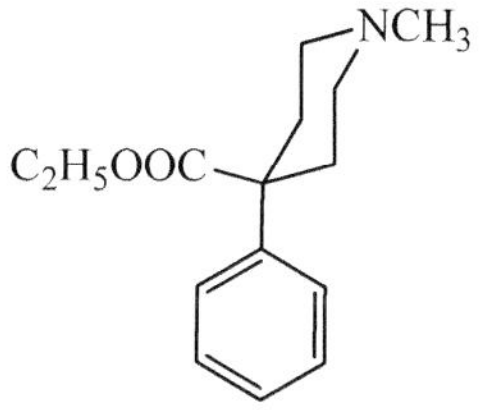

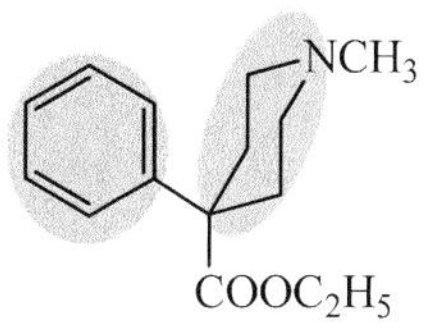

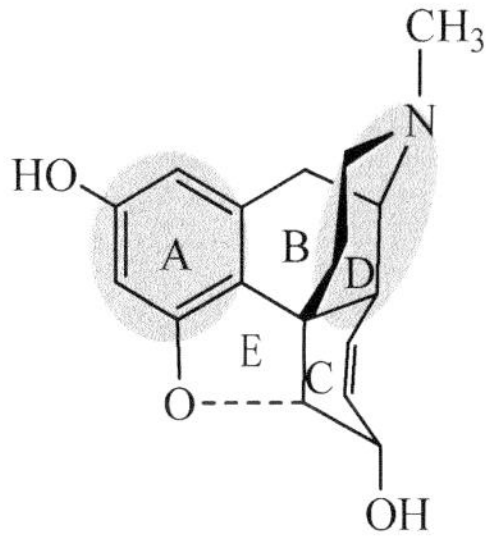

哌替啶是 μ 阿片受体的激动剂，镇痛作用弱于吗啡。在哌替啶的结构基础上进一步改造，得到了更多镇痛作用强、成瘾性弱的药物。将 N-甲基以体积较大的基团替代后，镇痛作用更强，如匹米诺定（piminodine，去痛定）、阿尼利定（anileridine）和洛哌丁胺（loperamide）等。

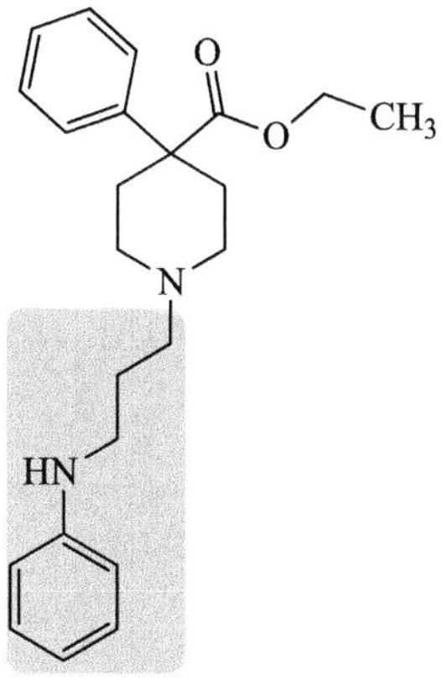

| 匹米诺定 | 阿尼利定 | 洛哌丁胺 |

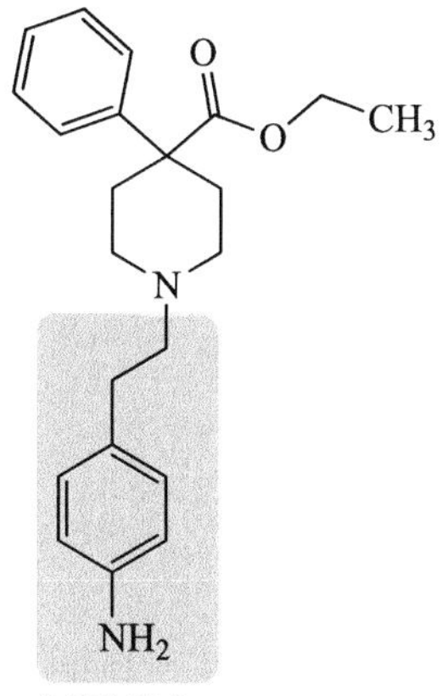

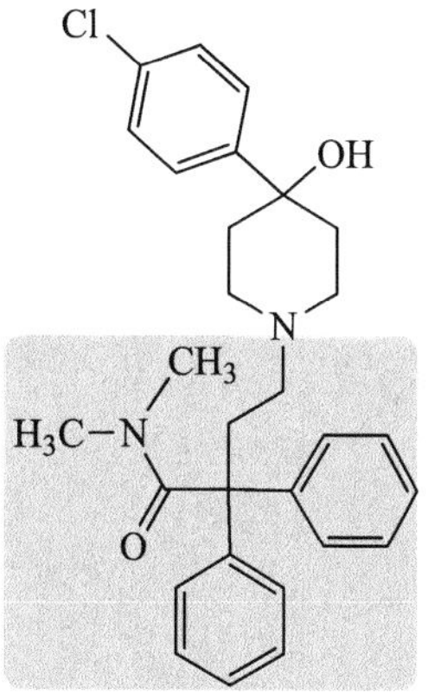

对哌替啶中哌啶环进行结构衍生，将哌啶-4-甲酸乙酯替换为 4-哌啶醇丙酸酯，并在哌啶环上引入 3 位甲基得到阿法罗定（alphaprodine）及其差向异构体倍他罗定（betaprodine），镇痛作用增强，其中阿法罗定与吗啡镇痛作用相当，倍他罗定的镇痛作用约是吗啡的 5 倍。在工业合成中，阿法罗定是主要产物。

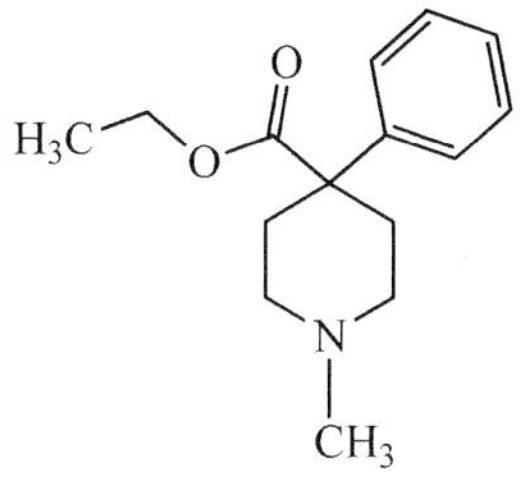

| 哌替啶 | 阿法罗定 | 倍他罗定 |

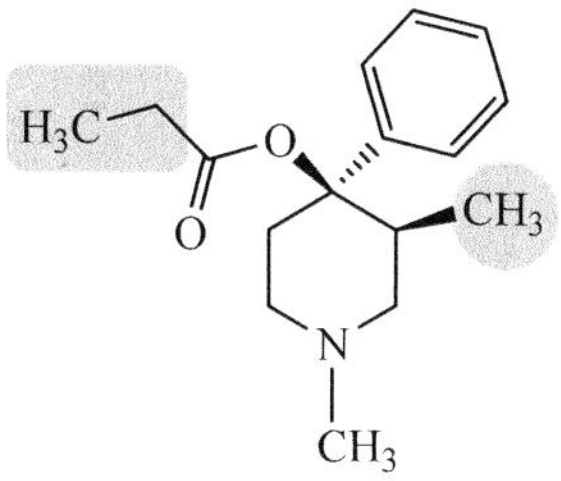

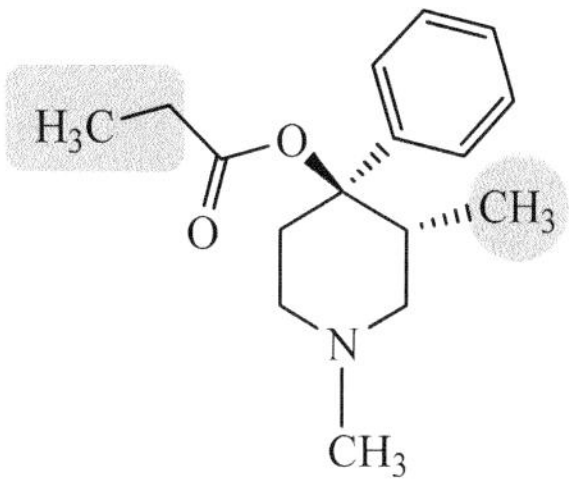

在哌啶环的 4 位引入 N-苯基丙酰氨基，发展了 4-苯胺基哌啶类药物，如芬太尼（fentanyl）、

阿芬太尼（alfentanil）、舒芬太尼（sufentanil）、瑞芬太尼（remifentanil）等一系列阿片受体激动剂，见表 3-4。该类药物通常作为镇痛药物或麻醉药，但也存在上瘾的毒副作用。为避免芬太尼类物质被滥用，我国自 2019 年 5 月 1 日起将芬太尼类物质列入《非药用类麻醉药品和精神药品管制品种增补目录》，对包括芬太尼在内的 25 种结构类似物正式实施整类列管。

表 3-4　常见 4-苯胺基哌啶类药物的结构和作用特点

药物名称	结构	作用特点
芬太尼 （fentanyl）	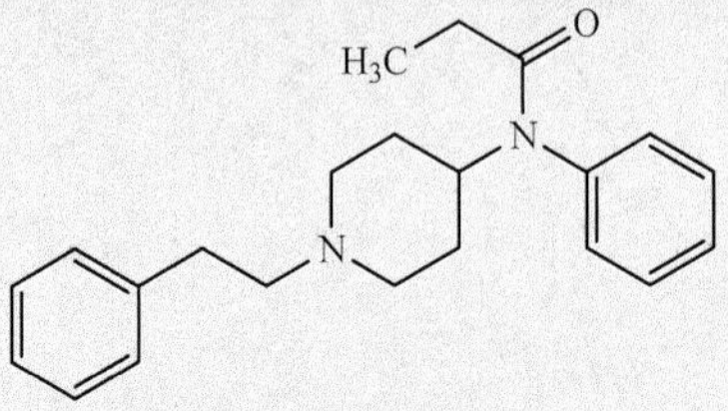	强效麻醉性镇痛药，镇痛效力约为吗啡的 80 倍，不良反应比吗啡弱
阿芬太尼 （alfentanil）	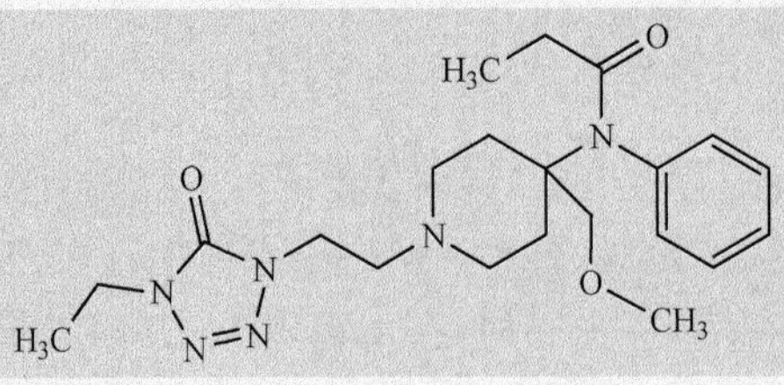	静脉注射速效麻醉镇痛药，治疗指数高达 25 200，安全性好
舒芬太尼 （sufentanil）	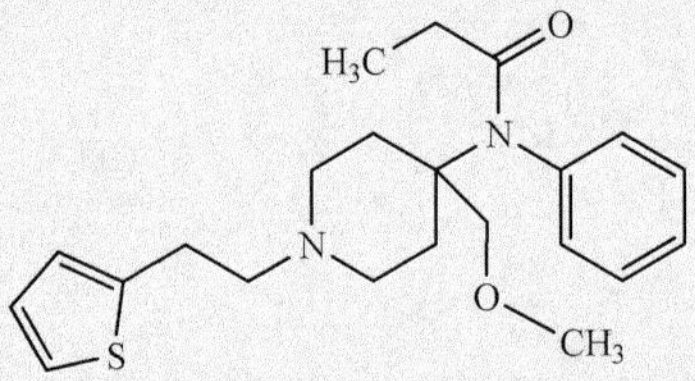	镇痛作用比芬太尼强 5~7 倍，安全范围大
瑞芬太尼 （remifentanil）	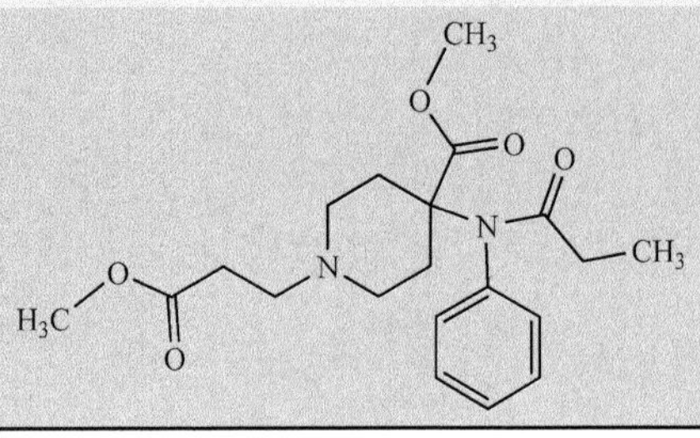	前药，短效 μ 受体激动剂，作用时间短，无累积性阿片样效应，效价与芬太尼相似

典型药物介绍

盐酸哌替啶（pethidine hydrochloride）

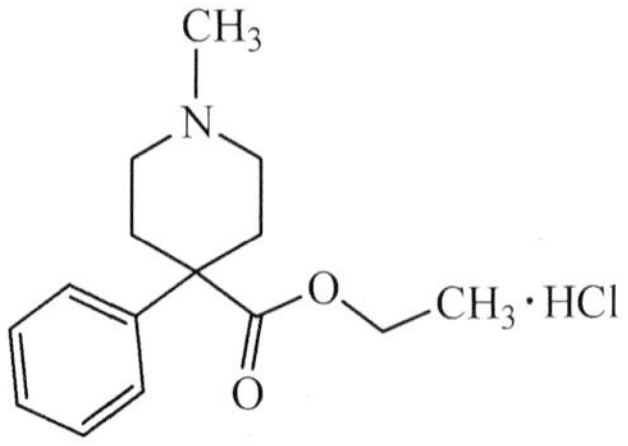

化学名：1-甲基-4-苯基-4-哌啶甲酸乙酯盐酸盐，1-methyl-4-phenyl-4-piperidine-carboxylic acid ethyl ester hydrochloride，又名杜冷丁（dolantin）。

性状：本品为白色结晶性粉末，味微苦，易吸潮，遇光易变黄。易溶于水或乙醇，可溶于三氯甲烷，几乎不溶于醚。熔点为 186～190℃。

化学性质：盐酸哌替啶呈弱酸性，$pK_a(HB^+)$ 8.7，用碳酸钠试液碱化其水溶液可析出油滴状哌替啶，放置后逐渐凝成固体，熔点为 30～31℃。哌替啶分子内含有一个酯键，但该酯键邻位有苯环，空间位阻大，水溶液短时间加热不易被水解，但在酸性条件下易发生水解，pH = 4 时最稳定。

合成路线：本品的合成可从苯乙腈出发，在氨基钠作用下，与氮芥分子发生双烷基化关环，进一步在酸性条件下发生氰基的水解、酯化和成盐得到盐酸哌替啶。

盐酸哌替啶

主要药理学用途：哌替啶为典型的 μ 受体激动剂，镇痛作用相当于吗啡的 1/10～1/8。临床主要用于治疗创伤、烧伤、烫伤、术后疼痛等各种剧痛，也用于心源性哮喘、麻醉前给药、内脏剧烈绞痛及人工冬眠。本品比吗啡副作用小，具有起效快、持续时间短的特点，可用于分娩镇痛，对新生儿呼吸抑制作用小。

（四）氨基酮类

氨基酮类药物可以看作仅保留吗啡结构中 A 环的类似物，也可被称为二苯基庚酮类或苯基丙胺类。在研究含碱性侧链的芴-9-羧酸酯类化合物的构效关系时首先发现了美沙酮（methadone），1946 年进入临床。美沙酮分子内含有一个手性中心，其左旋体镇痛作用强，右旋体镇痛作用极弱，临床使用其消旋体。

美沙酮与哌替啶结构相差较大，但仍具有镇痛活性，作用与吗啡相当，这被认为是因为美沙酮结构中的羰基由于极化作用，使得羰基碳原子上带有部分正电荷，可以通过静电作用与氮原子上的孤对电子相互作用，从而保持类似哌啶环的构象，具有镇痛活性。美沙酮成瘾性发生较少，作用时间长，戒断症状较轻，常用作海洛因等成瘾造成的戒断症状治疗，称为"美沙酮维持疗法"。

对美沙酮进行结构改造，可得到左醋美沙朵（levomethadyl acetate）、右丙氧芬（dextropropoxyphene）等类似物。左醋美沙朵镇痛作用强于美沙酮，也可用作戒毒药。右丙氧芬于 1957 年用于临床，为弱 μ 阿片受体激动剂，镇痛作用弱，成瘾性小，适用于慢性病引起的疼痛，其左旋体无镇痛作用，但是有效的镇咳药。

美沙酮　　　　　美沙酮　　　　　　　　左醋美沙朵　　　　　右丙氧芬

典型药物介绍

盐酸美沙酮（methadone hydrochloride）

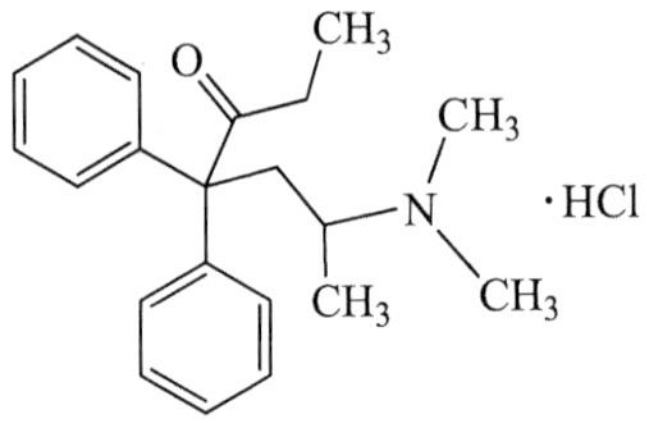

化学名：(6*R*, *S*)-4, 4-二苯基-6-二甲氨基-3-庚酮盐酸盐，(6*R*, *S*)-6-(dimethylamino)-4, 4-diphenylheptan-3-one hydrochloride，又名盐酸美散痛。

性状：本品为无色结晶或白色结晶性粉末；无臭，味苦。易溶于乙醇和三氯甲烷，在水中溶解，不溶于乙醚和甘油。熔点为 230～234℃。

化学性质：盐酸美沙酮水溶液呈弱酸性，在 20℃时 pK_a 为 8.25。本品具有旋光性，左旋体（$[\alpha]_D^{20}$ −145°）镇痛活性大于右旋体，临床上常用其消旋体。本品羧基由于邻位双苯基的存在，位阻较大，反应活性较低，不能与氨基或肼缩合，也不能被钠汞齐或异丙醇铝还原。本品的游离碱有机溶液在储存中可形成 *N*-氧化物，水溶液在光照下部分分解，溶液变成棕色，pH 和旋光性发生变化。

案例 3-2

《欧洲药典》9.0 版规定对美沙酮中以下杂质进行限量检查：

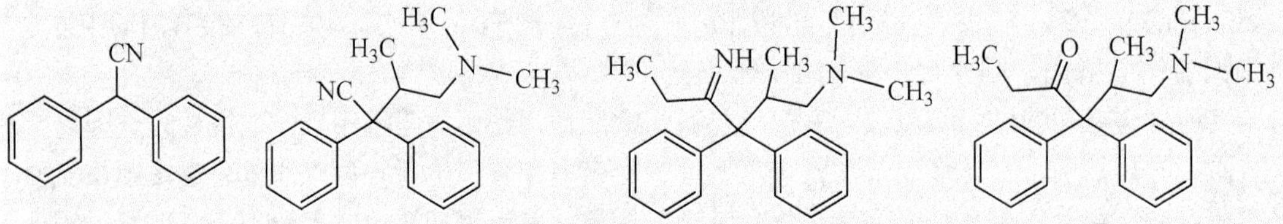

A   B   C   D

问题：

试从药物合成路线的角度分析为何要对上述杂质进行检查。

合成路线：本品的合成可从二苯乙腈出发，在氨基钠作用下，与 2-氯-*N*, *N*-二甲基丙胺发生烷基化，可以得到两个异构体（Ⅰ和Ⅱ），该混合物不经分离进一步与溴化乙基镁发生 Grinard 反应得到相应的亚胺，在酸性条件下水解，得到消旋的美沙酮和异美沙酮，异美沙酮的镇痛作用较弱。通过重结晶可以将美沙酮和异美沙酮分离。

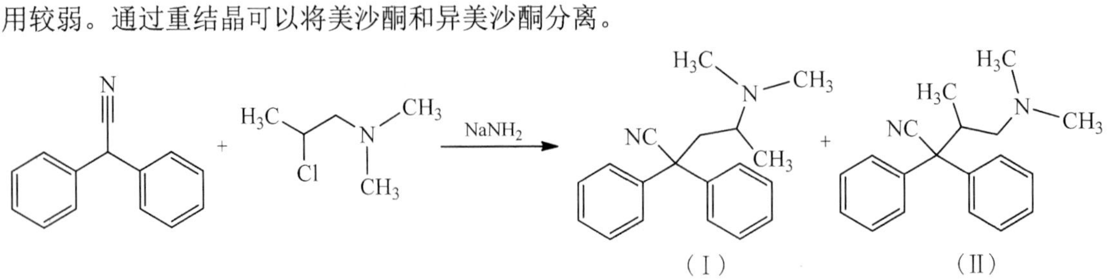

（Ⅰ）   （Ⅱ）

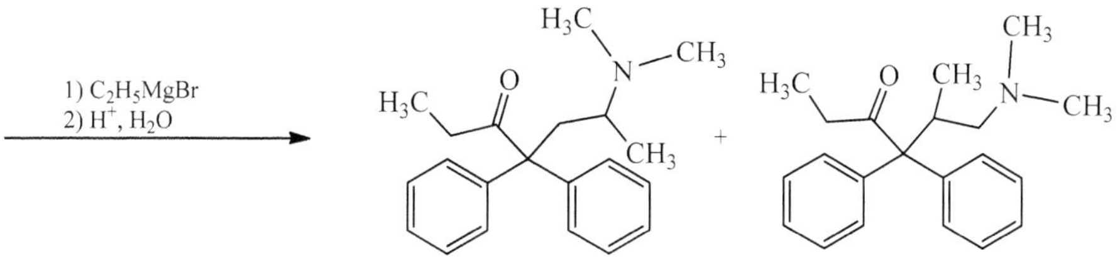

美沙酮   异美沙酮

主要药理学用途：美沙酮是 μ 阿片受体激动剂，镇痛作用与吗啡相当，比哌替啶强，左旋体镇痛作用强于右旋体，适用于癌症患者镇痛。成瘾性小，临床上常用于海洛因成瘾的替代治疗。

案例 3-2 分析

  美沙酮的合成路线中，二苯乙腈经过三步转化实现美沙酮的合成，故产物中可能残留起始原料二苯乙腈（杂质 A）。二苯乙腈在强碱的作用下，与 2-氯-N,N-二甲基丙胺发生烷基化，会得到异构体 II（杂质 B）。异构体 II 与溴化乙基镁反应后得到稳定的亚胺化合物 IV（杂质 C），该亚胺化合物在一定条件下也可以发生水解生成异美沙酮（杂质 D），也可能残留在产品中。

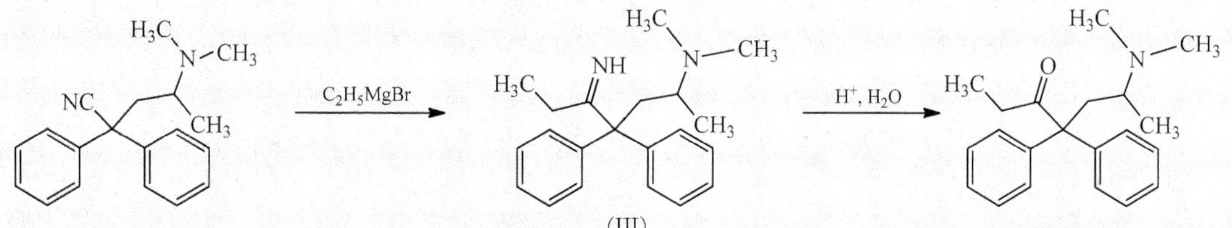

（Ⅰ）   （Ⅲ）   美沙酮

不稳定，容易水解

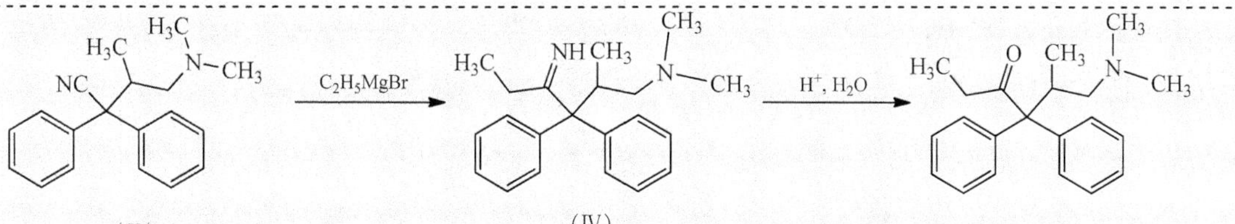

（Ⅱ）   （Ⅳ）   异美沙酮

杂质 B   稳定，可以水解   杂质 D

      杂质 C

（五）其他类

  临床上使用的镇痛药还包括环己烷衍生物、氨基四氢萘类等。

  盐酸曲马多（tramadol hydrochloride）是环己烷衍生物类镇痛药的代表药物，1980 年首先在欧洲用于临床，1995 年在美国上市。曲马多结构中有两个碳手性中心，环己烷的 1-间-甲氧基苯基与 2-二甲氨基甲基呈反式，临床使用其外消旋体。曲马多是 μ 阿片受体激动剂，同时还可抑制 5-HT 重摄取，呼吸抑制副作用低，短时间成瘾性小，用于中重度疼痛的镇痛。

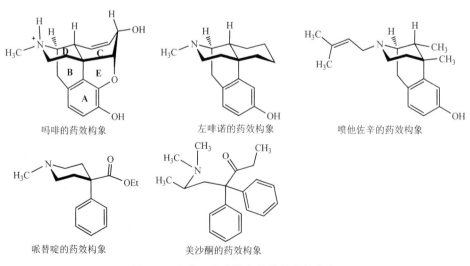

地佐辛（dezocine）为氨基四氢萘类镇痛药的代表药物，也可看作是保留了吗啡 A、B 环的类似物。本品为阿片样激动/拮抗剂，为 μ 阿片受体部分激动剂，对 κ 受体作用弱，对 δ 受体有激动作用。本品临床用于术后疼痛、内脏及癌性疼痛。

三、吗啡类镇痛药的构效关系

（一）阿片受体与吗啡类镇痛药的结合模式

阿片受体在神经系统中的分布不均匀且作用影响也不同，在中枢神经系统内至少有 μ、κ、δ 和 σ 四种类型的阿片受体（每种受体都有不同亚型，可进一步分为 μ_1、μ_2、κ_1、κ_2、κ_3、δ_1、δ_2 等）。μ 受体广泛存在于中枢神经系统，尤其是边缘系统、纹状体、下丘脑和中脑导水管周围灰质区等，κ 受体主要分布于脊髓和大脑皮质。吗啡及合成镇痛药对不同阿片受体的亲和力和内在活性不同，该类镇痛药作用于受体后，可引起膜电位超极化，使神经递质释放减少，阻断神经冲动的传递从而产生镇痛等作用。对比吗啡及合成镇痛药的结构特点，发现他们的结构复杂多样，却具有类似的镇痛作用，这说明吗啡及其类似物具有相同的药效构象，可与体内特定的具有三维立体结构的阿片受体结合并产生相互作用，从而发挥镇痛作用。

吗啡及合成镇痛药的药效构象如图 3-1 所示，吗啡的结构中含有 A、B、C、D、E 五个环，而临床中常用的合成镇痛药大多是通过对吗啡结构进行简化修饰获得。去掉 E 环得到吗啡喃类镇痛药，经结构修饰制得左啡诺；同时去掉 C、E 环得到苯并吗喃类镇痛药，经结构修饰制得喷他佐辛；同时破除 B、C、E 三环可得到哌啶类镇痛药，经结构修饰后得到哌替啶；在哌啶类镇痛药结构基础上打开 D 环便得到氨基酮类镇痛药，代表药物为美沙酮。

吗啡的药效构象　　左啡诺的药效构象　　喷他佐辛的药效构象

哌替啶的药效构象　　美沙酮的药效构象

图 3-1　吗啡及合成镇痛药物的药效构象

Casy 等于 1954 年研究了吗啡及合成镇痛药的共同药效构象，发现阿片类镇痛药的基本分子结构中均具有以下三个结构特征：①一个碱性中心，该碱性中心在生理 pH 条件下可发生部分解离生成阳离子；②分子结构中含有一个平面的芳环结构；③一个突出于平面的烃基链。芳环与碱性中心不在同一个平面内，烃基链凸出于平面。基于阿片类镇痛药的结构特点，结合药物与受体作用原理，阿片类镇痛药的药效构象应与体内的阿片受体的三维结构互补，进而发挥药效。基于此，Casy 和 Beckett 提出了与阿片受体相适应的阿片受体三点结合模型，如图 3-2 所示。

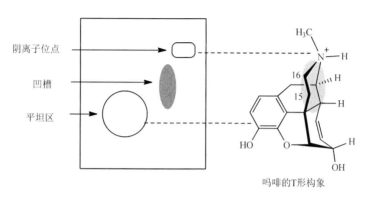

图 3-2 吗啡与阿片受体结合的三点模型

受体上存在的阴离子部位可与镇痛药分子中的碱性中心通过静电相互作用缔合；而阿片类镇痛药分子结构中哌啶环上的 C15/C16 烃基链凸出于平面结构，因此，可以与受体结构中的凹槽部分相适应；阿片类镇痛药分子结构中含有一个平面芳香环结构，可通过范德瓦耳斯力与受体的平坦区结合。

阿片类镇痛药与阿片受体三点结合模型在一定程度上促进了镇痛药的研究与发展，成功用于解释经简化吗啡结构而发展的多数合成镇痛药的作用机制，但不能解释高效镇痛药（如埃托啡）的作用机制，也不能区分激动剂和拮抗剂。为了发展完善阿片受体学说，研究者逐步提出了四点和五点结合的阿片受体学说，并很好地解释了为什么埃托啡的镇痛活性高出吗啡上万倍，而纳洛酮为阿片受体的完全拮抗剂等。

（二）脑啡肽

Hughes 等研究者于 1975 年从猪脑内分离提取出两种内源性阿片样物质，称为脑啡肽（enkephalin）。脑啡肽属于内啡肽，为五肽，包括亮氨酸脑啡肽（leucine enkephalin，leu-enkephalin，LEK）和甲硫氨酸脑啡肽（methionine enkephalin，met-enkephalin，MEK），上述二者 N 端四肽序列相同，均为酪氨酸（Tyr）、甘氨酸（Gly）、甘氨酸（Gly）和苯丙氨酸（Phe），区别在于 C 端分别为亮氨酸和甲硫氨酸。

亮氨酸脑啡肽 Leu-enkephalin　　Tyr-Gly-Gly-Phe-Leu-OH

甲硫氨酸脑啡肽 Met-enkephalin　　Tyr-Gly-Gly-Phe-Met-OH

在发现脑啡肽后，研究者们研究了其成药性，发现作为小肽分子的脑啡肽稳定性差，在体内易被多种非特异性金属肽酶快速水解，半衰期短。即使通过脑内直接给药，仍大量水解，导致镇痛作用很弱且具有成瘾性，不能用于临床。

脑啡肽是 δ 受体的天然配体，为获得较高选择性的 δ 受体激动剂，研究者们合成了大量的脑啡肽衍生物，但与脑啡肽一样，合成的脑啡肽衍生物仍受限于代谢的不稳定性，从而限制了对其进一步研究。但研究者在研究过程中，总结出在脑啡肽结构中，除 1 位和 4 位的氨基酸不可改变外，对其他 3 个部位的氨基酸均可进行修饰，并获得具有较高镇痛活性的美克法胺（metkefamide）。

美克法胺 metkefamide　Tyr-*D*-Ala-Gly-Phe-Me-Met-NH$_2$

第2节　镇咳祛痰药

咳嗽是由多种原因引起的一种保护性反射活动，是呼吸道受到如炎症、异物等刺激后，发出冲动传入延髓咳嗽中枢引起的生理反射。一般情况下，轻微的咳嗽有助于清除呼吸道内的痰液与异物，从而保持呼吸道清洁和畅通，并可自然缓解，通常不需要服用止咳药；但强烈而频繁的咳嗽，尤其是干咳、剧咳，会影响正常的生活，甚至加重病情而引起其他并发症，针对病因治疗的同时需要应用镇咳药，以便缓解咳嗽。引起咳嗽的常见原因包括吸烟、空气污染、急性或慢性支气管炎、用药[抗结核药对氨基水杨酸钠、血管紧张素转化酶抑制剂（ACEI）、抗心律失常药胺碘酮等]或鼻炎等。

痰是呼吸道炎症的产物，可刺激呼吸道黏膜引起咳嗽，并加重感染。祛痰药可有效改变痰中的黏性成分，降低痰的黏滞度，而使痰易于咳出。

一、镇　咳　药

广义上的镇咳药是指能抑制咳嗽反射弧中的任何一个环节的药物。镇咳药按作用机制可分为中枢性镇咳药和外周性镇咳药两大类。中枢性镇咳药可选择性抑制延髓咳嗽中枢而产生镇咳作用，外周性镇咳药可通过抑制咳嗽反射弧中的感受器、传入神经、传出神经中任何一个环节而发挥镇咳作用。

（一）中枢性镇咳药

中枢性镇咳药（central antitussives）主要是通过抑制延髓咳嗽中枢而发挥镇咳作用，根据其是否有成瘾性和麻醉作用可分为依赖性和非依赖性镇咳药。吗啡类生物碱及其衍生物属于依赖性镇咳药，主要包括可待因（codeine）、福尔可定（pholcodine）等，可直接作用于延髓咳嗽中枢，起到迅速镇咳的作用，兼具镇痛和镇静作用。针对依赖性镇咳药存在的成瘾性问题，近年来，研究者一直在设法寻找非依赖性中枢镇咳药物，该类药物多为人工合成镇咳药，主要包括右美沙芬（dextromethorphan）、二氧丙嗪（dioxopromethazine）等。在治疗剂量下，非依赖性中枢镇咳药对呼吸中枢的抑制作用不明显。理想的镇咳药不仅可以止咳，还不会损害清除痰液的反射机制，而依赖性中枢镇咳药可抑制纤毛运动，从而影响痰液排除，因此，仅在其他治疗无效时短暂使用。

可待因　　　　　　　　　福尔可定

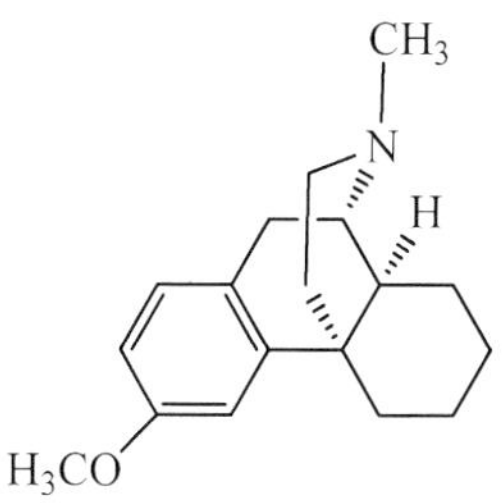

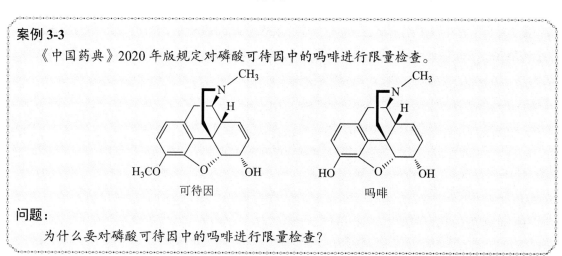

右美沙芬 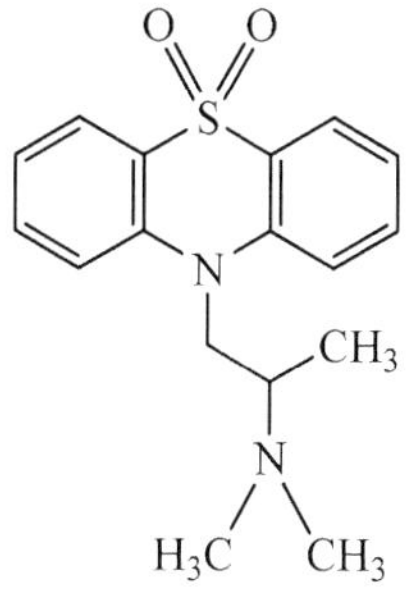　　　　　　　　　二氧丙嗪

典型药物介绍

磷酸可待因（codeine phosphate）

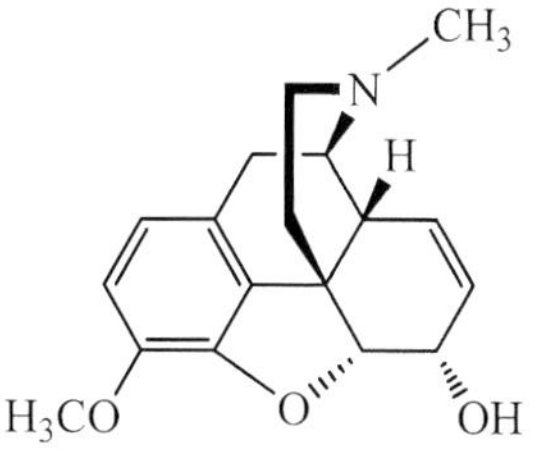

·H$_3$PO$_4$·1.5 H$_2$O

化学名： 17-甲基-3-甲氧基-4, 5α-环氧-7, 8-二去氢吗啡喃-6α-醇磷酸盐倍半水合物，7, 8-didehydro-4, 5α-epoxy-3-methoxy-17-methylmorphinan-6α-ol phosphate sesquihydrate，又称磷酸甲基吗啡。

性状： 本品为白色细微的针状结晶性粉末，具有左旋性；无臭，味苦，有风化性。本品易溶于水，微溶于乙醇，极微溶于乙醚或三氯甲烷。

案例 3-3

《中国药典》2020 年版规定对磷酸可待因中的吗啡进行限量检查。

可待因　　　　　　　　　吗啡

问题：

为什么要对磷酸可待因中的吗啡进行限量检查？

化学性质： 本品的水溶液显酸性，遇光易变质，因此应避光保存。本品是吗啡 3 位甲醚衍生物，结构中无游离酚羟基，因此，与三氯化铁试液不发生显色反应；但其结构中有吗啡烷类生物碱结构，可与甲醛硫酸试液反应显紫红色。

制备方法： 本品是从罂粟中分离得到的生物碱，但由于在阿片中的含量较低，因此，供药用的磷酸可待因多是由吗啡 3 位酚羟基甲醚化制得。

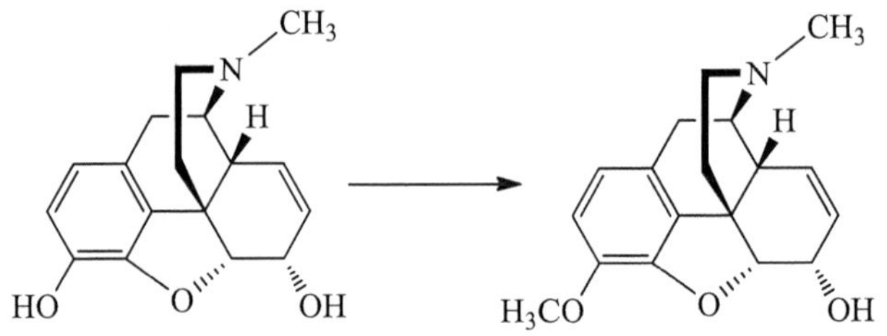

吗啡 → 可待因

主要药理学用途：本品为弱 μ 受体激动剂，是临床中常用的中枢性镇咳药和止痛药，副作用较吗啡小。本品具有中枢性镇痛作用，适用于中度及以上疼痛时镇痛，其镇痛作用为吗啡的 1/12～1/7。本品常用作口服止咳药，适用于治疗各种原因引起的剧烈干咳和刺激性咳嗽，镇咳作用为吗啡的 1/4。本品具有成瘾性，使用时应注意用量。

案例 3-3 分析

供药用的磷酸可待因多是由吗啡 3 位酚羟基甲醚化制得，在反应过程中，若纯化程度不够，则起始原料吗啡将残留在产品中，因此需要对吗啡进行限量检查。

（二）外周性镇咳药

外周性镇咳药（peripheral antitussive drugs），又称末梢性镇咳药，通过抑制咳嗽反射弧中感受器、传入神经、传出神经中任何一个环节而发挥镇咳作用。按作用方式可分为局部麻醉性镇咳药和缓和性镇咳药。局部麻醉性镇咳药对呼吸道黏膜末梢感受器有局部麻醉作用，可选择性作用于肺牵张感受器，抑制肺迷走神经反射，抑制咳嗽冲动的传导，从而发挥镇咳作用。缓和性镇咳药可通过保护呼吸道黏膜、减少痰液对呼吸道的刺激、缓解支气管痉挛等方式起到止咳作用。常用的外周性镇咳药主要包括喷托维林（pentoxyverine）、苯丙哌林（benproperine）、普诺地嗪（prenoxdiazine）、甘草合剂等，上述药品中，部分兼有中枢性和外周性两种作用，只是主次不同。

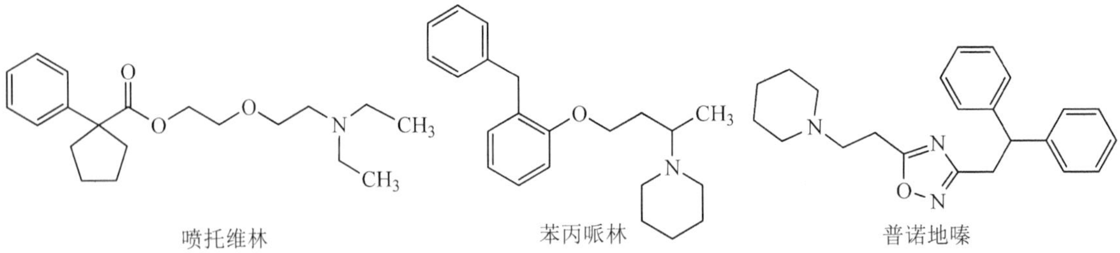

喷托维林　　　　　苯丙哌林　　　　　普诺地嗪

典型药物介绍

柠檬酸喷托维林（pentoxyverine citrate）

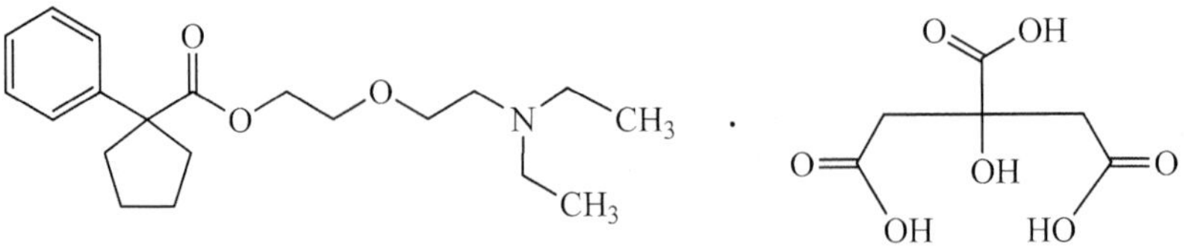

化学名：1-苯基环戊烷羧酸-2-(2-二乙胺基乙氧基)乙酯柠檬酸盐，1-phenylcyclopentanecar-boxylic acid 2-（2-diethylaminoethoxy）ethyl ester citrate，又名咳必清。

性状：本品为白色或类白色的结晶性或颗粒性粉末；无臭，味苦。本品易溶于水，溶于乙醇，略溶于三氯甲烷，几乎不溶于乙醚。本品熔点介于 90～95℃。

主要药理学用途：本品用于治疗与感冒、支气管炎或鼻窦炎等疾病相关的干咳，与可待因和其他镇咳药类似，只可缓解症状，不能完全治愈疾病。本品为人工合成的非成瘾性镇咳药，镇咳作用强度只有可待因的 1/3。

二、祛 痰 药

祛痰药（expectorants）是能改变痰液中黏性成分，降低痰的黏滞度，使痰易于咳出的一类药物。将痰液排出不仅可减少对呼吸道黏膜的刺激，还可间接起到镇咳平喘的作用。祛痰药按作用方式分类，可分为多糖纤维素分解剂、黏痰溶解剂、含有分解脱氧核糖核酸的酶类、表面活性剂和黏液调节剂五种。

多糖纤维素分解剂可促使黏膜痰中酸性蛋白纤维裂解，使糖蛋白的肽链断裂，形成小分子，从而降低痰液的黏度，常用药有溴己新（bromhexine）、氨溴索（ambroxol）等。

黏痰溶解剂的结构中含有具有巯基的氨基酸，可与黏蛋白的二硫键反应，使黏蛋白分子裂解，降低痰液的黏度而易于咳出，常用药有乙酰半胱氨酸（acetylcysteine）等。

含有分解脱氧核糖核酸的酶类可加速痰液中脱氧核糖核酸的分解，降低脓痰黏度，常用的酶有糜蛋白酶、脱氧核糖核酸酶等。

表面活性剂可通过降低痰液的表面张力而降低黏膜表面的黏附力，使黏痰易于咳出，常用药有愈创甘油醚（guaifenesin）等。

黏液调节剂能分裂糖蛋白、黏蛋白多肽链等分子间的二硫键，生成小分子，降低黏痰的黏度，同时可调节黏液的分泌，增加黏膜纤毛的转运，从而促进痰液的咳出，改善呼吸道分泌细胞的功能，修复黏膜，常用药有羧甲司坦（carbocisteine）、厄多司坦（erdosteine）等。

溴己新　　　　　　　　　　　氨溴索　　　　　　　　　　　乙酰半胱氨酸

愈创甘油醚　　　　　　　　　　羧甲司坦　　　　　　　　　　厄多司坦

典型药物介绍

盐酸溴己新（bromhexine hydrochloride）

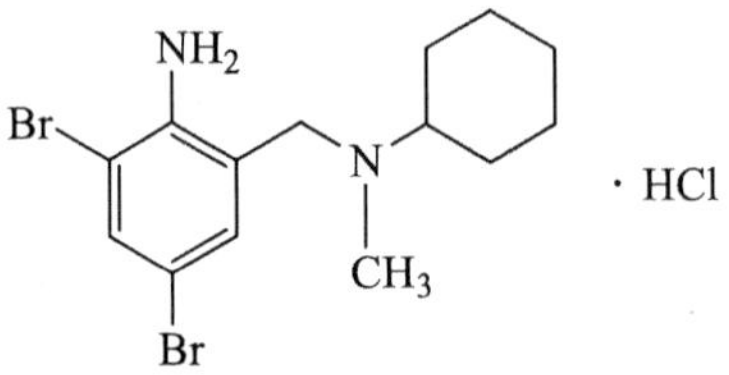

化学名：*N*-甲基-*N*-环己基-2-氨基-3，5-二溴苯甲胺盐酸盐，2-amino-3，5-dibromo-*N*-cyclohexyl-*N*-methylbenzylamine hydrochloride。

性状：本品为白色或类白色的结晶性粉末；无臭，无味。本品易溶于甲酸，微溶于乙醇、三氯甲烷、甲醇，极微溶于水；熔点为 239～243℃（分解）。

> **案例 3-4**
> 《欧洲药典》规定对盐酸溴己新原料药的杂质 2-氨基-3,5-二溴苄醇进行限量检查。
> **问题：**
> 2-氨基-3,5-二溴苄醇为什么成为《欧洲药典》要求检查的杂质？

合成路线：盐酸溴己新的合成以 2-氨基-3,5-二溴苯甲醛为原料，经硼氢化钠还原制得 2-氨基-3,5-二溴苄醇（Ⅰ），随后经氯化亚砜氯代后生成 2,4-二溴-6-氯甲基苯胺（Ⅱ），再与 *N*-甲基环己胺发生氨化反应，最后经盐酸处理制得盐酸溴己新。

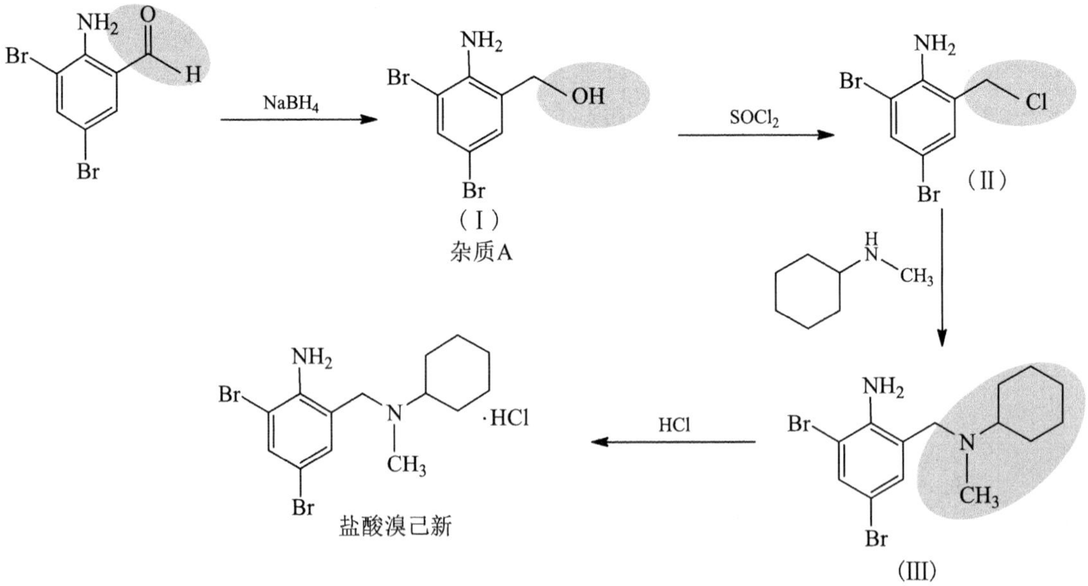

主要药理学用途：本品适用于急、慢性支气管炎，支气管哮喘，支气管扩张，肺气肿等伴有白色黏痰而不易咳出的患者。由于祛痰药可破坏胃黏膜屏障，因此，胃及十二指肠溃疡或存

在溃疡病史的患者慎用，而对于肺脓肿患者须与抗菌药联合使用以便控制感染。

案例 3-4 分析

　　根据盐酸溴己新的合成工艺，未反应的中间体 2-氨基-3, 5-二溴苄醇（I）可能带入产品，所以《欧洲药典》要求对该杂质进行限量检查。

小　　结

　　本章主要介绍了中枢性阿片样镇痛药和镇咳祛痰药。

　　阿片样镇痛药按来源可分为天然阿片生物碱、半合成吗啡衍生物和全合成镇痛药，其中合成镇痛药大多是从简化吗啡结构的思路发展而来；按照结构特点又分为吗啡喃类、苯并吗喃类、哌啶类、氨基酮类等几大类。代表性药物有吗啡、哌替啶、喷他佐辛、美沙酮、芬太尼、曲马多、地佐辛等。

　　阿片样镇痛药通过与中枢阿片受体作用，根据吗啡类镇痛药特殊的结构，人们推测了其与阿片受体的结合模式。这类药物可选择性抑制痛觉，主要用于内脏器官剧痛、手术和癌症患者的止痛，但因多类药物具有成瘾风险，必须严格按照国家管理规定谨慎使用。

　　随着对疼痛机制的深入研究，人们还发现了谷氨酸受体、乙酰胆碱受体、神经肽受体等新的镇痛药靶标，这为今后获得新型的高效非成瘾性镇痛药带来了曙光。

　　镇咳药按作用机制可分为中枢性镇咳药和外周性镇咳药两大类。可待因、右美沙芬属于中枢镇咳药。柠檬酸喷托维林属于外周性镇咳药的代表性药物。常用的溴己新、氨溴索等祛痰药属于糖纤维素分解剂；乙酰半胱氨酸等药物属于黏痰溶解剂。

思　考　题

　　1. 为什么吗啡及其注射液变色或产生沉淀即不可供药用？

　　2. 根据吗啡和可待因的化学结构比较其结构差异，讨论二者在酸碱性、稳定性及药理活性方面的差异。

　　3. 比较镇痛药吗啡、喷他佐新、哌替啶和美沙酮的化学结构，解释它们为何结构差异大但均有相似的药理活性？

　　4. 中枢性镇咳药分为哪几类？请列举各类镇咳药的代表药物。

　　5. 外周性镇咳药分为哪几类？请列举各类镇咳药的代表药物。

　　　　　　　　　　　　　　　　　　　　　　　　　　　　　　　（林治华）

第4章　中枢兴奋药及利尿药

学习要求：

1. 掌握： 代表药物咖啡因、氢氯噻嗪和乙酰唑胺的结构、化学名称、作用机制、合成方法及应用。

2. 熟悉： 吡拉西坦、茶碱和呋塞米的结构类型与作用机制及应用。

3. 了解： 其他药物的代表结构类型和作用机制。

中枢兴奋药是一类能增强中枢神经系统功能的药物，主要作用于大脑、延髓和脊髓，对中枢神经的不同部位具有一定程度的选择性。

利尿药是一类能够促进肾脏排尿功能从而增加尿量的药物。利尿作用可通过影响肾小球的滤过、肾小管的再吸收和分泌等功能而实现，主要影响肾小管的再吸收。利尿药作用于肾脏，使肾小管在增加水排出的同时增加钠的排出，从而达到增加尿量、消除水肿的目的。

第1节　中枢兴奋药

中枢兴奋药是一类能增强中枢神经系统功能的药物，主要作用于大脑、延髓和脊髓，对中枢神经的不同部位具有一定程度的选择性。根据药物作用的选择性和用途，中枢兴奋药可分为：①大脑皮质兴奋药，如咖啡因、哌甲酯等；②脊髓兴奋药，可对呼吸中枢起兴奋作用，用于抢救各种危重疾病及中枢抑制药中毒引起的中枢性呼吸抑制，如尼可刹米、洛贝林等；③促进大脑功能恢复药物，又称为促智药，如吡拉西坦、甲氯芬酯等。中枢兴奋药的选择性作用与剂量有密切关系，某些药物在治疗量时可选择性地兴奋中枢神经的特定部位，而随着剂量的增加，作用强度增加，但作用的选择性相应降低；若继续加大剂量，则会引起惊厥甚至逆转为中枢神经抑制作用，而且该状态不能再用中枢兴奋药来对抗，患者可因中枢抑制而危及生命，在应用中应注意剂量并观察患者反应。

按照来源和化学结构，中枢神经兴奋药可分为生物碱类、酰胺类、苯乙胺类、其他类。

一、生物碱类

咖啡因（caffeine）、可可碱（theobromine）和茶碱（theophylline）均为天然黄嘌呤（xanthine）的 *N*-甲基衍生物。它们具有相似的药理作用，都能兴奋中枢神经系统，兴奋心脏，松弛平滑肌和利尿，但它们的作用强度各不相同。

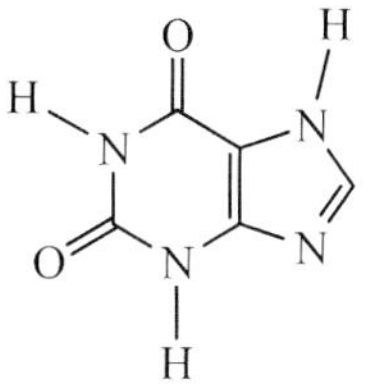

黄嘌呤 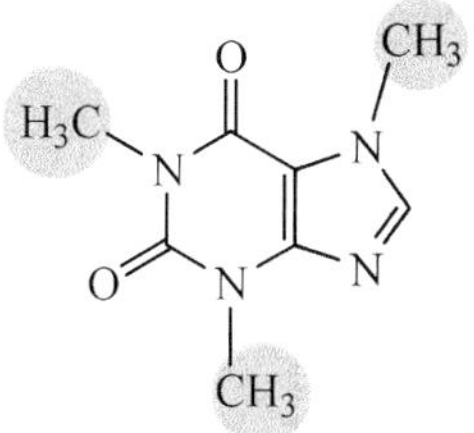 咖啡因 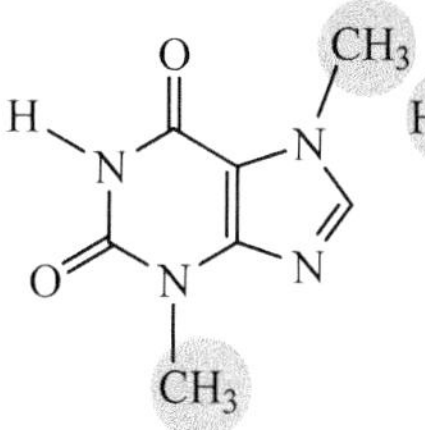 可可碱 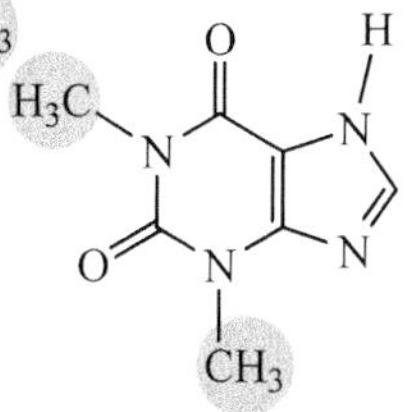 茶碱

中枢兴奋作用：咖啡因＞茶碱＞可可碱；兴奋心脏、松弛平滑肌及利尿作用：茶碱＞可可碱＞咖啡因。因此，咖啡因主要用作中枢兴奋药，能加强大脑皮质的兴奋过程，用于治疗中枢性呼吸衰竭、循环衰竭和神经抑制。茶碱主要用作平滑肌松弛药、利尿药及强心药。

咖啡因、可可碱、茶碱与核酸的组成成分及代谢产物如黄嘌呤、次黄嘌呤、尿酸的结构相似，易代谢排出，因此毒副作用低，口服效果较好。

茶碱，又称 1,3-二甲基黄嘌呤。茶碱及其结构改造产品如氨茶碱（aminophylline）、二羟丙茶碱（diprophylline）等对平滑肌的舒张作用较强，主要用于支气管哮喘。茶碱在低剂量的情况下有中枢兴奋作用，若加大剂量则比咖啡因更容易产生惊厥作用。

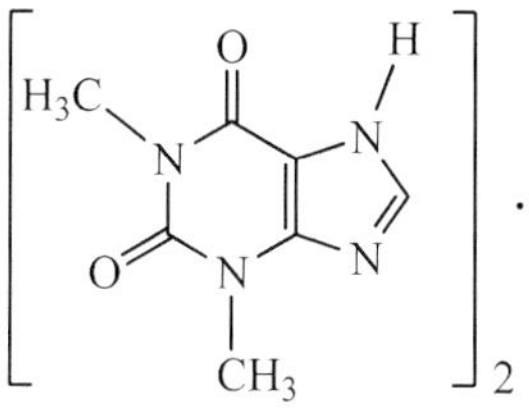

氨茶碱 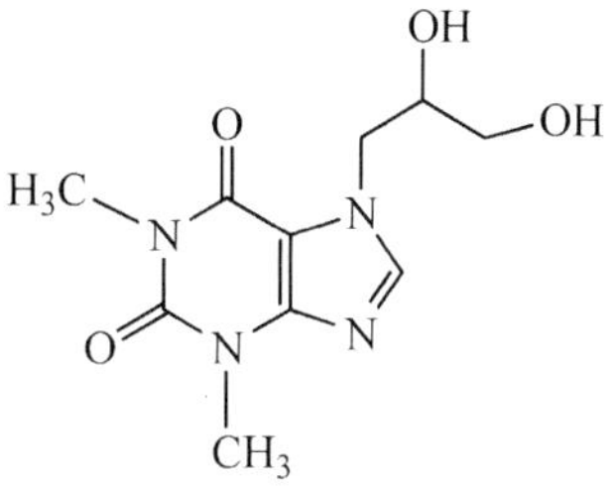 二羟丙茶碱

其他非黄嘌呤生物碱类中枢神经兴奋药有一叶萩碱（securinine）、尼麦角林（nicergoline）、盐酸洛贝林（lobeline hydrochloride）和野靛碱（cytisine）等。

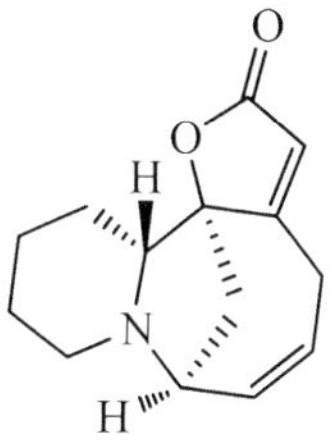

一叶萩碱 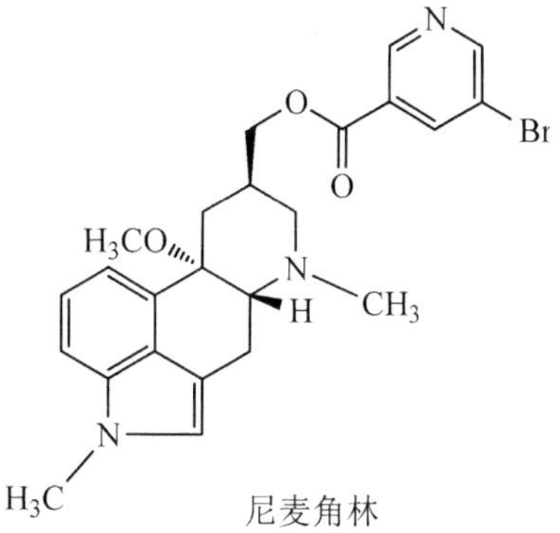 尼麦角林

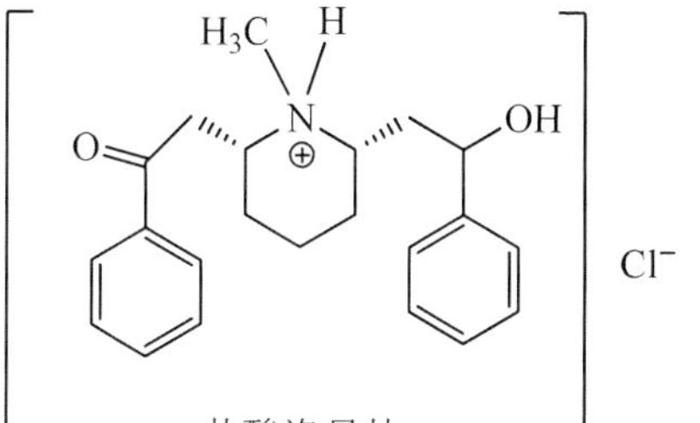

盐酸洛贝林 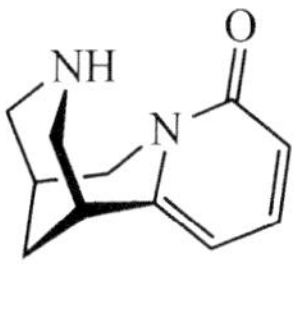 野靛碱

典型药物介绍

咖啡因（caffeine）

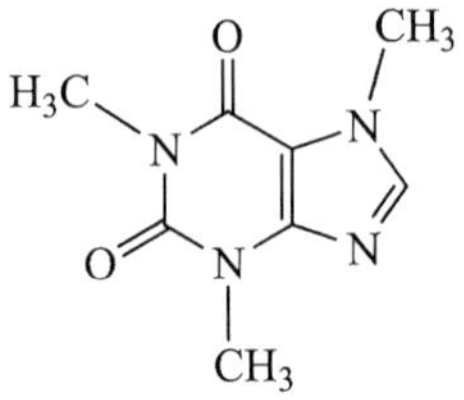

化学名：1, 3, 7-三甲基-3, 7-二氢-1H-嘌呤-2, 6-二酮一水合物，3, 7-dihydro-1, 3, 7-trimethyl-1H-purine-2，6-dione monohydrate。

性状：本品为无臭、味苦；白色针状或粉状固体。易溶于热水或三氯甲烷，略溶于水、乙醇、丙酮，极微溶于乙醚。

案例 4-1

　　《欧洲药典》要求对咖啡因原料药的茶碱进行杂质限量检查。

问题：

　　咖啡因原料药为什么可能含有茶碱?

化学性质：咖啡因的碱性极弱，pK_a（HB$^+$）= 0.6。与强酸如盐酸、氢溴酸等也不能形成稳定的盐。为了增加溶解度，可用有机酸或其碱金属盐如苯甲酸钠、水杨酸钠等形成复盐制成注射液使用。安钠咖注射液（caffeine and sodium benzoate injection）就是苯甲酸钠与咖啡因形成的复盐水溶液。

合成路线：本品可以从可可豆和茶碱中提取，或者从茶碱出发用半合成（semi-synthesis）法制备，也可以用全合成（total synthesis）法制备。目前工业上主要应用全合成法制备咖啡因。本品以氰乙酸为原料，与二甲脲缩合，在碱性条件发生闭环反应，再经亚硝化、氢化还原、甲酰化，在碱性条件下二次闭环得到茶碱（Ⅵ），最后经甲基化反应制得咖啡因。

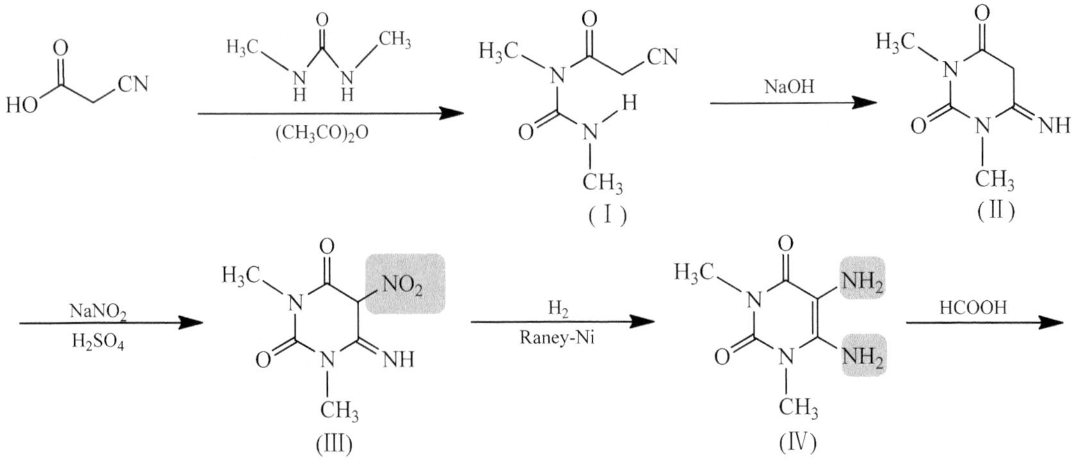

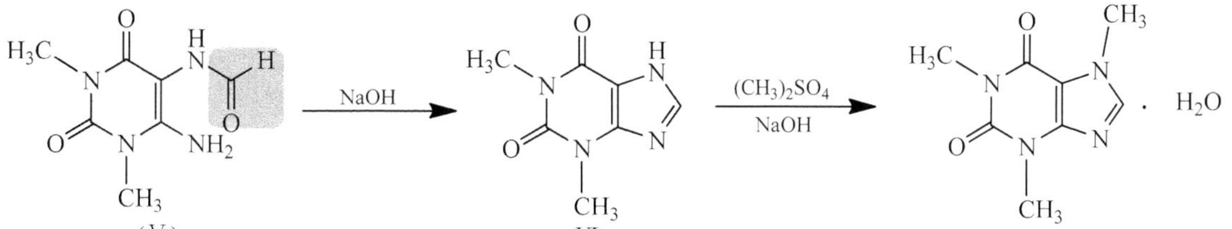

（Ⅴ）　　　　　　　　　　　　　（Ⅵ）

案例 4-1 分析

根据咖啡因的合成路线中，先制得茶碱（Ⅵ），最后一步甲基化制得咖啡因。未反应的中间体茶碱可能带入本品，所以《欧洲药典》要求对该杂质进行限量检查。

主要药理学用途：本品主要通过抑制磷酸二酯酶的活性来减少 cAMP 的分解，进而提高细胞内 cAMP 的含量，加强大脑皮质的兴奋过程。本品小剂量能增加大脑皮质的兴奋过程，清醒凝神，消除疲劳，改善思维活动；大剂量则有兴奋延脑呼吸中枢及血管运动中枢的作用，可使呼吸加深加快，血压上升，用于对抗麻醉药、镇静催眠药的中毒或抢救各种疾病所引起的呼吸、循环衰竭；更大剂量则会产生惊厥作用。本品与麦角胺合用能使中枢血管收缩，用于治疗偏头痛。

大剂量使用本品可导致咖啡因中毒，包括上瘾等一系列身体与心理不良反应，我国已将本品列为国家管制的第二类精神药物制剂。非法走私、贩卖、运输和制造咖啡因将被追究刑事责任。

二、酰　胺　类

该类药物可分为芳酰胺和脂酰胺两类。尼可刹米（nikethamide）是最早发现的芳酰胺类中枢兴奋药，为烟酸的结构类似物。其后又发现了脂酰胺类中枢兴奋药吡拉西坦（piracetam），为 2-吡咯烷酮的结构类似物，人们通过改变 2-吡咯烷酮的 1, 4, 5 位取代基团发现了一些较好改善脑功能的药物并相继应用于临床，如表 4-1。

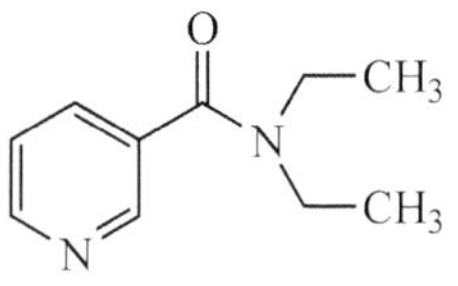

尼可刹米

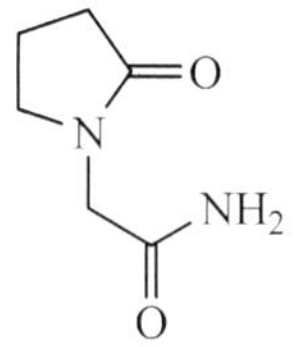

吡拉西坦

表 4-1　吡拉西坦类似物

名称	结构	主要用途及特点
奥拉西坦（oxiracetam）	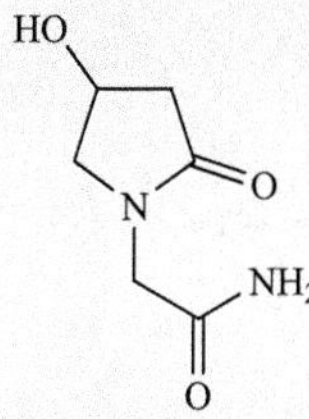	对于轻、中度老年性脑病具有较好疗效，毒性甚低

续表

名称	结构	主要用途及特点
茴拉西坦 (aniracetam)	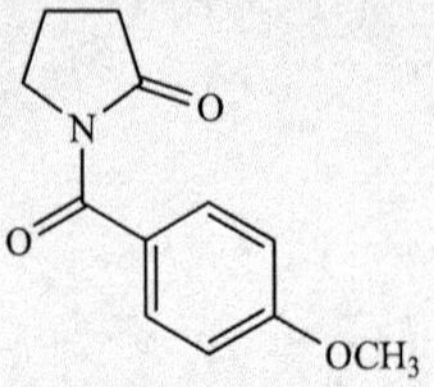	对脑血管疾病后的记忆减退、中老年性的记忆减退有显著疗效
普拉西坦 (pramiracetam)	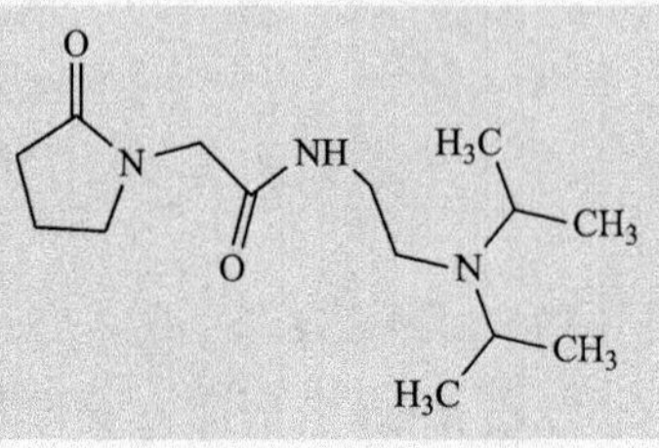	适用于记忆及识别功能减退、语言障碍及 AD
奈非西坦 (nefiracetam)	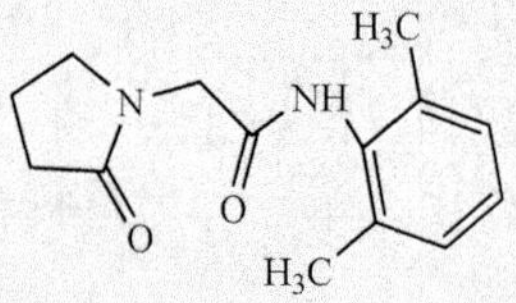	对 AD 和脑血管后遗症具有良好的临床治疗价值
奈拉西坦 (nefiracetam)	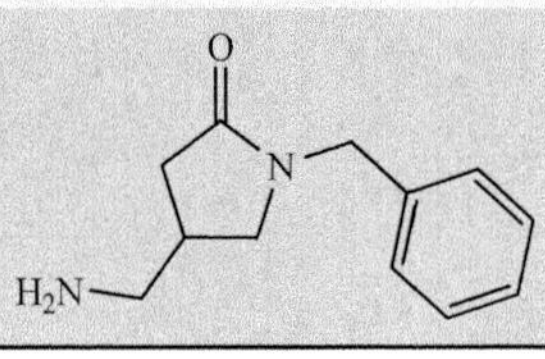	可用于缓解不同类型的 AD 和识别功能障碍症

典型药物介绍

吡拉西坦 (piracetam)

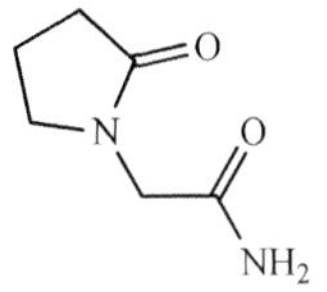

化学名：2-(2-氧代-吡咯烷-1-基)乙酰胺，2-(2-oxopyrrolidin-1-yl)acetamide，又名脑复康、吡乙酰胺等。

性状：本品为白色或类白色的结晶性粉末；无臭，味苦。本品在水中易溶，在乙醇中略溶，在乙醚中几乎不溶。本品的熔点为 151～154℃。

合成路线：2-吡咯烷酮与氯乙酸乙酯反应制得 2-(2-氧代-吡咯烷-1-基)乙酸乙酯（Ⅱ），其再氨解得到吡拉西坦。

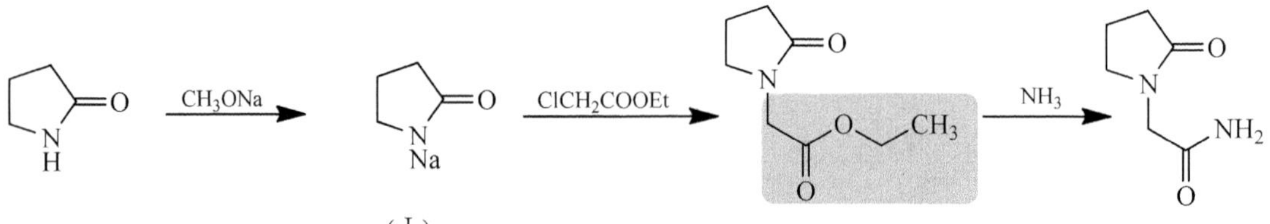

　　主要药理学用途：本品具有五元杂环内酰胺类结构（吡咯烷酮），为大脑抑制性神经递质 GABA 衍生物，可直接作用于大脑皮质，具有激活、保护和修复神经细胞的作用。本品可改善轻度及中度 AD 患者的认知能力，但对重度 AD 患者无效。还可用于脑外伤所致记忆障碍及智力障碍儿童的治疗。

　　本品对中枢作用的选择性强，仅限于脑功能（记忆、意识等）的改善，精神兴奋作用弱，无精神药物的副作用，无成瘾性。

三、苯 乙 胺 类

　　该类药物主要有苯丙胺（amphetamine）、苯甲曲秦（phendimetrazine）、盐酸哌甲酯（methylphenidate hydrochloride）、盐酸哌苯甲醇（pipradrol hydrochloride）等，长期服用该类药物会产生依赖性。

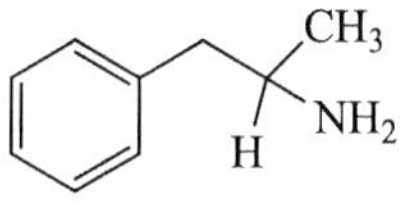

苯丙胺 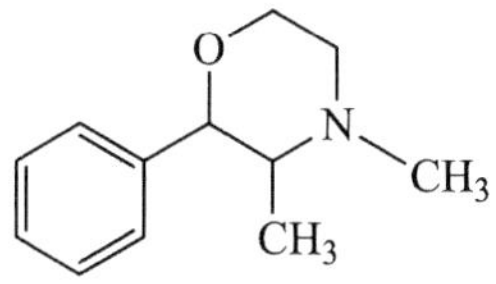　　　　　苯甲曲秦 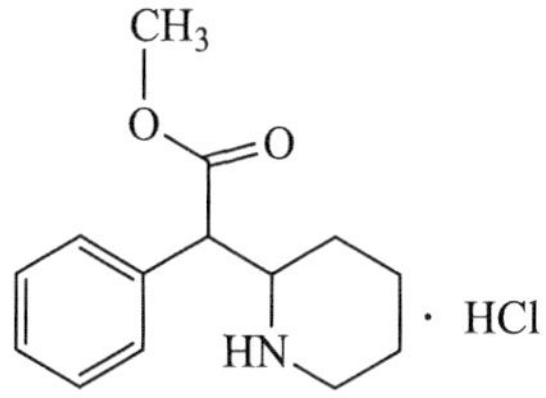　　　　　盐酸哌甲酯 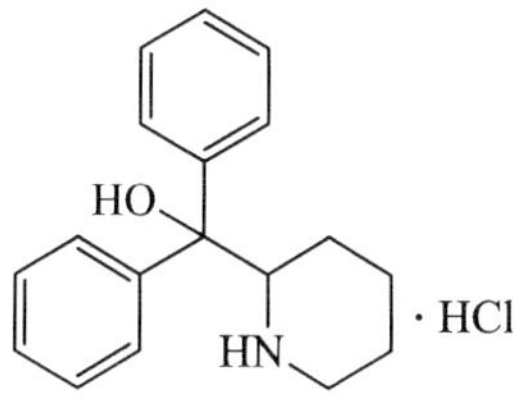　　　　　盐酸哌苯甲醇

四、其 他 类

　　其他结构类型的中枢兴奋药还有克脑醚（antiradon）、吡硫醇（pyritinol）、依昔苯酮（exifone）、盐酸甲氯芬酯（meclofenoxate hydrochloride）、二苯美伦（bifemelane）等。

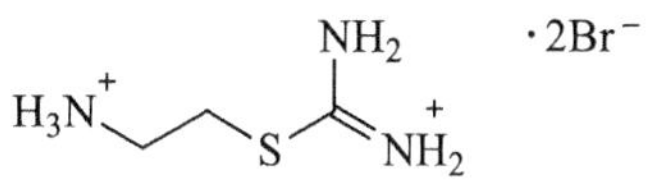

克脑醚 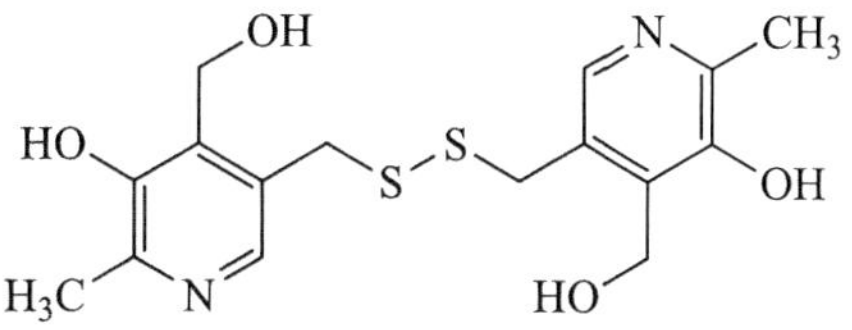　　　　　　　　吡硫醇 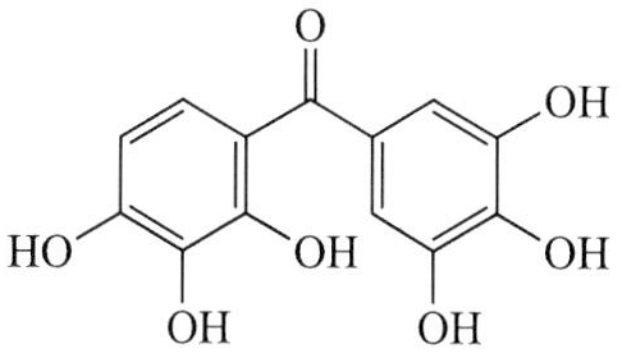　　　　　　　　依昔苯酮

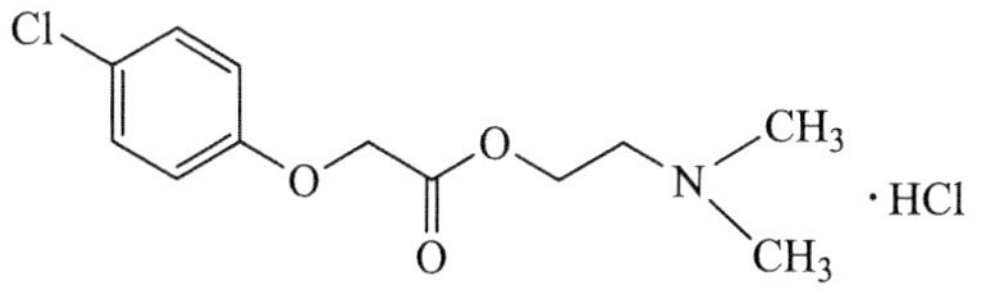

盐酸甲氯芬酯 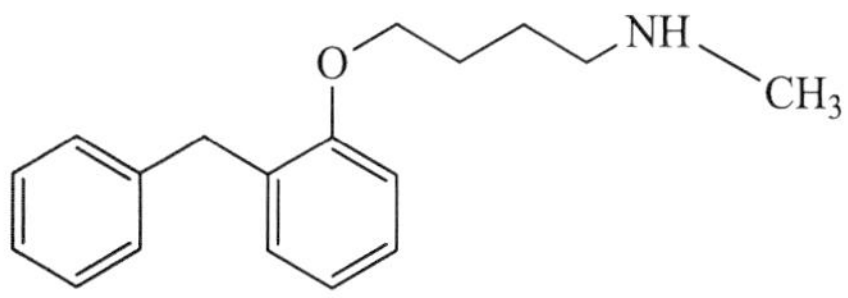　　　　　　　　　　二苯美伦

第 2 节　利 尿 药

　　利尿药作用于肾脏，影响肾脏的泌尿功能，可促使人体排出过多的体液，消除水肿。因此，用于治疗慢性充血性心力衰竭并发的水肿、急性肺水肿、妊娠水肿、脑水肿和肝硬化腹水，还可用作高血压的辅助治疗药。

正常成人血液流经肾脏，经肾小球滤过后形成原尿流入肾小管，形成小管液。小管液流经近曲小管、髓袢、远曲小管，进入集合管，最后形成尿液。原尿大部分被重吸收，约 8% 的原尿最终形成尿液流入膀胱而排出体外，5%～8% 的 Na^+ 随尿液排出，其余 Na^+ 在从近曲小管到集合管的过程中经由不同的机制被重吸收。利尿药直接作用于肾脏的不同部位，影响肾小管和集合管对 Na^+、Cl^- 等电解质、水的重吸收，促进水、电解质，特别是 Na^+ 的排出，增加肾对尿的排泄速度，使尿量增加。

利尿药按效能分为以下三类：高效利尿药、中效利尿药和低效利尿药。按作用机制可分为碳酸酐酶抑制剂（inhibitors of carbonic anhydrase）、噻嗪类（Na^+-Cl^- 同向转运抑制剂, inhibitors of Na^+-Cl^- symport）、其他类（渗透性利尿药, osmotic diuretics；Na^+-K^+-$2Cl^-$ 同向转运抑制剂, inhibitors of Na^+-K^+-$2Cl^-$ symport；阻断肾小管上皮钠通道药物, blocking agents of renal tubule epithelium sodium channels；盐皮质激素受体拮抗剂, antagonists of mineralocorticoid receptors）。

一、碳酸酐酶抑制剂

研究发现，磺胺类药物可以竞争性地抑制肾脏碳酸酐酶（carbonic anhydrase，CA），引起 Na^+、HCO_3^- 和 H_2O 的排出量增加，即产生利尿作用。此发现促使科学家们对磺胺类药物的利尿作用进行深入研究，于 1953 年发现了噻二唑类衍生物乙酰唑胺（acetazolamide），作为碳酸酐酶抑制剂，并用于临床。

碳酸酐酶是一种含锌金属酶，分布于人体内的肾小管上皮细胞、红细胞、胃黏膜、胰腺、中枢神经细胞和睫状体上皮细胞等组织中。通过催化 CO_2 水化反应及某些酯类、醛类水化反应，参与多种离子交换，维持机体内环境稳态。

碳酸酐酶大量存在于近曲小管的上皮细胞中，主要影响碳酸氢钠的重吸收和酸分泌过程。在近曲小管处，碳酸酐酶将管腔中的碳酸分解成 CO_2 和 H_2O，CO_2 扩散到近曲小管的表皮细胞中后，在碳酸酐酶的作用下，重新生成碳酸，碳酸分解成 H^+ 和 HCO_3^-，H^+ 参与 H^+-Na^+ 交换，将 Na^+ 从管腔交换到近曲小管上皮细胞中，H^+ 排出到管腔中。进入近曲小管上皮细胞的 Na^+ 通过同向转运系统，与 HCO_3^- 一起被转运到细胞间质中。因此，抑制碳酸酐酶，能影响 H^+-Na^+ 交换，并能影响 Na^+-HCO_3^- 同向转运系统，使 H^+ 生成减少，H^+-Na^+ 交换减少，管腔中 Na^+、HCO_3^- 浓度增大，为维持渗透压将水带出，从而呈现利尿作用。

乙酰唑胺（acetazolamide）是该类药物的代表性药物，与乙酰唑胺结构类似的利尿药有醋甲唑胺（methazolamide）、依索唑胺（ethoxzolamide）、双氯非那胺（dichlorphenamide）等。乙酰唑胺具有使房水生成减少的作用，可降低青光眼患者的眼压，因此现主要用于治疗青光眼。醋甲唑胺为乙酰唑胺二唑中 N 原子上活性氢的甲基取代物，极性较弱，对眼球的渗透作用更好。双氯非那胺作用较强，临床上主要用于治疗原发性青光眼、继发性青光眼急性期和术前控制眼压，特别适用于对乙酰唑胺有耐药性的患者。依索唑胺、双氯非那胺的作用与乙酰唑胺相似。

乙酰唑胺　　　　　　　　　　醋甲唑胺

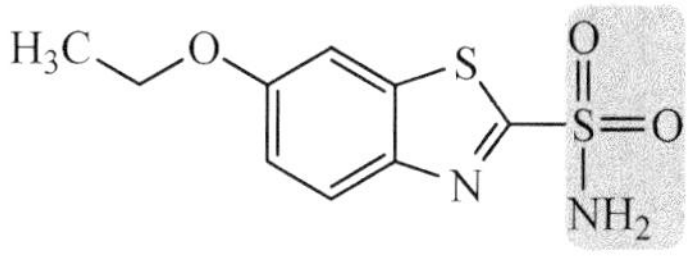

依索唑胺 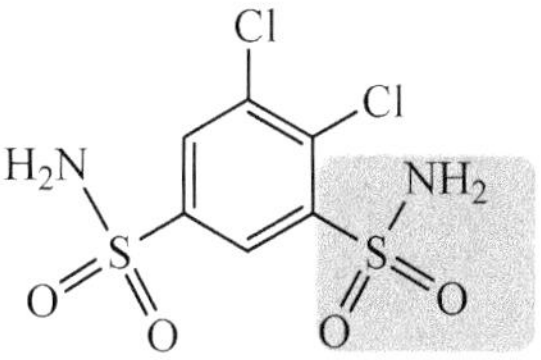　　　　　　　　双氯非那胺

典型药物介绍

乙酰唑胺（acetazolamide）

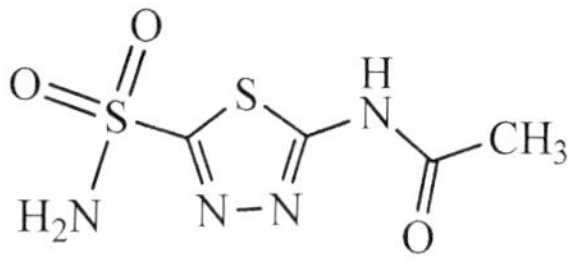

化学名：*N*-[5-(氨磺酰基)-1,3,4-噻二唑-2-基]乙酰胺，*N*-[5-(aminosulfonyl)-1,3,4-thiadiazol-2-yl]acetamide。

性状：乙酰唑胺为白色针状结晶或结晶性粉末；熔点为 258～261℃；无臭，味苦。易溶于碱溶液如氨水，微溶于水和乙醇，不溶于乙醚和三氯甲烷。

化学性质：乙酰唑胺的磺酰胺基氢原子较活泼，本品具弱酸性（pK_a = 7.2），可成钠盐，与重金属成盐可形成沉淀。

合成路线：乙酰唑胺的合成是以硫酸肼为起始原料，与硫氰酸铵反应，生成双硫脲，再与次磷酸钙在盐酸溶液中加热，得噻二唑衍生物（Ⅱ），再经醋酐乙酰化生成乙酰化物（Ⅲ），在乙酸中，通入氯气进行氧化氯化反应，最后氨解后制备得到乙酰唑胺。合成过程中可能引入的杂质包括中间体（Ⅱ）和中间体（Ⅲ）。

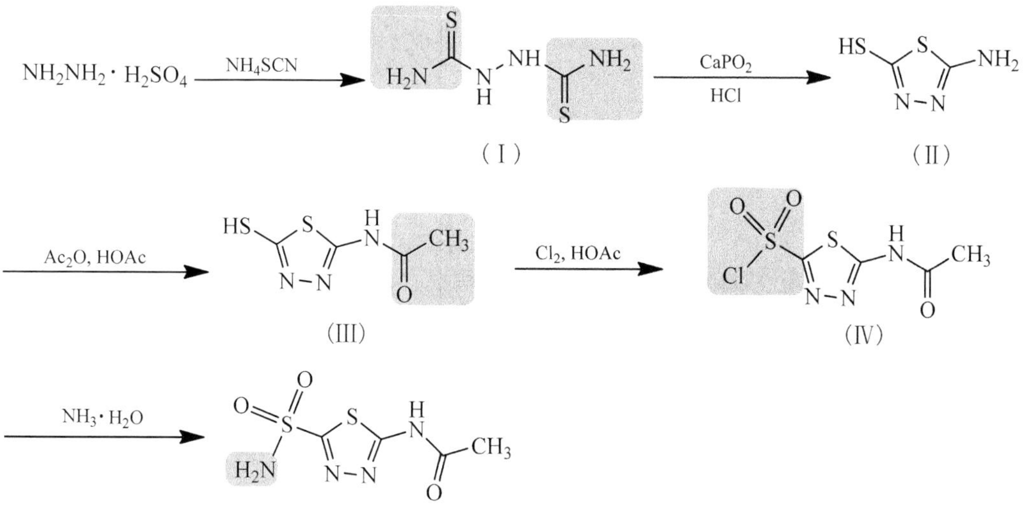

主要药理学用途：乙酰唑胺抑制碳酸酐酶的能力是磺胺药物的 1000 倍，1953 年开始用于临床，为第一个非汞利尿剂。本品主要用于治疗青光眼、脑水肿，与汞剂合用消除心力衰竭性水肿，目前主要用于治疗青光眼。可口服使用，持效期长达 8～12h。长时间使用碳酸酐酶抑

制剂类利尿药，将使尿液变得更碱化，而使体液酸性上升，以至于发生酸中毒，此时就失去利尿作用，直到体内重新达到酸碱平衡，所以乙酰唑胺的利尿作用是有限的。

二、噻 嗪 类

远曲小管分为始端远曲小管和末端远曲小管。始端远曲小管主要通过 Na^+-Cl^-同向转运系统，将小管液的中的 Na^+-Cl^-重吸收到细胞内，且 Na^+-Cl^-同向转运不受 K^+的影响，抑制此系统，可以减少始端远曲小管对 Na^+和 Cl^-的重吸收，增加尿中排出电解质的量，起到利尿作用。该类抑制剂利尿作用比较弱，为中效利尿药。该类药物对碳酸酐酶抑制作用弱，且不会使尿液转变为碱性。这类药物在体内多不经过代谢，以原药形式排泄。长期或大量服用可引起低钾血症，故常与留钾利尿药合用以增强利尿作用。临床上除了用于治疗各种水肿外，还与钙通道阻滞剂、β受体拮抗剂、肾素血管紧张素系统药物合用增加降压效果。

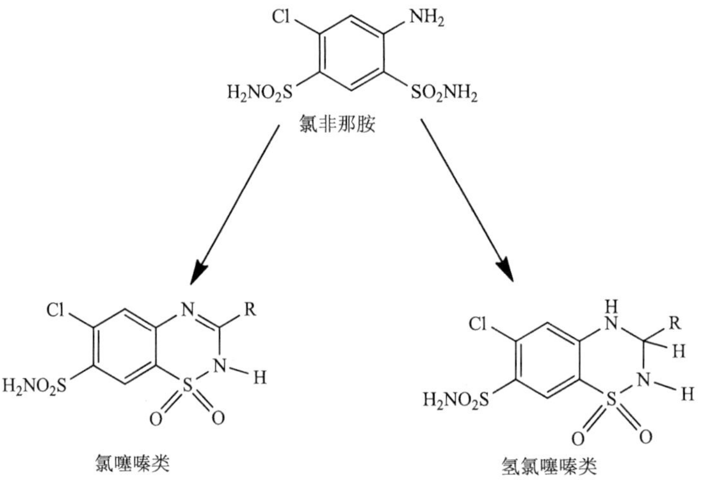

图 4-1 噻嗪类药物的发现示意图

如图 4-1 所示，对氯非那胺进行结构改造，分别得到氯噻嗪类、氢氯噻嗪类等一系列优良的脱水利尿药，如下表 4-2 所示。

表 4-2 Na^+-Cl^-同向转运抑制剂

名称	结构	主要用途及特点
氯噻嗪 （chlorothiazide）	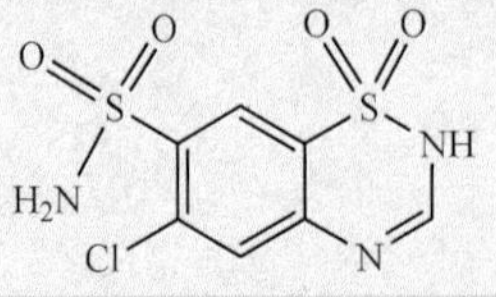	是较早发现的磺酰胺类口服有效的低毒利尿抗高血压药。临床用于治疗各种水肿和高血压
氢氯噻嗪 （hydrochlorothiazide）	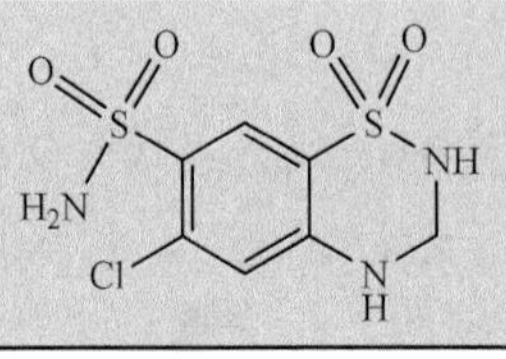	是氯噻嗪的氢化产物，又名双氢克尿噻，一种中效利尿药，主要用于治疗心源性水肿、肝源性水肿和肾性水肿

续表

名称	结构	主要用途及特点
三氯噻嗪 (trichlormethiazide)	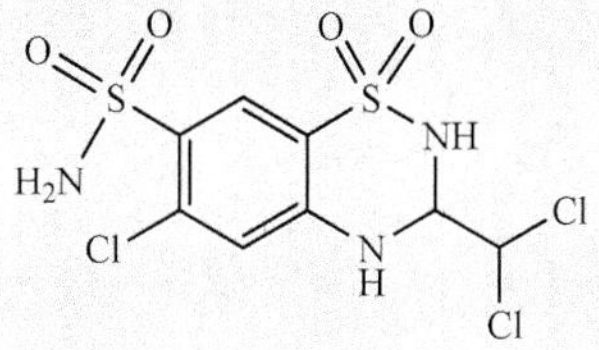	属噻嗪类利尿药，临床上用于各种水肿、各期高血压及尿崩症
泊利噻嗪 (polythiazide)	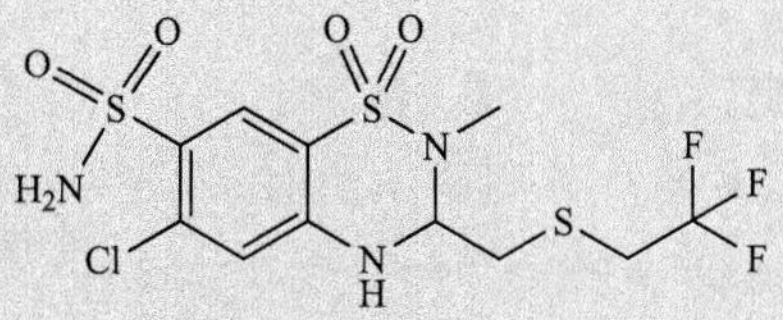	利尿抗高血压药，治疗高血压，一般与其他抗高血压药合用
苄氟噻嗪 (bendroflumethiazide)	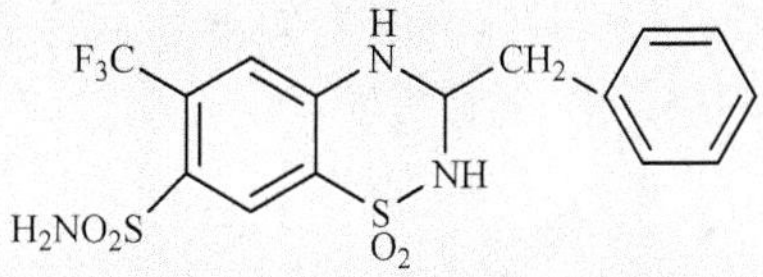	作用与氢氯噻嗪相似，但利尿作用比其强，且持久。也有较好的降压作用
美托拉宗 (metolazone)	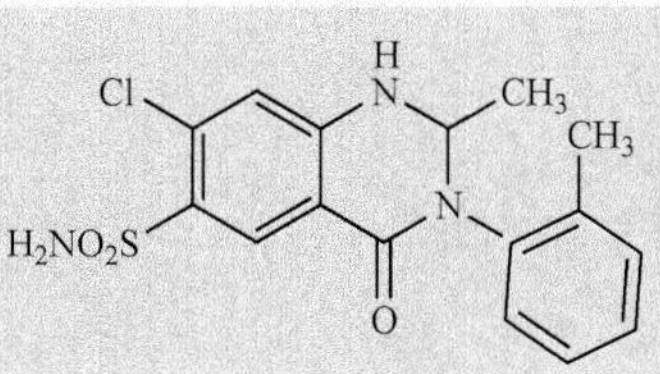	作用与氢噻嗪相似，但无抑制碳酸酐酶作用。因其不使肾血流量和肾小球滤过率降低，肾功能严重损害时亦可应用
喹乙宗 (quinethazone)	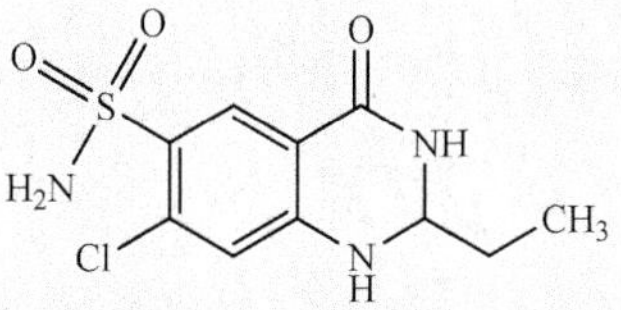	能抑制肾小管对钠和氯的重吸收，增加尿量。利尿作用不受酸碱平衡影响

典型药物介绍

氢氯噻嗪 (hydrochlorothiazide)

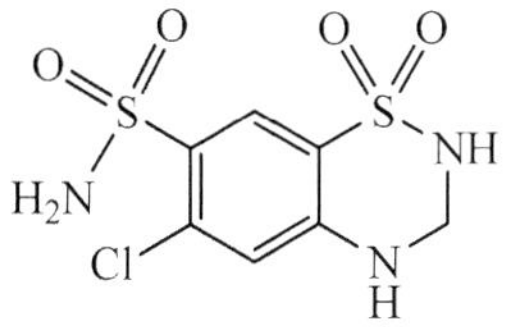

化学名：6-氯-3, 4-二氢-2H-1, 2, 4-苯并噻二嗪-7-磺酰胺-1, 1-二氧化物，6-chloro-3, 4-dihydro-2H-1, 2, 4-benzothiadiazine-7-sulfonamide 1, 1-dioxide，又名双氢克尿噻。

性状：氢氯噻嗪为白色结晶；无臭，略苦。在水中和酸性水溶液中溶解度较小，难溶于乙酸、三氯甲烷、乙酸乙酯，略溶于甲醇、乙醇，易溶于丙酮。

化学性质：因磺酰基的吸电子效应而具有酸性，易溶于无机碱水溶液、有机碱。

案例 4-2

《中国药典》将氯噻嗪列为氢氯噻嗪杂质检查项目。

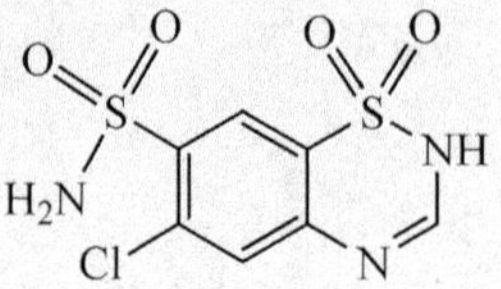

（氯噻嗪）

问题：

为什么要对该杂质进行限量检查？

合成路线： 本品合成是以间氯苯胺为原料，在三氯化磷催化下与过量的氯磺酸反应生成 4-氯-6-氨基-间苯二磺酰氯（Ⅰ），再向氯化铵水溶液中通入氨气至 pH 8～9 得 4-氯-6-氨基-间苯二磺酰胺（Ⅱ），再与等物质的量的甲醛反应制得本品。

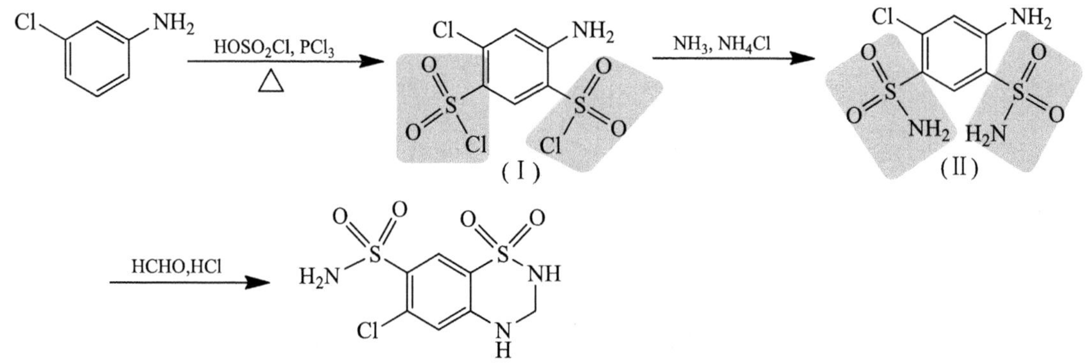

案例 4-2 分析

根据氢氯噻嗪合成路线，在最后一步反应中，甲醛与 4-氯-6-氨基-间苯二磺酰胺生成氢氯噻嗪，由于甲醛中含有一定量甲酸，在加热或碱性条件下，甲酸酰化 4-氯-6-氨基-间苯二磺酰胺（Ⅱ）生成氯噻嗪杂质，因此《中国药典》将该物质列为杂质检查项目。

主要药理学用途： 本品对碳酸酐酶抑制作用很弱，主要是通过抑制髓袢升支粗段皮质部和远曲小管前段对 Na^+、Cl^- 和 H_2O 的再吸收而发挥作用，为 Na^+-Cl^- 同向转运抑制剂。临床上用于治疗慢性心功能不全、原发性高血压、尿崩症、高尿钙症及肾钙结石等。

三、其 他 类

其他结构类型的利尿药还有呋塞米（furosemide）、依他尼酸（ethacrynic acid）、氨苯蝶啶（triamterene）、阿米洛利（amiloride）、氨美啶（aminometradine）和螺内酯（spironolactone）等。其中，呋塞米可看成由磺酰胺类药物演变而来；依他尼酸（ethacrynic acid）属苯氧乙酸类强效利尿药，为 Na^+-K^+-$2Cl^-$ 同向转运抑制剂；氨苯蝶啶和阿米洛利、氨美啶为蝶啶类衍生物，为阻断肾小管上皮钠通道药物；螺内酯是甾体类药物，有抑制排钾和重吸收钠的作用，从而具有利尿作用，也称留钾性利尿药，为盐皮质激素受体拮抗剂。

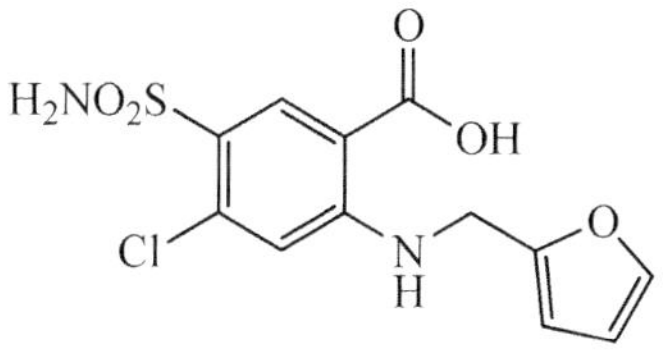

呋塞米

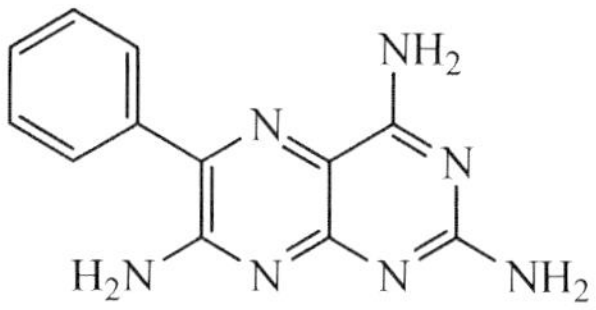

氨苯蝶啶

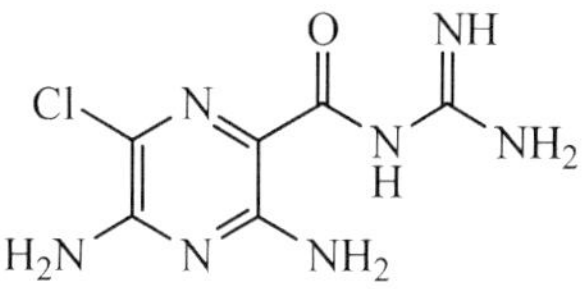

阿米洛利

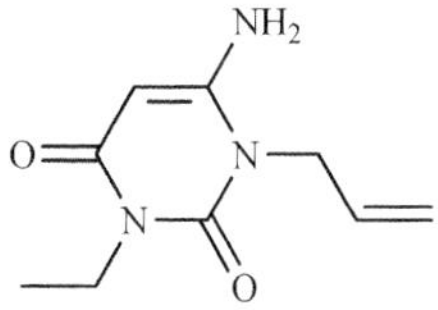

氨美啶

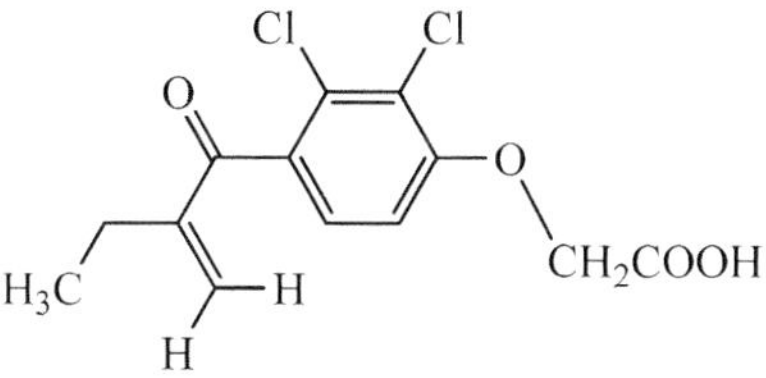

依他尼酸

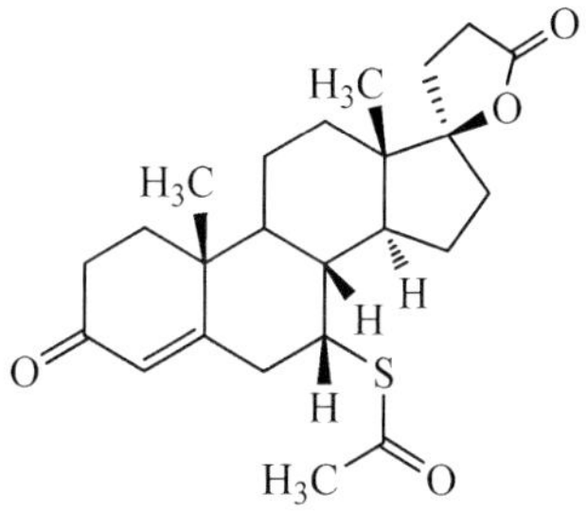

螺内酯

典型药物介绍

呋塞米（furosemide）

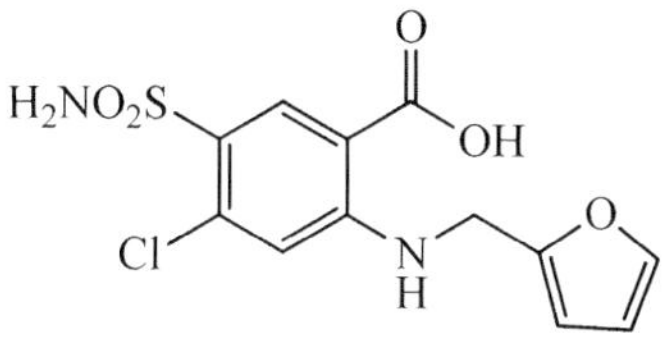

化学名：5-(氨磺酰基)-4-氯-2-[2-(呋喃甲基)氨基]-苯甲酸，5-(aminosulfonyl)-4-chloro-2-[(2-furanylmethyl)amino]-benzoic acid，又名速尿、利尿磺酸等。

性状：白色或类白色结晶性粉末；无臭无味。不溶于水，可溶于乙醇、甲醇、丙酮及碱性溶液，略溶于乙醚、三氯甲烷。

化学性质：呋塞米是一个多取代的苯甲酸类化合物，酸性较强，pK_a 为 3.9，可做成钠盐水溶液。

合成路线：用 2,4-二氯苯甲酸与氯磺酸进行氯磺酰化反应，得 2,4-二氯-5 磺酰氯苯甲酸（Ⅰ），然后用氨水氨解，生成 2,4-二氯-5 磺酰胺苯甲酸（Ⅱ），最后与糠胺缩合即得本品。

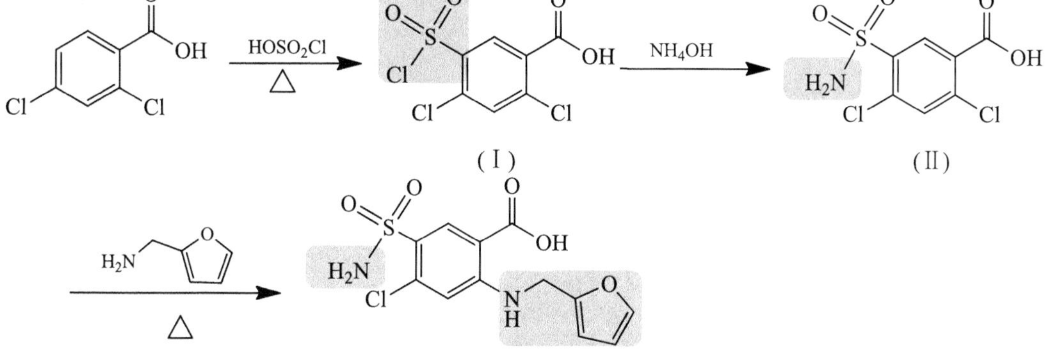

主要药理学用途：本品为 Na^+-K^+-$2Cl^-$ 同向转运抑制剂，利尿作用强，属高效利尿药。主要用于急性左心衰竭、肺水肿、脑水肿、高血压及慢性肾功能不全等。

小　结

中枢兴奋药是提高中枢神经系统功能的药物，对呼吸中枢有较明显的选择作用。用于抢救各种危重疾病及中枢抑制药中毒引起的中枢性呼吸抑制。本类药物按照来源及化学结构可分为以下几种。①生物碱类，如咖啡因、茶碱、可可碱等，其中枢兴奋作用咖啡因＞茶碱＞可可碱；兴奋心脏、松弛平滑肌及利尿作用茶碱＞可可碱＞咖啡因。②酰胺类衍生物，该类药物可分为芳酰胺和脂酰胺两类，芳酰胺类代表药物为尼可刹米，为烟酸的结构类似物，脂酰胺类的代表药物为吡拉西坦。③苯乙胺类等。

利尿药直接作用于肾脏的不同部位，影响肾小管和集合管对 Na^+、Cl^- 等电解质的重吸收，促进电解质和水，特别是 Na^+ 的排出，促进尿量的增加。利尿药可以排出过多的体液，消除水肿，因此可用于治疗慢性水肿，此外，利尿药还可用于原发性高血压的辅助治疗。根据化学结构的不同，利尿药可分为以下几种：①碳酸酐酶抑制剂（磺酰胺类利尿药），代表药物有乙酰唑胺、醋甲唑胺、依索唑胺等，该类药物为低效利尿药；②噻嗪类（Na^+-Cl^- 同向转运抑制剂），属于中效利尿剂，作用持续时间长，其常用的药物为氢氯噻嗪、三氯噻嗪、泊利噻嗪等；③其他结构类型，如呋塞米、依他尼酸、螺内酯等，其中呋塞米、依他尼酸为高效利尿药，螺内酯因其作用机制的特殊性而被称为留钾性利尿药。

思 考 题

1. 根据来源和化学结构，中枢兴奋药有哪些主要的结构类型？写出其结构式。
2. 利尿药有哪些主要的结构类型？写出其结构式。
3. 咖啡因具有哪些主要的临床作用？
4. 请写出吡拉西坦的合成路线。
5. 写出氢氯噻嗪的合成方法，并注明反应条件。
6. 说明碳酸酐酶抑制剂的作用机制。
7. 根据作用机制，利尿药可分为几类？代表性药物是什么？简述其机制。

（刘凤志）

第5章 解热镇痛药和非甾体抗炎药

学习要求：

1. 掌握：解热镇痛药和非甾体抗炎药的结构类型和作用机制；阿司匹林、对乙酰氨基酚、吲哚美辛、双氯芬酸钠、布洛芬的结构、理化性质及适应证；保泰松、羟布宗、萘普生、吡罗昔康、塞来昔布的结构及适应证。

2. 熟悉：吡唑烷酮类药物的构效关系；芳基烷酸类药物的构效关系；1,2-苯并噻嗪类药物的构效关系；选择性 COX-2 抑制剂的构效关系。

3. 了解：COX-1 与 COX-2 的结构差别，芳基丙酸类药物的合成路线；非甾体抗炎药的发展及面临的问题。

解热镇痛药（antipyretic analgesic）是一类能够使发热患者的体温降至正常，且具有中等程度镇痛作用的药物。解热镇痛药以解热、镇痛作用为主，多数兼有抗炎和抗风湿作用。

非甾体抗炎药（nonsteroidal anti-inflammatory drug，NSAID）是指一类不含糖皮质激素而具有抗炎、解热、镇痛作用的药物。相对于糖皮质激素而言，这类药物的化学结构中缺乏糖皮质激素所具有的甾环，但具有解热、镇痛、抗炎等功效，因此被称为 NSAID。这类药物在化学结构上与肾上腺皮质激素类甾体药物不同，具有安全性高、副反应小等优点。

炎症（inflammation）是具有血管系统的机体组织对损伤和异体物质（如微生物、抗原等）产生的一系列应激防御反应，局部产生并释放炎性介质和致痛物质，引起局部疼痛、红肿和发热。与炎症反应直接相关的花生四烯酸（arachidonic acid，AA），是多种活性物质的前体。在生物体内，花生四烯酸主要是以磷脂的形式存在于细胞膜上，当细胞膜受到各种刺激时，会在磷脂酶的作用下释放出游离的花生四烯酸，游离的花生四烯酸主要有两条代谢途径，见图 5-1。

前列腺素（prostaglandin，PG）是一类由不饱和脂肪酸组成的、具有多种生理活性的类激素脂质化合物。体内的花生四烯酸在环氧合酶（COX）的作用下，转变为前列腺素中间代谢产物 PGH_2，然后在不同前列腺素合成酶作用下生成具有各种生物活性的前列腺素，包括 PGD_2、PGE_2、PGF_2 等炎症因子。这些炎症因子能够提高血管通透性，增加其他炎症物质的作用，促进炎症的发展，PGE_2 也是非常强的致热物质，能引起体温的升高。

解热镇痛药和 NSAID 的作用机制相同：都是通过抑制前列腺素的合成，使前列腺素的合成和释放减少，达到解热、镇痛、抗炎的效果。

解热镇痛药从化学结构上可分为水杨酸类、酰化苯胺类和吡唑酮类。这三类药物的解热镇痛作用发现较早，临床应用的时间均较久。水杨酸类因其副作用较低，应用较广。酰化苯胺类和吡唑酮类由于毒副作用比较大，应用不如水杨酸类广泛，有些品种在临床上已经停止使用。

抗炎药物包括甾体抗炎药和 NSAID。大部分 NSAID 除了具有抗炎作用外，还具有解热镇痛作用。本类药物种类繁多，部分重要药物根据结构可分为吡唑酮类、芳基烷酸类、1,2-苯并噻嗪类和选择性 COX-2 抑制剂等。

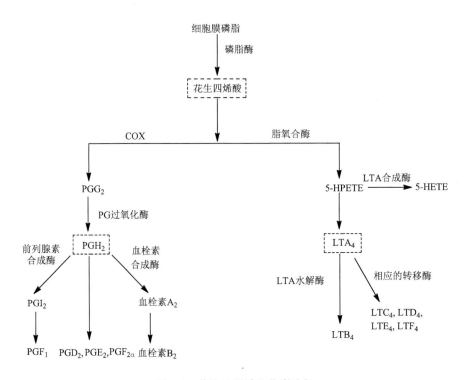

图 5-1　花生四烯酸的代谢途径

5-HPETE. 5-羟过氧化二十碳四烯酸；5-HETE. 5-羟基二十烷四烯酸；LT: 白三烯，从花生四烯酸在白细胞中代谢产物分离得到的具有共轭三烯结构的二十碳不饱和酸，可按取代基性质分为 A、B、C、D、E、F 六类，其中 LTA$_4$ 的结构下标 4 代表碳链中双键总数。LTA$_4$ 为 5, 6-环氧-7, 9, 11, 14-二十碳四烯酸；LTB$_4$ 为 5, 12-二羟基-6, 8, 10, 14-二十碳四烯酸；LTC$_4$ 为 5-羟基-6-S-谷胱甘基-7, 9, 11, 14-二十碳四烯酸；LTD$_4$、LTE$_4$、LTF$_4$ 与 LTC$_4$ 类似，只是 6 位取代基 LTD$_4$ 不含谷氨酸，LTF$_4$ 不含甘氨酸，LTE$_4$ 只有半胱氨酸，其他白三烯命名法类似

解热镇痛药和 NSAID 的药理作用总结有如下几点。

（1）解热作用：具有良好的解热作用，可通过下丘脑体温调节中枢使前列腺素的合成减少，使发热患者的体温降至正常，但不影响正常人的体温。

（2）镇痛作用：该类药物对头痛、牙痛、神经痛、关节痛、肌肉痛及痛经等中度钝痛效果较好，对外伤性剧痛及内脏平滑肌绞痛无效。对轻度癌性疼痛也有较好的镇痛作用，本类药物无成瘾性、无镇静安眠作用。

（3）抗炎、抗风湿作用：该类药物大多数有较强的抗炎、抗风湿作用。其机制是抑制前列腺素的合成，减弱前列腺素对缓激肽等致炎介质的增敏作用。其抗风湿作用主要与抗炎作用有关，与解热、镇痛作用亦有关。

本章重点介绍的解热镇痛药和 NSAID 的结构类型包括以下几种。①水杨酸类：代表药物为阿司匹林、水杨酸镁、乙水杨胺等。②酰化苯胺类：代表药物为对乙酰氨基酚、贝诺酯等。③吡唑酮类：包括安乃近、氨基比林、保泰松、羟布宗等。④芳基烷酸类：包括吲哚美辛、双氯芬酸钠、布洛芬、萘普生、酮洛芬等。⑤1,2-苯并噻嗪类（昔康类）：代表药物有吡罗昔康、美洛昔康、替诺昔康、氯诺昔康等。⑥选择性 COX-2 抑制剂类（昔布类）：代表药物为塞来昔布、帕瑞昔布等。

第 1 节　水 杨 酸 类

水杨酸类（salicylic acids）药物包括水杨酸和阿司匹林（乙酰水杨酸），阿司匹林是水杨酸类解热镇痛药的代表，早在 1875 年，水杨酸钠就因其具有解热镇痛和抗风湿作用而应用于临床，但其对胃肠道刺激作用较大。1897 年合成了阿司匹林，其解热镇痛作用优于水杨酸钠，且副作用较低。迄今为止，阿司匹林已应用百年，成为医药史上三大经典药物之一，至今它仍是世界上应用最广泛的解热、镇痛和抗炎药，也是比较和评价其他药物的标准制剂。百余年的临床应用证实，阿司匹林是有效的解热镇痛药和抗风湿药，目前仍广泛应用于治疗发热、头痛、神经痛、关节痛和风湿性关节炎等。研究发现阿司匹林在体内具有抗血栓作用，它能抑制血小板的释放，抑制血小板的聚集，这与血栓素 A_2（TXA_2）生成的减少有关。阿司匹林现已用于心血管系统疾病的预防和治疗，最近研究证实，阿司匹林还具有一定的抗肿瘤作用，其应用范围还在不断扩大。

水杨酸类药物在小剂量时很少引起不良反应，但长期且大量用药时较容易出现毒副作用，常见的有恶心、呕吐等胃肠道反应，偶尔可见胃肠道出血、溃疡及过敏反应等。早期认为这些不良反应与药物分子结构中的游离羧基有关。因此，为了降低其不良反应，人们对水杨酸的结构进行了一系列的修饰，以寻找疗效好、不良反应少的衍生物。将水杨酸分子中的羧基和邻位酚羟基修饰成盐，如水杨酸镁和水杨酸胆碱等；将羧基修饰成酰胺，如水杨酰胺和乙水杨胺等；临床上应用较多的还有双水杨酯和二氟尼柳等（表 5-1）。但是，目前尚未发现优于阿司匹林的药物。对水杨酸类化合物的构效关系研究表明：水杨酸阴离子是活性必需基团，如果酸性降低，虽然能够保持其镇痛作用，但抗炎活性降低；羧基替换为酚羟基对其疗效和毒性均有影响；羧基和酚羟基处于邻位是活性必需的，若替换为对位或间位，则活性消失。

表 5-1　水杨酸类常见解热镇痛药物

药物名称	化学结构	主要药理学用途及特点
水杨酸镁 （magnesium salicylate）		本品用于类风湿性关节炎、结缔组织病、关节痛、风湿病及滑囊炎。因不含 Na^+，适用于伴有高血压及心力衰竭的患者
水杨酸胆碱 （choline salicylate）		本品解热镇痛作用比阿司匹林大 5 倍，口服吸收比阿司匹林迅速，且胃肠道的副作用较小

药物名称	化学结构	主要药理学用途及特点
水杨酰胺 (salicylamide)	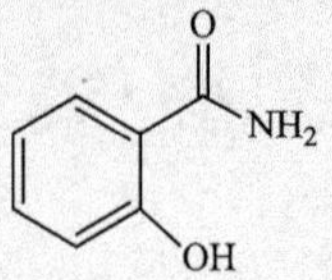	本品具有镇痛作用，但抗炎作用基本消失，对胃肠道几乎无刺激性
乙水杨胺 (ethenzamide)	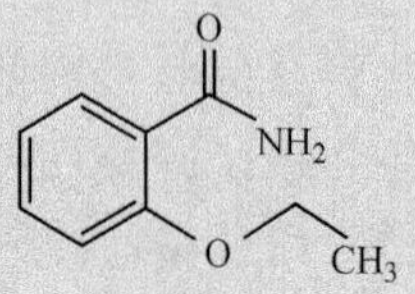	本品用于发热、头痛、神经痛、关节痛、类风湿性关节炎、牙痛等
双水杨酯 (salsalate)	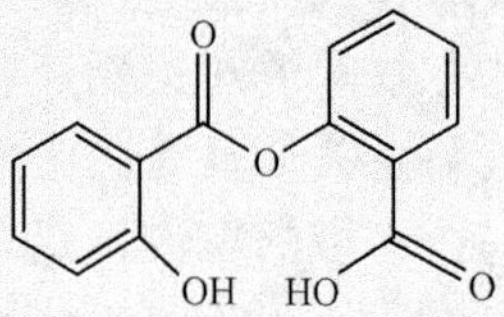	本品的消炎镇痛作用类似阿司匹林，口服后在肠道分解为水杨酸，不良反应较少，可用于治疗流行性感冒（简称流感）、风湿性关节炎、风湿热及头痛、牙痛等中等疼痛
二氟尼柳 (diflunisal)	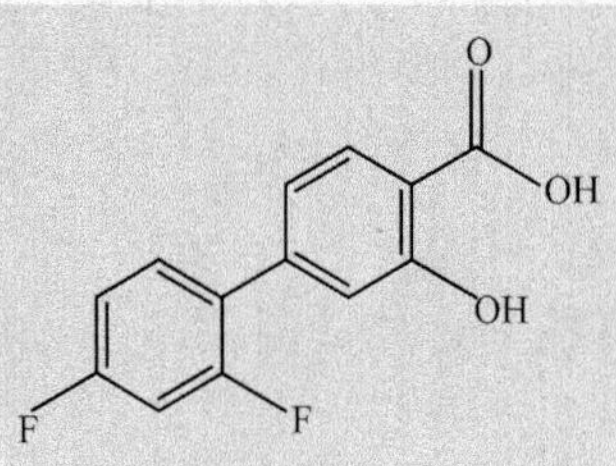	本品有镇痛、抗炎及解热作用，可用于轻度、中度疼痛的镇痛，如手术后镇痛和骨骼肌扭伤痛和癌性痛，也可用于骨关节炎、类风湿性关节炎

典型药物介绍

阿司匹林（aspirin）

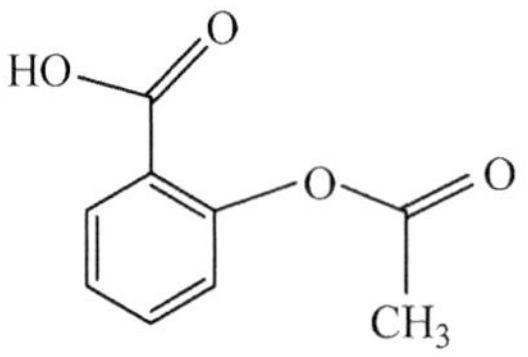

化学名：2-(乙酰氧基)苯甲酸，2-(acetyloxy)benzoic acid，又名乙酰水杨酸，醋柳酸。

性状：本品为白色结晶或结晶性粉末；无臭或微带乙酸臭，味微酸；遇湿气即缓慢水解。在乙醇中易溶，在三氯甲烷或乙醚中溶解，在水中微溶，在氢氧化钠溶液或碳酸钠溶液中溶解，但同时分解。熔点为135～140℃。

化学性质：阿司匹林分子中含有乙酸酚酯结构，遇湿气即缓缓水解。水解生成的水杨酸较易氧化，在空气中被氧化成醌类有色物质，显淡黄、红棕甚至深棕色；其水溶液加热放冷后与三氯化铁反应显紫色；其碳酸钠溶液加热后与稀硫酸反应析出白色沉淀，并放出乙酸臭气；可用于鉴别。

合成路线：阿司匹林的制备是以水杨酸为原料，在硫酸催化下用乙酸酐乙酰化制得，近年来工业上采用升华法提纯。

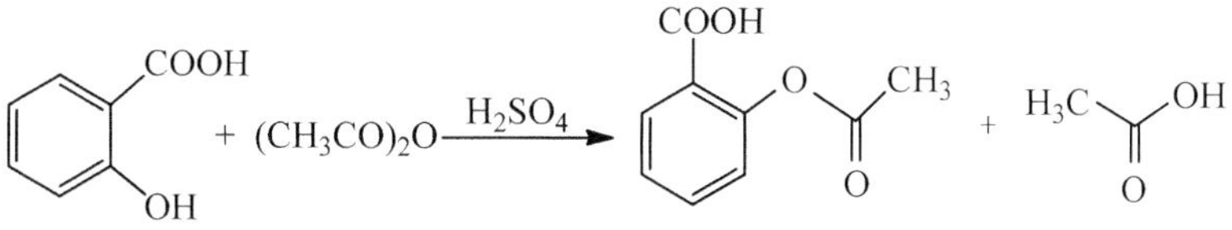

阿司匹林中可能含有未反应的水杨酸，或在储存过程中水解产生水杨酸，因此必须检查水杨酸的含量。原料水杨酸中可能带入脱羧产物苯酚及水杨酸苯酯。在反应过程中可能生成不溶于碳酸钠的乙酸苯酯、水杨酸苯酯和乙酰水杨酰苯酯，《中国药典》规定应检查碳酸钠中的不溶物。

主要药理学用途：本品主要通过抑制前列腺素、缓激肽、组胺等的合成而产生解热、镇痛和抗炎的作用。本品对生理性 COX 的抑制作用较强，其通过抑制血小板的环氧酶，减少 TXA_2 的生成，起到抑制血小板聚集的作用，常用于预防心脑血管疾病。但本品也可抑制胃和肾组织内生理性前列腺素的合成，使胃壁血流减少、胃酸产生过多、食管及胃的肌张力减弱，出现恶心、呕吐、上腹不适，甚至是胃溃疡、出血等胃肠道反应。

本品适用于发热、头痛、神经痛、肌肉痛、风湿热、急性风湿性关节炎及类风湿性关节炎等，为风湿热、急性风湿性关节炎及类风湿性关节炎首选药，可迅速缓解急性风湿性关节炎的症状。

本品口服后吸收快而完全。吸收部位主要在小肠上部。本品在胃肠道、肝及血液内大部分很快水解为水杨酸盐，然后在肝脏代谢，90%以结合型，10%以游离型从肾脏排泄。阿司匹林代谢产物主要是与葡糖醛酸或甘氨酸的结合物，并以此种形式排出体外（图 5-2）。

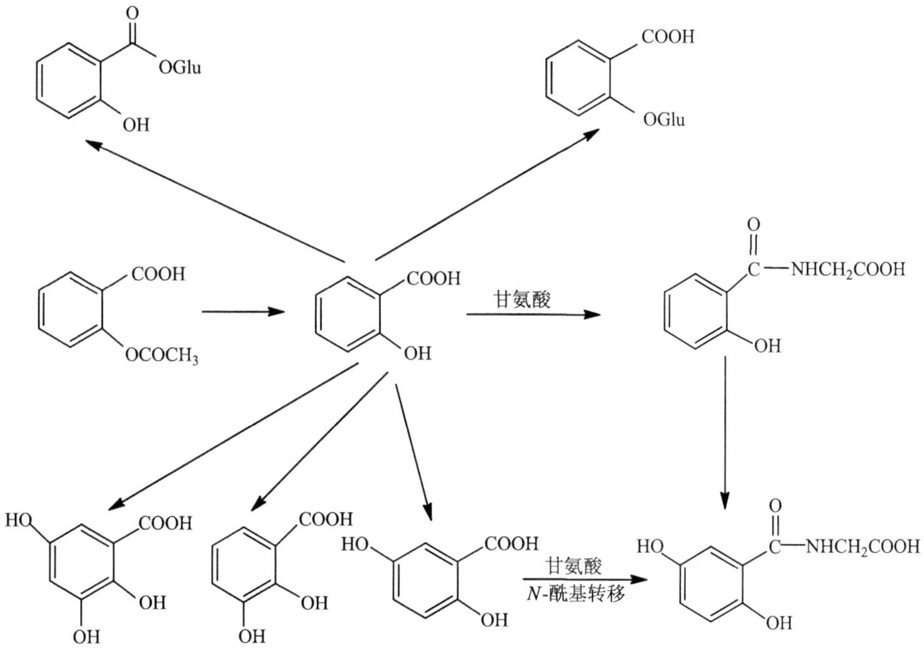

图 5-2　阿司匹林的体内代谢过程

第2节 酰化苯胺类

苯胺具有一定的解热作用，但对中枢神经系统毒性太大而不能药用。苯胺乙酰化后得到的乙酰苯胺（acetanilide），有较强的解热镇痛作用，曾以退热冰的商品名作为解热镇痛药在1886年引入临床。乙酰苯胺虽然退热效果良好，但毒性较大，易引起虚脱，长期服用可导致贫血，故退出了临床。对苯胺和乙酰苯胺的体内代谢研究发现，它们均被氧化生成对氨基酚，对氨基酚亦有解热镇痛作用，但毒性仍较大。接着将对氨基酚的羟基醚化、氨基乙酰化后生成非那西汀（phenacetin），其解热镇痛作用增强而毒性降低。在1887年，非那西汀由于对发热、头痛、风湿痛、神经痛及痛经疗效显著，曾广泛应用于临床。非那西汀与阿司匹林、咖啡因制成的复方制剂APC片，具有较好的解热镇痛效果。在20世纪中期，发现非那西汀对肾脏有持续性的毒性，并可导致胃癌及可对视网膜产生毒性而被各国先后停止使用。对非那西汀进行体内代谢研究发现，其小部分在体内被细胞色素P450氧化酶系统氧化生成N-羟基衍生物，此物质可以转化为活性毒性代谢物——乙酰亚胺醌，它是非那西汀产生毒副作用的主要原因之一；大部分代谢为对乙酰氨基酚（paracetamol），其解热镇痛效果良好，毒性及副作用均小于对氨基酚和非那西汀，因此对乙酰氨基酚逐渐应用于临床，商品名为扑热息痛（表5-2）。

表5-2 酰化苯胺类常见药物

药物名称	化学结构	主要药理学用途及特点
乙酰苯胺 （acetanilide）		由于具有低毒性，现已被新一代乙酰类药物取代
非那西汀 （phenacetin）		本品主要用于解热、止痛，由于毒性较大，目前已被对乙酰氨基酚所代替，现仅用于某些复方制剂中
对乙酰氨基酚 （paracetamol）		用于感冒发热、关节痛、神经痛及偏头痛、癌性痛及手术后止痛。还可用于对阿司匹林过敏、不耐受或不适合应用阿司匹林的患者
贝诺酯 （benorilate）		主要用于类风湿性关节炎、急慢性风湿性关节炎、风湿痛、感冒发热、头痛、神经痛及术后疼痛等
盐酸丙帕他莫 （propacetamol hydrochloride）		用于疼痛的对症治疗，尤其是外科手术后疼痛及癌症疼痛，也可用于发热的对症治疗，如感染性疾病的发热、恶性疾病的发热等

案例 5-1　对乙酰氨基酚的肝脏毒性

　　对乙酰氨基酚在体内经肝脏内细胞色素 P450 氧化酶系统氧化产生 N-乙酰-对苯醌亚胺，当其大量产生后累积超过肝细胞解毒能力时，它就与肝细胞内许多重要的生物大分子结合，造成肝细胞功能紊乱，引起肝脏毒性。

问题：

　　如何处理对乙酰氨基酚的肝脏毒性？

典型药物介绍

对乙酰氨基酚（paracetamol）

　　化学名：N-(4-羟基苯基)乙酰胺，N-(4-hydroxyphenyl)acetamide。商品名：扑热息痛、醋氨酚等。

　　性状：本品为白色结晶或结晶性粉末；无臭，味微苦。在热水或者乙醇中易溶，在丙酮中溶解，在水中略溶。熔点为 168～172℃。

　　化学性质：本品具有酰胺结构，不易水解。但水解出游离的氨基酚能被氧化而产生杂质。对乙酰氨基酚在空气中稳定，其在水溶液中的稳定性与溶液 pH 有关，pH = 6 时最稳定。在酸性及碱性条件下，稳定性较差，在储存中遇潮气水解产生对氨基酚。对氨基酚毒性较大，《中国药典》规定要检查对氨基酚。

　　本品的水溶液与三氯化铁反应呈蓝紫色；其稀盐酸溶液与亚硝酸钠反应后，再与碱性 β-萘酚反应呈红色，可用于鉴别对乙酰氨基酚。

　　合成路线：本品的合成是以对硝基苯酚为原料，经还原得到对氨基苯酚，再经乙酸酰化后制得。反应过程中，乙酰化反应不完全，可能将对氨基苯酚带入到成品中，或成品储存不当部分水解也会产生对氨基苯酚，因此，《中国药典》规定应检查对氨基苯酚，对氨基苯酚可以与亚硝酰铁氰化钠试液作用显色。

　　主要药理学用途：本品有解热镇痛作用，类似阿司匹林，但抗炎作用较弱。对血小板及凝血机制无影响。用于感冒发热、关节痛、神经痛及偏头痛、癌性痛及手术后止痛。本品还可用于对阿司匹林过敏、不耐受或者不适合应用阿司匹林的患者（如水痘、血友病及其他出血性疾病等）。

　　本品口服易吸收，在体内绝大部分（95%）与葡糖醛酸或硫酸结合而失活。5% 经细胞色素 P450 氧化酶系统氧化生成 N-羟基衍生物，再进一步转化为乙酰亚胺醌。在正常情况下，乙酰亚胺醌可与肝脏中的谷胱甘肽（GSH）结合而解毒，但是大剂量服用对乙酰氨基酚时，会耗尽肝脏中的 GSH，然后，乙酰亚胺醌进一步与肝蛋白结合引起肝坏死、低血糖和昏迷。

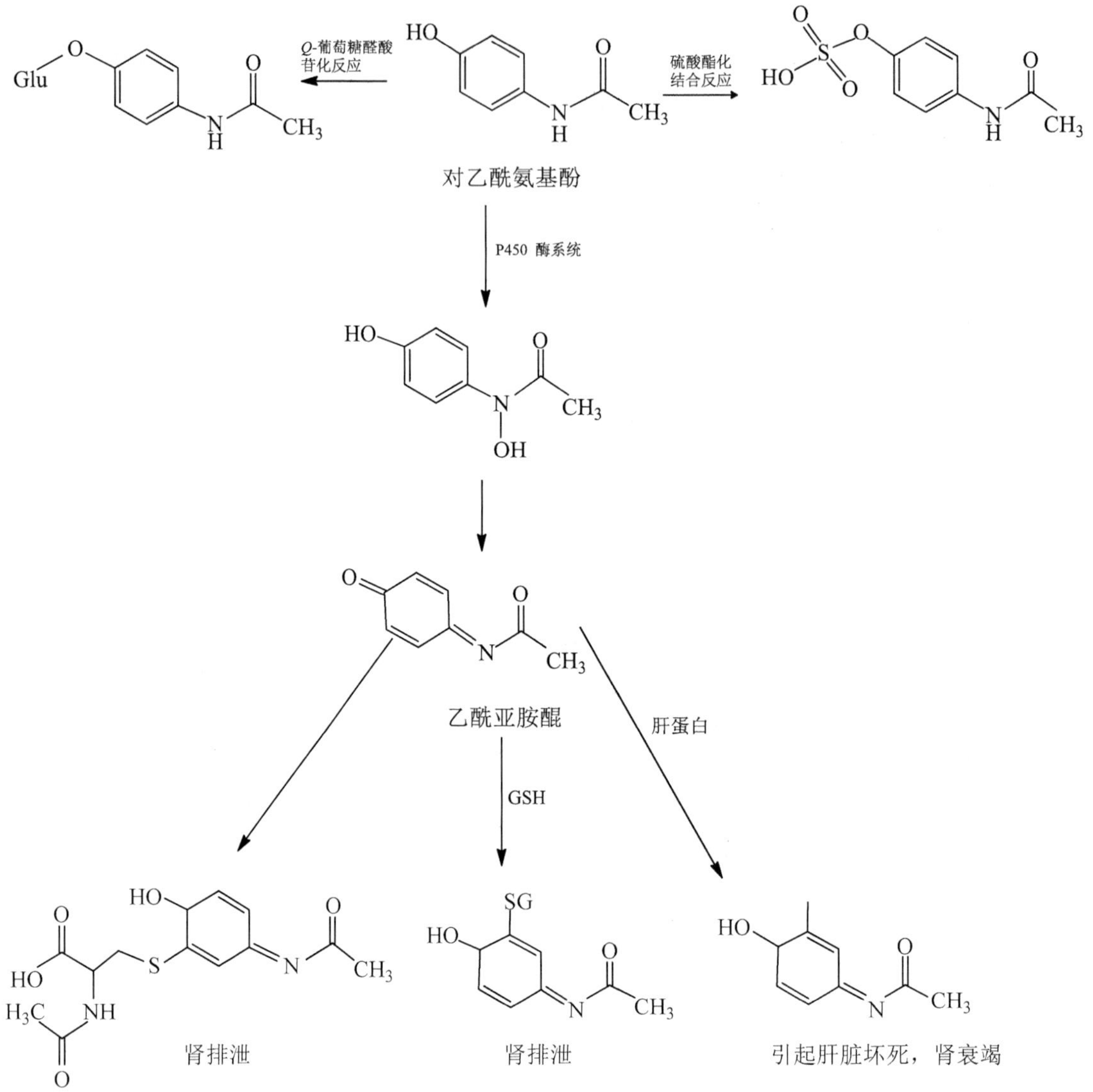

对乙酰氨基酚

乙酰亚胺醌

肾排泄   肾排泄   引起肝脏坏死, 肾衰竭

案例 5-1 分析

对乙酰氨基酚引起肝细胞坏死的原因是其在细胞色素 P450 氧化酶系统的作用下产生乙酰亚胺醌, 后者可以和肝脏还原型 GSH 结合, 使之耗竭, 然后与一些肝脏蛋白质共价结合, 导致肝脏损伤。N-乙酰半胱氨酸(N-acetylcysteine, NAC)由 L-半胱氨酸加上乙酰基形成, 是细胞内还原型谷胱甘肽的前体。NAC 作为小分子物质, 易于进入细胞, 脱乙酰基后成为 GSH 合成的前体, 促进 GSH 的合成, 提高组织内 GSH 含量, 增强组织的抗自由基及抗药物、毒物损伤的能力。NAC 是唯一被美国 FDA 批准用于治疗对乙酰氨基酚中毒的药物。

第 3 节　吡 唑 酮 类

科学家在研究抗疟药奎宁类似物的过程中偶然发现了具有解热镇痛作用的药物安替比林(antipyrine)。受吗啡结构中有甲氨基的启发, 在安替比林分子中引入二甲基氨基合成了氨基比林（amidopyrine），其解热镇痛作用比安替比林优良，但起效时间较长。为了增加其水溶性，在其分子中引入了水溶性基团亚甲基磺酸钠得到安乃近（metamizole sodium），虽然其毒性较低，但仍然会导致粒细胞缺乏症，加之其稳定性较差，从而导致其应用受限。为了获得作用更强，毒性低的药物，科学家们又合成了一批具有 5-吡唑啉酮结构的化合物，它们大多具有明显的解热、镇痛和一定的抗炎作用，一般用于退热和镇痛。为了提高吡唑啉酮类药物的镇痛效果，在 5-吡唑啉酮结构的基础上，又发现了一系列 3,5-吡唑烷二酮类药物。

吡唑酮类抗炎药物根据化学结构的不同，可以分为吡唑啉酮类和吡唑烷酮类。代表性药物包括安替比林（antipyrine）、氨基比林（amidopyrine）、安乃近（metamizole sodium）、保泰松（phenylbutazone）、羟基保泰松（oxyphenbutazone）、羟布宗（oxyphenbutazone）等。

5-吡唑啉酮　　　　3,5-吡唑烷二酮

一、吡唑啉酮类

德国化学家 Ludury Knorr 在研究抗疟药奎宁类似物的过程中意外发现了有效的解热镇痛药安替比林，在 1884 年应用于临床，但其毒性较大。因此，以 5-吡唑啉酮的结构出发进行改造，主要是通过环 4-位上取代基的改变，找到了一些强效解热镇痛药。受吗啡结构中的甲氨基的启发，在安替比林分子中引入二甲基氨基，合成氨基比林。氨基比林的解热镇痛作用持久，且对胃无刺激性，曾广泛应用于临床。但该药物可引起白细胞减少及粒细胞缺乏症等，故退出了临床使用。为了增加氨基比林的水溶性，在其分子中引入水溶性基团亚甲基磺酸钠得到安乃近。该药的解热、镇痛作用迅速而强大，且可制成注射剂应用。但后期发现该药可引起粒细胞缺乏症，故安乃近不作为首选药，仅在病情危急，其他药物无效时，用于紧急退热。为了增强这类药物的解热镇痛作用，降低毒性，合成了许多 5-吡唑啉酮类化合物，其中以异丙安替比林（isopropylantipyrine）的镇痛效果好，毒性较低，主要用作解热镇痛复方的组分。5-吡唑啉酮类药物都具有明显的解热、镇痛和一定的抗炎作用，一般用于高热和镇痛，曾广泛应用于临床。但是，该类药物能引起白细胞减少及粒细胞缺乏症等，而后各国相继将其淘汰，我国仍保留安乃近（表 5-3）。

表 5-3　吡唑啉酮类常见药物

药物名称	化学结构	主要药理学用途及特点
安替比林（antipyrine）		本品解热镇痛和抗风湿效果与阿司匹林相似
氨基比林（aminopyrine）		本品解热镇痛活性优于安替比林，且对胃无刺激

续表

药物名称	化学结构	主要药理学用途及特点
安乃近 （metamizole sodium）		本品解热镇痛作用强、快且持久。因水溶性大，可制成注射剂
异丙安替比林 （isopropylantipyrine）		本品解热镇痛作用强，毒性低，用于发热、头痛、神经痛、风湿痛、牙痛等
烟酰氨基比林 （nicotinoylamidoantipyrine）		本品镇痛效力比安替比林强而持久，而毒性仅为安替比林的1/8

二、吡唑烷酮类

1946 年，瑞士科学家为了提高 5-吡唑啉酮类药物的镇痛效果，合成了第一个具有 3,5-吡唑烷二酮结构的药物保泰松，作用与安替比林类似，解热镇痛效果较弱，但抗炎作用较强，可用于治疗风湿性关节炎和痛风，还有促进尿酸排泄的作用，被认为是关节炎治疗的一大突破。但是它对胃肠道的毒副作用很大，长期服用可引起再生障碍性贫血和粒细胞缺乏症。1961 年，研究发现保泰松的体内代谢产物羟布宗，具有较强的抗炎抗风湿作用，而且毒性低，不良反应少。保泰松的另一个代谢产物进一步氧化，得到 γ-酮基保泰松（γ-ketophenbutazone），具有较强的消炎镇痛作用和促尿酸排泄作用。而后又发现磺吡酮（sulfinpyrazone），其抗炎抗风湿作用比保泰松弱，但具有较强的促尿酸排泄作用，用于治疗痛风和风湿性关节炎。3,5-吡唑烷二酮类化合物也具有与 5-吡唑啉酮类化合物类似的毒副作用，临床应用受到很大限制。

3,5-吡唑烷二酮类药物的抗炎作用与化合物的酸性密切相关，研究表明，3,5-吡唑烷二酮类药物 4-位碳原子上必须有一个氢原子，否则无抗炎作用，这是因为存在如下的共振式，3,5-吡唑烷二酮的烯醇式结构是抗炎活性所必需的（表 5-4）。

表 5-4　吡唑烷酮类常见药物

药物名称	化学结构	主要药理学用途及特点
保泰松 （phenylbutazone）		本品解热镇痛作用弱，抗炎作用较强，对炎性疼痛效果较好。用于类风湿性和风湿性关节炎、强直性脊柱炎及急性痛风

续表

药物名称	化学结构	主要药理学用途及特点
羟布宗 （oxyphenbutazone）	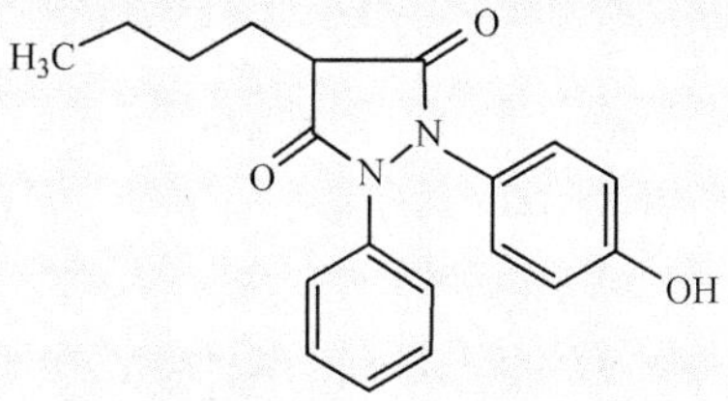	本品具有与保泰松相似的消炎抗风湿作用。毒性相对较低，对胃肠道的刺激比较小
γ-酮基保泰松 （γ-ketophenbutazone）	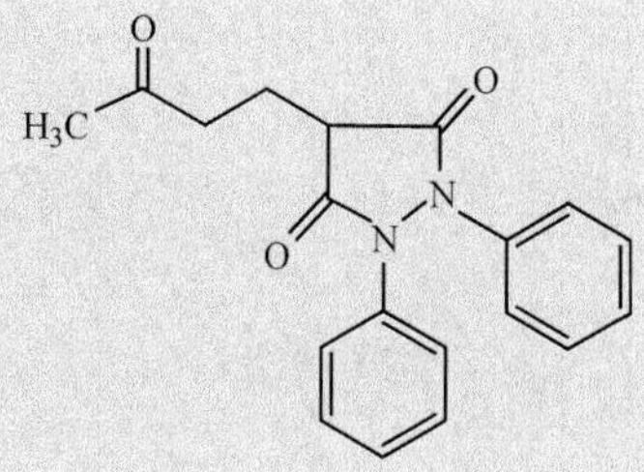	本品是保泰松的体内代谢物，有较强消炎镇痛及促尿酸排泄作用
磺吡酮 （sulfinpyrazone）	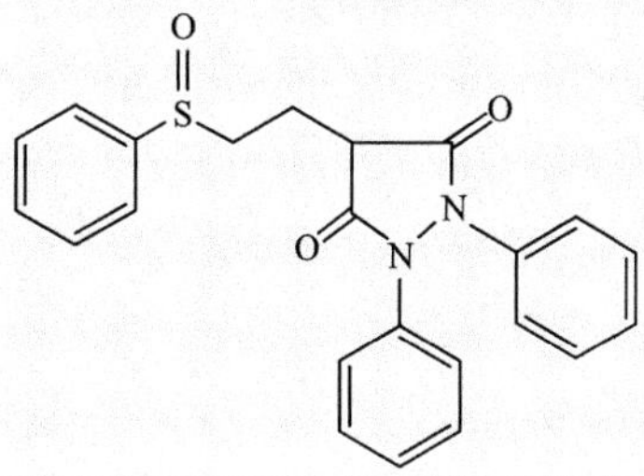	本品的抗炎抗风湿作用比保泰松弱。毒性较低，副作用小。具有较强的排尿酸作用，用于治疗痛风及风湿性关节炎

　　3,5-吡唑烷二酮类药物的抗炎活性构效关系研究表明（图5-3）：4-位侧链为丙基、烯丙基取代时也有抗炎作用，但正丁基取代较好，甲基取代时由于空间效应，抗炎活性消失。在苯环的 4 位引入羟基活性好，引入甲基、卤素、氨基时也有活性。3,5-吡唑烷二酮结构被吡咯、异噁唑环替代时有活性，被环戊烷、环戊烯取代则无活性。4 位碳上有氢原子，则活性增加；若以甲基取代，则活性消失。

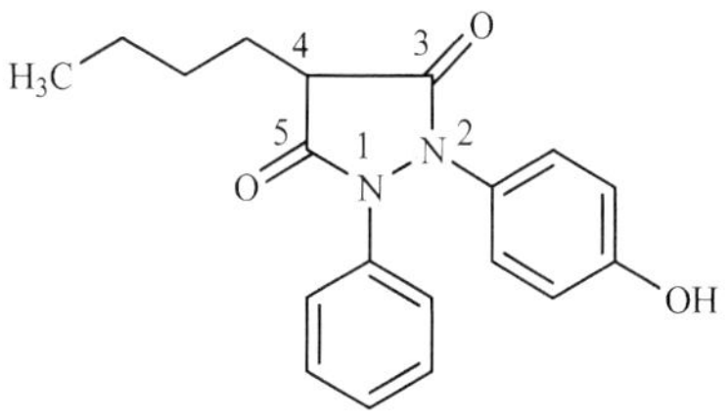

图 5-3　吡唑烷酮类药物的构效关系

典型药物介绍

保泰松（phenylbutazone）

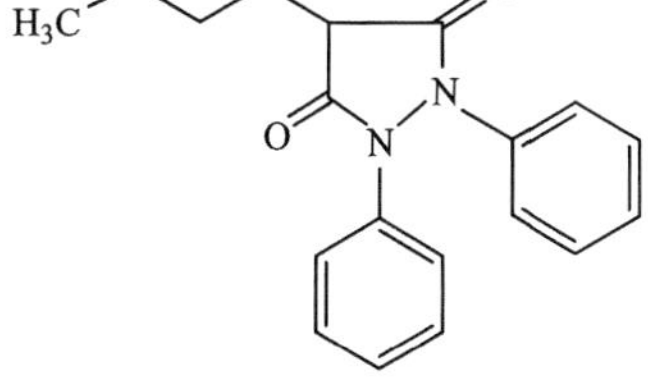

化学名：1,2-二苯基-4-正丁基吡唑烷-3,5-二酮，4-butyl-1,2-diphenyl-3,5-pyrazolidinedione

又名布他酮、布他唑立丁、苯丁唑啉。

性状：本品为白色或微黄色结晶性粉末；无臭、味略苦。难溶于水，能溶于乙醇，易溶于碱及三氯甲烷。熔点为 104～107℃。

主要药理学用途：本品作用类似于氨基比林，但解热镇痛作用较弱，而抗炎作用较强，对炎性疼痛效果较好，还可促进尿酸排泄，用于类风湿性关节炎、风湿性关节炎、强直性脊柱炎及急性痛风。

本品口服吸收完全，在肝内代谢，代谢产物（羟基保泰松）仍有活性。保泰松在肝微粒体酶作用下缓慢代谢成羟基保泰松（羟布宗），并以 O-葡糖醛酸结合形式排泄。肝微粒体能将正丁基的 γ-位氧化，产生另一个重要的代谢物 γ-羟基保泰松，其后又被代谢为 γ-酮基保泰松和 p，γ-二羟基保泰松。保泰松和 γ-羟基保泰松也可以与葡糖醛酸在其 4-位形成 C-葡糖醛酸（图 5-4）。

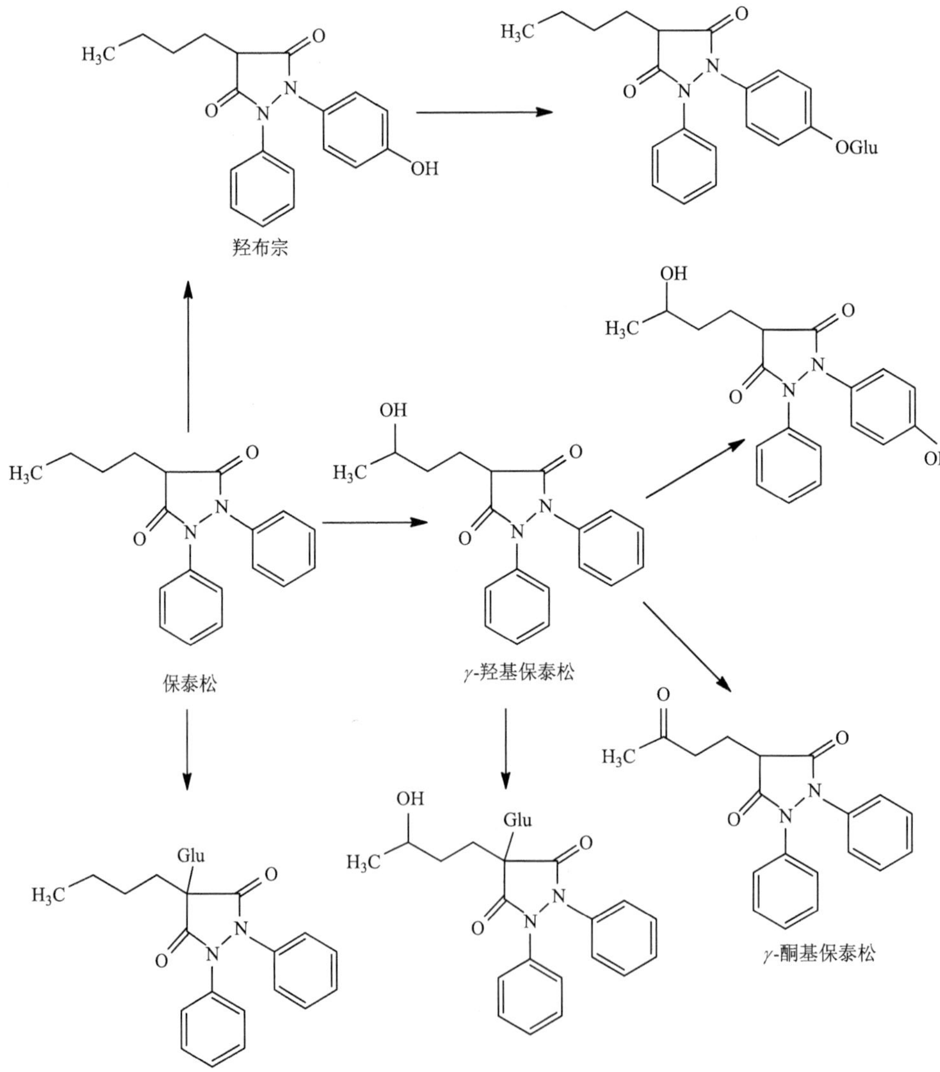

图 5-4　保泰松的体内代谢

第 4 节 芳基烷酸类

在研究植物生长激素时，发现吲哚乙酸、萘乙酸及苯氧乙酸等都有一定的抗炎作用。芳基烷酸类药物是在研究植物生长激素抗炎活性的基础上发展而来的，这类药物包括的品种较多，是目前研究开发较快的一类，已有数十种药物上市应用。根据其结构特征，可分为芳基乙酸类和芳基丙酸类。后者是在前者羧基的 α 碳上连接一个甲基衍生而来。连接在乙酸或者 α-甲基乙酸的芳基也可以是芳杂环，芳杂环上也可有各种取代基。

一、芳基乙酸类

研究表明，5-羟色胺（5-hydroxytryptamine，5-HT）是炎症介质之一，其生物来源与色氨酸有关，而风湿患者体内能产生大量的色氨酸代谢物，二者都具有吲哚结构，联系到吲哚乙酸具有抗炎作用，因此设想将吲哚乙酸类化合物作为 5-HT 的拮抗剂，从吲哚衍生物中寻找抗炎药物。1961 年，利用炎症的动物模型筛选吲哚衍生物，发现了吲哚乙酸类衍生物吲哚美辛（indomethacin），吲哚美辛的抗炎活性比可的松强 5 倍，比保泰松强 2.5 倍，这引起了人们的极大兴趣，接着合成了大量的吲哚美辛衍生物，开拓了芳基乙酸类药物的研究领域，随后大量的芳基乙酸类药物陆续上市。后来研究发现，吲哚美辛的抗炎作用并不是设想的拮抗 5-HT，而是作用于 COX，抑制前列腺素的合成。

将吲哚乙酸结构中的苯环母核去除，得到吡咯乙酸。类似吲哚美辛 N-苯甲酰基修饰，得到托美丁（tolmetin），它是一种安全、低毒、速效和副作用小的解热镇痛抗炎药。吲哚美辛具有较强的酸性，对胃肠道的刺激较大，且对肝功能和造血系统也有影响。在对其进行结构改造时，利用电子等排原理，将吲哚环上的—N—替换为—CH—得到茚类衍生物，由此发现舒林酸（sulindac），其抗炎效果是吲哚美辛的 1/2，镇痛效果略强于吲哚美辛。舒林酸是一个前体药物，需要在体内经肝代谢，甲基亚砜基还原为甲硫基后才能产生生物活性，而甲硫基化合物自肾脏排泄较慢，半衰期较长，因此，舒林酸在临床使用时起效慢、作用持久、副作用小、耐受性较好。齐多美辛（zidometacin）是以叠氮基取代吲哚美辛中的氯原子得到的，动物实验显示齐多美辛比吲哚美辛的抗炎作用强，且毒性较低。

1974 年，强效的芳基乙酸类解热镇痛抗炎药双氯酚酸钠（diclofenac sodium）首先在日本上市，而后在 120 多个国家上市。双氯酚酸钠不仅抑制 COX 导致前列腺素和血小板生成减少，还能抑制花生四烯酸的释放和刺激花生四烯酸再摄取，结果导致花生四烯酸的数量减少。因此，它的解热、镇痛及抗炎活性很强，多年来一直是世界上销量最大的 NSAID 之一。

吲哚乙酸类化合物的构效关系研究表明，3-位侧链的羧基是抗炎活性所必需的，羧基若以醛、醇、酯或酰基取代，则活性降低。其抗炎活性强度与其酸性强度呈正相关，酸性越强，抗炎活性越大。在羧基 α 位引入甲基，其活性无改变；但 α 位引入羧基则活性下降。5 位甲氧基可用其他烷氧基、二甲氨基、二酰基、氟等取代，这些取代的化合物比未取代的化合物或 5-氯化合物活性强。2-位甲基取代比 2-位芳环取代物的活性强，这可能是由于甲基的空间位阻作用，使 N-芳酰基处于与具有甲氧基苯核同侧的优势构象，这种优势构象有利于与酶的结合。N-上的酰化取代物比烷化取代物抗炎活性强，故常用芳酰基取代。N-苯甲酰基对位取代基的活性由大到小的顺序为—N_3，—Cl，—F，—SCH_3，—$SOCH_3$，—SH，—CF_3（表 5-5）。

表 5-5　芳基乙酸类常见药物

药物名称	化学结构	主要药理学用途及特点
吲哚美辛 （indomethacin）	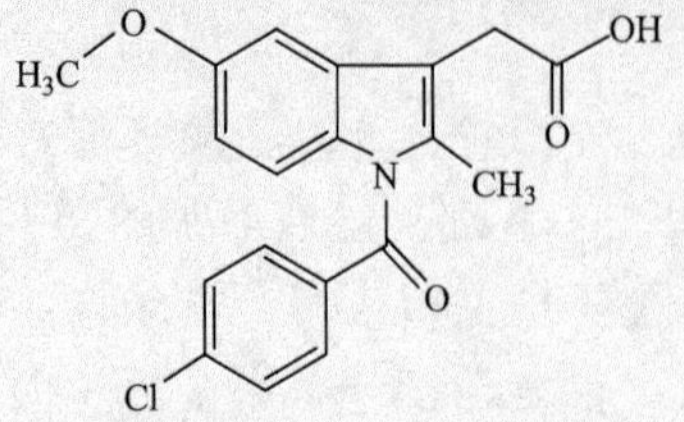	本品缓解炎性疼痛作用明显，可用于治疗急、慢性风湿性关节炎，痛风性关节炎及癌性疼痛；也可用于治疗滑囊炎、腱鞘炎及关节囊炎等
托美丁 （tolmetin）	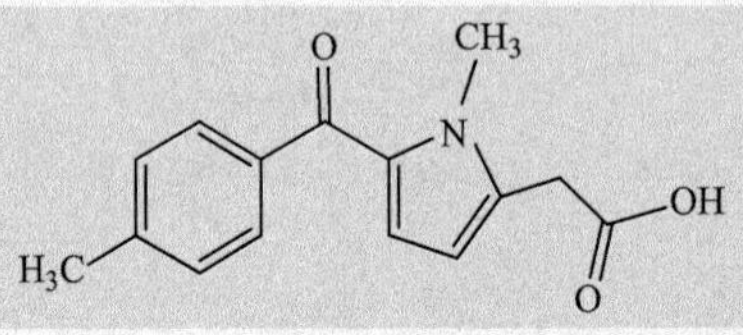	本品作用与阿司匹林相似，但不良反应较轻。用于治疗类风湿性关节炎、强直性脊柱炎、髋关节或膝关节退行性病变、非关节性疼痛
舒林酸 （sulindac）	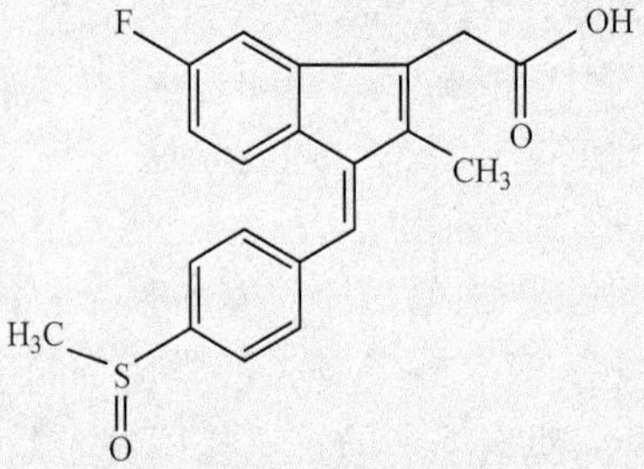	本品适用于各种慢性关节炎（风湿性关节炎、变形性关节炎、强直性脊柱炎、肩关节周围炎等）的消炎、镇痛
齐多美辛 （zidometacin）	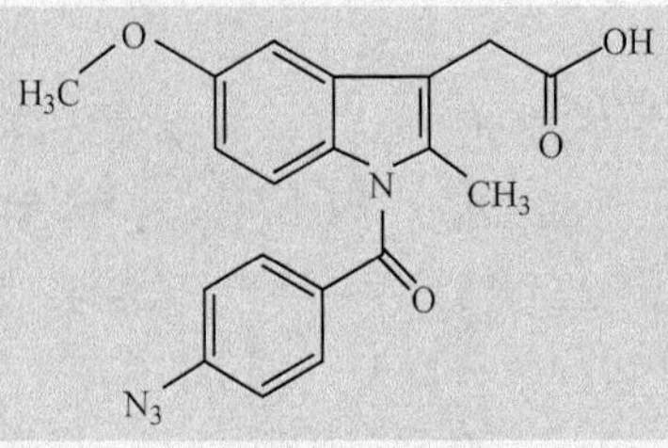	本品比吲哚美辛的抗炎作用强，毒性较低
双氯芬酸钠 （diclofenac sodium）	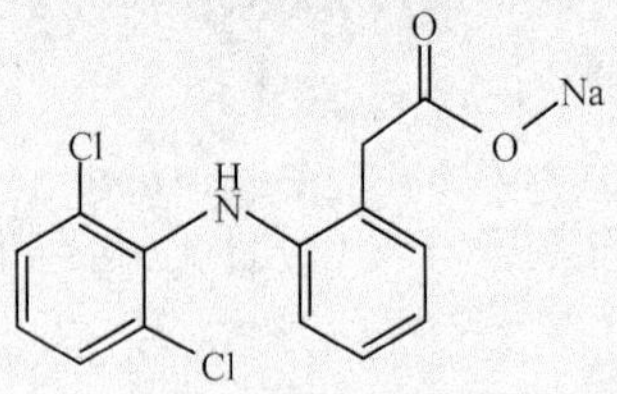	本品用于治疗类风湿性关节炎，神经炎，红斑狼疮及癌症、手术后疼痛。药效强，不良反应少，剂量小，个体差异小，长期应用无蓄积作用

典型药物介绍

吲哚美辛（indomethacin）

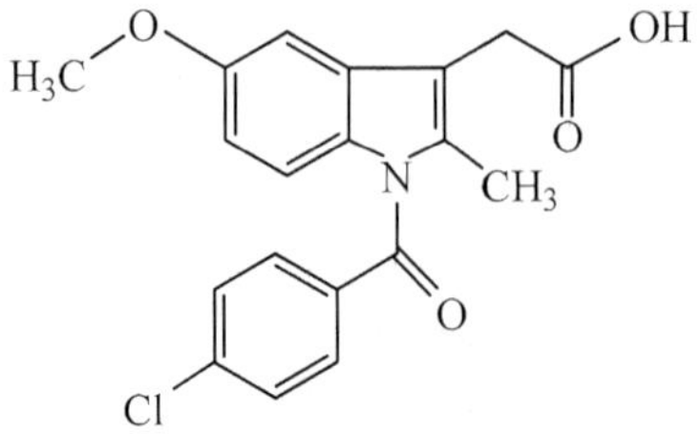

化学名：2-甲基-1-(4-氯苯甲酰基)-5-甲氧基-1*H*-吲哚-3-乙酸，1-(4-chlorobenzoyl)-5-methoxy-2-methyl-1*H*-indole-3-acetic acid，又名消炎痛。

性状：本品为类白色或微黄色结晶性粉末；几乎无臭，无味；在丙酮中溶解，在甲醇、乙醇、三氯甲烷或乙醚中略溶，在水中几乎不溶，可溶于氢氧化钠溶液。熔点为 158～162℃。

化学性质：吲哚美辛具有较强的酸性（pK_a 4.5），在室温的空气中稳定，但对光敏感。其水溶液在 pH 2～8 时较稳定，强酸或强碱条件下水解。

合成路线：吲哚美辛合成以对甲氧基苯胺为原料，经重氮化、还原后得对甲氧基苯肼（Ⅰ），再与乙醛缩合得乙醛对甲氧基苯肼（Ⅱ）。（Ⅱ）经对氯苯甲酰化得中间体（Ⅲ），再经水解得 N-对氯苯甲酰对甲氧基苯肼（Ⅳ），（Ⅳ）与乙酰丙酸环合得本品。

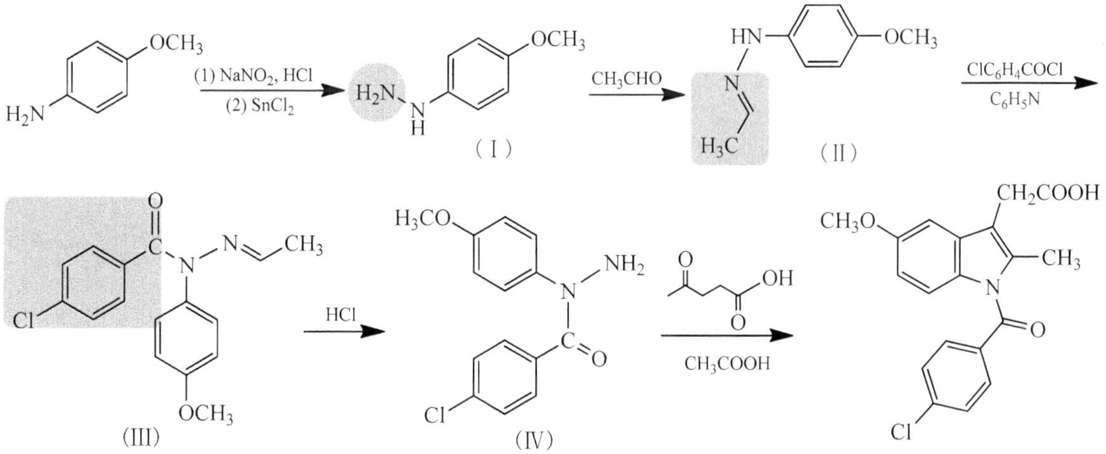

主要药理学用途：本品通过抑制 COX，减少前列腺素合成而产生解热、镇痛及抗炎作用。用于急性痛风和发热的治疗，对中枢神经系统的副作用较大，主要表现为精神抑郁、幻觉和精神错乱等，对肝功能和造血系统也有影响，常见过敏反应和胃肠道不适。本品因不良反应较大，不宜作为关节炎的首选药物，仅用于其他 NSAID 治疗无效或不能耐受的患者。

本品口服吸收迅速，血药浓度在 2～3h 达峰值，半衰期为 2.6～11.2h。由于吲哚美辛为酸性物质（pK_a = 4.5），它与血浆蛋白高度结合（97%）。吲哚美辛在肝脏代谢为去甲基化物和去氯苯甲酰化物，又可水解为吲哚美辛重新吸收再循环。

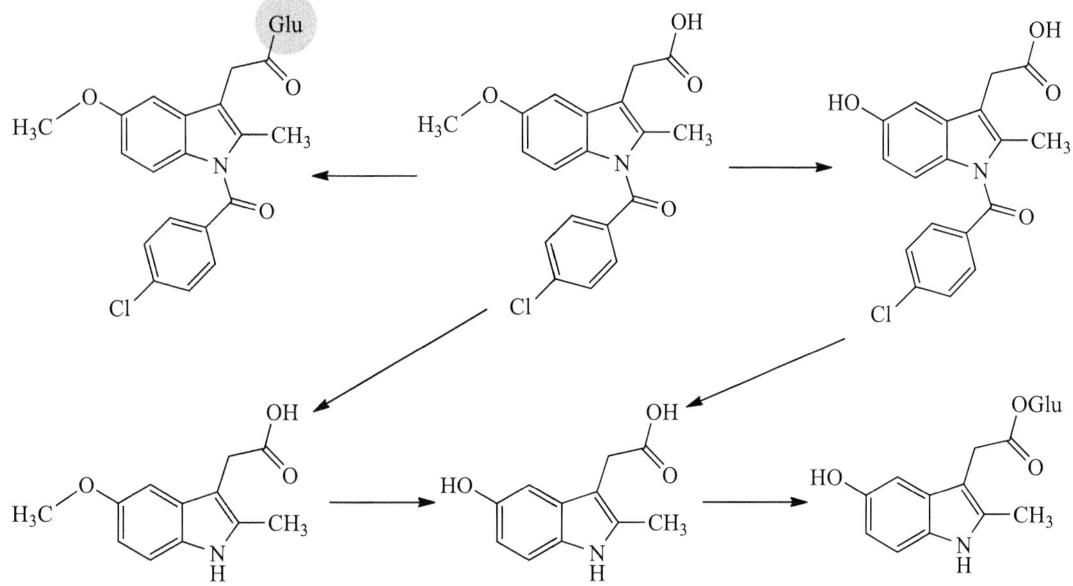

典型药物介绍

双氯芬酸钠（diclofenac sodium）

化学名：2-[(2, 6-二氯苯基)氨基]苯乙酸钠，sodium2-[(2, 6-dichlor-ophenyl)amino]sodium phenylacetate，又名双氯灭痛。

性状：本品为白色或淡黄色结晶性粉末，无臭；易溶于水，乙醇。pK_a 为4.9，熔点为288～290℃。

主要药理学用途：本品通过抑制前列腺素的合成而产生镇痛、抗炎、解热作用。作用比吲哚美辛强2～2.5倍，比阿司匹林强26～50倍。其特点为药效强，起效较快，不良反应少，剂量小，个体差异小，长期应用无蓄积作用，适用于类风湿性关节炎，神经炎，红斑狼疮及癌症、手术后疼痛，各种原因引起的发热。

本品血浆蛋白结合率为99.7%，主要与白蛋白结合（99.4%）。本品给药剂量的60%以代谢物的形式经尿排出，原型药物排泄不足1%。剩余部分以代谢物的形式通过胆汁从粪便中清除。本品主要代谢产物为苯环羟基化衍生物，均有抗炎镇痛活性，但低于双氯芬酸钠。

二、芳基丙酸类

20世纪60年代在研究植物生长激素时，发现萘乙酸、吲哚乙酸、2，4-二取代苯氧乙酸等都具有一定的抗炎作用。在研究芳基烷酸类化合物的抗炎作用时，发现在苯环上增加疏水性基团可使消炎作用增加。4-异丁基苯乙酸具有较好的抗炎镇痛作用，对胃肠道的刺激性较小，1966年应用于临床后，发现它有一定的肾脏毒性。在乙酸基的 α 碳原子上引入甲基，得到4-异丁基-α-甲基苯乙酸，即布洛芬（ibuprofen），不但抗炎镇痛作用增强，毒性也有所降低。临床上用于治疗风湿及类风湿性关节炎、骨关节炎、强直性脊柱炎等。

自发现布洛芬的抗炎镇痛作用后，引起了对芳基丙酸类 NSAID 的研究兴趣，相继开发了很多有效的芳基丙酸类药物，如萘普生（naproxen）、酮洛芬（ketoprofen）、氟比洛芬（flurbiprofen）、吲哚洛芬（indoprofen）等，它们的抗炎镇痛作用大多强于布洛芬，应用范围与布洛芬类似。

芳基丙酸类药物构效关系研究表明，丙酸相连的芳环上对位或间位的疏水性基团是抗炎活性必需的，如烷基、芳环（苯环或芳杂环），也可以是环己基或烯丙氧基等。这个疏水基团也可以在羧基的间位，如非诺洛芬（fenoprofen）、酮洛芬（ketoprofen）、舒洛芬（suprofen）等，活性均有所加强。

在羧基的间位引入F、Cl等吸电子基对抗炎作用有利，这是因为间位的取代基可以使对位的疏水基团产生扭转，与芳基丙酸的芳环处于非共平面状态，这有利于与受体的结合，如氟比洛芬（flubiprofen）和吡洛芬（pirprofen），活性均有所加强。羧基α位的甲基能限制羧基的自由旋转，使其保持适合与酶结合的构象，增强了抗炎镇痛作用。

由于手性药物在体内与酶的亲和力存在立体空间因素的差异，α-甲基的引入导致了这类药物产生了不对称中心。芳基丙酸类药物的羧基α-位碳原子为手性碳原子，故这类药物的对映体在生理活性、毒性、体内分布及代谢方面均有差异，通常(S)-异构体比(R)-异构体活性高。例如，萘普生(S)-异构体比(R)-异构体强 35 倍；布洛芬的(S)-异构体比(R)-异构体强 28 倍（表 5-6）。

表 5-6　芳基丙酸类常见药物

药物名称	化学结构	主要药理学用途及特点
布洛芬（ibuprofen）	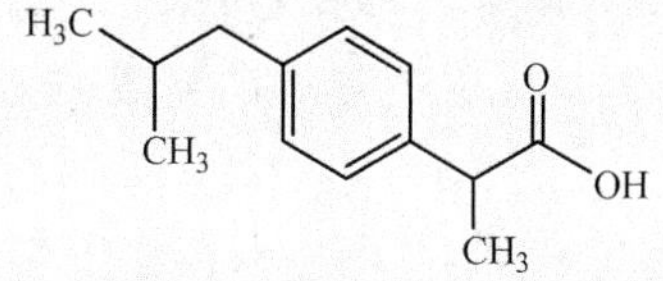	本品用于治疗风湿及类风湿性关节炎，其抗炎、镇痛、解热作用与阿司匹林、保泰松相似，比对乙酰氨基酚好
酮洛芬（ketoprofen）	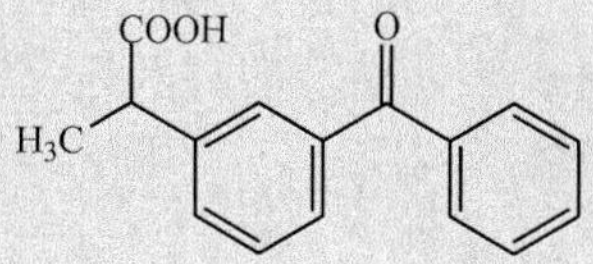	本品用于治疗风湿及类风湿性关节炎、骨关节炎、强直性脊柱炎及痛风等
萘普生（naproxen）	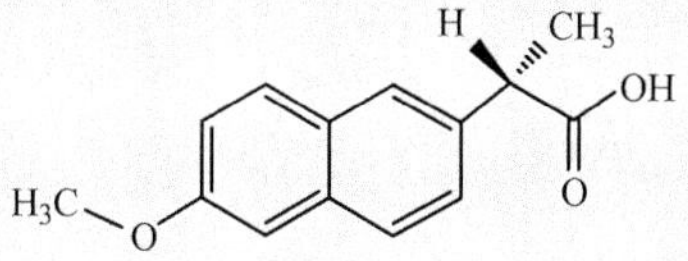	本品具有抗炎、解热、镇痛作用，抑制前列腺素合成的活性是阿司匹林的 12 倍，保泰松的 10 倍，布洛芬的 3～4 倍
吲哚洛芬（indoprofen）	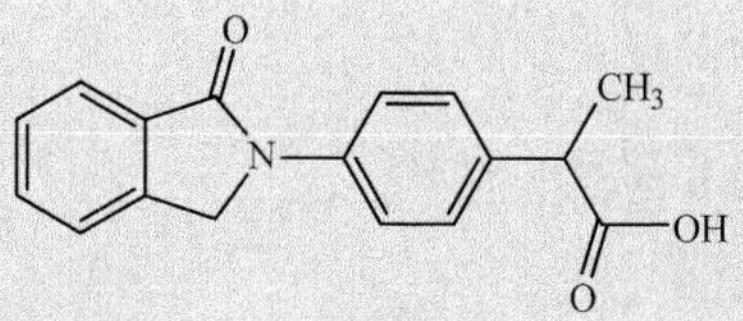	本品用于治疗风湿性关节炎，骨关节炎，椎关节强硬及手术后、骨折、骨骼肌疼痛等
氟比洛芬（flurbiprofen）	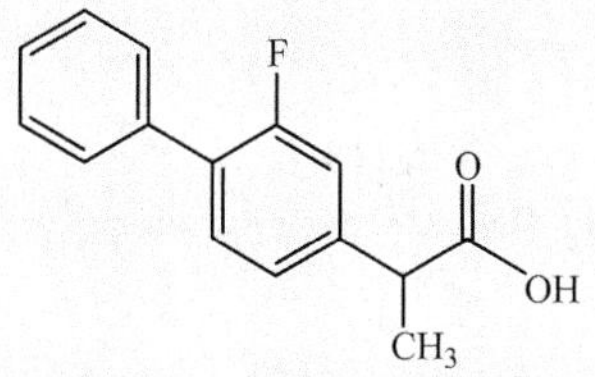	本品具有镇痛、抗炎、解热作用，作用强、快，不良反应少。主要用于治疗风湿性关节炎

案例 5-2

布洛芬是一个具有光学活性的药物，(S)-布洛芬的药效是(R)-布洛芬的 28 倍。但是临床上使用的布洛芬是消旋体。

问题：

布洛芬单旋体活性好，为什么用消旋体？

典型药物介绍

布洛芬（ibuprofen）

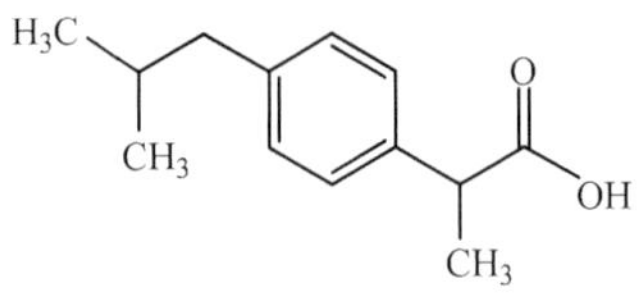

化学名：α-甲基-4-(2-甲基丙基)苯乙酸，α-methyl-4-（2-methylpropyl）alphatoluic acid，又名异丁苯丙酸、异丁洛芬、芬必得。

性状：本品为白色结晶性粉末；有异臭。易溶于乙醇、乙醚、三氯甲烷及丙酮，在水中几乎不溶，易溶于氢氧化钠及碳酸钠溶液中。熔点为 75～78℃。

化学性质：布洛芬为芳香族有机酸，在氢氧化钠或碳酸钠溶液中易溶，与碱及碱性物质易反应，能够发生酯化及中和反应。

合成路线：本品的合成是以甲苯和丙烯为原料，在钠-碳催化下制备异丁基苯，异丁基苯在无水三氯化铝催化下与乙酰氯经过弗里德-克拉夫茨反应（Friedel-Crafts reaction）生成 4-异丁苯乙酮，再与氯乙酸乙酯进行 Darzens 反应，经水解、脱羧和重排制得 2-（4-异丁基苯基）丙醛，最后在碱性溶液中用硝酸银氧化后制得布洛芬。

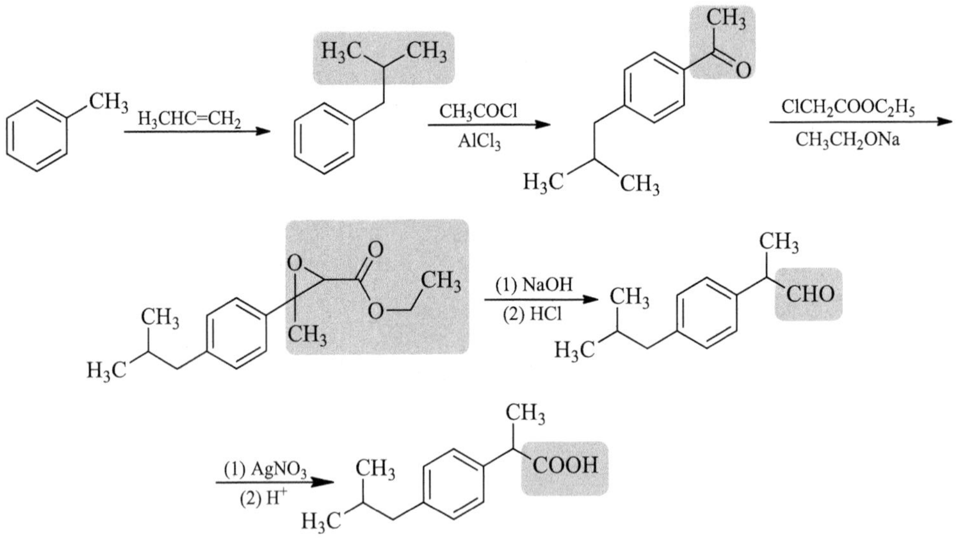

主要药理学用途：本品通过抑制 COX，减少前列腺素的合成而产生镇痛、抗炎作用；通过下丘脑体温调节中枢起到解热作用。适用于风湿及类风湿性关节炎的治疗，其抗炎、镇痛、解热作用与阿司匹林、保泰松相似，比对乙酰氨基酚好。在患者不能耐受阿司匹林、保泰松等时，可试用。

布洛芬是第一个芳基丙酸类抗炎药，1969 年上市，布洛芬通常以消旋体给药，但其能够发挥药效的是(S)-(+)-布洛芬。(R)-(−)-布洛芬无效，但在消化道吸收过程中经酶作用可转化为(S)-(+)-布洛芬，药物在消化道滞留时间越长，(S)-(+)-布洛芬在血浆中的浓度越高，其原因除了代谢转化外，还与(R)-(−)-布洛芬具有较高的立体选择性和肾清除率有关。本品口服易吸收，血浆蛋白结合率为 99%。在肝内代谢，代谢反应主要为异丁基的氧化，首先氧化为醇，再氧化为酸，60%～90%经肾排泄，部分随粪便排出。

> **案例 5-2 分析**
>
> 　　(S)-(+)-布洛芬能发挥药效，(R)-(−)-布洛芬无效，但在消化道吸收过程中经酶作用可转化为(S)-(+)-布洛芬，因此，布洛芬通常以消旋体给药。

典型药物介绍

萘普生（naproxen）

化学名：(+)-(S)-α-甲基-6-甲氧基-2-萘乙酸，(+)-(S)-6-methoxy-α-methyl-2-naphthaleneacetic acid，又名甲氧萘丙酸、消痛灵。

性状：本品为白色或类白色结晶性粉末；无臭。在甲醇、乙醇、三氯甲烷中溶解，在乙醚中略溶，水中几乎不溶。熔点为 153～158℃。比旋度为+ 63°～ + 68.5°。

化学性质：萘普生具有光学活性，临床上使用(S)-(+)异构体。本品遇光可逐渐变色，具有羧基官能团，可进行一系列反应如酯化（或取代）及中和反应。

主要药理学用途：本品具有抗炎、解热、镇痛作用，抑制前列腺素合成的活性是阿司匹林的 12 倍，保泰松的 10 倍，布洛芬的 3～4 倍。用于治疗类风湿性关节炎，骨关节炎，强直性脊柱炎，痛风，运动系统（如关节、肌肉及肌腱）的慢性变性疾病及轻、中度疼痛如痛经等。对于风湿性关节炎及骨关节炎的疗效，与阿司匹林类似。

萘普生口服吸收迅速而完全，在肝内代谢，对代谢酶活性无干扰，约95%自尿中以原型及代谢产物排出。

第 5 节　1, 2-苯并噻嗪类

具有 1, 2-苯并噻嗪结构的抗炎药被称为昔康类（oxicams），是一类含有酸性烯醇结构的化合物。该类药物是 20 世纪 70 年代，Pfizer 公司为了开发不含羧酸基团的抗炎药物，筛选了大量苯并杂环化合物后得到的一类抗炎药物。本类药物虽无羧基，但 4 位羟基和环上 3,4 位双键构成烯醇结构，具有酸性，pK_a 为 4.0～6.0。该类药物的副反应发生率较高，但比一般的 NSAID 的胃肠道刺激作用小。研究证实，该类药物对 COX-2 的抑制作用比 COX-1 的作用强，有一定的选择性。

吡罗昔康（piroxicam）是该类第一个在临床应用的药物，为长效抗风湿药，具有长期服用耐受性好，副作用较小等优点。利用生物电子等排原理将吡罗昔康的芳杂环 2-吡啶用 2-噻唑代替，便得到舒多昔康（sudoxicam），其抗炎作用较吲哚美辛强，且胃肠道的耐受性好。在舒多昔康的 5-位引入甲基，得到美洛昔康（meloxicam），美洛昔康对 COX-2 的选择性较高，因而致溃疡的副作用较小。安吡昔康（ampiroxicam）是吡罗昔康的前体药物，口服后在胃肠道中转化为吡罗昔康，其副作用比吡罗昔康低。将吡罗昔康结构中的苯环替换为噻吩，得替诺昔康（tenoxicam），消炎镇痛作用与吡罗昔康相当。在替诺昔康噻吩环β位引入氯原子得氯诺昔康（lornoxicam），对 COX-2 的选择性抑制作用是替诺昔康的 2 倍，抗炎镇痛效果好，有可能替代或辅助阿片类镇痛药，用于中等、剧烈疼痛时镇痛，而无阿片类镇痛药的呼吸抑制、成瘾等副作用。和其他类型的非甾体类抗炎药相比，1, 2-苯并噻嗪类药物的半衰期更长，是一种长效的抗炎镇痛药（表 5-7）。

表 5-7　1, 2-苯并噻嗪类常见药物

药物名称	化学结构	主要药理学用途及特点
吡罗昔康（piroxicam）	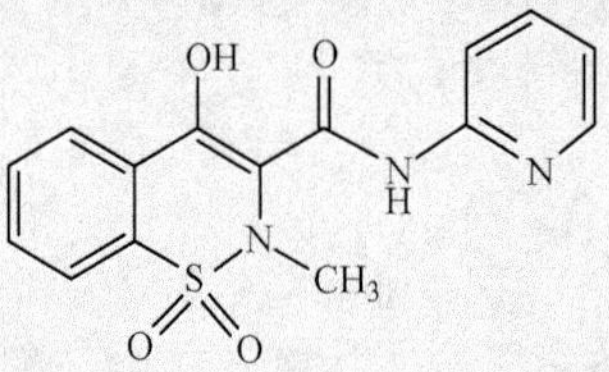	本品为长效镇痛抗炎药。疗效与吲哚美辛、布洛芬及萘普生相似。用于治疗风湿及类风湿性关节炎
舒多昔康（sudoxicam）	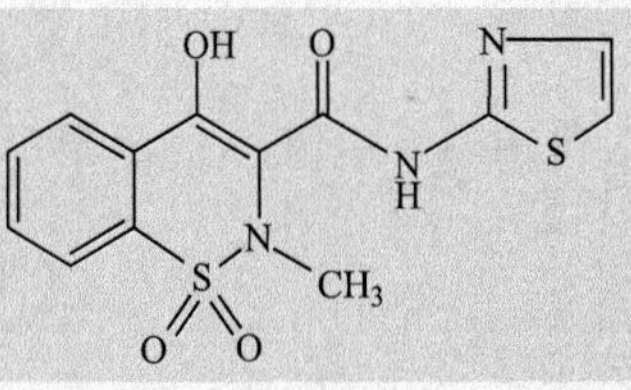	本品为长效镇痛抗炎药，一日仅需服药一次，口服吸收快，胃肠道耐受性较好
美洛昔康（meloxicam）	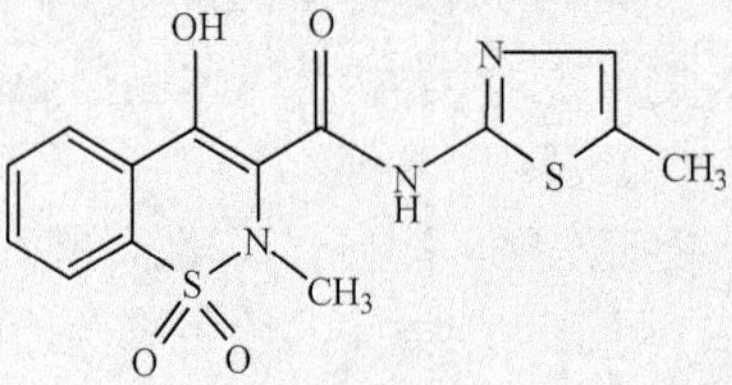	本品为烯醇酸类 NSAID，具有抗炎、镇痛和解热作用。可用于类风湿性关节炎和骨关节炎的对症治疗
安吡昔康（ampiroxicam）	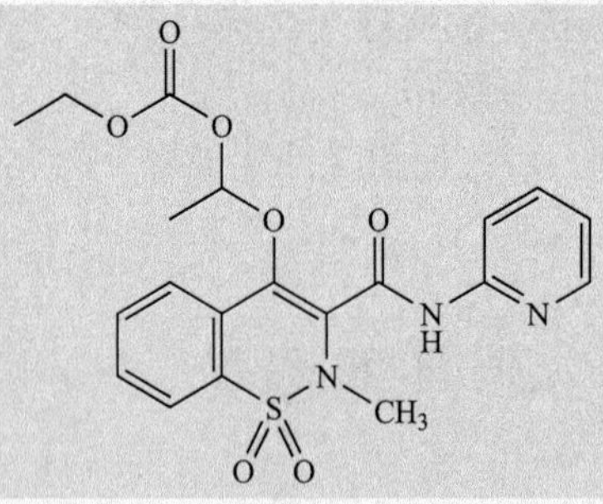	本品为吡罗昔康的前药，用于慢性风湿性关节炎、变形性关节炎、腰痛症、肩关节周围炎、颈肩腕综合征的镇痛、消炎，也可用于外伤性疼痛等
替诺昔康（tenoxicam）	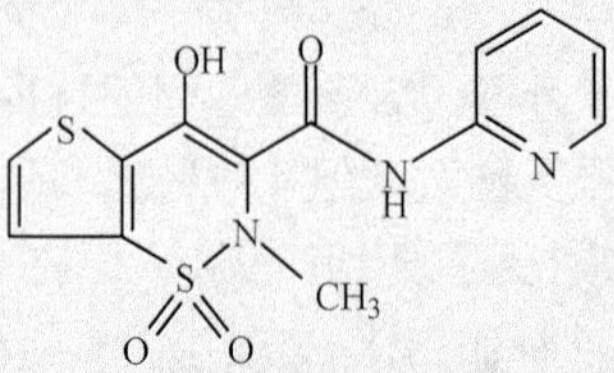	本品为新型解热镇痛类药物，可用于慢性及变形性关节炎、腰痛及颈肩腕综合征、手术后和外伤的消炎镇痛
氯诺昔康（lornoxicam）	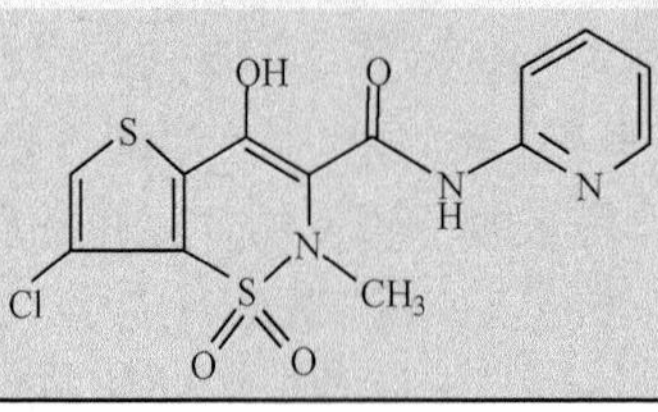	本品作用与吡罗昔康相似，具有镇痛、抗炎和解热作用。可用于治疗妇产科和矫形手术后的急性疼痛、急性坐骨神经痛或腰痛，亦可用于治疗慢性腰痛，关节炎、类风湿性关节炎和强直性脊柱炎

典型药物介绍

吡罗昔康（piroxicam）

化学名：2-甲基-4-羟基-*N*-(2-吡啶基)-2*H*-1, 2-苯并噻嗪-3-甲酰胺-1, 1-二氧化物，4-hydroxy-2-methyl-*N*-2-pyridinyl-2*H*-1，2-benzothiazine-3-carboxamine-1, 1-dioxide，又名炎痛昔康。

性状：本品为类白色或微黄绿色的结晶性粉末；无臭，无味。在三氯甲烷中易溶，在丙酮中略溶，乙醇或乙醚中微溶，在水中几乎不溶。熔点为 198～202℃。

化学性质：本品的三氯甲烷溶液与三氯化铁反应，显玫瑰红色。

主要药理学用途：本品为长效镇痛抗炎药。通过抑制 COX 使前列腺素的合成减少、抑制白细胞的趋化和溶酶体酶的释放而发挥作用。其疗效与吲哚美辛、布洛芬及萘普生相似。还能可逆性地抑制血小板聚集，作用比阿司匹林弱。可用于治疗风湿及类风湿性关节炎，有明显的镇痛、抗炎及一定的消肿作用。

本品口服吸收好，蛋白结合率大于 90%，长期服用不产生蓄积作用。主要经肝脏代谢，以羟化物及葡糖醛酸结合物形式经肾排泄，部分从粪便中排泄，少于 5%药物以原型自尿中排泄。

第 6 节　选择性 COX-2 抑制剂

NSAID 的作用靶点为 COX，通过抑制 COX，阻断花生四烯酸的代谢，减少前列腺素的生成，从而达到抗炎镇痛的目的。然而，前列腺素不仅是一种炎性介质，还有多种生理功能。例如，前列腺素对胃黏膜和十二指肠黏膜具有保护作用，而临床应用的解热镇痛药大多缺乏选择性，给药后既抑制了炎症部位的前列腺素合成，同时也抑制了胃肠黏膜前列腺素的合成。因此，长期或大量使用解热镇痛药会发生消化道溃疡、出血甚至穿孔等严重不良反应。

一、COX 抑制剂的分类

COX 是前列腺素合成过程中的关键酶，20 世纪 90 年代研究发现 COX 具有两种同工异构酶，即 COX-1 和 COX-2，前者出现在胃（肠）壁、肾脏和血小板，后者出现在炎症组织。目前，按照对 COX-1 和 COX-2 的作用机制，国际上把 NSAID 分为非选择性 COX 抑制剂和选择性 COX-2 抑制剂（selective COX-2 inhibitors）。选择性 COX-2 抑制剂不仅抑制外周 COX-2，减少前列腺素的合成，同时还抑制中枢 COX-2 和中枢前列腺素的合成，从而发挥中枢和外周双重镇痛抗炎作用。因此，选择性 COX-2 抑制剂已经成为近年来解热镇痛抗炎药研究开发的热点之一。选择性 COX-2 抑制剂可以减轻 COX-1 抑制而导致的胃肠道副作用，达到有效性和安全性的统一（图 5-5）。

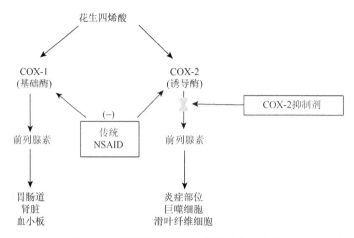

图 5-5　选择性 COX-2 抑制剂的作用机制

二、COX-1 和 COX-2 活性位点的结构

COX-1 和 COX-2 在结构上有同源性，区别在于其肽链的长度和部分氨基酸残基结构（图 5-6）。COX-1 和 COX-2 活性位点都是由末端带有发夹状弯曲的狭长疏水通道组成，二者 120 位都是极性较大的精氨酸（Arg），与药物形成氢键作用，在通道另一侧的 523 位，COX-1 是一个异亮氨酸（Ile），而 COX-2 则是缬氨酸（Val），由于缬氨酸的分子小于异亮氨酸，因而

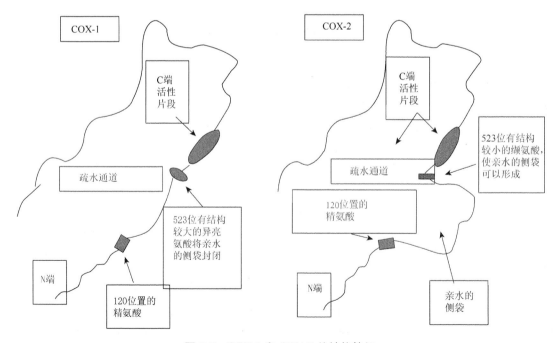

图 5-6　COX-1 和 COX-2 的结构特征

形成了一个侧袋，可与药物相互作用。COX-2 的通道开口比 COX-1 稍宽，末端柔性更大。选择性 COX-2 抑制剂由于带有一个刚性侧链，且分子较大，难以进入开口较小的 COX-1 通道，故不能对其产生抑制作用。但此类药物仍能进入口径稍大，后段略有柔性的 COX-2 通道，不仅能与 120 位的精氨酸残基形成氢键，而且侧链还能伸入 523 位缬氨酸旁的侧袋内，在此形成共价键结合，所以仍可对 COX-2 产生抑制作用。

三、选择性 COX-2 抑制剂的发展

基于对 COX 两个亚型的研究，1990 年发现了选择性抑制 COX-2 的 Dup607，其抗炎镇痛解热作用强，副作用较小。以 Dup607 为先导化合物，经过结构优化得到一系列选择性 COX-2 抑制剂，其代表药物为罗非昔布（rofecoxib）和塞来昔布（celecoxib）。罗非昔布和塞来昔布都有三环结构，分子建模发现：含有甲磺基或氨基磺基的苯环，由于分子体积较大，不易进入 COX-1 活性位点，但可以进入 COX-2 活性位点并与之结合，呈现出选择性抑制。罗非昔布对于风湿性关节炎、骨关节炎和急性疼痛等具有较好的作用，且基本消除了消化道不良反应，曾被认为是理想的新型 NSAID。然而，2004 年两个药物在临床研究中出现严重心脑血管事件，为此罗非昔布自动撤市，塞来昔布被迫停止试验。2005 年 2 月，美国 FDA 在听证会上同意塞来昔布继续使用，但必须修改该药品的说明书。2005 年 4 月，FDA 对其本土生产的 COX-2 抑制剂及其他 NSAID 生产厂家提出修改说明书的要求，特别提示该类药物存在增加心脑血管及胃肠事件的风险等。目前其他上市的选择性 COX-2 抑制剂还包括依托考昔（etoricoxib）和帕瑞昔布（parecoxib）。

近年来发现，昔布类选择性 COX-2 抑制剂发生胃肠道出血事件的危险显著降低，但心血管疾病的危险性却显著增加，使其安全性受到质疑。研究认为：选择性 COX-2 抑制剂在阻断前列腺素合成的同时，并不能抑制血栓素的合成，有可能会打破体内促凝血和抗凝血系统的平衡，进而在理论上增加心血管事件的发生率。为了避免选择性 COX-2 抑制剂引起心血管事件的风险，中国医学科学院郭宗儒教授提出了新的 COX-2 抑制剂研究策略：在抑制 COX-2，阻断前列腺素合成的前提下，不对其过度抑制，以保持 COX-2 和 COX-1 在体内功能上的平衡（表 5-8）。

表 5-8　选择性 COX-2 抑制剂常见药物

药物名称	化学结构	主要药理学用途及特点
Dup607		抗炎镇痛解热作用强，副作用小
罗非昔布 （rofecoxib）		本品对风湿性关节炎、骨关节炎和急性疼痛等具有良好的疗效，并且基本无消化道的不良反应

药物名称	化学结构	主要药理学用途及特点
塞来昔布 （celecoxib）		本品用于缓解骨关节炎、类风湿性关节炎的症状，治疗成人急性疼痛
依托考昔 （etoricoxib）		本品用于治疗急性痛风性关节炎、类风湿性关节炎、骨关节炎、慢性腰背疼痛、强直性脊柱炎和术后疼痛等
帕瑞昔布 （parecoxib）		本品为第一种注射用选择性 COX-2 抑制剂，用于手术后疼痛的短期治疗
艾瑞昔布 （imrecoxib）		本品用于缓解骨关节炎的疼痛症状。仅适用于男性及非育龄期且无生育要求的女性

典型药物介绍

塞来昔布（celecoxib）

化学名：4-[5-(4-甲基苯基)-3-三氟甲基-1*H*-吡咯-1-基]苯磺酰胺，4-[5-(4-methylphenyl)-3-(trifluoromethyl)-1*H*-pyrazol-1-yl] benzenesulfonamide，又名塞来考昔、西乐葆。

性状：本品是一种白色或近白色晶体粉末；无臭。溶于甲醇、乙醇和丙酮，微溶于水，溶解度随碱性的增加而增加。熔点为 157～159℃。

合成路线：本品的合成是以 4-甲基苯乙酮为原料，与三氟乙酸甲酯反应，再与4-氨磺酰基苯肼缩合制得。

主要药理学用途：本品为 NSAID，于 1997 年被首次合成，是第一个上市的选择性 COX-2 抑制剂。其对 COX-2 的半数有效抑制浓度（IC_{50}）仅为 COX-1 的 1/400。通过抑制 COX-2 阻断花生四烯酸合成前列腺素而发挥抗炎镇痛作用。适用于急、慢性骨关节炎和类风湿性关节炎的治疗。

本品口服吸收快且完全，生物利用度约 99%。本品与食物（尤其是高脂食物）同服可延缓其吸收，抗酸剂氢氧化镁则可使其吸收减少约 10%。

小　结

本章主要介绍解热镇痛药和 NSAID，按照化学结构可分为六大类：水杨酸类、酰化苯胺类、吡唑酮类、芳基烷酸类、1，2-苯并噻嗪类（昔康类）和选择性 COX-2 抑制剂类（昔布类）。

解热镇痛抗炎药的作用机制与花生四烯酸的代谢有关，通过抑制 COX 阻断前列腺素的生物合成而发挥解热镇痛及抗炎作用。由于目前多数解热镇痛抗炎药对 COX 没有选择性，不仅抑制 COX-2，还抑制 COX-1，致使胃黏膜失去了前列腺素对它的保护作用，造成胃部血流减少，缺血而引起溃疡。选择性 COX-2 抑制剂是一类新型 NSAID，因其选择性地抑制 COX-2 活性，对 COX-1 影响较小，不良反应较少较轻，广泛用于类风湿性关节炎和骨关节炎的抗炎、镇痛治疗。

解热镇痛抗炎药按临床应用分类，一般将以解热镇痛为主的药称为解热镇痛药，以抗炎为主要特征的药称为 NSAID。本章重点介绍的药物包括以下几种。①水杨酸类：代表药物为阿司匹林。②酰化苯胺类：代表药物为对乙酰氨基酚。③吡唑酮类：包括安乃近、氨基比林、保泰松、羟布宗等。④芳基烷酸类：包括吲哚美辛、双氯芬酸钠、布洛芬、酮洛芬、萘普生等。⑤1,2-苯并噻嗪类：代表药物有吡罗昔康、美洛昔康、替诺昔康等。⑥选择性 COX-2 抑制剂类：代表药物为塞来昔布、帕瑞昔布等。

思 考 题

1. 总结解热镇痛抗炎药的结构类型，每一类列举一个代表药物。
2. 简述解热镇痛抗炎药的作用机制。
3. 为何阿司匹林长期服用有可能引起胃肠道出血？
4. 简述以羟布宗为代表的吡唑烷酮类药物的构效关系。
5. 简述芳基丙酸类药物的构效关系。
6. 为什么临床使用布洛芬的消旋体？
7. 简述选择性 COX-2 抑制剂的构效关系和设计原则。

（张　杰）

第6章 拟胆碱药与抗胆碱药

学习要求：

1. 掌握： 拟胆碱药物的结构类型、胆碱受体激动剂的构效关系，乙酰胆碱酯酶抑制剂的作用机制及应用特点，抗胆碱药物的构效关系。氯贝胆碱、溴新斯的明、阿托品、溴丙胺太林的结构、理化性质、用途及化学合成。

2. 熟悉： 莨菪类药物的构效关系，东莨菪碱、氯筒箭毒碱、泮库溴胺的化学结构、性质及用途。

3. 了解： 典型天然来源药物启发相应合成类药物的例子，如毒扁豆碱到溴新斯的明，筒箭毒碱到阿曲库铵等。

机体神经系统（nervous system）可对刺激产生神经冲动，并借助神经冲动的传导功能及其反射活动来控制和调节机体各器官、各系统的活动，从而使机体作为一个有机的整体以适应不断变化着的环境，神经递质是实现神经信号转导的重要物质基础。传出神经系统有多种递质，如乙酰胆碱（acetylcholine，ACh）、去甲肾上腺素和多巴胺（dopamine，DA）等，其中最主要的递质为 ACh 和去甲肾上腺素。全部交感神经和副交感神经的节前纤维、全部副交感神经的节后纤维、运动神经及极少数交感神经节后纤维称为胆碱能神经，其化学递质均为 ACh；而几乎全部交感神经节后纤维兴奋时，末梢都会释放去甲肾上腺素。

ACh 在胆碱能神经末梢形成。首先，丝氨酸在丝氨酸脱羧酶（serine decarboxylase）及胆碱 N-甲基转移酶（choline N-methyltransferase）的作用下，先后经脱羧、甲基化过程生成胆碱。其次，在胆碱乙酰基转移酶（choline acetyltransferase）催化作用下，乙酰辅酶 A 上的乙酰基转移至胆碱，生成 ACh，并由载体转运进入囊泡储存。神经冲动使囊泡与突触前膜融合，从而释放出 ACh。ACh 作用于突触后膜上的乙酰胆碱受体（acetylcholine reecptor，AChR），使冲动得以继续传导，并产生相应的生理效应。之后，ACh 分子迅速被突触间隙的乙酰胆碱酯酶（acetylcholine esterase，AChE）催化水解为胆碱和乙酸而失活。胆碱则可以被主动摄取回神经末梢，再次用于 ACh 的合成。

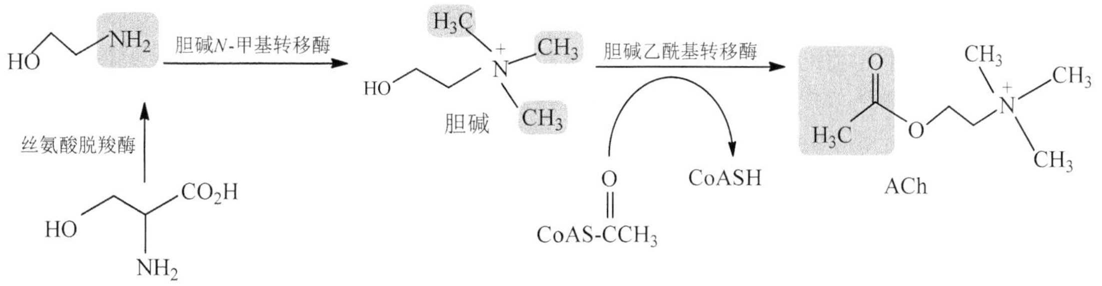

从药物研究的角度看，ACh 的生物合成、储存、释放、与受体相互作用及代谢等多个环节均可通过药物进行调控。然而迄今为止，真正应用于临床的药物主要是作用于胆碱受体和 AChE 两个环节而发挥药效。

ACh 作为胆碱受体和 AChE 的天然底物,虽然具有重要的生理作用,但是却不能作为药物应用于临床。其原因一方面是 ACh 的结构中含有酯基,在体内极易被胆碱酯酶水解为胆碱和乙酸;另一方面,ACh 对不同类型的胆碱受体缺乏选择性。因此,开发性质稳定、选择性较高的胆碱能神经系统药物是该领域药物研发的重要需求。

第1节 拟 胆 碱 药

拟胆碱药(cholinomimetics),是一类与 ACh 具有相似药理作用的药物。根据作用机制及环节的不同,临床使用的拟胆碱药可分为作用于胆碱受体的胆碱受体激动剂(AChR agonists)和作用于 AChE 的乙酰胆碱酯酶抑制剂(acetylcholinesterase inhibitor,AChEI)。

一、胆碱受体激动剂

胆碱受体可分为两类。一类对毒蕈碱(muscarine)特别敏感,因此称为毒蕈碱型胆碱受体(简称 M 受体),此类受体大多位于副交感神经节后纤维支配的效应器细胞膜上,当 M 受体兴奋时,会产生 M 样作用,如心脏抑制、血管扩张、平滑肌(胃、肠支气管)收缩、瞳孔缩小、腺体分泌增加等;另一类对烟碱(nicotine)特别敏感,为烟碱型胆碱受体(简称 N 受体),位于神经节细胞和骨骼肌细胞上,当 N 受体兴奋时,则会产生 N 样作用,可导致自主神经节兴奋、肾上腺素的释放及骨骼肌收缩。

毒蕈碱 烟碱

根据受体与选择性激动剂或拮抗剂的亲和力不同,M 受体可分为 $M_1 \sim M_5$ 5 种亚型。中枢神经系统有各种亚型的 M 受体。M_1 受体在胃壁细胞和交感神经节后纤维分布较多,激活该受体可引起胃酸分泌、平滑肌收缩、神经兴奋等;M_2 受体主要存在于脊髓神经元初级传入末梢及心肌、平滑肌当中,激活该受体可产生镇痛作用,对心脏则体现为抑制作用;M_3 受体主要分布在腺体、平滑肌、血管内皮等处,激活时引起平滑肌松弛、腺体分泌;M_4 受体同样主要分布于腺体和平滑肌,但是激活该受体却会显示抑制性作用;M_5 受体在中枢神经系统的海马、丘脑等特定区域表达,其生理学功能尚不甚清楚。N 受体可分为两种亚型,在神经节细胞上的称为 N_1 受体,在骨骼肌细胞上的称为 N_2 受体。

M 受体属于 G 蛋白偶联受体,可以将细胞外信息由 G 蛋白传入细胞内,从而激活效应蛋白,产生第二信使。N 受体则属于离子通道超家族,能与烟碱特异性结合并被激活。二者在分子结构、生理功能、体内分布、信号转导等方面完全不同,但是均可被 ACh 激动,分别产生 M 样作用及 N 样作用。临床上拟胆碱药主要用于治疗手术后腹胀气、尿潴留,降低眼压,治疗青光眼,缓解肌无力,治疗老年性痴呆;大部分胆碱受体激动剂还具有吗啡样镇痛作用,可用于止痛;具有 N 样作用的拟胆碱药还可缓解帕金森病。

常见的胆碱受体激动剂按其对受体的选择性可以分为三类：完全拟胆碱药、M 受体激动剂和 N 受体激动剂。

（一）完全拟胆碱药

此类药物的药理活性类似于 ACh，既能作用于 M 受体，又能作用于 N 受体，代表药为槟榔碱（arecoline）、卡巴胆碱（carbachol，氨甲酰胆碱）。由于对胆碱受体缺乏选择性，使用此类药物会引起广泛的副作用。

槟榔碱　　　　　　　　　卡巴胆碱

槟榔碱能兴奋 M 受体，对神经系统、消化系统及泌尿生殖系统发挥作用，另外还具有驱虫、灭螺、抗抑郁、抗病原微生物等药理作用。但由于缺乏选择性，其还有强烈的 M 胆碱反应及拟副交感神经毒作用，此外对 DNA 分子有致突变作用、生殖毒性等多种毒副作用，现已少用。

卡巴胆碱能够激活 M 受体，使平滑肌收缩，临床用于治疗青光眼，也曾用于术后腹胀、尿潴留的治疗。激活 N 受体，能发挥抗炎及免疫调节作用。

（二）M 受体激动剂

M 受体激动剂只能激动 M 受体不能激动 N 受体，但是对 M 受体亚型大多无选择性。此类激动剂除毒蕈碱外，还有氯醋甲胆碱（methacholine chloride）、毛果芸香碱（pilocarpine）、氯贝胆碱（bethanechol chloride）等。

ACh 为 M 受体的内源性配基，是机体内十分重要的神经递质。但是因为其性质不稳定，且缺乏选择性，所以没有临床应用价值。为了获得性质稳定且具有较高选择性的拟胆碱药，人们以 ACh 为先导化合物进行了结构改造，并对其构效关系进行了研究。

研究表明，M 受体激动剂的基本药效基团应包含三部分：季铵基、亚乙基桥和乙酰氧基。

（1）季铵基部分：带有正电荷的季铵氮原子是活性必需基团。氮原子带有正电荷，以便与受体上的羧基阴离子结合。当氮原子被磷、砷、硫或硒取代时（都使其带一个单位正电荷，且都为甲基取代），所得化合物活性均比 ACh 低，而用碳原子取代时则无活性。当为高度柔性的分子时，氮上所连烃基以甲基为最好，当以叔胺、仲胺、伯胺取代季铵时，活性依次减小；用较大的烃基取代甲基后无激动活性；仅 1 个甲基被乙基或丙基取代时活性降低；3 个甲基均被乙基取代时，转为胆碱受体拮抗剂。但是当氮原子位于刚性环时（如吡咯烷、哌啶、吗啉、奎宁等），由于叔胺在活性位点被质子化后，呈现更合适的活性构象，因此叔胺盐类较其相应的季铵盐活性更强。但若氮原子处于杂环时，其活性较 ACh 大为降低。

（2）亚乙基桥部分：以两个碳原子长度为佳。增加主链长度，会导致活性迅速下降。研究表明，在季铵氮原子和酰基末端氢原子之间，五个原子的距离（N—C—C—O—C—C—H）能够获得最大的拟胆碱活性。亚乙基桥上的一个氢原子若为甲基取代时，由于空间位阻，使得胆碱酯酶不易破坏其结构，因而可延长作用时间。若 α 位被甲基取代，则其 N 样作用大于 M 样作用，但作用强度均降低。若 β 位被甲基取代，则 M 样作用与 ACh 相同，但 N 样作用大大减弱，即成为选择性 M 受体激动剂，如氯贝胆碱、氯醋甲胆碱。若亚乙基桥上的氢原子被乙基或含碳更多的烷基取代都会导致活性下降。

（3）乙酰氧基部分：当乙酰基上氢原子被甲基或者乙基甚至更高级的同系物取代时，活性都会降低；若被芳环取代，则表现为抗胆碱作用。氨甲酰基由于氮上存在孤对电子，使得羰基碳的亲电性比乙酰基低，不易被水解破坏。因此以氨甲酰基替代乙酰氧基，能减慢胆碱酯酶及胃肠道的水解作用，从而延长作用时间。例如，卡巴胆碱（carbachol），可以口服，作用强而较持久。但卡巴胆碱对 M 受体、N 受体缺乏选择性，毒副反应较大，仅应用于青光眼的治疗。

氯醋甲胆碱可激动 M 受体，对心血管系统的选择性较强，对胃肠道平滑肌作用较弱，也可收缩支气管平滑肌。在体内被胆碱酯酶水解较慢，故作用较持久。可以口服，但吸收少且不规则。用于血管性痉挛及房性心动过速。禁用于房室结和室性心动过速、支气管哮喘、甲状腺功能亢进症的患者，禁止静脉注射。

氯醋甲胆碱　　　　　　　　氯贝胆碱　　　　　　　　毛果芸香碱

典型药物介绍

毛果芸香碱（pilocarpine）

化学名：4-[(1-甲基-1*H*-咪唑-5-基)甲基]-3-乙基二氢-2(3*H*)-呋喃酮，3-ethyldihydro-4-[(l-methyl-1*H*-imidazol-5-yl)methyl]-(3*S-cis*)-2(3*H*)-furanone（《美国药典》），又名匹鲁卡品。毛果芸香碱是从南美植物毛果芸香 *Pilocarpus jaborandi* 的叶子中提取分离得到的一种生物碱。

性状：黏稠的无色油状液体或低熔点的结晶；熔点为 34～35℃，沸点 260℃（部分转化为异毛果芸香碱），$pK_1 = 7.15$，$pK_2 = 12.57$（20℃）。溶于水、乙醇和三氯甲烷，难溶于乙醚、苯。

临床上常用其硝酸盐，为有光泽的无色结晶或白色结晶性粉末；无臭，遇光易变质，有毒。易溶于水，微溶于乙醇，不溶于三氯甲烷及乙醚。熔点为 174～178℃，熔融时同时分解。

化学性质：由于毛果芸香碱结构中含有五元内酯环，且两个取代基处于顺式结构，空间位阻较大，导致毛果芸香碱不很稳定，在碱性条件下可开环，水解生成毛果芸香酸钠而丧失药理活性。当受热或在碱性条件下时,毛果芸香碱羧基的邻位可迅速发生差向异构化,生成异毛果芸香碱。

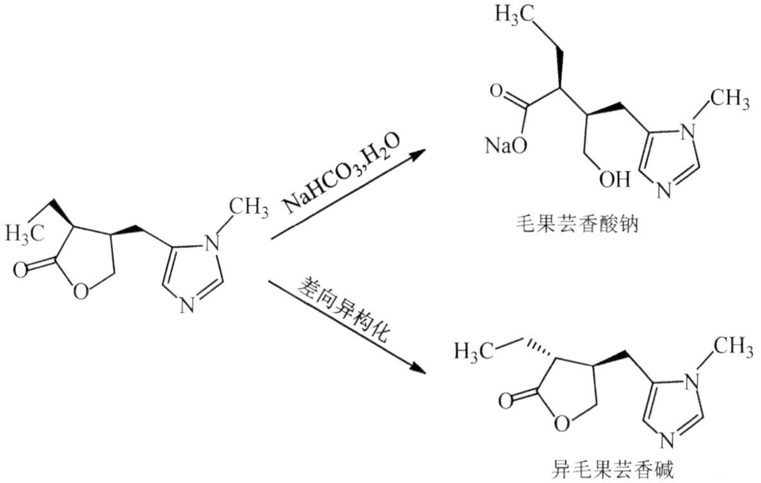

毛果芸香酸钠

差向异构化

异毛果芸香碱

用氮原子替换毛果芸香碱内酯环 3 位上的碳原子,可得取代氨甲酸酯类似物,其作用强度与毛果芸香碱基本相当,但由于提高了稳定性,做成滴眼剂后作用时间延长。

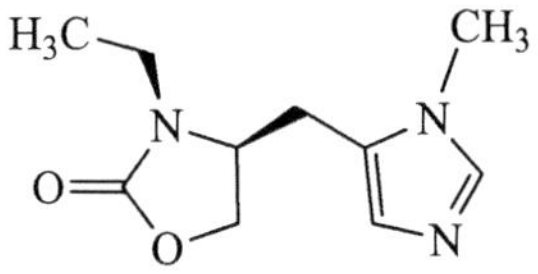

毛香碱(氨甲酸酯类似物)

主要药理学用途:毛果芸香碱直接选择兴奋 M 受体,使胆碱能神经节后纤维兴奋,发挥毒蕈碱样作用。其特点是对腺体和平滑肌有强烈的兴奋作用,但对心血管系统及其他器官作用较弱。临床用其硝酸盐或盐酸盐制成滴眼液,起到缩瞳、降低眼压和调节痉挛的作用,从而用于治疗原发性青光眼;也可与阿托品交替使用,防止炎症时虹膜与晶状体粘连。毛果芸香碱可明显增加汗腺、唾液腺的分泌,兴奋肠道、支气管、子宫、膀胱及胆道平滑肌,因此也可用于阿托品类药物中毒的解救。

当应用硝酸毛果芸香碱滴眼液时,若与局部抗胆碱药物合用将干扰本品的降眼压作用;但难于通过血脑屏障的全身用药则不影响本品的降眼压作用。与拉坦前列素合用可减低降眼压作用。与 β 受体拮抗剂,碳酸酐酶抑制剂,α、β-受体激动剂或高渗脱水剂联合使用有协同作用。

> **案例 6-1**
> 氯贝胆碱结构与 ACh 相似,为何氯贝胆碱在体内维持时间长?

氯贝胆碱(bethanechol chloride)

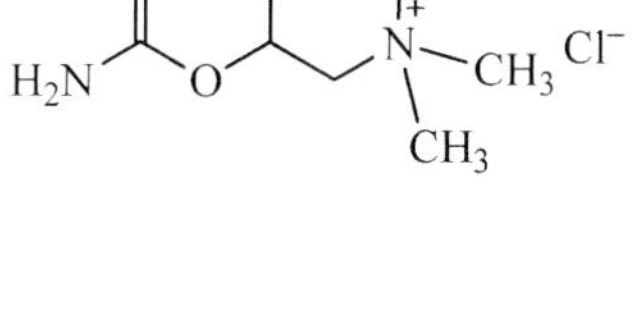

化学名：（±）氯化 N, N, N-三甲基-2-氨基甲酰氧基-1-丙铵，(±)-2-[(aminocarbonyl)oxy]-N, N, N-trimethyl-1-propanaminium chloride，又名氨甲酰甲胆碱。

性状：本品为吸湿性无色或白色结晶性粉末；有轻微氨样气味。熔点为 218～219℃（分解）。极易溶于水（1：0.6），易溶于 95%乙醇（1：12.5），几乎不溶于三氯甲烷和乙醚。0.5%水溶液的 pH 5.5～6.0。

化学性质：其溶液可于 120℃高压灭菌消毒 20min。氯贝胆碱具有最优势的结构组合，可以选择性作用于 M 受体，口服有效，且 S 构型异构体的活性大大高于 R 构型异构体。

主要药理学用途：氯贝胆碱为 M 受体激动剂，对胃肠道和膀胱平滑肌的选择性较高，促进唾液、胃肠液分泌的作用快而持久，能增强胃肠蠕动、子宫和膀胱收缩。常用剂量不会兴奋神经节或括约肌，不影响心率、血压或周围血液循环。由于不易被胆碱酯酶所破坏，故其较ACh 作用时间持久。临床主要用于手术后及产后的非阻塞性尿潴留、腹胀，以及其他原因所致的胃肠道或膀胱功能异常。

氯贝胆碱在胃肠道不易被吸收。为避免发生副交感神经过度兴奋，仅限于皮下注射，不作静脉或肌内注射。副作用可表现为恶心、呕吐、潮红、出汗、流涎、流泪、嗳气、心悸、心搏徐缓、外周血舒张造成低血压、瞬时传导阻滞等。阿托品为其特效拮抗剂，一旦发生毒性症状可使用阿托品解毒。禁用于甲状腺功能亢进症、消化性溃疡、支气管哮喘、显著心动过缓、冠心病、癫痫、震颤麻痹患者及孕妇，也禁用于机械性肠梗阻和尿路梗死、痉挛等。

案例 6-1 分析

ACh 的酯基易被体内酯酶水解，无法口服。氯贝胆碱结构中氨基甲酸酯基团稳定性较酯基大大提高，同时氨基甲酸酯氧原子附近的甲基也可有效抑制体内代谢酶的水解，能耐受 AChE 及丁酰胆碱酯酶，体内维持时间长。

（三）N 受体激动剂

N 受体激动剂的代表药为烟碱，对 N_1 受体、N_2 受体及中枢神经系统均有作用，但由于作用广泛而复杂，故无临床应用价值。

二、AChEI

胆碱能神经兴奋时释放进入突触间隙的 ACh，很快被 AChE 水解为胆碱和乙酸而失活，从而终结神经冲动的传递。AChE 是由 537 个氨基酸组成的水解酶，在其催化活性中心，ACh 的阴离子可以与靶酶的 Trp^{86} 形成阳离子-π 相互作用；Ser^{203}、His^{447} 和 Glu^{334} 形成三联体，介导酶催化反应，如图 6-1 所示。

AChE 与具有氨基甲酸酯结构的化合物结合后，由于生成的氨基甲酰化酶较稳定，不易水解，酶的催化表面不易再生，AChE 的催化活性被暂时性的抑制，即产生 ACh 的聚集。这种对AChE 的催化活性产生抑制作用的化合物即为 AChEI，也被称为抗胆碱酯酶药物。其不与胆碱受体发生直接的相互作用，AChEI 是一类间接的拟胆碱药物，通过抑制突触间 AChE 活性，延缓 ACh 的水解，提高突触处 ACh 水平，增强并延长 ACh 作用。临床上用于治疗胆碱能功能低下引起的相关症状，如重症肌无力、青光眼、AD 等。

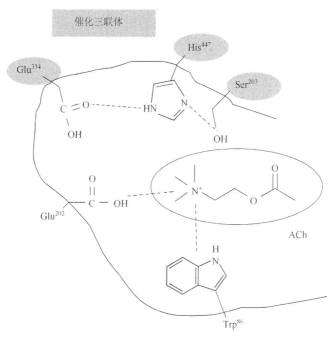

图 6-1　AChE 与底物的结合模式图

毒扁豆碱（physostigmine）是最早发现的抗胆碱酯酶药物，具有氨基甲酸酯结构，其拟胆碱作用比 ACh 高 300 倍。与 AChE 结合后，使得 ACh 不能被破坏，ACh 的过量聚集引起神经递质混乱，引起呕吐等多种毒性反应，最后导致死亡。其水溶液不稳定，放置后逐渐被水解为毒扁豆酚（physostigma）而失活。

毒扁豆碱　→（H_2O）→　毒扁豆酚

毒扁豆碱作为 *N*-甲基氨基甲酸酯衍生物的药理作用虽强，但易水解而失活；溴新斯的明分子中的二甲基氨基甲酸酯的结构较为稳定，相对来说不易水解失活。临床上使用的新斯的明类似物有溴新斯的明（neostigmine bromide）、溴吡斯的明（pyridostigmine bromide）和苄吡溴铵（benzpyrinium bromide）等，该类药物用于治疗重症肌无力、腹胀气、尿潴留等。

溴新斯的明　　　　溴吡斯的明　　　　苄吡溴铵

AChEI 分为不可逆性和可逆性两种。不可逆性 AChEI 主要为有机磷酸类，多为农业及环境杀虫剂，如敌百虫（dipterex）、乐果（rogor）、敌敌畏（DDVP）等。可逆性 AChEI 在临床上主要用于治疗重症肌无力和青光眼，如新斯的明（neostigmine）、毒扁豆碱、吡斯的明（pyridostigmine）、加兰他敏（galanthamine）等。

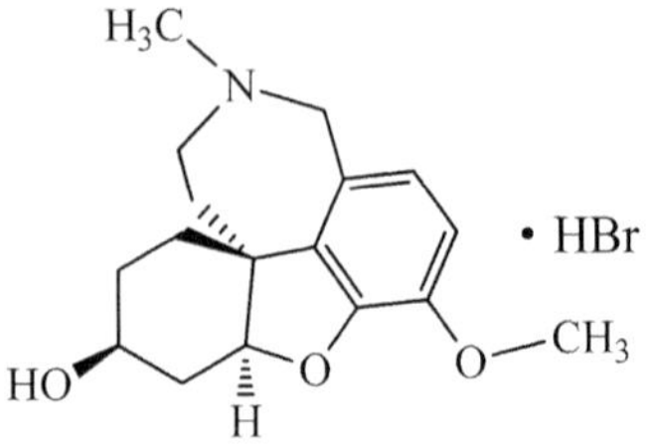

加兰他敏 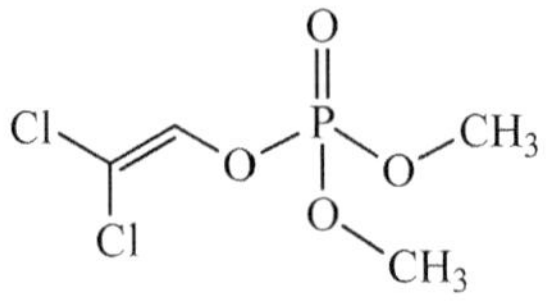   敌敌畏 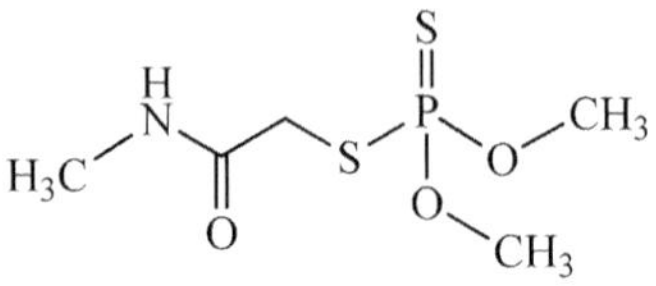   乐果

典型药物介绍

溴新斯的明（neostigmine bromide）

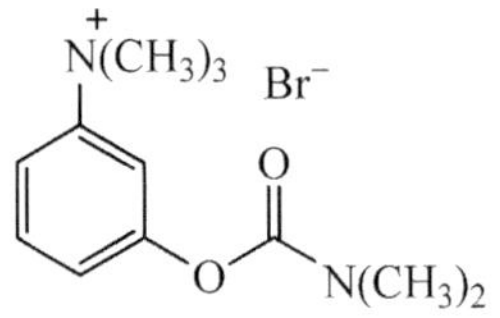

化学名：溴化 N, N, N-三甲基-3-[(二甲氨基)甲酰氧基]苯铵，3-[[(dimethylamino)carbonyl]oxy]-N, N, N-trimetnyl-benzenaminium bromide。

性状：白色结晶性粉末；无臭，味苦。极易溶于水（1：1），易溶于乙醇和三氯甲烷，几乎不溶于乙醚。熔点为 171～176℃，熔融时同时分解。溴新斯的明属于可逆性 AChEI，临床常用溴新斯的明片剂供口服，甲磺酸新斯的明（neostigmine methylsulfate）供注射用。

化学性质：双二甲氨基取代的甲酸酯是药效基团，可以形成较为稳定的酰化 AChE，提高ACh 水平；由于结构含有季铵基团，因此不易通过血脑屏障。

合成路线：本品的合成以间氨基苯酚为原料，经甲基化，酯化，最后季铵化完成制备。

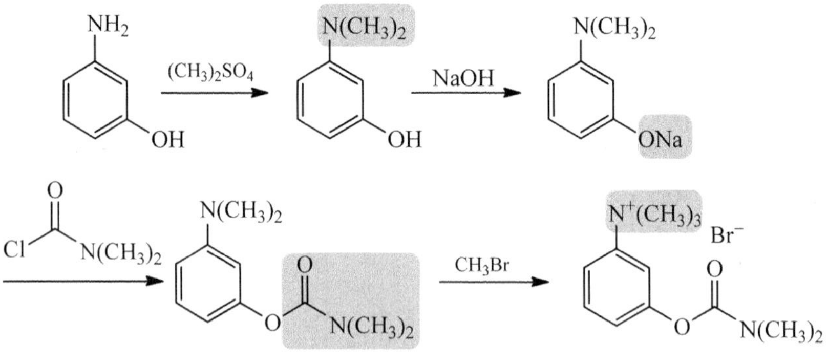

主要药理学用途：本品在抑制 AChE 的同时，还能直接与骨骼肌运动终板上的 N_2 受体结合，激动 N_2 受体，加强骨骼肌的收缩作用。因此本品对心血管、腺体、眼及支气管平滑肌作用较弱，对胃肠道平滑肌作用稍强，对骨骼肌作用最强，临床上用于重症肌无力、术后腹胀气及尿潴留的治疗，也可用于非去极化肌松药如筒箭毒箭过量时的解毒。大剂量时可出现"胆碱能危象"，表现为恶心、呕吐、出汗、腹泻、流泪、流涎、心动过缓、肌肉麻痹等，可用阿托品对抗。禁用于支气管哮喘、尿道阻塞、机械性肠梗阻、室性心动过速、心绞痛等病的患者。

甲状腺功能亢进症和帕金森病患者慎用。

本品口服吸收差而不规则，既可被血浆中胆碱酯酶水解，又可在肝脏中代谢。血清蛋白结合率为 15%～25%，但由于不易通过血脑屏障，进入中枢神经系统的药物很少。

三、胆碱酯酶抑制剂与 AD

AD 因德国医生阿尔茨海默（Alois Alzheimer）最先描述而得名。1906 年，德国神经病理学家阿尔茨海默首次报告了一例具有进行性痴呆表现的 51 岁女性患者。患者四年半后死亡，病理检查显示其大脑皮质萎缩，神经元纤维缠结。其后又有类似的病例报道，于 1910 年把这种病命名为 AD。AD 是一种慢性进行性神经衰退性疾病，是老年人群中多发的智能障碍综合征，临床特征为严重的认知功能和记忆功能障碍。我国大于 65 岁老年人群中 AD 患病率为 3%～5%。年龄每增加 5 岁，AD 患者的百分数将上升 2 倍。从第一次诊断 AD 至今已有 100 多年，对其病理描述乃至分子水平发病机制的认识一直在发展，但其发病原因和机制仍尚未完全阐明，相关治疗药物仍然缺乏很好的特异性，轻度、中度 AD 治疗上主要以 AChEI 的对症治疗为主，重度 AD 患者缺乏有效的治疗手段。AD 发病原因和机制可能与多种因素有关，有胆碱能假说、淀粉样蛋白假说、自由基损伤学说、Tau 蛋白假说、炎症假说等。在 AD 病理过程中，研究发现基底前脑区的胆碱能神经元丢失，AChE 的活性下降，酶的亲和性也下降，致使 ACh 的运输、合成、摄取、释放下降，结果使 M_1 受体处于刺激不足的状态，而 M_1 受体的活化对学习和记忆非常重要，因而逐渐出现记忆力减退、认知功能障碍、行为精神异常和社交障碍等症状。拟胆碱治疗可以部分缓解 AD 的症状，但不能解释 AD 的全部变化。AChEI 是目前临床上用于治疗 AD 最成功的药物，AChEI 通过抑制突触间 AChE 的活性，降低 ACh 的水解速度提高 ACh 的水平，达到缓解和治疗的目的。其他用于 AD 治疗的胆碱能药物还包括 M 受体激动剂、ACh 促释放剂、ACh 前体，如卵磷脂和胆碱等。

他克林（tacrine）又名单吖啶氨，是四氯氨基吖啶类中枢神经可逆性 AChEI，其抑制 AChE 活性较毒扁豆碱弱一个数量级，但脂溶性高，易透过血脑屏障，可抑制血浆及组织中的 AChE，直接兴奋胆碱能 M 受体及 N 受体，对 M 受体的亲和力是 N 受体的 100 倍，通过 M_1 受体促进 ACh 释放还有阻断钾通道、抑制 MAO 活性和阻止单胺类神经递质摄取的作用。他克林于 1993 年上市，是美国 FDA 批准的第一个用于治疗轻度、中度 AD 的药物，对 AD 症状有明显改善，因肝脏毒性逐渐被新药物所取代。

盐酸多奈哌齐（donepezil hydrochloride）化学名为 1-苄基-4-[(5, 6-二甲氧基-1-茚酮)-2-亚甲基]哌啶盐酸盐，2-[(1-benzyl-4-piperidyl)methyl]-5, 6-dimethoxy-2, 3-dihydroindene-1-one，又名安理申，为白色晶型粉末；易溶于三氯甲烷，溶于水和冰醋酸，微溶于乙醇，几乎不溶于乙酸乙酯和正己烷。

他克林   多奈哌齐

　　多奈哌齐是一种中枢型的 AChEI，具有特异的可逆性，适用于治疗轻度、中度 AD。本品为第二代胆碱酯酶抑制剂，对中枢神经系统胆碱酯酶选择性高，对外周神经系统产生的副作用较轻，对中枢神经的毒性也比他克林小。本品的药物代谢动力学不同于他克林，口服吸收良好，相对生物利用度为 100%，每日服用 1 次，其药效与剂量呈线性关系。本品96%与血浆蛋白相结合，在肝脏内由肝细胞色素 P450 的同工酶 CYP2D6 和 CYB3A4 代谢并与葡糖醛酸结合。研究显示，本品不影响茶碱、西咪替丁、华法林或地高辛的清除，与拟胆碱药和其他抑制剂有协同作用，而与抗胆碱药有拮抗作用。多奈哌齐最常见的不良反应为腹泻、肌肉痉挛、乏力、恶心、呕吐和失眠。通过对多奈哌齐定性的构效关系研究，发现碱基氮原子和茚酮为活性必需基团，此外，用环己甲基来替代苄基哌啶的苄基时，仍对 AChE 有活性。

　　加兰他敏是从石蒜科植物石蒜中提取的一种生物碱，具有抗 AChE 作用。加兰他敏易透过血脑屏障，能明显抑制大脑皮质的 AChE，2001 年获得 FDA 批准用于治疗 AD。加兰他敏为 AChE 的竞争性、可逆性抑制剂，选择性抑制中枢的 AChE，在神经元和红细胞中比在血液中抑制 AChE 的能力高 50 倍，在胆碱能不足的突触后区活性最强。加兰他敏不与蛋白质结合，也不受食物和药物的影响。

　　石杉碱甲（huperzine A）是从石杉科植物千层塔中提取的生物碱，是我国首创的可逆性 AChE 抑制剂，对 AChE 具有高选择性，可显著改善记忆和认知功能。石杉碱甲是一强效的胆碱酯酶可逆性抑制剂，其作用特点与新斯的明相似，但作用维持时间比后者长。少数患者给药后可出现耳鸣、头晕、肌束颤动、出汗、腹痛等，个别患者有瞳孔缩小、呕吐、大便增加、视物模糊、心率改变、流涎、思睡等不良反应，上述不良反应的出现率，除恶心外均较新斯的明低，且均可自行消失，严重者可用阿托品对抗。

　　尽管 AD 患者胆碱系统中突触前指标如胆碱酯酶的活性降低，但在海马和皮质的突触后 M 受体大部分仍完好无损，用激动剂直接刺激突触后的 M 受体，是增强胆碱功能的另一途径。此外激动 M_1 受体还能调节 Aβ 的代谢及 Tau 蛋白的磷酸化。早期临床试验中，传统 M 受体激动剂如槟榔碱及毛果芸香碱的结果令人失望，这些化合物或生物利用度差，或在提高认知作用的同时具有外周毒蕈碱样副作用，因此开发具有 M_1 受体选择性的低毒的 M_1 受体激动剂成为重要的研究目标。西维美林由于其类胆碱能副作用较大而在 AD 治疗研究中被淘汰。硫代毛果芸香碱，是毛果芸香碱的生物电子等排体，它激动 M_1 受体的同时还能阻断 M_2 受体，具有良好的应用前景。

　　沾诺美林（xanomeline）是 M_1 受体选择性激动剂，对 M_2 受体、M_3 受体、M_4 受体作用很弱，易透过血脑屏障，且皮质和纹状体的摄取率较高，是目前发现的选择性最高的 M_1 受体激动剂之一。服用本品后，AD 患者的认知功能和动作行为有明显改善。但因胃肠不适及心血管方面的不良反应，部分患者中断治疗。

槟榔碱　　　　　　西维美林　　　　　硫代毛果芸香碱　　　　　沾诺美林

第 2 节 抗 胆 碱 药

对于因胆碱能神经系统过度兴奋造成的病理状态可用抗胆碱药物治疗。与拟胆碱药物类似，目前临床使用的抗胆碱药也是通过阻断 ACh 与胆碱受体的相互作用来达到治疗目的，抗胆碱药也称为胆碱受体拮抗剂（cholinoceptor antagonist）。

按照药物的作用部位及其对胆碱受体亚型选择性的不同，抗胆碱药通常分为以下两类。①M 受体拮抗剂（muscarinic antagonists），这类药物能够可逆性阻断节后胆碱能神经支配的效应器上的 M 受体，产生瞳孔扩大、心率加快、抑制腺体（唾液腺、汗腺、胃液）分泌、松弛支气管和胃肠道平滑肌等作用，临床用于散瞳、检查眼底及验光、扩张支气管、治疗消化性溃疡和平滑肌痉挛导致的内脏绞痛等。目前用于临床的 M 受体拮抗剂包括颠茄生物碱类（以阿托品为代表）和合成的 M 受体拮抗剂（如盐酸苯海索、哌仑西平、溴丙胺太林等）。②N 受体拮抗剂（nicotine antagonists），根据对 N 受体亚型的选择不同，可分为 N_1 受体拮抗剂和 N_2 受体拮抗剂。拮抗交感和副交感神经节上的 N_1 受体，能够阻断神经冲动的传导，导致血管舒张、血压降低，因此 N_1 受体拮抗剂又称为神经节阻断药（ganglioplegic），临床用于治疗高血压危象。N_2 受体位于神经肌肉接头处（运动终板），拮抗 N_2 受体可阻碍神经冲动的继续传导，使骨骼肌松弛，因此 N_2 受体拮抗剂又称骨骼肌松弛药（skeletal muscular relaxants），临床作为肌松药用于辅助麻醉。

一、茄科生物碱类 M 受体拮抗剂

从曼陀罗（datura stramonium）、莨菪（hyoscyamus niger）、颠茄（atropa belladonna）等茄科 *Solanaceae* 植物中提取的生物碱称为颠茄生物碱，这类生物碱都具有 M 受体阻断作用，其母核都是由莨菪醇（tropine，又称为托品）与不同的有机酸形成的酯。

莨菪醇的基本骨架为莨菪烷（tropane，又称为托品烷）。莨菪烷分子结构中含有两个手性碳原子 C1 和 C5，但是由于分子中含有一个对称面，使得整个分子不具有旋光性。莨菪醇 3 位羟基处于 α 位，若羟基位于 β 位则为伪莨菪醇（pseudotropine）。与莨菪烷类似，虽然莨菪醇及伪莨菪醇分子均含有 3 个手性碳原子 C1、C3、C5，但是由于含有对称面形成内消旋，因此也都不具有旋光性。

莨菪烷及莨菪醇都存在椅式和船式两种构象，二者互为平衡。但由于哌啶环椅式能量低于船式，故通常写成椅式莨菪醇。

莨菪烷　　　　莨菪醇（椅式）　　　　（船式）

α-羟甲基苯乙酸即莨菪酸（tropic acid，亦称托品酸）。天然的（−）莨菪酸为 *S* 构型。由（−）-莨菪酸与莨菪醇形成的酯称为（−）莨菪碱[（−）-hyoscyamine]。莨菪酸的 α 碳原子为手性碳原子，但是天然（−）-莨菪碱在提取分离过程中极易发生消旋化，故得到的莨菪碱为外消旋体。

莨菪酸　　　　　　　　（−）-莨菪碱

典型药物介绍

硫酸阿托品（atropine sulfate）

化学名：α-(羟甲基)苯乙酸-8-甲基-8-氮杂双环[3.2.1]-3-辛酯硫酸盐一水合物，α-(hydroxymethyl)benzeneacetic acid(3-*endo*)-8-methyl-8-azabicyclo[3.2.1]oct-3-yl ester sulfate monohydrate。

性状：本品为无色结晶或白色结晶性粉末；无臭，味苦。熔点为 189～192℃，熔融时同时分解。极易溶于水，水溶液 pH 约为 5.4，易溶于乙醇、甘油，不溶于乙醚或三氯甲烷。对热稳定，能在 100℃消毒 30min，遇碱性药物（如硼砂）可引起分解，与单宁酸、汞盐或金盐、溴化物、碘化物、苯甲酸盐等不能同时服用。

化学性质：阿托品是由莨菪醇与莨菪酸形成的酯，即莨菪碱，临床使用外消旋体。虽然(S)-(−)-莨菪碱抗 M 胆碱作用比消旋体强 2 倍，是抗胆碱活性的主要来源，但鉴于左旋体强烈的中枢兴奋作用（比右旋体强 8～50 倍）及高毒性，所以临床选用更安全也更易制备的外消旋体。结构中的酯键碱性时易水解，生成莨菪醇和消旋莨菪酸；在弱酸性、近中性条件下较稳定，pH 3.5～4.0 最稳定。制备其注射液时应注意调整 pH，同时加入 15%氯化钠作稳定剂。阿托品可经提取法或全合成法制备。目前我国主要采用提取法：从茄科植物颠茄、曼陀中提取分离得粗品后，经三氯甲烷回流或冷稀碱处理使之消旋后即得。从这些植物中提取的主要生物碱，除阿托品外还有东莨菪碱（scopula）、山莨菪碱（anisodamine）和樟柳碱（anisodine）。

主要药理学用途：阿托品具有外周及中枢 M 受体拮抗作用，但对 M 受体亚型缺乏选择性。能解除平滑肌痉挛、散瞳、抑制腺体分泌、抗心律失常、抗休克作用，临床用于各种内脏绞痛、盗汗、心动过缓及各种感染中毒性休克，也可用于有机磷中毒的迅速解救和麻醉前给药等。眼科诊疗时，与毛果芸香碱交替使用，用于防止炎症时虹膜与晶状体粘连。

　　阿托品不仅可以经胃肠道吸收，而且可经黏膜、眼、皮肤接触吸收。经血液循环分布到全身各处，可透过血脑屏障及胎盘屏障。在肝脏不完全代谢，产生的几种代谢物及不能完全代谢的原药经肾脏排出体外。

案例 6-2

　　与其他 M 受体拮抗剂相比，东莨菪碱具有中枢抑制作用，临床用作镇静药，用于全身麻醉前给药、预防和控制晕动症、震颤麻痹、精神病、狂躁症等。

问题：

　　通过对比结构式分析，为何东莨菪碱可以进入中枢系统发挥作用？

　　(−)-东莨菪碱，又称为莨菪胺。游离的碱为黏稠糖浆状液体。熔点 59℃，易溶于热水、乙醇、乙醚、三氯甲烷、丙酮，微溶于苯、石油醚，易被酸碱水解。临床使用的为东莨菪碱的氢溴酸盐三水合物，即氢溴酸东莨菪碱（scopolamine hydrobromide），为白色晶体，无臭，味苦而辛辣，稍有风化性，熔点 195℃（在 105℃干燥 3h 后），易溶于水，可溶于乙醇，微溶于三氯甲烷，不溶于乙醚。碱处理时，莨菪酸结构的手性碳原子易被消旋，因此市售品常含一些外消旋体。本品为 M 受体拮抗剂，作用与阿托品类似。具有中枢抑制作用，临床用作镇静药，用于全身麻醉前给药、预防和控制晕动症、震颤麻痹、精神病、狂躁症等，也可用于内脏痉挛及有机磷农药中毒的解救。东莨菪碱可发生 Vatali 反应。当与氯化汞溶液反应时，生成的白色沉淀加热后颜色不变。

东莨菪碱　　　　　　　　　山莨菪碱　　　　　　　　　樟柳碱

　　氢溴酸山莨菪碱（anisodamine hydrobromide）代号为"654"，天然品称为"654-1"，人工全合成品无旋光性，称为"654-2"，副作用比天然品稍大。山莨菪碱为白色结晶或结晶性粉末，无臭，易溶于水、乙醇，微溶于丙酮，可发生 Vitali 反应，还具有溴化物的鉴别反应。其 M 受体阻断作用与阿托品相似，临床用于感染中毒性休克的抢救、治疗血栓及各种神经痛等。

　　樟柳碱临床用其氢溴酸盐（anisodine hydrobromide），碱性条件下也可水解。为 M 受体拮抗剂，具有散瞳、解痉、平喘、抗震颤等作用，临床用于血管性头疼、视网膜血管痉挛、中心性视网膜病变、缺血性视神经病变、眼底疾病、震颤麻痹、支气管哮喘。对有机磷中毒有明显的解毒作用。

　　另外，鉴于阿托品的中枢兴奋作用不能加以利用而成为毒副作用，人们对其结构进行了改造，得到了一系列临床常用的 M 受体拮抗剂。将阿托品做成季铵盐使其难以通过血脑屏障，可避免不必要的中枢兴奋作用，如溴甲阿托品（atropine methobromide，又名胃疡平）临床上可用于治疗胃及十二指肠溃疡、胃酸过多、胃炎、痉挛性大肠炎等。异丙托溴铵（ipratropium bromide）松弛支气管平滑肌的作用较强，可用于治疗支气管哮喘、喘息型慢性支气管炎等，临床用其气雾剂。后马托品（homatropine）也是由阿托品衍生得到的类似物，该化合物是由莨菪醇与杏仁酸成酯，为半合成的阿托品类似物，具有麻痹瞳孔括约肌和睫状肌的作用，扩瞳作用好，不抑制腺体分泌，临床做成滴眼剂用于眼科检查。

溴甲阿托品　　　　　　　　异丙托溴铵　　　　　　　　后马托品

案例 6-2 分析

对比阿托品、东莨菪碱、山莨菪碱和樟柳碱的化学结构，可以发现分子结构上微小的差别能对药效产生明显影响。6,7 位氧桥的存在可以增加药物的脂溶性，使药物更容易通过血脑屏障从而产生中枢抑制作用。而 6 位或莨菪酸 α 位羟基的存在则使分子亲水性增强，中枢作用减弱。东莨菪碱的 6,7 位有氧桥，并且 6 位及莨菪酸 α 位均无羟基，故中枢作用最强，对大脑皮质有明显抑制作用，临床作为镇静剂、全身麻醉前给药，并且对呼吸中枢有兴奋作用。阿托品既无氧桥又无羟基，仅有兴奋呼吸中枢作用，药理作用大多都产生在外周神经系统。樟柳碱虽也有氧桥，但莨菪酸 α 位还有羟基，综合作用的结果是中枢作用弱于阿托品。山莨菪碱无氧桥却有 6 位羟基，因此中枢作用是最弱的。

二、合成 M 受体拮抗剂

阿托品等天然生物碱类 M 受体拮抗剂生理作用十分广泛，在治疗疾病的同时，还会引起口干、视物模糊、心悸等不良反应，因此人们在分析阿托品结构的基础上，合成了一系列受体拮抗剂。尤其随着 M 受体亚型的分类及对其功能的进一步了解，开发高选择性、作用强、更适合应用于临床的药物成为迫切需求。在阿托品结构上进行简化、演化得到的氨基醇酯类衍生物是主要类型，根据氨基的不同，可分为叔胺和季铵两类。

叔胺类 M 受体拮抗剂大多口服较易吸收，解痉作用明显，也可抑制胃酸分泌，曾广泛用于治疗消化性溃疡，如盐酸贝那替嗪（benactyzine hydrochloride，又名胃复康）、阿地芬宁（adiphenine，又名解痉素）等。哌仑西平（pirenzepine）和替仑西平（telenzepine）是选择性的 M 受体拮抗剂，对胃肠道上的 M 受体具有高度亲和力，而对平滑肌、心肌、唾液腺等处其他类型的 M 受体亲和力很低，因此临床用作抗溃疡药。由于叔胺大多疏水性较大，更易进入中枢，因此有些叔胺类 M 受体拮抗剂临床作为中枢抗胆碱药，用于治疗帕金森病引起的震颤、肌肉强直、运动功能障碍等，如盐酸苯海索（benzhexol hydrochloride）、柠檬酸奥芬那君（orphenadrine citrate）、丙环定（procyclidine）等可用作中枢抗胆碱药用于治疗震颤麻痹等。

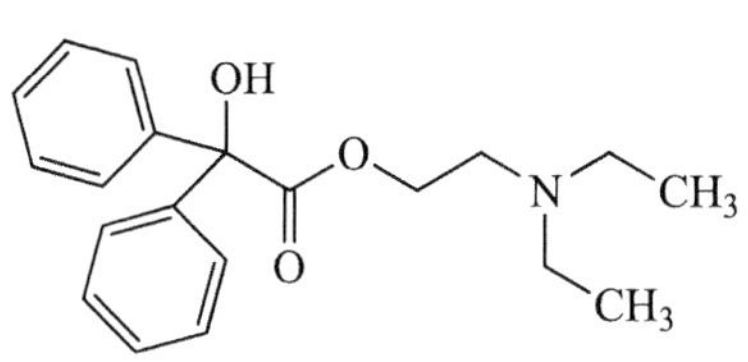

盐酸贝那替嗪

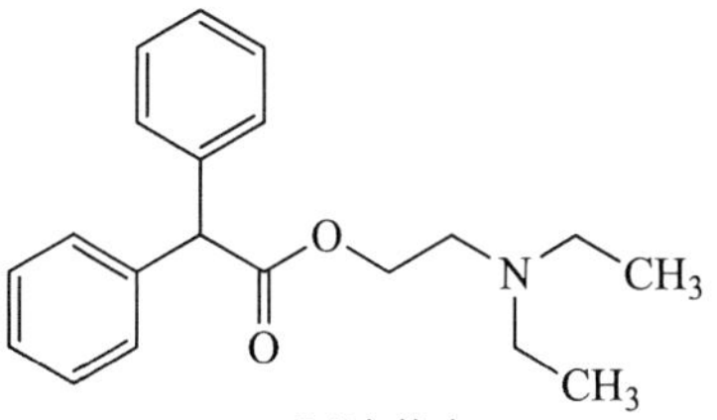

阿地芬宁

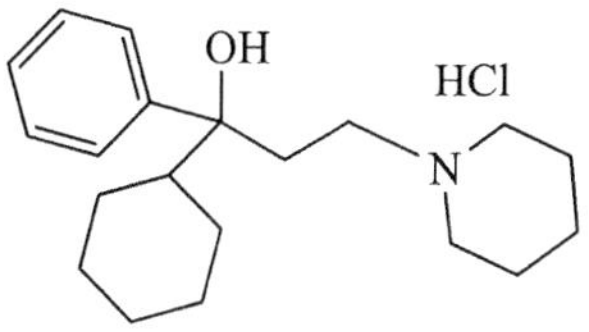

盐酸苯海索

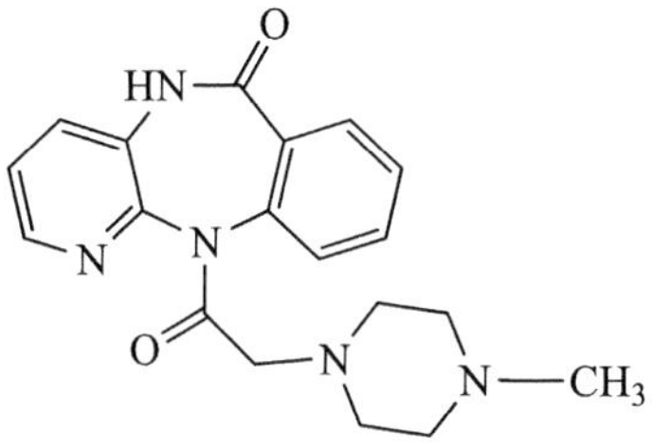

哌仑西平

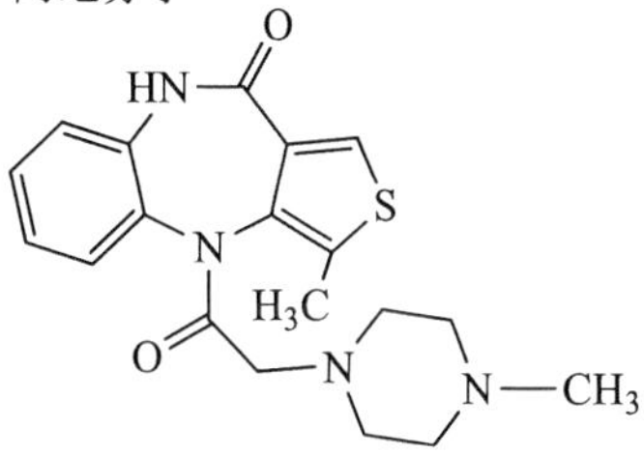

替仑西平

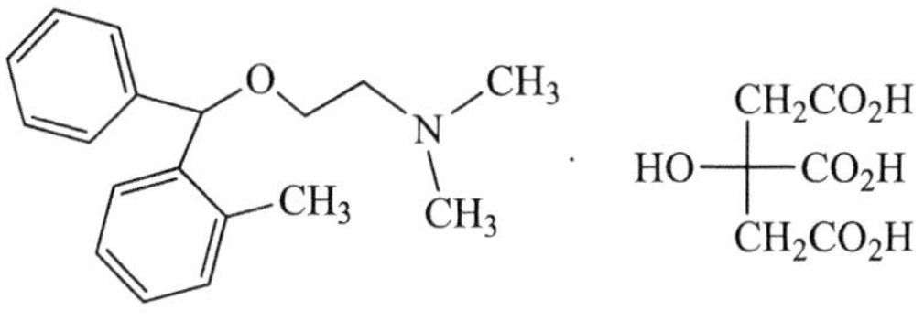

柠檬酸奥芬那君

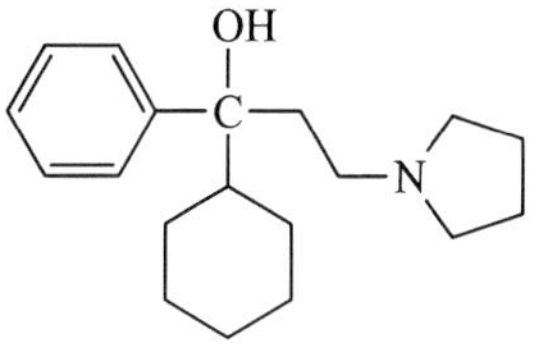

丙环定

　　与叔胺类药物相反，季铵类药物口服吸收较差，不易通过血脑屏障，平滑肌解痉作用较强，并且可以不同程度地阻断神经节。格隆溴铵（glycopyrronium bromide，又名胃长宁）和奥芬溴铵（oxyphenonium bromide，又名安胃灵）为季铵类 M 受体拮抗剂，临床用于胃及十二指肠溃疡、慢性胃炎、胃酸分泌过多及痉挛等。将叔胺药物季铵化，也可以起到减弱中枢作用的目的。例如，将贝那替嗪用溴甲烷季铵化形成甲溴贝那替嗪（benactyzine methobromide），增强解痉作用的同时还可减弱中枢副作用。

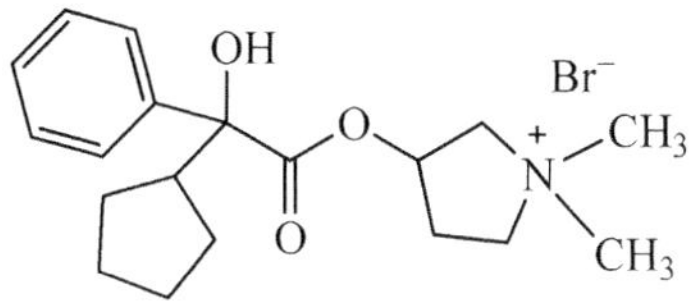

格隆溴铵

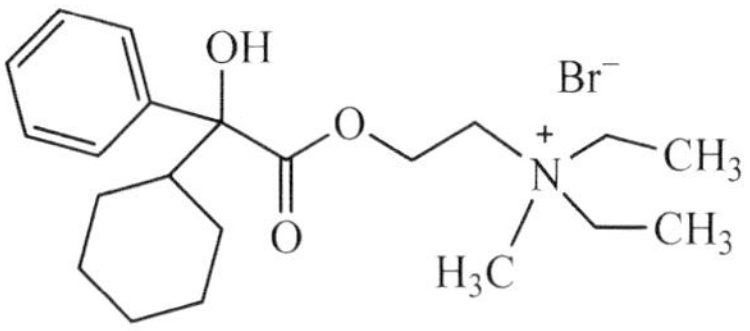

奥芬溴铵

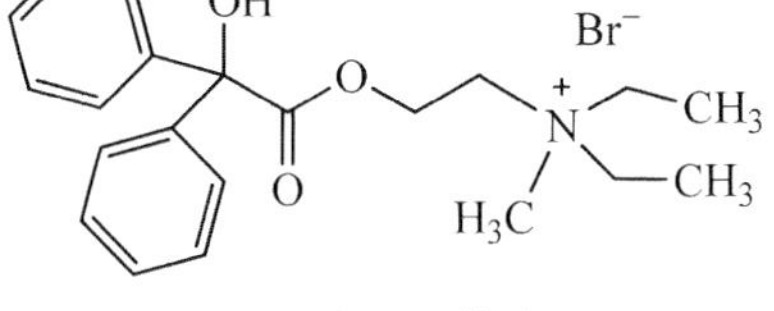

甲溴贝那替嗪

　　通过比较胆碱受体激动剂与拮抗剂的结构可以发现，它们的结构存在相似之处，主要区别在于乙酰氧基部分所连基团的大小不同，从而导致了对胆碱受体完全相反的作用。

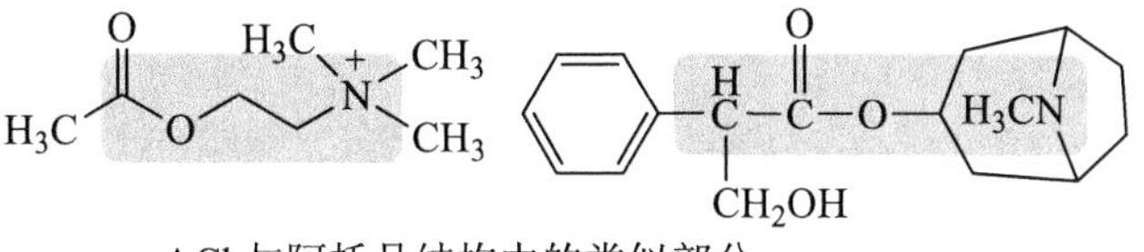

ACh 与阿托品结构中的类似部分

通过比较多种 M 受体拮抗剂的结构，其构效关系为

（1）R_1 和 R_2 必须为较大的疏水基团（如苯环或杂环），这样才能通过疏水键或范德瓦耳斯力与 M 受体结合，从而阻断 ACh 与受体的接近和结合，产生抗胆碱活性。当两个环不同时，拮抗活性更好，如格隆溴铵和奥芬溴铵。R_1 和 R_2 基团也可以是稠合到一起形成的三元氧蒽环，如溴丙胺太林（propantheline bromide）。但环状基团过大，如 R_1 和 R_2 为萘基时则无活性，可能是由于立体位阻使其不利于与受体的结合。

（2）R_3 可以是—H，—OH，—CH$_2$OH 或—CONH$_2$ 等取代基。当 R_3 为—OH 或—CH$_2$OH 时，可通过氢键与受体结合力增强，产生比 R_3 为—H 时更强的抗胆碱作用，因此大多数 M 受体拮抗剂的 R_3 为—OH。

（3）X 可以是酯键—CO$_2$—，如阿托品等茄科生物碱；也可以是—O—，如柠檬酸奥芬那君；还可以去掉 X 部分，此时 R_3 可为—OH 也可为—H，如丙环定。可见 X 部分并非活性必需基团，但去掉 X 部分后可使疏水性增大，化合物更易进入中枢，因此常作为中枢抗胆碱药使用。

（4）X 与氨基氮原子之间一般为 2～4 个碳原子，以 $n=2$ 为最好，碳链长度增加则活性降低或消失。

（5）末端氨基部分可以是叔胺也可以为季铵盐，后者活性更大。R_4 和 R_5 通常是甲基、乙基、丙基或异丙基，如柠檬酸奥芬那君、奥芬溴铵及贝那替嗪等。氮原子也可以成杂环，如丙环定、格隆溴铵等。当为季铵盐时多作为外周抗胆碱药，用于治疗胃酸过多和胃及十二指肠溃疡等。

M 受体拮抗剂的分子结构具有某些共同特征，如分子一端有正离子基团，另一端为较大的环状基团，二者被一个一定长度的结构单元（如酯基等）连接起来，分子中特定位置上存在羟基等，可以增加与受体的结合。

典型药物介绍

溴丙胺太林（propantheline bromide）

化学名：溴化 *N*-甲基-*N*-(1-甲基乙基)-*N*-[2-(9*H*-呫吨-9-甲酰氧基)乙基]-2-丙铵，*N*-methyl-*N*-(1-methylethyl)-*N*-[2-[(9*H*-xanthen-9-ylcarbonyl)oxy]ethyl]-2-propanaminium bromide，又名普鲁本辛（probanthine）。

性状：为白色或类白色的结晶性粉末；无臭，味极苦，微有引湿性。在水、乙醇或三氯甲烷中极易溶解，在乙醚中不溶。

化学性质：溴丙胺太林与氢氧化钠溶液煮沸，酯键可发生水解生成呫吨酸钠。用稀盐酸中和，可析出呫吨酸固体，用稀乙醇重结晶，熔点为 213～219℃，熔融时同时分解。呫吨酸遇硫酸显亮黄或橙黄色，并显微绿色荧光。

合成路线：溴丙胺太林的合成以邻氯苯甲酸为原料，在氢氧化钠及铜粉催化下，与苯酚反应生成邻苯氧基苯甲酸，再用浓硫酸加热环合得到呫吨酮环。然后再经还原、氰化、水解得到呫吨-9-甲酸后，在二甲苯中与二异丙氨基乙醇共沸脱水酯化，最后用溴甲烷季铵化即得溴丙胺太林。呫吨环也可经水杨酸苯酯高温裂解环合制得。

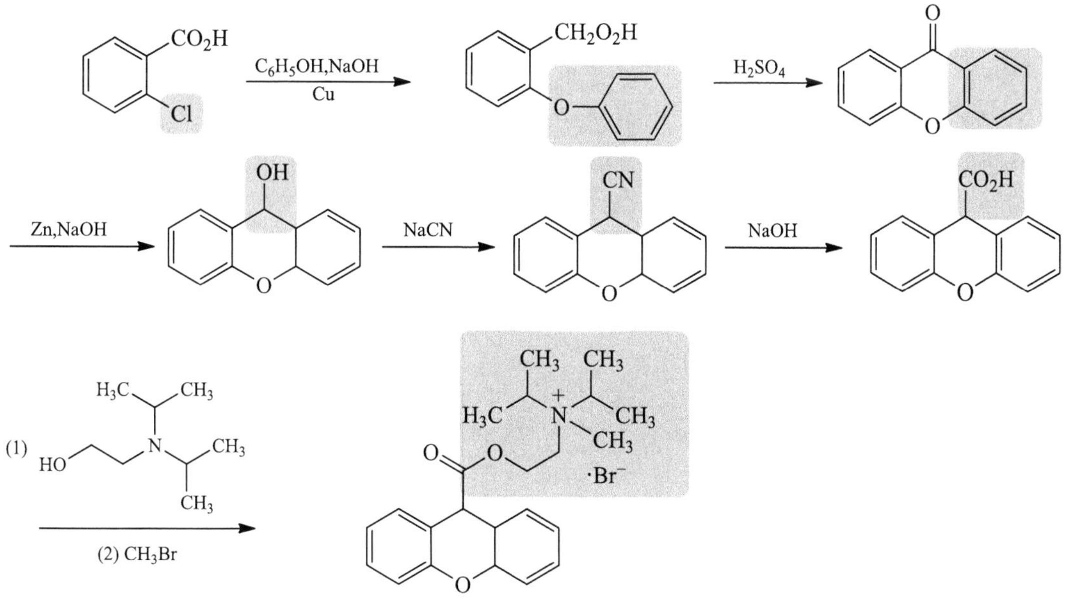

三、N 受体拮抗剂

按照对 N 受体亚型的选择性不同，N 受体拮抗剂可以分为 N_1 受体拮抗剂和 N_2 受体拮抗剂两类。

N_1 受体拮抗剂又称为神经节阻断剂（ganglionic blocking agents），能选择性地拮抗交感、副交感神经节上的 N_1 受体，阻止 ACh 与受体的结合，从而终止神经冲动的传导，导致血管舒张、血压下降，因此常作为抗高血压药用于高血压危象。

N_2 受体拮抗剂又称为神经肌肉阻断药（neuromuscular blocking agents），能拮抗骨骼肌神经肌肉接头处（运动终板）上的 N_2 受体，阻碍神经冲动的传递，导致骨骼肌松弛，临床上作为肌松药用于全麻辅助药。

神经肌肉阻断剂按作用机制的不同，可分为去极化型（depolarizing）和非去极化型（nondepolarizing）两大类。

去极化型肌松药与 N_2 受体结合并激动受体，使终板膜及邻近肌细胞膜长时间去极化，运动终板对 ACh 的反应性下降，从而阻断神经冲动的传递，导致骨骼肌松弛。由于此类肌松药大多不易被 AChE 分解破坏，因此当用药过量引起中毒反应时不能用抗胆碱酯酶药解救，如用溴新斯的明进行解救反而会增大毒性反应。但本类中氯琥珀胆碱（suxamethonium chloride，司可林）例外，该药起效快（1min），易被胆碱酯酶水解失活，作用持续时间短（5min），易于控制，因此适用于气管插管术、气管镜、食管镜等短时操作，也可缓解破伤风的肌肉痉挛，还可静脉滴注用作全麻时的辅助药以减少全麻药的用量。

非去极化型肌松药，又称为竞争性肌松药，此类药物能够和 ACh 竞争运动终板上的 N_2 受体，结合后不产生去极化作用激活受体，只是阻断神经冲动的进一步传导使骨骼肌松弛。当给予溴新斯的明等胆碱酯酶抑制剂后，随着终板膜处 ACh 水平增高，神经肌肉阻断作用可以发生逆转。这使得此类肌松药在使用中容易控制，比较安全，临床使用的肌松药多为此类。

有些肌松药还具有去极化和非去极化双重作用。典型的双相型肌松药如溴己氨胆碱（hexcarbacholine bromide），起初发生短时间的去极化，持续几分钟，接着产生较长时间的非去极化肌松作用，此时可用新斯的明拮抗其作用。其肌松作用开始比琥珀胆碱缓慢，但较持久，可维持 30～40min，适用于大手术。但其有抑制呼吸的缺点，不易控制。

最早应用于临床的肌松药——右旋氯筒箭毒碱（d-tubocurarine chloride）是从南美洲防己科植物 *Drodendron tomentosum* 中分离提取得到的苄基异喹啉类生物碱，曾用于治疗震颤麻痹、破伤风、狂犬病等，但鉴于其呼吸肌麻痹的副作用现已少用。

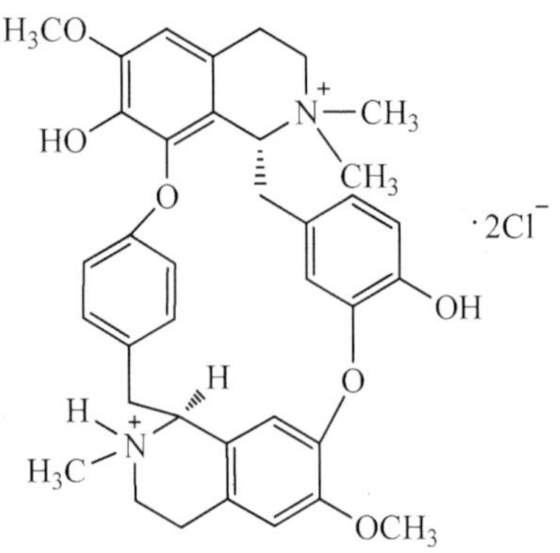

右旋氯筒箭毒碱 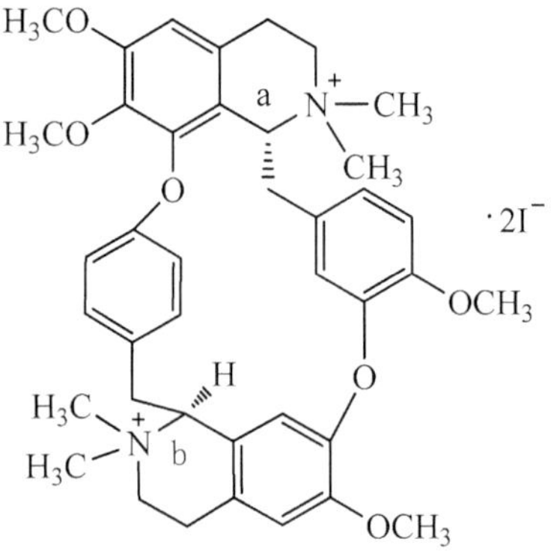　　　　　　　　　　　碘二甲箭毒

筒箭毒碱分子中存在两个手性中心（a 和 b），因此有 4 个立体异构体，而具有活性的右旋氯筒箭毒碱只是其中之一。进一步的构效关系研究表明，双季铵结构的筒箭毒碱比单季铵结构的筒箭毒碱作用要强 3 倍，而碘二甲箭毒（dimethyltubocurarine iodide）作用强度约为筒箭毒碱的 9 倍，成为临床常用的肌松药。这说明相隔10～12个原子的双季铵结构为非去极化肌松药的活性所必需。以此结构为基础，人们以筒箭毒碱为先导化合物，设计合成了一系列苄基四氢异吡啉类肌松药。

典型药物介绍

苯磺酸阿曲库铵（atracurium besilate）

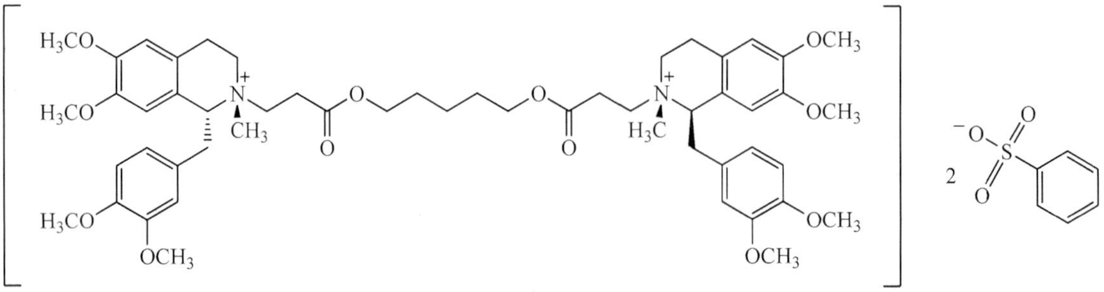

化学名：2, 2'-[1, 5-亚戊基双[氧-(3-氧代-3, 1-亚丙基)]]双[1-[(3, 4-二甲氧苯基)甲基]-1, 2, 3, 4-四氢-6, 7-二甲氧基-2-甲基异喹啉鎓]二苯磺酸盐，2, 2'-[1, 5-pentanediyl bis[oxy[3-oxo-3, 1-propanediyl)]]bis[1-[(3, 4-dimethoxyphenyl)methyl]-1, 2, 3, 4-tetrahydro-6, 7-dimethoxy-2-methyl isoquinoliniunm]dibenzenesulfonate，又名卡肌宁。

化学性质：本品易发生霍夫曼消除（Hofmann elimination）反应及酸、碱催化的酯水解反应，所以在制备注射液时，应调节 pH 至 3.5 使其最稳定，并低温储藏。

主要药理学用途：本品为具有对称结构的双季铵 N_2 受体拮抗剂。药理作用与氯筒箭毒碱相同，作为全身麻醉的辅助药应用于临床。季铵氮原子 α 位上吸电子基团酯基的存在，使苯磺酸阿曲库铵在体液中可发生非酶性的霍夫曼消除反应，在加速药物代谢的同时，因不发生酶促水解而减轻了肝肾的负担。苯磺酸阿曲库铵的非去极化型肌松作用强度约为 d-氯筒箭毒碱的 1.5 倍。起效快（1～2min），维持时间短（约 0.5h），不影响心脏、肝、肾功能，无蓄积性，是比较安全的肌松药。

此外，人们发现从中非雨林植物中提取分离得到的季铵生物碱马鲁梯木碱（malouetine）具有肌松作用，作用强度与筒箭毒碱相近，但作用时间较短。基于马鲁梯木碱的雄甾烷母核进行的结构改造表明，氨基甾体类 N_2 受体拮抗剂分子结构中应含有 2 个适当取代的氮原子，并且至少其中 1 个须是季铵氮原子；在氮原子的邻位应有适当的附加官能团取代基。随后通过结构修饰合成了泮库溴铵（pancuronium bromide）等许多神经肌肉阻断剂。

泮库溴铵

泮库溴铵的肌松作用强于氯筒箭毒碱，起效快，作用时间长，无神经节阻滞作用，不促进组胺释放，治疗剂量时对心血管系统影响较小，而且虽为雄甾烷衍生物，却无雄性激素样作用。泮库溴铵已取代氯筒箭毒碱作为大手术辅助药的临床首选。

小　结

本章的学习分为拟胆碱药和抗胆碱药两部分内容，拟胆碱药主要介绍了 M 受体激动剂和AChEI，前者属于直接的拟胆碱药物，包括天然来源的毛果芸香碱和合成制备的氯贝胆碱；AChEI 属于间接的拟胆碱药物，通过抑制 ACh 的水解反应，使 ACh 在一定时间内处于较高浓度，从而产生拟胆碱作用。AChEI 的作用原理是将酶活中心的羟基转化为一个相对较难水解的基团，如氨基甲酸酯，使 AChEI 处于暂时失活的状态，包括毒扁豆碱和溴新斯的明。AChEI 在临床上可用于缓解和治疗 AD。

抗胆碱药部分主要学习了 M 受体拮抗剂和 N_2 受体拮抗剂，即神经肌肉阻断剂。M 受体拮抗剂包括茄科生物碱和合成制备的 M 受体拮抗剂，不同来源的茄科生物碱既具有共同的骨架结构也有不同的取代基团，其中后者的差别给药物的带来了不同的理化性质，影响了它们对中枢的作用。合成的 M 受体拮抗剂分为叔胺类和季铵类，后者因为亲水性较强，对中枢的作用较弱。N_2 受体拮抗剂是临床常用的一种骨骼肌松弛药，其发展直接受到天然来源药物的启发，如从天然产物筒箭毒碱的结构出发，通过霍夫曼消除反应实现软药设计，开发了肌松药苯磺酸阿曲库铵。

思 考 题

1. 简述胆碱受体是如何分类的，并简单比较它们的不同。

2. M 受体激动剂的构效关系是什么？请说明氯贝胆碱水解稳定性较高的原因？

3. 毛果芸香碱失活的主要因素是什么？如何加以克服？

4. AChE 催化 ACh 水解的中心结构是什么？

5. 毒扁豆碱和溴新斯的明的共同药效基团是什么？

6. 有机磷农药中毒的简单原理是什么？

7. 比较阿托品、东莨菪碱、山莨菪碱和樟柳碱的结构差异，对它们的中枢作用进行排序，并简单说明理由。

8. 简要介绍合成类 M 受体拮抗剂的构效关系。

9. 给出从邻位苯甲酸出发制备溴丙胺太林的合成路线。

10. N_2 受体拮抗剂肌松药的结构特点是什么？

11. 右旋氯筒箭毒碱有蓄积中毒问题，如何利用霍夫曼消除反应，设计得到易于代谢的苯磺酸阿曲库铵？

（肖 华）

第 7 章　肾上腺素受体作用药

学习要求：

1. 掌握： 肾上腺素受体的分类与生理效应，肾上腺素受体激动剂与肾上腺素受体拮抗剂的区别与联系；肾上腺素受体激动剂中 α、β 受体激动剂和 β 受体激动剂的结构特点；肾上腺素、盐酸麻黄碱、硫酸沙丁胺醇的化学结构、命名、用途及化学合成；β 受体激动剂的构效关系。

2. 熟悉： 肾上腺素能神经递质的生物合成过程及体内代谢；肾上腺素受体激动剂中非选择性 α 受体激动剂、选择性 α_1 受体激动剂的结构特点；肾上腺素受体拮抗剂中非选择性 α 受体拮抗剂和选择性 α_2 受体拮抗剂的结构特点；去甲肾上腺素、间羟胺、甲氧明、去氧肾上腺素、甲氧胺福林、丁苄唑啉、氧甲唑啉、四氢唑啉、萘唑啉、酚妥拉明、妥拉唑啉、酚苄明、育亨宾的化学结构特点及用途。

3. 了解： 肾上腺素受体的发展历史，作用于 β_3 受体药物的研究进展。

肾上腺素能一词源于 20 世纪初，当时发现使用肾上腺素（epinephrine）后，能在某些组织和器官产生与刺激交感神经系统类似的特征反应。在之后的时间里，人们认为肾上腺素是交感神经系统的神经递质，但是，随着研究的深入，研究者发现使用肾上腺素与刺激交感神经产生的作用是有差异的。直到 20 世纪 40 年代，去甲肾上腺素（norepinephrine）才被确定是交感神经系统的神经递质。该类药物通过肾上腺素受体与效应细胞作用，是一类广泛用于治疗不同程度功能失调的药物。

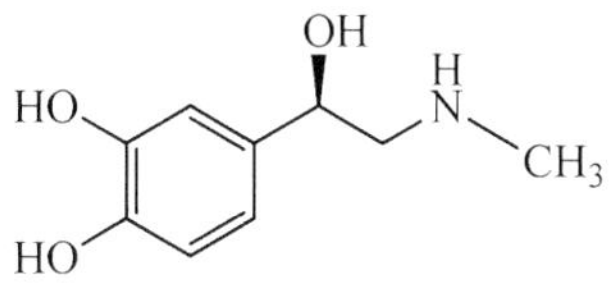

肾上腺素 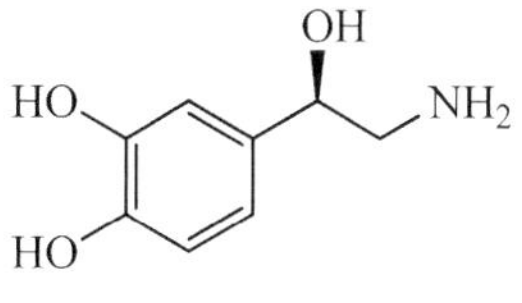　　　　　　　　　　　　去甲肾上腺素

肾上腺素受体作用药（adrenergic drugs）包括肾上腺素受体激动剂和肾上腺素受体拮抗剂。前者能使肾上腺素受体兴奋，产生肾上腺素样作用；后者能与肾上腺素受体结合，但不产生或者较少产生肾上腺素样作用，却能阻断肾上腺素能神经递质与受体结合，从而产生拮抗作用。

肾上腺素受体（adrenergic receptor）是与肾上腺素或与去甲肾上腺素相结合受体的总称。由于去甲肾上腺素和肾上腺素是有药理活性的，它们的结构中都含有一个氨基和一个邻二羟基苯（也称儿茶酚）结构，同时，很多肾上腺素受体药物都具有该结构特点，因此，该类药物也常被称为儿茶酚胺。

肾上腺素受体属于 G 蛋白偶联的膜受体家族，它广泛地分布于外周神经系统的组织及中枢神经系统的多种神经元。在心血管、呼吸及内分泌等系统中具有广泛的生理功能。根据生理效应的不同，Ahlqvist 于 1948 年将肾上腺素受体分为 α 受体和 β 受体两大类，随着研究的不断深入，前者可分 α_1、α_2 两种亚型，其中 α_1 又进一步分为 α_{1A}、α_{1B}、α_{1C} 三种亚型，α_2 又分为 α_{2A}、α_{2B}、α_{2C} 三种亚型；后者可分 β_1、β_2、β_3 三种亚型。不同肾上腺素受体的主要分布和生理效应见表 7-1。

表 7-1　不同肾上腺素受体的主要分布和生理效应

受体亚型	主要分布	激动效应	临床应用	
			激动剂	拮抗剂
α_1	血管平滑肌、毛发、运动平滑肌、扩瞳肌、心肌	皮肤黏膜血管和内脏血管收缩，外周阻力增加、血压升高、瞳孔收缩、毛发竖立、心肌收缩力增强	升血压、抗休克	降血压
α_2	突触前膜、突触后膜、血小板	抑制肾上腺素释放、血小板凝聚可降低血压	降血压	升血压
β_1	心肌、肠肌、脑干	心肌收缩力增强、心率加快、心排血量增加、血压升高	强心、抗休克	抗心绞痛、抗心律失常、降血压
β_2	呼吸道、子宫、血管平滑肌、骨骼肌	支气管、子宫、血管平滑肌松弛	平喘、改善微循环、防止早产	目前报道较少
β_3	脂肪细胞	调节热量平衡、葡萄糖代谢、能量消耗	治疗肥胖症与糖尿病	目前报道较少

第 1 节　儿茶酚胺类的生物合成和代谢简述

一、肾上腺素能神经递质的生物合成途径

肾上腺素能神经递质的生物合成发生在与邻近效应细胞连接的轴突末梢附近的肾上腺素能神经元内。从 L-酪氨酸（L-tyrosine）主动转运进入肾上腺素能神经元开始，如图 7-1 所示，第一步，是在细胞质内被酪氨酸羟化酶（tyrosine hydroxylase）氧化形成左旋多巴（L-dopa），该羟化是此过程的限速步骤；第二步，左旋多巴在芳香-L-氨基酸脱羧酶（aromatic L-amino acid decarboxylase）的作用下脱酸生成多巴胺（dopamine）；第三步，多巴胺经过主动转运进入位于

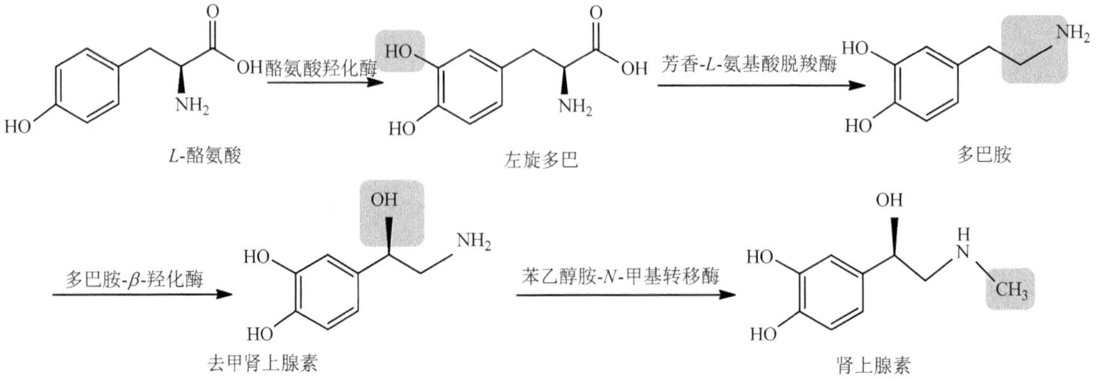

图 7-1　肾上腺素能神经递质的生物合成途径

肾上腺素能神经元末梢附近的囊泡内，经多巴胺-β-羟化酶（dopamine-β-hydroxylase）作用，产生神经递质去甲肾上腺素（norepinephrine）；第四步，去甲肾上腺素在肾上腺髓质内经苯乙醇胺-N-甲基转移酶（phenylethanolarnine-N-methyl-transferase）作用，继续发生甲基化生成肾上腺素（epinephrine）。

二、肾上腺素能神经递质的体内代谢途径

肾上腺素能神经递质的体内代谢主要由 MAO 和儿茶酚氧位甲基转移酶（catechol-O-methyltransferase，COMT）催化，在被这两种酶催化时，可能先后次序不一样，但是最终代谢物一致；同时，醛类中间体还可以被醛脱氢酶（aldehyde dehydrogenase，AD）氧化或醛还原酶（aldehyde reductase，AR）还原，代谢途径的先后顺序可能不同，但是最终的产物仍是一致的，如图 7-2 所示。该代谢途径适用于肾上腺素能类药物，尤其是儿茶酚胺类药物易经过 COMT 代谢失去活性，而带有脂肪氨基的药物通常能被 MAO 代谢失活。

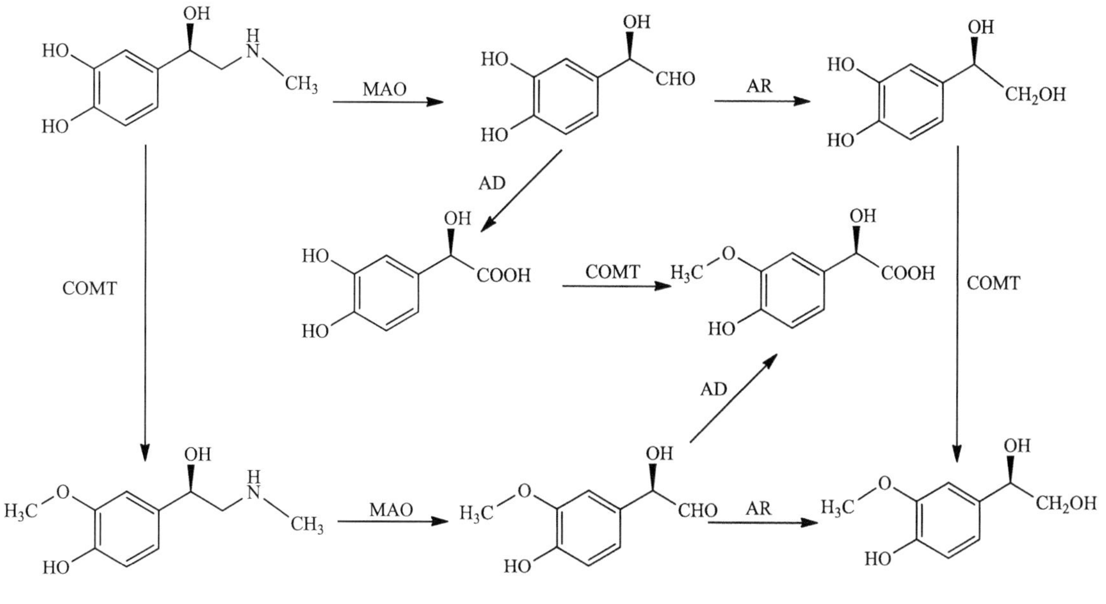

图 7-2　肾上腺素能神经递质的体内代谢途径

第 2 节　肾上腺素受体激动剂

肾上腺素受体激动剂（adrenergic receptor agonists）是化学结构与肾上腺素能神经递质相似，能直接与肾上腺素受体结合而产生激动作用的药物，也称拟肾上腺素药。肾上腺素作为最早发现的天然受体激动剂，是肾上腺素髓质分泌的神经递质，早在 1899 年就被发现，它具有激动 α 受体和 β 受体的作用。进一步研究发现，去甲肾上腺素为末梢和髓质释放的主要神经递质，它主要激动 α 受体，与 β 受体的亲和力稍弱。二者由于均具有邻苯二酚的结构，水溶性较高，易被体内的酶代谢，导致临床使用受到限制或影响。因此，以此结构为出发点，寻找代谢稳定的类似物成为肾上腺素受体激动剂研究的重要方向。如今，许多

结构相似、作用特点不一样的该类药物相继被发现。

一、结构、分类及常用药

肾上腺素受体激动剂，按照其受体的选择性，可分为：①α、β 受体激动剂；②α 受体激动剂；③β 受体激动剂。

（一）α、β 受体激动剂

对 α 受体与 β 受体都能产生激动效应的药物，主要有肾上腺素、麻黄碱（ephedrine）、多巴胺（dopamine）、美芬丁胺（mephentermine）等，临床上主要用于突发性心搏骤停、过敏性休克和支气管哮喘的急救。

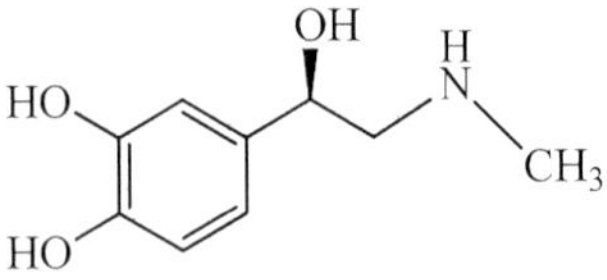

| 肾上腺素 | 麻黄碱 | 多巴胺 | 美芬丁胺 |

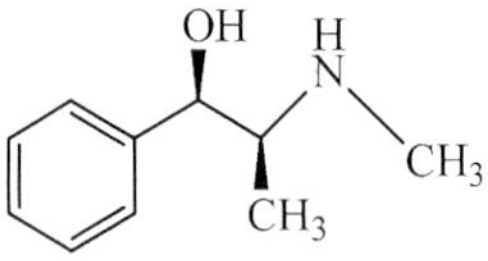

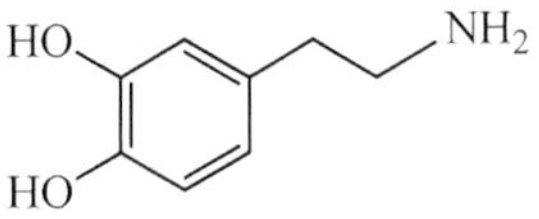

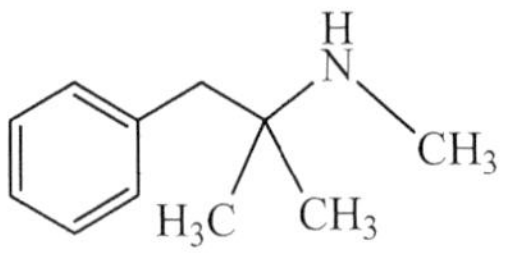

其中，肾上腺素和多巴胺是内源性物质，在体内，多巴胺通过多巴胺 β-羟化酶转换为去甲肾上腺素，因此，多巴胺是去甲肾上腺素和肾上腺素的生物前体（bioprecursor）。多巴胺作为临床应用的拟肾上腺素药物，能兴奋 α 受体和 β 受体，主要用于慢性心功能不全和各类休克疾病的治疗；同时，多巴胺还能使肾脏血管扩张，增强肾脏血流量，具有利尿作用。因此，该药对伴有肾功能不全、心排血量降低、周围血管阻力增高、已经补足血容量的患者更有意义。麻黄碱是从植物麻黄中提取分离得到的生物碱。美芬丁胺为化学合成类药物，能增强心肌收缩力，使心率加速、心排血量增加、血压升高，作用平缓而持久。

典型药物介绍

肾上腺素（epinephrine）

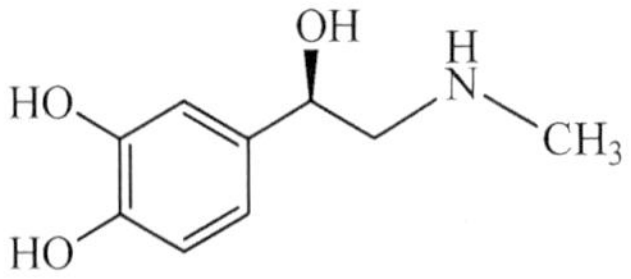

化学名：(R)-4-[2-(甲氨基)-1-羟基乙基]-1, 2-苯二酚，(R)-4-[1-hydroxy-2-(methyl-amino) ethyl]-1, 2-benzene diol，又名副肾碱。

性状：本品为白色或类白色结晶性粉末；无臭、味苦。易溶于强酸性或强碱性溶液，微溶于水，不溶于三氯甲烷、乙醇、乙醚、脂肪油、挥发油及弱酸性或弱碱性溶液。熔点为 208～212℃。

化学性质：肾上腺素具有儿茶酚（邻苯二酚）结构，呈弱酸性，空气中的氧气或其他氧化剂均能使其氧化，生成红色的肾上腺素红，继而聚合成棕色的多聚物。光、热、金属离子等能加速该氧化过程的发生。因此，在制成制剂时，往往需要加入焦硫酸钠等抗氧化剂，在储藏、运输等过程中需避光，并避免与空气接触。

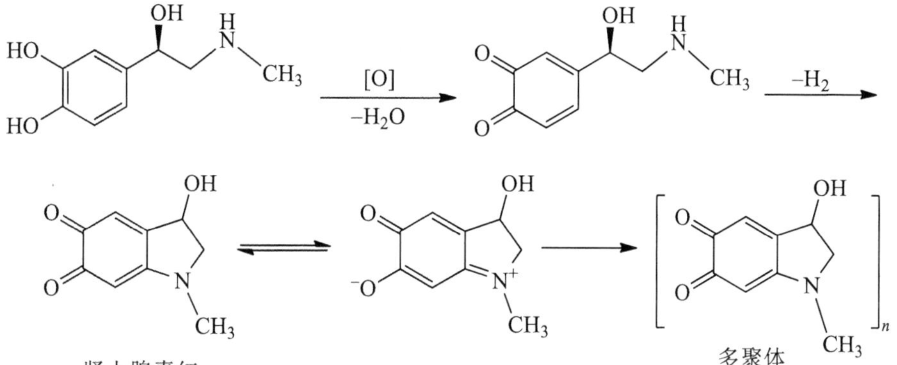

肾上腺素红   多聚体

本品还含有仲胺结构，呈碱性。因此，肾上腺素为酸碱两性化合物。

肾上腺素为左旋体药物，其水溶液在室温或加热放置后会发生消旋化，使得活性降低。消旋化速度与 pH 有关，在 pH<4 时，消旋化速度较快，因此，在药物的生产、使用等过程中需控制其水溶液的 pH。

本品易被消化液分解，不宜口服，临床常用剂型为盐酸肾上腺素和酒石酸肾上腺素注射液。

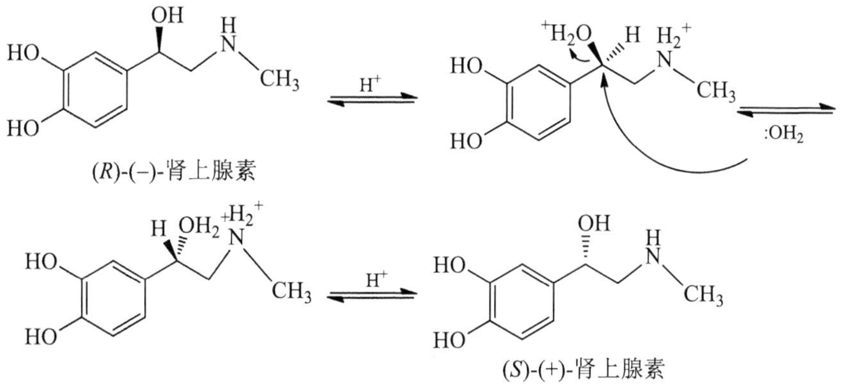

(R)-(−)-肾上腺素

(S)-(+)-肾上腺素

案例 7-1

《中国药典》将肾上腺酮（adrenalone）列为杂质检查项目。

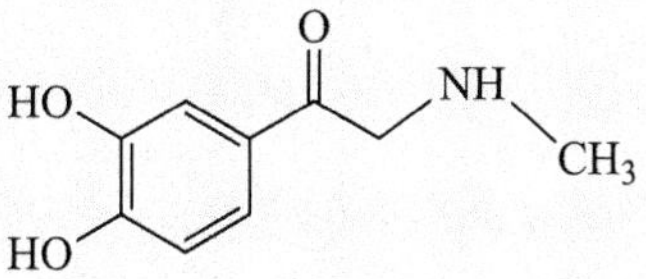

肾上腺酮

问题：

为什么要对上述杂质进行检查？

合成路线：本品的合成以邻苯二酚为原料，首先三氯氧磷与氯乙醛缩合生成 α-氯-3，4-二羟基苯乙酮（Ⅰ），然后经甲胺胺化得中间体（Ⅱ），再经钯-碳（Pd-C）催化氢化得消旋体（Ⅲ），最后用酒石酸拆分即可制得肾上腺素。

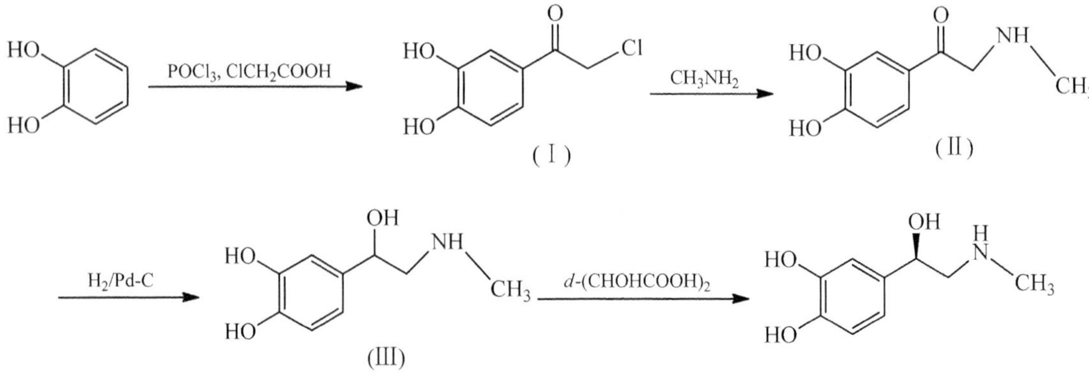

案例 7-1 分析

根据肾上腺素的合成路线，可能会有未反应完全的中间体（Ⅱ）肾上腺酮。而该物质作为一种糖皮质激素，具有调节应激、免疫反应等功能。因此，《中国药典》将该物质列为杂质检查项目，采用紫外分光光度（ultraviolet spectrophotometry，UV）法进行检测。

主要药理学用途：本品对 α 受体和 β 受体都有较强的激动作用，具有兴奋心脏、收缩血管、松弛平滑肌的作用。临床主要用于过敏性休克、心搏骤停的急救，治疗支气管哮喘的急性发作，还用于鼻黏膜和牙龈出血的治疗。本品与局麻药联合使用，延缓局麻药的扩散及吸收，延长作用时间，并能减少手术部位出血及毒副作用的发生。

典型药物介绍

盐酸麻黄碱（ephedrine hydrochloride）

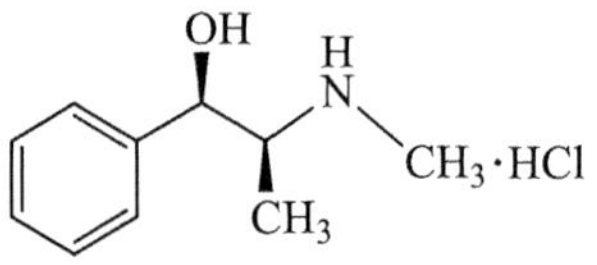

化学名：(1R，2S)-α-[1-(甲氨基)乙基]苯甲醇盐酸盐，(1R，2S)-α-[1-(methyl amino)ethyl]-benzenemethanol hydrochloride，又名麻黄素。

性状：本品为白色针状结晶或结晶性粉末；无臭，味苦。易溶于水，在乙醇中的溶解性较好，不溶于三氯甲烷和乙醚。本品水溶液为左旋体，稳定，遇光、热、空气不易被破坏。熔点为 217～222℃。

化学性质：盐酸麻黄碱为强酸弱碱盐，具有酸性。本品含有两个手性碳原子，有四个异构体，均有拟肾上腺素能作用，但是活性有所差异。在该苯乙胺结构中，β 碳原子与去甲肾上腺素同为 R 构型的异构体，拟肾上腺素活性较强，以（–）麻黄碱（1R，2S）活性最强；β 碳原子与去甲肾上腺素相反的 S 构型异构体，没有直接拟肾上腺素作用，只有间接作用，但中枢副作用也相应较小。

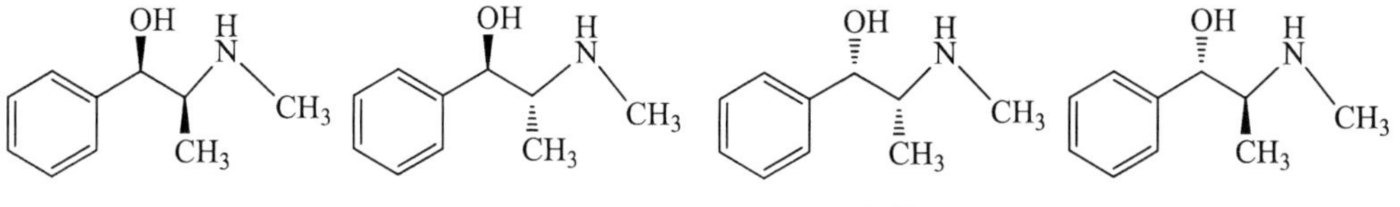

(–)麻黄碱
(1*R*, 2*S*)

(–)伪麻黄碱
(1*R*, 2*R*)

(+)麻黄碱
(1*S*, 2*R*)

(+)伪麻黄碱
(1*S*, 2*S*)

本品具有 *α*-氨基-*β*-羟基化合物的特征反应，能被高锰酸钾、铁氰化钾等氧化剂氧化生成特臭的苯甲醛和碱性气体甲胺。

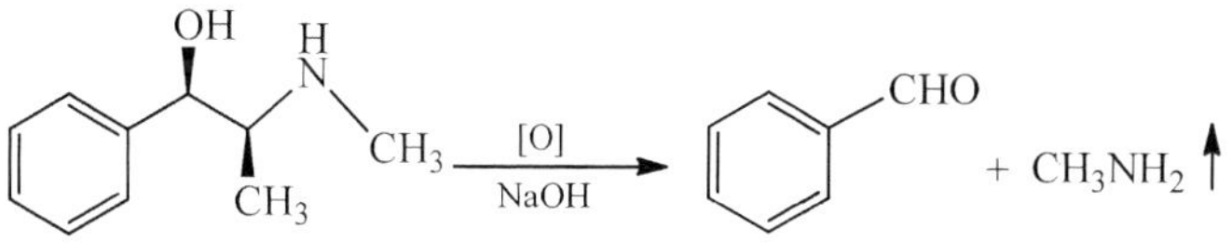

本品与肾上腺素类药物相比，具有三个重要的结构特点。①苯环上无酚羟基，不具有儿茶酚结构，不受 COMT 的作用，活性降低，作用时间延长。②极性降低，脂溶性增加，具有较强的中枢兴奋作用，且可制成口服制剂。③苯乙胺结构中的 *α* 碳原子上多了一个甲基，增加了一个手性碳原子，空间位阻增大，不易被 MAO 氧化，稳定性增加，作用时间延长。

合成路线：从麻黄等植物中提取分离麻黄碱是我国目前的主要生产方法。麻黄碱也可用发酵法制取，首先由苯甲醛和蔗糖在啤酒酵母作用下缩合，生成左旋中间体 1-苯基-1-羟基丙酮（Ⅰ），然后与甲胺缩合制得中间体（Ⅱ），最后中间体（Ⅱ）经 Pd-C 催化氢化得到麻黄碱，盐酸酸化，制得盐酸麻黄碱。

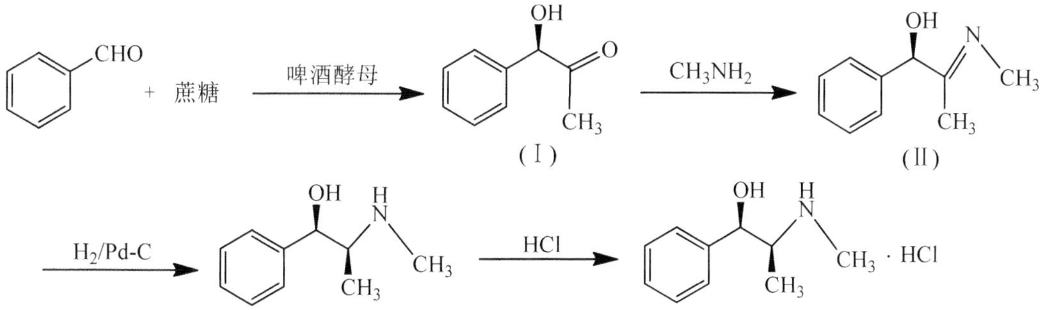

案例 7-2

请试从结构角度分析，为何麻黄碱可以透过血脑屏障，进入中枢神经系统发挥作用？

主要药理学用途：本品属于混合型作用类药物，既能与肾上腺素受体结合，又能促进肾上腺素能神经末梢递质释放。麻黄碱对 *α* 受体和 *β* 受体均有激动作用，具有松弛支气管平滑肌、收缩血管、兴奋心脏等作用，临床上主要用于支气管哮喘、变态反应、低血压及鼻黏膜充血肿胀引起的鼻塞等症状的治疗。

另外，麻黄碱还具有中枢兴奋作用，长期连续或过量使用，会产生震颤、焦虑、失眠、心悸等不良反应。麻黄碱类化合物及单方制剂被列为国家第一类制毒化学物质，对其生产和处方剂量都有特殊管理要求。

> **案例 7-2 分析**
>
> 　　麻黄碱并不属于儿茶酚胺类，其结构的苯环没有酚羟基取代，使其在生理 pH 下脂溶性较强，所以可通过血脑屏障，进入中枢发挥作用。

■（二）α受体激动剂

根据对 α 受体的作用，α 受体激动剂分为非选择性 α 受体激动剂、选择性 α_1 受体激动剂和选择性 α_2 受体激动剂。

（1）非选择性 α 受体激动剂：对 α 受体的两种亚型 α_1 受体和 α_2 受体都有作用，临床主要用于升高血压、抗休克的治疗。代表药物去甲肾上腺素为内源性活性物质，临床常用其重酒石酸盐。本品的理化性质与肾上腺素类似，药用 (R)-(−)-异构体，其中左旋体的药效比右旋体高27 倍，在高温加热或酸性条件下，本品易发生消旋化。本品收缩血管和升压作用比肾上腺素强，而兴奋心脏、扩张支气管作用较肾上腺素弱，不宜口服给药。

去甲肾上腺素

（2）选择性 α_1 受体激动剂：选择性 α_1 受体激动剂可收缩血管，增加外周血管阻力，按照结构可分为苯乙醇胺类衍生物和咪唑啉类衍生物。

苯乙醇胺类 α_1 受体激动剂主要有间羟胺（metaraminol）、甲氧明（methoxamine）和去氧肾上腺素（phenylephrine）、米多君（midodrine）等。

| 间羟胺 | 甲氧明 | 去氧肾上腺素 | 米多君 |

其中，间羟胺、甲氧明等选择性作用于 α_1 受体，由于它们不具有儿茶酚结构，故不是 COMT 的底物，作用时间比儿茶酚胺类药物长。间羟胺和甲氧明主要用于治疗低血压，还广泛用于鼻黏膜充血的治疗；去氧肾上腺素可兴奋虹膜瞳孔扩大肌，用于眼底病检查过程中的散瞳。

由于早期的 α_1 受体激动剂大多对心血管和泌尿生殖系统都有作用，因此，发展 α_1 受体选择性激动剂，希望通过化学修饰的手段将两个药理作用分开，进而获取压迫性尿失禁药物，而不具有心血管副作用。研究发现，α_{1A} 受体主要分布在人体尿道组织，激活这一受体，有利于膀胱颈和尿道肌肉收缩，增强膀胱口的抵抗力，从而分散腹部突发性压力增加，达到治疗压迫性尿失禁的目的。在传统的 α_1 受体激动剂中，去氧肾上腺素与米多君显示出较好地增加尿道压力的药效，而升压作用较弱，呈现出一定的选择性，它们目前在临床上也常用于尿失禁的治疗。

咪唑啉类 α_1 受体激动剂主要有赛洛唑啉（xylometazoline）、氧甲唑啉（oxymetazoline）、四氢唑啉（tetrahydrozoline）、萘甲唑啉（naphazoline）等。本类产品为血管收缩剂。

| 赛洛唑啉 | 氧甲唑啉 | 四氢唑啉 | 萘甲唑啉 |

　　构效关系研究发现：在 α_1 受体激动剂中，除苯乙醇胺类外，咪唑啉衍生物作为选择性 α_1 受体激动剂，由于结构的可变化性，但在咪唑啉环碳-2 位和苯取代基之间都含有一个碳链，苯乙胺的大体骨架就位于该结构中；苯环亚甲基邻位的亲脂性取代基是 α_1 受体激动剂和 α_2 受体激动剂所必需的，间位或对位上连接的丁基亲脂性基团能减少对 α_2 受体的亲和力，表现出 α_1 受体的选择性。这些化合物主要用于局部鼻腔减充血剂和滴眼剂。

　　而最新研究表明，α_{1B} 受体激动剂主要用于治疗嗜睡、癫痫及各种认知障碍。

　　（3）选择性 α_2 受体激动剂：α_2 受体主要分布于中枢神经系统，通过抑制神经元的兴奋与神经递质的分泌，产生一系列的生理功能。α_2 受体激动剂在临床上主要作为中枢抗高血压药，具体内容将在第 8 章详细介绍。

（三）β 受体激动剂

　　β 受体激动剂可舒张支气管、增强心脏收缩力，通常可分为非选择性 β 受体激动剂、选择性 β_1 受体激动剂及选择性 β_2 受体激动剂。近年来，有关 β_3 受体激动剂的研究较多，它们在治疗肥胖和糖尿病方面的潜力是肾上腺素受体药物研究的热点。

　　（1）非选择性 β 受体激动剂：异丙肾上腺素（isoprenaline）作为最早的非选择性 β 受体激动剂，能同时激动 β_1 受体和 β_2 受体，对 α 受体基本无活性。由于本品对 β 受体无选择性，在临床上用于治疗哮喘时，会产生心悸、心动过速等兴奋心脏的副作用。

异丙肾上腺素

　　（2）选择性 β_1 受体激动剂：多巴酚丁胺（dobutamine）作为多巴胺的 *N*-取代衍生物，结构中有一个手性碳原子，有两种光学异构体。有意思的是 *S*-异构体为 α_1、β_1 受体激动剂，而 *R*-异构体是 α_1 受体拮抗剂，对 β_1 受体有一定激动作用。当药用其外消旋体时，对 α 受体的效应相互抵消，主要呈现激动 β_1 受体效应。临床主要治疗心力衰竭、心肌梗死所致的心源性休克。类似的结构修饰药物有布托巴胺（butopamine）。

| 多巴酚丁胺 | 布托巴胺 |

具有芳氧丙醇胺骨架的普瑞特罗（prenalterol）与扎莫特罗（xamoterol）虽然结构与 β 受体拮抗剂类似，却是选择性的 β₁ 受体激动剂。普瑞特罗作为选择性的心脏 β₁ 受体激动剂，临床主要用于急慢性心力衰竭的治疗；而扎莫特罗作为选择性 β₁ 受体激动剂，主要用于治疗伴有心肌梗死的心力衰竭。

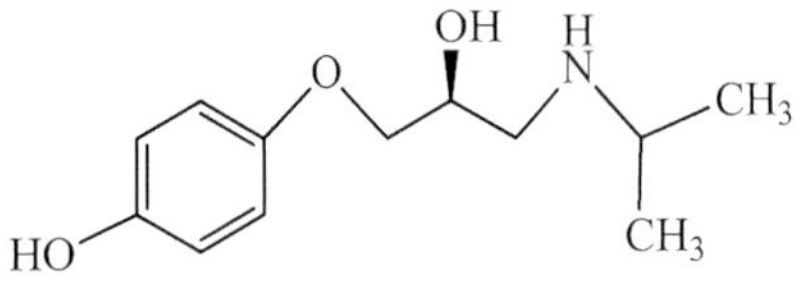

普瑞特罗 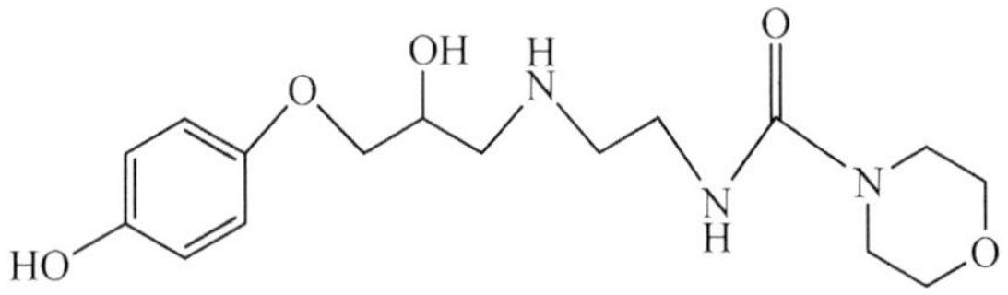   扎莫特罗

（3）选择性 β₂ 受体激动剂：早期，通过对非选择性 β 受体激动剂异丙肾上腺素结构改造，得到非儿茶酚胺骨架的奥西那林（orciprenaline）和氯丙那林（clorprenaline），均属于选择性 β₂ 受体激动剂，临床主要用于平喘药，对心脏的不良反应较少，不易被代谢失活，作用时间较长。目前，临床应用的该类品种较多，能松弛支气管平滑肌，扩张外周血管，临床主要用于支气管哮喘疾病的治疗。本类药物的结构特点是大多不含有邻苯二酚结构，主要通过不同的基团或原子取代酚羟基、改变侧链氨基上的取代基及在氨基 α 碳上引入取代基等手段，改善药物代谢动力学性质，提高稳定性，利于口服给药。

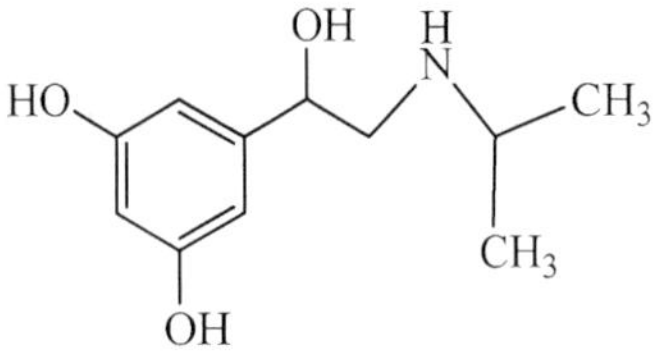

间羟异丙肾上腺素 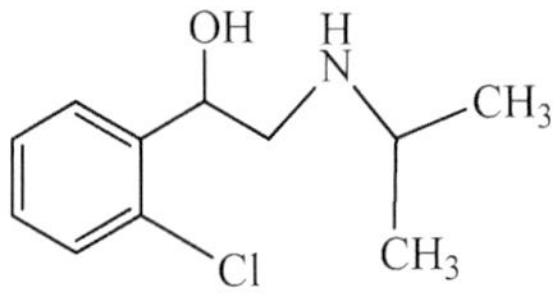   氯丙那林

沙丁胺醇（salbutamol）是将异丙肾上腺素苯环上 3 位的酚羟基用羟甲基替代，氮原子上的异丙基用叔丁基取代的产物，而吡布特罗（pirbuterol）则是沙丁胺醇一个类似物，用吡啶环代替其苯环，目前仅用于吸入治疗。

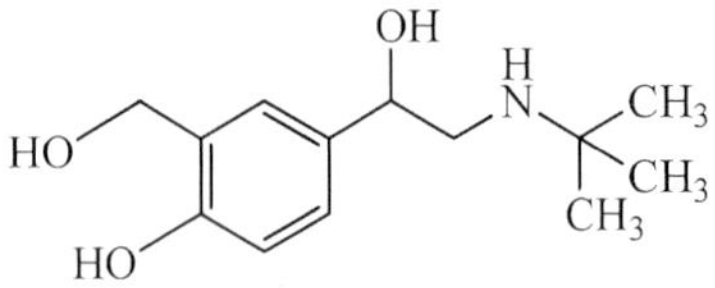

沙丁胺醇 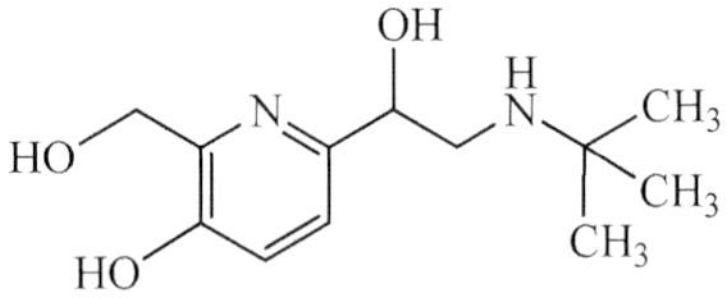   吡布特罗

沙美特罗（salmeterol）则为沙丁胺醇侧链氮原子上的叔丁基被长链亲脂性基团取代的产物，本品为长效 β₂ 受体激动剂，作用时间长达 12h。有证据表明作用时间的延长是由于长的亲脂侧链末端的苯基与 β₂ 受体跨膜区域 4（TMD4）上的特定区域相互结合和作用（锚定）引起的，这个亲脂性锚定使得该药物局限于作用位点，并产生沙美特罗的长时激动作用。

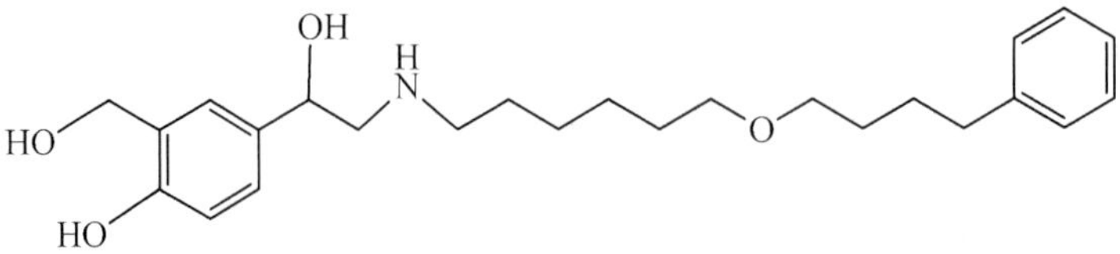

沙美特罗

特布他林（terbutaline）通过将异丙肾上腺素结构中的邻二羟基改变为间二羟基而得到，本品对气管 β_2 受体的选择性高，对心脏 β_2 受体的作用仅为异丙肾上腺素的 1/100，且不易被 COMT、MAO 或硫酸酯酶代谢，化学性质稳定性高，可以口服，作用时间持久。

特布他林

班布特罗

班布特罗（bambuterol）则是将特布他林苯环上的两个酚羟基酯化的产物，作为一种双二甲氨基甲酸酯前药，吸收后在体内经肝脏代谢成有活性的特布他林而发挥药效。

福莫特罗（formoterol）结构中含有 3-甲酰氨基-4-羟基苯环和烷氧苯乙基脂溶性骨架，本品作用时间与美沙特罗相似，为长效 β_2 受体激动剂。临床用药为(R，R)-型和(S，S)-型异构体的混合物，但前者对 β_2 受体的亲和力是后者的 1000 倍。

福莫特罗

丙卡特罗

丙卡特罗（procaterol）对支气管的 β_2 受体具有高度选择性，扩张支气管的作用为沙丁胺醇的 3～10 倍，用药量小而持久。口服 10～30min 可起平喘作用，可维持 10～12h，同时具有祛痰和镇咳作用。

近年来，结构新型的 β_2 受体激动剂相继出现。例如，由 Novartis 公司研制的茚达特罗（indacaterol），为喹啉酮类化合物，2011 年经美国 FDA 批准上市，本品临床主要用于治疗哮喘和慢性阻塞性肺病，安全性较好，主要不良反应与激动 β_2 受体有关，包括肌肉痉挛、头痛及震颤；由 Boehringer Ingelheim 公司研发的奥达特罗（olodaterol），于 2014 年经美国 FDA 批准上市，本品主要用于治疗哮喘和慢性阻塞性肺病，给药后血药浓度迅速升高，10min 内即达到最大值，安全性高；葛兰素史克公司研发的新型 β_2 受体激动剂维兰特罗（vilanterol）较沙美特罗起效更快、作用时间更持久，具有高度选择性。这些新型 β_2 受体激动剂的成功上市，尤其是超长效 β_2 受体激动剂，大大减少了患者的用药剂量与用药次数，为疾病的治疗提供了便利，具有广阔的应用前景。

（4）选择性 β_3 受体激动剂：β_3 受体主要存在于具有产热功能的白色和棕色脂肪细胞上，激活该受体，调节人体的热量平衡、葡萄糖代谢、能量消耗，临床上可以用于治疗糖尿病、肥胖症等疾病。

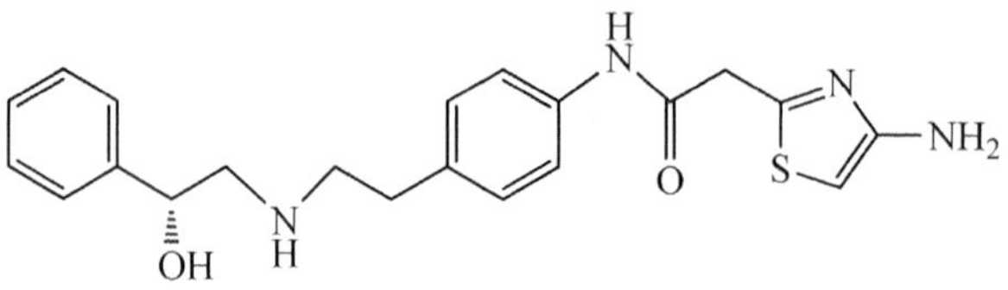

米拉贝隆

2012 年 FDA 批准上市的米拉贝隆（mirabegron），作为选择性 β_3 受体激动剂。临床主要用于治疗膀胱因过度活动引起的尿急、尿频及尿失禁。

近年来，发现了许多选择性 β_3 受体激动剂的药物进入临床，多对动物模型有很好的作用，但是对人体有效的化学实体较少，可能原因是人体与动物模型的受体病理生理学特征不一样，或者代谢和药物代谢动力学的不一致引起的。因此，寻找高效、高选择性的 β_3 受体激动剂是减肥药研究的一个重要方向。

典型药物介绍

硫酸沙丁胺醇（salbutamol sulfate）

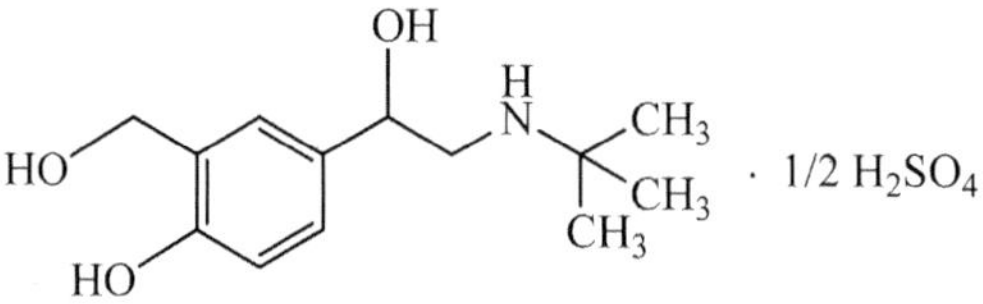

化学名：4-羟基-α'-[(叔丁氨基)甲基]-1, 3-苯二甲醇硫酸盐，α'-[[(1, 1-dimethylethyl)amino]methyl]-4-hydroxy-1, 3-benzenedimethanol，又名舒喘灵，阿布叔醇，布素氨。

性状：本品为白色或类白色结晶性粉末。易溶于水，微溶于乙醇，几乎不溶于三氯甲烷、乙醚等有机溶剂。熔点为 151～155℃，熔融时，同时分解。

化学性质：沙丁胺醇由于结构中含有酚羟基，有弱酸性，易氧化，能与 Fe^{3+} 溶液反应，呈紫色。结构中含的仲胺又具弱碱性，可与无机酸成盐，显酸性。

本品为非儿茶酚胺类选择性 β_2 受体激动剂，化学性质稳定，市售沙丁胺醇为外消旋体。其(R)-左旋体对 β_2 受体的亲和力较大，分别为消旋体和右旋体的 2 倍和 100 倍。而(S)-右旋体代谢较慢，对气管的副作用较高。

案例 7-3

《中国药典》将沙丁胺酮（salbutamol ketone）列为杂质检查项目。

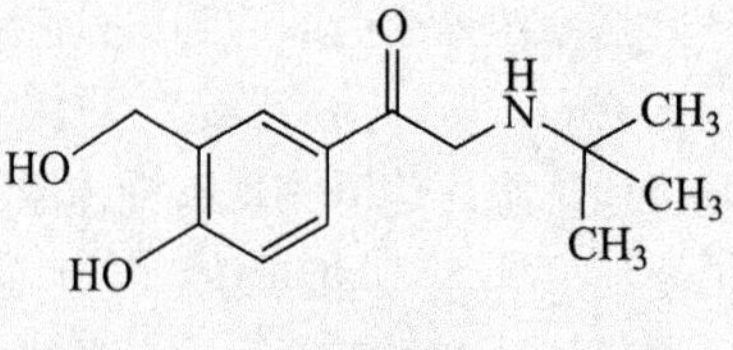

沙丁胺酮

问题：

为什么要对上述杂质进行检查？

合成路线：本品的合成以对羟基苯乙酮为原料，首先与甲醛、盐酸发生氯甲基化，生成3-氯甲基-4-羟基-4 苯乙酮（Ⅰ），然后与乙酸酐发生酯化反应制得中间体（Ⅱ），再溴代生成关键中间体（Ⅲ），再与 *N*-叔丁基苯甲胺发生缩合反应制得中间体（Ⅳ），再在盐酸的作用下水解合成中间体（Ⅴ），最后经 Pd-C 催化氢化、硫酸化，得到硫酸沙丁胺醇。

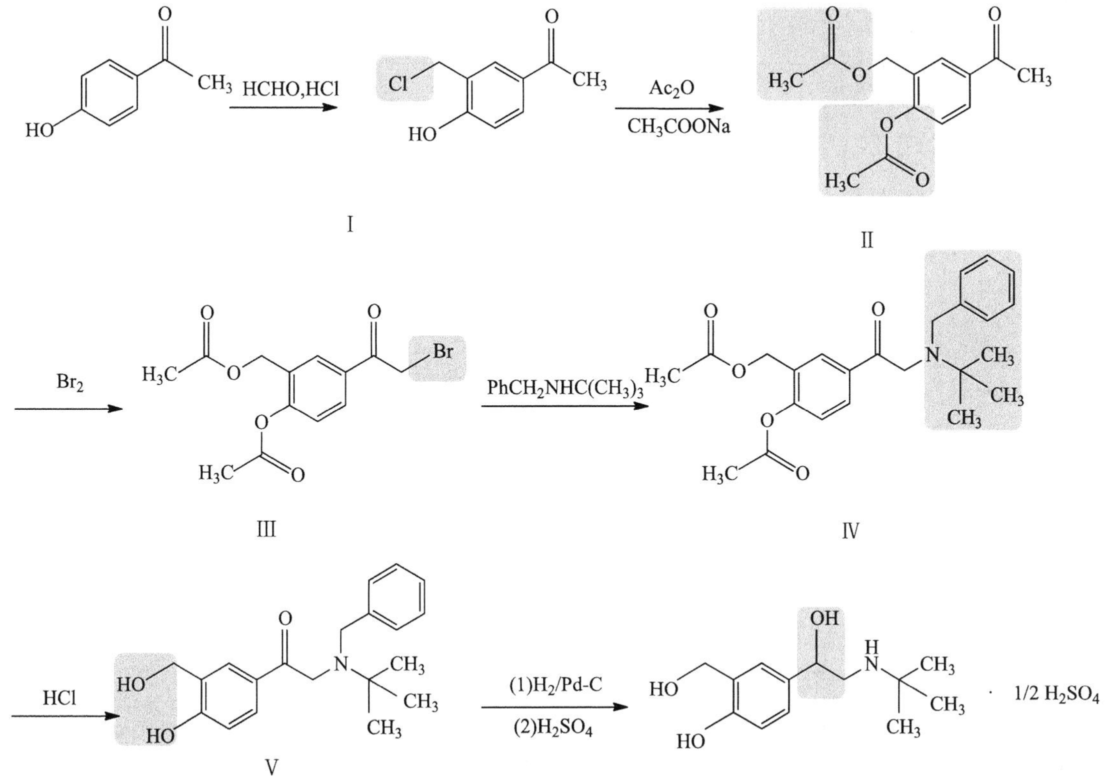

案例 7-3 分析

根据沙丁胺醇的合成工艺，在由中间体（Ⅴ）制备沙丁胺醇时，可能产生沙丁胺酮杂质。因此,《中国药典》使用 UV 法对杂质沙丁胺酮进行控制。而《日本药典》和《美国药典》中有关物质检测方法为薄层法且对沙丁胺酮作为未知杂质进行控制,《欧洲药典》和《英国药典》则使用相同高效液相色谱法（high performance liquid chromatography，HPLC）法测定有关物质，对沙丁胺酮作为未知杂质进行控制。

主要药理学用途：本品为选择性 β_2 受体激动剂，有较强的支气管舒张作用，作用持久。临床主要用于治疗支气管哮喘、哮喘型支气管炎与肺气肿患者的支气管痉挛等症状。对心脏 β_1 受体的激动作用较弱。

二、肾上腺素受体激动剂的构效关系

苯乙醇胺类肾上腺素受体激动剂的化学结构与生物活性之间的关系如图 7-3 所示。

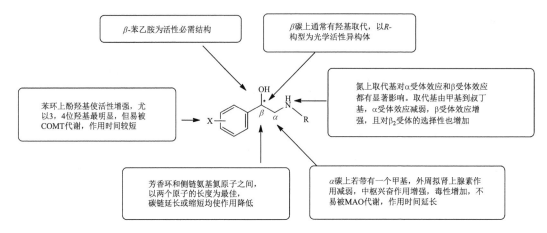

图 7-3 苯乙醇胺类肾上腺素受体激动剂的构效关系

（1）苯乙胺骨架：是活性必需结构，若苯环与氮原子之间增加至三个或更多碳原子，其活性降低，而含有一个碳的苄胺类似物仅有微弱的升压作用。氨基的存在，使得该类药物在生理 pH 条件下能高度电离。

（2）氨基氮上的取代基：该取代基的大小与受体的选择性关系密切，当氮原子上的取代基逐渐增大。例如，从去甲肾上腺素的—H 到肾上腺素的—CH_3，再到异丙肾上腺素的—$CH(CH_3)_2$，则 α 受体的激动效应逐渐减弱，β 受体的激动效应逐渐增强。又如，沙丁胺醇结构中，氮原子上取代基为—$C(CH_3)_3$，则为选择性 β_2 受体激动剂。

（3）氨基氮上的 α 位取代基：该取代基为甲基或乙基等小的烷基时，可以延缓 MAO 对其代谢，但是对延长 COMT 的代谢几乎没有影响，如果为非儿茶酚胺类物质，则该位置的影响会更加明显；进一步，此位置被取代，会增加一个手性碳原子，产生更多的异构体，不同异构体会产生不同的生物学效应，如前面所述的不同构型的麻黄碱就表现出不同的生理功能。

（4）芳香环上的取代基：芳香环上 3,4-二羟基取代增强了 α 受体和 β 受体的激活，但是该类儿茶酚胺药物亲水性较好，易被 COMT 迅速代谢而失去活性，因此不能口服。研究发现改变芳香环上的取代，在保留较好的活性的同时还能避免被 COMT 迅速代谢。例如，3,5-二羟基类药物奥西那林（orciprenaline）和只有 4-羟基取代的利托君（ritodrine），既对 β_2 受体有选择性，又具有口服、作用时间长等特点。如果是 3-羟基取代的药物，则 α 受体效应减弱，β 受体效应几乎消失，如去氧肾上腺素（phenylephrine）。

奥西那林　　　　　　　　利托君　　　　　　　　去氧肾上腺素

（5）β 位的立体异构体：该类药物大多在氨基的 β 位具有羟基，此位置的光学异构体对活性的影响十分显著。其中 R-构型的活性强，如 R-肾上腺素的支气管扩张作用是 S-构型的 45 倍，R-异丙肾上腺素的活性是 S-构型的 800 倍。通常认为该类药物通过氨基、芳香环、芳香环上的取代三部分与受体三点结合而发挥作用，由图可知，R-构型的肾上腺素经三个部分与受体三点

（A、B、C）结合，而 *S*-构型的肾上腺素只有两个部分与受体两点（A、C）结合，因此，前者作用强，后者作用弱（图 7-4）。

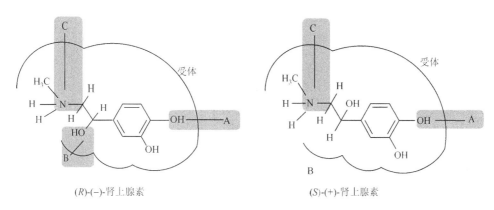

　　　(R)-(−)-肾上腺素　　　　　　　　　　　　　　*(S)*-(+)-肾上腺素

图 7-4　肾上腺素的立体异构体与受体结合示意图

第 3 节　肾上腺素受体拮抗剂

　　肾上腺素受体拮抗剂能与肾上腺素受体相结合，但其无内在活性或极少有内在活性，不产生或者较少产生拟肾上腺素作用，它能阻断肾上腺素能神经递质或外源性拟肾上腺素药物与受体作用。根据药物对受体的选择性的差异，分为 α 受体拮抗剂和 β 受体拮抗剂。

一、α 受体拮抗剂

　　α 受体激动剂可以引起血管收缩和血压升高，而 α 受体拮抗剂可导致血压降低，用作抗高血压药物。这种现象也称"肾上腺素作用的翻转"。α 受体拮抗剂按其对受体亚型的选择性不同，分为非选择性 α 受体拮抗剂、选择性 $α_1$ 受体拮抗剂和选择性 $α_2$ 受体拮抗剂。

（一）非选择性 α 受体拮抗剂

　　非选择性 α 受体拮抗剂对 $α_1$ 受体和 $α_2$ 受体都有阻断作用，其中，阻断 $α_1$ 受体会产生降压作用，阻断 $α_2$ 受体会使去甲肾上腺素释放，血压升高。

　　该类药物一类为咪唑啉类衍生物，包括酚妥拉明（phentolamine）、妥拉唑啉（tolazoline）等，它们以氢键、离子键或范德瓦耳斯力与 α 受体结合，为竞争性的拮抗剂，属于短效药物。由于分子结构中含有组胺片段，使得该类药物有皮肤潮红、胃酸分泌增加等组胺样作用。因此，临床仅用于治疗嗜铬细胞瘤所引起的症状。另一类为非竞争性的 *β*-氯乙胺类药物，如酚苄明（phenoxybenzamine）。它是此类一个古老而有效的药物，为 *β*-卤化烷基胺类化合物，可以烷基化 α 受体，该结构与氮芥类抗肿瘤药类似，是高反应活性的烷基化药物，作用持久，属于长效药物。由于酚苄明不能特异性作用于受体，具有毒性，因此，临床应用受到很大限制，仅用于减轻嗜铬细胞瘤的交感症状。

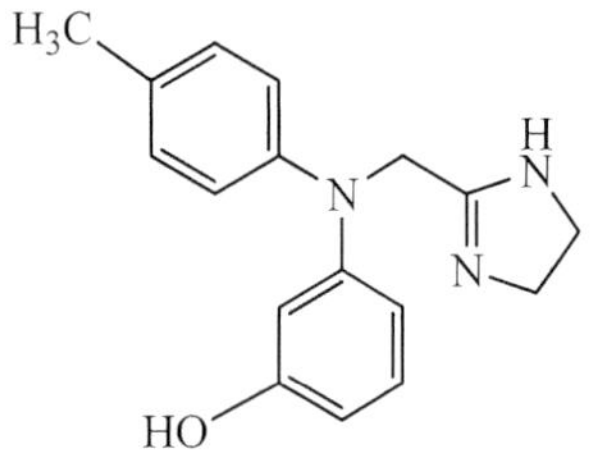

酚妥拉明 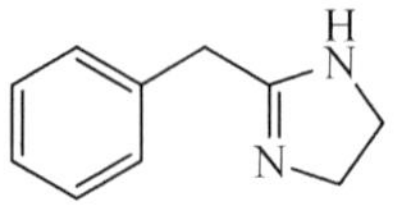　　　　　　　　　　妥拉唑啉 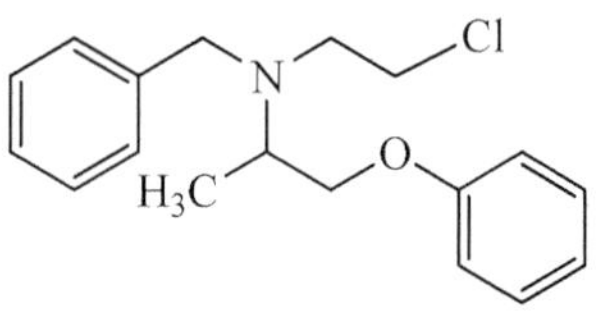　　　　　　　　　　酚苄明

（二）选择性 α_1 受体拮抗剂

选择性 α_1 受体拮抗剂是选择性的阻滞 α_1 受体，而不影响 α_2 受体，能松弛血管平滑肌，使得血压降低，出现无反射性心动过速等不良反应，是 20 世纪 60 年代发展起来的一类抗高血压药，将在第 8 章详细介绍。

（三）选择性 α_2 受体拮抗剂

选择性 α_2 受体拮抗剂主要用于治疗抑郁和糖尿病，同时还对一系列其他疾病或症状有治疗潜力，如心血管疾病、肥胖、男性性功能障碍等。

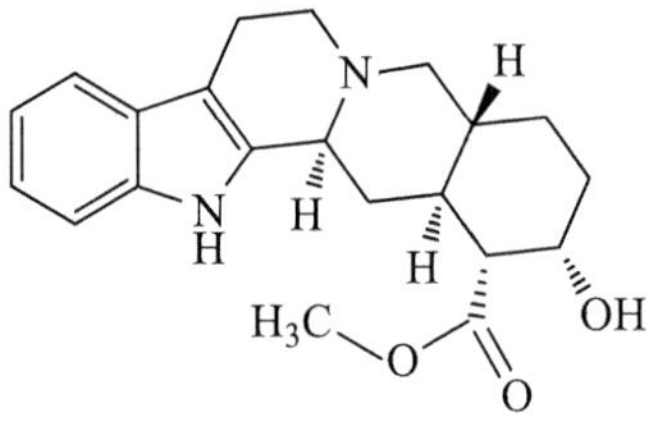

育亨宾

育亨宾（yohimbine）为最早的 α_2 受体拮抗剂，是从植物树皮和萝芙木根中分离出来的吲哚生物碱，对 α_2 受体的选择性强于 α_1 受体，也是 5-HT 拮抗剂，可以用于中枢神经系统和外周神经系统导致的高血压和增加心率。目前主要用于治疗男性性功能障碍和体位性低血压。在美国，提纯的化学物质育亨宾是 FDA 管制的药物，但是其草本制剂和作为食品添加剂是不受 FDA 管制的。

二、β 受体拮抗剂

β 受体拮抗剂能竞争性地与 β 受体结合，阻断肾上腺素能神经递质或 β 受体激动剂的效应。本类药物的研究起步于 20 世纪 60 年代，随后发展迅速，现已成为一类重要的心血管疾病治疗药物，将在第 8 章具体介绍。

小　结

肾上腺素和去甲肾上腺素作为神经系统中重要的神经递质，参与人体很多重要生理功能。肾上腺素受体药物可以分为肾上腺素受体激动剂和拮抗剂。这些化合物大多起源于对内源性活性物质肾上腺素或去甲肾上腺素的结构修饰和改造。本章主要介绍了肾上腺素受体激动剂，主

要分 α、β 受体激动剂，α 受体激动剂，β 受体激动剂，多具有苯乙醇胺结构特征。

α、β 受体激动剂无选择性，对 α 受体和 β 受体均能产生激动作用，如肾上腺素、多巴胺等药物结构中具有儿茶酚片段，直接作用于肾上腺素受体，作用时间短，不能口服；而麻黄碱和美芬丁胺等药物结构中不具有儿茶酚片段，通过间接作用发挥效应，作用时间较长，可口服。

在 α 受体激动剂中，主要介绍了以去甲肾上腺素为代表的非选择性 α 受体激动剂和选择性 α_1 受体激动剂，按照化学结构可将 α_1 受体激动剂分为两大类，一类是苯乙醇胺类 α_1 受体激动剂，如间羟胺、甲氧明和去氧肾上腺素、米多君等；另一类是咪唑啉类 α_1 受体激动剂，如赛洛唑啉、氧甲唑啉、四氢唑啉、萘甲唑啉等。其中，α_1 受体激动剂大多对心血管和泌尿生殖系统均有作用，研究者希望通过对亚型受体的研究，并结合化学方法，把两种作用分离，得到选择性作用的药物，已取得了一些研究进展，希望在不久的将来可以实现。

β 受体激动剂通常可分为非选择 β 受体激动剂、选择性 β_1 受体激动剂及选择性 β_2 受体激动剂，近年来，有关 β_3 受体激动剂的研究较多，它们在治疗肥胖和糖尿病方面的潜力是肾上腺素受体药物研究的热点。

异丙肾上腺素作为最早的非选择性 β 受体激动剂，能同时激动 β_1 和 β_2 受体，对 α 受体基本无活性。

通过多巴胺的结构改造得到的 N-取代衍生物多巴酚丁胺为选择性 β_1 受体激动剂。而具有芳氧丙醇胺骨架的普瑞特罗与扎莫特罗虽然结构与 β 受体拮抗剂类似，却是选择性的 β_1 受体激动剂。

选择性 β_2 受体激动剂是近年来发展比较迅速的一类药物，临床主要用作平喘药，从早期的非儿茶酚胺骨架的间羟异丙肾上腺素和氯丙那林，到沙丁胺醇和吡布特罗。而后，出现多个临床应用的药物，如将沙丁胺醇侧链氮原子上的叔丁基改变为长链亲脂性基团，得到长效的沙美特罗；又如通过将异丙肾上腺素结构中的邻二羟基改变为间二羟基而得到特布他林，化学性质稳定性高，可以口服，作用时间持久；以及将特布他林苯环上的两个酚羟基酯化，得到的双二甲氨基甲酸酯前药班布特罗，吸收后在体内经肝脏代谢成有活性的特布他林而发挥药效。近年来，新型 β_2 受体激动剂的相继成功上市，大大减少了患者的用药剂量与用药次数，为疾病的治疗提供了便利，具有广阔的应用前景。

肾上腺素受体激动剂的基本骨架为苯乙醇胺类化合物，芳香环的取代、氨基氮的取代及苯乙胺侧链的取代都会对药效、作用时间等产生影响；该类药物多含有手性中心，不同的光学异构体对应的药效差异也十分明显。

综上，肾上腺素受体药物在临床使用广泛，但是高选择性地作用于各种亚型的药物还十分有限，许多亚型甚至连用于药理研究的参考化合物都很缺乏。随着近年来 β_2 受体亚型晶体结构的发现，极大地推动了本领域研究的发展。相信不久的将来，该类药物的研究将会有更大的突破。

思 考 题

1. 请简述肾上腺素受体的分类与生理效应。
2. 结构如下的化合物将具有什么临床用途和可能的不良反应？若将氮上取代的甲基换成异丙基，又将如何？

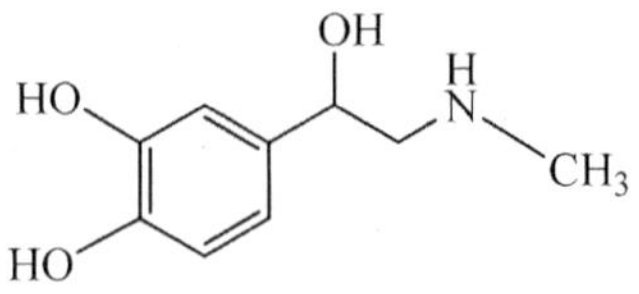

3. 苯乙醇胺类肾上腺素受体激动剂的 β 碳是手性碳原子，其 R 构型异构体的活性大大高于 S 构型体，请解释原因。

4. 请解释肾上腺素、去甲肾上腺素等药物为什么口服无效。

5. 请以多巴胺为例，解释什么是生物前体药物。

6. 请比较肾上腺素与麻黄碱的结构差异及作用特点，并说明原因。

7. 请以邻苯二酚为原料，写出肾上腺素的合成路线。

8. 请简述麻黄碱的早期来源、现代合成方法。

9. 请以对羟基苯乙酮为原料合成沙丁胺醇。

10. 请简述肾上腺素受体激动剂的构效关系。

（杨家强）

第8章 心血管药物

学习要求：

1. 掌握： 强心药的作用途径及类型；硝酸酯类抗心绞痛药物的作用机制；钙通道阻滞剂的分类及作用机制；ACEI、血管紧张素Ⅱ（angiotensinⅡ，AngⅡ）受体拮抗剂、肾素抑制剂的代表性药物及其抗高血压的作用机制；HMG-CoA还原酶抑制剂的作用机制；硝苯地平、卡托普利、氯沙坦、阿托伐他汀的化学结构、命名、用途及化学合成。

2. 熟悉： 抗心律失常药物的分类及作用机制；抗高血压药物分类；血脂调节药物分类；二氢吡啶类钙通道阻滞剂、ACEI、AngⅡ受体拮抗剂、HMG-CoA还原酶抑制剂的构效关系；地高辛、单硝酸异山梨酯、氨氯地平、维拉帕米、地尔硫䓬、依那普利、缬沙坦、洛伐他汀的化学结构及用途。

3. 了解： 抗高血压药物及HMG-CoA还原酶抑制剂的发展历程；米力农、吗多明、奎尼丁、普鲁卡因胺、氟卡尼、胺碘酮、阿利吉仑、利舍平、可乐定、氯贝丁酯、吉非贝齐、普罗布考、烟酸的化学结构及用途。

心脑血管疾病是近年来导致死亡的主要病因之一，因此心血管药物已成为医药领域的研究热点。心血管系统药物种类繁多，作用机制各异，通常按照药物的临床用途，将心血管药物（cardiovascular drugs）分为强心药、抗心绞痛药、抗心律失常药、抗高血压药和血脂调节药等类型。

第1节 强 心 药

由于心肌功能受损，心肌收缩力减弱，组织供血不足，在适当的静脉回流条件下，心脏血液排出量减少，不能满足外周组织所需的病理生理状态称为慢性或充血性心力衰竭（congestive heart failure，CHF）。强心药（cardiotonic agents）又称正性肌力药（inotropic agents），主要是通过以下几个途径而起作用。①抑制膜结合的 Na^+，K^+-ATP 酶的活性（如强心苷类）。②抑制磷酸二酯酶活性（如磷酸二酯酶抑制剂）。③加强肌纤维丝对 Ca^{2+} 的敏感性（如钙敏化剂）。④β 受体激动作用，特别是对心脏 $β_1$ 受体的选择性作用（如 β 受体激动剂类）。后三类又被称作非强心苷类强心药。

一、强心苷类药物

强心苷（cardiac glycoside）是一类存在于洋地黄、黄花夹竹桃、万年青等植物或动物体内的糖苷类化合物，小剂量时使心肌收缩作用加强，具有强心作用。

（一）强心苷类药物的化学结构

强心苷由糖苷基和配糖基（又称苷元）两部分缩合而成。

1. 苷元部分 苷元具有甾体的基本骨架，B/C 环为反式稠合，C/D 环为顺式稠合，A/B 环少数为反式稠合，多数为顺式稠合。C10 上的基团多为—CH_3，也可能是—CHO 或—CH_2OH；C13 位均为甲基，C3 和 C14 有 β-羟基，C3 位羟基与糖成糖苷键，C14 羟基常游离存在（图 8-1）。C17 位上连接的环状内酯是强心苷类的结构特征，环的大小和不饱和度取决于苷的来源，植物来源的为 α，β-不饱和五元内酯卡烯内酯；动物来源的为蟾蜍二烯羟酸内酯。

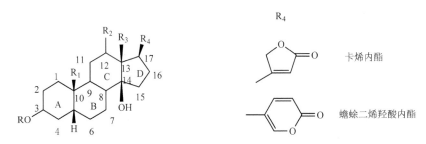

图 8-1 强心苷苷元的基本结构

2. 糖苷基 强心苷的 C3 位上糖苷基为单糖或多糖，糖之间以 β-1, 4-糖苷键相连接。这些糖通常为 D-洋地黄毒糖（D-digitoxose，Dig）、D-葡萄糖（D-glucose，Glu）、L-鼠李糖（L-rhamnose，Rha）和 D-加拿大麻糖（D-cymarose，Cym）（图 8-2）。

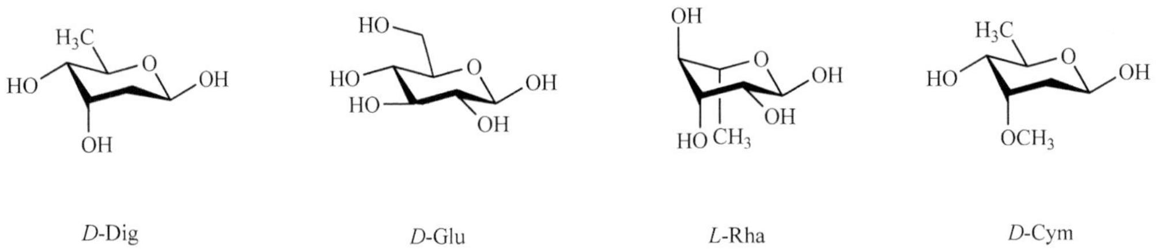

图 8-2 糖苷基中常见的糖

常见的几种强心苷类药物包括洋地黄毒苷（digitoxin）、地高辛（digoxin）、铃兰毒苷（convallatoxin）和毒毛花苷 K（strophanthin K）等，其结构见表 8-1。

表 8-1 几种主要的强心苷类药物

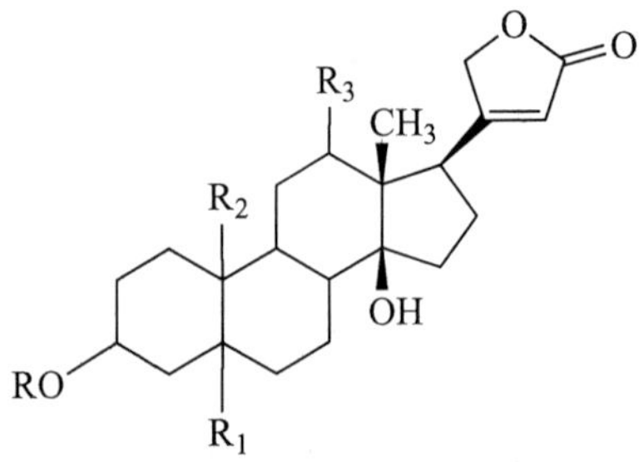

名称	R	R_1	R_2	R_3
洋地黄毒苷	(β-D-Dig)$_3$—	H	—CH_3	H
地高辛	(β-D-Dig)$_3$—	H	—CH_3	—OH

续表

名称	R	R₁	R₂	R₃
铃兰毒苷	β-L-Rha—	—OH	—CHO	H
毒毛花苷 K	D-Glu-D-Glu-β-D-Cym—	—OH	—CHO	H

（二）强心苷类药物的作用机制

强心苷类药物抑制膜结合的 Na^+，K^+-ATP 酶，从而增加心肌细胞内兴奋-收缩偶联的关键物质 Ca^{2+}的量，并通过降低交感神经系统和肾素血管紧张素系统的活性，恢复压力感受器对来自中枢的交感神经系统冲动的抑制。

从作用部位的亚细胞或分子结构看，强心苷只与细胞膜上 Na^+，K^+-ATP 酶相结合并对其抑制。在体内条件下，治疗剂量的强心苷抑制 Na^+，K^+-ATP 酶活性约 20%，使钠泵失灵，结果使胞内 Na^+量增多，K^+量减少，然后通过 Na^+-Ca^{2+}双向交换机制，增加细胞内 Ca^{2+}量，并使肌浆网摄取 Ca^{2+}量增加，储存增多。另外，细胞内 Ca^{2+}少量增加时，使 Ca^{2+}流增强，促使肌浆网释放出 Ca^{2+}，即以钙释钙的机制。因此在强心苷作用下，心肌细胞内可利用的 Ca^{2+}量增加，使心肌收缩力加强。

典型药物介绍

地高辛（digoxin）

化学名：3β-[[O-2, 6-二脱氧-β-D-核-己吡喃糖基-(1→4)-O-2, 6-二脱氧-β-D-核-己吡喃糖基-(1→4)-2, 6-二脱氧-β-D-核-己吡喃糖基]氧代]-12β, 14β-二羟基 -5β-心甾-20（22）烯内酯，3β-[[O-2, 6-dideoxy-β-D-ribo-hexopyranosyl-(1→4)-O-2, 6-dideoxy-β-D-ribo-hexopyranosyl-(1→4)-2,6 -dideoxy-β-D-ribo-hexopyranosyl]oxy]-12β, 14β-dihydroxy-5β-card- 20（22）enolide。

性状：地高辛又名狄戈辛，是从毛花洋地黄中提纯制得的一种强心苷，为无色结晶或结晶性粉末；无臭，味苦。易溶于吡啶，不溶于水或乙醚。

主要药理学用途：地高辛具有正性肌力作用，临床适用于充血性心力衰竭及心房颤动、心房扑动。因为其最小中毒剂量与治疗剂量比较接近，所以强心苷制剂都有引起中毒的可能性。常见的中度中毒为厌食、恶心、心动过缓、室性期前收缩等，严重时导致定向障碍、室性心动过速等。

二、非强心苷类药物

（一）磷酸二酯酶抑制剂

磷酸二酯酶（phosphodiestesterase，PDE）以不同的同工酶形式存在于人体细胞中，现已分离、鉴定出多种磷酸二酯酶，如 PDE-Ⅰ、PDE-Ⅱ、PDE-Ⅲ等，其中，位于心肌细胞膜上的 PDE-Ⅲ对 cAMP 具有高亲和性和专一性。PDE-Ⅲ是 cAMP 和 cGMP 的降解酶，其活性被抑制将增加胞内 cAMP 的量，高浓度的 cAMP 激活多种蛋白激酶，使心肌膜上钙通道开放，促进 Ca^{2+}内流，经过一系列生理效应而引起心肌纤维收缩，发挥正性肌力作用，达到强心的目的。因此，磷酸二酯酶抑制剂（PDEI）是一类具有不同于强心苷类作用机制的强心药。

氨力农（amrinone）为最早用于临床的磷酸二酯酶抑制剂，具有正性肌力作用，但副作用较多，现已少用。米力农（milrinone）是氨力农的结构类似物，作用较强，副作用较小。较新的磷酸二酯酶抑制剂尚有依诺昔酮（enoximone）、匹罗昔酮（piroximone）、维司力农（vesnarinone）和贝马力农（bemarinone）等，其中依诺昔酮、匹罗昔酮是具有咪唑酮结构的强效 PDE-Ⅲ选择性抑制剂，其代谢物也同样具有强心活性。

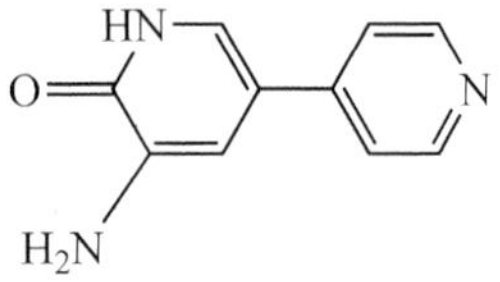

氨力农 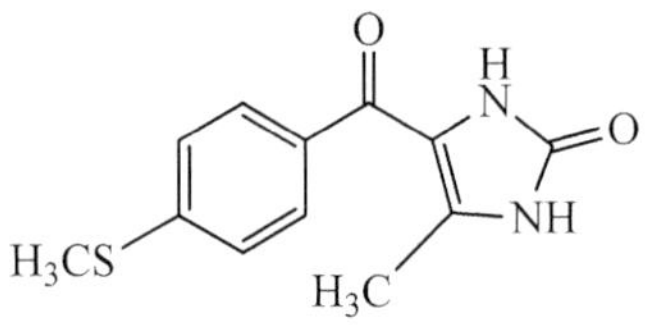　　　　　　　　　　依诺昔酮 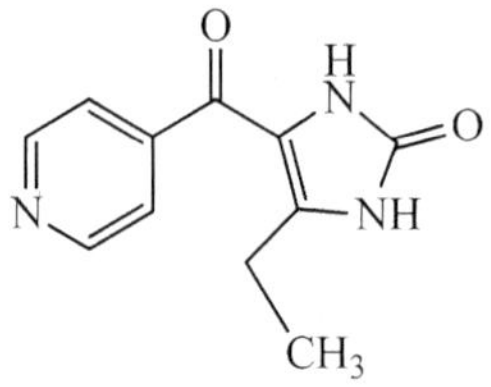　　　　　　　　　　匹罗昔酮

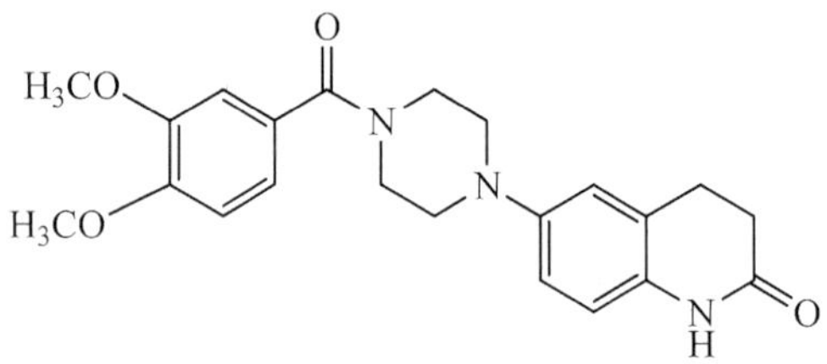

维司力农 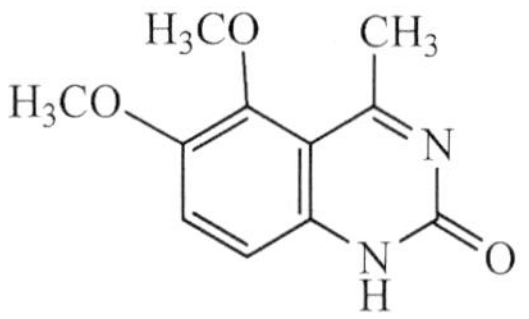　　　　　　　　　　　　　　贝马力农

典型药物介绍

米力农（milrinone）

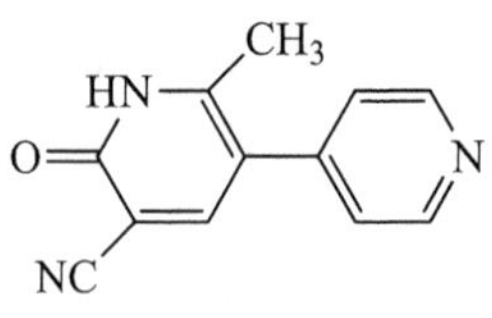

化学名：1,6-二氢-2-甲基-6-氧代-(3,4'-双吡啶)-5-甲腈，1,6-dihydro-2-methyl-6-oxo-（3,4'-bipyridine）-5-carbonitrile。

性状：米力农为白色结晶性粉末。微溶于水。

主要药理学用途：虽然与氨力农同属于吡啶酮类，但米力农对 PDE-Ⅲ的选择性更强，其抑酶作用较氨力农强约 20 倍，耐受性较好，没有明显的血小板减少症和胃肠道功能紊乱等不良反应，用量较大时，可有低血压、头痛、肌无力、低血钾和室性心律失常等副作用，不宜长期使用。米力农可在肝内进行结合代谢后失活，但大部分（80%）都是以原药的形式排出，肾功能不全者应减少剂量。

（二）钙敏化剂

能够增加心肌纤维丝对 Ca^{2+}敏感性的药物称为钙敏化剂（calcium sensitizers），它们可直接提高心肌收缩蛋白对 Ca^{2+}的敏感性，在不增加细胞内 Ca^{2+}浓度的情况下提高心肌收缩力，又称收缩蛋白 Ca^{2+}敏感性增强剂。代表性药物包括匹莫苯（pimobendan）、硫马唑（sulmazole）和伊索马唑（isomazole）等。

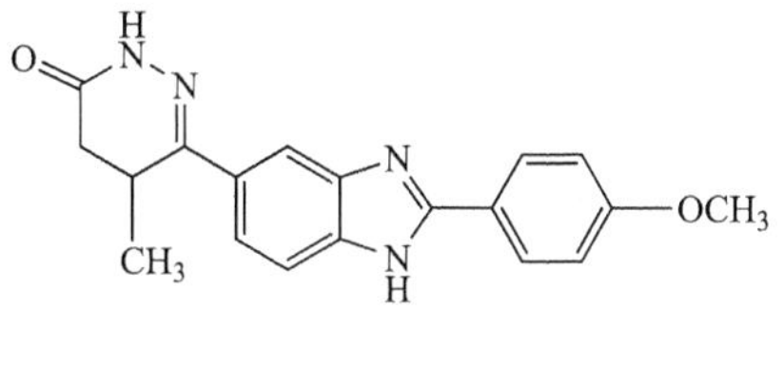

匹莫苯 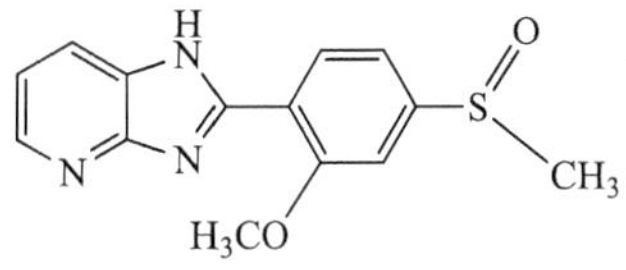　　　　　　　　　　　硫马唑 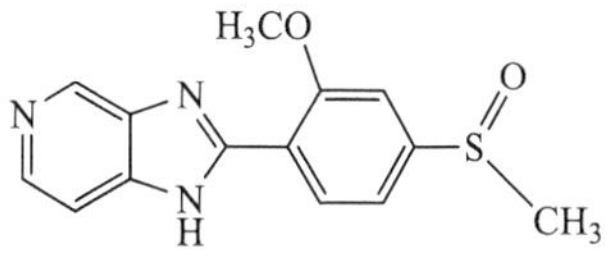　　　　　　　　　　　伊索马唑

（三）β 受体激动剂

β 受体分为 $β_1$、$β_2$ 和 $β_3$ 亚型。从 β 受体激动剂发展新的强心药，是基于心肌有 $β_1$ 受体，当 $β_1$ 受体兴奋时，激活腺苷酸环化酶，催化 ATP 转化为 cAMP，提升细胞内的 cAMP 水平，使心肌细胞膜上钙通道开放，Ca^{2+}内流，心肌的收缩力增强，心率加快。但是，多数肾上腺素受体激动剂兴奋 $β_1$ 受体的同时也兴奋 $β_2$ 受体和 $α_1$ 受体，不宜用于治疗心力衰竭。用于临床的 β 受体激动剂主要是多巴胺（dopamine）及其衍生物，常用的如多巴酚丁胺（dobutamine）、地诺帕明（denopamine）、多培沙明（dopexamine）及非多巴胺衍生物扎莫特罗（xamoterol）、普瑞特罗（prenalterol）等。

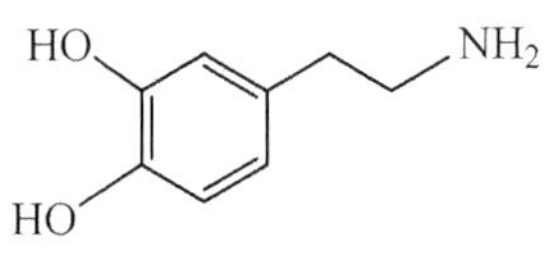

多巴胺 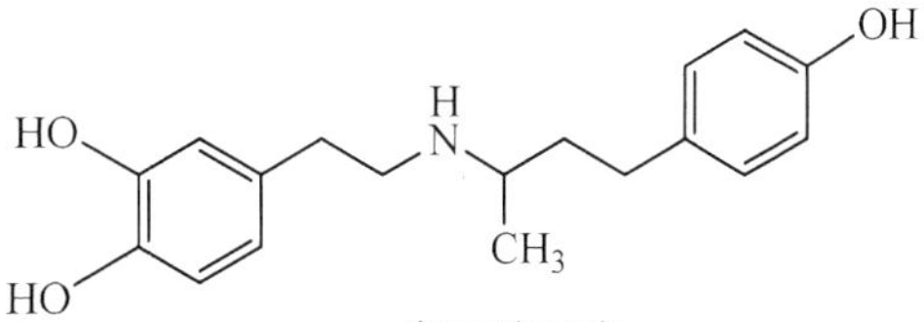　　　　　　　　　　　　　多巴酚丁胺

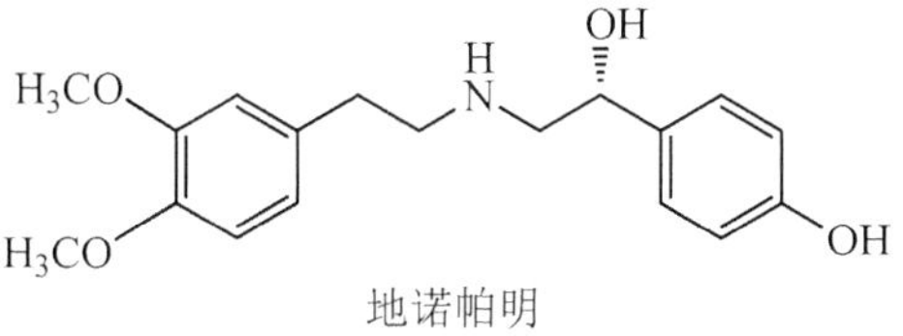

地诺帕明 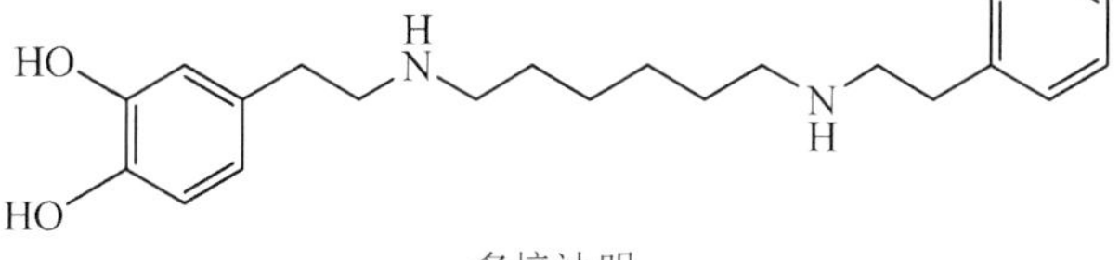　　　　　　　　　　　　多培沙明

扎莫特罗

普瑞特罗

多巴酚丁胺对心肌的 β_1 受体有相对选择性，对 β_2 受体和 α 受体作用弱，增强心肌收缩性作用明显。因为不能口服，只能静脉滴注，限制了其应用。

第2节　抗心绞痛药

心绞痛是冠状动脉供血不足引起的心肌急剧的、暂时的缺血和缺氧综合征，是冠状动脉粥样硬化性心脏病的临床表现。心肌对氧的需求量增加及冠状动脉供血不足，引起血氧供需失调所导致的心肌暂时缺血缺氧和冠状动脉痉挛是心绞痛发生的重要病理生理机制。因此，目前治疗心绞痛的药理基础主要为改善心肌的血氧供需矛盾与消除冠状动脉痉挛。常用的抗心绞痛药物是通过舒张冠状动脉、解除冠状动脉痉挛或促进侧支循环的形成而增加冠状动脉供血；通过舒张静脉，减少回心血量，降低前负荷；舒张外周小动脉，降低血压，减轻后负荷；降低心室壁肌张力，减慢心率及降低心肌收缩性等方法降低心肌对氧的需求而起作用的。

根据作用机制，将抗心绞痛药（antianginal drug）分为 NO 供体药物、钙通道阻滞剂和 β 受体拮抗剂。本节将重点介绍 NO 供体药物和钙通道阻滞剂，β 受体拮抗剂将在第 3 节介绍。

一、NO 供体药物

NO 是 20 世纪 80 年代中期发现并确定的一种重要的执行信使任务的神经递质，后来证明哺乳动物血管内皮细胞存在氧化氮合成酶（nitric oxide synthase，NOS），在 ACh 的作用下，可将 L-精氨酸分解产生 NO 和 L-瓜氨酸。NO 具有高度活性，半衰期仅为几秒，但在体内担负着重要的生理功能：参与神经递质传递、突触可塑性、神经发育、脑电流调节、免疫调节等过程。另外，作为血管内皮舒张因子（endothelium-derived relaxing factor，EDRF），NO 还与血管舒张有关，具有松弛血管平滑肌、扩张血管的作用。硝酸酯类药物及吗多明等能够在体内释放外源性 NO 分子的药物，统称为 NO 供体药物（nitric oxide-donating drugs）。

1. 硝酸酯类　自 1857 年亚硝酸异戊酯（amyl nitrite）用于临床以来已有 100 多年的历史，虽然钙通道阻滞剂和 β 受体拮抗剂的快速发展，使对心绞痛的治疗有了更多的选择，但是硝酸酯类（nitrates）药物仍被广泛应用。

典型药物介绍

硝酸甘油（nitroglycerin）

$$H_2C{-}ONO_2$$
$$HC{-}ONO_2$$
$$H_2C{-}ONO_2$$

化学名：1, 2, 3-丙三醇三硝酸酯，1, 2, 3-propanetriol trinitrate。

性状：硝酸甘油为浅黄色无臭微带甜味的油状液体，低温下凝固为不同晶型的两种固体。具有挥发性并易吸潮，受热或激烈震动易爆炸。供药用为其 10% 的无水乙醇溶液。

化学性质：本品在中性及弱酸性条件下相对稳定。但是在碱性条件下迅速水解，分别生成醇（S_{N2} 亲核取代反应）、烯（β-H 消除反应）及醛（α-H 消除反应）等。

主要药理学用途：硝酸甘油为短效、速效抗心绞痛药物，能直接松弛血管平滑肌，扩张静脉、动脉血管，降低心肌耗氧量，增加缺血区血液灌注，保护缺血的心肌组织，使心绞痛缓解，用于各类心绞痛。其不良反应多为扩张血管引起的，如心率加快、搏动性头痛等。硝酸甘油可舌下含服通过口腔黏膜快速吸收，生物利用度可达 80%。

单硝酸异山梨酯（isosorbide mononitrate）

化学名：1, 4: 3, 6-二脱水-*D*-山梨醇-5-单硝酸酯，1, 4: 3, 6-dianhydro-*D*-glucitol-5- mononitrate。

性状：单硝酸异山梨酯为结晶性固体，在乙醇中 $[\alpha]_D^{20} = +170°$。

主要药理学用途：作为硝酸异山梨酯（isosorbide dinitrate）的活性代谢产物，单硝酸异山梨酯具有明显的扩血管作用。口服吸收分布迅速，不受肝代谢效应的影响，生物利用度几乎达 100%，半衰期为 5h 左右。其作用机制与硝酸甘油相似，临床主要用于治疗冠心病和预防心绞痛发作，不适用于急性心绞痛发作者，可能出现心悸、心动过速等不良反应。

2. 其他药物

典型药物介绍

吗多明（molsidomine）

化学名：*N*-乙氧羰基-3-(4-吗啉基)斯德亚胺，*N*-(ethoxycarbonyl)-3-(4-morpholinyl)sydnone-imine。

性状：为无色或白色结晶粉末；无臭无味。易溶于乙醇、乙酸乙酯、三氯甲烷和稀盐酸，微溶于水、苯及丙酮，在 pH 5~7 的水溶液中稳定，在碱性条件下不稳定。

主要药理学用途：与硝酸酯类具有明显的 NO 产生基团（—ONO_2）不同，吗多明没有 NO 生成基团。它在体内经肝代谢后生成中间体，在碱催化下与分子氧反应释放出 NO 分子，又称其为潜在 NO 供体药物。吗多明可扩张血管平滑肌（特别是静脉和小静脉的平滑肌），使血压轻度下降，心脏工作负荷减轻，心肌氧耗减少。此外，能扩张冠状动脉，促进侧支循环，改善缺血心肌部位的血液分布，作用迅速而持久，首过效应低，无硝酸酯类的头痛、眩晕等中枢神经副作用，可用于各种类型的心绞痛。不良反应较少，主要是头疼、头胀，低血压患者不宜服用。

二、钙通道阻滞剂

Ca^{2+}具有多项生理功能，与心脏搏动、神经细胞兴奋、递质释放、肌肉收缩、腺体分泌、细胞运动等有关，同时是心肌和血管平滑肌兴奋-收缩偶联中的关键物质。肌质网中 Ca^{2+} 水平的调节是通过特异性的内流、外流及螯合机制完成的，通过受体或电压依赖性钙通道的 Ca^{2+} 内流是主要的内流机制。细胞膜上的受体被激活后，使受体调控的钙通道（receptor-operated calcium channels）开放，Ca^{2+}内流；而电压依赖性钙通道（potential-dependent calcium channels）在膜去极化时被激活，通过 Na^+/Ca^{2+} 途径，促使其内流和外流。电压依赖的钙通道有多种亚型，已鉴定出 T、L、N、P、Q 和 R 等亚型，不同亚型在各组织器官的分布及生理特征有很大差异。其中研究最深入的是开放时间久（10～20ms），可持续长时间钙内流的 L 型（long-lasting）通道，它存在于心肌、血管平滑肌等组织中，是细胞兴奋时钙内流的主要通道，也是钙通道阻滞剂（calcium channel blockers）的作用位点。

钙通道阻滞剂，又称钙拮抗剂（calcium antagonists），选择性地阻滞 Ca^{2+}从细胞外经电压依赖性钙通道流入细胞内，降低心肌和血管平滑肌细胞内 Ca^{2+}浓度，导致心肌收缩力减弱，血管平滑肌松弛，心率减慢，血管扩张，外周血管阻力下降，减轻心脏负荷和减少心肌耗氧，已广泛应用于缺血性心脏病（包括心绞痛、心肌缺血、急性冠状动脉供血不足等）、心律失常、高血压等疾病的治疗。

按照世界卫生组织（World Health Organization，WHO）的分类方法（1987 年），钙通道阻滞剂可分为选择性钙通道阻滞剂、非选择性钙通道阻滞剂。

（一）选择性钙通道阻滞剂

1. 二氢吡啶类（dihydropyridines，DHP，表 8-2） 对 L 型钙通道具有特殊选择性，所以 L 型钙通道又称为二氢吡啶敏感钙通道。目前上市的二氢吡啶类钙通道阻滞剂已超过 30 种。其中，扩张血管作用强烈，适用于冠脉痉挛所致心绞痛的硝苯地平（nifedipine）是第一代二氢吡啶类钙拮通道阻滞剂的代表。第二代二氢吡啶类钙通道阻滞剂包括尼莫地平（nimodipine）、尼群地平（nitrendipine）和尼索地平（nisoldipine）等。其中尼莫地平对冠脉和外周血管作用小，其亲脂性较硝苯地平大，易穿过血脑屏障，对脑血管扩张作用强，临床主要用于治疗脑血管疾病。第三代二氢吡啶类的代表药物有氨氯地平（amlodipine）、非洛地平（felodipine）等。其中，氨氯地平与钙通道亲和力高，口服生物利用度高，药效维持时间长，半衰期长达 35～50h，临床用于治疗心绞痛和高血压。

表 8-2　部分二氢吡啶类钙通道阻滞剂

药物	R_1	R_2	R_3	R_4	R_5
硝苯地平	—CH_3	—CH_3	—CH_3	—NO_2	H
尼莫地平	—CH_3	—$CH_2CH_2OCH_3$	—$CH(CH_3)_2$	H	—NO_2
尼群地平	—CH_3	—CH_3	—CH_2CH_3	H	—NO_2
尼索地平	—CH_3	—$CH_2CH(CH_3)_2$	—CH_3	—NO_2	H
氨氯地平	—$CH_2OCH_2CH_2NH_2$	—CH_2CH_3	—CH_3	Cl	H
非洛地平	—CH_3	—CH_2CH_3	—CH_3	Cl	Cl

应用理论化学计算和 X 射线晶体结构分析，发现二氢吡啶类钙通道阻滞剂的药效构象为船式构象，两环不共平面。该类钙通道阻滞剂药物的构效关系研究总结如图 8-3 所示。

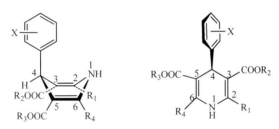

图 8-3　二氢吡啶类药物的药效构象

（1）1,4-二氢吡啶环是必要的，N1 位上不宜带有取代基，若将 1,4-二氢吡啶环氧化为吡啶环或还原为六氢吡啶环，则活性大为减小，甚至消失。

（2）C4 位一般为苯环，若为芳杂环（如吡啶环），仍有效，但毒性大，若 C4 位为小的非平面烷基或环烷基，则活性大为减小。

（3）二氢吡啶环 C4 位的苯环一般需要引入吸电子取代基 X，X 为邻位或间位取代，或邻位和间位双取代时活性最大，而无取代或对位取代，则活性大为减小。

（4）C3、C5 位上的羧酸酯对活性的影响优于其他基团。若为其他吸电子基团，则拮抗活性减弱，甚至可能表现为激动活性。

（5）当 R_2 和 R_3 不同时，C4 位成为手性碳，因此将具有立体选择性。

（6）大部分 1,4-二氢吡啶类钙通道阻滞剂的 C2、C6 位上的取代基均为甲基，但氨氯地平例外（R_1 = —$CH_2OCH_2CH_2NH_2$），和硝苯地平相比，氨氯地平具有更好的活性，这表明 1,4-二氢吡啶类钙通道阻滞剂所作用的受体在此位置上能接受较大的取代基，因此可以通过改变这些取代基来提高活性。

典型药物介绍

硝苯地平（nifedipine）

化学名：2, 6-二甲基-4-(2-硝基苯基)-1, 4-二氢-3, 5-吡啶二甲酸二甲酯，1, 4-dihydro-2, 6-dimethyl-4-(2-nitrophenyl)-3, 5-pyridinedicarboxylic acid dimethyl ester。

案例 8-1

《中国药典》要求对硝苯地平中 2, 6-二甲基-4-(2-硝基苯基)-3, 5-吡啶二甲酸二甲酯（杂质 I）与 2, 6-二甲基-4-(2-亚硝基苯基)-3, 5-吡啶二甲酸二甲酯（杂质 II）进行限量检查。

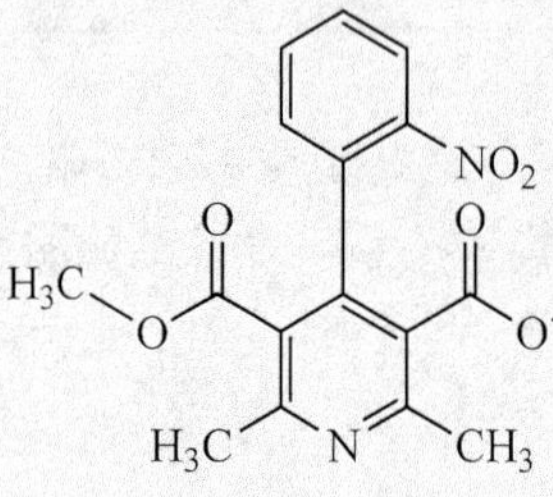

杂质 I 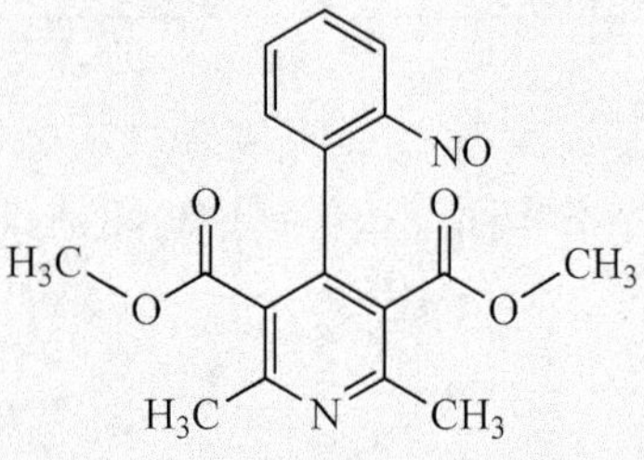　　　　　　　　杂质 II

问题：

为什么要对上述两种杂质进行限量检查，要求其含量均不得超过 0.1%？

性状：本品为黄色、无臭、无味的结晶性粉末；几乎不溶于水，微溶于乙醇，易溶于丙酮、三氯甲烷。熔点为 171～175℃。

化学性质：本品对光不稳定，可被光催化或氧化得到脱氢芳构化产物（I），另外苯环的硝基可转化为亚硝基化产物（II）。因此本品在生产和储存过程中均应注意避光。

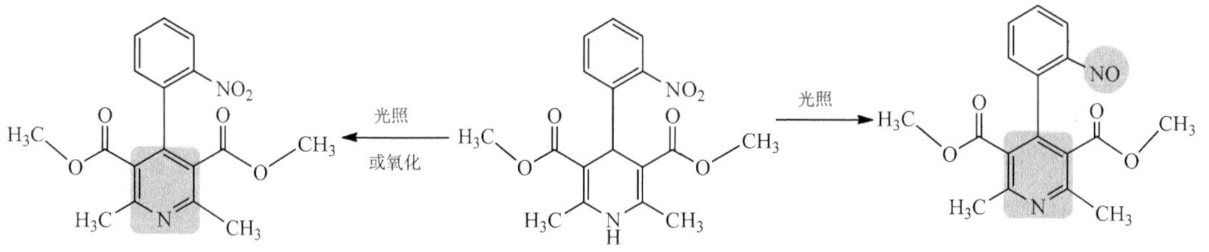

（I）　　　　　　　　　　　　　　　　　　（I）

合成路线：硝苯地平分子中含有一个对称二氢吡啶环，可用 Hantzsch 法合成，以邻硝基苯甲醛为原料，与二分子乙酰乙酸甲酯和过量氨水在甲醇中回流得到。

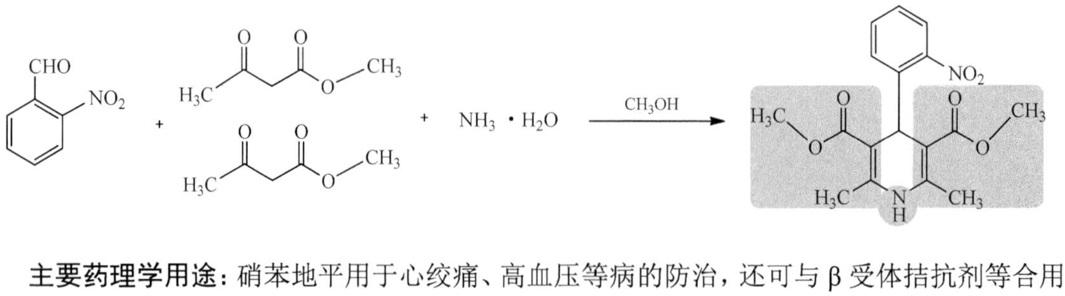

主要药理学用途：硝苯地平用于心绞痛、高血压等病的防治，还可与 β 受体拮抗剂等合用。其副作用较轻微，主要是由于扩张血管作用引起的，如头痛、头晕等。主要经肝代谢，口服经胃肠道吸收完全，因首过效应影响，口服生物利用度只有 45%～65%。

案例 8-1 分析

　　硝苯地平对光不稳定，可生成芳构化为硝基苯吡啶衍生物（杂质Ⅰ）和亚硝基苯吡啶衍生物（杂质Ⅱ）。亚硝基苯吡啶衍生物对人体极为有害，故《中国药典》要求对这两种杂质进行限量检查。

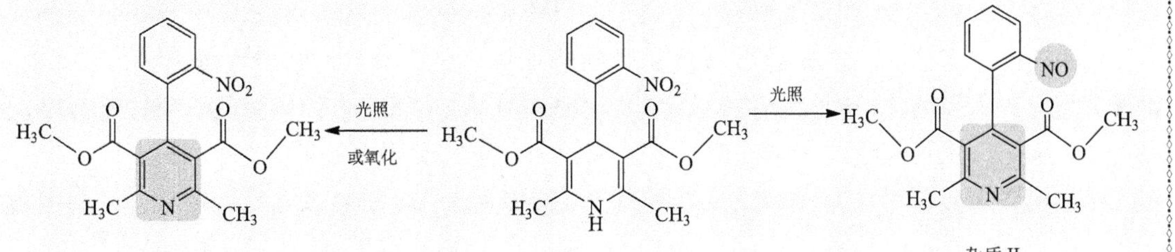

杂质Ⅰ　　　　　　　　　　　　　　　　　　　　　　　　杂质Ⅱ

　　2. 芳基烷胺类　　维拉帕米（verapamil）是最早发现的钙通道阻滞剂，后来又依次发现噻帕米（tiapamil）等。芳基烷胺类分子可以看成一个碱性中心的 N 原子连接两个不同的烷基，分子中有手性中心，光学异构体的活性有差别。

典型药物介绍

盐酸维拉帕米（verapamil hydrochloride）

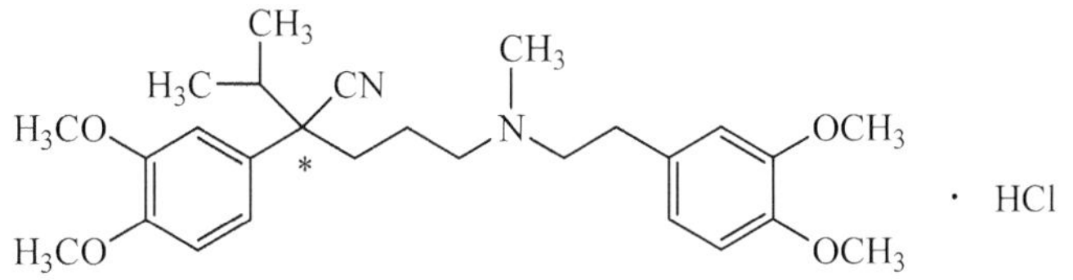

　　化学名：(±)-α-[3-[[2-(3, 4-二甲氧苯基)乙基]甲氨基]丙基]-3, 4-二甲氧基-α-异丙基苯乙腈盐酸盐，α-[3-[[2-(3, 4-dimethoxyphenyl)ethyl]methylamino]propyl]-3, 4-dimethoxy-α-(1-methylethyl)benzenea cetonitrile hydrochloride。

　　性状：本品为白色无臭结晶粉末；可溶于水，易溶于乙醇。药用其外消旋体。盐酸盐化学稳定性好，光、酸、碱、热对其影响较小。分子中有一个手性中心，右旋体的钙通道阻滞活性远远超过左旋体，用于心绞痛的治疗，左旋体可使冠脉血流量增加，用于室上性心动过速治疗。

　　主要药理学用途：盐酸维拉帕米为选择性钙通道阻滞剂，临床用于房性期前收缩、阵发性室上性心动过速、心肌病、劳力型心绞痛及无症状心肌缺血等，也用于高血压的治疗，特别适用于伴有心律失常的心绞痛患者。

　　3. 苯并硫氮䓬类

盐酸地尔硫䓬（diltiazem hydrochloride）

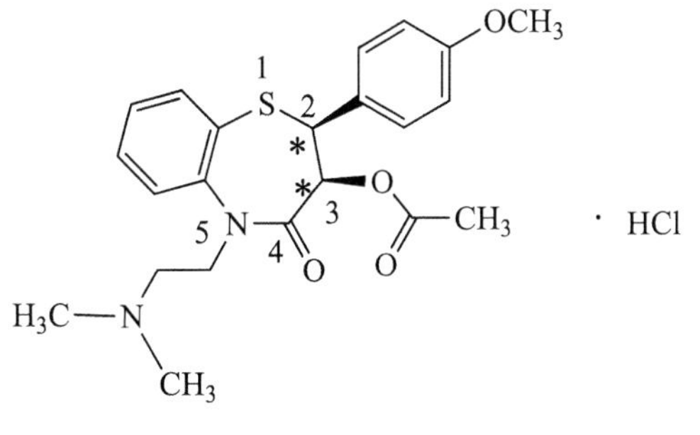

化学名：顺-(+)-5-[2-(二甲氨基)乙基]-2-(4-甲氧基苯基)-3-(乙酰氧基)-2, 3-二氢-1, 5-苯并硫氮䓬-4(5H)-酮盐酸盐， (2S-cis)-3-(acetyloxy)-5-[2-(dimethylamino)etheyl]-2, 3-dihydro-2-(4-methoxyphenyl)-1, 5-benzo thiozepin-4(5H)-one hydrochloride。

性状：本品为白色或类白色结晶或结晶性粉末；无臭，味苦。易溶于水、甲醇和三氯甲烷，不溶于苯。

主要药理学用途：具有苯并硫氮䓬结构的地尔硫䓬分子中有两个手性碳原子，C2 和 C3 上的两个取代基呈顺式，四个立体异构中以 *d-cis* 异构体对冠脉扩张作用具有立体选择性，活性最强。本品口服吸收迅速完全，但首过效应较大，生物利用度较低（40%～67%）。

地尔硫䓬具有扩血管作用，特别是对大的冠状动脉和侧支循环有强的扩张作用，用于治疗各种变异性心绞痛在内的多种缺血性心脏病及陈旧性心肌梗死引起的心绞痛，还可用于室上性心律失常及轻、中度高血压。

（二）非选择性钙通道阻滞剂

二苯基哌嗪类（diphenylpiperazine derivatives）对血管平滑肌钙通道有选择性抑制作用，主要用于脑血管疾病，对缺血性脑缺氧引起的脑损伤和代谢异常、脑水肿等有效。其常见药物的包括氟桂利嗪（flunarizine）、利多氟嗪（lidoflazine）等。

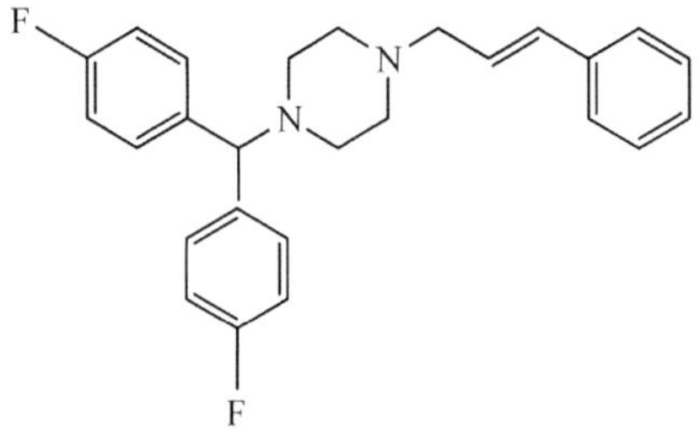

氟桂利嗪

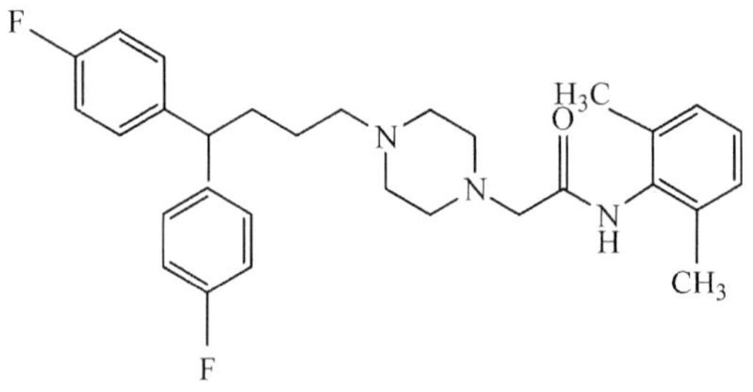

利多氟嗪

普尼拉明（prenylamine）、苄普地尔（bepridil）、哌克昔林（perhexiline）等除了阻滞钙通道外，对于钠、钾等离子通道也有一定的阻滞作用，它们共同的特点是具有扩张外周和冠状动脉血管作用，常用于治疗冠心病、高血压、心律失常、心绞痛和心肌梗死等。

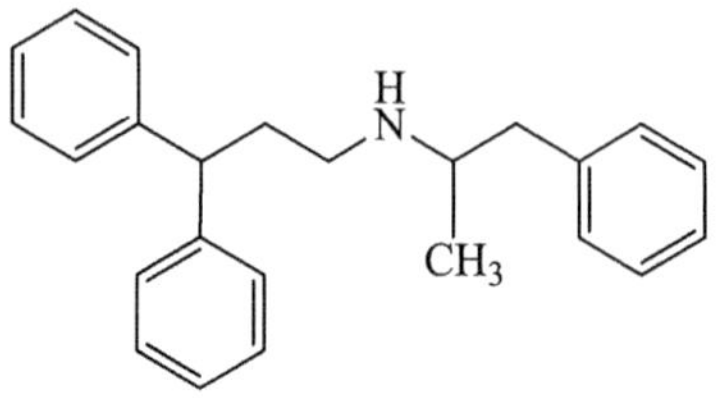

普尼拉明

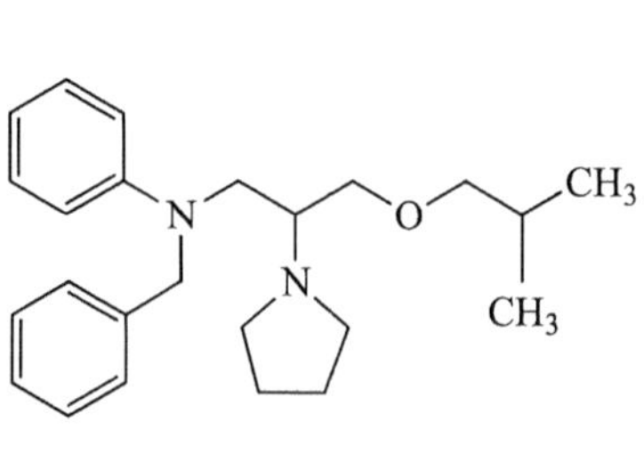

苄普地尔

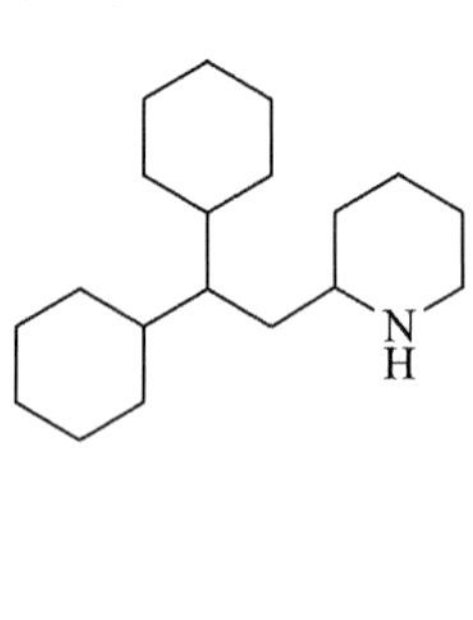

哌克昔林

第 3 节　抗心律失常药

心肌细胞膜正常的兴奋形成和传导使心脏各部分协调而有规律地收缩、舒张，顺利完成泵血功能。因心房心室正常激活和运动顺序发生障碍，导致心动规律和频率的异常（过速、过缓或心律不齐）即心律失常（cardiac arrhythmias）。心律失常的发生可归因于心肌兴奋冲动形成的异常或者冲动传导的异常，有时二者兼有。抗心律失常药（antiarrhythmic drugs）主要是针对心肌电生理作用，通过调整心肌细胞膜通道的离子流，改变心肌细胞的电生理特性进行治疗。

传统上按照沃恩·威廉斯（Vaughan Williams）分类法，即按照对心肌电生理的影响，将抗心律失常药分为四类（Ⅰ～Ⅳ类）。根据作用机制可将抗心律失常药分为离子通道阻滞剂和β 受体拮抗剂（Ⅱ类）两大类。前者包括钠通道阻滞剂（Ⅰ类）、钾通道阻滞剂（Ⅲ类）和钙通道阻滞剂（Ⅳ类）。

一、离子通道阻滞剂

离子通道（ion channels）是一类跨膜蛋白质，是离子进出细胞的通路。当细胞受到外来刺激时，离子通道通过发生构象变化，允许膜内外的离子进出细胞，产生离子电流。在心血管系统中，离子通道的作用尤其突出，如心肌和血管平滑肌等的作用主要是通过电活动形式表现其兴奋性的产生和传播。

根据对运送离子的选择性的差异，将离子通道分为钠通道、钾通道、钙通道、氯通道等，每一类离子通道又分为不同的亚型。作用于离子通道的药物可以控制离子通道的开启和关闭，调节某些离子的释放和转入，改变细胞的功能从而产生治疗作用；也可以通过与相关酶作用，间接引发离子的流动，并产生药理活性。值得注意的是，所有作用于离子通道的药物，在对心律失常产生治疗作用的同时，也具有不同程度的致心律失常作用。

（一）钠通道阻滞剂

钠通道是局麻药和抗心律失常药的作用靶标。分布于心肌细胞膜上的钠通道受到刺激后开放，Na^+快速内流，导致膜电位迅速升高，即去极化。神经冲动的传导及伴随着心肌搏动产生的电流脉冲的传播，都依赖于细胞膜两侧快速的电位差的变化，而 Na^+ 向细胞内的快速转入和转出，可达到改变电位差的目的。Na^+通过离子通道的转运速率约为 10^7 个/秒。钠通道阻滞剂（sodium channels blockers）主要是抑制 Na^+的内流，降低动作电位的最大除极速率，减慢脉冲传导，延长有效不应期，对心律失常有治疗作用。根据作用强度的差异，钠通道阻滞剂又分为 I_A、I_B 和 I_C 三个亚类。作用开始和消失时间都短的属 I_B 亚类，作用时间长的属 I_C 类，而作用时间中等的属 I_A 亚类。

1. I_A 类钠通道阻滞剂　I_A 类药物适度阻滞钠通道，减少除极时的 Na^+内流，降低动作电位振幅，减慢传导速率；降低自律性；间接抑制 K^+外流。最早用于临床的 I_A 类钠通道阻滞剂是奎尼丁和普鲁卡因胺。

随着作用机制的阐明，许多疗效准确、副作用小的 I_A 类钠通道阻滞剂不断地出现，如丙吡胺（disopyramide）、西苯唑啉（cibenzoline）及吡美诺（pirmenol）等，其中西苯唑啉和吡美诺是近年来开发的效果较好的 I_A 类抗心律失常药，能减慢心房、心室肌和特殊传导系统的传导速率，既可口服又可注射给药，吸收完全，抗心律失常谱宽，安全范围大，不良反应较少。

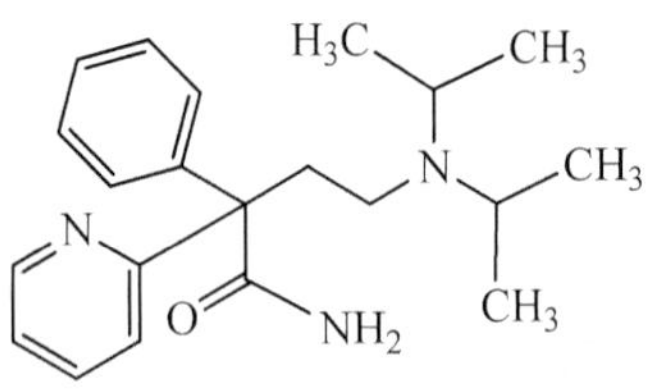

丙吡胺 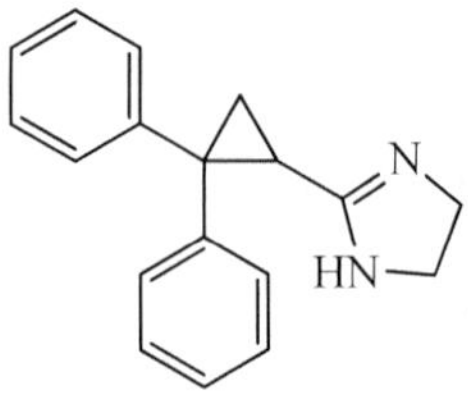　　　　　　　　　西苯唑啉 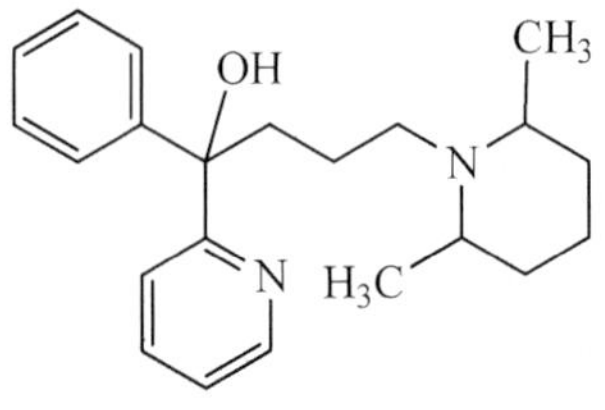　　　　　　　　　吡美诺

典型药物介绍

奎尼丁（quinidine）

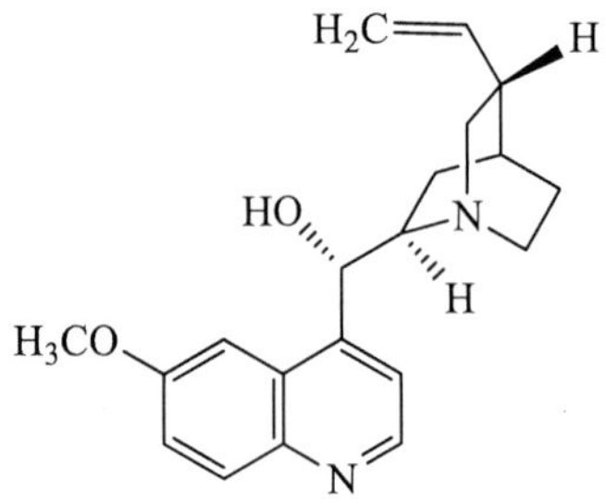

化学名：(9S)-6′-甲氧基-脱氧辛可宁-9-醇，9S-6′-methoxy-cinchonan-9-ol。

性状：奎尼丁游离碱为白色无定形粉末，溶于乙醇、乙醚等有机溶剂；其硫酸盐为白色针状晶体，遇光变色，溶于热水、乙醇、三氯甲烷等溶剂，几乎不溶于乙醚。

化学性质：本品结构中有两个氮原子，其中喹啉环上氮原子碱性较弱（pK_1 为 5.4）不易成盐，喹核碱环中的叔氮原子碱性较强（pK_2 为 10.0），可制成各种盐类，常用的有硫酸盐、盐酸盐、葡萄糖酸盐等。其中硫酸盐溶解度小，吸收快于葡萄糖酸盐，蛋白结合率为 80%～90%，生物利用度为 80%，适合做片剂。

主要药理学用途：本品与钠通道蛋白结合，抑制钠通道的开放，降低细胞膜的 Na^+ 通透性，但不明显影响 K^+ 和 Ca^{2+} 的通透，减慢传导速率，延长动作电位和有效不应期。该药为广谱抗心律失常药物，临床用于治疗心房颤动、阵发性心动过速和心房扑动。奎尼丁安全范围较小，不良反应较大，且大量服用可发生累积而中毒，常在其他药物无效时才选用。

普鲁卡因胺（procainamide）

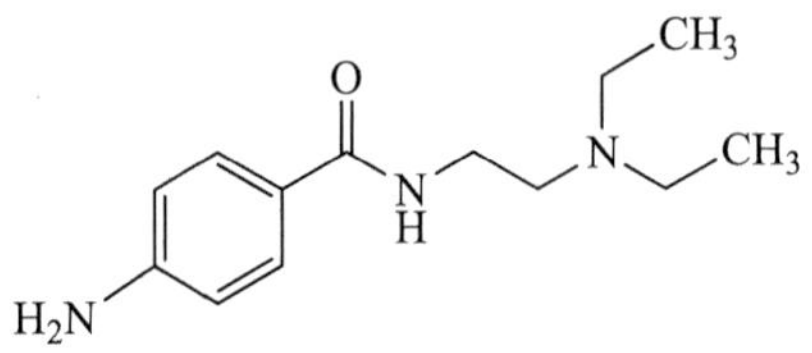

化学名：N-[(2-二乙氨基)乙基]-4-氨基苯甲酰胺，4-amino-N-[(2-diethylamino)ethyl]-benzamide，又名奴佛卡因胺。

性状：本品为白色无臭结晶粉末，易吸潮，易溶解于水和稀酸溶液、稀碱溶液；溶于乙醇、丙二醇，略溶于三氯甲烷、丙酮，几乎不溶于乙醚。

化学性质：普鲁卡因胺要比普鲁卡因稳定得多，但是在强酸性溶液中或长期存放时仍可被水解，其水解产物为对氨基苯甲酸和二乙氨基乙胺；长期储存易被氧化变色。

主要药理学用途：普鲁卡因胺具有延长心房不应期、取消折返、降低房室的传导性及心肌的自律性的作用，适用于阵发性心动过速、频发期前收缩、心房颤动和心房扑动、快速型室性和房性心律失常的治疗。普鲁卡因胺的体内代谢物之一乙酰卡尼（N-乙酰普鲁卡因胺，acecainide）也具有抗心律失常活性（属Ⅲ类抗心律失常药物）。本品的不良反应主要是胃肠道反应，且血药浓度过高时引起心脏停搏、传导阻滞及室性心律失常等。

2. ⅠB 类钠通道阻滞剂　ⅠB 类药物轻度阻滞钠通道，略减慢传导速率；抑制动作电位 4 相 Na^+ 内流而降低自律性，还可以抑制 K^+ 外流。常用的 ⅠB 类钠通道阻滞剂主要是利多卡因（lidocaine）及其衍生物如美西律（mexiletine）、妥卡尼（tocainide）、阿普林定（aprindine）等。它们均具有局部麻醉作用和抗心律失常作用，作用的二重性是作用机制相似而作用部位不同造成的。作为利多卡因的类似物，美西律的电生理作用与利多卡因相似，但却具有苯氧乙胺结构，可以看成氨基乙醇的醚类衍生物，在体内美西律几乎 100% 被吸收，临床上主要用于治疗室性心律失常，对利多卡因无效的患者依然有效。妥卡尼可以口服治疗室性期前收缩，优点是无明显负性肌力作用，致心律失常作用小，也比较安全，容易被肝代谢破坏。阿普林定可减慢心房和心室的传导，降低自律性。口服吸收良好，主要用于防治室性心律失常，对洋地黄中毒引起的心律失常也有效，尤适用于急性心肌梗死早期预防室性期前收缩、室性心动过速和心室颤动，对顽固性室性期前收缩效果显著。但不良反应较多，治疗剂量与中毒剂量相当接近，且有致心律失常作用。苯妥英（phenytoin）能抑制洋地黄中毒时所出现的触发活动，并可改善洋地黄中毒时伴发的传导阻滞，故成为洋地黄中毒而致心律失常的首选药物。

利多卡因　　　　　　　美西律　　　　　　　妥卡尼

阿普林定　　　　　　　　　　苯妥英

3. ⅠC 类钠通道阻滞剂　具有较强的钠通道抑制能力，对心肌的自律性和传导有强抑制作用，可明显延长有效不应期，对冲动形成、传导异常和期前收缩也有作用，但该类药物也具有强的致心律失常作用和对心肌收缩的抑制，甚至导致罕见的室性心动过速或纤维性颤动，因此常在其他药物无效时使用。多数 ⅠC 类钠通道阻滞剂都是从局麻药发展起来的，如最常用的氟卡尼（flecainide），乙酰苯胺衍生物劳卡尼（lorcainide）、恩卡尼（encainide）和普罗帕酮

（propafenone）等。目前已知的抗心律失常药物中，氟卡尼是作用最强的。

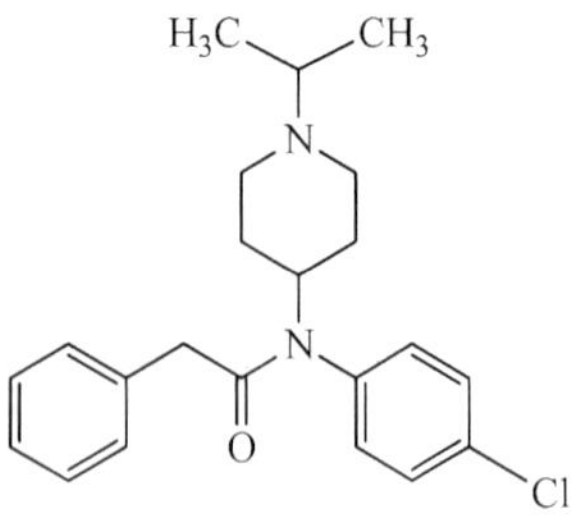

劳卡尼 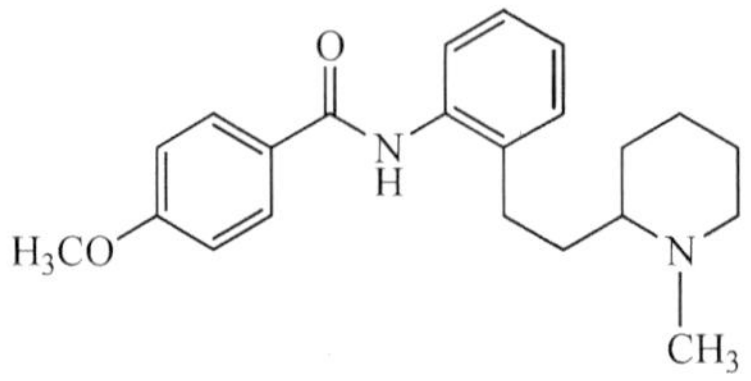　　　　　　　　　　恩卡尼 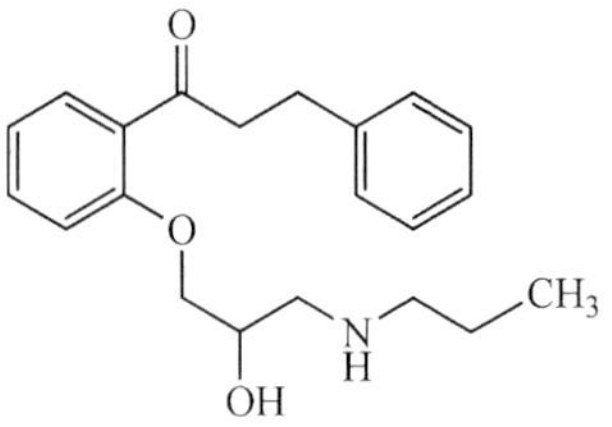　　　　　　　　　　普罗帕酮

典型药物介绍

氟卡尼（flecainide）

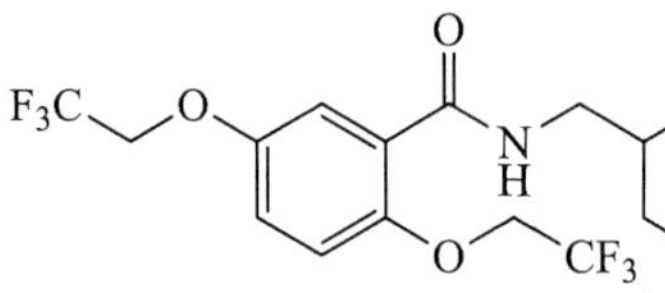

化学名：N-(2-哌啶甲基)-2, 5-双(2, 2, 2-三氟乙氧基)苯甲酰胺，N-(2-piperidinylmethyl)-2, 5-bis(2, 2, 2-trifluoroethoxy)benzamide。

性状：本品为白色颗粒状固体，无臭。分子结构中含有六氢吡啶环，碱性较强，很易成盐，药用其乙酸盐，乙酸盐水溶液室温下稳定，光照可促进分解。

主要药理学用途：氟卡尼乙酸盐为广谱抗心律失常药，具有稳定心肌细胞膜、抑制心肌传导、延长复极化作用。临床用于室性心律失常，对室上性心律失常也有一定疗效。氟卡尼的不良反应较轻，主要是致快速型心律失常，严重时可出现心力衰竭。

（二）钾通道阻滞剂

钾通道最为复杂，广泛分布于各组织细胞中。当存在于心肌细胞中的电压敏感性钾通道被阻滞时，K^+外流速率减慢。属于第Ⅲ类抗心律失常药物的钾通道阻滞剂，改变动作电位的平段时相，选择性地延长动作电位时程，可用于心律失常的治疗。常见的钾通道阻滞剂见表 8-3。

表 8-3　临床常用的钾通道阻滞剂类药物

名称	结构	主要用途及特点
胺碘酮（amiodarone）	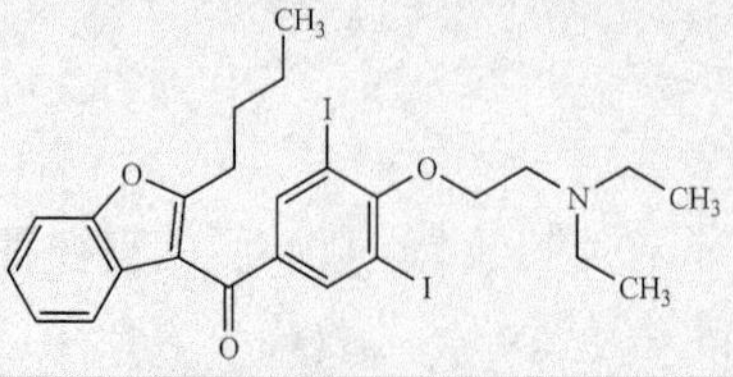	能延长房室结、心房和心室肌纤维的动作电位时程及有效不应期，并减慢传导，但不良反应较多。胺碘酮对钠、钙通道和 α、β 受体均有一定的阻滞作用
索他洛尔（sotalol）	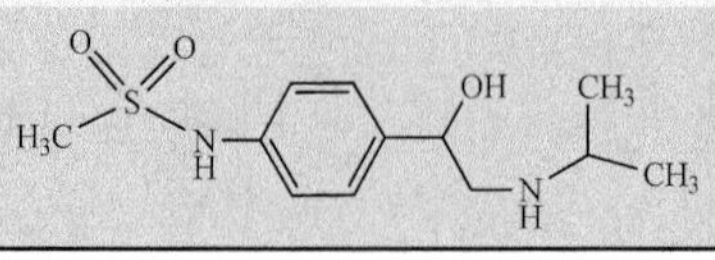	消旋体兼有Ⅱ类和Ⅲ类抗心律失常药特点，右旋体才具有Ⅲ类药特点，低浓度时以 β 受体阻断作用为主，高浓度时才表现其延长动作电位时程作用，用于治疗其他治疗无效的室性心律失常

续表

名称	结构	主要用途及特点
氯非铵 （clofilium）		为季铵类抗心律失常药，可延长有效不应期，对传导无影响，用于室上性及室性阵发性心动过速
多非利特 （dofetilide）		是特异的第Ⅲ类抗心律失常药，它延长动作电位时程及有效不应期，但不影响心脏传导速度，可治疗和预防房性心律失常，也可预防室性心动过速的发生和降低心力衰竭患者并发症的发生率
尼非卡兰 （nifekalant）		为非选择性钾通道拮抗剂，能有效控制折返引起的快速室性心律失常，治疗阵发性室上性心动过速和阵发性心房颤动或心房扑动、持续性心动过速等，不良反应发生率低且症状轻微。为器质性心脏病患者防治室性心律失常的首选药物之一
决奈达隆 （dronedarone）		一种多通道阻滞剂，兼具Ⅰ~Ⅳ类抗心律失常药物的特性，其电生理学和血流动力学特性与胺碘酮相似，可以预防心房颤动发作，转复发心房颤动为窦性心律，而且可以预防室性心动过速。其最大特点是安全性优于其他抗心律失常药物

典型药物介绍

胺碘酮（amiodarone）

化学名：(2-丁基-3-苯并呋喃基)[4-[2-(二乙氨基)乙氧基]3, 5-二碘苯基]甲酮，(2-butyl-3-benzofuranyl)[4-[2-(diethylamino)ethoxy]-3, 5-diiodophenyl]methanone，又名乙胺碘呋酮。

性状：本品一般以盐酸盐的形式存在，后者为白色或淡黄色结晶粉末，无臭无味，易溶于三氯甲烷，溶于乙醇，微溶于丙酮、四氯化碳，难溶于水。胺碘酮本身对光敏感，在避光条件下，其盐酸盐保存三年也不会分解，其水溶液易降解，在有机溶剂中较稳定。

主要药理学用途：本品属于广谱抗心律失常药，可用于各种室上性、室性心律失常，对心房颤动、室上性心动过速等也有效，尤其可用于冠心病并发的心律失常。其常见的不良反应包括窦性心动过缓、对甲状腺功能（与分子所含的碘原子有关）的影响，并且与用药量和给药时间有关。

（三）钙通道阻滞剂

钙通道阻滞剂阻滞钙通道发挥抗心律失常效应，主要是抑制了钙的动作电位与减慢房室结的传导速度。除硝苯地平等二氢吡啶类钙通道阻滞剂不用于抗心律失常外，许多钙通道阻滞剂都具有较好的抗心律失常作用，如维拉帕米和地尔硫䓬等，参见本章第 2 节。

二、β 受体拮抗剂

β 受体拮抗剂（β-adrenergic antagonist）能阻断 β 受体的兴奋效应，使交感神经功能减弱，心脏兴奋性下降，心肌收缩力减弱，心排血量减少，血压下降，心传导减慢，心肌耗氧量降低。临床上主要用于治疗心律不齐、高血压、心绞痛等心血管疾病。常用的 β 受体拮抗剂按作用的选择性分类分为三种：①非选择性 β 受体拮抗剂；②选择性 β_1 受体拮抗剂；③非典型的 β 受体拮抗剂。

（一）非选择性 β 受体拮抗剂

该类药物对 β_1 和 β_2 受体的拮抗作用相同，可阻断 β_2 受体而产生支气管痉挛和血糖升高的副作用。代表药物包括普萘洛尔（propranolol）、阿普洛尔（alprenolol）、纳多洛尔（nadolol）、噻吗洛尔（timolol）等。其中噻吗洛尔作用强度为普萘洛尔的 8 倍，无内在拟交感活性，无直接抑制心脏作用，尚有明显的降低眼压的作用。

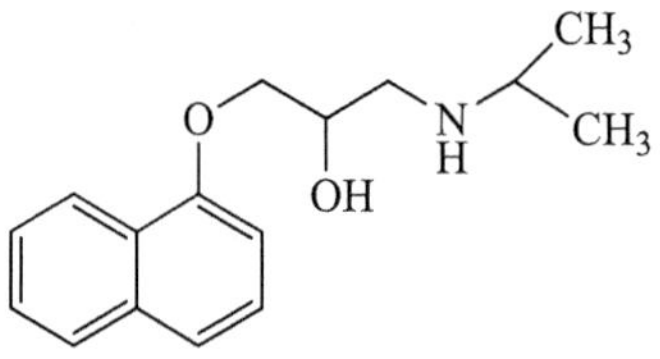

普萘洛尔

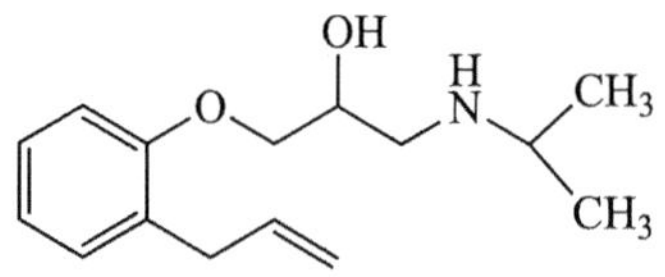

阿普洛尔

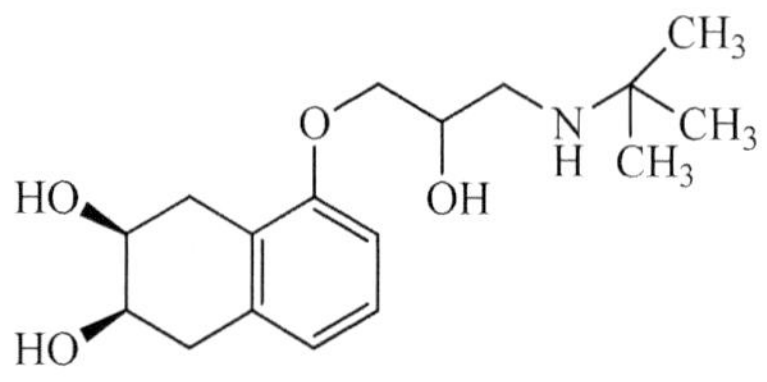

纳多洛尔

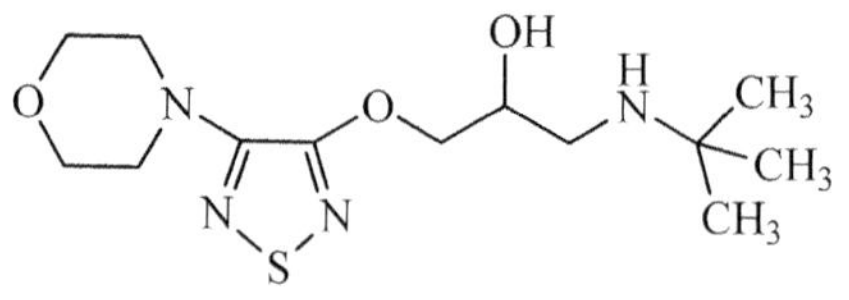

噻吗洛尔

（二）选择性 β_1 受体拮抗剂

该类药物可选择性阻滞阻断 β_1 受体，无内在拟交感活性，对心脏有较大的选择性作用，而对血管及支气管的影响较小。代表药物包括阿替洛尔（atenolol）、美托洛尔（metoprolol）、艾司洛尔（esmolol）、比索洛尔（bisoprolol）等。其中比索洛尔无内在拟交感活性，作用类似阿替洛尔，对心脏的选择性作用强。

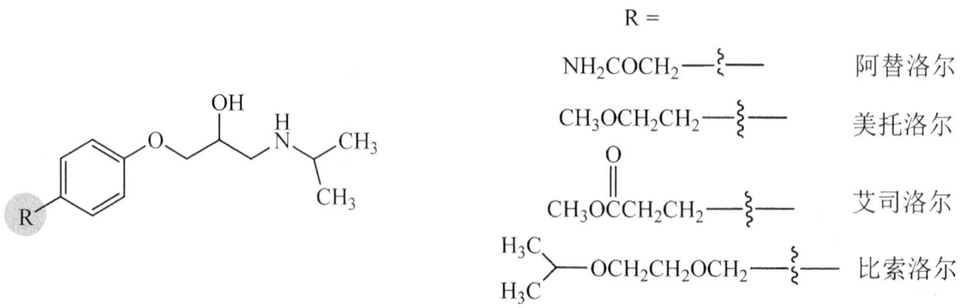

R =

NH_2COCH_2—   阿替洛尔

$CH_3OCH_2CH_2$—   美托洛尔

$CH_3O\overset{O}{\overset{\|}{C}}CH_2CH_2$—   艾司洛尔

$\underset{H_3C}{\overset{H_3C}{>}}CH-OCH_2CH_2OCH_2$—   比索洛尔

（三）非典型的 β 受体拮抗剂

该类药物具有 α 受体和 β 受体的阻断作用。例如，拉贝洛尔（labetalol，8-48），对 β 受体的作用比对 α 受体作用强，适用于各种程度高血压、心绞痛，静脉注射能治疗高血压危象。其中 β 受体阻滞作用约为普萘洛尔的 1/2.5，但无心肌抑制作用；α 受体阻滞作用为酚妥拉明的 1/10～1/6。该药存在两个手性碳原子，有 4 个光学异构体，不同的光学异构体拮抗两种受体的选择性不同。例如，R, R-构型主要阻断 β 受体；S, R 构型和 S, S-构型阻断 α 受体；R, S-构型无阻断作用。

卡维地洛（carvedilol，8-49）兼有 $α_1$ 和非选择性 β 受体阻滞作用，无内在拟交感活性，临床主要用于治疗轻、中度高血压及慢性心功能不全。该药阻滞突触后膜 $α_1$ 受体，从而扩张血管、降低外周血管阻力；阻滞 β 受体，抑制肾脏分泌肾素，阻断肾素-血管紧张素-醛固酮系统（renin-angiotensin-aldosterone system，RAAS），产生降压作用。对心脏、肾功能、血浆电解质和血脂水平无不良影响。

拉贝洛尔　　　　　　　　　　　　　　　卡维地洛

（四）β 受体拮抗剂的构效关系

β 受体拮抗剂一般具有与肾上腺素类药物相似的基本骨架，见下式。

$$\text{Ar} \longrightarrow (\text{OCH}_2)_n \overset{\text{H}}{\underset{\text{OH}}{\text{C}}} \overset{\beta}{} \overset{\alpha}{\text{CH}_2} \longrightarrow \text{NH} \longrightarrow \text{R}$$

（1）一般 $n = 0$ 或 1。当 $n = 0$ 时，属于苯乙醇胺类；当 $n = 1$ 时，属于芳氧丙醇胺类。芳氧丙醇胺类比苯乙醇胺类结构的 β 受体阻断作用强。

（2）芳环和芳环上的取代基类型对阻断作用影响不大，芳环可以是苯环、芳稠环、杂环或脂肪不饱和杂环等，环上可有吸电或斥电取代基，芳环体积太大或环上取代基数目太多作用均下降。

（3）侧链 α 碳上无取代，若有甲基取代，阻断 $β_2$ 受体的作用选择性增加。β 碳上的羟基为必需基团，若被取代或醚化，则活性消失，若制成相应的酯可延长药物作用时间。α、β 碳之间再插入碳原子活性消失。

（4）侧链 β 碳为手性碳原子，两个光学异构体的活性相差较大。在苯乙醇胺类结构中，β 碳原子为 R 型异构体较 S 型异构体活性高。在芳氧丙醇胺类结构中，β 碳原子为 S 型异构体较 R 型异构体活性高。

（5）氮原子上的取代基 R 为不同烃基活性不同，活性次序为叔丁基＞异丙基＞仲丁基、异丁基。氮原子上双取代或季铵化活性减弱。

典型药物介绍

盐酸普萘洛尔（propranolol hydrochloride）

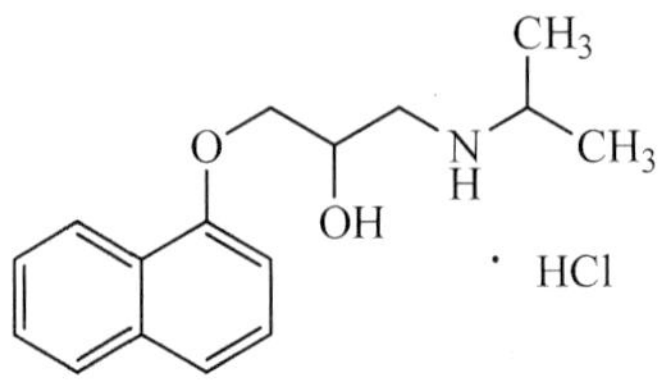

化学名：(±)-1-异丙氨基-3-(1-萘氧基)-2-丙醇盐酸盐，1-(isopropylamino)-3-(1-naphthyloxy)-2-propanol hydrochloride。

性状：本品为白色或在白色结晶性粉末；无臭。本品在水或乙醇中溶解，在三氯甲烷中微溶。熔点 162～165℃。

> **案例 8-2**
> 《中国药典》将游离的萘酚列为本品杂质检查项目。
> **问题：**
> 为什么要对该杂质进行限量检查？

化学性质：本品为芳氧丙醇胺类化合物，具有碱性。分子结构中存在一个手性碳原子，S-构型的左旋异构体活性强，临床使用其外消旋体。本品对热稳定，对光和酸不稳定。在酸性溶液中，侧链易氧化分解。

合成路线：本品的合成是以 α-萘酚为原料，先与氯代环氧丙烷反应制得环氧化中间体（Ⅰ），再与异丙胺发生开环反应得普萘洛尔（Ⅱ）。最后与盐酸成盐制得本品。

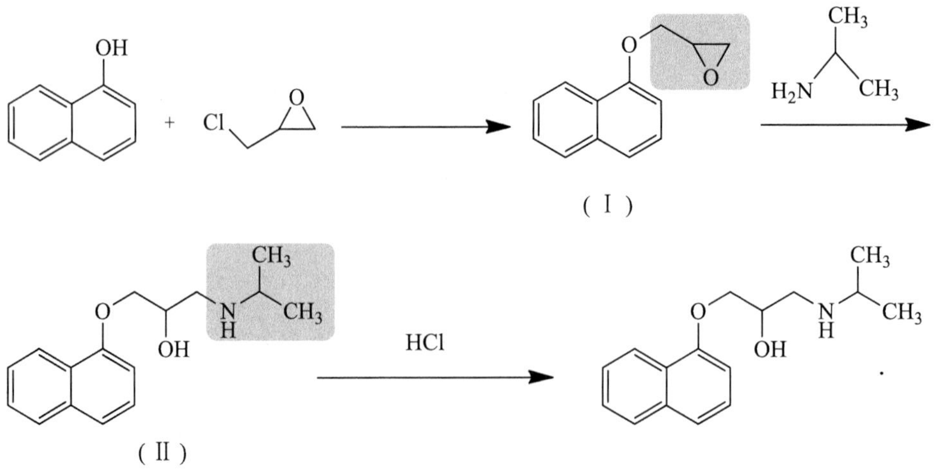

主要药理学用途：本品临床用于治疗窦性心动过速和心绞痛。对青光眼也有效。本品作用持续时间较久，且比较安全。

案例 8-2 分析

根据盐酸普萘洛尔的合成工艺，可能引入未反应的原料 α-萘酚。因此《中国药典》将该物质列为杂质检查项目，进行限量检查。

第 4 节 抗高血压药

以体循环动脉血压增高为主要症状的高血压是最常见的心血管疾病。根据 WHO 建议，成人血压（收缩压/舒张压）超过 140/90mmHg 为高血压诊断标准。高血压不仅是血压的升高，还会诱发包括心血管结构和功能的改变，肾、脑及视网膜病变等在内的多种病理性改变，诱发冠状动脉粥样硬化、脑血管硬化并最终危及生命。对高血压的治疗不仅是为了降低血压，还包括逆转受损靶器官，纠正异常的病理生理现象，以保护靶器官免受损伤，减少并防止心血管、脑和肾等并发症，降低发病率和死亡率。

血压的生理调节是由神经调节、体液调节和肾调节等多种机制共同参与完成的。以大脑高级中枢功能失调为主导，肾脏、内分泌及电解质系统为协同，形成相应的病理反射信息传递网，造成"高血压病理内环境"，由此导致血压升高。抗高血压药物（antihypertensive drugs，又称降压药）就是通过影响上述系统而发挥作用的。高血压起因复杂，药物类型较多，其分类、机制及代表性药物见表 8-4。

表 8-4 抗高血压药的分类、机制及代表药物

种类	作用机制	代表药物
影响 RAAS 的药物		
ACEI	通过对血管紧张素转化酶的抑制，减少 Ang II 的生成和缓激肽的降解	卡托普利、依那普利、雷米普利
Ang II 受体拮抗剂	拮抗 Ang II 与受体的作用	氯沙坦、缬沙坦
肾素抑制剂	抑制肾素	阿利吉仑
作用于离子通道的药物		
钙通道阻滞剂	松弛血管平滑肌，扩张周围小动脉，降低外周阻力	硝苯地平、维拉帕米、地尔硫䓬
钾通道开放剂	舒张血管平滑肌，扩张小动脉血管	米诺地尔、吡那地尔
舒张血管的药物		
肾上腺素能神经元阻断剂	促使神经末梢去甲肾上腺素释放，并经 MAO 催化失活，扩张血管	利舍平、胍乙啶
作用于毛细小动脉的药物	扩张毛细小动脉，降低外周阻力	双肼屈嗪、布屈嗪
作用于交感神经的药物		
中枢神经 α₂ 受体激动剂	降低去甲肾上腺素水平，激活 α₂ 受体	可乐定、莫索尼定
肾上腺素受体拮抗剂		哌唑嗪、特拉唑嗪、吲哚拉明
α₁ 受体拮抗剂	阻止去甲肾上腺素与 α₁ 受体结合，降低外周血管阻力	
β 受体拮抗剂	作用于突触前膜 β 受体，抑制其释放去甲肾上腺素	阿替洛尔、美托洛尔、普萘洛尔
利尿药	通过利尿减少血容量和细胞外液，降低心排血量而降压；长期应用可松弛小动脉平滑肌，使外周血管扩张而降低血压	双氢克尿噻、氢氯噻嗪

一、影响 RAAS 的药物

RAAS 对正常的心血管系统发育、电解质和体液平衡、血压调节、病理状态下心血管系统结

构与功能重塑起重要作用。在蛋白水解酶肾素（renin）的专一性作用下，血管紧张素原（一种糖蛋白）分解释放出由 10 个氨基酸组成的无活性多肽-血管紧张素 I（angiotensin I，Ang I），后者经血管紧张素转化酶（angio tensin converting enzyme，ACE）的作用，得到八肽的 Ang II，（NH_2-Asp-Arg-Val-Tyr-Ile-His- Pro-Phe-CO_2H）。Ang II 具有较强的收缩外周小动脉的作用，还可促进肾上腺皮质激素合成和分泌醛固酮，进一步吸收钠和水，增加血容量，导致血压升高。因此阻断 RAAS 的病理作用可从三个位点着手，即抑制肾素以减少血管紧张素原转化为 Ang I；抑制 ACE 以减少 Ang II 的产生；拮抗 Ang II 受体（AT_1）以阻断其升压及其他病理作用（图 8-4）。

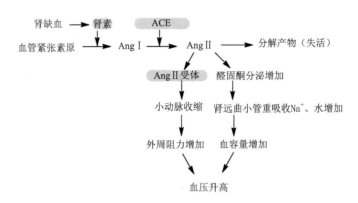

图 8-4　RAAS 作用通路及对血压的影响

（一）ACEI

临床上 ACEI 主要用于高血压、充血性心力衰竭等心血管疾病的治疗。ACE 是一种含锌的二肽降解酶，结构与羧肽酶 A 类似。最早用于临床的 ACEI 是从蛇毒中分离出来的含九个氨基酸的小肽——替普罗肽（teprotide）。在羧肽酶 A 抑制剂研究的启发下，参考替普罗肽的结构特征及其与 ACE 作用部位的分析，首先设计并合成出活性更强又可以口服的非肽类 ACEI 卡托普利（captopril）。

1. ACEI 的分类　对卡托普利作用机制研究发现，分子中的巯基与 ACE 的 Zn^{2+} 具有较强的结合力。以卡托普利为先导物，设计了一系列的 ACEI。根据与 ACE 中 Zn^{2+} 结合的基团的不同，将 ACEI 分为以下三类。

（1）含有巯基的 ACEI，如卡托普利、阿拉普利（alacepril）等，化合物中的巯基直接与 ACE 中的锌结合产生活性。虽然巯基的存在具有导致味觉异常等副作用，但其可结合体内自由基，对治疗有利。阿拉普利的巯基用乙酰基保护起来，相当于一个前药。

阿拉普利　　　　　　　　　　　　依那普利

（2）含羧基的 ACEI，这类药物以羧基与 Zn^{2+} 配位，又称其为双羧基抑制剂。此类 ACEI 活性较强，作用程度取决于其与 Zn^{2+} 结合能力及与酶分子的其他作用。比较重要的药物包括依那普利（enalapril），是 ACEI 的过渡态类似物，也是一个酯类前体药物，具有良好口服生物利用度，在体内被肝酯酶水解转化为活性双羧酸代谢物依那普利拉（enalaprilat）而发挥作用，其活性是卡托普利的 10 倍，适用于各种高血压和充血性心力衰竭，避免了巯基引起的副作用。还有赖诺普利（lisinopril）、雷米普利（ramipril），后者适用于肾性和轻、中度及重度原发性高血压、中度及恶性充血性心力衰竭，特别是可以与利尿剂、洋地黄类等联合用药。另外，培哚普利（perindopril）、喹那普利（quinapril）、莫昔普利（moexipril）及西拉普利（cilazapril）等，与卡托普利相比，它们的活性较强，作用时间长，副作用较少。

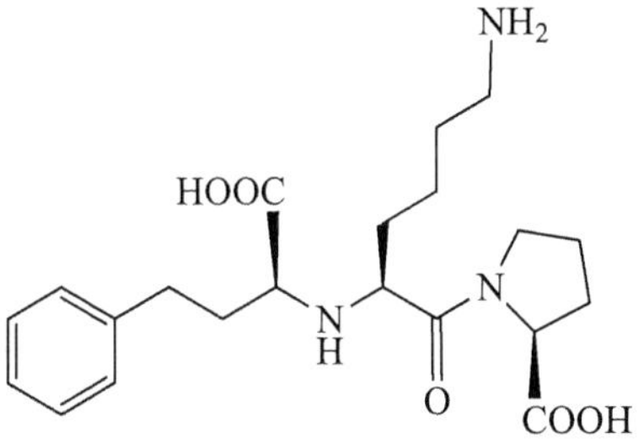

赖诺普利

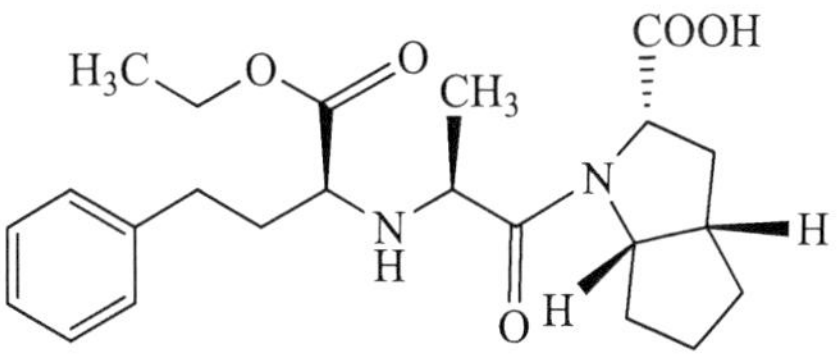

雷米普利

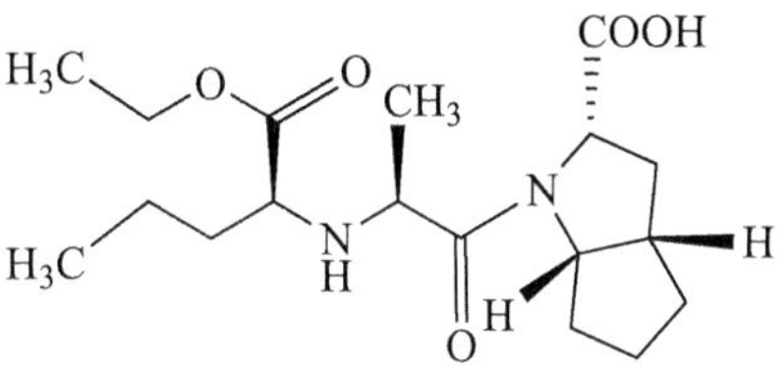

培哚普利

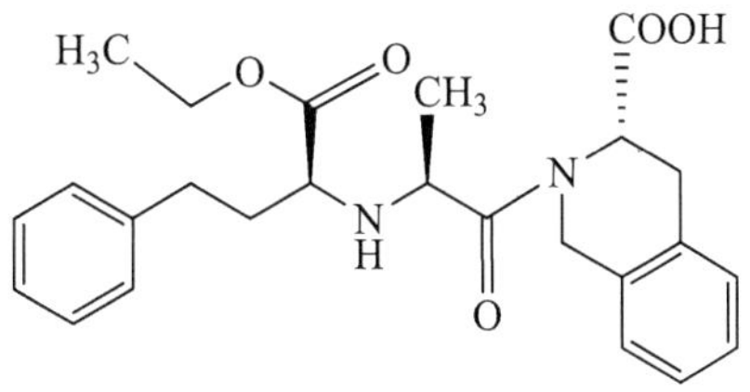

喹那普利

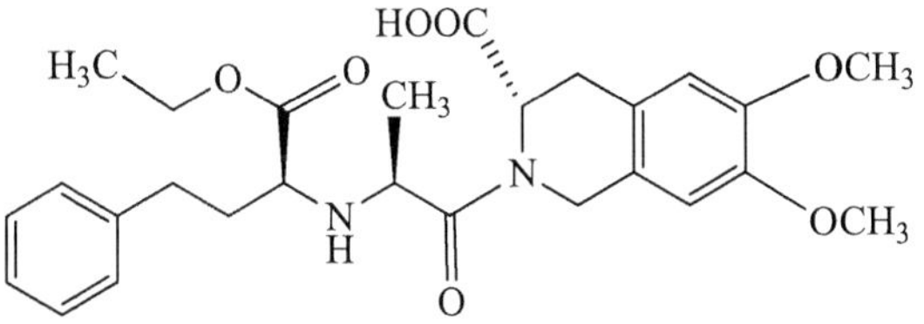

莫昔普利

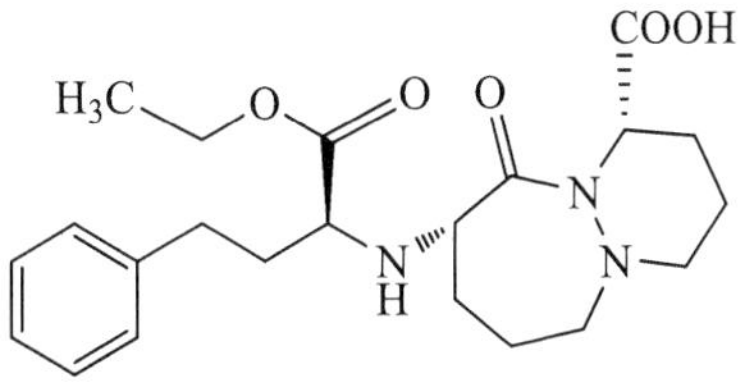

西拉普利

（3）含磷酸基或磷酸酯基的 ACEI，它们是以磷酸基与 Zn^{2+} 结合，福辛普利拉（fosinoprilat）和福辛普利（fosinopril）等属于此类。

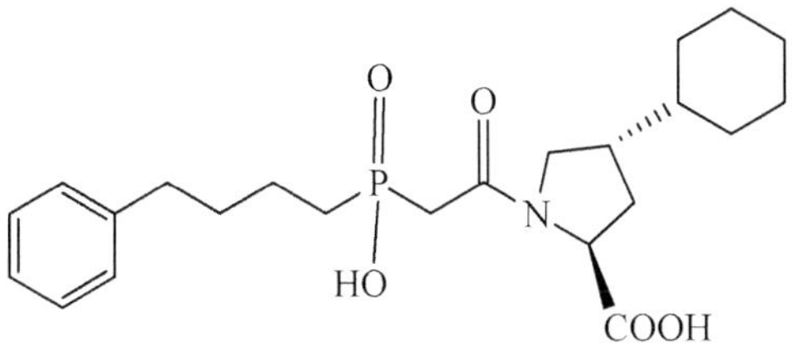

福辛普利拉

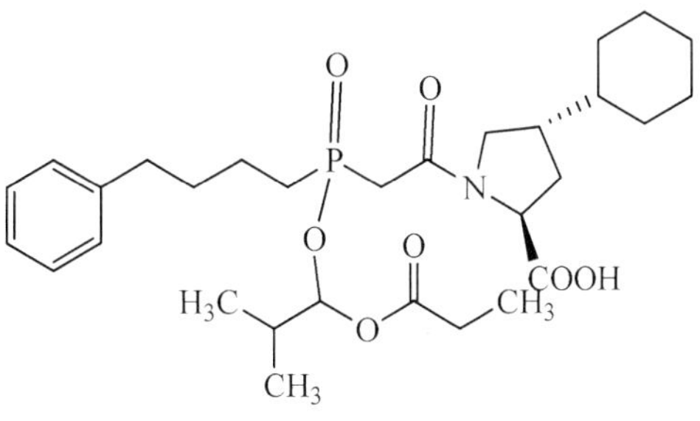

福辛普利

2. ACEI 的构效关系

（1）ACEI 分子结构中含有锌结合基团（巯基、羧基或磷酸基等），可直接与 ACE 中 Zn^{2+} 结合。虽然用氨基、羟胺、酰胺、硫代酰胺、酯基等取代巯基也可保持活性，但以巯基取代活性最高。巯基酯化或者烷基化后可降低不良反应。羧基被酯化后做成前药脂溶性增加，有利于吸收，但只有在体内经酶催化水解后才能显示活性。

（2）卡托普利分子中的脯氨酸为 *L*-构型时活性高，脯氨酸可用其他 *L*-氨基酸（如 *L*-精氨酸、*L*-组氨酸、*L*-苯丙氨酸、*L*-赖氨酸等）置换，并保留活性。

（3）在巯基和脯氨酸之间的—$CH_2CH(CH_3)$—连接基可以用—CH = CH—等来替换，但活性降低。

（4）脯氨酸的羧基可以被酯基、酮基、酰胺基及—PO_3H_2 等取代，但活性降低；羧基被酯化后脂溶性增加，有利于吸收，不良反应降低，作用时间延长。

（5）脯氨酸中的五元环引入双键仍保持活性，在 3 位上引入疏水性基团，可增加活性，延长作用时间。

ACEI 降压效果较好，同时对血脂和血糖代谢无不良影响，还具有多器官保护作用，能防止和逆转心血管重塑，副作用较少，现已成为临床上应用广泛的一类抗高血压药。但由于 ACE 本身是非特异性蛋白酶，除催化 Ang I 外，对缓激肽、脑啡肽、P 物质、神经降压素等也有作用。当 ACE 抑制后，会诱发一些副作用，如咳嗽的产生。此外，除了 ACE 外，体内的糜蛋白酶、组织蛋白酶等物质也可催化 Ang I 转化为 Ang II。因此，长期使用 ACEI，可能导致反馈性激活旁路途径产生 Ang II，致使 RAAS 的抑制不完全。

典型药物介绍

卡托普利（captopril）

化学名：1-[(2S)-2-甲基-3-巯基-丙酰基]-*L*-脯氨酸，1-[(2S)-3-mercapto-2-methylpropionyl]-*L*-proline。

性状：本品为白色或类白色结晶性粉末；有类似蒜的特臭。本品在水中溶解，易溶于甲醇、乙醇和三氯甲烷。本品分子中两个手性中心均为 *S* 构型，比旋度 $[\alpha]_D^{22} = -131.2°$（$C = 1.7g/100ml$，乙醇）。

案例 8-3

《中国药典》收载本品时，要求对卡托普利二硫化物进行限量检查。

卡托普利二硫化物

问题：

为什么会产生卡托普利二硫化物？

化学性质：本品为含巯基的 ACEI，因结构中含有羧基显较强酸性，$pK_{a1} = 3.7$；巯基显较弱酸性，$pK_{a2} = 9.8$。干燥的固体及无水甲醇溶液是稳定的，其水溶液不稳定，可发生酰胺水解、巯基氧化生成卡托普利二硫化物（Ⅰ）等反应。本品必须避光密封保存。

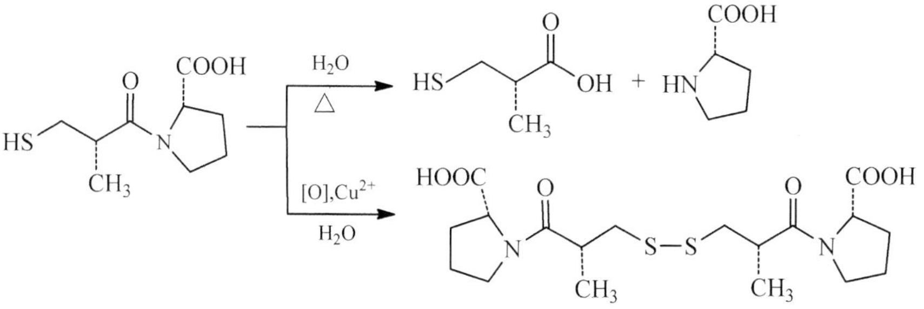

Ⅰ

案例 8-3 分析

卡托普利水溶液易发生氧化反应，通过巯基双分子键生成二硫化合物。溶液的 pH、金属离子、药物的浓度等因素均影响该反应。《中国药典》要求产品中卡托普利二硫化物（杂质Ⅰ）含量不得超过 1.0%。

合成路线：以巯代乙酸和 2-甲基丙烯酸为原料，经加成反应，得到外消旋 2-甲基-3-乙酰巯基丙酸（Ⅰ），再转化为酰氯后与 L-脯氨酸反应生成(R，S)-和(S，S)-乙酰卡托普利（Ⅱ），然后与二环己基胺成盐，利用其在硫酸氢钾溶液中的溶解度不同而分离，得到(S，S)-异构体（Ⅲ）。碱水解除去乙酰基得到卡托普利。

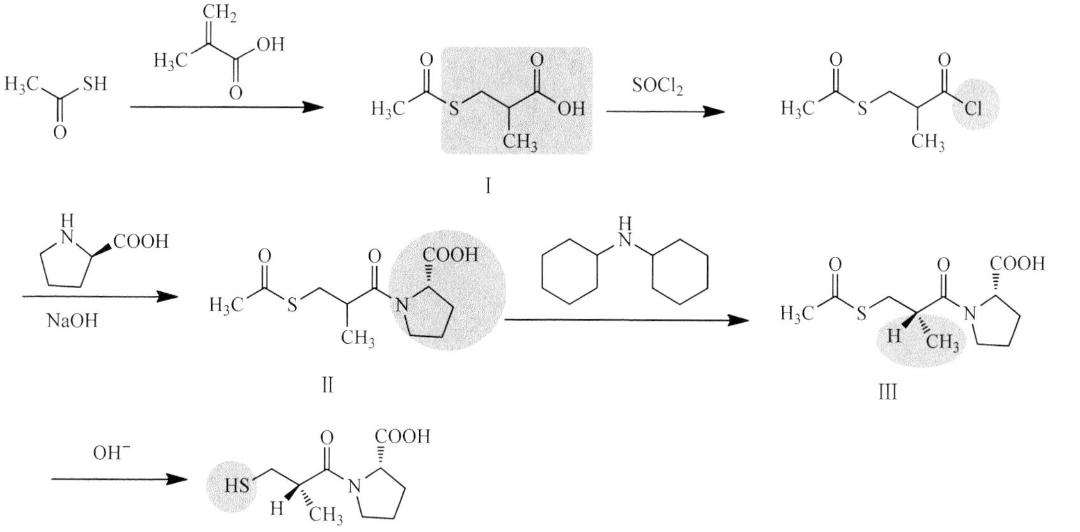

主要药理学用途：本品对各种类型的高血压均有明显的降压作用，可同时扩张小动脉和小静脉，可减轻心脏负荷，改善心功能，对心率变化无明显影响。具有低血压、低血锌、高血钾、皮疹、味觉异常等副作用，并可能影响胎儿发育。

（二）AngⅡ受体拮抗剂

作为 RAAS 中的活性物质，Ang Ⅱ 的生理作用几乎都是通过细胞表面膜受体介导完成的。目前已知的 4 种 Ang Ⅱ 受体亚型均属 G 蛋白偶联受体超家族，广泛分布于心脏、脑、血管及肾等组织中。目前认为 Ang Ⅱ 的作用主要是由 AT_1 受体介导的。与 AT_2 具有的调节细胞凋亡、血管扩张、生长抑制作用不同，AT_1 受体介导血管和心肌收缩、垂体激素和醛固酮分泌、水钠重吸收及细胞增殖肥大等作用。Ang Ⅱ 受体拮抗剂（angiotensin Ⅱ receptor antagonists）主要是通过阻止 Ang Ⅱ 与 AT_1 受体结合，在受体水平阻断 Ang Ⅱ 的生理效应。由于 Ang Ⅱ 受体处于 RAAS 信号转导通路的末端，能够更充分、更直接地阻断 RAAS，同时避免了由于过量使用 ACEI 而产生的旁路效应，以及 ACEI 抑制缓激肽和 P 物质的降解导致的相关性副作用。

早期非选择性肽类 AT_1 拮抗剂沙拉新（saralasin，Sar-Arg-Yal-Tyr-Val-His-Pro-Ala），因短效无口服活性及具有部分激动作用而限制了临床应用。经多年研究，最终找到可以口服、长效、降压平稳、抑制左心室肥厚、具肾脏保护作用和预防脑卒中的新型的非肽类 Ang Ⅱ 受体拮抗剂氯沙坦（losartan）。

自 1995 年氯沙坦被批准上市以来，大量 Ang Ⅱ 受体拮抗剂不断涌现。根据酸性基团的差别，将非肽类的 Ang Ⅱ 受体拮抗剂分为三类：①二苯四氮唑类，以氯沙坦为代表，还有厄贝沙坦（irbesartan）、坎地沙坦（candesartan）、奥美沙坦（olmesartan）和缬沙坦（valsartan）等；②二苯羧酸类，以替米沙坦（telmisartan）为代表；③苯羧酸类，以依普罗沙坦（eprosartan）为代表。

厄贝沙坦　　　　　　　　　　坎地沙坦　　　　　　　　　　奥美沙坦

缬沙坦　　　　　　　　　　替米沙坦　　　　　　　　　　依普罗沙坦

构效关系：除依普罗沙坦外，沙坦类药物由取代咪唑部分、连接部分（由咪唑氮通过一个亚甲基与芳基相连接构成）和酸性基团等三部分组成。同时，关键部位的各基团与 Ang Ⅱ 相似（图 8-5）。

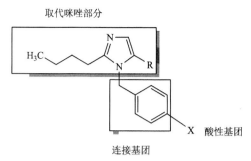

取代咪唑部分

连接基团

酸性基团

图 8-5 Ang Ⅱ 受体拮抗剂的基本结构

构效关系研究表明以下几方面。

（1）取代咪唑部分：①咪唑环可以被吡咯、吡唑、三氮唑、苯并噻唑、氮杂苯并咪唑、喹啉和氧化杂环等取代，但活性仍以咪唑为最佳。②在 Ang Ⅱ 受体上有一个疏水的空穴，与 Ang Ⅱ 中异亮氨酸的脂肪侧链对应，可以适当长度的与脂肪链结合，所以在咪唑环 2 位上可引入 2～6 个 C 原子组成的直链烷基、烯基和芳基，但以正丙基和正丁基活性最高，以分支烷基、环烷基、芳基取代则活性下降。③咪唑环 4 位最好有一个体积适当、具电负性的疏水基团，如引入—Cl、—Br、—I，亲和力较高且递增；引入推电子基如—H 和—CH$_3$，亲和力下降；虽然—NO$_2$ 具有吸电子作用，但亲水性强，亲和力下降。④咪唑环 5 位取代基可以在较大范围内变化，5-取代基可能与受体正电荷相互作用（可以为羧基等），或者是受体的氢键给予体，具有可以形成氢键的小基团（如醛、醇或醚类等）时最佳。

（2）连接基团部分：①在芳香基的对位引入取代基有利于提高活性，如果取代基是苯环，苯环之间最好以单键相连（联苯）。②由于空阻效应，苯环上的 3 位若有取代基存在则活性降低（构型改变引起）。

（3）酸性基团：①包括羧基、芳香羧基和芳香四氮唑基等。②苯环上的酸性基团在邻位上可增加对酶的亲和力，具有口服活性。③作为羧基的生物电子等排体，用四氮唑取代可增加代谢稳定性、脂溶性和口服利用度；若为三氮唑时则需在苯环上引入吸电子基团如氰基（—CN）、三氟甲基（—CF$_3$）等。

典型药物介绍

氯沙坦（losartan）

化学名：2-丁基-4-氯-1-[[2′-(1H-四唑-5-基)-1, 1′-联苯-4-基]甲基]-1H-咪唑-5-甲醇，2-butyl-4-chloro-1-[[2′-(1H-tetrazol-5-yl)-1, 1′-biphenyl-4-yl]methyl]-1H-imidazole-5-methanol。

性状：本品为淡黄色结晶，pK$_a$ 为 5～6，为中强酸（酸性由四氮唑基团产生），药用其钾盐。

合成路线：以 2-丁基-5-氯-1H-咪唑-4-甲醛为原料，与对溴溴苄反应后，用 NaBH₄ 还原得到 1-(4-溴苄基)-2-丁基-4-1H-氯咪唑-5-甲醇，继而与苯基硼酸经铃木反应（Suzuki 偶联反应）、去三苯甲基化，得到氯沙坦。其中，苯基硼酸可经以下步骤合成：用 Ph₃C-Cl 保护 5-苯基四唑，用丁基锂金属化后，与(i-PrO)₃B 反应即得。

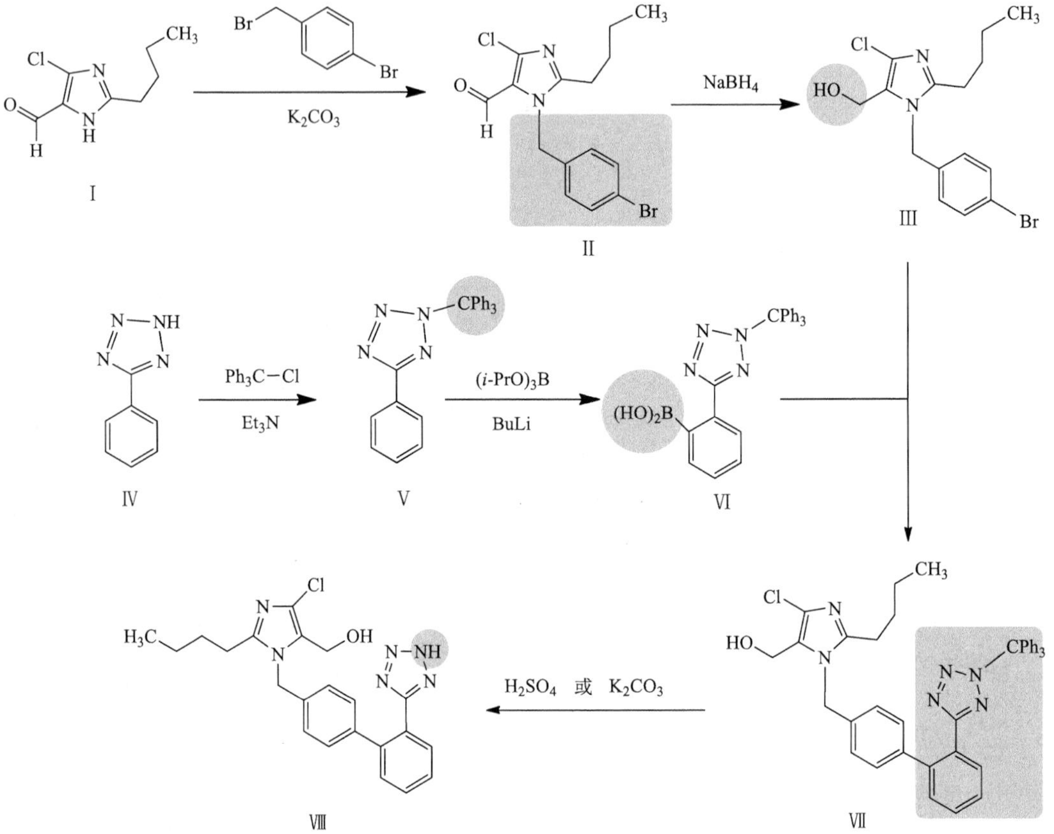

主要药理学用途：本品可拮抗 Ang II 介导的血管收缩，降低外周阻力，起到降压作用。本品耐受性较好，副作用发生率低，最常见的副作用为中枢神经作用，如头痛、低血压、眩晕等，孕妇禁用。可单独选用，也可与氢氯噻嗪类利尿药配伍应用。

氯沙坦口服吸收良好，不受食物影响，可从胃肠道快速吸收，蛋白结合率达 99%。几乎不透过血脑屏障，1h 内血药浓度达峰值，但生物利用度为 33%～37%。经肝代谢，其代谢产物之一 EXP-3174 对 AT₁ 的选择性和亲和力比氯沙坦更高且强（活性是氯沙坦的 10～40 倍）。

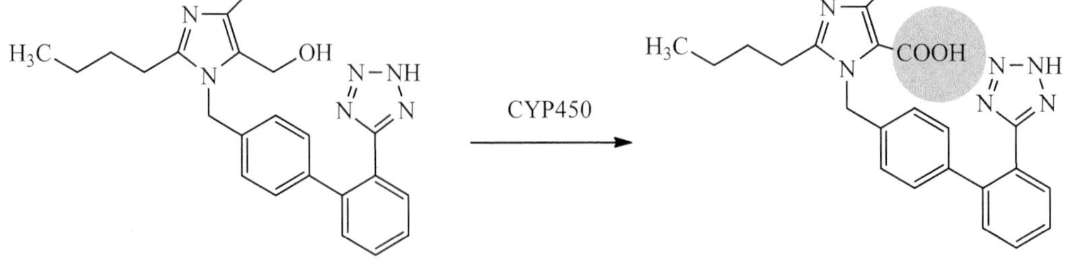

EXP-3174

（三）肾素抑制剂

肾素是 RAAS 起始的特异性限速酶。肾素抑制剂（renin inhibitors）可从源头上使 Ang Ⅱ 的生成减少，不会出现 Ang Ⅰ 堆积现象。由于肾素抑制剂不会升高缓激肽的水平，可避免传统 ACEI 类药物因升高缓激肽水平而产生不良反应。因此，理论上肾素抑制剂比 ACEI 和 Ang Ⅱ 受体拮抗剂具有更高效的疗效、更少的不良反应和更好的耐受性。

阿利吉仑（aliskiren）是第一个临床使用的非肽类小分子肾素抑制剂。阿利吉仑的水溶性好，生物利用度较高，半衰期长，一日只需服用一次，为一种长效抗高血压药物。

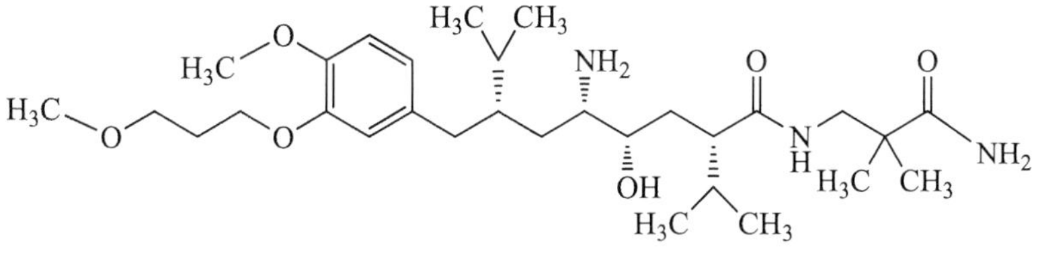

阿利吉仑

二、作用于离子通道的药物

（一）钙通道阻滞剂

几乎所有钙通道阻滞剂都具有一定的降压作用，见本章第 2 节。

（二）钾通道开放剂

与钠、钙通道相比，钾通道复杂多样且分布广泛，在介导各种生理生化反应中扮演重要的角色。在动脉平滑肌中存在的四种主要钾通道中，研究最为广泛的是 ATP 激活的钾通道（I_{KATP}），其开放和关闭将直接影响血管平滑肌的功能。I_{KATP} 也是某些扩血管物质及某些抗高血压药物作用的靶点，一些内源性扩血管物质如神经肽、降钙素基因相关肽等可通过激活 I_{KATP} 而发挥松弛血管作用。而内源性缩血管物质如 Ang Ⅱ、内皮素可抑制动脉平滑肌的钾通道，使细胞膜去极化而致血管收缩。某些外源性物质如钾通道开放剂（potassium channel openers，KCO）可通过激活 I_{KATP} 而达到降压的目的。

按照化学结构可将钾通道开放剂分为以下几类：苯并吡喃类；氰胍类如吡那地尔（pinacidil）；吡啶衍生物如尼可地尔（nicorandil）；嘧啶衍生物如米诺地尔（minoxidil）；苯并噻二嗪类如二氮嗪（diazoxide）及硫代甲酰胺类和二氢吡啶类衍生物。

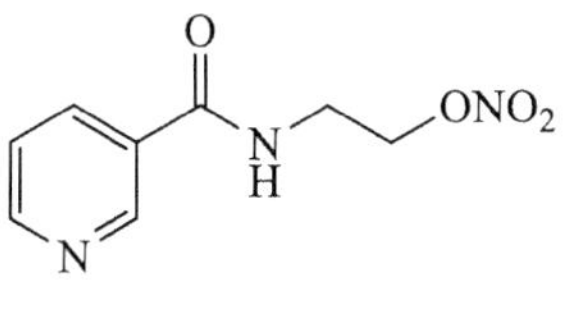

| 尼可地尔 | 米诺地尔 | 二氮嗪 |

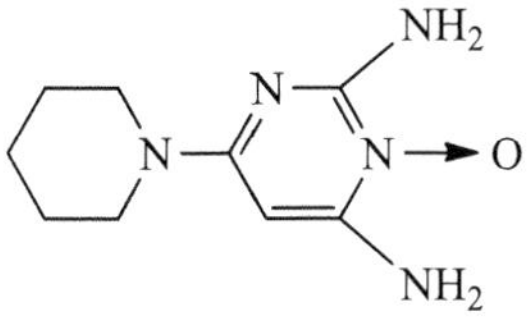

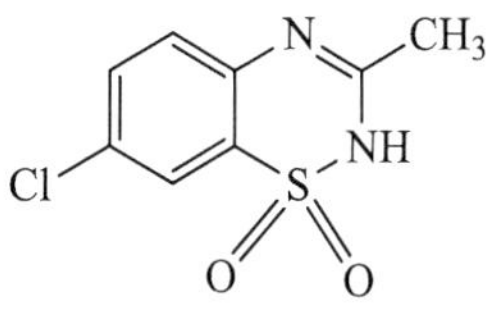

钾通道开放剂能够特异性促进钾通道开放，促进 K^+ 外流，直接舒张血管平滑肌，降压活

性较强。钾通道开放，使细胞膜去极化，导致电压依赖性钙通道难以开放，胞内 Ca^{2+} 浓度下降，心肌收缩力降低，血管及其他平滑肌松弛；抑制胞内 Ca^{2+} 再充盈，肌浆网不再摄取 Ca^{2+}；超极化时，通过兴奋 Na^+-Ca^{2+} 交换，使 Ca^{2+} 外流增加，减少对心肌及平滑肌的损伤。

典型药物介绍

吡那地尔（pinacidil）

化学名：N-氰基-N′-4-吡啶基-N″-(1, 2, 2-三甲基丙基)-胍-水合物，N-cyano-N′-4-pyridinyl-N″-(1, 2, 2-trimethylpropyl)-guanidine monohydrate。

性状：本品为白色结晶粉末，在结构中有一个手性碳原子，虽然有活性的是 R-(–)-构型，但一般药用其消旋体。

主要药理学用途：吡那地尔口服可迅速吸收，1h 后血药浓度达峰值，生物利用度 60%。本品作为抗高血压药，血压越高，效果越佳。不良反应较少，主要为少量水肿、心悸和头痛。

三、其他抗高血压药

交感神经和副交感神经两种体系的功能既相互对立又相互配合，共同支配各器官的活动，血压的恒定在一定程度上依赖于这两种神经的调节。外界刺激、经常性的精神紧张及情绪波动，导致血管中枢兴奋，激活交感神经。交感神经过度亢进致使血压升高。通过抑制交感神经，可有效控制血压。与此相关的药物主要包括血管舒张剂（如作用于毛细小动脉药物、肾上腺素能神经元阻断剂）和作用于交感神经的药物（如中枢 α_2 受体激动剂、β 受体拮抗剂）等。

（一）血管舒张剂

1. 作用于毛细小动脉的药物　这一类药物直接松弛血管平滑肌，扩张小动脉血管，可使血压降低。早期用于临床的肼屈嗪（hydralazine）、双肼屈嗪（dihydralazine）、恩屈嗪（endralazine）等都具有扩血管作用，有时又称为血管扩张剂。

肼屈嗪　　　　　双肼屈嗪　　　　　恩屈嗪

肼屈嗪可直接扩张小动脉，降低外周阻力而使血压下降，还能抑制多种血管收缩物质，使血管平滑肌松弛血管扩张，但有头晕、头痛等副作用，临床用于重度高血压治疗。由于可引起水钠潴留，长期使用可能产生耐药性，常与其他药物（如利尿剂）协同使用，以减轻副作用。

2. 肾上腺素能神经元阻断剂　此类药物主要是通过影响血管壁、心脏及外周神经末梢囊泡内去甲肾上腺素等神经递质的释放，并阻止其进入囊泡，使神经递质在神经末梢的储存量大大降低。当交感神经冲动到达时，没有足够的递质释放以产生效应，导致血管扩张，血压下降。代表药物包括利舍平（reserpine）、胍乙啶（guanethidine）、胍那决尔（guanadrel）及其衍生物。

胍乙啶　　　　　　　　　　　　　　胍那决尔

典型药物介绍

利血平（reserpine）

化学名：18β-(3, 4, 5-三甲氧基苯甲酰氧基)- 11, 17α-二甲氧基-3β, 20α-育亨烷-16β-甲酸甲酯，methyl11, 17α-dimethoxy-18β[(3, 4, 5-trimethoxy)benzoyl]oxy]-3β, 20α-yohimban- 16β-carboxylate。

性状：本品是从萝芙木植物中提取出的白色或淡黄褐色结晶性粉末；无臭，几乎无味。本品在三氯甲烷中易溶，在丙酮中微溶，在水、甲醇、乙醇或乙醚中几乎不溶。

化学性质：本品应避光保存，在光和热的影响下，利舍平分子 3β-H 易发生差向异构化为 3-异利舍平而失效。同时，在光和氧存在条件下，利舍平可发生连续氧化脱氢. 先生成具有黄绿色荧光的黄色物质 3,4-二去氢利舍平，进一步生成具有蓝色荧光的 3, 4, 5, 6-四去氢利舍平，最终被氧化生成无荧光的褐色和黄色的聚合物。另外，在酸性或碱性条件下，两个酯键水解生成利舍平酸。

主要药理学用途：利舍平主要是通过抑制 Mg^{2+}-ATP 酶的活性并影响去甲肾上腺素、多巴胺等内源性神经递质的利用，导致神经末梢递质耗竭，肾上腺素能传递功能受阻，引起血管舒张。同时也对中枢神经系统有一定影响。利舍平用于早期或中期的高血压，作用缓慢、温和持久，口服易吸收，在体内大部分可被血浆酯酶、肝代谢，代谢物随尿液和胆汁排出。副作用是对中枢神经产生影响而具有抑郁倾向，并有可能引起疲劳等。

（二）作用于交感神经的药物

1. 中枢 α₂ 受体激动剂　原发性高血压患者脑脊液与血液中去甲肾上腺素水平较高。激活

中枢 α_2 受体，可导致去甲肾上腺素释放减少，心率减慢，血管平滑肌松弛，血压下降。

典型药物介绍

盐酸可乐定（clonidine hydrochloride）

化学名：2-[(2,6-二氯苯基)亚氨基]咪唑烷盐酸盐，2-[(2,6-dichlorophenyl)imino] imidazolidine monohydrochloride。

性状：本品的盐酸盐为白色结晶状粉末；微带苦味。溶于水、乙醇、甲醇中，难溶于三氯甲烷，不溶于乙醚。可乐定有亚胺型和氨基型两种互变异构体，以亚胺型结构为主。

亚胺型   氨基型

主要药理学用途：本品口服经胃肠道迅速吸收，生物利用度超过 75%，服药后 0.5h 即产生降压作用。可维持 6h，对原发性和继发性高血压均有效，但是有镇静、口干等副作用。

早期认为可乐定可以激活中枢神经元突触后膜 α_2 受体和咪唑啉受体（imidazoline receptors，IR）。处于延髓和下丘脑区、视前区的 α_2 受体和咪唑啉受体参与中枢性血压调节，被激活后，中枢发放交感神经冲动，外周交感神经活性降低，血压下降，同时减少外周神经末梢去甲肾上腺素的释放而产生降压作用。可乐定属于第一代中枢性抗高血压药，适合中度高血压，尤其是兼有溃疡病的高血压和肾性高血压的治疗。其副作用为口干、抑郁、镇静等，这与可乐定本身激动 α_2 受体、中枢阿片受体等有关。将可乐定结构中的苯环用嘧啶环置换后的衍生物莫索尼定（moxonidine）为第二代中枢神经抗高血压药，相对选择性较高的作用于 IR，对 α_2 受体几乎无作用，副作用较小。同时，莫索尼定无首过效应，口服吸收约 90%，绝对生物利用度约 88%，主要由肾排泄。

构效关系研究表明，苯环的邻位需有卤素或甲基取代，若两个邻位均有取代基时，降压活性更强。取代基不同的衍生物脂溶性有差异，脂溶性越大者，越易渗入中枢神经产生作用；可乐定的咪唑环扩大活性降低，氮杂环开环仍保留活性，如胍法辛（guanfacine）等。

莫索尼定   胍法辛

2. 作用于肾上腺素受体的药物 β 受体拮抗剂的降压机制是竞争性抑制心脏或血管的 β 受

体，降低心肌收缩力、减慢心率、阻断中枢神经系统交感兴奋，抑制肾素的释放。常用的包括普萘洛尔（propranolol）、噻吗洛尔（timolol）、阿替洛尔（atenolol）等（参见本章第 3 节）。通过阻断血管平滑肌突触后 α_1 受体使血管舒张的选择性 α_1 受体拮抗剂主要包括哌唑嗪（prazosin）、特拉唑嗪（terazosin）和多沙唑嗪（doxazosin）等。

第 5 节　血脂调节药

血脂、脂蛋白等在血浆中具有基本恒定的浓度以维持相互间的平衡。如果人体代谢失调，可导致血清总胆固醇（total cholesterin，TC）、甘油三酯（triglyceride，TG）和低密度脂蛋白胆固醇（LDL-CH）等血脂及其分解产物在动脉血管壁内膜局部沉积，伴随纤维组织的生成，形成动脉粥样硬化斑块并损伤血管。脂质代谢紊乱、高血压、肥胖及血小板功能亢进等因素都加速动脉粥样硬化，并成为缺血性心脑血管疾病的主要病理基础。

血脂是以胆固醇酯（CE）、TG 为核心，外包胆固醇（CH）和磷脂（PL）构成的球形颗粒。人体中的血脂有两个来源：外源性血脂从食物中摄取，经消化吸收后进入血液；内源性血脂由肝、脂肪细胞及其他组织合成后释放到血液中。正常人的血脂含脂类物质虽然多，但血浆仍澄清透明。由于脂类难溶于水中，为在血液中能够很好地运送，所有的脂类都可与血浆中的蛋白质结合，形成脂蛋白（lipoproteins）而增加溶解性。与脂蛋白结合的蛋白质称为载脂蛋白（apolipoprotein，Apo），迄今已从血浆中分离出载脂蛋白达十余种，主要有载脂蛋白 A、载脂蛋白 B、载脂蛋白 C、载脂蛋白 D、载脂蛋白 E 五类。根据人体内部的脂蛋白在体积、电荷及密度等方面的差异将其分为乳糜微粒（chylomicron，CM）、极低密度脂蛋白（very low density lipoproteins，VLDL）、中密度脂蛋白（intermediate density lipoproteins，IDL）、低密度脂蛋白（low density lipoproteins，LDL）、高密度脂蛋白（high density lipoproteins，HDL）等类型。

临床上将血浆胆固醇高于 230mg/100ml 和 TG 高于 140mg/100ml，称为高脂血症。高脂血症主要是 VLDL 和 LDL 增多，而血浆中 HDL 有利于预防动脉粥样硬化症。根据血浆中过量脂质的不同，将高脂血症分为高胆固醇血症、高甘油三酯血症或二者兼而有之。人体脂代谢失调，是公认导致高血压、冠心病和脑血管意外等心血管疾病的主要危险因素。调整血液中脂蛋白的比例，维持相对恒定的浓度，纠正脂代谢紊乱，是预防和消除动脉粥样硬化，改善冠心病、高血压及相关疾病的症状，降低脑血管意外的关键。

血脂调节药物影响脂蛋白的新陈代谢，主要是从影响胆固醇及 TG 的合成和分解代谢而发挥作用。根据药物作用效果可分为以下两大类。①降低胆固醇和 LDL 药物，如羟甲基戊二酰辅酶 A（HMG-CoA）还原酶抑制剂类和胆固醇吸收抑制剂类。②降低 TG 和 VLDL 的药物，如苯氧乙酸酯类和烟酸类。

一、降低胆固醇和 LDL 的药物

（一）HMG-CoA 还原酶抑制剂

血浆胆固醇水平升高，是诱发动脉粥样硬化和冠心病的重要原因。人体中约 70% 的胆固醇是内源性的，其中有 50% 以上在肝脏中合成。抑制胆固醇的生物合成中第一个限速酶——HMG-CoA 还原酶，可阻碍 HMG-CoA 转化为甲羟戊酸，导致内源性的胆固醇不能合成，并可耗竭胆固醇存储库。同时，抑制作用还可促使血清 IDL 和 LDL 进入肝细胞，加速它们的清除，最终使血清胆固醇和 LDL 水平下降。

1. HMG-CoA 还原酶抑制剂的发展　1976 年首次从桔青霉菌的代谢产物中分离出具有抑制 HMG-CoA 还原酶活性的美伐他汀（mevastatin）。美伐他汀可竞争性抑制 HMG-CoA 还原酶的活性，对该酶的亲和性为底物亲和性的 10 000 倍。美伐他汀在动物实验阶段发现具有毒副作用，因而未在临床应用。几年后，分别从红曲霉和土曲霉培养液中分离出洛伐他汀（lovastatin）。与美伐他汀相比，两种物质结构区别仅在于十氢化萘环上 6′-位氢原子与甲基的不同；在降低胆固醇活性方面，洛伐他汀比美伐他汀强 2 倍。1987 年，洛伐他汀被 FDA 批准上市，成为第一个 HMG-CoA 还原酶抑制剂类降血脂药物，对原发性高胆固醇血症疗效显著，可明显降低冠心病发病率和死亡率。

洛伐他汀和美伐他汀体外无 HMG-CoA 还原酶抑制作用，都是以前药内酯的方式给药。进入体内后，分子中的羟基内酯结构在体内水解为 3,5-二羟基戊酸才表现出活性。可见，开环的 3,5-二羟基戊酸是产生酶抑制活性的必需结构。

| R=H | 美伐他汀 |
| R=CH₃ | 洛伐他汀 |

非活性前药　　　　　　　　　　　　　　　　　　活性形式

洛伐他汀上市后，科学家又不断研究新型的 HMG-CoA 还原酶抑制剂。从结构类型看，主要包括天然及半合成改造产物、人工全合成的两大类。天然及半合成改造物主要有辛伐他汀（simvastatin）和普伐他汀（pravastatin）。辛伐他汀是在洛伐他汀十氢萘环侧链上引入甲基取代基而得。普伐他汀的结构与洛伐他汀不同之处在于六元内酯环水解开环为羟基酸形式。

辛伐他汀　　　　　　　　　　　　　　　　　　普伐他汀

人工全合成的 HMG-CoA 还原酶抑制剂类降血脂药物包括氟伐他汀（fluvastatin）、阿托伐他汀（atorvastatin）和瑞舒伐他汀（rosuvastatin）等。

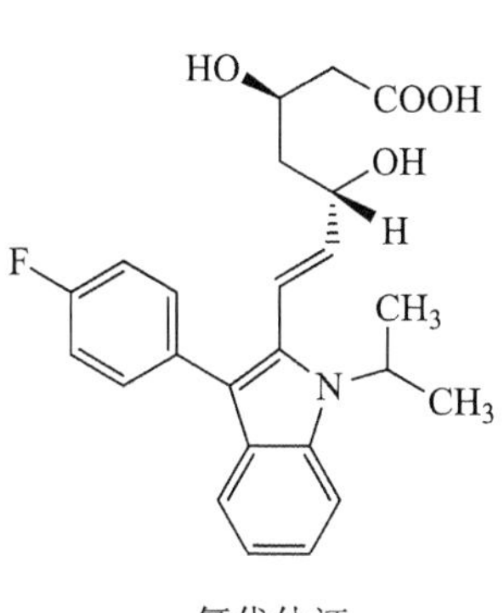

氟伐他汀 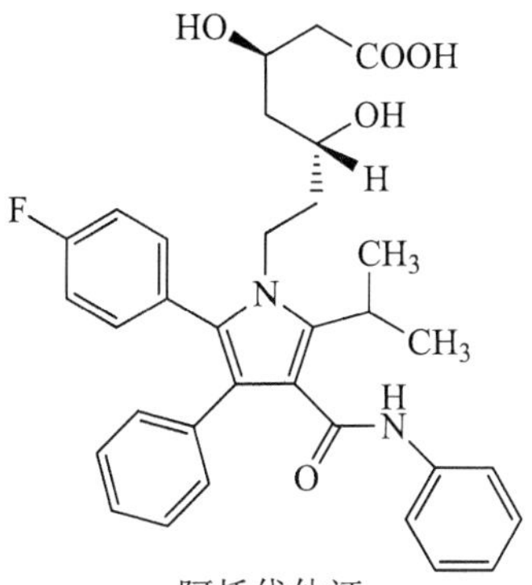 　　　　　　阿托伐他汀 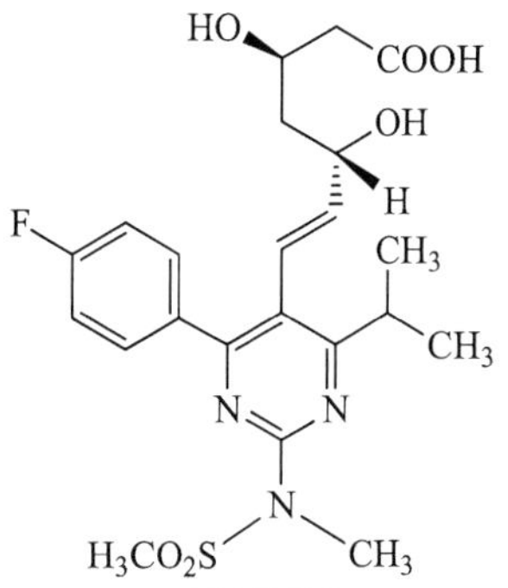 　　　　　　瑞舒伐他汀

2. HMG-CoA 还原酶抑制剂的构效关系　　他汀类药物的结构可以归纳为以下三个关键部分。

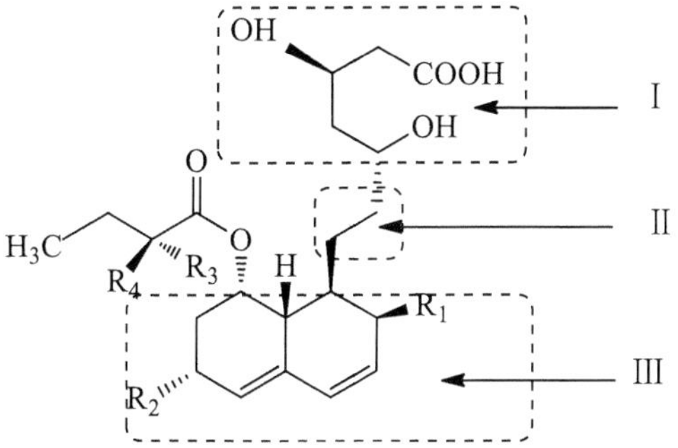

（1）3,5-二羟戊酸结构部分（Ⅰ）是抑制 HMG-CoA 还原酶的活性必需结构，若是内酯结构则必须经酶解后才有效。

（2）手性脱氢萘（Ⅲ）是疏水结合的重要基团，有一定的平面要求。

1）R_1 为甲基活性增强；R_2 为羟基可增加亲水性。

2）脱氢萘环可被苯环、杂环或稠环取代，这些芳环合适位置上引入取代基可以具有适合与酶结合的亲酯性、大小和形状。芳环上邻位有对氟苯基和异丙基取代，具有最适合与酶作用的亲酯性和空间排列，芳环与对氟苯基不共平面活性最好。

（3）中间连接碳桥（Ⅱ）应是两个碳原子的距离，若为乙烯型碳链连接仍能保持活性。若改变两个碳原子的距离，活性减弱或消失。

典型药物介绍

阿托伐他汀钙（atorvastatin calcium）

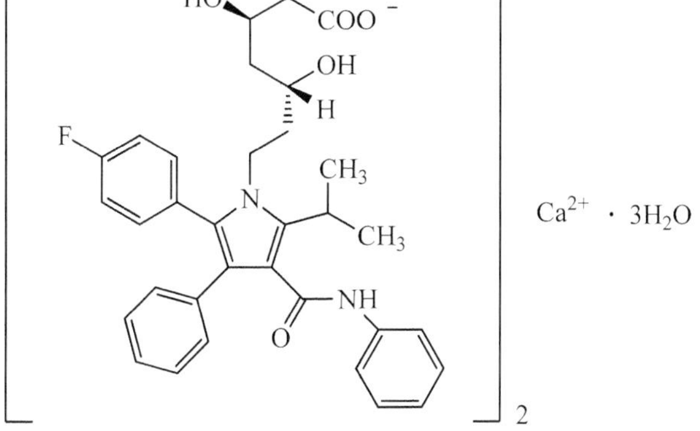

化学名：(3*R*，5*R*)-7-[2-(4-氟苯基)-5-异丙基-3-苯基-4-(苯基氨基甲酰基)-1*H*-吡咯-1-基]-3,5-二羟基庚酸钙盐三水合物，(3*R*，5*R*)-7-[2-(4-fluorophenyl)-5-(1-methylethyl)-3-phenyl-4- (phenylcarbamoyl)-1*H*-pyrrol-1-y1]-3, 5-dihydroxy-heptanoic acid calcium salt trihydrate。

性状：本品为白色或类白色结晶性粉末，微溶于水、pH 为 7.4 的磷酸盐缓冲液、乙腈，轻度溶于乙醇，易溶于甲醇。熔点 176～178℃。

化学性质：阿托伐他汀钙的 pK_a 为 4.5，在生理 pH 条件下，几乎全部以离子态形式存在。阿托伐他汀分子中有两个手性碳原子，临床上使用 3*R*，5*R* 构型。

主要药理学用途：本品无须代谢转化，直接具有药理活性。可增加 LDL 的胆固醇受体数量，加速从血浆中清除 LDL，并可增加 HDL。临床用于原发性高胆固醇血症和继发性高胆固醇血症，可降低冠心病的发病率和死亡率。

（二）胆固醇吸收抑制剂

考来烯胺（colestyramine，消胆胺）和考来替泊（colestipol，降胆宁）为碱性阴离子型交换树脂，不溶于水，不易被消化酶破坏，口服不吸收。本类药物口服后在肠道与胆汁酸形成络合物随粪便排出，故能阻断胆汁酸的重吸收。由于肝中胆汁酸减少，使胆固醇向胆汁酸转化的限速酶——7α-羟化酶更多地处于激活状态，肝中胆固醇向胆汁酸转化加强。胆汁酸也是肠道吸收胆固醇所必需，树脂与胆汁酸络合，也影响胆固醇吸收。以上作用使肝中胆固醇水平下降，但由于肝细胞胆固醇少了，HMG-CoA 还原酶活性会代偿增加，肝细胞合成胆固醇增多，部分削弱了树脂类药物的降胆固醇的作用。这类药物的缺点是长期应用可引起脂溶性维生素缺乏，而且用量大易产生胃肠道反应。

新型降胆固醇药依折麦布（ezetimibe）为乙酰辅酶 A 胆固醇酰基转移酶（acyl coezyme acholesterol acyltransferase，ACAT）抑制剂，可以阻断外源性胆固醇在肠中的吸收。

依折麦布

依折麦布是一种强效、代谢稳定的胆固醇吸收剂，作用于肠道，选择性地阻断肠壁对食物和胆汁中的胆固醇及植物性固醇的摄取和吸收，但不影响对 TG 及脂溶性维生素的吸收。由于依折麦布的作用与他汀类药物抑制胆固醇合成的机制互补，与他汀类药物合用，产生明显的协同降胆固醇作用。在降低血浆 LDL-CH 和 TC 水平的同时，升高 HDL-CH 水平，为高胆固醇血症的治疗、动脉粥样硬化和冠心病的防治提供了一种新的有效选择。另外，依折麦布具有较好的耐受性和安全性，只在少数患者中存在少量的肌肉失调、血清肌酸激酶升高、过敏反应、氨基转移酶升高、血小板减少等不良反应。

二、降低 TG 和 VLDL 的药物

（一）苯氧乙酸类

苯氧乙酸类药物是核内受体过氧化物酶体增殖物激活受体 α（peroxisome proliferators activator receptors α，PPAR-α）激动剂，能够诱导脂蛋白酶基因的表达，使脂蛋白酶增加，促进富含 TG 的乳糜微粒及 VLDL 中 TG 的水解和排除速度，从而降低血浆中 TG 的水平。

氯贝丁酯（clofibrate）是第一个用于临床的苯氧乙酸类药物（1962 年）。具有特殊的臭味，对胃肠道有刺激性，一般制成胶丸服用。氯贝丁酯口服吸收良好，在体内迅速水解为活性代谢物氯贝酸（对氯苯氧异丁酸），血浆蛋白结合率达 95%，在肝中与葡糖醛酸结合生成氧酰化葡糖醛酸复合物，并随尿液排出，而在排出前复合物有可能被水解导致氯贝酸的重吸收。

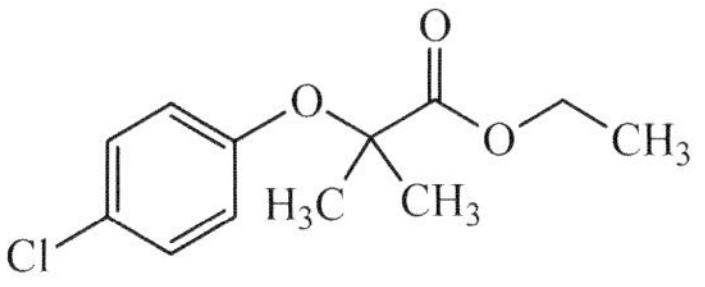

氯贝丁酯 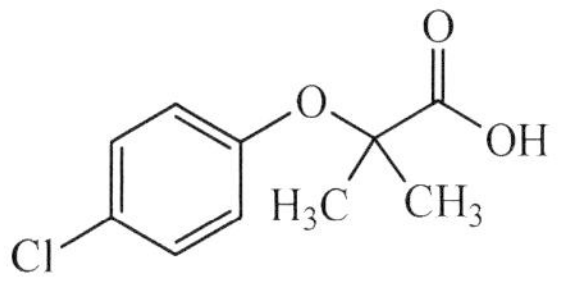　　　　　　　　　　　　　氯贝酸

氯贝丁酯通过抑制肝分泌脂蛋白（尤其是 VLDL）和 TG，降低腺苷环化酶活性及抑制乙酰辅酶 A，显示明显的降血脂作用。然而氯贝丁酯的不良反应较多，尤其是肝胆系统综合征。研究表明，氯贝酸芳环上氯原子被烷基、氧基、三氟甲基、对氯苄基等基团置换，基本不影响药物的降血脂活性。氯贝酸的芳环上氯原子被二氯环丙基取代得到环丙贝特（ciprofibrate），作用强于氯贝丁酯，可明显降低 VLDL 和 LDL 水平，并升高 HDL，还有溶解纤维蛋白和阻止血小板聚集作用。苄氯贝特（beclobrate）、非诺贝特（fenofibrate）和非尼贝特（fenirofibrate）为氯贝酸结构改造物，这些药物具有与甲状腺素分子类似的结构，在体内可促进甲状腺素释放。由于甲状腺素具有加快胆固醇代谢分解的作用，因此这类药物降血脂效果很强，如苄氯贝特降血脂作用强于氯贝丁酯 20 倍，是效果更优的一类降血脂药物。

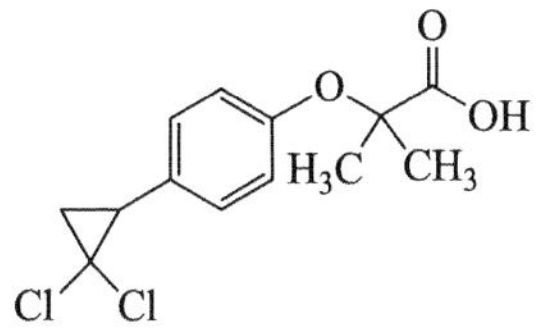

环丙贝特 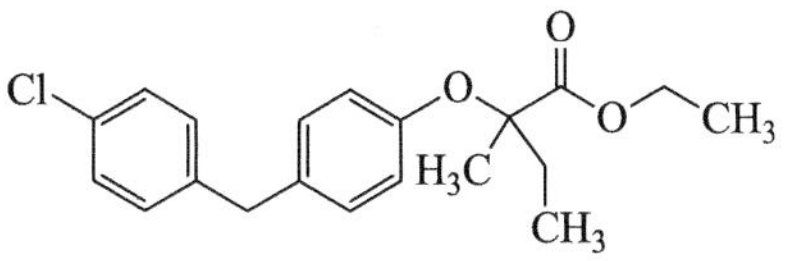　　　　　　　　苄氯贝特 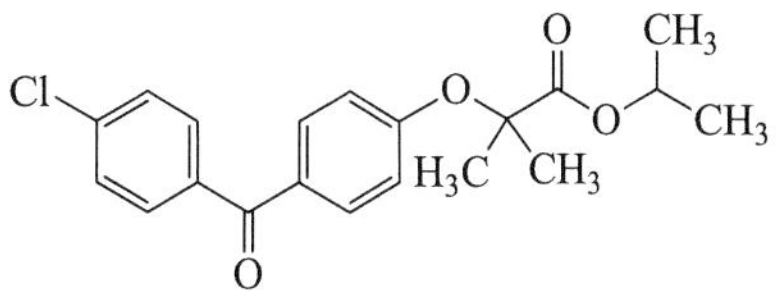　　　　　　　　非诺贝特

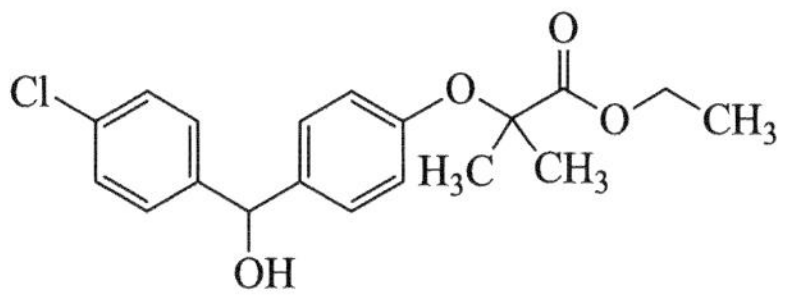

非尼贝特 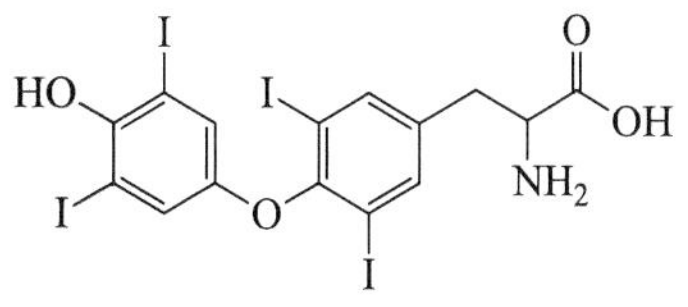　　　　　　　　甲状腺素

吉非贝齐（gemfibrozil）为苯氧戊酸类化合物，可显著降低胆固醇和 TG，而且不使胆汁形成结石，既可减少 VLDL 和 TG 的合成，又能激活蛋白脂酶而加速其血中清除，因此有较好

的降低 TG 的作用，此外还有降低胆固醇和升高 HDL 作用。临床主要用于原发性和继发性高血脂，糖尿病引起的血脂过高等。

普罗布考（probucol，又名丙丁酚）为含硫原子的芳基硫醚类化合物，在体内代谢为苯硫乙酸类代谢物而产生降血脂作用。分子中的双叔丁基酚作用于胆固醇合成的初期，可使胆固醇下降 20%。本品可降低胆固醇合成、促进胆固醇分解使血胆固醇和 LDL 降低，对 TG 无影响。

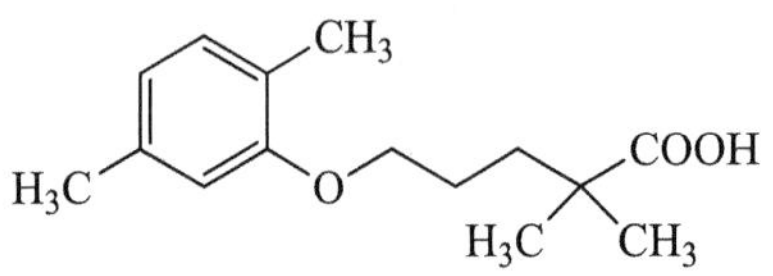

吉非贝齐 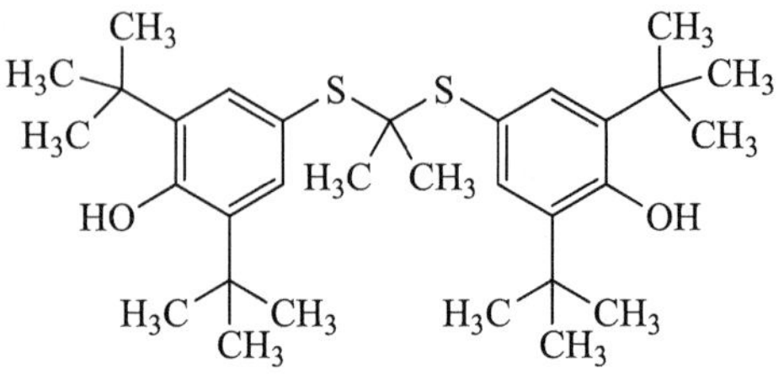　　　　　　　　　　　　　　　　普罗布考

（二）烟酸类

烟酸（nicotinic acid）及其衍生物烟酰胺一直是防治糙皮病的重要辅助药物，后来发现高剂量的烟酸可降低人体中的 TC、血清 TG 水平，对于高脂蛋白血症有效。但由于烟酸具有扩血管作用，常伴随有潮红、皮肤瘙痒及胃肠道不适等副作用。

烟酸的类似物阿昔莫司（acipimox）是氧化吡嗪羧酸衍生物，降脂活性优于烟酸，并可升高 HDL，降低 TC 和 TG 的作用与烟酸类似，但副作用较小，耐受性好。

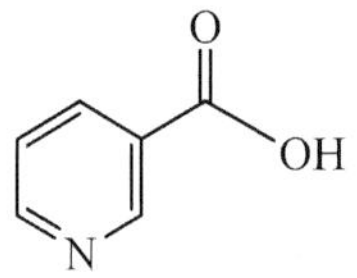

烟酸 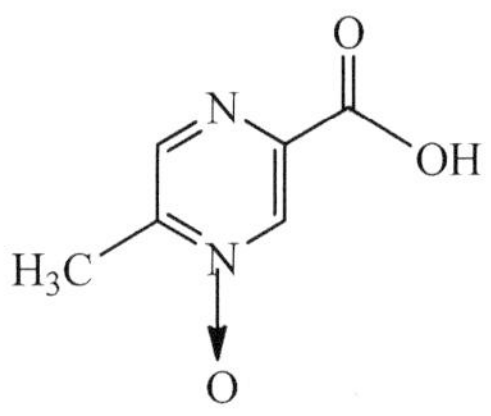　　　　　　　　　　　　　　　　阿昔莫司

虽然烟酸类衍生物种类较多，但是最常用的还是烟酸。因为烟酸可迅速从胃肠道吸收，服用后 45min 可达血药浓度峰值。在体内烟酸可部分转化为 *N*-甲基烟酰胺、烟尿酸及羟基吡啶衍生物，主要还是以原药形式从尿中排泄。烟酸衍生物的副作用主要是剂量依赖性的血管扩张及胃肠不适，同时高剂量应用时还可能产生肝功能障碍。

小　　结

心血管系统药物种类繁多，作用机制各异，通常按照药物的临床用途，将心血管药物分为强心药、抗心绞痛药、抗心律失常药、抗高血压药和血脂调节药等类型。

强心药又称正性肌力药，作用机制如下：①抑制膜结合的 Na^+、K^+-ATP 酶的活性（如强心苷类）；②抑制磷酸二酯酶活性（如磷酸二酯酶抑制剂）；③加强肌纤维丝对 Ca^{2+} 的敏感性（如钙敏化剂）；④β 受体激动作用，特别是对心脏 $β_1$ 受体的选择性作用（如 β 受体激动剂类）等途径而起作用。后三类又被称作非强心苷类正性肌力药。

治疗心绞痛的药理基础主要为改善心肌的血氧供需矛盾与消除冠状动脉痉挛。常用的抗心绞痛药物分为 NO 供体药物、钙通道阻滞剂和 β 受体拮抗剂。

钙通道阻滞剂可分为：选择性钙通道阻滞剂、非选择性钙通道阻滞剂。选择性钙通道阻滞剂包括二氢吡啶类（如硝苯地平、尼群地平、氨氯地平）、芳基烷胺类（如维拉帕米）和苯并硫氮䓬类（如地尔硫䓬）等。

根据作用机制可将抗心律失常药分为离子通道阻滞剂和 β 受体拮抗剂（II 类）两大类。前者包括钠通道阻滞剂（I 类）、钾通道阻滞剂（III 类）和钙通道阻滞剂（IV 类）。

高血压起因复杂，药物类型较多。抗高血压药物主要包括：影响 RAAS 的药物、作用于离子通道的药物（钙通道阻滞剂、钾通道开放剂）、舒张血管的药物（肾上腺素能神经元阻断剂、作用于毛细小动脉的药物）、作用于交感神经的药物（中枢神经 α_2 受体激动剂、肾上腺素能受体拮抗剂）和利尿药。其中重点是影响 RAAS 系统的药物。为阻断 RAAS 的病理作用可从三个位点着手，即抑制肾素以减少血管紧张素原转化为 Ang I，如肾素抑制剂阿利吉仑；抑制 ACE 以减少 Ang II 的产生，如 ACEI 卡托普利；拮抗 Ang II 受体（AT_1）以阻断其升压及其他病理作用，如 Ang II 受体拮抗剂氯沙坦。沙坦类药物包括取代咪唑部分、连接部分（由咪唑氮通过一个亚甲基与芳基相连接构成）和酸性基团等三部分组成。

血脂调节药物影响脂蛋白的新陈代谢，主要是从影响胆固醇及 TG 的合成和分解代谢而发挥作用。根据药物作用效果可分为两大类：①降低胆固醇和 LDL 药物，如 HMG-CoA 还原酶抑制剂类和胆固醇吸收抑制剂类；②降低 TG 和 VLDL 的药物，如苯氧乙酸酯类和烟酸类。

思　考　题

1. 强心药分为哪几种类型？有哪些作用途径？
2. 地高辛与洋地黄毒苷的化学结构有哪些相同点和不同之处？
3. 硝酸甘油等硝酸酯类药物的作用机制是什么？
4. 钙通道阻滞剂包括哪些类别？各举出其中代表性药物名称，并写出其化学结构式。
5. 写出硝苯地平的合成工艺。为什么硝苯地平要在生产和存储中注意避光？
6. 总结二氢吡啶类钙通道阻滞剂的构效关系。
7. 抗心律失常药分为哪些类型？各举出其中代表性药物名称。
8. 抗高血压药物分为哪些类别？影响 RAAS 药物的作用机制分别是什么？各自的优缺点是什么？
9. 写出卡托普利的合成工艺。为什么会产生杂质——卡托普利二硫化物？
10. 写出三种代表性 Ang II 受体拮抗剂化学结构式，并总结构效关系。
11. 血脂调节药物分为哪些类型，举出代表性药物名称，简述其作用机制。

（罗华军）

第9章 抗过敏药及抗溃疡药

学习要求：

1. 掌握： 组胺 H_1 受体拮抗剂的结构类型，经典 H_1 受体拮抗剂和非镇静性 H_1 受体拮抗剂的概念；组胺 H_2 受体拮抗剂和质子泵抑制剂的主要结构类型及抗胃酸分泌的作用机制；盐酸苯海拉明、马来酸氯苯那敏、盐酸赛庚啶、西咪替丁、盐酸雷尼替丁、奥美拉唑的化学结构、命名、用途及化学合成。

2. 熟悉： 酮替芬、氯雷他定、盐酸西替利嗪、咪唑司汀、法莫替丁的化学结构、性质及用途；经典组胺 H_1 受体拮抗剂和 H_2 受体拮抗剂的构效关系。

3. 了解： 抗过敏药和抗溃疡药的发展概况，以及各类药物研究过程中针对先导化合物的修饰与改造。

过敏性疾病和消化道溃疡这两种疾病与人体内的自身活性物质组胺（histamine）有很大关系。组胺具有十分广泛的生理作用，并参与多种疾病的病理和生理过程。组胺在体内主要由组氨酸脱羧酶催化组氨酸脱羧形成。其化学名为 4(5)-(2-氨乙基)咪唑。

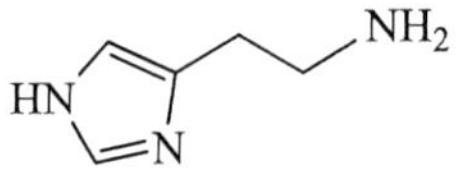

组胺

组胺在人体内主要分布于肥大细胞及嗜碱性粒细胞中。当肥大细胞受到物理或化学刺激时，将释放组胺，使之与靶细胞上的组胺受体结合而产生相应的生物学效应。组胺受体属于 G 蛋白偶联受体（GPCR），至少存在 H_1、H_2、H_3 和 H_4 四种亚型（表 9-1），各亚型分布与表达各有差异，其生理效应也不尽相同。

表 9-1 组胺受体简介

受体类型	发现时间	分布	生理功能
H_1	1966 年	平滑肌、内皮细胞、肾上腺髓质、心脏和中枢神经系统	引起肠道、子宫、支气管等器官平滑肌收缩，毛细血管舒张，导致血管壁渗透性增加，同时参与变态反应发生
H_2	1972 年	胃壁细胞、血管平滑肌、心脏和中枢神经系统	引起胃酸和胃蛋白酶分泌增加，是消化道溃疡的主要治疗靶位
H_3	1983 年	中枢组胺能神经元、自主神经系统	与脑内多种神经递质的调控有关
H_4	1994 年	免疫器官和造血细胞	在免疫性疾病如过敏反应、哮喘和癌症治疗等过程中有重要作用

组胺 H_1 和 H_2 受体拮抗剂是当前临床上用于治疗过敏性疾病和胃溃疡的主要药物。本章将以此为基础，重点讨论抗过敏药物和抗溃疡药物。

第1节 抗 过 敏 药

过敏反应是一种变态反应性疾病，是人体接触某些特殊的过敏原时所发生的异常反应。它可由多种外源性物质引起，包括异种血清（如破伤风抗毒素）、某些动物蛋白（如鱼、虾、蟹等）、细菌、病毒、寄生虫、动物毛皮、空气中的植物花粉、尘螨及化学品和药物等，以上这些物质均称为过敏原。过敏原可以刺激人体 B 细胞产生免疫球蛋白 E（IgE），它与人体自身的肥大细胞和血清中的嗜碱细胞结合而成为致敏细胞。当人们再次接触这种过敏原时，该过敏原会与致敏细胞上的抗体结合，损伤细胞膜导致细胞脱颗粒，并释放出颗粒内的组胺、5-HT、白三烯、缓激肽等活性物质。

从细胞中释放的组胺与各种靶细胞中的组胺受体结合，产生一系列生理反应，即人们常说的过敏反应。过敏反应表现为皮肤红肿、皮疹、瘙痒、斑块，也可能引起过敏性鼻炎、支气管哮喘、喉头水肿等症状。除此之外，临床表现还有血压下降、心率加快、皮肤苍白、水肿，严重者可出现休克甚至死亡。

由于组胺在过敏性疾病的病理生理学机制中有重要作用，拮抗组胺的生物学作用成为研究抗过敏药（antiallergic agents）的有效途径之一。抑制组胺的途径主要包括以下几类。①生理性拮抗剂：产生与组胺生理作用相反的药理作用。例如，肾上腺素能舒张气管平滑肌、收缩毛细血管并降低血管通透性，可治疗由组胺引发的急症。②组胺释放抑制剂：通过减少组胺的释放来抑制组胺的生理作用。例如，色甘酸钠（cromolyn sodium）和肾上腺皮质类固醇可通过抑制抗原抗体反应而减少肥大细胞脱颗粒，从而减少组胺释放。③组氨酸脱羧酶抑制剂，如酞茂异喹（tritoqualine），可阻断组氨酸脱羧生成组胺。④组胺 H_1 受体拮抗剂（H_1 receptor antagonists），通过竞争性地与组胺受体结合，抑制组胺发挥生物学效应。当前临床中应用的抗组胺药物主要是 H_1 受体拮抗剂，因此该类药物也常被笼统地称为抗组胺药物，但实际上二者所指的范围不同，H_1 受体拮抗剂仅是抗组胺药物的一种。

一、H_1 受体拮抗剂的发展、分类和常用药物

对 H_1 受体拮抗剂的研究源于 1933 年 Fourneau 和 Bovet 首次报道哌罗克生（piperoxan）可缓解动物因吸入过量的组胺而引起的支气管痉挛。从 20 世纪 30 年代至今已有几十种 H_1 受体拮抗剂用于临床。早期的第一代 H_1 受体拮抗剂也称为经典的 H_1 受体拮抗剂，它抗过敏疗效确切、口服吸收快，但分子量较小、亲脂性较高，故易透过血脑屏障而产生中枢抑制和中枢镇静的副作用。此外，经典 H_1 受体拮抗剂选择性不强，常伴有抗肾上腺素、抗 5-HT、抗胆碱、镇痛、局部麻醉等副作用，因此又被称为镇静抗组胺药或传统抗组胺药，其主要的副作用有嗜睡、胃肠功能障碍等。

基于上述原因，进一步寻找镇静作用小、抗组胺活性高的 H_1 受体拮抗剂成为研究抗组胺药物的主要目标。20 世纪 80 年代后上市的第二代抗组胺药具有对 H_1 受体选择性高、无镇静作用、抗组胺作用与中枢神经系统作用分离和副作用少等特点，被称为非镇静性

（nonsedative）H_1 受体拮抗剂。第三代 H_1 受体拮抗剂主要是第二代抗组胺药物的活性光学异构体（左西替利嗪）或其代谢产物（非索非那定、地氯雷他定），其优势在于安全性更高、毒副作用更少，因此近年来应用范围不断扩大。

目前临床上应用的 H_1 受体拮抗剂品种较多，按化学结构可大致分类六类：乙二胺类、氨基醚类、丙胺类、三环类、哌嗪类、哌啶类等，下面分别予以介绍。

（一）乙二胺类

乙二胺类（ethylenediamine）第一个 H_1 受体拮抗剂是芬苯扎胺（phenbenzamine）。在芬苯扎胺结构中，两个氮原子均为叔胺结构。其中一个氮原子分别被芳环和苄基取代，另一个氮原子为二甲基取代。根据电子等排原理，用芳杂环（如吡啶环）替换乙二胺结构中的苯环，得到活性更强的药物曲吡那敏（tripelennamine）。当苄胺苯环的 4-位引入甲氧基时，得到的药物美吡拉敏（mepyrilamine）活性和曲吡那敏相当。用 2-噻吩甲基取代芬苯扎胺和曲吡那敏结构中的苄基分别得到美沙芬林（methaphenilene）和美沙吡林（methapyrilene）。美沙芬林的毒性和生物活性都比芬苯扎胺低，而美沙吡林和曲吡那敏活性相当。当 2-噻吩甲基换成 3-噻吩甲基以后，得到的西尼二胺（thenyldiamine）活性约是美沙吡林的 1.5 倍（表 9-2）。

表 9-2　乙二胺类 H_1 受体拮抗剂

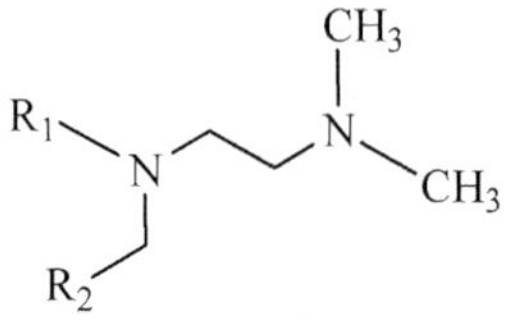

药物名称	R_1	R_2
芬苯扎胺（phenbenzamine）	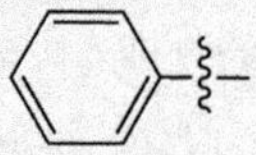	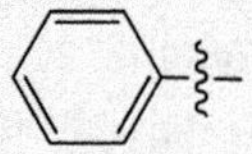
曲吡那敏（tripelennamine）	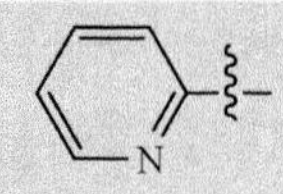	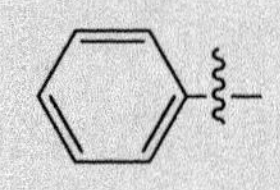
美吡拉敏（mepyrilamine）	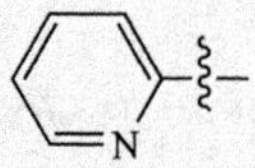	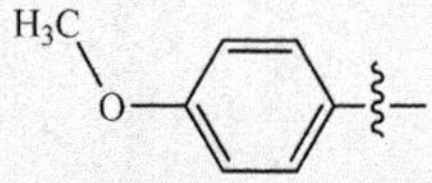
美沙芬林（methaphenilene）	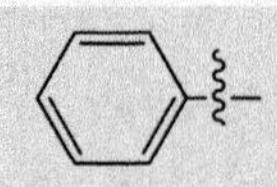	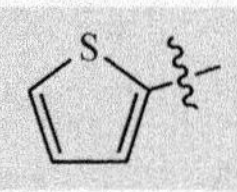
美沙吡林（methapyrilene）	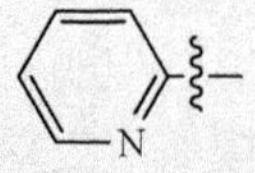	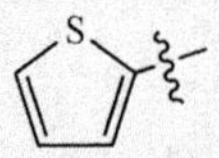
西尼二胺（thenyldiamine）	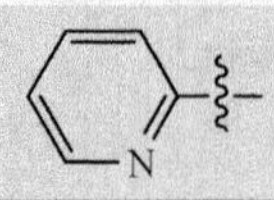	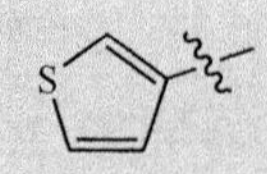

（二）氨基醚类

在芬苯扎胺的结构改造中，应用电子等排原理将连接两个芳环的氮原子替换为氧原子，得到第一个氨基醚类（amino ethers）抗组胺药苯海拉明（diphenhydramine）。研究结果证实，苯海拉明的抗组胺作用是哌罗克生的 2～4 倍，可缓解支气管平滑肌痉挛，临床上主要用于皮肤和黏膜的过敏性疾病，对支气管哮喘的效果比较差。该药对中枢神经系统有较强的抑制作用，可用于预防因乘车、坐船引起的恶心呕吐；但可引发嗜睡。

苯海拉明的结构改造主要有以下几个方面。

1）在苯环上引入取代基团。例如，在苯海拉明分子中一个苯基的对位引入甲氧基、氯或溴原子，分别得到甲氧拉明（medrylamine）、氯苯海拉明（chlorodiphenhydramine）和溴苯海拉明（bromodiphenhydramine）。

2）用其他芳环或非苯环结构取代苯环。例如，在苯海拉明的结构中引入 2-吡啶基得到卡比沙明（carbinoxamine），抗组胺活性比抗胆碱活性高，具有选择性抗组胺作用。若在两个芳环所连接的碳原子上再引入一个甲基，则得到多西拉敏（doxylamine），活性与苯海拉明相近（表 9-3）。

表 9-3　氨基醚类 H_1 受体拮抗剂

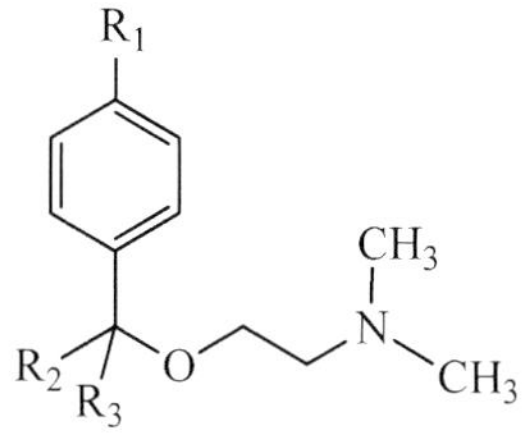

药名	R_1	R_2	R_3
苯海拉明（diphenhydramine）	H	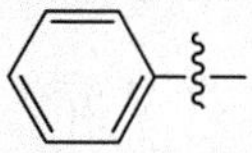	H
甲氧拉明（medrylamine）	—OCH_3	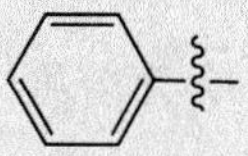	H
氯苯海拉明（chlorodiphenhydramine）	Cl	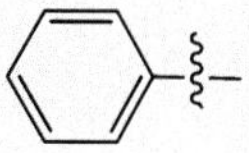	H
溴苯海拉明（bromodiphenhydramine）	Br	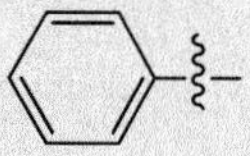	H
卡比沙明（carbinoxamine）	Cl	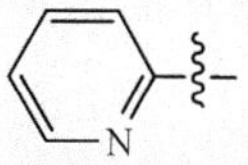	H
多西拉敏（doxylamine）	H	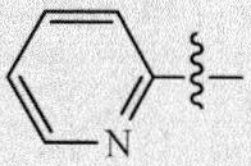	—CH_3

3）将二甲氨基换成其他叔胺或成环的叔胺。例如，将苯海拉明结构中二甲氨基部分用四氢吡咯环或哌啶取代得到的氯马斯汀（clemastine）和倍他斯汀（betahistine）。这两个药物都是氨基醚类药物中新型非镇静性抗组胺药。氯马斯汀服用 30min 后见效，作用可维持 12h，具有显著的止痒作用，嗜睡的副作用轻微而少见。

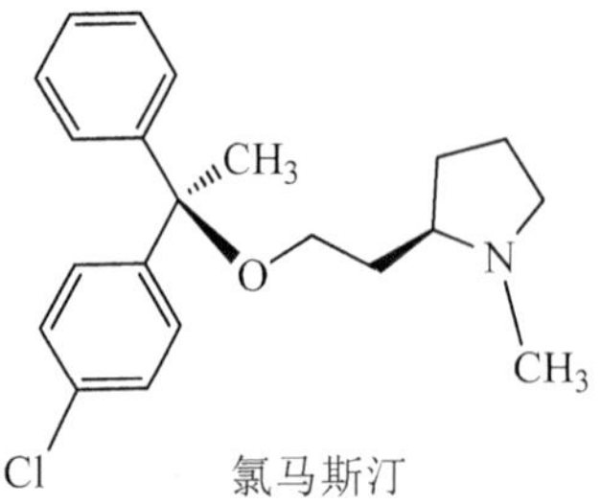

氯马斯汀 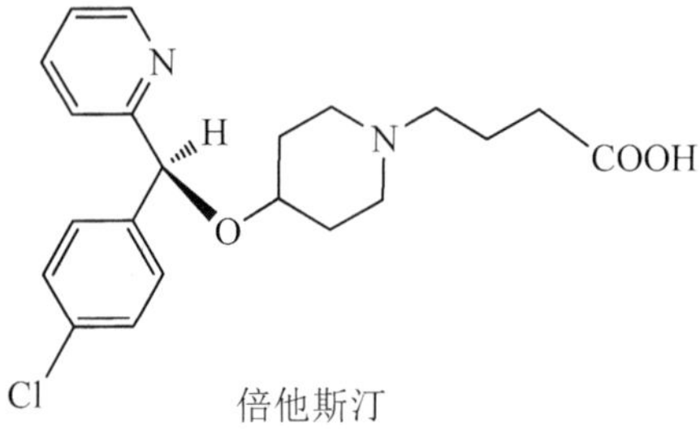　　　　　　　　　　倍他斯汀

典型药物介绍

盐酸苯海拉明（diphenhydramine hydrochloride）

· HCl

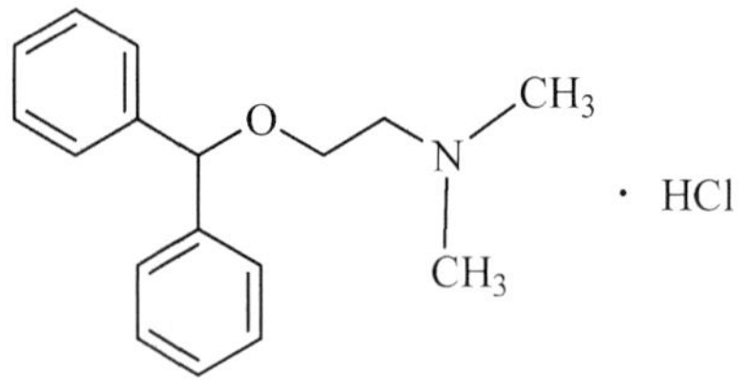

化学名：2-(二苯甲氧基)-*N*,*N*-二甲基乙胺盐酸盐，2-(diphenylmethoxy)-*N*,*N*-dimethylethanamine hydrochloride。

性状：本品为白色结晶性粉末，无臭，味苦。极易溶于水，易溶于乙醇或三氯甲烷，在丙酮中略溶，微溶于乙醚或苯。熔点 167～171℃。

> **案例 9-1**
> 《英国药典》要求对盐酸苯海拉明中二苯甲酮和二苯甲醇这两种杂质进行限量检查。
> **问题：**
> 为什么要对上述两种杂质进行限量检查？

化学性质：水溶液呈中性，在碱性水溶液中稳定，遇酸易水解。本品对光稳定，当含有二苯甲醇等杂质时，遇光可逐渐变色。

合成路线：盐酸苯海拉明的合成以氯苄为原料，在无水氯化锌催化下与苯经 Friedel-Crafts 烃化得二苯甲烷（Ⅰ）；再经硝酸氧化得到二苯甲酮（Ⅱ），然后锌粉还原制得二苯甲醇（Ⅲ）；二苯甲醇再与氯乙醇醚化后得到中间体（Ⅳ），再与二甲胺反应、成盐制得盐酸苯海拉明。

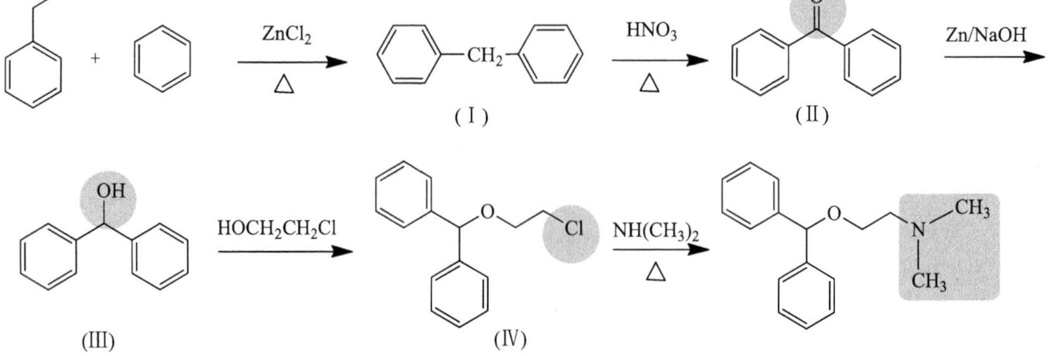

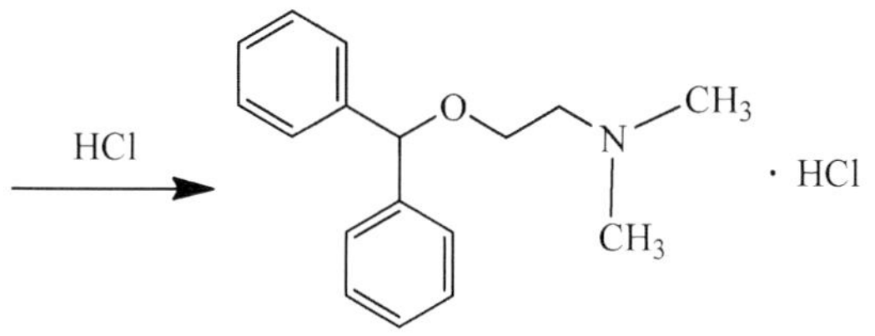

案例 9-1 分析

盐酸苯海拉明含有二苯甲醚结构，遇酸易水解，生成二苯甲醇与二甲氨基乙醇，当含有二苯甲醇等杂质时，遇光可逐渐变色。此外，根据盐酸苯海拉明的合成路线，未反应的中间体二苯甲酮和二苯甲醇均可能带入本品，所以《英国药典》要求对这两种杂质进行限量检查。

主要药理学用途：本品可竞争性阻断组胺 H_1 受体而产生抗组胺作用，中枢抑制作用显著。有镇静、防晕动、止吐作用，可缓解支气管平滑肌痉挛。临床上主要用于荨麻疹、花粉症、过敏性鼻炎和皮肤瘙痒等皮肤、黏膜变态性疾病；预防晕动病及治疗妊娠呕吐。

（三）丙胺类

利用生物电子等排原理，用—CH—代替乙二胺和氨基醚类药物结构中的 N、O 获得丙胺结构的化合物。丙胺类（propylamines）化合物的脂溶性较乙二胺和氨基醚类药物有所增加，抗组胺作用很强，作用时间也长。氯苯那敏（chlorphenamine）是丙胺类 H_1 受体拮抗剂的代表性药物，其右旋异构体 *S*-(+)-氯苯那敏的活性比左旋体强，毒性也比消旋体低。

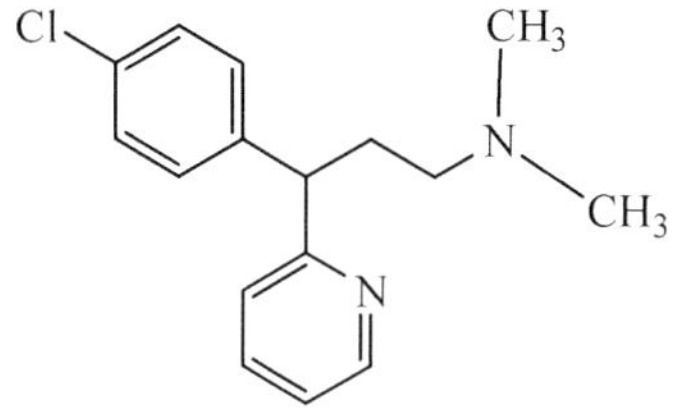

氯苯那敏

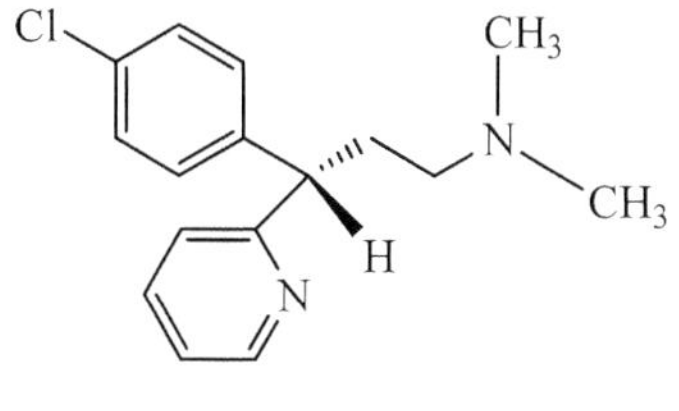

S-(+)-氯苯那敏

在丙胺类结构中两个芳环所连的碳原子上引入双键后，先后发现了吡咯他敏（pyrrobutamine）、曲普利啶（triprolidine）和阿伐斯汀（acrivastine）。其中阿伐斯汀结构中的丙烯酸基使其亲水性较强而不易进入中枢神经系统，因此无镇静作用。这些药物的 *E* 型（反式）异构体的活性普遍大大高于 *Z* 型（顺式），如曲普利啶的 *E* 型异构体抗 H_1 受体活性比 *Z* 型异构体大 1000 倍。

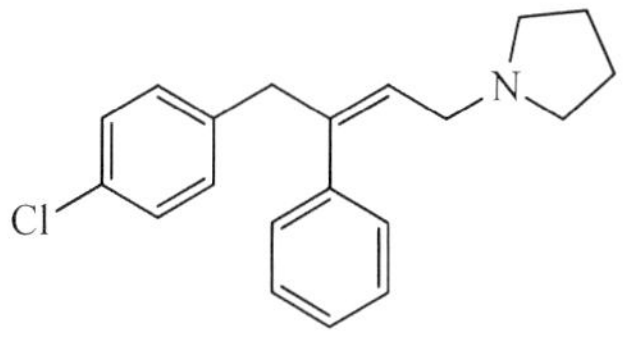

吡咯他敏

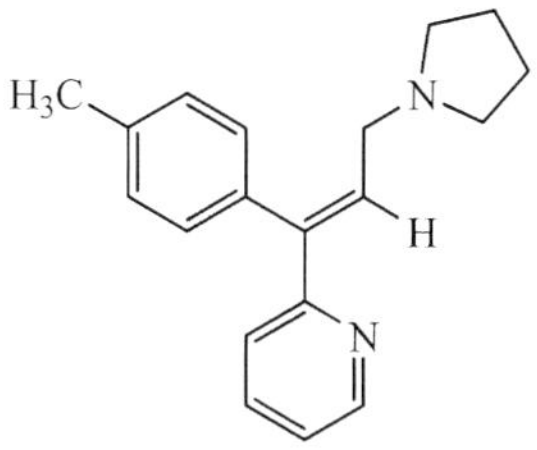

曲普利啶

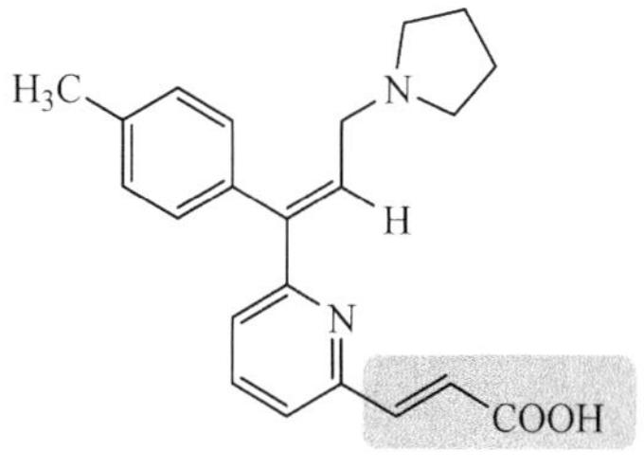

阿伐斯汀

典型药物介绍

马来酸氯苯那敏（chlorphenamine maleate）

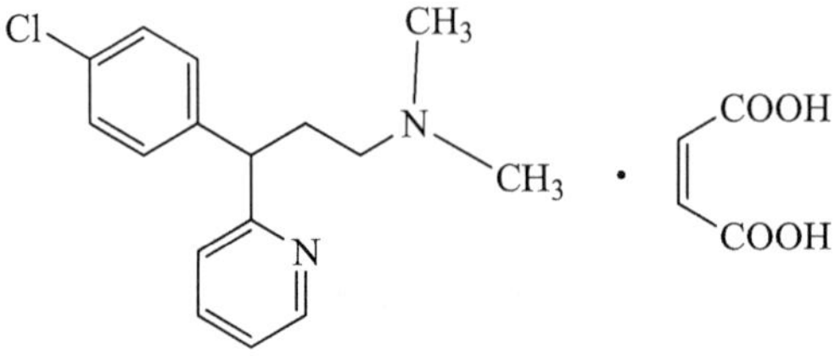

化学名：3-(4-氯苯基)-*N*, *N*-二甲基-3-吡啶-2-基-丙胺顺丁烯二酸盐, 3-(4-chlorophenyl)-*N*, *N*-dimethyl-3-pyridin-2-yl-propan-1-amine maleate。

性状：本品为白色结晶性粉末；无臭，味苦。本品在水、乙醇或三氯甲烷中易溶，微溶于乙醚及苯中。熔点 131～135℃，有升华性。

化学性质：本品结构中存在一个手性中心，*S*-构型的右旋异构体的活性是消旋体的 2 倍，*R*-构型的左旋异构体活性仅为消旋体的 1/90，临床上使用的是消旋体。

合成路线：本品的合成以 2-甲基吡啶为原料，经氯代得中间体（Ⅰ），然后与苯胺在高温下缩合得中间体（Ⅱ），再经 Sandmeyer 反应制得 2-对氯苄基吡啶（Ⅲ），中间体（Ⅲ）与溴代乙醛缩二乙醇在氨基钠存在下缩合生成 β-对氯苯基-β-(2-吡啶基)丙醛缩二乙醇（Ⅳ）。该缩醛和 *N*, *N*-二甲基甲酰胺（DMF）先在甲酸条件下分别水解成醛和二甲胺，再与甲酸经 Leuckart-Wallach 反应合成（Ⅴ），最后与马来酸成盐得马来酸氯苯那敏。

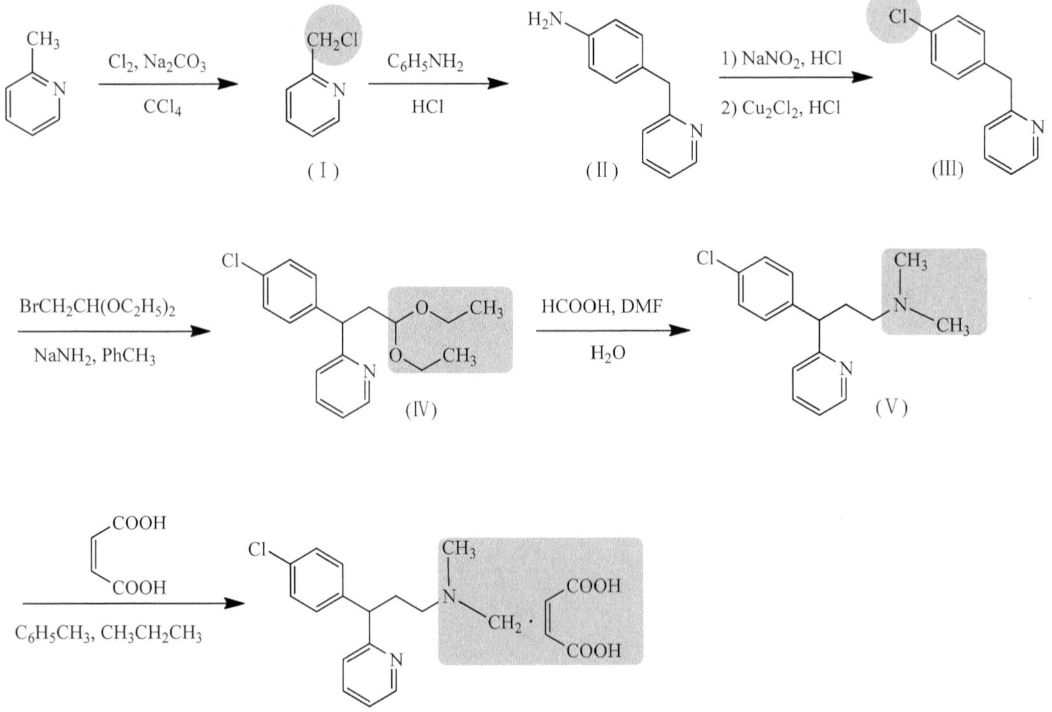

本品合成中用到的有机溶剂较多，因此《中国药典》要求检查甲苯等有机溶剂的残留。

主要药理学用途：本品对组胺 H_1 受体的竞争性拮抗作用强且作用持久。对中枢抑制作用较轻，嗜睡副作用较小，抗胆碱作用也较弱，适于日间服用。可用于治疗花粉症、荨麻疹、过敏性鼻炎、结膜炎等。由于易致中枢兴奋，可能会诱发癫痫，故癫痫患者禁用。

（四）三环类

乙二胺类、氨基醚类和丙胺类化合物中的两个芳环用适当的基团相连，可以得到三环类（tricyclines）化合物。这些连接基团可以是碳原子，也可以是硫或氧等杂原子，既可以是一个原子，又可以是两个原子的短链。

最初发现的三环类抗过敏药是吩噻嗪类化合物，如异丙嗪（promethazine）具有较强的组胺作用，抗组胺活性比苯海拉明强且持久。其余有类似结构的药物还有阿利马嗪（alimemazine）、甲地嗪（methdilazine）等。但是吩噻嗪类药物和抗精神病药氯丙嗪具有同样的母核，因而这类药物可作用于中枢神经系统，如镇静和安定的副作用较为明显。

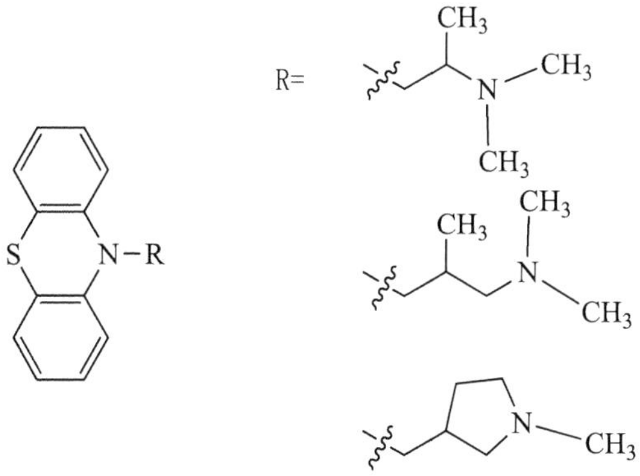

在吩噻嗪类药物的结构改造中发现，当吩噻嗪环上的氮原子被 sp^2 杂化的碳原子所取代、硫原子被其电子等排体—CH＝CH—替换后，得到新的三环类环庚三烯化合物具有较好的抗组胺活性，如赛庚啶（cyproheptadine）对组胺 H_1 受体拮抗作用比氯苯那敏和异丙嗪强，但仍有抗 5-HT 和抗胆碱作用。当赛庚啶结构中的环庚三烯环的碳碳双键被替换为—CH_2—CO—，靠近羰基的苯环被噻吩环替换后得到酮替芬（ketotifen），其不仅具有强效 H_1 受体拮抗作用，而且还能够抑制过敏性介质的释放，具有很好的抗过敏作用。酮替芬可用于内源性和外源性哮喘的防治，对过敏性鼻炎、皮炎和结膜炎及荨麻疹等均有效。但是酮替芬仍有较强的中枢抑制、嗜睡副作用。

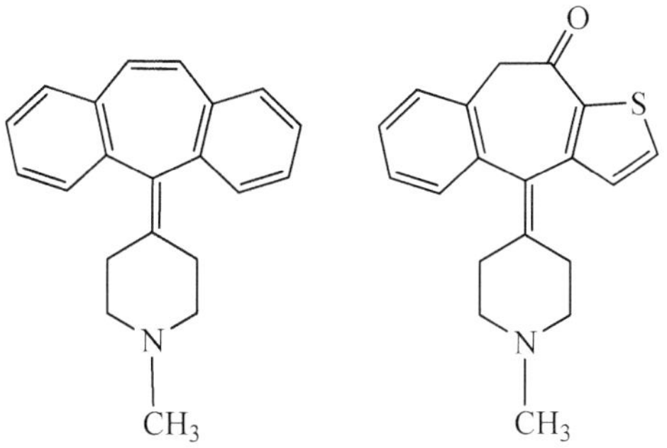

赛庚啶　　　　　　酮替芬

将赛庚啶结构中环庚三烯环的碳碳双键饱和，同时其中一个苯环用吡啶环取代，得到阿扎他定（azatadine），其抗组胺作用为氯苯那敏的 3～4 倍，中枢神经副作用也较低。阿扎他定的 N-甲基换成各种氨基甲酸酯结构，可以大大地降低中枢神经系统的副作用。例如，氯雷他定（loratadine）是强效选择性的非镇静类 H_1 受体拮抗剂，无抗胆碱能活性和中枢神经抑制作用，临床上用于治疗过敏性鼻炎和荨麻疹。地氯雷他定（desloratadine）是氯雷他定在体内主要的活性代谢产物，是一种口服非镇静性第三代抗组胺药，在美国和欧洲用于治疗过敏性鼻炎和慢性荨麻疹，具有起效快、不良反应少等优点，尤其对儿童患者安全性好。

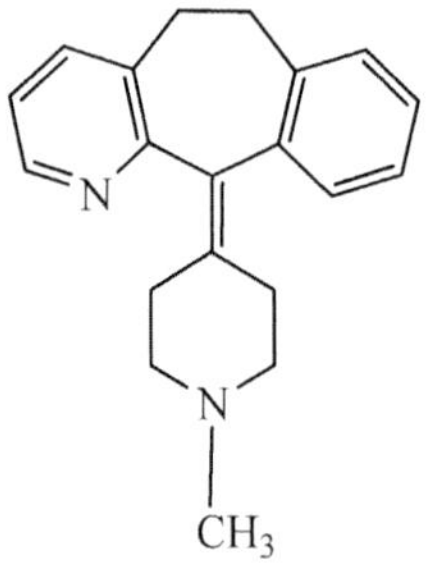

| 阿扎他定 | 氯雷他定 | 地氯雷他定 |

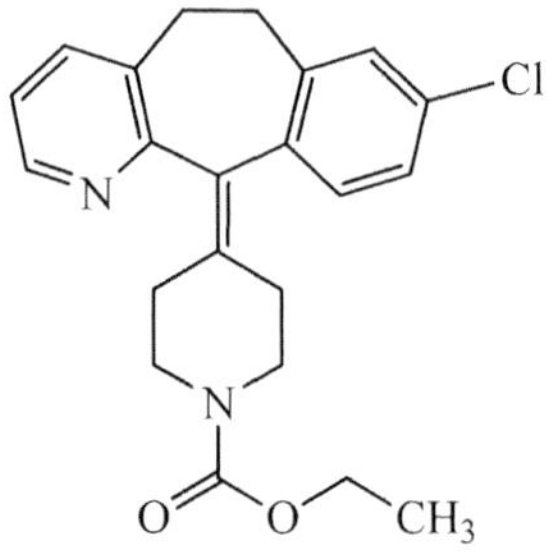

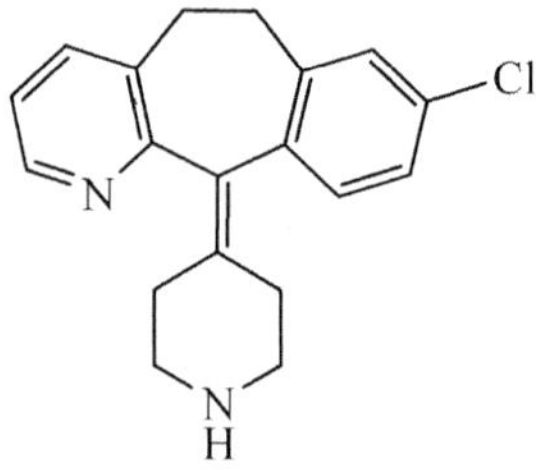

典型药物介绍

盐酸赛庚啶（cyproheptadine hydrochloride）

$\cdot\ HCl\ \cdot\ 1\dfrac{1}{2}\ H_2O$

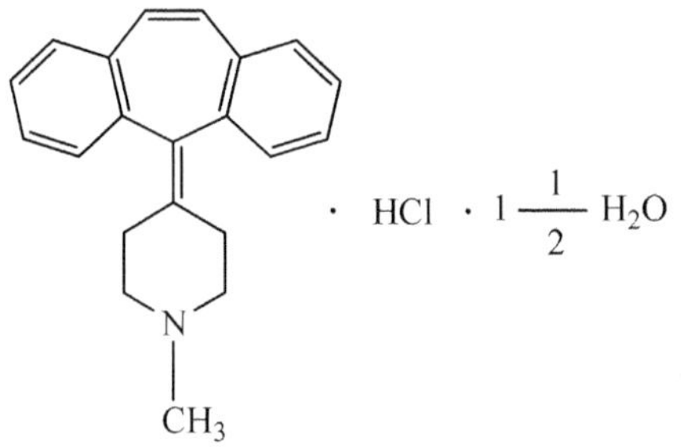

化学名：1-甲基-4-(5H-二苯并[a, d]环庚三烯-5-亚基)哌啶盐酸盐倍半水合物，4-(5H-dibenzo[a, d]cyclohepten-5-ylidene)-1-methylpiperidine hydrochloride sesquihydrate。

性状：本品为白色或微黄色结晶粉末；无臭，味微苦。本品易溶于甲醇；溶于三氯甲烷，但溶解过程中因药物含结晶水会出现乳化现象；在乙醇中略溶；在水中微溶，水溶液呈酸性；在乙醚中几乎不溶。

主要药理学用途：本品在临床上主要用于治疗荨麻疹、湿疹、过敏性和接触性皮炎、皮肤瘙痒、过敏性鼻炎和支气管哮喘等。同时该药还具有抗 5-HT 和抗胆碱作用，并可抑制醛固酮和促肾上腺皮质激素（adrenocorticortropic hormone，ACTH）分泌，因此可用于治疗偏头痛、肾上腺皮质功能亢进和肢端肥大症。

（五）哌嗪类

将乙二胺类化合物中两个开链的氮原子环合，得到刚性六元环化合物哌嗪，哌嗪也可以看作是乙二胺的构象限制性化合物。哌嗪类（piperazines）H_1 受体拮抗剂的代表药物西替利嗪

（cetirizine）实际上是安定药羟嗪（hydroxyzine）的代谢产物，能够选择性拮抗 H$_1$ 受体，作用强效持久，抗胆碱和抗 5-HT 作用极弱。由于西替利嗪的羧基易离子化，不易透过血脑屏障，进入中枢神经系统的量极少，因此具有高效、低毒、起效时间长和非镇静性等特点，成为哌嗪类抗组胺药物的典型代表。

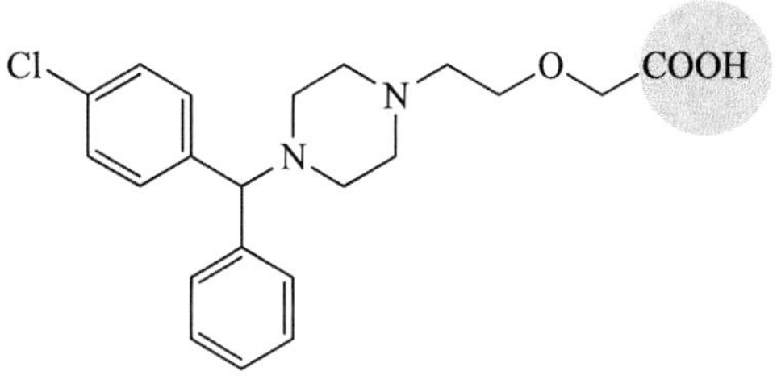

西替利嗪 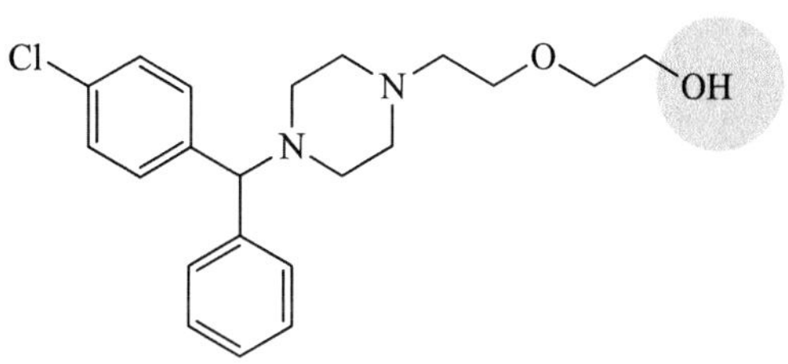　　　　　　　　　　　　　　　　　　　羟嗪

其他哌嗪类 H$_1$ 受体拮抗剂还有去氯羟嗪（decloxizine）、赛克力嗪（cyclizine）、氯环力嗪（chlorcyclizine）、美克洛嗪（meclozine）、布克力嗪（buclizine）等。其中西替利嗪的单一光学异构体左西替利嗪（levocetirizine）和西替利嗪的结构衍生物乙氟利嗪（efletirizine），被认为是第三代高效非镇静抗组胺药（表 9-4）。

表 9-4　哌嗪类 H$_1$ 受体拮抗剂

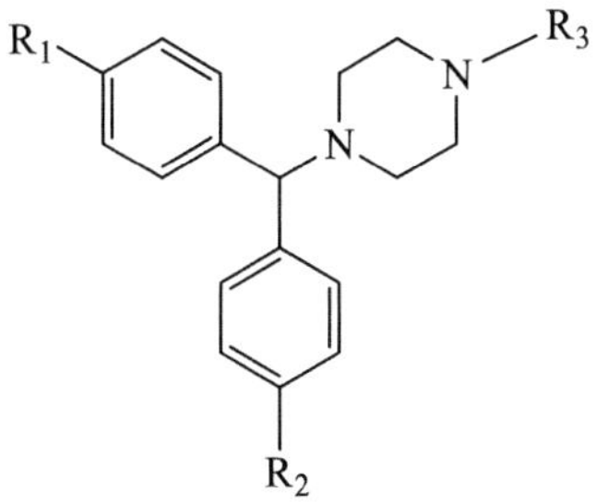

药名	R$_1$	R$_2$	R$_3$
去氯羟嗪 （decloxizine）	H	H	—CH$_2$CH$_2$OCH$_2$CH$_2$OH
赛克力嗪 （cyclizine）	H	H	—CH$_3$
氯环力嗪 （chlorcyclizine）	Cl	H	—CH$_3$
美克洛嗪 （meclozine）	Cl	H	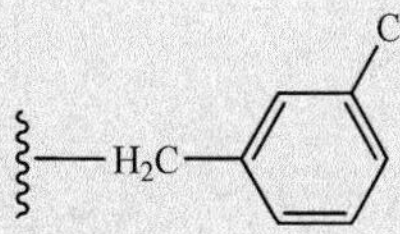 —H$_2$C— 间甲基苯基
布克力嗪 （buclizine）	Cl	H	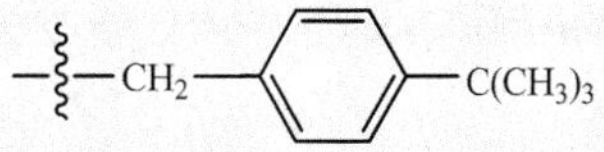 —CH$_2$— 对叔丁基苯基 C(CH$_3$)$_3$
左西替利嗪 （levocetirizine）	Cl	H	—CH$_2$CH$_2$OCH$_2$COOH
乙氟利嗪 （efletirizine）	F	F	—CH$_2$CH$_2$OCH$_2$COOH

典型药物介绍

盐酸西替利嗪（cetirizine hydrochloride）

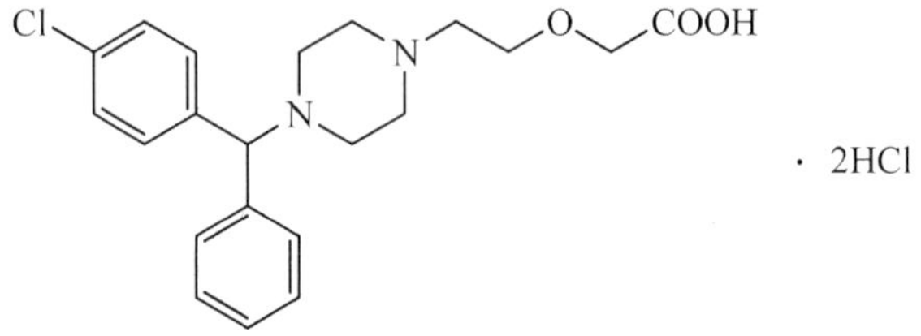

化学名：(±)-2-[2-[4-[(4-氯苯基)苯甲基]-1-哌嗪基]乙氧基]乙酸二盐酸盐，(±)-[2-[4-[(4-chlorophenyl)phenylmethyl]-1-piperazinyl]ethoxy]acetic acid dihydrochloride。

性状：本品为白色或类白色结晶性粉末，易溶于水，几乎不溶于丙酮和三氯甲烷。熔点225℃，应在密闭容器中避光保存。

化学性质：本品结构中存在一个手性中心，临床最初使用消旋体。由于左旋体对 H_1 受体拮抗剂的拮抗活性比右旋体更强，目前左西替利嗪上市后已成为效果更好、安全性更高的第三代抗组胺药。

主要药理学用途：药理研究表明本品为选择性组胺 H_1 受体拮抗剂，由于结构中的羧基易离子化，不易透过血脑屏障，大大减少了其中枢镇静作用，也无明显抗胆碱或抗 5-HT 作用。临床主要用于季节性或常年性过敏性鼻炎及荨麻疹。

（六）哌啶类

1. 特非那定及其衍生物　哌啶类（piperidines）结构可以看作是将丙胺类或氨基醚类的 H_1 受体拮抗剂环合后得到的构象限制性化合物。特非那定（terfenadine）是 20 世纪 80 年代发现的第一个真正的无中枢镇静副作用的抗组胺药物。该药物对外周的组胺 H_1 受体有选择性的拮抗作用，因与受体结合后解离缓慢而药效持久，另外，抗 5-HT、抗胆碱和抗肾上腺能作用非常微弱或几乎没有。由于临床中发现特非那定易诱发心脏毒性，FDA 于 1998 年批准撤销。特非那定在体内很快被代谢生成相应的羧酸衍生物非索非那定（fexofenadine），其抗组胺活性的为特非那定的 1/3，但是由于羧酸基团的存在使其分子极性增大，难以穿透中枢神经系统，因而不产生中枢镇静的副作用。作为特非那定的体内代谢产物，非索非那定可避免被体内药酶代谢而产生的心脏毒性，是优良的口服非镇静性第三代抗组胺药。

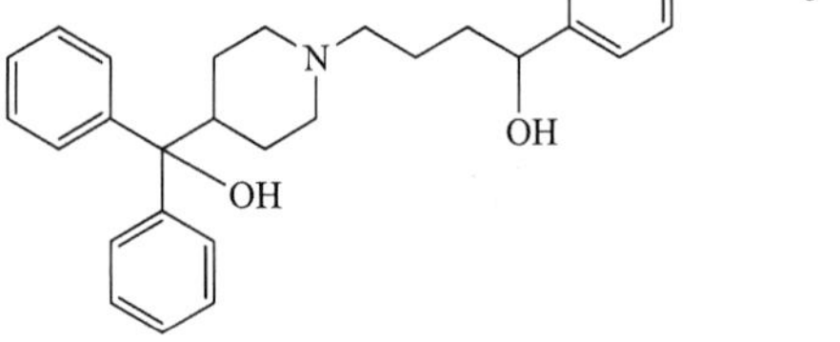

特非那定

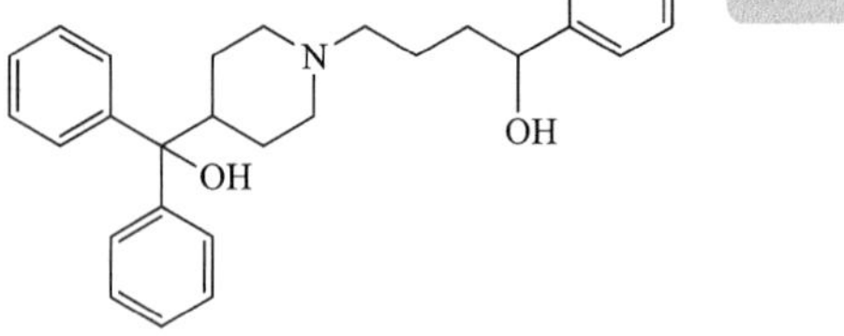

非索非那定

参考氨基醚类 H_1 受体拮抗剂结构改造的经验，将特非那定结构中的二苯甲基换成二苯甲氧基，得到无镇静副作用的药物依巴斯汀（ebastine）。该药的抗组胺活性比特非那定更高，作用时间更长，可达 18h。依巴斯汀在体内经过与特非那定同样的代谢过程，产生羧酸化合物卡瑞斯汀（carebastine），其抗组胺活性比其母体药物依巴斯汀更强。

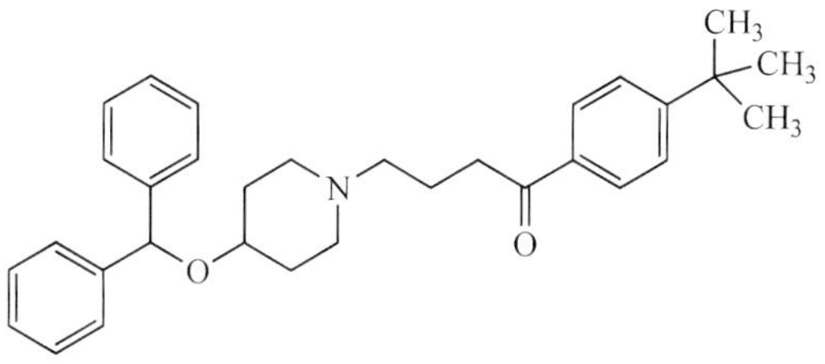

依巴斯汀

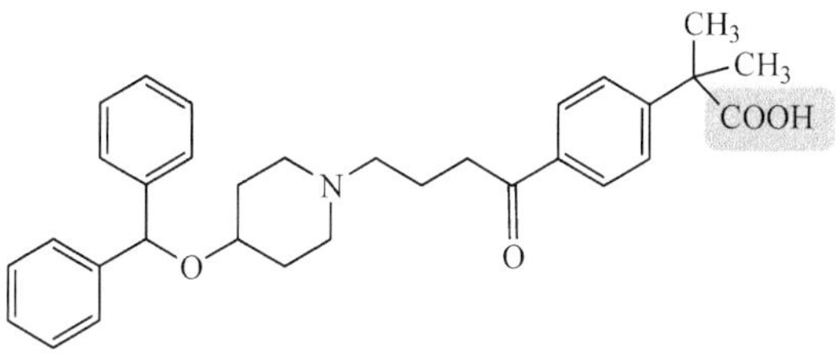

卡瑞斯汀

2. 苯并咪唑类及其衍生物 研究苯并咪唑类安定药物时，发现该类化合物具有较强的抗组胺活性。经过结构优化发现了活性更高的阿司咪唑（astemizole）。该药可选择性拮抗 H_1 受体，强效持久，同时还不引起抗胆碱和局部麻醉作用。因其不易穿透血脑屏障而没有中枢抑制副作用，故不良反应也极少，可用于治疗过敏性鼻炎、过敏性结膜炎、慢性荨麻疹和其他过敏反应症状。由于后来发现有心脏毒性，该药也被撤出美国市场。咪唑斯汀（mizolastine）是另一个具有相似化学结构的非镇静性组胺 H_1 受体拮抗剂，该药对 H_1 受体选择性强，起效快，药效持久，还可有效抑制其他炎症介质的释放，于 1998 年在欧洲首次上市。

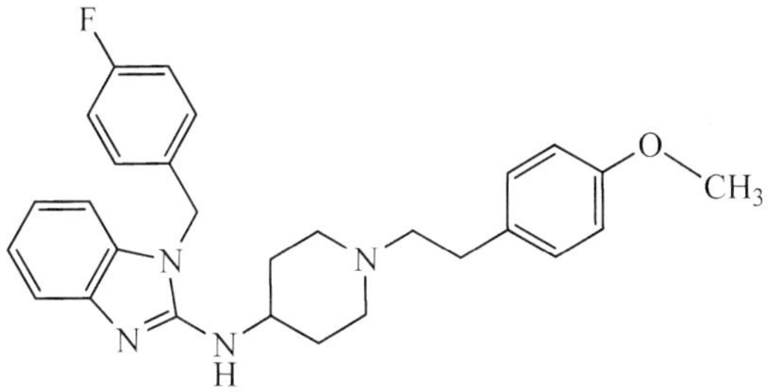

阿司咪唑

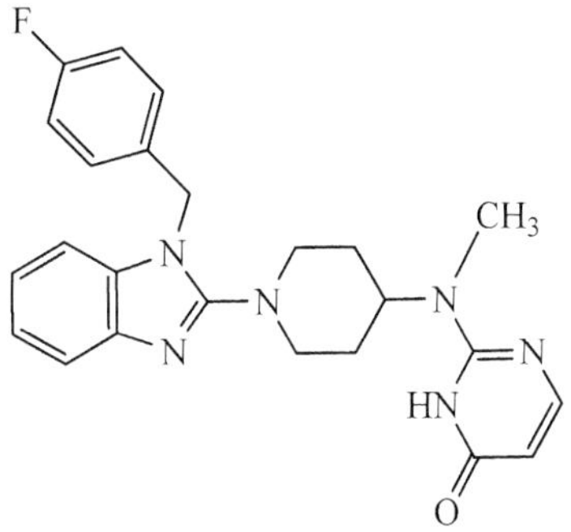

咪唑斯汀

氮卓草汀（azelastine）也是第二代非镇静性抗组胺药物，同时对组胺和白三烯等化学递质的产生和释放具有抑制作用。临床用于治疗支气管哮喘和鼻炎。

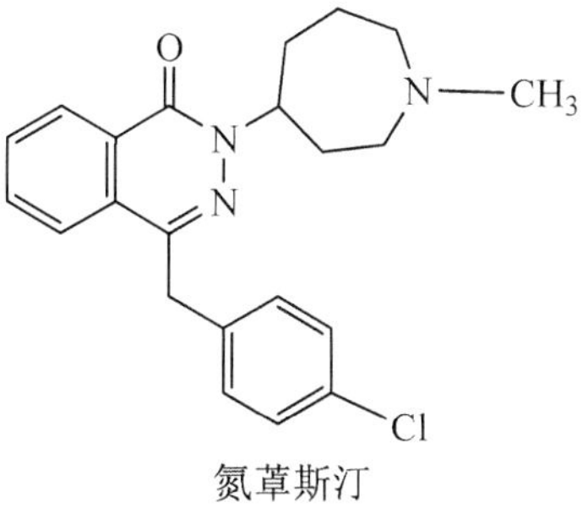

氮草斯汀

典型药物介绍

咪唑斯汀（mizolastine）

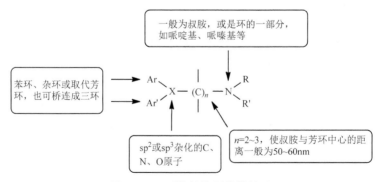

化学名：2-[[1-[1-(4-氟苄基)-1*H*-苯并咪唑-2-基]哌啶-4-基]甲基氨基]嘧啶-4(1*H*)-酮，2-[[1-[1-(4-fluorobenzyl)-1*H*-benzimidazol-2-yl]piperidin-4-yl](methyl)amino]pyrimidin-4(1*H*)-one。

性状：本品为白色结晶，可溶于甲醇，在水中微溶。熔点217℃。

化学性质：本品结构中含有苯并咪唑和嘧啶酮杂环，所有的氮原子均处于季铵、酰胺和芳香环中，因此碱性较弱。

主要药理学用途：本品为第二代组胺 H_1 受体拮抗剂，H_1 受体特异性和选择性高，还能有效抑制其他炎性介质的释放，也被称为具有双重作用的抗组胺药。临床主要用于治疗过敏性鼻炎及慢性特发性荨麻疹。

二、H_1 受体拮抗剂的构效关系

（一）经典 H_1 受体拮抗剂的构效关系

H_1 受体拮抗剂的结构类型包括乙二胺类、氨基醚类、丙胺类、哌嗪类和哌啶类。上述各类 H_1 受体拮抗剂的结构具有相似性，可用如图 9-1 所示结构通式归纳和总结。

一般为叔胺，或是环的一部分，如哌啶基、哌嗪基等

苯环、杂环或取代芳环，也可桥连成三环

$$Ar \diagdown \quad Ar' \diagup X - (C)_n - N \diagup^R_{R'}$$

sp^2 或 sp^3 杂化的C、N、O原子

n=2~3，使叔胺与芳环中心的距离一般为50~60nm

图 9-1 H_1 受体拮抗剂构效关系

H_1 受体拮抗剂的药效团为叔胺及两个芳环，二者通过适当长度的连接基团相连。两个芳环 Ar 和 Ar'的空间位置，决定了药物与受体疏水区和静电吸引区相互作用时氮原子与受体形成氢键的方向，从而影响氢键结合能力，使不同药物表现出活性的差异。

（二）组胺 H₁ 受体拮抗剂的立体异构体与活性的关系

从前面讨论的内容中可以看到,许多组胺 H₁ 受体拮抗剂的活性与其结构中的立体构型有密切的关系。在含有二苯甲基结构的 H₁ 受体拮抗剂中,若芳环上有取代基或芳环被杂环取代,则原二苯甲基中的甲基碳原子成为手性中心。由于二苯基结构在与 H₁ 受体相互作用时具有非常重要的作用,从而使得不同对映异构体产生不同的生物活性。例如,丙胺类的氯苯那敏,右旋体对 H₁ 受体的亲和能力大约是其左旋体的 200 倍;氨基醚类的卡比沙明的优对映体（eutomer）是 *S*-右旋体;西替利嗪也具有一个二苯甲基的不对称中心,其左旋体对组胺 H₁ 受体的亲和力比右旋体大 10 倍。

当药物分子的手性不是来自二苯甲基的部分时,如特非那定的手性中心来自侧链的苯丁基哌啶醇,则由手性带来的生物活性差异相差不大。所以特非那定的两个对映异构体的活性基本接近。

除此之外,某些药物因含有—C=C—,其几何异构体的活性也不相同。例如,丙胺类 H₁ 受体拮抗剂结构中两个芳环所连的碳原子上引入双键后得到的曲普利啶,其 *E* 型几何异构体的活性是 *Z* 型几何异构体的 1000 倍以上。

第 2 节　抗 溃 疡 药

一、发展、分类和作用机制

消化性溃疡发生在胃幽门和十二指肠处,是由胃液的消化作用引起的胃黏膜损伤。发生溃疡的基本原因是胃酸分泌过多,胃黏膜的抵抗力下降。当胃酸分泌过多超过了胃黏液对胃的保护能力和碱性的十二指肠液中和胃酸的能力时,含有胃蛋白酶的低 pH 胃液会使胃壁消化而发生溃疡。

目前经过研究,认为胃酸的分泌有以下过程:首先组胺、ACh 或胃泌素刺激胃壁细胞上的相应受体,引起第二信使 cAMP 或 Ca^{2+} 的增加;引发细胞内一系列生化和生物物理过程,最后在蛋白激酶参与下,激活位于胃壁细胞分泌小管膜上的 H^+, K^+-ATP 酶（又称质子泵）。H^+, K^+-ATP 酶可将 H^+ 泵出胃壁细胞外,将 K^+ 泵入胃壁细胞内,从而分泌胃酸（图 9-2）。

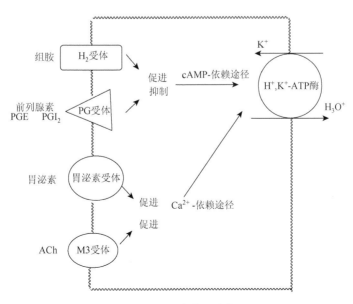

图 9-2　胃酸分泌过程

在上述过程中，由组胺刺激增加 cAMP 的作用比 ACh 和胃泌素刺激增加 Ca^{2+}的作用大得多，因此组胺 H_2 受体拮抗剂阻断胃酸分泌的作用远大于抗胆碱药和抗胃泌素药。H^+, K^+-ATP 酶泵出 H^+ 是胃酸分泌的最后一步，故应用质子泵抑制剂（proton pump inhibitor，PPI）抑制该酶的活性，可以完全阻断其他刺激引起的胃酸分泌。前列腺素可抑制胃壁细胞中腺苷酸环化酶，减少 cAMP 导致胃酸分泌下降，还可增加黏膜血流量和黏膜分泌，加强黏膜保护作用。此外，研究表明幽门螺杆菌 *Helicobacter pylori*（Hp）是导致消化性溃疡的主要因素之一，因此根除 Hp 是治疗消化性溃疡、防止复发的有效途径之一。

抗溃疡药（anti-ulcer agents）是针对溃疡发生的原因，通过减少胃酸和保护胃黏膜来起作用的。当前根据药物作用机制，抗溃疡药可分为以下几种。①中和过量胃酸的抗酸药，如氢氧化铝等。②从不同环节抑制胃酸分泌的药物，如抗胆碱药（哌仑西平）、H_2 受体拮抗剂和质子泵抑制剂。③黏膜保护剂，如柠檬酸铋钾、硫酸铝和米索前列醇等 PGE 药物。④抗 Hp 药物，目前根除 Hp 常用的三联疗法是质子泵抑制剂加两种抗生素（阿莫西林、克拉霉素、替硝唑或甲硝唑）。本节只介绍用于抑制胃酸分泌的常用药物——H_2 受体拮抗剂和质子泵抑制剂，其中质子泵抑制剂又可分为不可逆性质子泵抑制剂和可逆性质子泵抑制剂。

二、H_2 受体拮抗剂

（一）H_2 受体拮抗剂的发展概况及常用药物

案例 9-2

20 世纪 60 年代，最初研究 H_2 受体拮抗剂的工作首先从组胺类似物开始，但未能找到拮抗胃酸分泌的有效药物。在改变组胺侧链过程中，发现其脒的类似物（Ⅰ）在大剂量时具有拮抗胃酸分泌作用。将其侧链脒基改为碱性较弱的甲基硫脲并延长柔性侧链至四个碳原子，得到布立马胺（burimamide）。该药的活性提高了一百倍，是第一个用于临床的 H_2 受体拮抗剂，但由于口服效果差，不能有效治疗消化道溃疡。

（Ⅰ）　　　　　　　　　　　布立马胺

结构分析发现，布立马胺咪唑环的 pK_a 为 7.25，而组胺咪唑环 pK_a 为 5.80。当时研究者猜测，如果在咪唑环或其侧链上引入适当的取代基来减小布立马胺咪唑环的 pK_a，使之接近于组胺，可能将有利于提高药效。在随后针对咪唑环及其侧链的结构改造中发现了硫代布立马胺（thiaburimamide）和甲硫咪脲（metiamide），后者的活性比布立马胺提高近 10 倍。然而初步的临床试验观察到患者有粒细胞减少症状，后来证实可能与甲硫咪脲中的硫脲基团有关，因此研究方向转向了寻找非硫脲结构的 H_2 受体拮抗剂。当应用硫脲的电子等排体脒基替换硫脲时，其体外活性比甲硫咪脲低 20 倍。分析其原因可能在于脒基碱性比硫脲强，因此在脒基上引入吸电子基团使取代脒基的 pK_a 与硫脲基本相似。其中氰基脒衍生物西咪替丁（cimetidine）的活性高于甲硫咪脲，是第一个成功用于临床的 H_2 受体拮抗剂，该药于 1976 年首先在英国上市，用于治疗活动性十二指肠溃疡，预防溃疡复发。

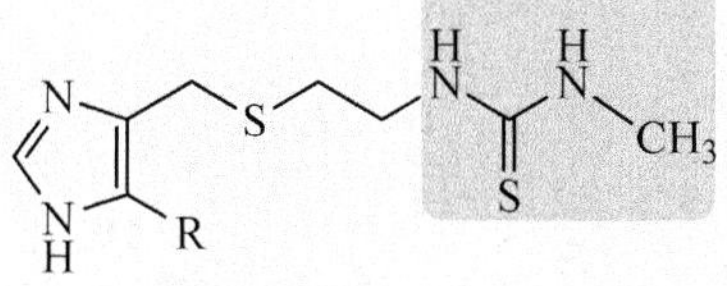

R=H, 硫代布立马胺
R=CH₃, 甲硫咪脲   西咪替丁

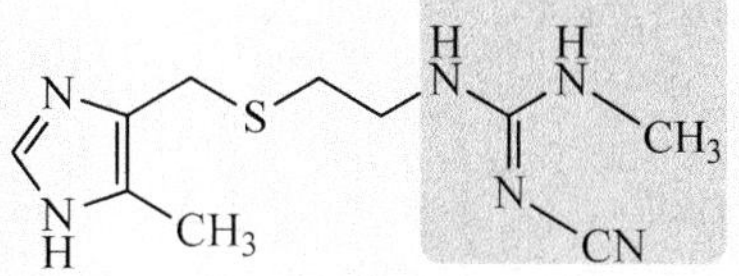

西咪替丁是第一代 H_2 受体拮抗剂，它的问世开辟了寻找抗溃疡药物的新领域。在以后的研究中又开发了许多新的 H_2 受体拮抗剂，如雷尼替丁（ranitidine）、尼扎替丁（nizatidine）、法莫替丁（famotidine）等（表 9-5）。

表 9-5 H_2-受体拮抗剂

药物名称	结构式
西咪替丁 （cimetidine）	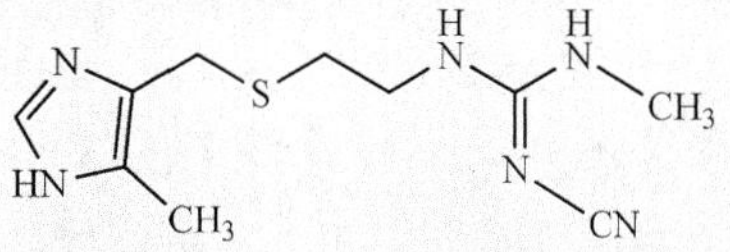
雷尼替丁 （ranitidine）	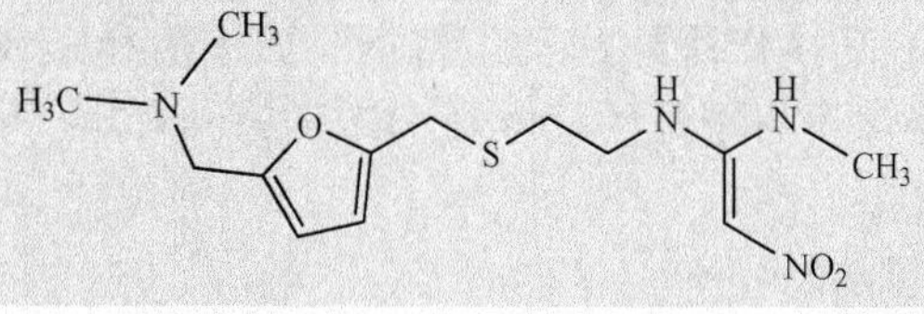
尼扎替丁 （nizatidine）	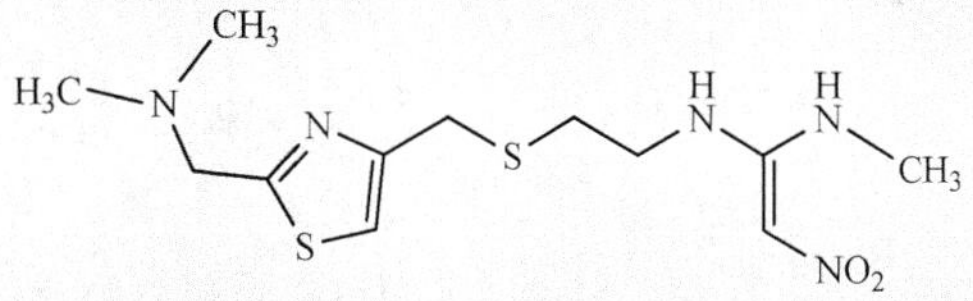
法莫替丁 （famotidine）	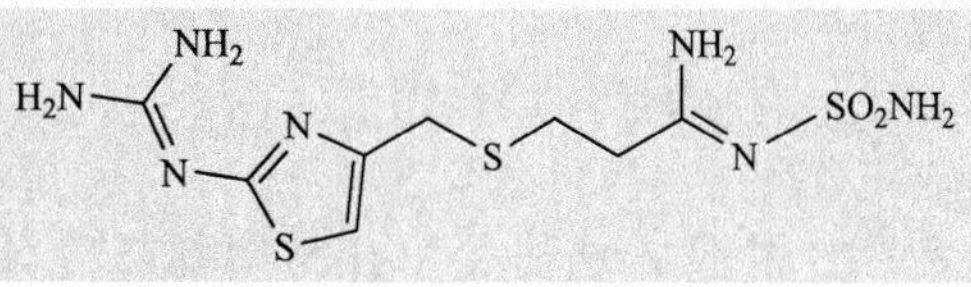
罗沙替丁 （roxatidine）	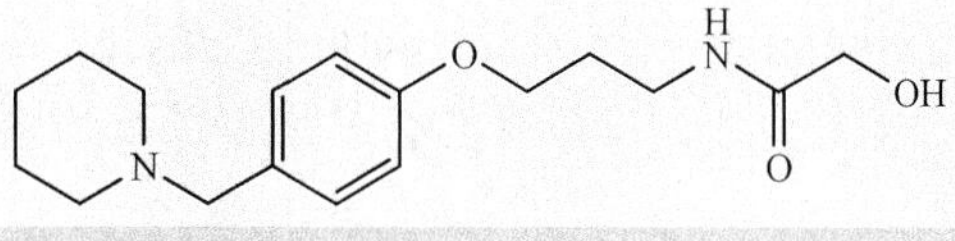
乙溴替丁 （ebrotidine）	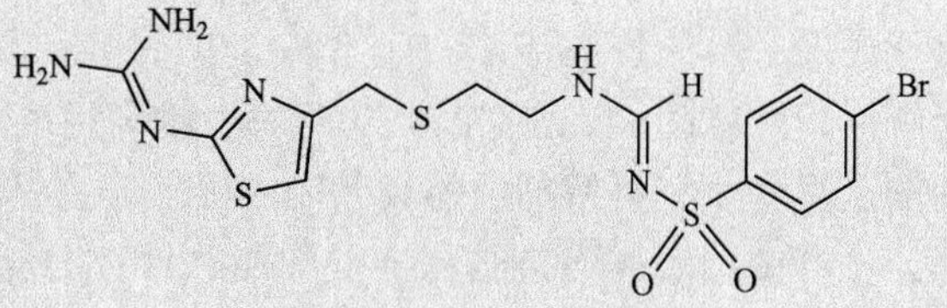
唑替丁 （zaltidine）	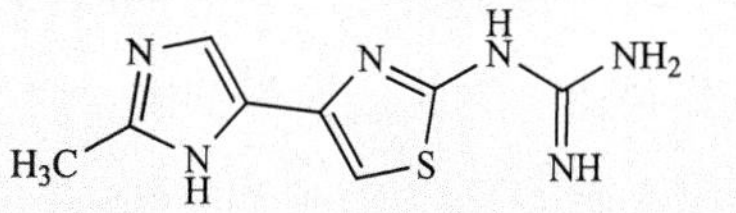

续表

药物名称	结构式
咪芬替丁 （mifentidine）	
拉呋替丁 （lafutidine）	

雷尼替丁是第二代 H_2 受体拮抗剂，其结构中的呋喃环相应于西咪替丁中的咪唑环。该药于 1981 年在英国首先上市，它的抑酸能力是西咪替丁的 4～10 倍，到 1987 年全球销量已超过西咪替丁。雷尼替丁的生物利用度不高，用亲脂性较强的噻唑环代替雷尼替丁中的呋喃环得到尼扎替丁，其活性与雷尼替丁相仿，而生物利用度高达 95%。尼扎替丁和法莫替丁都属于第三代 H_2 受体拮抗剂，而法莫替丁是目前选择性最高、作用最强的 H_2 受体拮抗剂。它对 H_1 受体、N 受体、M 受体、5-HT 受体均无激动或拮抗作用，也无抗雄激素副作用。该药抑制胃酸分泌的效力是西咪替丁的 20 倍，雷尼替丁的 7.5 倍。罗沙替丁为长效品种，其抗胃酸分泌效力是西咪替丁的 3～6 倍，雷尼替丁的 2 倍，临床上可用它的乙酸酯，称作乙酰罗沙替丁。1997 年上市的乙溴替丁则突破了前三代 H_2 拮抗剂的局限性，除了拮抗组胺 H_2 受体作用外，还有黏膜保护作用和强大的杀灭 Hp 作用。唑替丁和咪芬替丁的结构中的咪唑环与刚性的噻唑环和苯环直接相连，不含有柔性碳链，起到了限制构象的目的。

典型药物介绍

西咪替丁（cimetidine）

化学名：1-甲基-2-氰基-3-[2-[[(5-甲基咪唑-4-基)甲基]硫代]乙基]胍，2-cyano-1-methyl-3-[2-[[(5-methylimidazol-4-yl)methyl]thio]ethyl]guanidine，又名甲氰咪胍，泰胃美。

性状：本品几乎无臭、味苦，易溶于甲醇，溶于乙醇，微溶于水，在稀盐酸中易溶。熔点 139～144℃。

化学性质：西咪替丁有 A、B、C、Z、H 等多种晶型，不同的晶型可能影响药物溶解速度、表观溶解度、稳定性、制剂生产，从而对生物利用度和生物等效性产生影响，因此越来越受到制药界的重视。从有机溶剂中得到的西咪替丁 A 晶型，熔点 139～144℃，其生物利用度和疗效较好。生产中用水作溶剂结晶会得到西咪替丁混晶型，熔点 136～144℃，影响产品质量和疗效。

主要药理学用途：本品能显著抑制由食物、组胺、五肽胃泌素、咖啡因和胰岛素等刺激引起的胃酸分泌，对因化学刺激引起的腐蚀性胃炎有预防和保护作用。临床主要用于治疗各种酸相关性疾病，如十二指肠溃疡、胃溃疡、卓-艾综合征、上消化道出血、反流性食管炎、高酸性胃炎等。

本品有抗雄性激素作用，长期应用可产生妇女溢乳、男性乳腺发育和性功能障碍等副作用。另外本品的咪唑环与 P450 酶结合可降低药酶活性，可能会影响到其他药物的代谢速率。

盐酸雷尼替丁（ranitidine hydrochloride）

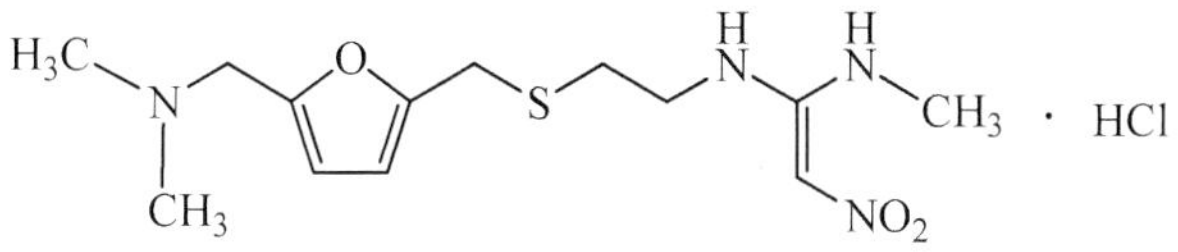

化学名：N-[2-[[[5-[(二甲氨基)甲基]-2-呋喃基]甲基]硫代]乙基]-N'-甲基-2-硝基-1, 1-乙烯二胺盐酸盐，N-[2-[[[5-[(dimethylamino)methyl]-2-furanyl]methyl]thio]ethyl]-N'-methyl-2-nitro-1, 1-ethenediamine hydrochloride，又名甲硝呋胍，呋喃硝胺。

性状：本品为类白色至浅黄色结晶性粉末，有异臭，味微苦，易溶于水，极易潮解，吸潮后色泽变深。

化学性质：本品为反式构型，熔融时分解，顺式异构体无活性，熔点较反式异构体低。

合成路线：雷尼替丁的合成以 2-羟甲基-5-二甲氨基甲基呋喃为起始原料，首先与巯乙胺反应制得中间体(Ⅰ)，再与 N-甲基-1-甲硫基-2-硝基乙烯胺缩合得到雷尼替丁。合成过程中可能引入的杂质有原料 2-羟甲基-5-二甲氨基甲基呋喃和中间体(Ⅰ)。

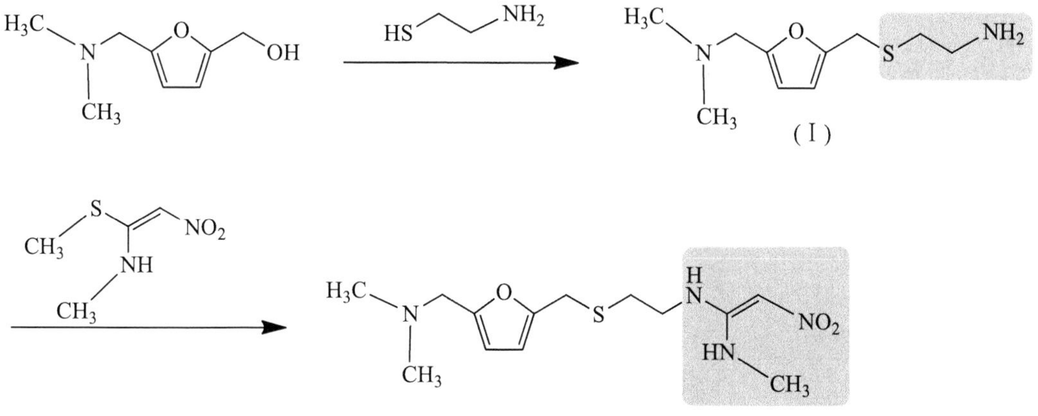

主要药理学用途：雷尼替丁是呋喃类 H_2 受体拮抗剂的代表药物，抑制胃酸分泌的强度是西咪替丁的 4～10 倍，治疗消化性溃疡的效果优于西咪替丁，无抗雄激素作用，对内分泌影响小，临床上主要用于治疗十二指肠溃疡、良性胃溃疡、术后溃疡和反流性食管炎等。该药于1981 年上市，1987 年全球销量已超过西咪替丁。

（二）H_2 受体拮抗剂的构效关系

H_2 受体拮抗剂的化学结构一般由三部分构成：碱性或碱性基团取代的芳杂环区、平面极性基团区，以及连接上述两个药效基团的柔性碳链或芳环系统。以雷尼替丁为模板化合物，可将 H_2 受体拮抗剂构效关系总结如图 9-3 所示。

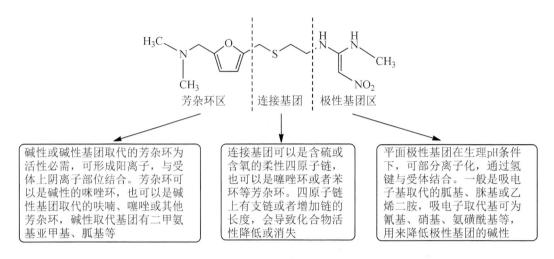

图 9-3　H_2 受体拮抗剂构效关系

| 碱性或碱性基团取代的芳杂环为活性必需，可形成阳离子，与受体上阴离子部位结合。芳杂环可以是碱性的咪唑环，也可以是碱性基团取代的呋喃、噻唑或其他芳杂环，碱性取代基团有二甲氨基亚甲基、胍基等 | 连接基团可以是含硫或含氧的柔性四原子链，也可以是噻唑环或者苯环等芳杂环。四原子链上有支链或者增加链的长度，会导致化合物活性降低或消失 | 平面极性基团在生理pH条件下，可部分离子化，通过氢键与受体结合。一般是吸电子基取代的胍基、脒基或乙烯二胺，吸电子取代基可为氰基、硝基、氨磺酰基等，用来降低极性基团的碱性 |

药物的亲脂性可影响其吸收分布，从而影响药效。H_2 受体拮抗剂结构中的胍基等基团极性较大，使药物难以通过生物膜被吸收。引入疏水性基团，可增加化合物脂溶性，改善吸收，增强药效。

三、质子泵抑制剂

H^+，K^+-ATP 酶位于胃壁细胞表层的光面管泡及泌酸小管膜上，能与 K^+ 交换而主动将细胞内的 H^+ 泵出到分泌小管腔内，因此 H^+，K^+-ATP 酶又称为质子泵（proton pump）。质子泵于 1973 年被发现，由于它仅分布在胃壁细胞，是分泌胃酸的最后一个环节，抑制质子泵能够有效抑制各种因素引起的胃酸分泌，因此成为研究抗胃酸分泌的新药物靶点。

（一）质子泵抑制剂的分类

根据与 H^+，K^+-ATP 酶的作用方式不同，质子泵抑制剂可分为不可逆性和可逆性两类。不可逆性抑制剂在体内与质子泵发生不可逆共价结合，导致 H^+，K^+-ATP 酶失活，具有强大的抗胃酸分泌作用，药效持久，研究相对成熟，已有许多新药上市。可逆性质子泵抑制剂与 H^+，K^+-ATP 酶上的 K^+ 结合位点以离子键结合，通过抑制 K^+ 与酶的结合而抑制胃酸分泌，又称为钾竞争性酸阻滞剂（potassium competitive acid blockers，P-CABs）或酸泵拮抗剂（acid pump antagonists，APAs）。

（二）不可逆质子泵抑制剂的发展概况及作用机制

案例 9-3

1972 年，在研究吡啶硫代乙酰胺的抗病毒作用时发现该类化合物具有抑制胃酸分泌作用，但肝脏毒性较大。当时推测肝毒性可能与结构中的硫代羧基—C＝S—有关，因此改用硫醚取代。在结构改造中发现连有咪唑的衍生物 H7767 具有较好的抗胃酸分泌作用。

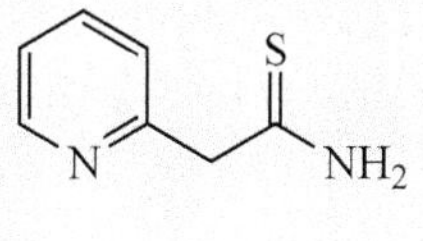

吡啶硫代乙酰胺 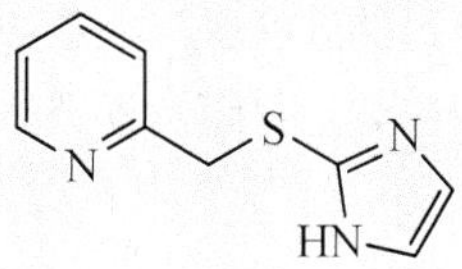　　　　　　　　　　　　　H7767

随后发现硫醚在体内可被氧化为亚砜类化合物，这类亚砜化合物的抗胃酸分泌能力更强。进一步的研究发现，当咪唑环被苯并咪唑环替换后，得到的替莫拉唑（timoprazole）具有强烈抑制胃酸分泌作用，但毒理研究发现替莫拉唑有抑制甲状腺摄取碘的副作用。通过对吡啶环和苯并咪唑环的取代基不断优化得到的吡考拉唑（picoprazole）消除了上述副作用。后经研究证实，吡考拉唑因含有苯并咪唑结构，属弱碱性化合物，通过细胞膜到达胃壁细胞的酸性环境中后，产生的离子化结构可对质子泵起抑制作用，而非直接拮抗 H_2 受体。

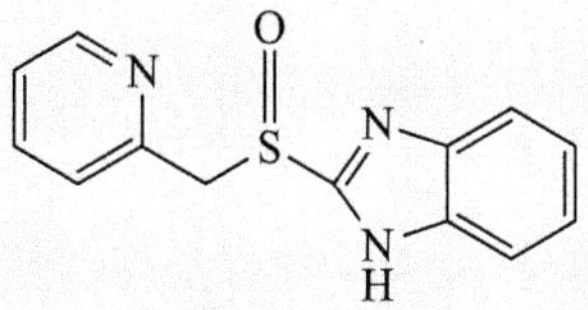

替莫拉唑 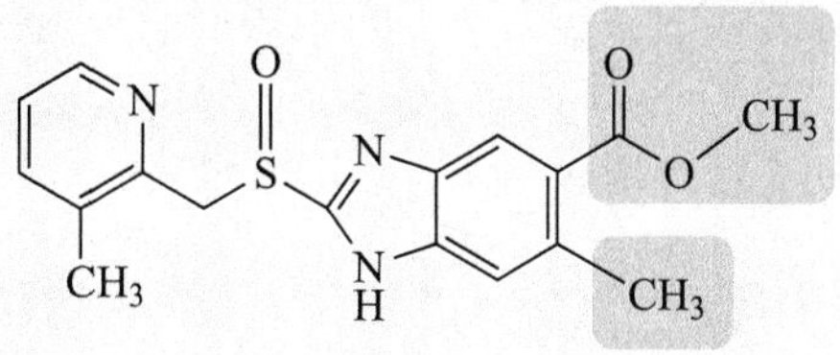　　　　　　　　　　　　　　吡考拉唑

由于吡考拉唑含有芳酸酯结构，化学稳定性较差。因此在进一步进行结构优化工作中，在吡啶环上引入 3,5-二甲基和 4-甲氧基，同时在苯并咪唑环上用甲氧基置换芳酸酯后，于 1979 年制得奥美拉唑（omeprazole）。奥美拉唑抗胃酸分泌活性比吡考拉唑强 5～10 倍，该药由阿斯利康（Astra）公司开发，是第一个上市的质子泵抑制剂。

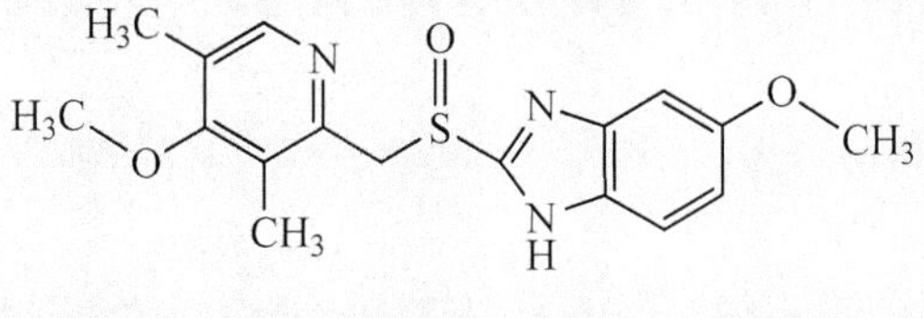

奥美拉唑

自 1987 年奥美拉唑在瑞典首先上市以来，质子泵抑制剂已成为胃酸相关性疾病治疗的主要药物。随着对奥美拉唑构效关系的深入研究，兰索拉唑（lansoprazole）、泮托拉唑（pantoprazole）和雷贝拉唑（rabeprazole）等其他类似药物也先后上市。

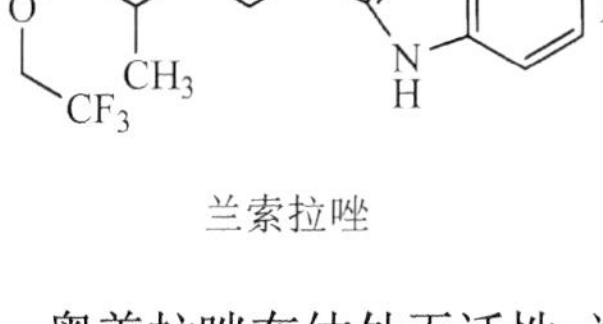

兰索拉唑 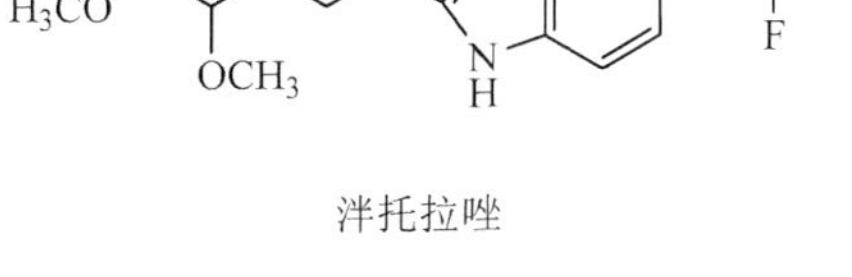　　　　　　　　　泮托拉唑 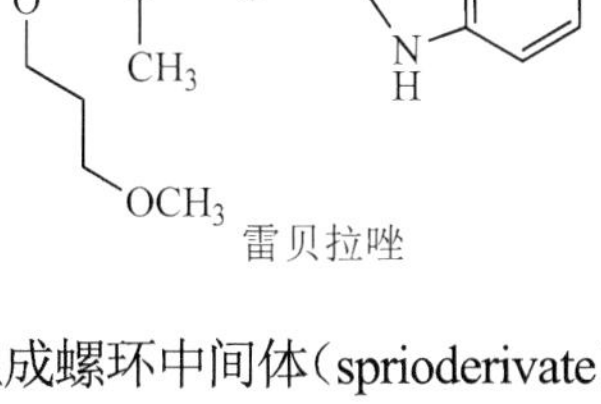　　　　　　　　　雷贝拉唑

奥美拉唑在体外无活性，进入胃壁细胞后在 H^+ 作用下，依次转化生成螺环中间体（sprioderivate）、次磺酸（sulfenic acid）和次磺酰胺（sulfenamide）等形式。研究表明，次磺酰胺是该药的活性代谢物，与 H^+，K^+-ATP 酶的 Cys813 或 Cys892 巯基共价结合形成二硫键，导致质子泵永久失

活。胃壁细胞只有等到新的 H^+, K^+-ATP 酶再生才能发挥泌酸功能，因此奥美拉唑的药效可维持 24h。实际上，奥美拉唑是次磺酰胺的前药，但次磺酰胺极性太大，体内吸收困难，不能直接药用。

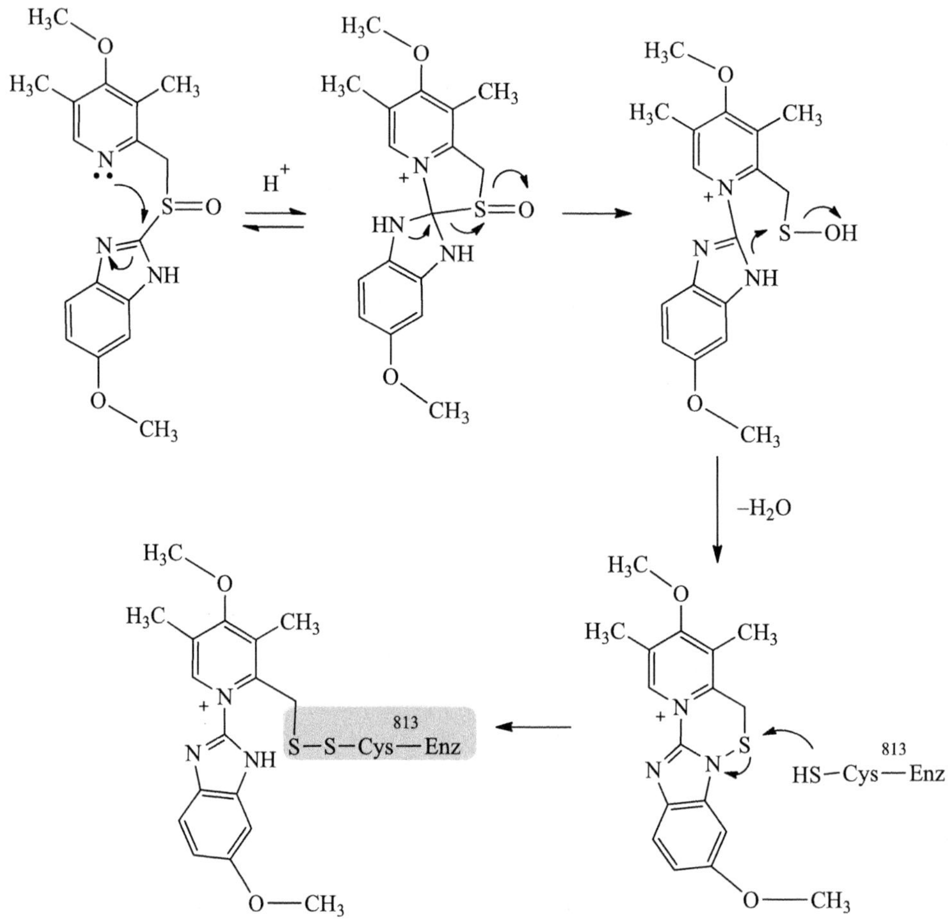

质子泵抑制剂除具有强效的抑酸作用外，还具有抗 Hp 的作用。当前研究证实，Hp 感染可以认为是消化道溃疡，尤其是十二指肠溃疡发生的先决条件或致病因子，根除 Hp 能有效预防消化性溃疡的复发。质子泵抑制剂能长效抑制胃酸分泌，使胃内 pH 升高，为抗生素发挥抗 Hp 作用提供了较好的 pH 环境，故与许多抗生素具有良好的协同作用，使不耐酸抗生素能发挥最大的杀菌效力。另外质子泵抑制剂还可抑制 Hp 的 ATP 酶活性，从而直接发挥抗 Hp 作用。

兰索拉唑是吡啶环 4-位引入含氟烷氧基的苯并咪唑化合物，与奥美拉唑具有相似的抑制胃酸分泌的作用，但稳定性和口服生物利用度更好，抗 Hp 的作用也更强。该药 1991 年上市，主要用于食管炎和十二指肠溃疡的治疗。泮托拉唑的苯并咪唑环 5 位引入了二氟甲氧基，该药在疗效、稳定性和对胃壁细胞选择性方面比兰索拉唑更好，生物利用度较奥美拉唑提高了 7 倍。雷贝拉唑是一种具有抗胃酸分泌作用的可逆性质子泵抑制剂，能快速有效抑制胃酸分泌。由于更易于同 H^+, K^+-ATP 酶分离，故作用时间比奥美拉唑短。

奥美拉唑中亚磺酰基具有手性，但由于该药在体内转变为无手性的次磺酰胺发挥药效，因此临床中一般使用其外消旋体。然而阿斯利康公司经过研究发现奥美拉唑的两个光学异构体在体内的代谢不同，其中 *R*-型对映异构体在肝内易被代谢，而 *S*-型对映异构体受肝代谢酶 P450 的影响小。因此使用 *S*-型光学异构体的生物利用度更高，口服吸收个体差异更小，其安全性也优于消旋体奥美拉唑。2000 年，阿斯利康公司将 *S*-型异构体以埃索美拉唑（esomeprazole）的名称上市，商品名耐信（nexium），成为该公司奥美拉唑专利到期后的替代专利药物。右兰索拉唑（dexlansoprazole）已于 2009 年被 FDA 批准，成为第二个以光学异构体上市的质子泵抑制剂。

典型药物介绍

奥美拉唑（omeprazole）

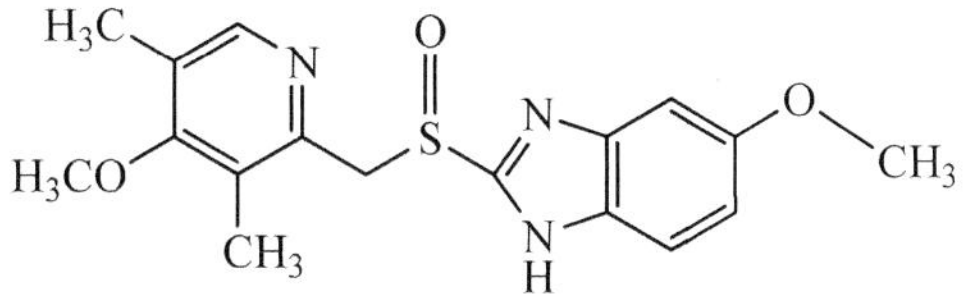

化学名：5-甲氧基-2-[[(4-甲氧基-3, 5-二甲基-2-吡啶基)-甲基]-亚磺酰基]-1*H*-苯并咪唑，5-methoxy-2-[[(4-methoxy-3, 5-dimethyl-2-pyridinyl)methyl]sulfinyl]-1*H*-benzimidazole，又名洛塞克，奥克。

性状：本品为白色或类白色结晶；熔点 156℃。易溶于二氯甲烷，在甲醇或乙醇中略溶，在水中不溶。

化学性质：本品具有弱碱性和弱酸性，可溶解在 0.1mol/L 氢氧化钠溶液，因此奥美拉唑也可以用钠盐的形式给药。本品在水溶液中不稳定，对强酸也不稳定，应低温避光保存。因此本品可以应用肠溶片或肠溶衣胶囊等剂型，避免药物在胃中分解。

案例 9-4

《中国药典》将奥美拉唑磺酰化物列为杂质检查项目。

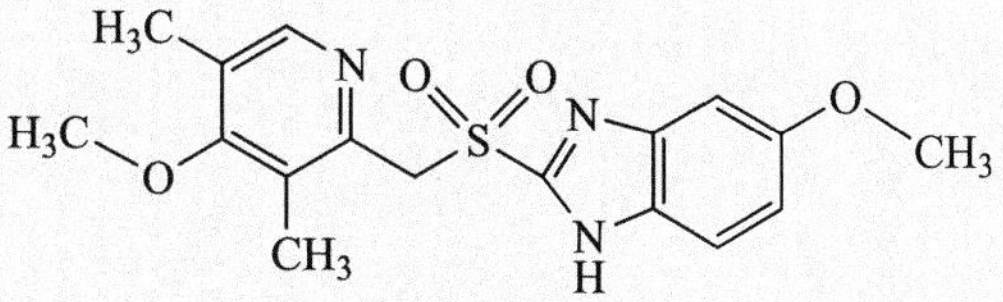

奥美拉唑磺酰化物

问题：

为什么要对上述杂质进行检查？

合成路线：本品的合成以 3, 5-二甲基-2-羟甲基-4-甲氧基吡啶为原料，首先与二氯亚砜反应生成 2-氯甲基-3, 5-二甲基-4-甲氧基吡啶（Ⅰ），然后与 2-巯基-5-甲氧基苯并咪唑（Ⅱ）缩合，制得关键中间体 5-甲氧基-2-[(3, 5-二甲基-4-甲氧基-2-吡啶基)甲硫基]-1*H*-苯并咪唑（Ⅲ），最后经间氯过氧苯甲酸氧化硫醚成亚砜得到奥美拉唑。

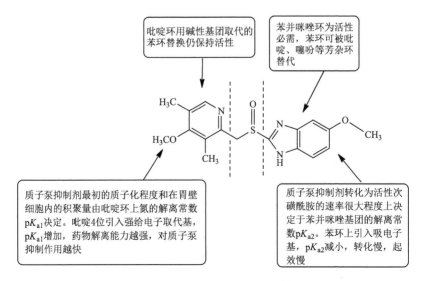

案例9-4分析

　　根据奥美拉唑的合成工艺，可能引入的杂质有原料（Ⅱ）和中间体（Ⅲ）。此外，由于合成过程中最后一步反应可能存在因过度氧化而得到奥美拉唑磺酰化物，因此《中国药典》将该物质也列为杂质检查项目，应用 HPLC 法进行检测。

　　主要药理学用途：本品是第一个上市的质子泵抑制剂，对基础胃酸分泌和由组胺、五肽胃泌素、ACh、食物及刺激迷走神经等引起的胃酸分泌皆有强而持久的抑制作用。在胃和十二指肠溃疡治疗的愈合率、症状缓解程度、疗效、耐受性、复发率等方面均优于 H_2 受体拮抗剂西咪替丁和雷尼替丁。

（三）不可逆性质子泵抑制剂的构效关系

　　以奥美拉唑为模板化合物，可将不可逆性质子泵抑制剂的结构划分为吡啶环、甲基亚磺酰基及芳环并咪唑三部分。环上取代基的不同影响药物解离度和药物代谢动力学性质，具体构效关系总结如图 9-4 所示。

吡啶环用碱性基团取代的苯环替换仍保持活性

苯并咪唑环为活性必需，苯环可被吡啶、噻吩等芳杂环替代

质子泵抑制剂最初的质子化程度和在胃壁细胞内的积聚量由吡啶环上氮的解离常数 pK_{a1} 决定。吡啶4位引入强给电子取代基，pK_{a1} 增加，药物解离能力越强，对质子泵抑制作用越快

质子泵抑制剂转化为活性次磺酰胺的速率很大程度上决定于苯并咪唑基团的解离常数 pK_{a2}。苯环上引入吸电子基，pK_{a2} 减小，转化慢，起效慢

图 9-4　不可逆性质子泵抑制剂构效关系

（四）可逆性质子泵抑制剂的发展概况及作用机制

与不可逆性质子泵抑制剂相比，可逆性质子泵抑制剂（P-CABs）具有在低 pH 时稳定的特点。在酸性环境下，可逆性质子泵抑制剂能立即离子化，通过离子型结合竞争性抑制 K^+ 与 H^+, K^+-ATP 酶结合，从而抑制胃酸分泌，迅速升高胃内 pH，解离后 H^+, K^+-ATP 酶的活性可以恢复，因此对 H^+, K^+-ATP 酶的抑制作用是可逆的。

临床和动物实验表明，可逆性质子泵抑制剂比传统的质子泵抑制剂或 H_2 受体拮抗剂起效更快，升高 pH 的作用更强，已成为抗胃溃疡药物开发的热点。目前已经上市的有瑞伐拉赞（revaprazan）和沃诺拉赞（vonoprazan），正处于临床研究阶段的有索普拉生（soraprazan）等。

瑞伐拉赞　　　　　　　　　沃诺拉赞　　　　　　　　　索普拉生

盐酸瑞伐拉赞于 2007 年在韩国上市，是首个用于临床的 K^+ 竞争性酸阻滞剂。本品起效迅速，可迅速缓解胃酸分泌过量引起的症状。本品用于治疗十二指肠溃疡、胃炎和胃溃疡，可明显减少夜间酸突破的发生。本品药效与口服剂量呈线性关系，可通过调节药物剂量达到最佳的胃酸控制水平，满足不同患者的个性化治疗需求。

小　结

本章介绍的抗过敏药主要以组胺 H_1 受体拮抗剂为主，按化学结构可分为 6 大类：乙二胺类、氨基醚类、丙胺类、三环类、哌嗪类、哌啶类等。

早期发现的乙二胺类、氨基醚类、丙胺类和三环类多数药物都属于经典 H_1 受体拮抗剂或传统抗组胺药，如苯海拉明、氯苯那敏、赛庚啶等。但由于脂溶性较高，易于透过血脑屏障进入中枢，常产生中枢抑制和镇静等副作用。

哌啶类和哌嗪类的多数药物及阿伐斯汀（丙胺类）、氯马斯汀（氨基醚类）和氯雷他定（三环类）都属于非镇静性 H_1 受体拮抗剂。多数非镇静性 H_1 受体拮抗剂可选择性识别外周 H_1 受体，而阿伐斯汀和西替利嗪则是通过引入亲水性基团使药物难以透过血脑屏障进入中枢。非索非那定是哌啶类非镇静抗组胺药特非那定的代谢产物，除代谢过程中引入亲水基团外，还可避免被体内药酶代谢而产生的心脏毒性。

经典的 H_1 受体拮抗剂基本上由亲脂性芳环部分、叔胺和连接芳环与叔胺碳链三部分组成，许多药物含有手性中心，不同的光学异构体对应的药效一般也不相同。

目前临床上抗溃疡药主要以 H_2 受体拮抗剂和质子泵抑制剂为主。H_2 受体拮抗剂代表性药物有西咪替丁、雷尼替丁和法莫替丁。其化学结构一般有三部分构成：具有碱性的芳杂环区，平面极性基团区，以及连接两个药效基团的柔性碳链或芳环系统。

质子泵抑制剂是阻断胃酸分泌的最后一个环节，因此抑酸能力更强。奥美拉唑是质子泵抑制剂的代表性药物，属于不可逆抑制剂。该药进入胃壁细胞后，转化为活性代谢产物次磺酰胺后与 H^+，K^+-ATP 酶上的巯基作用，形成二硫键的共价结合，使 H^+，K^+-ATP 酶失活，产生抑制作用。此外，可逆性质子泵抑制剂成为近年来的抗胃溃疡药物开发热点，目前已有瑞伐拉赞和沃诺拉赞被批准上市。

思 考 题

1. 第一代 H_1 受体拮抗剂为什么又称为镇静抗组胺药？

2. 苯海拉明属于哪一类结构的 H_1 受体拮抗剂？该药为什么可以预防晕动症？

3. 马来酸氯苯那敏属于哪一类药物？作用机制是什么？该药有一个手性中心，哪一种光学异构体的活性高？

4. 赛庚啶、酮替芬和氯雷他定的共同结构类型是什么？哪个药物属于非镇静性 H_1 受体拮抗剂？

5. 写出盐酸西替利嗪的结构并说明为什么该药不易进入中枢神经系统。

6. 非索非那定和特非那定结构相差很小，为什么特非那定有心脏毒性，而非索非那定无心脏毒性？

7. 经典 H_1 受体拮抗剂的化学结构有哪些共性？

8. 抗溃疡药有哪几种类型？

9. 雷尼替丁抗胃酸分泌的机制是什么？

10. 总结已有的 H_2 受体拮抗剂，它们在结构上有哪些共同之处？

11. 奥美拉唑抑制 H^+，K^+-ATP 酶活性的机制是什么？

12. 奥美拉唑为什么具有手性？该药拆分后的 S-异构体为什么在临床上更有优越性？

13. 奥美拉唑为什么宜做成肠溶片或肠溶衣胶囊等剂型？

（张颖杰）

第10章 抗 生 素

学习要求：

1. 掌握： β-内酰胺类抗生素的基本结构与作用机制，青霉素结构与化学稳定性，半合成青霉素类药物结构特征，头孢菌素类药物的构效关系；青霉素钠、阿莫西林、头孢氨苄、克拉维酸钾、氯霉素的结构及用途。

2. 熟悉： 抗生素的结构分类和作用机制，四环素和红霉素的结构与化学稳定性；头孢噻肟钠、氨曲南、盐酸四环素、红霉素的结构及用途。

3. 了解： 抗生素产生抗药性的机制；氨基糖苷类药物的发现与代表性药物。

抗生素是由微生物（包括细菌、真菌、放线菌属）或高等动植物在生长过程中所产生的具有抗病原体或其他活性的一类次级代谢产物，在低浓度下对各种病原微生物有选择性杀灭、抑制作用，而对宿主不产生严重的毒副作用的药物。临床上，抗生素用于治疗各种细菌感染或抑制致病微生物感染引起的各种疾病。除抗感染外，某些抗生素还具有抗肿瘤、抗病毒、抗立克次体、特异性酶抑制和免疫抑制等作用。抗生素广泛应用于医疗、农业、畜牧业和食品工业。

> **案例 10-1　抗生素的发现**
>
> 　　1928 年，英国细菌学家亚历山大弗莱明意外地发现被绿色霉菌污染的葡萄球菌培养皿上，正常生长的葡萄球菌消失了。他推断这种霉菌可能分泌了某种杀菌物质，并称之为 Penicillin，也就是青霉素。但该研究成果发表后，并未引起科学界重视，弗莱明也未能找到提纯青霉素的方法。
>
> 　　十年后，英国牛津大学的病理学家弗洛里和化学家钱恩查阅文献时发现了弗莱明之前的工作，他们立即展开研究，经过两年多的努力提纯了青霉素并进一步证实了其疗效。但青霉素后续的工业化难以得到当时英国高校和企业的支持，弗洛里和钱恩等经过努力终于得到美国军方的支持。当时正值第二次世界大战，青霉素的出现挽救了成千上万人的生命。1945 年，弗莱明、弗洛里和钱恩也因此获得诺贝尔生理学或医学奖。
>
> 　　青霉素的出现开创了人类应用抗生素治疗疾病的新纪元。继青霉素之后，科学家们又发现了链霉素、氯霉素、土霉素、四环素等抗生素，增强了人类治疗传染性疾病的能力。

每类抗生素均有其作用特点，其杀菌作用机制主要有如下 4 种。

1. 抑制细菌细胞壁的合成　细菌细胞壁是细菌的屏障，能够维持其固有外形，抵抗低渗环境。抑制细菌细胞壁的合成，将导致细菌细胞破裂死亡。哺乳动物细胞没有细胞壁，因此这类抗生素对哺乳动物的毒性小。以这种方式作用的抗生素有青霉素和头孢菌素等。

2. 影响细菌细胞膜通透性　细菌细胞膜与真核细胞膜的功能基本相同，具有物质转运、参与细胞分裂等作用。抗生素与细菌细胞膜结合，导致膜通透性增加，引起菌体内主要成分外漏而致细胞死亡。以这种方式作用的抗生素有多黏菌素 B 和短杆菌素等。

3. 抑制细菌蛋白质合成 细菌蛋白质合成过程受阻，将直接导致细菌死亡。以这种方式作用的抗生素包括四环素类抗生素、大环内酯类抗生素、氨基糖苷类抗生素、氯霉素等。

4. 抑制细菌核酸合成 作为细胞的遗传物质，细菌核酸合成被抑制将导致细菌无法正常分裂繁殖，如利福霉素和灰黄霉素等。

抗生素按化学结构可分为 β-内酰胺类、四环素类、大环内酯类、氨基糖苷类、氯霉素类及其他类。

第1节 β-内酰胺类抗生素

β-内酰胺类抗生素是指分子中含有由四个原子组成的 β-内酰胺环的抗生素。β-内酰胺环是本类抗生素发挥生物活性的必需基团。临床上常用的 β-内酰胺类抗生素的基本结构（图 10-1）分为以下几类：青霉素类（penicillins）、头孢菌素类（cephalosporins）、碳青霉烯类（carbapenems）、氧青霉烷类（oxacephems）、单环 β-内酰胺类（monobactam）。

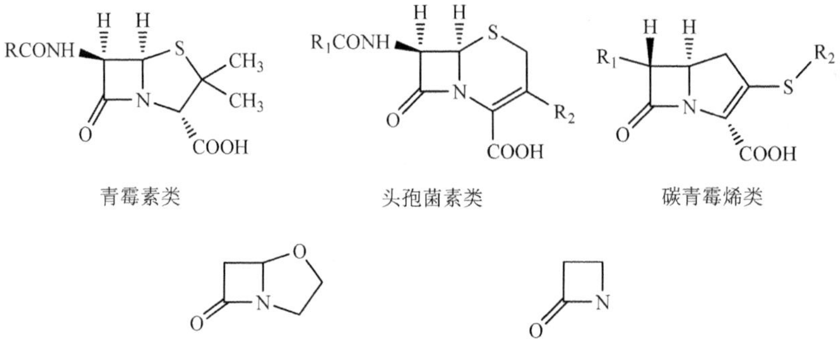

青霉素类　　　　　头孢菌素类　　　　　碳青霉烯类

氧青霉烷类　　　　　单环β-内酰胺类

图 10-1　β-内酰胺类抗生素的基本结构

β-内酰胺类抗生素通过抑制细菌葡糖胺肽转肽酶（peptidoglycan transpeptidase，D-丙氨酰-D-丙氨酸转肽酶），抑制细菌细胞壁的合成。细菌细胞壁的主要成分是一些具有网状结构的含糖多肽，即葡糖胺肽。这类物质是由 N-乙酰葡萄糖胺（Glc-NAc）和 N-乙酰胞壁酸（Mur-NAc）交替组成线状聚糖链短肽，它们在葡糖胺肽转肽酶的催化下发生转肽反应，生成交联网状的细胞壁结构。

β-内酰胺类抗生素的结构与细菌葡糖胺肽转肽酶底物末端结构（酰化的 D-丙氨酰-D-丙氨酸）及空间构象非常相似（图 10-2），葡糖胺肽转肽酶错误的识别 β-内酰胺类抗生素并以共价键结合，产生不可逆抑制作用，导致转肽反应无法进行，细菌因细胞壁形成受阻而死亡。革兰氏阳性菌的细胞壁葡糖胺肽含量比革兰氏阴性菌高，因此青霉素一般对革兰氏阳性菌的抑制活性比较高，这也是其抗菌谱比较窄的原因。由于人体细胞没有细胞壁，药物对人体细胞不起作用，具有很大的选择性，因此 β-内酰胺类药物是毒性很小的抗生素，这也是 β-内酰胺类抗生素优于其他抗生素的主要原因。

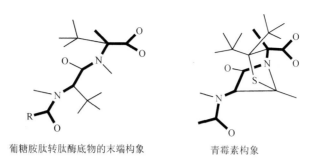

葡糖胺肽转肽酶底物的末端构象　　　　青霉素构象

图 10-2　青霉素与葡糖胺肽转肽酶底物末端的构象比较

一、青 霉 素 类

青霉素类（penicillins）包括天然青霉素和半合成青霉素。天然青霉素是从菌种发酵制备，半合成青霉素是由 6-氨基青霉烷酸（6-aminopenicillanic acid，6-APA）连接适当的侧链，从而获得稳定性更好或抗菌谱更广、耐酸、耐酶的青霉素。

（一）天然青霉素

从青霉菌培养液和头孢菌素发酵液中得到的天然青霉素共 7 种（表 10-1），即青霉素 G、青霉素 X、青霉素 K、青霉素 V、青霉素 N、青霉素 F、双氢青霉素 F。其中以青霉素 G 含量最高，疗效最好，有临床价值。青霉素 V 是用于临床的另一个天然青霉素，由于其耐酸，可用于口服。

表 10-1　天然青霉素的结构

药名	R
青霉素 G （penicillin G）	苯甲基
青霉素 X （penicillin X）	对羟基苯甲基（HO—）
青霉素 V （penicillin V）	苯氧甲基
青霉素 F （penicillin F）	H₃C—CH=CH—CH₂—（H_3C...）
双氢青霉素 F （dihydropenicillin F）	H_3C—

续表

药名	R
青霉素 K （penicillin K）	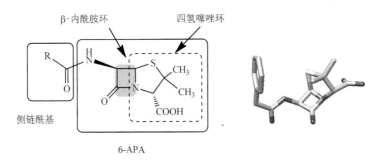
青霉素 N （penicillin N）	

青霉素类药物的结构由侧链酰基和 6-APA 构成。母核 6-APA 是由 β-内酰胺环和五元的四氢噻唑环骈合而成，两个环的张力都比较大且不共平面（图 10-3）。该结构 β-内酰胺环的羰基与氮原子孤对电子不能共轭，易与亲核试剂或亲电子试剂反应导致 β-内酰胺环破裂。β-内酰胺环开环后，无法与靶酶结合而失去抗菌活性。金属离子、温度和氧化剂均可催化分解反应。

图 10-3 青霉素的结构特征

青霉素的主要缺点是过敏反应，严重时可导致患者死亡。临床需严格按规定进行皮试后使用。一般认为其过敏原包括外源性和内源性两种。外源性过敏原是在 β-内酰胺类抗生素生物合成时，带入的蛋白质多肽杂质；内源性过敏原是生产、储存和使用过程中自身聚合产生的高分子聚合物。研究发现，青霉素本身不是过敏原，其过敏原的主要抗原决定簇为青霉噻唑基。因此青霉素类抗生素之间能发生交叉过敏反应。

典型药物介绍

青霉素钠（benzylpenicillin sodium）

化学名：(2S, 5R, 6R)-3, 3-二甲基-6-(2-苯乙酰氨基)-7-氧代-4-硫杂-1-氮杂双环[3.2.0]庚烷-2-甲酸钠盐，sodium(2S, 5R, 6R)-3, 3-dimethyl-6-[(2-phenylacetyl)amino]-7-oxo-4-thia-1-azabicyclo[3.2.0]heptane-2-carboxylate，又称青霉素 G 钠、苄青霉素钠。

性状：本品为白色结晶性粉末；无臭或微有特异性臭；有引湿性。

理化性质：遇酸、碱或氧化剂等迅速失效，水溶液在室温放置易失效。本品在水中极易溶解，在乙醇中溶解，在脂肪油或液状石蜡中不溶。

游离的青霉素是有机酸，易溶于醇、酸、醚和酯类，但在水中的溶解度很小，且迅速丧失其抗菌能力。临床上常用其钠盐或钾盐，以解决其水溶性。因钠盐的刺激性较钾盐小，故临床上用得较多。青霉素的钠盐的水溶液在室温下不稳定，易水解。因此临床使用其粉针剂，注射前加入注射用水现配现用。

大多数青霉素类药物在酸、碱性条件下均不稳定。青霉素在酸性条件下不稳定，很容易发生裂解生成青霉酸（penicillic acid）。青霉酸容易失去二氧化碳，生成青霉噻唑酸（penilloic acid），进一步分解生成青霉醛（penilloaldehyde）和青霉胺（penicillamine）。胃酸的酸性强，可导致 β-内酰胺环破坏，使青霉素失去抗菌活性，因此青霉素不能口服，需要注射给药。

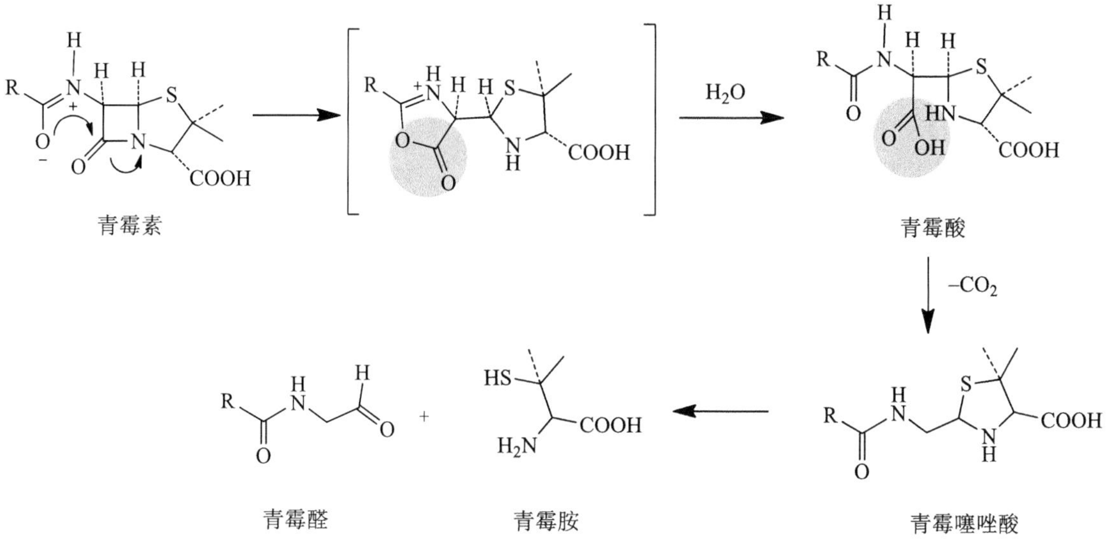

在碱性或存在亲核试剂的条件下，β-内酰胺环被亲核试剂进攻而开环，生成青霉酸而失去活性。细菌 β-内酰胺酶的活性中心存在丝氨酸羟基，该亲核试剂也可导致 β-内酰胺环破坏，这是细菌对青霉素类药物产生耐药性的原因之一。

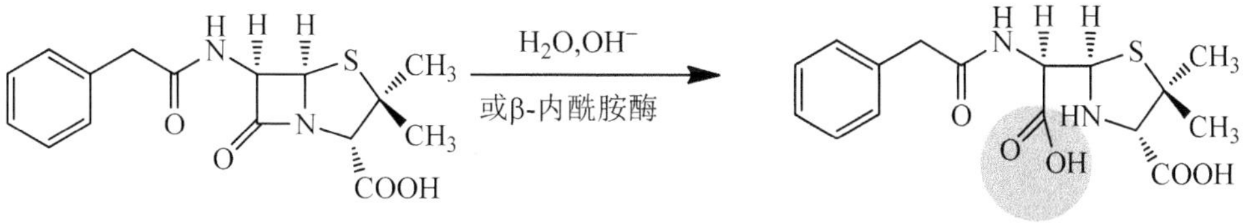

青霉素类药物对热敏感，在生产过程中易引起 β-内酰胺环开环，发生分子间聚合反应，形成高分子聚合物，既失去活性，又成为引起过敏反应的过敏原。pH、温度和浓度均可影响聚合反应。

主要药理学用途：青霉素是第一个在临床上使用的抗生素。青霉素临床上主要用于革兰氏阳性菌，如链球菌、葡萄球菌、肺炎球菌等所引起的全身或严重的局部感染，但对革兰氏阴性菌则无效。

（二）半合成青霉素

青霉素存在一些缺点，如对酸不稳定，不能口服给药；抗菌谱比较窄，只对革兰氏阳性菌及少数革兰氏阴性菌效果好，对大多数革兰氏阴性菌则无效；不耐酶，细菌易产生耐药性；以及有严重的过敏反应。为了解决这些问题，从 20 世纪 50 年代开始，利用从青霉素发酵液中得到的中间体 6-APA，对其进行结构修饰，得到了许多半合成青霉素，目前临床应用的有几十种，按性能大致分为耐酸青霉素、耐酶青霉素、广谱青霉素。

（1）耐酸青霉素（表 10-2）：天然青霉素中的青霉素 V 可以口服，不易被胃酸破坏，这说明青霉素 V 具有耐酸性质。虽然其抗菌活性低于青霉素，但其耐酸性质可为发展新型耐酸青霉素提供借鉴。比较青霉素和青霉素 V 的结构可发现，二者的区别仅在于青霉素 V 的 6 位侧链酰胺 α 位碳原子引入一个电负性较强的氧原子。这可以降低侧链羰基的电子云密度，避免青霉素在酸性条件下发生 β-内酰胺环的开环反应，提高了药物对酸的化学稳定性。

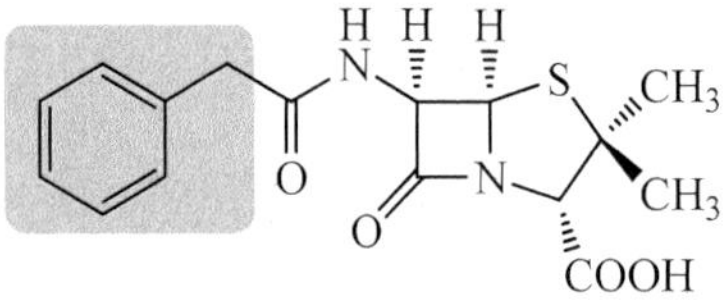

青霉素 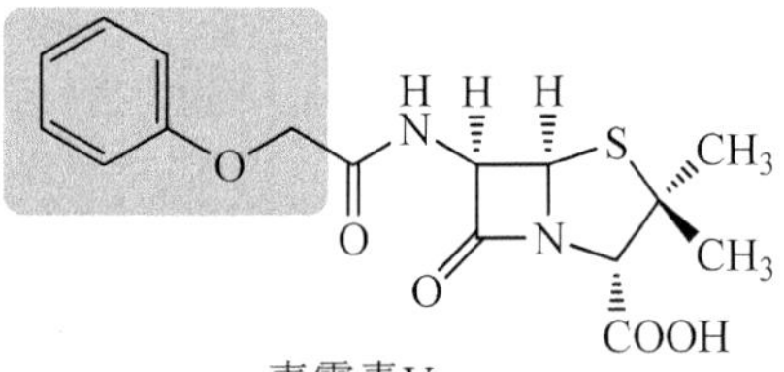　　　　　　　　　　　　青霉素V

参考青霉素 V 的结构特征，以 6-APA 为原料，合成了一系列耐酸可口服的青霉素，如非奈西林、阿度西林和丙匹西林。这一系列的衍生物中 6-位侧链的 α 位碳上都具有吸电子性质的原子或取代基。例如，非奈西林和丙匹西林口服吸收良好，血药浓度比青霉素 V 高，持续时间也比青霉素 V 长。阿度西林是在青霉素的侧链引入叠氮基团，口服吸收比青霉素 V 强，抗菌谱和青霉素 V 相似。

表 10-2　耐酸青霉素

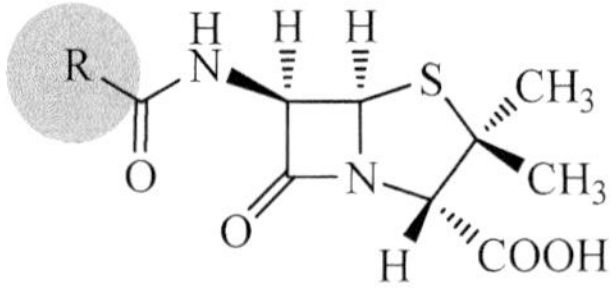

药名	R
非奈西林 （phenethicillin）	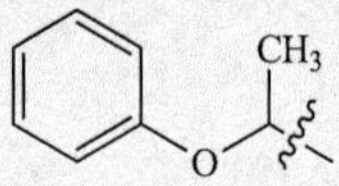
阿度西林 （azidocillin）	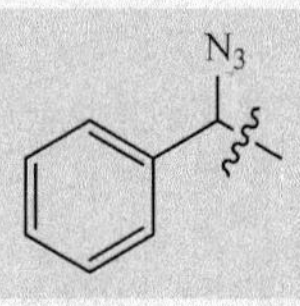
丙匹西林 （propicillin）	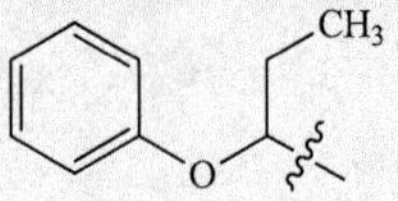

（2）耐酶青霉素（表 10-3）：青霉素类药物产生耐药性的主要机制是细菌产生 β-内酰胺酶，使青霉素的 β-内酰胺环开环而失活。在对半合成青霉素研究过程中发现三苯甲基青霉素对 β-内酰胺酶稳定，可能是三苯甲基有较大的空间位阻，阻碍了 β-内酰胺酶与该化合物作用，又由于空间位阻限制了酰胺键侧链 R 和羧基间的单键旋转，从而降低了青霉素分子与酶活性中心作用的适应性，加之 R 基比较靠近 β-内酰胺环，也可能有保护作用，从而保护了 β-内酰胺环免遭破坏。基于上述考虑，合成了在侧链有较大体积的半合成青霉素，得到了具有耐酶作用的青霉素，如萘夫西林、甲氧西林、苯唑西林、氯唑西林、氟氯西林和双氯西林，它们不仅耐酶，而且耐酸。

表 10-3　耐酶青霉素

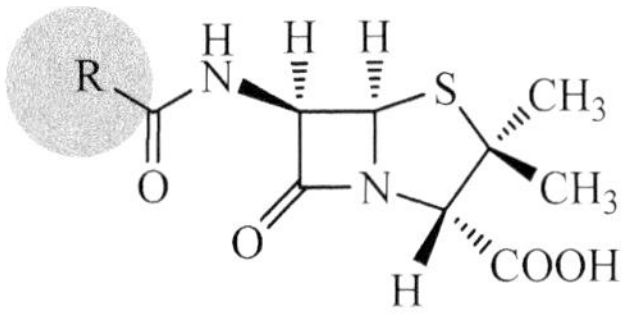

药名	R
萘夫西林（nafcillin）	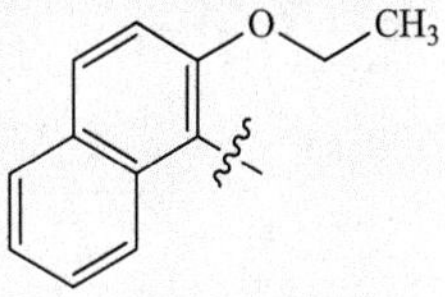
甲氧西林（meticillin）	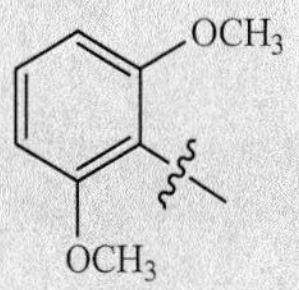
苯唑西林（oxacillin）	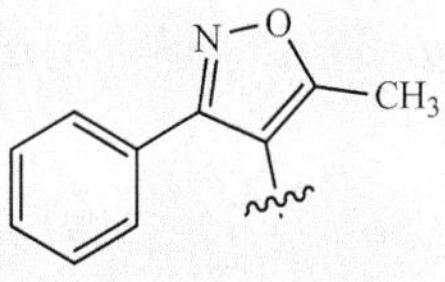
氯唑西林（cloxacillin）	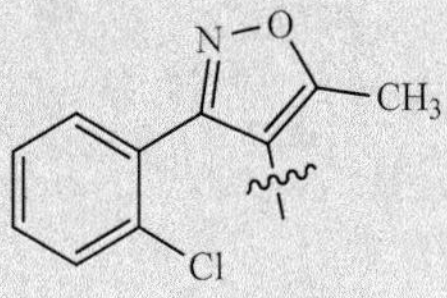
氟氯西林（flucloxacillin）	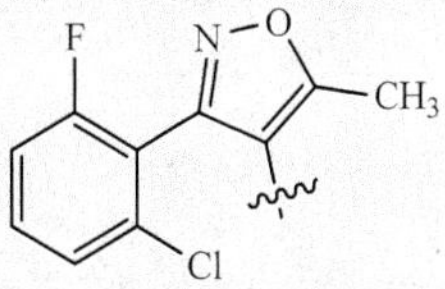
双氯西林（dicloxacillin）	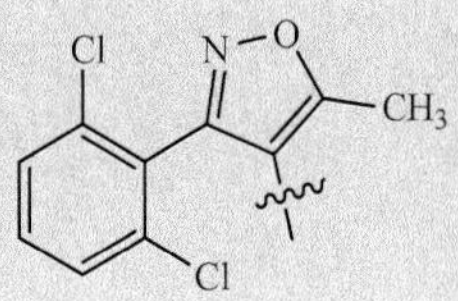

以上耐酶青霉素结构共同特点是侧链上都有较大的取代基，占用较大的空间。如果侧链是芳环，邻位都应有取代基，使其位置比较靠近 β-内酰胺环。如果侧链是五元异噁唑杂环，3，5 位分别是苯基和甲基，5 位如果是大于甲基的烃基，抗菌活性降低。3 位苯基的邻位引入卤素，抗菌活性增强，并有利于口服。

（3）广谱青霉素（表 10-4）：从头孢菌发酵液中分离出的青霉素 N，对革兰氏阳性菌的作用不如青霉素，但对革兰氏阴性菌作用较强。比较其化学结构与青霉素的不同，发现仅是在侧链含有 D-α-氨基己二酰胺。于是研究了一系列带有氨基侧链的半合成青霉素，在青霉素侧链引入 α-氨基，得到氨苄西林，侧链 α-氨基的引入改变了整个分子的极性，使其容易透过细菌的细胞膜，扩大了抗菌谱，对革兰氏阳性菌和革兰氏阴性菌都有效，氨苄西林耐酸，但口服效果差，只有注射剂在临床上使用。为解决口服问题，在氨苄西林苯环的 4 位引入羟基得到阿莫西林，口服吸收好。后来发现用羧基和磺酸基等极性基团代替氨基，得到羧苄西林和磺苄西林，它们除对革兰氏阳性菌和革兰氏阴性菌有效外，对铜绿假单胞菌和变形杆菌也有较强的作用，其抗菌谱得到了扩大。为了改善口服效果，运用前药设计方法，将氨苄西林的羧基酯化，可改善口服吸收，提高生物利用度，如匹氨西林。

表 10-4 广谱青霉素

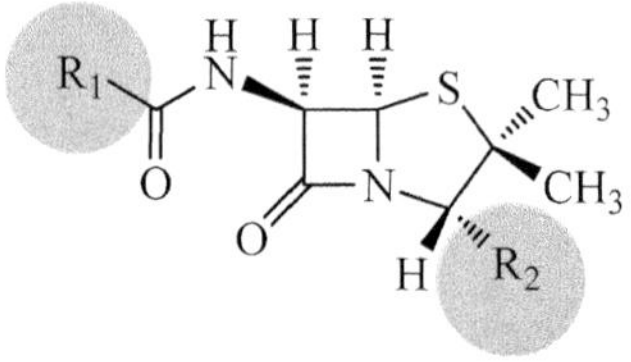

药名	R_1	R_2
氨苄西林 （ampicillin）	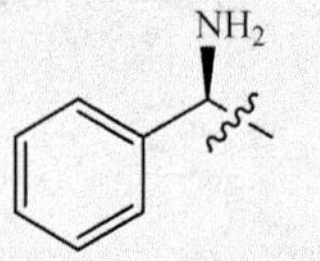	—COOH
阿莫西林 （amoxicillin）	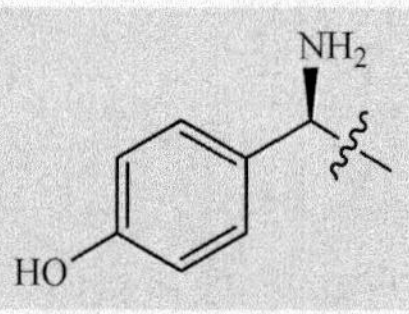	—COOH
羧苄西林 （carbenicillin）	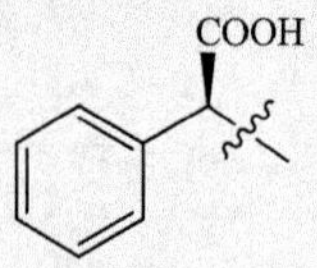	—COOH
磺苄西林 （sulbenicillin）	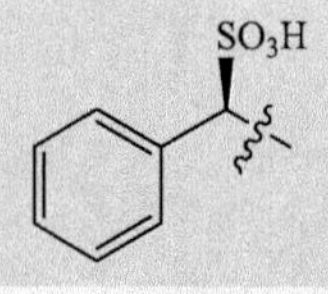	—COOH
匹氨西林 （pivampicillin）	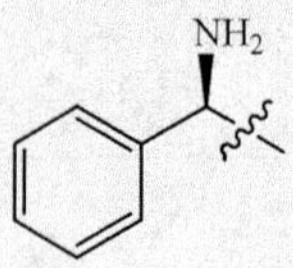	—CO_2CH_2OCOC(CH_3)_3

典型药物介绍

阿莫西林（amoxicillin）

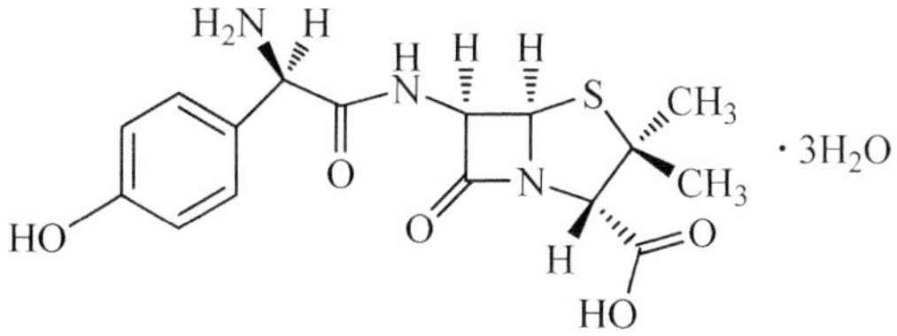

化学名：(2S, 5R, 6R)-3, 3-二甲基-6-[(R)-(−)-2-氨基-2-(4-羟基苯基)乙酰氨基]-7-氧代-4-硫杂-1-氮杂双环[3.2.0]庚烷-2-甲酸三水合物，(2S, 5R, 6R)-6-{[(R)-(−)-2-amino-2-(4-hydroxyphenyl)acetyl]amino}-3, 3-dimethyl-7-oxo-4-thia-1-azabicyclo[3.2.0]heptane-2-carboxylic acid，又名羟氨苄青霉素。

性状：本品为白色或类白色结晶性粉末。在水中微溶，在乙醇中几乎不溶。在水中（1mg/ml）比旋度为 + 290°～ + 315°。

理化性质：本品结构中含有酸性的羧基、弱酸性的酚羟基和碱性的氨基，故该药物成酸碱两性，有三个 pK_a，分别为 2.4、7.4 和 9.6。本品 0.5%水溶液的 pH 3.5～5.5。本品的水溶液在 pH 6.0 时比较稳定。

因结构中侧链游离氨基有亲核性，阿莫西林也跟其他侧链含有氨基的半合成青霉素一样，侧链游离氨基可以直接进攻 β-内酰胺环的羰基，引起聚合反应（图 10-4）。加上结构中酚羟基催化作用，阿莫西林的聚合速度最快。

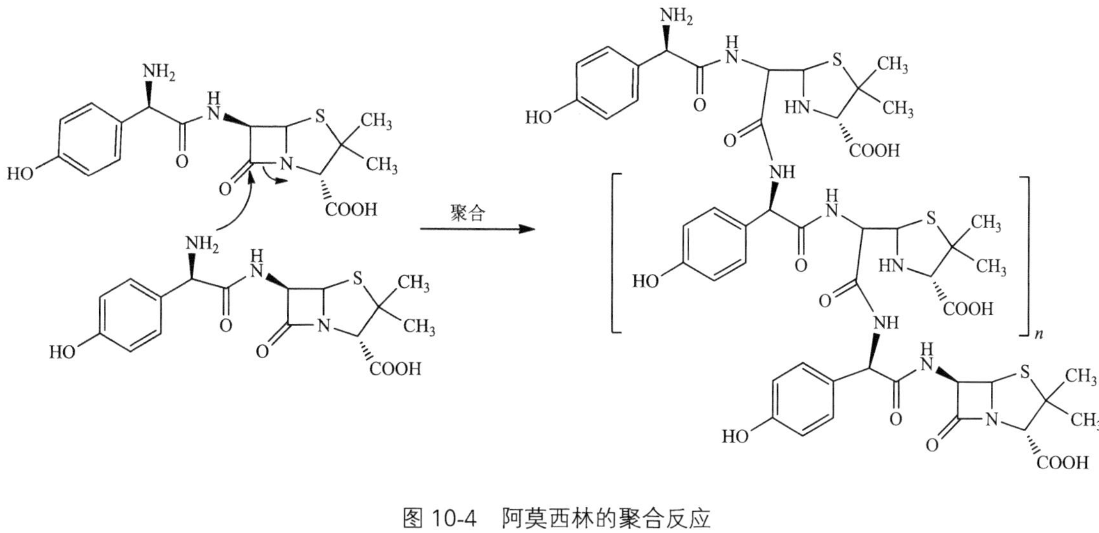

图 10-4 阿莫西林的聚合反应

主要药理学用途：本品对革兰氏阳性菌的抗菌作用与青霉素相同或稍低，对革兰氏阴性菌如淋球菌、流感杆菌、百日咳杆菌、大肠埃希菌、布氏杆菌等的作用较强，但使用后易产生耐药性。临床上主要用于泌尿系统、呼吸系统、胆道等的感染。

（三）青霉素类药物的构效关系

青霉素类药物的构效关系见图 10-5。

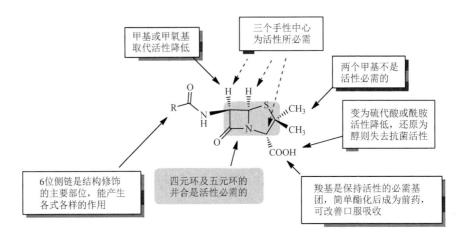

图 10-5　青霉素类药物的构效关系

（四）半合成青霉素类药物的合成

青霉素类抗生素都具有 6-APA 的基本结构，半合成青霉素都以 6-APA 为基本原料与各种侧链缩合得到。

1. 6-APA 的制备（图 10-6）　以青霉素 G 为原料，在偏碱性条件下，经青霉素酰化酶（penicillin acylase）酶解，可制备 6-APA。将青霉素酰化酶通过化学键固定在模板上，再来酶解青霉素制备 6-APA，该方法称为固定化酶法，适合于大规模工业生产。

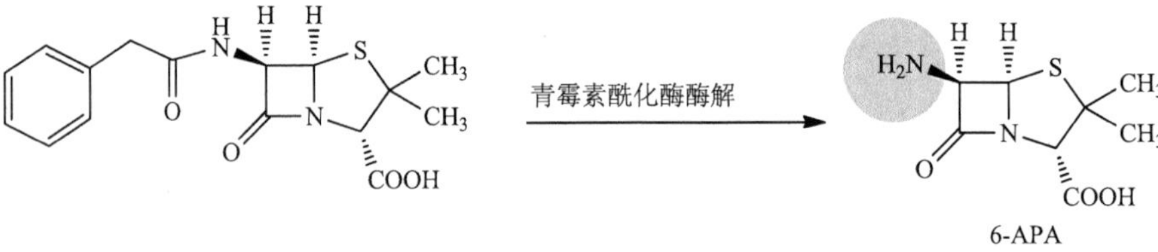

图 10-6　6-APA 的制备

2. 半合成青霉素类药物的合成（图 10-7）　将 6-APA 与相应的侧链进行缩合可制得各种半合成青霉素，常用的方法有以下 3 种。①酰氯法：是较常用的方法，将侧链酸制成酰氯，在低温、中性或碱性条件下进行。②酸酐法：将侧链制成酸酐或混合酸酐进行反应。③N,N′-二环己基碳二亚胺（DCC）法：将侧链酸和 6-APA 在有机溶剂中进行缩合，以 DCC 或其类似物作为缩合剂。

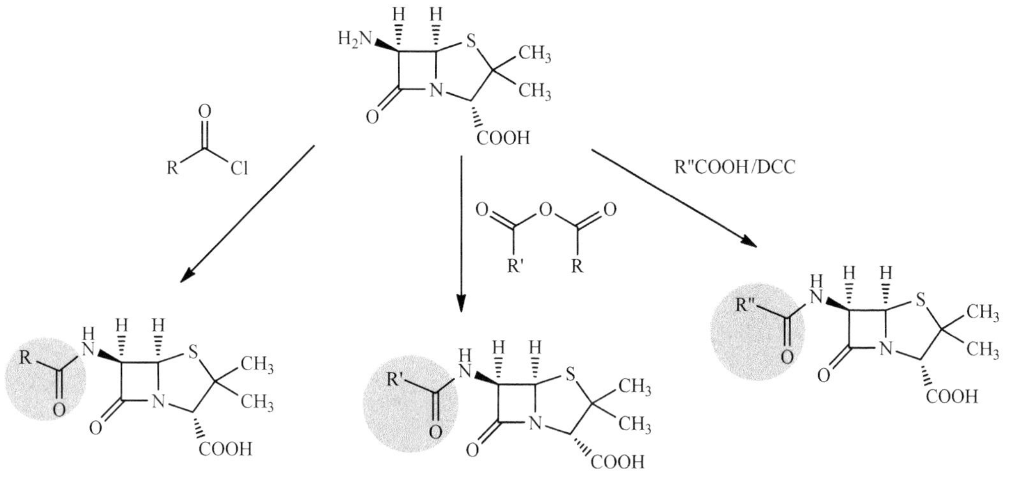

图 10-7 半合成青霉素的常用合成方法

二、头孢菌素类

头孢菌素类包括天然头孢菌素和半合成头孢菌素。天然头孢菌素是从菌种发酵制备，半合成头孢菌素是以 7-氨基头孢烷酸（7-aminocephalo-sporanicacid，7-ACA）和 7-氨基-3-去乙酰氧基头孢烷酸（7-ADCA）为原料，在 7 位氨基上引入适当的侧链，获得在抗菌谱、活性、毒副作用方面各有特点的半合成头孢菌素。

（一）天然头孢菌素

头孢菌素（cephalosporin）是由青霉菌近源的头孢菌属 *Cephalosporium* 产生。天然头孢菌素抗菌效力低，易产生耐药性。天然头孢菌素中头孢菌素 C 虽然抗菌活性低，但具有抗菌谱广、毒性小、与青霉素交叉过敏少和耐酶稳定等优点。

案例 10-2

注射青霉素和头孢菌素类药物都需要做皮试，以防止过敏反应的发生。

问题：

青霉素与头孢菌素的作用靶点相同、结构类似，为什么青霉素过敏反应发生率高，头孢菌素的过敏反应发生率低，且与青霉素的交叉过敏反应也少？

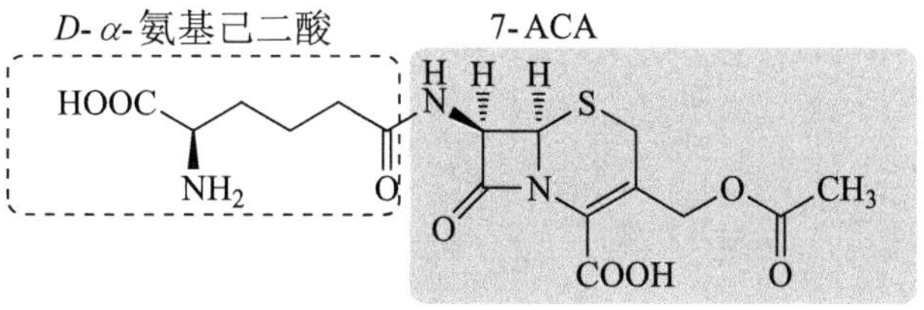

头孢菌素C

头孢菌素 C（cephalosporin C）是由亲水性侧链 *D-α*-氨基己二酸与 7-ACA 缩合而成。7-ACA

是其抗菌活性的基本母核，是由四元的 β-内酰胺环与六元的氢化噻嗪环骈合而成。头孢菌素 β-内酰胺环上氮原子上的孤对电子可以与 C_2＝C_3 双键共轭，使 β-内酰胺环稳定性增加，因此头孢菌素结构比青霉素稳定（图 10-8）。

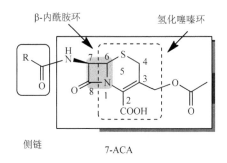

图 10-8 头孢菌素结构特征

然而头孢菌素 3 位的乙酰氧基属于离去基团，当亲核试剂进攻 β-内酰胺羰基时，易发生 β-内酰胺开环和乙酰氧基离去，这可能是天然头孢菌素活性降低的重要原因。因此口服头孢菌素一般针对 3 位进行改造，通过引入甲基、氯原子和乙烯基替换 3 位乙酰氧基，提高体内代谢的化学稳定性（图 10-9）。

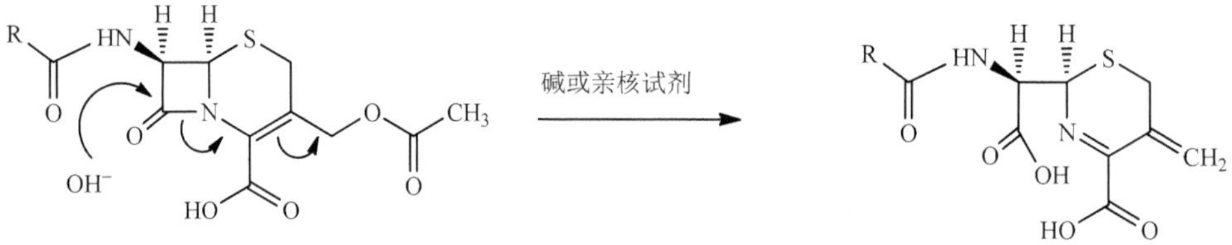

图 10-9 头孢菌素在碱性或亲核试剂作用下的开环反应

案例 10-2 分析

　　青霉素与头孢菌素都属于 β-内酰胺类抗生素，该类抗生素在临床使用中可能会发生交叉过敏反应。一般认为青霉素过敏原的主要抗原决定簇是青霉素 β-内酰胺环开环后形成的青霉噻唑基，由于不同侧链的青霉素都能形成相同结构的抗原决定簇青霉噻唑基，因此青霉素类抗生素之间能发生强烈的交叉过敏反应。

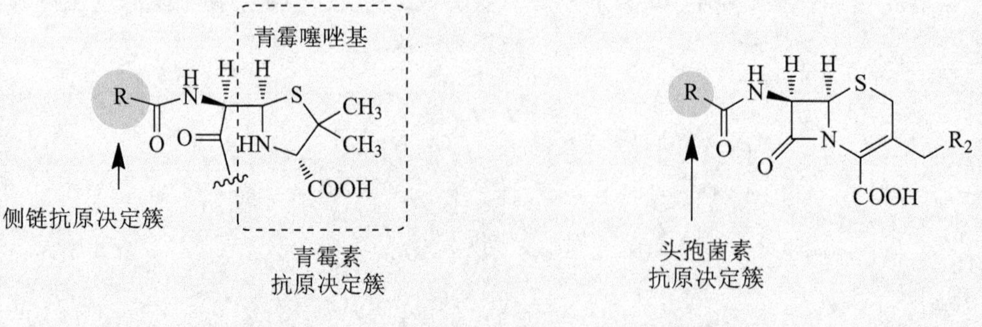

　　头孢菌素中 7 位侧链是过敏原的主要抗原决定簇，而与母核和 C3 侧链关系不大。因此头孢菌素类之间、头孢菌素类与青霉素类之间是否发生交叉过敏反应，取决于是否有相同或相似的 R 侧链。

（二）半合成头孢菌素

为提高头孢菌素的抗菌效果和体内稳定性，根据其母核 7-ACA 的结构进行改造。在结构改造中，还借鉴了研发半合成青霉素的经验，得到作用特点不同的各种半合成头孢菌素类药物。

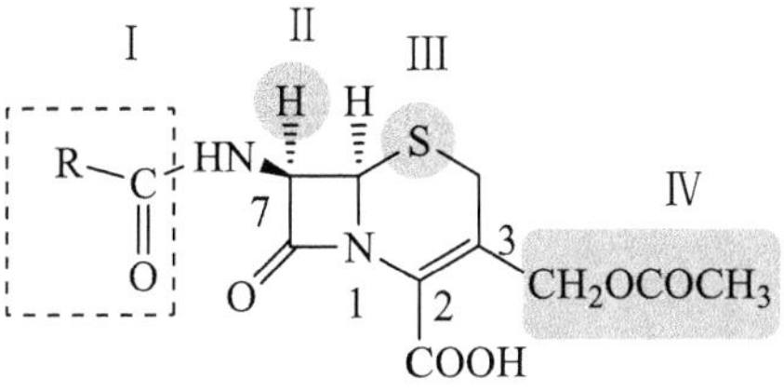

根据研究结果，发现半合成头孢菌素的结构改造有以下规律。

（Ⅰ）7-酰氨基：抗菌谱决定基团。

（Ⅱ）7α氢原子：氢原子被甲氧基替代，可增加对 β-内酰胺酶的稳定性。

（Ⅲ）环中硫原子：硫原子对抗菌活性有较大影响。

（Ⅳ）3 位取代基：3 位取代基可明显改变抗菌活性和药物代谢动力学性质。

自 20 世纪 60 年代首次用于临床以来，半合成头孢菌素具有抗菌谱广、活性强、毒副作用低等特点，已在临床获得广泛使用。根据其上市年代和使用效果不同，临床医生将头孢菌素分为第一代至第五代。从表 10-5 列出第一代至第四代的代表性药物及特点可以看出，这种分类方式，主要考虑了抗菌活性、抗菌谱及药物代谢动力学等方面。由于临床的分类方法没有考虑头孢菌素的结构特点，从药物化学角度看并不科学，因此本教材仅作介绍，不要求掌握。

表 10-5 头孢菌素结构和特点

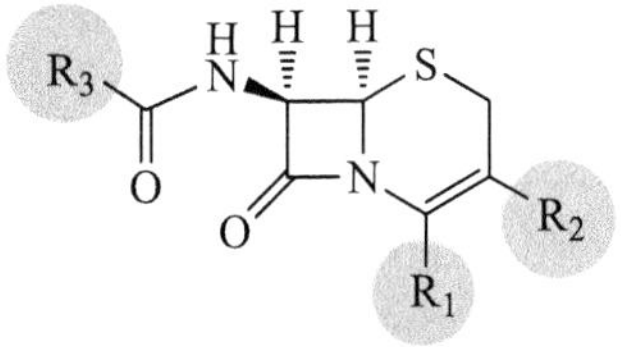

药名	R_1	R_2	R_3	特点
第一代				
头孢噻吩（cephalothin）	—COOH	—CH$_2$OCOCH$_3$	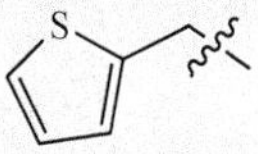	耐青霉素酶，但不耐 β-内酰胺酶，主要用于耐青霉素的金葡菌等敏感革兰氏阳性菌和某些革兰氏阴性球菌的感染
头孢匹林（cefapirin）	—COOH	—CH$_2$OCOCH$_3$	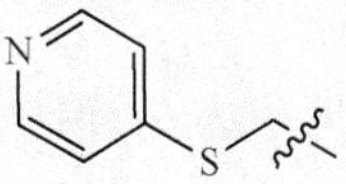	
头孢噻啶（cefaloridine）	—COO$^-$	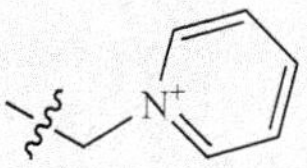	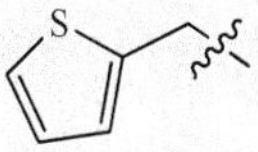	
头孢唑啉（cefazolin）	—COOH	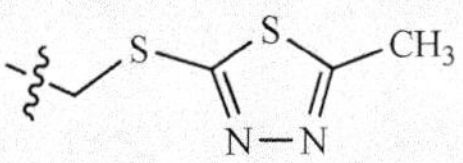	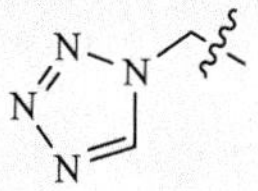	

药名	R₁	R₂	R₃	特点
第二代				
头孢呋辛 （pivampicillin）	—COOH	—CH₂OCONH₂	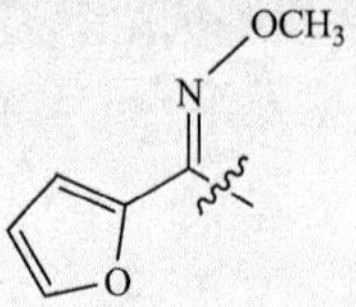	与第一代头孢菌素相比，在化学性质上没有明显的区别，但对多数 β-内酰胺酶稳定，抗菌谱较广，对革兰氏阴性菌的作用较强，对革兰氏阳性菌的作用较低
头孢尼西 （cefonicid）	—COOH	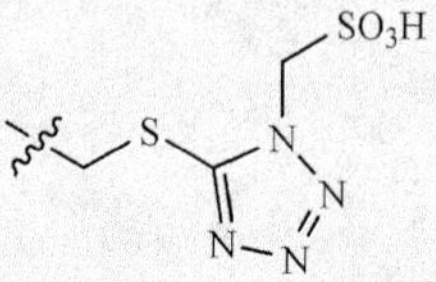	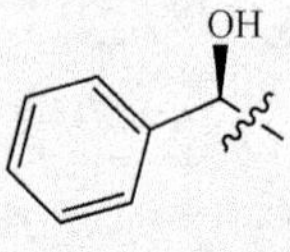	
头孢丙烯 （cefprozi）	—COOH	—CH＝CHCH₃		
头孢雷特 （ceforanide）	—COOH	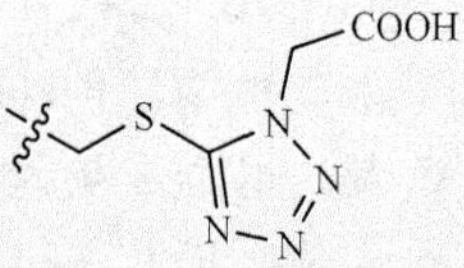	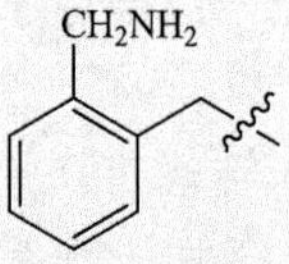	
第三代				
头孢噻肟 （cefotaxime）	—COOH	—CH₂OCOCH₃	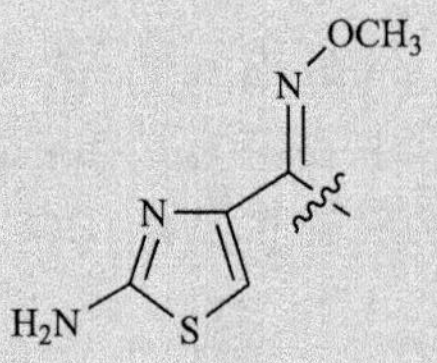	7 位侧链上的亚氨基或氨基具有手性，使其与 β-内酰胺环接近，因此对多数 β-内酰胺酶的稳定性提高。较前两代的抗菌谱广，对革兰氏阴性菌的活性强，但对革兰氏阳性菌的活性比第一代差（个别品种接近），对铜绿假单胞杆菌、沙雷杆菌、不动杆菌等有效。耐酶性强，可用于对第一代或第二代耐药的一些革兰氏阴性菌株
头孢唑肟 （ceftizoxime）	—COOH	H	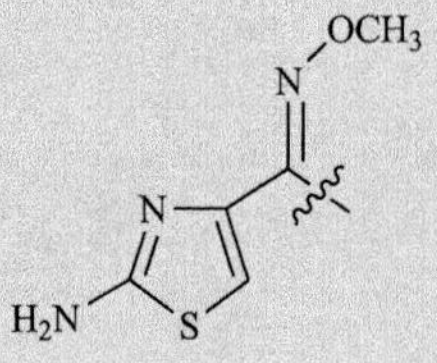	
头孢克肟 ᵃ （cefixime）	—COOH	—CH＝CH₂		
头孢曲松 （ceftriaxone）	—COOH	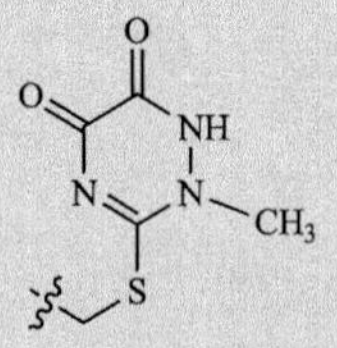	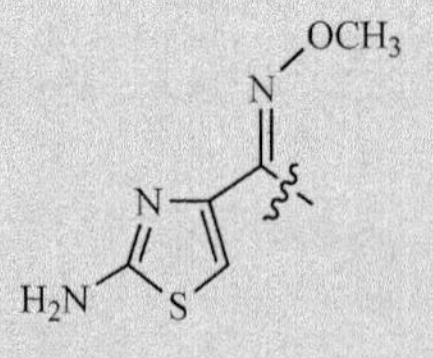	
头孢哌酮 （cefoperazone）	—COOH	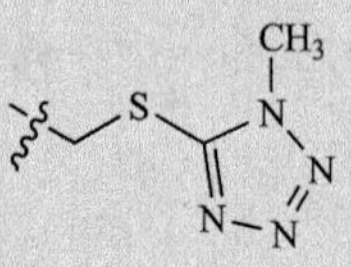	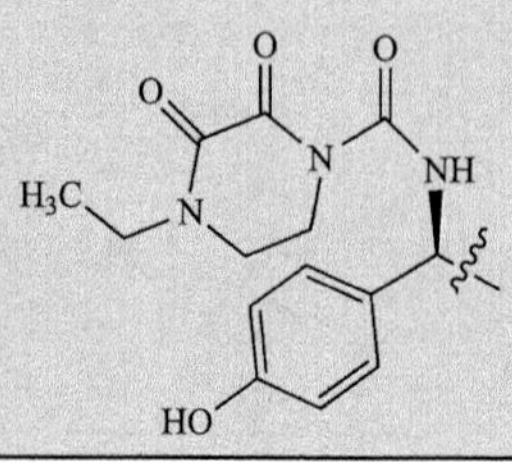	

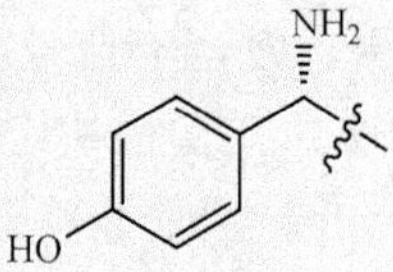

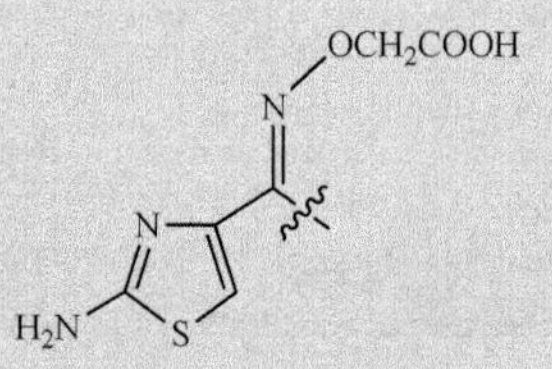

药名	R₁	R₂	R₃	特点
第三代				
头孢泊肟酯 (cefpodoxime proxetil)		—CH₂OCH₃		
第四代				
头孢匹罗 (cefpirome)	—COO⁻			
头孢吡肟 (cefepime)	—COO⁻	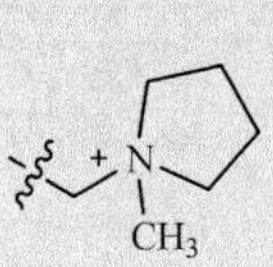	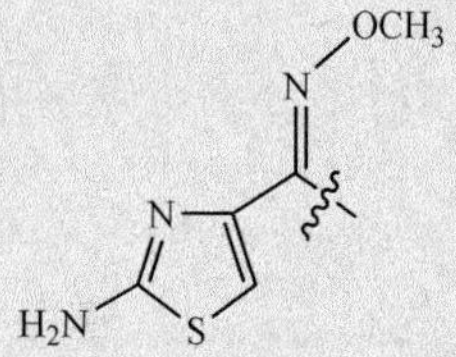	3 位含有正电荷的季铵基团,药物能更快地透过革兰氏阴性杆菌的外膜,对青霉素结合蛋白有更高的亲和力,对 β-内酰胺酶更稳定,具有较强的抗菌活性。对革兰氏阳性菌株有更强的抗菌活性
头孢唑兰 (cefozopran)	—COO⁻	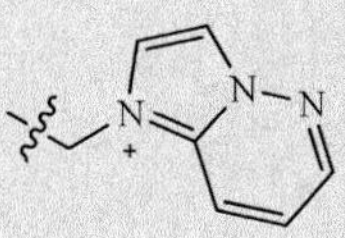	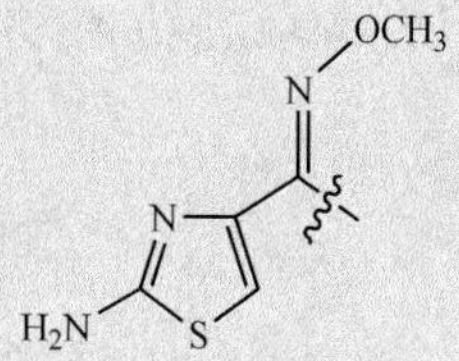	
头孢噻利 (cefoselis)	—COO⁻	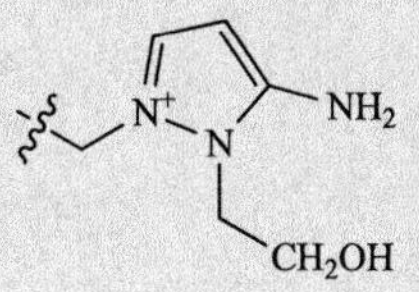	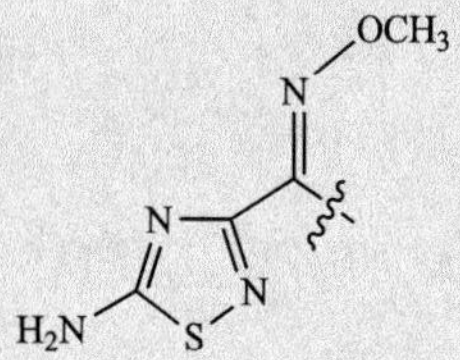	
头孢喹肟 (cefquinome)	—COO⁻	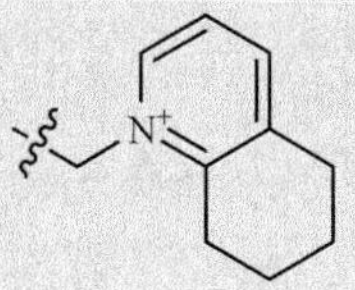	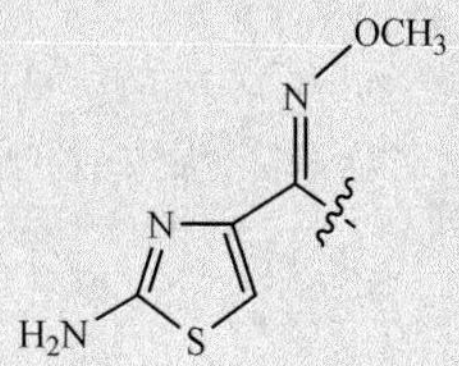	

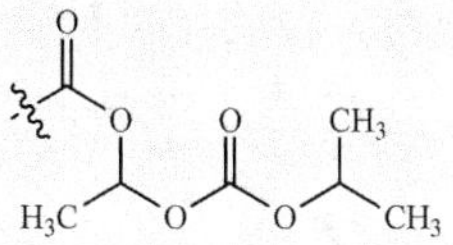

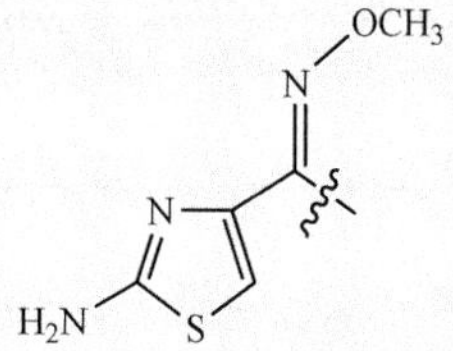

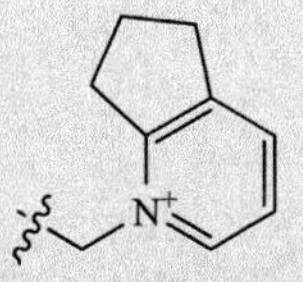

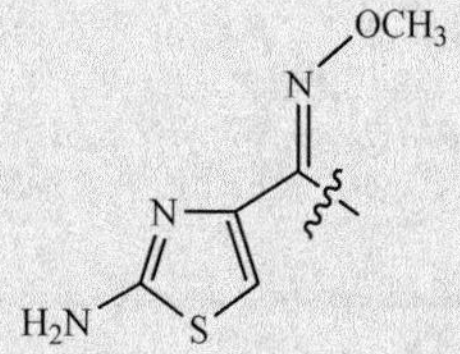

注:a 含有 3 个结晶水

（三）头孢菌素类药物的构效关系

头孢菌素的构效关系在很多方面与青霉素类似,归纳如图 10-10 所示。

（四）半合成头孢菌素的合成

头孢菌素的半合成方法与青霉素类似,是以 7-ACA 和 7-氨基去乙酰氧基头孢烷酸（7-ADCA）为原料,在 C7 和 C3 位连接相应的取代基。

（1）7-ACA 和 7-ADCA 的制备:7-ACA 和 7-ADCA 是生产半合成头孢菌素的关键原料,因此制备这两种原料是半合成的基础。

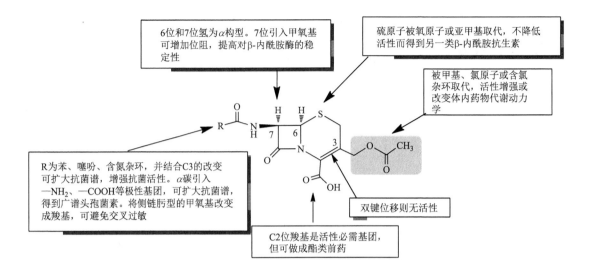

图 10-10 头孢菌素的构效关系

1）7-ACA 的制备：以头孢菌素 C 为原料制备 7-ACA 有化学裂解法、亚硝酰氯法、硅脂法，还有报道用头孢菌素脱酰酶将头孢菌素 C 转化成 7-ACA。

2）7-ADCA 的制备：以青霉素钾盐为原料，保护羧基后，经氧化、扩环、水解反应，得到 7-ADCA。

（2）半合成头孢菌素药物的合成：将 7-ACA、7-ADCA 与相应的侧链酸、侧链酸的酰氯或酸酐进行缩合，可制得各种半合成头孢菌素，如头孢噻吩、头孢噻啶的合成。

（五）典型药物介绍

头孢氨苄（cefalexin）

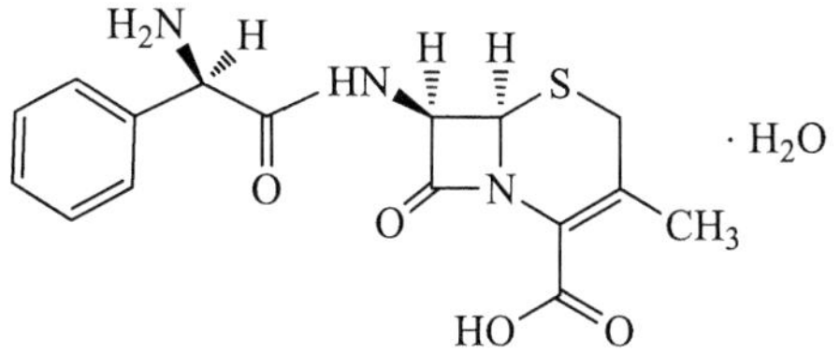

化学名：(6*R*, 7*R*)-3-甲基-7-[(*R*)-2-氨基-2-苯乙酰氨基]-8-氧代-5-硫杂-1-氮杂双环[4.2.0]辛-2-烯-2-甲酸一水合物，(6*R*, 7*R*)-3-methyl-7-{[(*R*)-2-amino-2-phenylacetyl]amino}-8-oxo-5-thia-1-azabic yclo[4.2.0]oct-2-ene-2-carboxylic acid，又称先锋霉素Ⅳ、头孢力新。

性状：本品为白色至微黄色结晶性粉末，微臭。在水中微溶，在乙醇、乙醚中不溶。水溶液（5mg/ml）的比旋度为 + 149°～ + 158°。

理化性质：本品在干燥状态下比较稳定，其水溶液在 pH 8.5 以下较稳定，但在 pH 9 以上则迅速被破坏。

合成路线：青霉素钾盐在吡啶存在下，用氯甲酸三氯乙酯将 C2 羧基酯化成青霉酸三氯乙酯（Ⅰ），保护游离的羧基。在甲酸中用过氧化氢氧化成青霉素亚砜（Ⅱ），再用磷酸处理，二氢噻唑环 S—C 键先断裂形成不饱和的中间体次磺酸（Ⅲ），然后扩环成较为稳定的 7-苯乙酰氨基-3-去酰氧基头孢烷酸三氯乙酯（Ⅳ），通过五氯化磷氯化得到偕氯亚胺（Ⅴ），再与醇反应生成偕亚胺醚（Ⅵ），再经水解脱侧链得到带保护基的 7-ADCA（Ⅶ）。再与相应的侧链缩合得带保护基的中间体Ⅷ，去保护基后得到头孢氨苄（Ⅸ）。

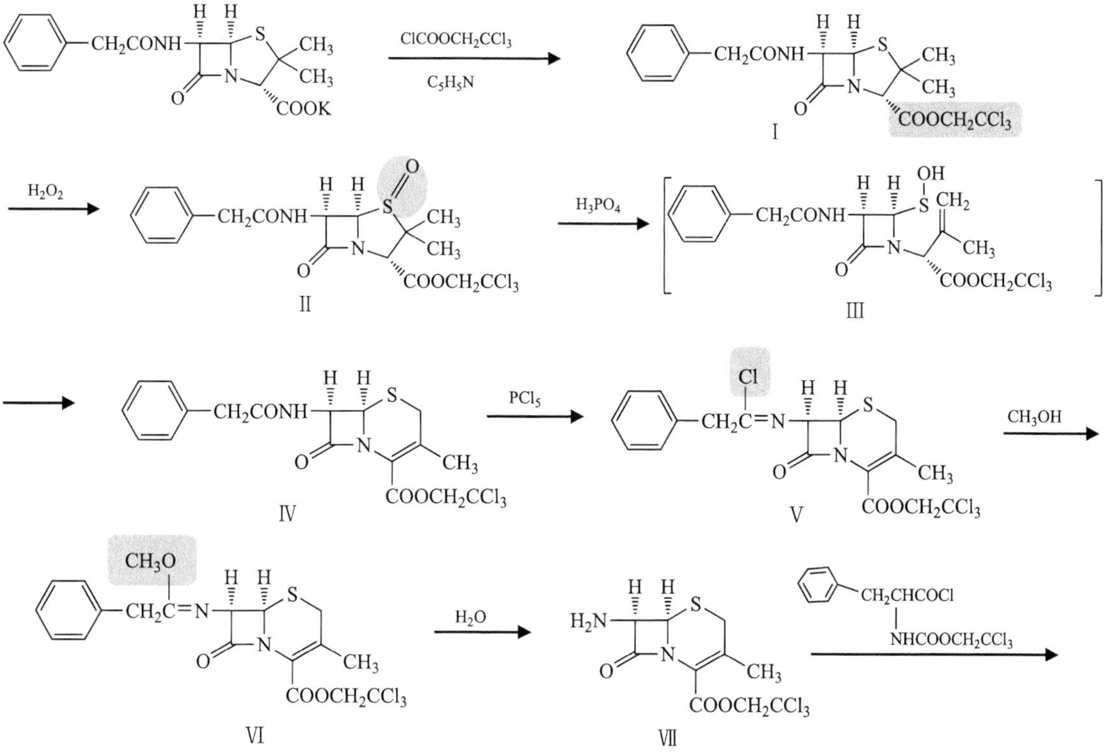

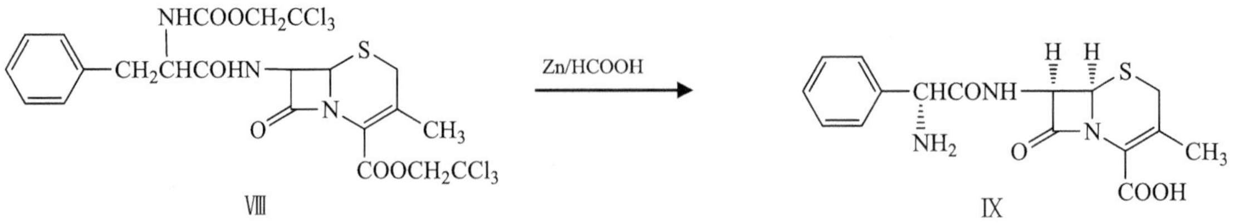

$$VIII \xrightarrow{\text{Zn/HCOOH}} IX$$

主要药理学用途：本品为可口服的广谱抗生素，对革兰氏阳性菌效果较好，对革兰氏阴性菌效果较差，临床上主要用于敏感菌所致的呼吸道、泌尿道、皮肤和软组织、生殖器官等部位的感染治疗。

头孢噻肟钠（cefotaxime sodium）

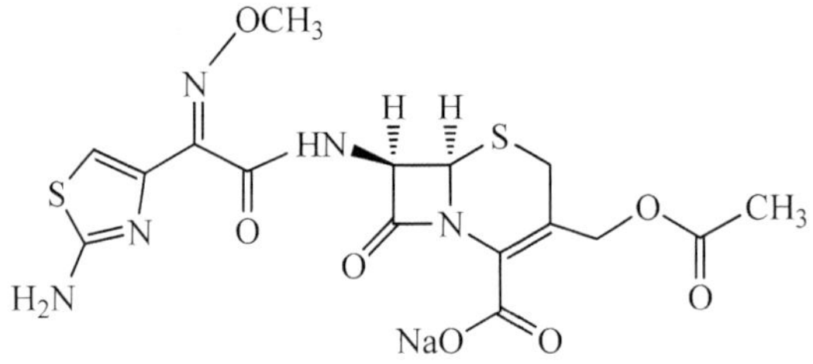

化学名：(6R, 7R)-3-[(乙酰氧基)甲基]-7-[2-(2-氨基噻唑-4-基)-2-(甲氧亚氨基)乙酰氨基]-8-氧代-5-硫杂-1-氮杂双环[4.2.0]辛-2-烯-2-甲酸钠盐，sodium(6R, 7R)-3-(acetoxymethyl)-7-{[(2Z)-2-(2-amino-1, 3-thiazol-4-yl)-2-(methoxyimino)acetyl]amino}-8-oxo-5-thia-1-azabicyclo[4.2.0]oct-2-ene-2-carboxylate。

性状：本品为白色至微黄白色结晶或粉末；无臭或微有特殊臭。在水中易溶，在乙醇中微溶。水溶液（10mg/ml）的比旋度为 + 58°～ + 64°。

理化性质：头孢噻肟结构中的甲氧肟基通常是顺式构型，顺式异构体的抗菌活性是反式异构体的 40～100 倍。光照会引发构型转化（图 10-11），如头孢噻肟钠的水溶液在紫外线照射下，45min 后有 50%转化为反式异构体，4h 后转化率达 95%。因此，本品通常需避光保存，在临用前加注射用水溶解后立即使用。

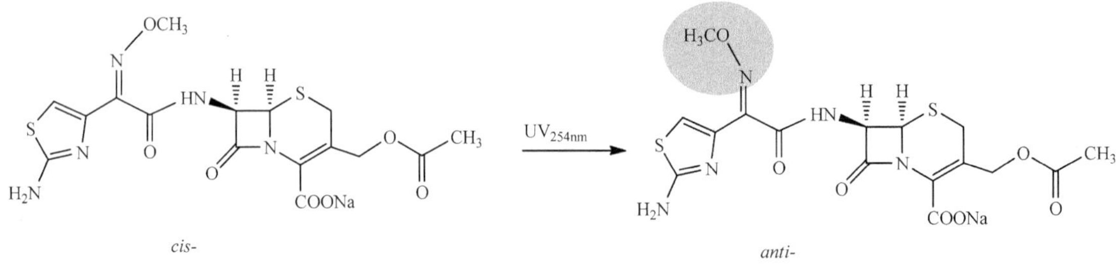

图 10-11　头孢噻肟的构型转化

主要药理学用途：本品为第三代头孢菌素，对革兰氏阴性菌的抗菌活性高于第一代、第二代头孢菌素，尤其对肠杆菌作用强，对大多数厌氧菌有强效抑制作用。本品用于治疗敏感细菌引起的肺炎等呼吸道感染、尿路感染、败血症、胆道感染、腹腔感染及生殖器感染；此外还用于免疫功能低下、抗体细胞减少等防御功能低下的感染性疾病的治疗。

三、非典型的 β-内酰胺类抗生素

碳青霉烯、氧青霉素、青霉烷砜和单环的 β-内酰胺抗生素通常称为非典型的 β-内酰胺类抗生素。

（一）β-内酰胺酶抑制剂

某些耐药菌能产生一种保护性酶 β-内酰胺酶，它能使 β-内酰胺类抗生素在没发挥抗菌作用之前将其 β-内酰胺环开环水解，生成没有活性的物质，产生耐药性。为避免 β-内酰胺类抗生素被 β-内酰胺酶灭活，可在药物分子中接上能抗 β-内酰胺酶的结构，如前述的耐酶的青霉素类、头孢菌素类药物。β-内酰胺酶抑制剂则是针对细菌对 β-内酰胺类抗生素耐药的机制而开发出来的一类药物。这类药物对细菌的 β-内酰胺酶有很强的抑制作用，本身也有抗菌作用。

克拉维酸（clavulanic acid，又称为棒酸）是从链霉菌 *Streptomyces clavuligerus* 得到的非经典的 β-内酰胺抗生素，也是第一个用于临床的 β-内酰胺酶抑制剂。

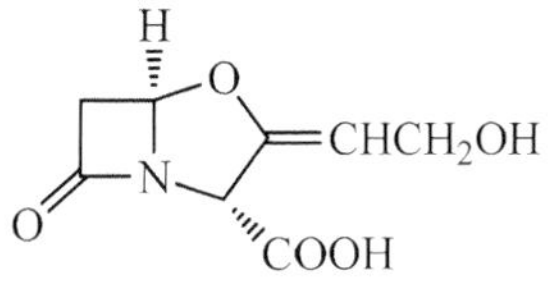

克拉维酸

从结构上来看克拉维酸属于氧青霉烷结构，母核由 β-内酰胺和氢化异噁唑骈合而成，氢化异噁唑还引入乙烯基结构。该母核的 β-内酰胺环的张力比青霉素大，更易受到 β-内酰胺酶的活性位点丝氨酸羟基（Enz-Ser-OH）的进攻，导致 β-内酰胺开环，形成与酶不可逆结合产物（Ⅰ），导致 β-内酰胺酶彻底失活。因此克拉维酸属于"自杀性酶抑制剂"。

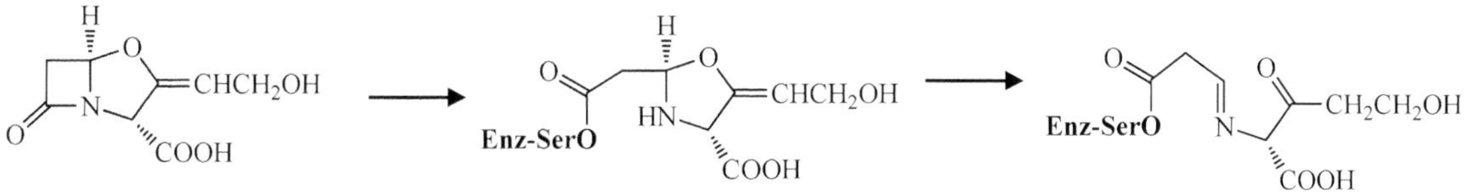

舒巴坦（sulbactam）也是一种广谱的酶抑制剂，口服吸收差，一般静脉注射给药。它是由 β-内酰胺与一个五元噻唑环相连，硫氧化成砜的结构，也称为青霉烷砜，它的抑酶活性比克拉维酸钾稍差，但化学结构却稳定的多。为改善口服可将其制成叔戊酸双酯，也可将氨苄西林与舒巴坦以酯键相接即为舒他西林（sultamicillin），舒他西林是一个口服效果良好的前药，达到作用部位分解出舒巴坦和氨苄西林，具有抗菌和抑制 β-内酰胺酶的双重作用。

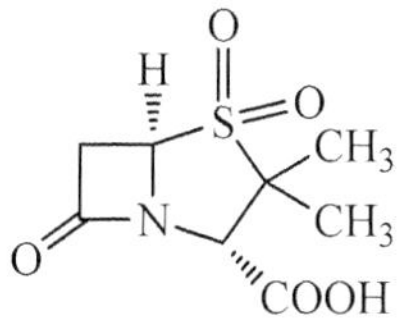

舒巴坦 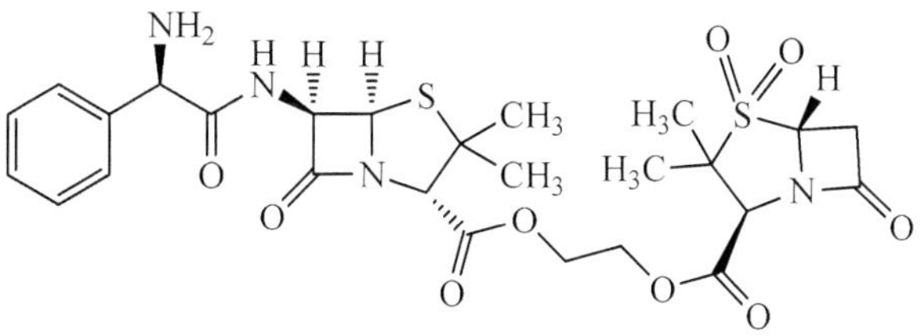   舒他西林

典型药物介绍

克拉维酸钾（clavulanate potassium）

化学名：本品为(Z)-(2S, 5R)-3-(2-羟亚乙基)-7-氧代-4-氧杂-1-氮杂双环[3. 2. 0]庚烷-2-羧酸钾，potassium(2R, 3Z, 5R)-3-(2-hydroxyethylidene)-7-oxo-4-oxa-1-azabicyclo[3. 2. 0] heptane-2-carboxylate，又名棒酸。

性状：本品为白色至微黄色结晶性粉末；微臭；极易引湿。本品在水中极易溶解，在甲醇中易溶，在乙醇中微溶，在乙醚中不溶。水溶液（10mg/ml）的比旋度为＋55°～＋60°。

主要药理学用途：克拉维酸钾是从棒状链霉菌 *Streptomyces clavuligerus* 发酵得到，是第一个用于临床上的 β-内酰胺酶抑制剂。克拉维酸对革兰氏阳性菌或革兰氏阴性菌产生的 β-内酰胺酶均有效，但单独使用无效，常与青霉素药物联合应用以提高疗效。

临床上使用克拉维酸和阿莫西林组成的复方制剂（注射剂为1∶5，片剂为1∶2或1∶4），称为奥格门汀（augumentin），可使阿莫西林增效 130 倍，还用于治疗耐阿莫西林细菌引起的感染。克拉维酸也可与其他 β-内酰胺类抗生素联合使用，可使头孢菌素类增效 2～8 倍。

（二）碳青霉烯类

1976 年从链霉菌 *Streptomyces cattleya* 发酵液中分离得到的沙纳霉素（thienamycin），是第一个碳青霉烯化合物，它与青霉素类抗生素在结构上的差别在于噻唑环上的硫原子被亚甲基的碳原子取代，沙纳霉素不但有较强的抗菌活性，有较广的抗菌谱，它还是 β-内酰胺酶抑制剂，由于其水溶液稳定性差，未用于临床。对其进行结构修饰，制备了沙钠霉素的氨基以亚胺甲基取代的衍生物亚胺培南（imipenem），稳定性好，抑酶和抗菌活性均比链霉素强，是广谱抗生素，尤其对脆弱杆菌、铜绿假单胞菌有高效。

沙纳霉素　　　　　　　　　　　　　　　亚胺培南

（三）单环 β-内酰胺抗生素

单环 β-内酰胺类抗生素的发展自诺卡霉素（nocardicins）的发现开始。诺卡霉素是由 *Nocardia uniformis* 菌发酵产生的一组成分，含有 A～G 七种成分，诺卡霉素 A 是其主要成分，抗菌活性最强。诺卡霉素虽含有单一的 β-内酰胺环，但在酸、碱溶液中都很稳定，这是其他天然 β-内酰胺抗生素所不具备的特点。本品抗菌谱窄，对革兰氏阳性菌作用差，但对某些革兰氏阴性菌如铜绿假单胞菌、变形杆菌有效，对 β-内酰胺酶稳定，毒性小。由于体内不能生成氢化噻唑蛋白等，故与青霉素类和头孢菌素类抗生素都不发生交叉过敏反应。利用诺卡霉素 A 的母核 3-氨基诺卡霉素进行结构修饰，制备了多种衍生物，其中氨曲南（aztreonam）为第一个全合成的单环 β-内酰胺抗生素。

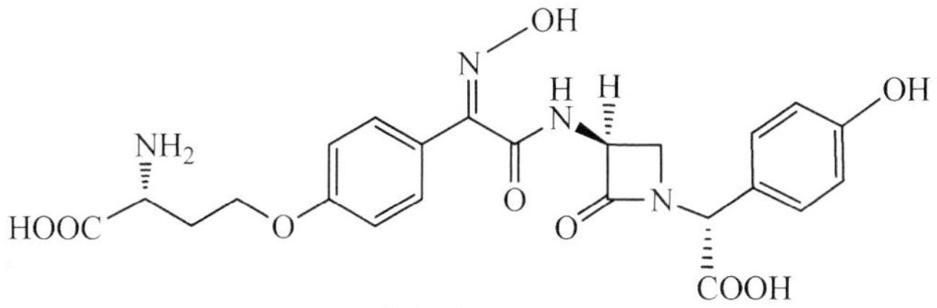

诺卡霉素A

典型药物介绍

氨曲南（aztreonam）

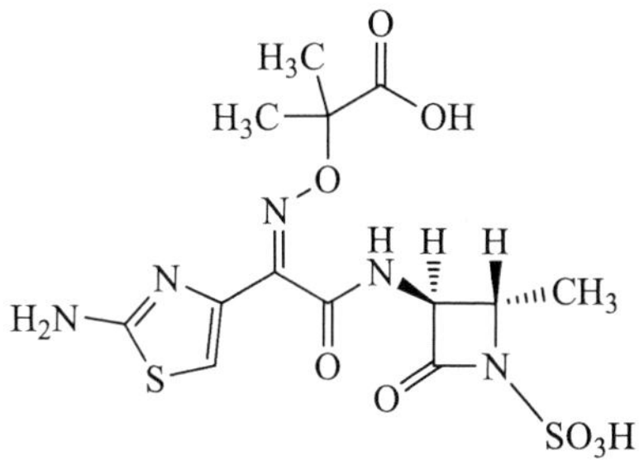

化学名：[2S-[2α, 3β(Z)]]-2-[[[1-(2-氨基-4-噻唑基)-2-[(2-甲基-4-氧代-1-磺基-3-氮杂环丁烷基)氨基]-2-氧代亚乙基]氨基]氧]-2-甲基丙酸，[2S-[2α, 3β(Z)]]-2-[[[1-(2-amino-4-thiazol-4-yl)-2-[(2-methyl-4-oxo-1-sulfo-3-azetidinyl)amino]-2-oxoethylidene]amino]oxy]-2-methylpropanoic acid。

性状：本品为白色至淡黄色结晶性粉末；无臭，有引湿性。在 DMF 或 DMSO 中溶解，在水或甲醇中微溶，在乙醇中极微溶解，在乙酸乙酯中几乎不溶。水溶液（5mg/ml）的比旋度为 $-26°\sim-32°$。

主要药理学用途：本品对革兰氏阴性菌包括铜绿假单胞菌有很强的活性，对需氧革兰氏阳性菌和厌氧菌作用都很小，但其对各种 β-内酰胺酶很稳定，可能与 2 位的 α-甲基的位阻有关。本品能透过血脑屏障，不良反应少。临床用于呼吸道感染、尿路感染、软组织感染和败血症等，疗效好。本品未发生过敏反应，与青霉素类、头孢菌素类不发生交叉过敏。

第 2 节 四环素类抗生素

四环素类抗生素是一类具有氢化并四苯母核的抗生素的总称。四环素类抗生素分天然四环素和半合成衍生物，是一类广谱的抗生素（表 10-6）。

表 10-6　四环素类抗生素

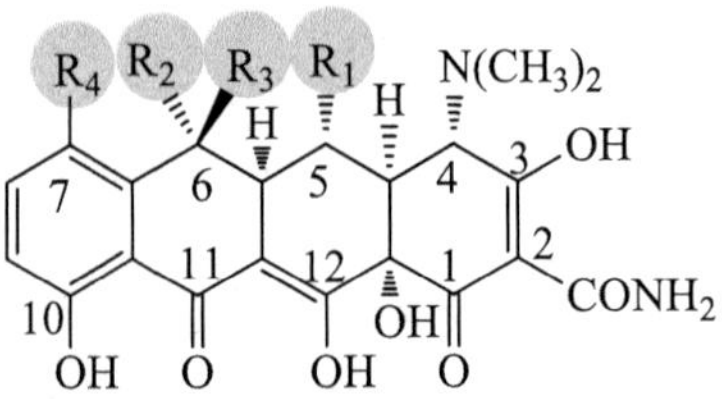

	R_1	R_2	R_3	R_4
土霉素 （oxytetracycline）	—OH	—OH	—CH_3	H
金霉素 （chlortetracycline）	H	—OH	—CH_3	Cl
四环素 （tetracycline）	H	—OH	—CH_3	H
地美环素 （demeclocycline）	H	—OH	H	Cl
多西环素 （doxycycline）	—OH	H	—CH_3	H
米诺环素 （minocycline）	H	H	H	—N(CH_3)_2

　　四环素类抗生素能特异性地与细菌核糖体 30S 亚基结合，阻止氨基酰-tRNA 在该位上的联结，从而抑制肽链的增长和影响细菌蛋白质的合成，因此是广谱抗生素。多年来由于四环素类的广泛应用，临床常见病原菌包括葡萄球菌等革兰氏阳性菌及肠杆菌属等革兰氏阴性杆菌对四环素多数耐药，并且同类品种之间存在交叉耐药。

一、天然四环素类

　　天然四环素是由龟裂链霉菌 *Streptomyces rimosus* 产生，1948 年从金色链丝菌培养液中分离得到第一个四环素类药物金霉素，20 世纪 50 年代相继发现了土霉素和四环素。

案例 10-3
问题：
　　"四环素牙"是怎么产生的？

典型药物介绍

盐酸四环素（tetracycline hydrochloride）

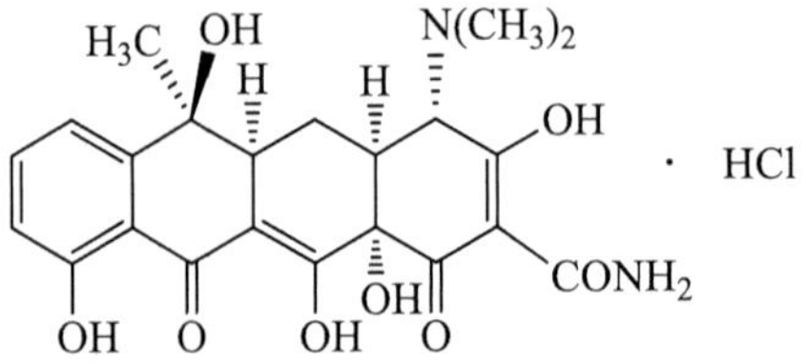

化学名：(4S, 4aS, 5aS, 6S, 12aS)-6-甲基-4-(二甲氨基)-3, 6, 10, 12, 12a-五羟基-1, 11-二氧代-1, 4, 4a, 5, 5a, 6, 11, 12a-八氢-2-并四苯甲酰胺盐酸盐，(4S, 4aS, 5aS, 6S, 12aS)-6-methyl-4-(dimethylamino)-3, 6, 10, 12, 12a-pentahydroxy-1, 11-dioxo-1, 4, 4a, 5, 5a, 6, 11, 12a-octahydro-2-tetracenecarboxamide。

性状：本品为黄色结晶性粉末；无臭；略有引湿性；遇光色渐变深，在碱性溶液中易破坏失效。在水中溶解，在乙醇中微溶，在乙醚中不溶。水溶液（10mg/ml）的比旋度为–240°～–258°。

理化性质：四环素类抗生素的结构中都含有酸性基团酚羟基、烯醇羟基和碱性基团二甲基氨基，所以这类抗生素都是两性化合物，有三个 pK_a，分别为 2.8～3.4、7.2～7.8、9.1～9.7。4a-二甲基氨基为碱性基团；C10 酚羟基和 C12 烯醇羟基共轭为中性基团，pK_a 约为 7.5；C1 与 C3 共轭的三羰基系统（C3 位烯醇羟基与 C1 羧基和酰胺羰基都共轭）相当于乙酸的酸性，pK_a 约为 3.3，化合物的等电点为 5。临床上通常用四环素的盐酸盐。

本类抗生素在干燥条件下较稳定，但遇日光可变色，应避光保存。水溶液在酸性及碱性条件下都不稳定，易发生变化。

（1）在酸性条件下不稳定：因四环素类抗生素结构中的 C6 羟基与 C5a 上氢正好处于反式构型，在酸性条件下有利于发生消除反应，生成无活性的橙黄色脱水产物。

脱水四环素

另外，在 pH 2～6 条件下，C4 上的二甲氨基发生差向异构化，生成差向异构体产物，导致抗菌活性减弱，毒性增加。

某些阴离子如磷酸根、柠檬酸根、乙酸根离子的存在，可加速这种异构化。结构因素也影响四环素类药物的差向异构化，土霉素中由于 C5 羟基与 C4 二甲氨基之间形成氢键，C4 位的差向异构化反应难于四环素；而金霉素由于 C7 氯原子的空间排斥作用，使 C4 位的差向异构化反应比四环素更易发生。

（2）在碱性条件下不稳定：在碱性条件下，C6 上的羟基形成氧负离子，向 C11 上的羰基发动分子内亲核进攻，经电子转移，C 环打开，生成具有内酯结构的异构体。

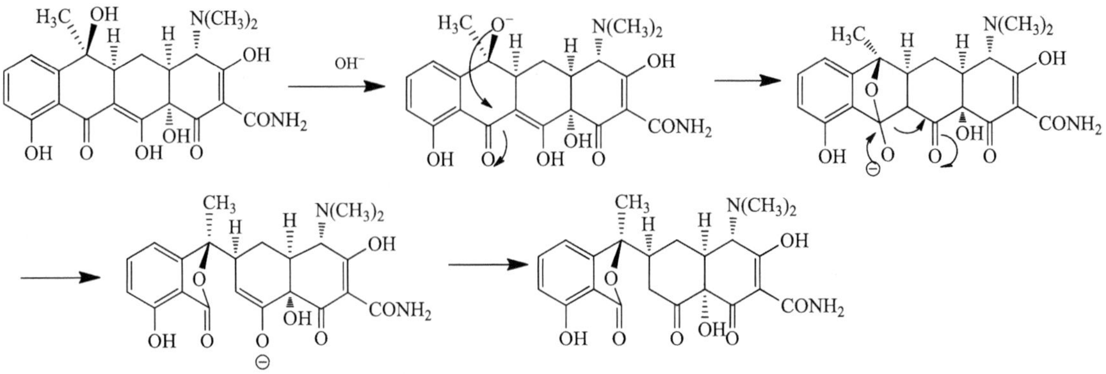

（3）与金属离子的反应：四环素类药物分子中含有许多羟基、烯醇羟基及羧基，在近中性条件下能与多种金属离子形成不溶性螯合物，如与 Ca^{2+}、Mg^{2+} 形成不溶性的钙盐或镁盐；与 Fe^{3+} 形成红色络合物，与铝离子形成黄色络合物。

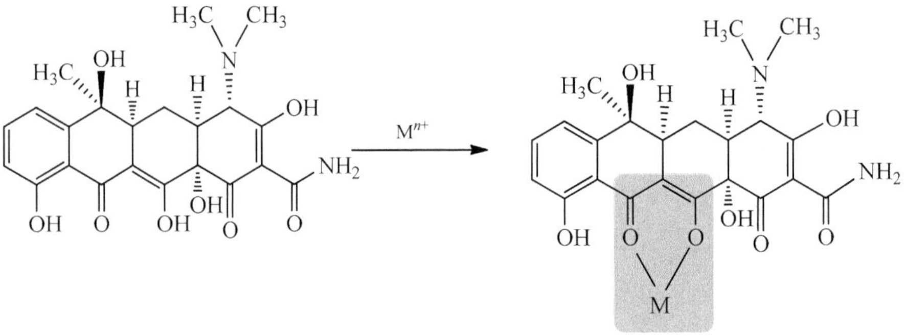

> **案例 10-3 分析**
>
> 　　服用四环素类药物后，四环素沉积于牙、骨骼、指甲等，引起牙釉质发育不全的现象称为四环素牙，其形成原因是四环素类药物能和 Ca^{2+} 形成络合物，在体内该络合物呈黄色沉积在骨骼和牙齿上，小儿服用会发生牙齿变黄，孕妇服用后其子可能发生牙齿变色、骨骼生长抑制，因此小儿和孕妇应慎用或禁用该药物。此外，四环素类药物与某些含金属离子的药物和富含钙、铁等金属离子的食物，如与牛奶同服时，会形成难溶性的络合物，从而干扰药物口服时的吸收而影响药物的血药浓度。

　　主要药理学用途：四环素类药物为广谱抗生素，用于各种革兰氏阳性菌和革兰氏阴性菌引起的感染，对某些立克次体、滤过性病毒和原虫也有效。

二、半合成四环素类

　　在临床使用中发现这些天然四环素类药物易产生耐药性，毒副作用也比较多，应用受到一定限制。在此基础上进行结构修饰，一方面增强其在酸性、碱性等条件下的稳定性；另一方面解决这类抗生素的耐药问题。

典型药物介绍

盐酸多西环素（doxycycline hyclate）

化学名：6-甲基-4-(二甲氨基)-3, 5, 10, 12, 12α-五羟基-1, 11-二氧代-1, 4, 4α, 5, 5α, 6, 11, 12α-八氢-2-并四苯甲酰胺盐酸盐半乙醇半水合物，6-methyl-4-(dimethylamino)-3, 5, 10, 12, 12α-pentahydroxy-1, 11-dioxo-1, 4, 4α, 5, 5α, 6, 11, 12α-octahydro-2-tetracenecarboxamide-ethanol hydrochloride hydrate（2∶1∶2∶1），又名盐酸脱氧土霉素、强力霉素。

性状：本品为淡黄色至黄色结晶性粉末；无臭。在水或甲醇中易溶，在乙醇或丙酮中微溶。比旋度为-105°～-120°（10mg/ml 盐酸甲醇溶液）。

理化性质：本品为半合成四环素类药物，结构与四环素相似，具有四环素类抗生素的通性，因结构中无 C6 位羟基，故无四环素类抗生素的脱水反应和生成内酯结构的开环反应，性质较稳定。但遇光变质，宜避光、密封保存。

主要药理学用途：本品适用于立克次体病、支原体属感染、衣原体属感染，包括鹦鹉热、性病性淋巴肉芽肿、非淋菌性尿道炎、输卵管炎、宫颈炎及沙眼等。本品可用于对青霉素类过敏患者的破伤风、气性坏疽、梅毒、淋菌性尿道炎和宫颈炎等感染，也可用于中、重度痤疮的辅助治疗。

第 3 节　大环内酯类抗生素

广义的大环内酯类抗生素系指微生物产生的具有内酯键的大环状生物活性物质，其中包括一般大环内酯、多烯大环内酯、安莎大环内酯与酯肽等。一般大环内酯根据内酯环的大小，分为十二元环大环内酯类抗生素（如酒霉素等）、十四元环大环内酯类抗生素（如红霉素等）和十六元环大环内酯类抗生素（如麦迪霉素等），至今最大者已达六十元环，如具有抗肿瘤作用的醌酯霉素 A1、醌酯霉素 A2、醌酯霉素 B1。本节主要介绍十四元环和十六元环两大类抗生素，抗肿瘤大环内酯类详见抗肿瘤药章节。

大环内酯类抗生素的抗菌谱和抗菌活性相接近，对革兰氏阳性菌和某些阴性菌、支原体等有较强的作用；与临床常用的其他抗生素之间无交叉耐药性，但细菌对同类药物仍可产生耐药性；毒性较低，无严重不良反应。本类抗生素的作用机制是作用于敏感细菌的 50S 核糖体亚基，抑制细菌的蛋白质合成。

一、红　霉　素　类

（一）天然红霉素类

红霉素是在 1952 年发现的，是由红色链丝菌 *Streptomyces erythreus* 产生的，分离出 A、B、C 三种成分。三者的区别在于 C10 及红霉糖中的 C3′位取代基的变化。通常所说的红霉素即指红霉素 A，其他两个组分则被视为杂质（表 10-7）。

表 10-7　红霉素 A、B、C

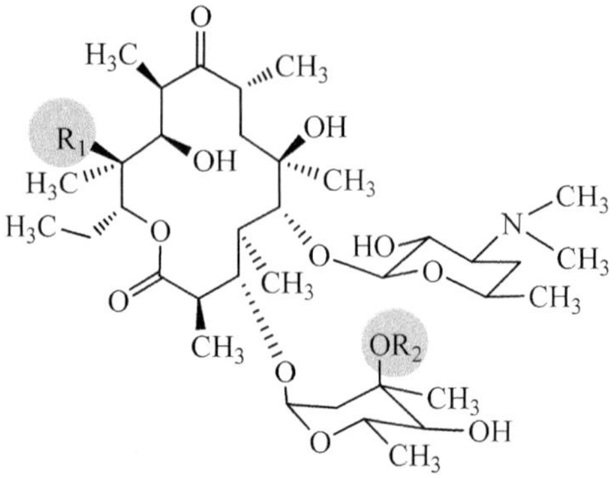

药名	R₁	R₂
红霉素 A（erythromycin A）	—OH	—CH₃
红霉素 B（erythromycin B）	H	—CH₃
红霉素 C（erythromycin C）	—OH	H

典型药物介绍

红霉素（erythromycin）

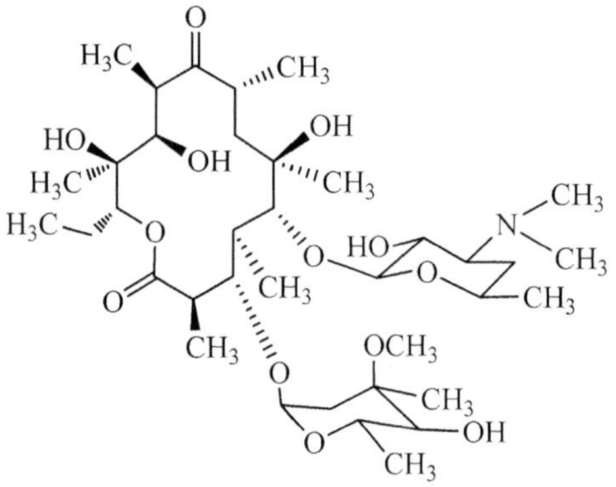

化学名：(2R, 3S, 4S, 5R, 6R, 8R, 10R, 11R, 12S, 13R)-5-[(3-氨基-3, 4, 6-三脱氧-N, N-二甲基-β-D-吡喃木糖基)氧]-3-[(2, 6-二脱氧-3-C, 3-O-二甲基-α-L-吡喃糖基)氧]-13-乙基-6, 11, 12-三羟基-2, 4, 6, 8, 10, 12-六甲基-9-氧代十三烷-13-内酯，(2R,3S, 4S, 5R, 6R, 8R, 10R, 11R, 12S, 13R)-5-[(3-amino-3, 4, 6-trideoxy-N, N-dimethyl-β-D-xylo-hexopyranosyloxy)-3-(2, 6-dideoxy-3-C, 3-O-dimethoxy-α-L-ribo-hexopyranosyloxy)-13-ethyl-6, 11, 12-trihydroxy-2, 4, 6, 8, 10, 12-hexamethyl-9-oxotridecan-13-lactone。

性状：本品为白色或类白色的结晶或粉末；无臭；微有引湿性。在甲醇、乙醇或丙酮中易溶，在水中极微溶解，无水乙醇溶液（20mg/ml）比旋度为−78°～−71°。

理化性质：本品在干燥状态时稳定，水溶液在中性时稳定。在碱性条件下内酯环水解开环；在酸性条件下苷键水解，并发生分子内脱水环合。

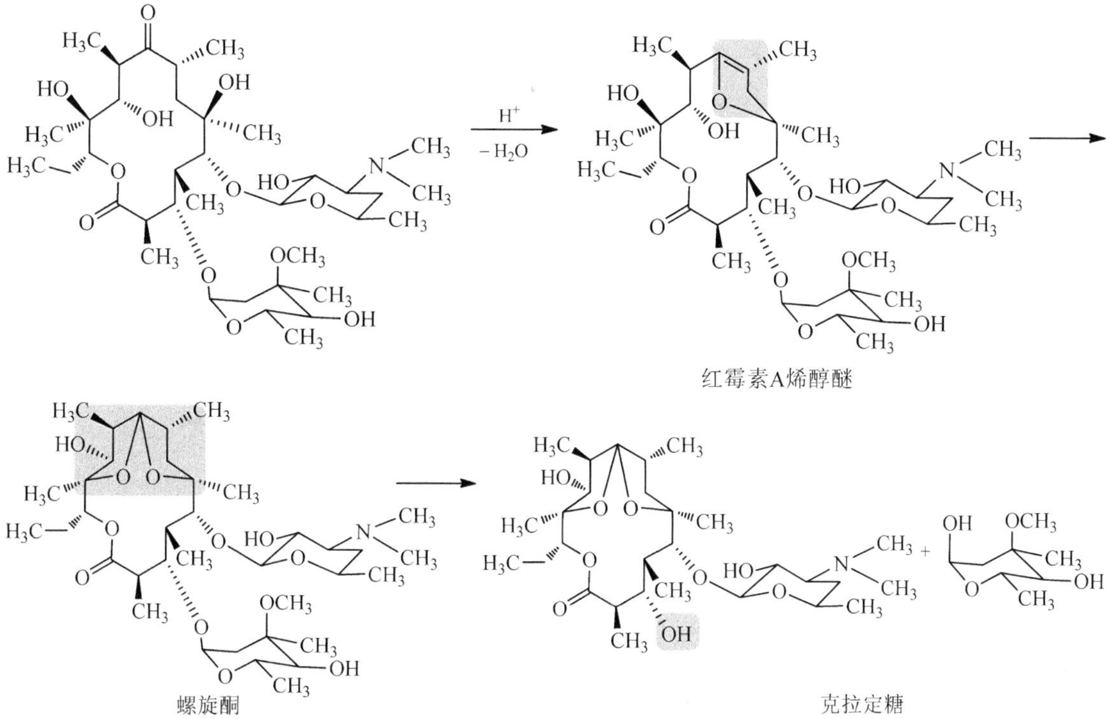

红霉素A烯醇醚

螺旋酮

克拉定糖

主要药理学用途：红霉素对各种革兰氏阳性菌有很强的抗菌作用，对革兰氏阴性菌如百日咳杆菌、流感杆菌、淋球菌、脑膜炎球菌等亦有效，而对大多数肠道革兰氏阴性杆菌则无效。红霉素是治疗耐药的金葡菌和溶血性链球菌感染的首选药物。

（二）半合成红霉素类

红霉素抗菌谱窄，味苦，水溶性小，只能口服，但在酸中不稳定，易被胃酸破坏失活。为了改变红霉素的苦味，扩大抗菌谱和提高生物利用度，对红霉素的结构进行修饰，研制出了一些优良的半合成红霉素。

20 世纪 50～60 年代，对红霉素的结构修饰主要集中在 C5 上的去氧氨基糖的 C2′羟基和 C3″氨基，主要将红霉素制成各种酯类和盐类的前体药物。为增加其在水中的溶解性，用红霉素与乳糖醛酸成盐，得到红霉素乳糖醛酸盐，可供注射用。

将 C5 上的去氧氨基糖的 C2″羟基制成各种酯，可增加红霉素的稳定性，改善其苦味，如红霉素碳酸乙酯（erythromycin ethyl carbonate），可制剂成混悬剂供儿童服用；硬脂酸红霉素（erythromycin stearate）无苦味，毒性低，水溶性小，有良好的药物动力学性质，且作用时间较长；

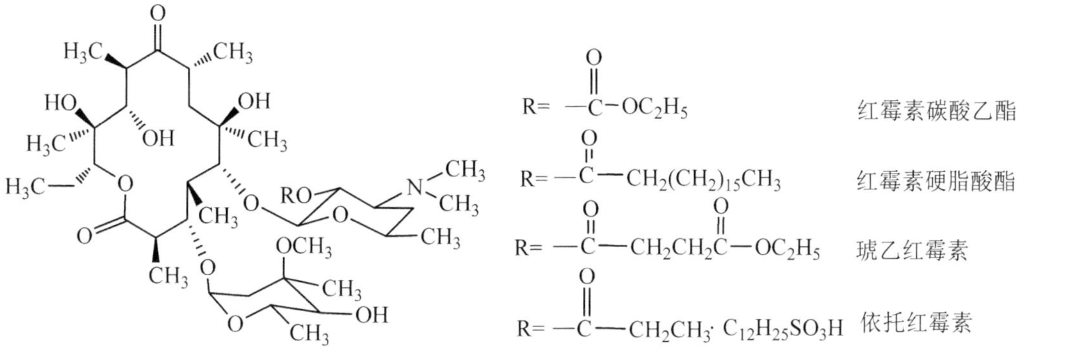

$$R = -\overset{O}{\underset{}{C}}-OC_2H_5 \quad \text{红霉素碳酸乙酯}$$

$$R = -\overset{O}{\underset{}{C}}-CH_2(CH_2)_{15}CH_3 \quad \text{红霉素硬脂酸酯}$$

$$R = -\overset{O}{\underset{}{C}}-CH_2CH_2\overset{O}{\underset{}{C}}-OC_2H_5 \quad \text{琥乙红霉素}$$

$$R = -\overset{O}{\underset{}{C}}-CH_2CH_3 \cdot C_{12}H_{25}SO_3H \quad \text{依托红霉素}$$

依托红霉素（erythromycin estolate）是红霉素的丙酰酯的十二烷基硫酸盐，不溶于水，在酸中较红霉素稳定，适合口服。琥乙红霉素（erythromycin ethylsuccinate）在水中几乎不溶，在胃中稳定，且无味，在体内水解后释放出红霉素而起作用，可制成不同的口服剂型，供儿童和成人使用。

　　20 世纪 70 年代，对红霉素的结构改造主要集中在红霉内酯环的 C6 羟基、C9 羰基、C8 氢的改造，结构修饰的目的是提高红霉素对酸的稳定性以改善其药物代谢动力学性质，扩大其抗菌谱。

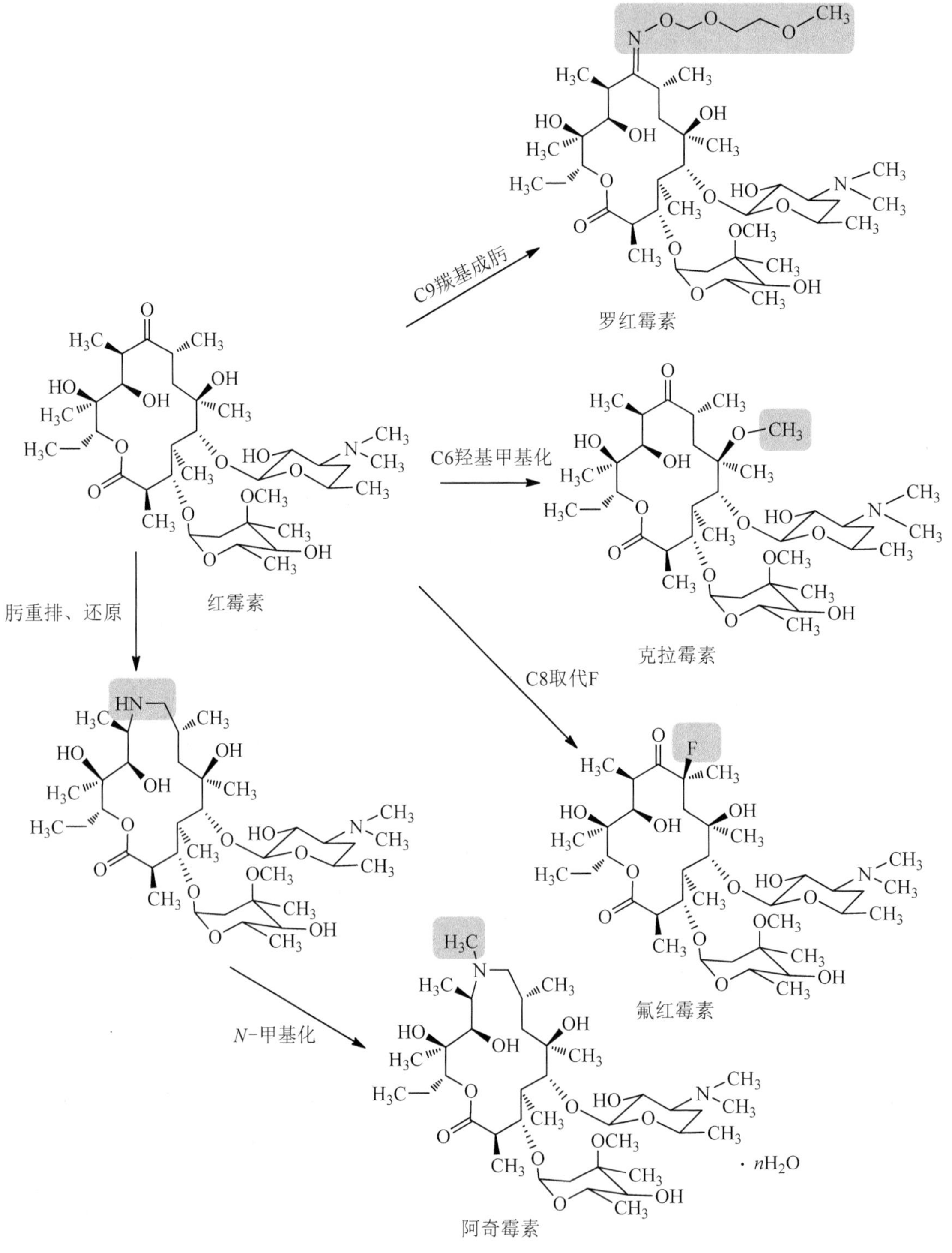

罗红霉素

克拉霉素

氟红霉素

阿奇霉素

C9羰基成肟

C6羟基甲基化

C8取代F

N-甲基化

肟重排、还原

红霉素

　　罗红霉素（roxithromycin）是将 C9 羰基制成肟的衍生物，因 C9 羰基成肟后，可以阻止 C6 羟基与 C9 羰基的缩合，增加其稳定性。罗红霉素有较好的化学稳定性，口服吸收迅速，抗菌作用比红霉素强 6 倍，组织分布广，特别在肺组织中的浓度比较高。

　　将红霉素的 C6 羟基甲基化得到克拉霉素（clarithromycin），由于 C6 羟基甲基化，使其不能与 C9 羰基缩合而增加其在酸中的稳定性。克拉霉素耐酸，血药浓度高而持久，对需氧菌、厌氧菌、支原体、衣原体等病原微生物有效。体内活性比红霉素强，毒性低，用量小。

　　氟红霉素（flurithromycin）是将 C8 上的氢用其电子等排体 F 替换的产物，F 原子的引入降低了酮羰基的活性，阻断红霉素半缩酮的脱水过程，对酸稳定，半衰期为 8h，对肝脏没有毒性。

　　阿奇霉素（azithromycin）是红霉素的肟经贝克曼重排后扩环、还原、N-甲基化反应得到的产物，阿奇霉素是一个含氮的十五元环大环内酯衍生物。阿奇霉素的碱性更强，对许多革兰氏阴性杆菌有较大活性，在组织中浓度较高，体内半衰期比较长，有较好的药物代谢动力学性质。

　　20 世纪 90 年代开始的红霉素的改造工作主要针对其耐药性问题，得到具有酮内酯（ketolide）类的抗生素，如泰利霉素（telithromycin）。泰利霉素是一类 C3 位为酮羰基的十四元大环内酯的半合成抗生素，在 C11～C12 位形成环状氨基甲酸酯。具有广谱抗菌活性、较低的选择性耐药性，对耐青霉素类和耐大环内酯抗生素的肺炎链球菌具有较强的抗菌作用，对常见典型和非典型病原体均有效。

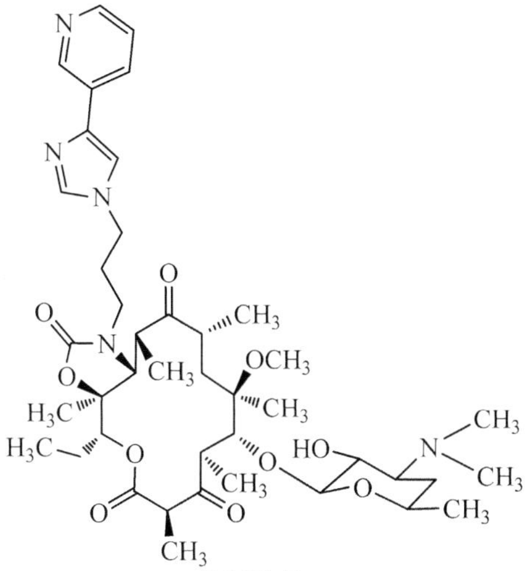

泰利霉素

典型药物介绍

阿奇霉素（azithromycin）

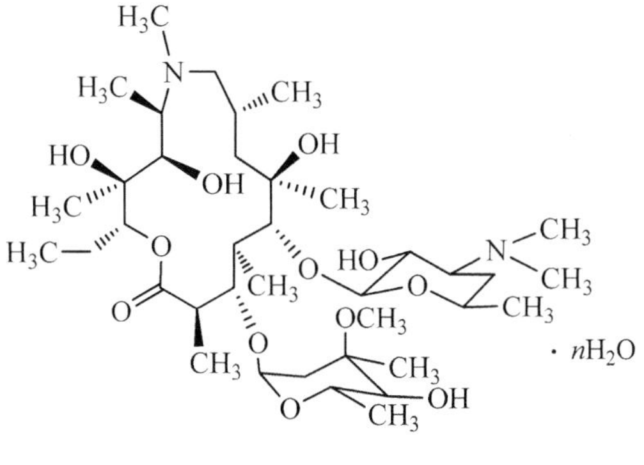

化学名：(2R, 3S, 4R, 5R, 8R, 10R, 11R, 12S, 13R, 14R)-13-[(2, 6-二脱氧-3-C-甲基-3-O-甲基-α-L-核-己吡喃糖基)氧]-2-乙基-3, 4, 10-三羟基-3, 5, 6, 8, 10, 12, 14-七甲基-11-[[3, 4, 6-三脱氧-3-(二甲氨基)-β-D-木-己吡喃糖基]氧]-1-氧杂-6-氮杂环十五烷-15-酮，(2R, 3S, 4R, 5R, 5R, 8R, 10R, 11R, 12S, 13R, 14R)-13-[(2, 6-dideoxy-3-C-methyl-3-O-methyl-α-L-nuclear-hexopyranosyl)oxy]-2-ethyl-3, 4, 10-trihydroxy-3, 5, 6, 8, 10, 12, 14-heptamethyl-11-[[3, 4, 6-trideoxy-3-(dimethylamino)-β-D-xylo-hexopyranosyl]oxy]-1-oxa-6-azacyclopentadecan-15-one。

性状：本品为白色或类白色结晶性粉末；无臭；微有引湿性。本品在甲醇、丙酮、无水乙醇或稀盐酸中易溶，在乙腈中溶解，在水中几乎不溶。无水乙醇溶液（20mg/ml）比旋度为–49°～–45°。

主要药理学用途：本品通过与细菌细胞中核糖体 50S 亚基结合，阻碍细菌转肽过程，抑制依赖于 RNA 的蛋白质的合成而达到抗菌作用。阿奇霉素比红霉素具有更广泛的抗菌谱，能抑制多种革兰氏阳性球菌、支原体、衣原体及嗜肺军团菌，尤其是对一些重要的革兰氏阴性杆菌如流感嗜血杆菌等具有良好的抗菌活性，弥补了大环内酯类对嗜血杆菌作用差的不足。阿奇霉素大大增强了在酸中的稳定性，改善了口服给药的生物利用度。

二、十六元大环内酯类

麦迪霉素（midecamycin）是由米加链霉菌 *Streptomyces mycasofaciens* 产生的一族抗生素，包括麦迪霉素 A_1、麦迪霉素 A_2、麦迪霉素 A_3 和麦迪霉素 A_4 四种成分，其中麦迪霉素 A_1 为主要抗菌成分，药用为麦迪霉素组分的混合物。麦迪霉素的母核都是十六元环内酯与碳霉胺糖和碳霉糖缩合的碱性苷。麦迪霉素对革兰氏阳性菌、奈瑟菌和支原体有较好的抗菌作用，主要用于治疗敏感菌所致的呼吸道感染和皮肤软组织感染。

R_1=—OH　　R_2=—$COCH_2CH_3$	麦迪霉素 A_1
R_1=—OH　　R_2=—$COCH_2CH_2CH_3$	麦迪霉素 A_2
R_1=O　　　R_2=—$COCH_2CH_3$	麦迪霉素 A_3
R_1=O　　　R_2=—$COCH_2CH_2CH_3$	麦迪霉素 A_4

麦白霉素（meleumycin）是由四川、广东土壤中米加链霉菌 *S. mycarofaciens* 10204 及 1748 产生的一族抗生素，为麦迪霉素 A_1 和吉他霉素 A_6 的混合物，抗菌谱与麦迪霉素相似。

吉他霉素（kitasamycin）又称柱晶白霉素（leucomycin），是北里链霉菌 *Streptomyces kitasatoensis* 产生的一族抗生素，包括吉他霉素 A_1～吉他霉素 A_{13}，本品为吉他霉素 A_5、吉他霉素 A_4、吉他霉素 A_1 和吉他霉素 A_{13} 等组分为主的混合物。本品抗菌谱与红霉素相似，对革兰氏阳性菌有较好的抗菌作用，临床用于治疗耐药性金葡菌引起的感染，仅有轻微的胃肠道反应，无一般大环内酯类对肝脏的毒性作用。

螺旋霉素是由螺旋杆菌新种 *Strptomyces spiramyceticus* sp. 产生的一族抗生素，主要含有螺旋霉素 I、II、III 三种成分。随菌种的不同，各组分的比例有差别，国外的菌种生产的螺旋霉素以 I 为主，国产的螺旋霉素以 II 和 III 为主。螺旋霉素的基本结构与麦迪霉素相似，只是大环内酯的 C9 羟基连有一分子去氧氨基糖。临床应用的是螺旋霉素的各成分的混合物。

为改善螺旋霉素的口服吸收，增加其稳定性，在螺旋霉素的 C3″位和 C4″位乙酰化得到乙酰螺旋霉素。虽然乙酰螺旋霉素的体外抗菌作用比螺旋霉素弱，但对酸稳定，口服吸收得到了改善，在肠道吸收后脱乙酰基成为螺旋霉素后发挥作用。

乙酰螺旋霉素与螺旋霉素抗菌谱相同，对革兰氏阳性菌和奈瑟菌有良好抗菌作用，主要用于治疗呼吸道感染、皮肤、软组织感染、肺炎、丹毒等。乙酰螺旋霉素对艾滋病患者的隐孢子虫病、弓形体有良好的疗效，并且有持续的抗菌后效应，它们在组织细胞内浓度高，不良反应低于红霉素（表 10-8）。

表 10-8　螺旋霉素

药名	R₁	R₂	R₃
螺旋霉素 I（spiramycin I ）	H	H	H
螺旋霉素 II（spiramycin II ）	—COCH₃	H	H
螺旋霉素III（spiramycin III）	—COC₂H₅	H	H
乙酰螺旋霉素 I（acetyl spiramycin I ）	H	H	—COCH₃
乙酰螺旋霉素 II（acetyl spiramycin II ）	—COCH₃	H	—COCH₃
乙酰螺旋霉素III（acetyl spiramycin III）	—COC₂H₅	—COCH₃	—COCH₃

第 4 节　氨基糖苷类抗生素

氨基糖苷类抗生素是由链霉菌、小单孢菌和细菌所产生的具有氨基糖苷结构的抗生素，本类抗生素的化学结构都是以碱性多元环己醇（1, 3-二氨基肌醇衍生物）为苷元与某些特定的氨基糖缩合而成的苷，如链霉素是链霉胍与链霉双糖胺缩合的碱性苷。常见的苷元有链霉胺（streptamine），2-脱氧链霉胺（2-deoxystreptamine）和放线菌胺（spectinamine）等。

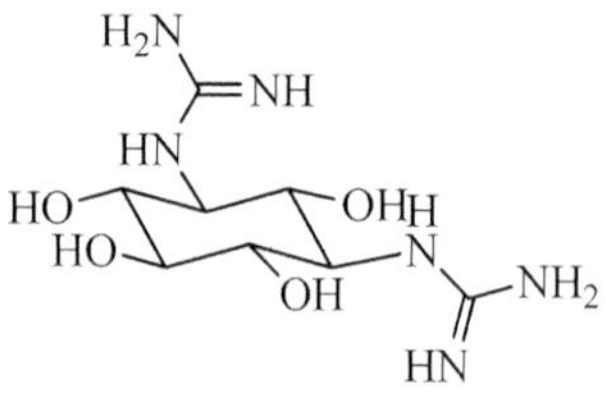

链霉胺 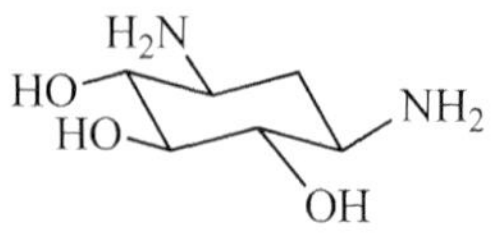　　　　　　2-脱氧链霉胺 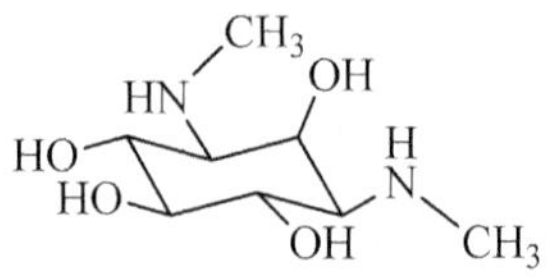　　　　　　放线菌胺

由于该类药物结构上的特点，本类抗生素都呈碱性，可与酸形成硫酸盐或盐酸盐，水溶性较大，性质较稳定。因均具有苷键，酸性条件下可水解为原来的苷元和氨基糖。本类抗生素均含有氨基和多个羟基，多为极性化合物，脂溶性较小，口服给药时，在胃肠道很难被吸收，需注射给药。注射给药时，与血清蛋白结合率低，主要以原药形式经肾小球排出，对肾脏的毒性较大。此外，本类抗生素还对第Ⅷ对脑神经有毒性，可造成永久性耳聋，尤其对儿童的影响较大。

氨基糖苷类抗生素抗菌谱广，对革兰氏阴性杆菌有较强活性，对革兰氏阳性菌也有抗菌作用。该类药物的抗菌机制是抑制细菌蛋白质的生物合成，使蛋白质的合成异常，阻碍已合成的蛋白质的释放，使细菌细胞膜通透性增加而导致一些重要的生理物质外漏，引起细菌死亡。

细菌对氨基糖苷类药物产生耐药性的机制是细菌产生的钝化酶，如磷酸转移酶、核苷转移酶、乙酰转移酶，使氨基糖苷类抗生素结构发生改变，使其失去抗菌活性；或通过改变细菌膜通透性而发生非特异性耐药。氨基糖苷类抗生素之间有交叉耐药性。

目前用于临床的氨基糖苷类抗生素有 10 多种，按化学结构可分为 4 类：链霉素类、卡那霉素类、庆大霉素类和新霉素类。

一、链 霉 素 类

链霉素（streptomycin）从放线菌属的灰色链丝菌 *Streptomyces griseus* 的发酵液中分离得到。链霉素由链霉胍、链霉糖和 *N*-甲基葡萄糖组成。在其分子结构中有三个碱性中心，可以和各种酸成盐，临床用其硫酸盐。

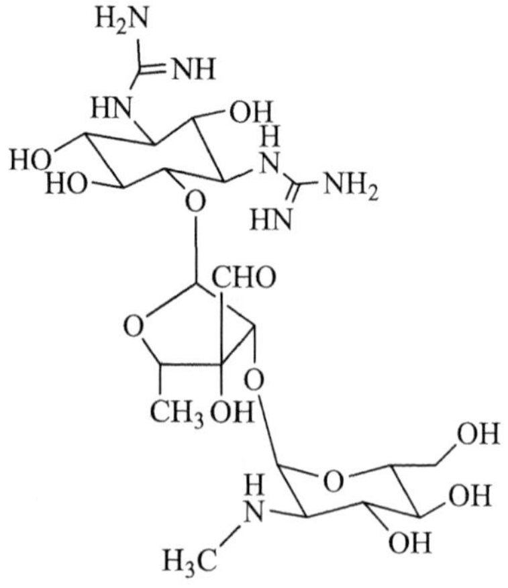

链霉素

链霉素主要用于治疗各种结核病,特别是对结核性脑膜炎和急性浸润性肺结核有很好的疗效;对尿道感染,肠道感染、败血症等也有效,与青霉素联合应用有协同作用。但该药易产生耐药性,对第Ⅷ对脑神经有损害,引起永久性耳聋;另外对肾脏也有毒性。

二、卡那霉素类

卡那霉素(kanamycin)于 1957 年从卡那链霉菌 *Streptomyces kanamyceticus* 培养液中被发现,并首先分离出卡那霉素 A。我国于 1965 年从云南西双版纳土壤中分离得到卡那霉素链霉菌,并研制成功国内的卡那霉素。卡那霉素 A 是氨基去氧-*D*-葡萄糖与脱氧链霉胺缩合而成的碱性苷,是两分子的糖与一分子脱氧链霉胺形成的苷。后来又分别分离出卡那霉素 B、C 和妥布霉素,临床上均用其硫酸盐(表 10-9)。

表 10-9　卡那霉素

药名	R₁	R₂	R₃
卡那霉素 A	—OH	—OH	—NH₂
卡那霉素 B	—NH₂	—OH	—NH₂
卡那霉素 C	—NH₂	—OH	—OH
妥布霉素	—NH₂	H	—NH₂

卡那霉素化学稳定性较好,在加热或酸碱条件下也不失去抗菌活性。

本类抗生素为广谱抗生素,对革兰氏阴性杆菌、革兰氏阳性菌和结核杆菌都有效。临床上适用于耐药金葡菌和一些革兰氏阴性杆菌所引起的各种严重感染,如败血症、胆道感染、尿路感染等。但卡那霉素对第Ⅷ对脑神经和肾脏有毒性。

卡那霉素易产生耐药性,其原因是一些革兰氏阳性菌会产生氨基糖苷钝化酶,使氨基糖苷类抗生素失活。氨基糖苷钝化酶主要是三种氨基糖苷转移酶,作用于特定的羟基和氨基。

为了克服卡那霉素的耐药性问题,对其结构中特定的羟基或氨基进行修饰。将卡那霉素 A 分子中的 C1 位氨基酰化,具体是在 C1 位引入 *L*-(−)-4-氨基-2-羟基丁酰基,得到阿米卡星(amikacin),利用该基团的空间位阻,降低了对钝化酶的结构适应性。该药物于 1972年合成,它不仅对卡那霉素敏感菌有效,而且对卡那霉素有耐药的铜绿假单胞菌、大肠埃希菌和金葡菌均有显著作用。对上述细菌所产生的各种转移酶都稳定,血药浓度较卡那霉素高,毒性较小。20 世纪 90 年代开发的阿贝卡星(arbekacin)将卡那霉素分子中钝化酶作用的基团消去,同时在 C1 位氨基引入(*S*)-4-氨基-2-羟基丁酰基,由于立体障碍,不易受氨基糖苷钝化酶侵袭，不易产生耐药性，且耳毒性较低。

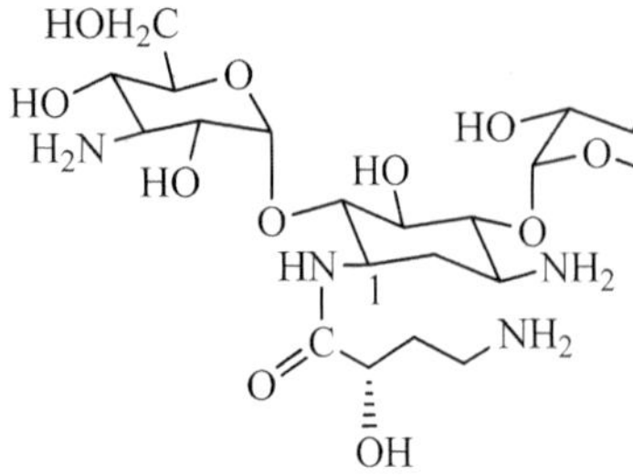

阿米卡星 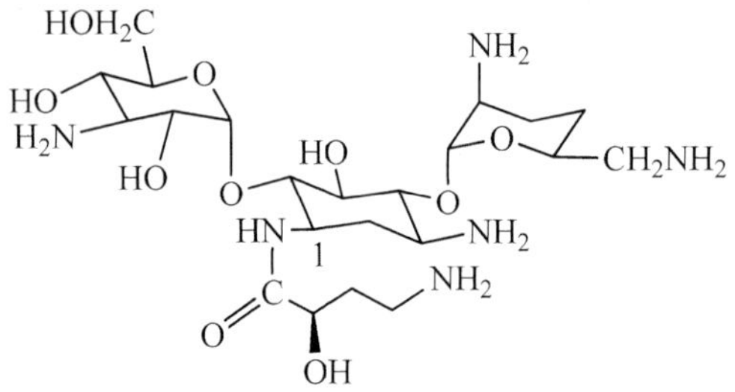　　　　　　　　　　　阿贝卡星

三、庆 大 霉 素 类

庆大霉素（gentamicin）为 1963 年从小单孢菌 *Micromonospora puspusa* 发酵液中得到的混合物，主要含庆大霉素 C1、庆大霉素 C1α 和庆大霉素 C2，是由脱氧链霉胺（purposamine）和紫素胺、3-甲基-3-去氧-4-甲基戊糖胺缩合成的苷。三者抗菌活性和毒性均相似，临床用庆大霉素 C1、庆大霉素 C1α 和庆大霉素 C2 混合物的硫酸盐，为白色或微黄白色结晶，无臭。

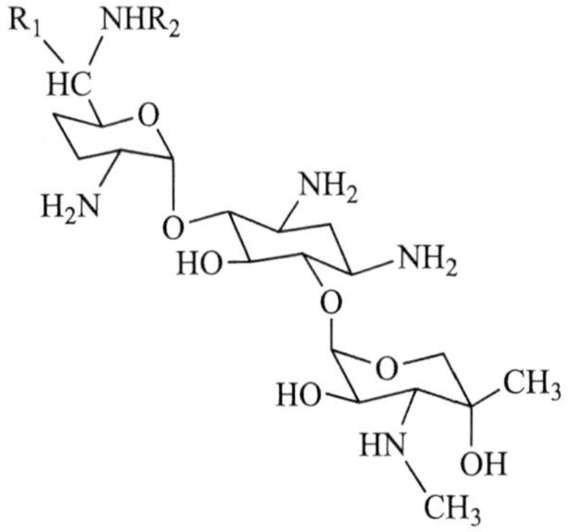

R_1=—CH_3　　R_2= —CH_3　庆大霉素C1
R_1=H　　　　R_2=H　　　庆大霉素C1α
R_1=—CH_3　　R_2=H　　　庆大霉素C2
R_1=H　　　　R_2=—CH_3　沙加霉素

庆大霉素是一种广谱的抗生素，对多种革兰氏阳性菌和革兰氏阴性菌均有较强的抗菌作用，特别对铜绿假单胞菌比卡那霉素和新霉素强 5～10 倍，对金葡菌有良好的抗菌作用。临床上主要适用于败血症，呼吸道感染，尿路感染，眼、耳、鼻、喉部感染，治疗严重大面积烧伤等。

四、新 霉 素 类

新霉素（neomycin）是由费氏链霉菌 *Streptomyces fradiae* 产生的，从发酵液中分离出 A、B、C 三种成分，其中以新霉素 B 为主要成分，新霉素 A 和新霉素 C 不仅活性比新霉素 B 低，且毒性大。新霉素 B 是四元苷，是由新霉二糖胺与新霉胺缩合成的苷，新霉胺就是新霉素 A，由新素胺和脱氧链霉胺缩合而成，新霉二糖胺是新素胺和 *D*-核糖缩合成的苷（图 10-12）。

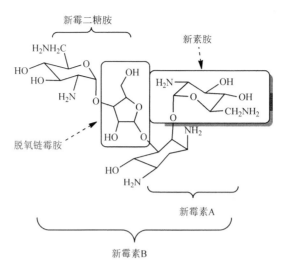

图 10-12　新霉素结构

新霉素药用其硫酸盐，临床上用于肠道、皮肤、耳、鼻、咽喉等感染，毒性较大，不宜全身给药。

第 5 节　氯霉素类抗生素和其他抗生素

氯霉素是 1947 年由放线菌属的委内瑞拉链丝菌 *Streptomyces venezuelae* 培养液中分离出的抗生素。现可用化学合成法生产。

氯霉素具有 1,3-丙二醇结构，含有两个手性碳原子，有四个旋光异构体。其中仅(1*R*, 2*R*)-(−)或称 *D*-(−)-苏阿糖型异构体有抗菌活性，为临床使用的氯霉素。早期应用的合霉素（syntomycin）是氯霉素的外消旋体，疗效为氯霉素的一半。

D-(−)-苏阿糖型　　　　*L*-(+)-苏阿糖型　　　　*D*-(+)-赤藓糖型　　　　*L*-(−)-赤藓糖型

为避免氯霉素的苦味，增强抗菌活性，延长作用时间，减少毒性，对氯霉素进行了结构修饰。琥珀氯霉素（chloramphenicol succinate）是氯霉素的丁二酸单酯。为氯霉素的前药，在体内经酯酶水解，产生有抗菌活性的氯霉素。琥珀氯霉素为白色或类白色结晶性粉末，无臭，味苦。易溶于丙酮和乙醇，微溶于水，在碱溶液中易溶。与碱反应形成水溶性盐，如与无水碳酸钠混合制成无菌粉末，临床上加灭菌注射用水溶解供注射用。

棕榈氯霉素（chloramphenicol palmitate）是氯霉素棕榈酸酯，几乎无臭，无味，适于儿童服用。棕榈氯霉素也是氯霉素的前药，进入体内经胰酶或酯酶分解释放出氯霉素，具有长效性质。

甲砜霉素（thiamphenicol）为氯霉素分子中硝基被强吸电子基甲砜基取代的产物。甲砜霉素抗菌谱与氯霉素基本相似，但抗菌作用较强。临床用于伤寒、呼吸道感染、尿路感染、败血症和脑炎等，不良反应较少。

$R_1 =$ —$CO(CH_2)_2COOH$, $R_2 =$ —NO_2	琥珀氯霉素
$R_1 =$ —$CO(CH_2)_{14}CH_3$, $R_2 =$ —NO_2	棕榈氯霉素
$R_1 =$ H, $R_2 =$ —SO_2CH_3	甲砜霉素

典型药物介绍

氯霉素（chloramphenicol）

化学名：D-苏式-(-)-N-[α-(羟基甲基)-β-羟基对硝基苯乙基]-2, 2-二氯乙酰胺，2, 2-dichloro-N-[(1R, 2R)-2-hydroxy-1-hydroxymethyl-2-(4-nitrophenyl)ethyl]acetamide。

性状：本品为白色至微带黄绿色的针状、长片状结晶或结晶性粉末；味苦。在甲醇、乙醇及丙酮或丙二醇中易溶，在水中微溶。在无水乙醇中（50mg/ml）比旋度为 +18.5°～ +21.5°。

理化性质：本品性质稳定，能耐热，在干燥状态下可保持抗菌活性 5 年以上，水溶液可冷藏几个月，煮沸 5h 对抗菌活性亦无影响。在中性或弱酸性（pH 4.5～7.5）条件下较稳定，但在强酸（pH 2.0 以下）、强碱性（pH 9.0 以上）的水溶液中均可水解失效。

主要药理学用途：本品的作用机制是主要作用于细胞核糖体 50S 亚基，能特异性地阻止

mRNA 与核糖体结合，从而阻止细菌蛋白质的合成。临床上主要用于治疗伤寒、副伤寒、斑疹伤寒等，对百日咳、沙眼、细菌性痢疾及尿道感染等也有效。本品长期和多次应用可损坏骨髓的造血功能，引起再生障碍性贫血。

小　结

本章介绍的抗生素临床用途为抗细菌感染。其中最重要的抗生素是β-内酰胺类抗生素，包括青霉素类、头孢菌素和非经典 β-内酰胺抗生素。

青霉素母核是由五元环的氢化噻唑环与 β-内酰胺环骈合而成，两环非共平面。最初使用的青霉素对酸不稳定，抗菌谱比较狭窄，易产生耐药性。通过对青霉素的结构修饰，得到可口服、广谱和耐酶的半合成青霉素。半合成青霉素以 6-APA 为原料，在 6 位引入不同的酰胺侧链。其中侧链引入含有吸电子取代基或电负性基团的侧链，可提高药物对酸的稳定性；在 6 位侧链酰胺基上引入空间位阻较大的基团，可阻止细菌的 β-内酰胺酶进攻药物分子的 β-内酰胺环母核，提高耐酶的效果；在 6 位侧链酰基 α-位上引入极性亲水性基团（如—NH_2、—COOH 和—SO_3H 等）发展了广谱的半合成青霉素，如氨苄西林、阿莫西林、羧苄西林、磺苄西林等。

头孢菌素母核是由六元环的氢化噻嗪环与β-内酰胺环骈合而成，较青霉素稳定。临床应用的头孢菌素类抗生素均为半合成头孢菌素，其中可口服的药物以头孢氨苄为代表；另一个代表性药物头孢噻肟在其 7 位的侧链上引入顺式甲氧肟基结构，可耐酶；侧链引入 2-氨基噻唑可以增加药物与细菌靶点结合的亲和力。半合成头孢菌素的合成方法是以 7-ACA 或 7-ADCA 为原料，通过改造 3 位和 7 位取代基团以提高药物抗菌效果。

碳青霉烯、青霉烯、氧青霉烷和单环 β-内酰胺抗生素属于非经典 β-内酰胺抗生素。细菌产生的 β-内酰胺酶可破坏青霉素结构，是该类物产生耐药性的重要原因。β-内酰胺酶抑制剂包括克拉维酸和舒巴坦等。碳青霉烯的代表药物是亚胺培南，单环 β-内酰胺抗生素代表药物是氨曲南。

临床上常用的抗生素还有四环素类抗生素、氨基糖苷类抗生素、大环内酯类抗生素及氯霉素类抗生素。其中大环内酯类抗生素中的红霉素类是临床上除 β-内酰胺类抗生素外重要的抗生素，对红霉素的结构修饰主要是为了提高其稳定性和口服生物利用度，如罗红霉素、阿奇霉素等。

思　考　题

1. β-内酰胺类抗生素为何不稳定？如何能够提高其稳定性？
2. β-内酰胺类药物为何对人体毒性小？
3. 青霉素类药物为什么容易过敏？
4. 半合成青霉素与头孢菌素的合成有何异同？
5. 为什么克拉维酸和阿莫西林组成的复方制剂可使阿莫西林增效 100 多倍？
6. 为什么小儿和孕妇应慎用或禁用四环素类抗生素？
7. 阿奇霉素与红霉素相比，为什么结构稳定性更好？
8. 琥珀氯霉素应用的是哪种药物优化的原理？该优化的目的是什么？

（孙　华）

第11章　合成抗菌药

学习要求：

1. 掌握： 磺胺类药物和喹诺酮类药物的结构类型、作用机制和构效关系；抗代谢理论；磺胺甲噁唑、甲氧苄啶、盐酸环丙沙星、左氧氟沙星、异烟肼、盐酸乙胺丁醇、酮康唑、氟康唑的化学结构、命名、用途及化学合成。

2. 熟悉： 利福霉素类药物和唑类抗真菌药物的构效关系；磺胺嘧啶、诺氟沙星、对氨基水杨酸、利福平、两性霉素 B 的化学结构、性质及用途。

3. 了解： 磺胺类抗菌药物、喹诺酮类抗菌药物、抗结核病药物及抗真菌药物的发展。

抗菌药是一类能抑制或杀灭病原性微生物的药物。合成抗菌药是指除抗生素以外，通过化学合成的抗菌化合物，用于治疗细菌感染性疾病。本章将以此为基础，重点讨论磺胺类抗菌药物（sulfonamide antibacterial agents，sulfa drugs）、喹诺酮类抗菌药物、抗结核病药物及抗真菌药物。

第1节　磺胺类抗菌药及其增效剂

一、磺胺类抗菌药发展概述

磺胺类抗菌药是 20 世纪 30 年代被发现，具有治疗全身性细菌感染的第一类化学治疗药物。该类药物的发展和应用也是药物化学发展史上一个重要的里程碑。

> **案例 11-1　磺胺类药物的发现**
>
> 　　磺胺类药物是一类具有对氨基苯磺酰胺（sulfanilamide）母体结构的化合物，1908 年就已被合成，但当时只作为合成偶氮染料的中间体，没有人意识到它的医疗价值。
>
> 　　直到 1932 年，德国科学家多马克发现具有磺胺类结构的橘红染料（磺胺米柯定，sulfamidochrysoidine）具有很高的抗菌活性，可以使鼠、兔免受链球菌和葡萄球菌的感染，并将其命名为百浪多息（prontosil）。
>
> 　　当时多马克的女儿因为链球菌感染而患有严重的败血症，在多种治疗方法无效的关头，多马克紧急给她服用百浪多息。出人意料的是，他的女儿很快恢复了健康。百浪多息的发现，为当时遭受细菌感染的广大患者带来了治愈的希望，包括美国总统罗斯福小儿子在内的许多败血症患者都因服用百浪多息而恢复健康。
>
> 　　磺胺类药物的发现开创了抗菌化学治疗的新纪元，多马克也因此获得 1939 年诺贝尔生理学或医学奖。随后人们又合成了可溶性百浪多息（prontosil soluble），克服了其水溶性小、毒性大的缺点。

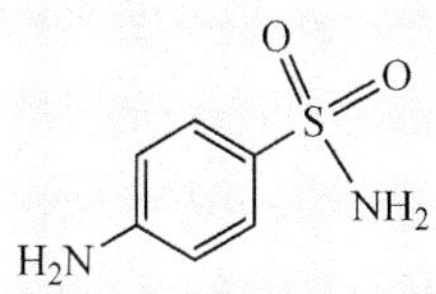

对氨基苯磺酰胺 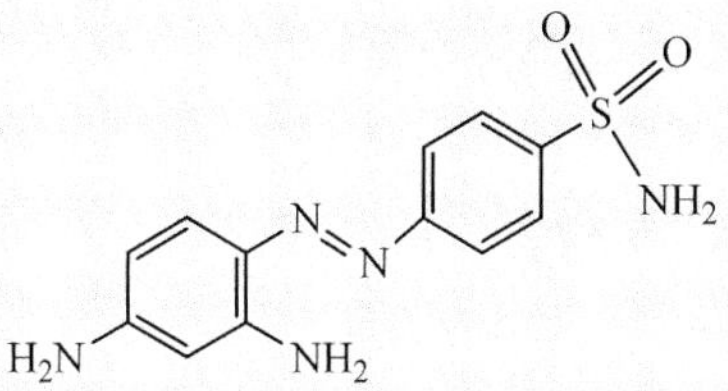　　　　　　百浪多息 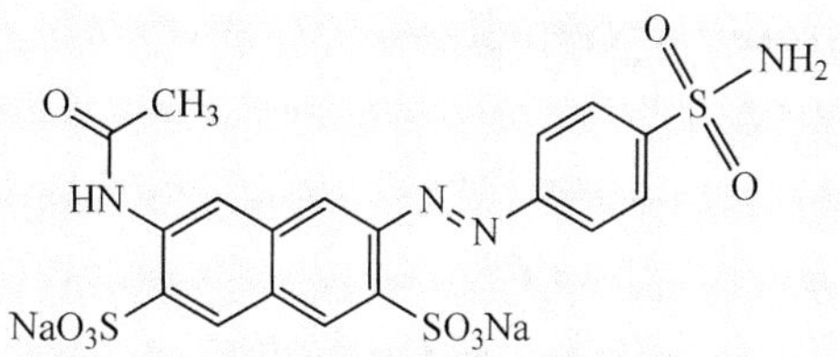　　　　　　　　可溶性百浪多息

虽然多马克发现了磺胺类药物百浪多息，却未能阐明它的作用机制。法国巴斯德研究所的科研人员通过实验证实，百浪多息在体外没有抗菌活性，而是在体内经过还原酶代谢，裂解为对氨基苯磺酰胺才起效，由此确定对氨基苯磺酰胺是抑菌的基本药效结构。

随后以对氨基苯磺酰胺为母核开展了大量的化学结构改造，到了 20 世纪 40 年代早期，研究人员合成了 5500 多种化合物，其中应用于临床的有磺胺醋酰（sulfacetamide）、磺胺噻唑（sulfathiazole）、磺胺嘧啶（sulfadiazine）等 20 余种（表 11-1）。

20 世纪 40 年代早期青霉素应用于临床后，磺胺类药物的发展受到重挫。但是，青霉素出现了耐药、过敏性和化学不稳定性等问题，使磺胺类抗菌药物的发展出现了转机。磺胺甲氧嗪（sulfamethoxypyridazine，$t_{1/2} = 37h$）、磺胺甲噁唑（sulfamethoxazole，$t_{1/2} = 11h$）等长效药物及抗菌增效剂甲氧苄啶（trimethoprim，TMP）的发现使得磺胺类抗菌药物的研究再掀高潮，磺胺甲噁唑与甲氧苄啶组成的复合制剂，又称复方新诺明，至今仍在临床应用。

表 11-1　部分磺胺类药物化学结构

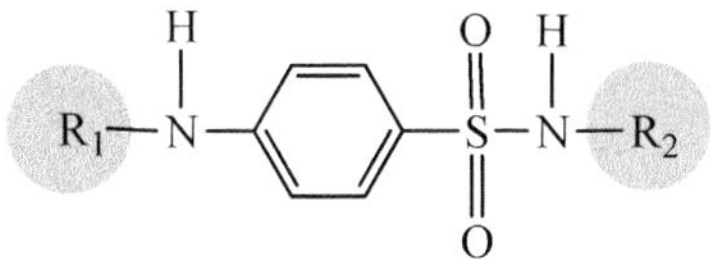

药物名称	R_1	R_2
磺胺醋酰 （sulfacetamide）	H	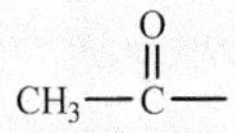
磺胺噻唑 （sulfathiazole）	H	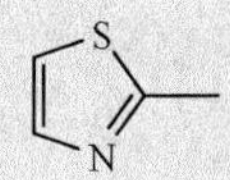
磺胺嘧啶 （sulfadiazine）	H	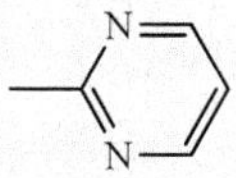
磺胺甲氧嗪 （sulfamethoxypyridazine）	H	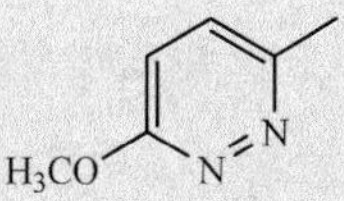
磺胺甲噁唑 （sulfamethoxazole）	H	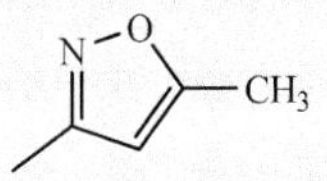

进入 20 世纪 80 年代后，磺胺类耐药菌的日益增多使磺胺类抗菌药物临床使用所占比重大

大下降，但通过对磺胺类药物的深入研究，根据其副作用又发现了具有磺胺结构的利尿药和降血糖药，如利尿药呋塞米（见第4章）、磺酰脲类降血糖药格列美脲（见第17章）等。

二、磺胺类药物作用机制

叶酸（folic acid）是细菌生长和繁殖所必需的物质，也是构成体内叶酸辅酶的基本原料。生理条件下，在二氢叶酸合成酶（dihydropteroate synthase）催化下，二氢蝶啶焦磷酸酯（dihydropteridinephosphate）与对氨基苯甲酸（*p*-aminobenzoic acid，PABA）及 *L*-谷氨酸（*L*-glutamic acid）或与对氨基苯甲酰谷氨酸（*p*-aminobenzoylglutamic acid，PABG）反应合成二氢叶酸，再在二氢叶酸还原酶（dihydropteroate synthase）作用下还原成四氢叶酸（tetrahydrofolic acid），进一步合成辅酶 F。辅酶 F 为细菌 DNA 合成过程中所必需的嘌呤、嘧啶碱基的合成提供一个碳单位（图 11-1）。

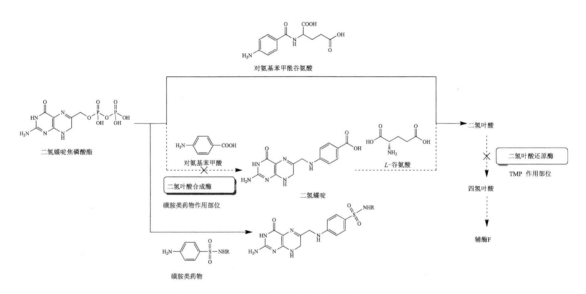

图 11-1　磺胺类药物和抗菌增效剂的作用机制

Bell Robin 指出，磺胺类药物之所以能和对氨基苯甲酸产生竞争性拮抗是由于二者的分子大小和电荷分布极为相似。这种相似性，使得在微生物二氢叶酸的生物合成中，磺胺类药物可以竞争性取代对氨基苯甲酸位置，生成无生物活性的二氢叶酸化合物，经二氢叶酸还原酶还原为四氢叶酸。相比之下，人体可以从食物中摄取二氢叶酸。因此，磺胺类药物不影响机体正常的叶酸代谢。细菌不能直接利用其生长环境中的叶酸只能靠自身合成二氢叶酸；一旦叶酸代谢受阻，则生长和繁殖受到抑制；因此微生物对磺胺类药物敏感。

甲氧苄啶等抗菌增效剂对二氢叶酸还原酶可产生可逆性的抑制，使二氢叶酸还原为四氢叶酸受阻，影响辅酶 F 的形成。人和动物辅酶 F 的合成过程与微生物相同，但是甲氧苄啶对微生物的二氢叶酸还原酶的亲和力要比对人和动物的二氢叶酸还原酶的亲和力强 10 000～60 000 倍，所以它对人和动物的影响很小，毒性也较弱。

磺胺类药物的作用机制被人们普遍接受的是 Wood-Fields 学说，体现了代谢拮抗的概念，这是磺胺类药物在药物化学理论方面的重大贡献。所谓代谢拮抗就是设计与生物体内基本代谢物的结构有某种程度相似的化合物，使之与基本代谢物竞争或干扰基本代谢物的被利用，或掺入生物大分子的合成，形成伪生物大分子，导致致死合成，从而影响细胞生长。此概念现已广泛应用于抗菌、抗疟及抗癌等药物设计中。

Wood-Fields 所提出的"代谢拮抗"学说，开辟了一条寻找新药的途径，使人们认识到从体内代谢物中寻找新药的可能性，对药物化学的发展具有重要的推动作用。

三、磺胺类药物的构效关系

通过对大量磺胺类药物的结构与活性的研究，总结出其抑菌活性与结构关系，得到如图 11-2 所示规律。

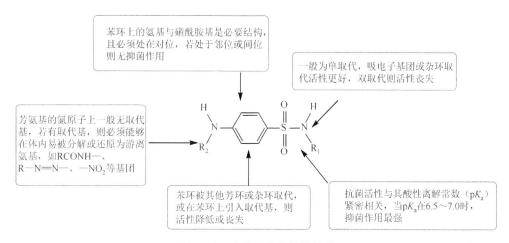

图 11-2　磺胺类药物构效关系

典型药物介绍

磺胺甲噁唑（sulfamethoxazole）

化学名：*N*-(5-甲基-3-异噁唑基)-4-氨基苯磺酰胺，4-amino-*N*-(5-methyl-3-isoxazolyl)benzenesulfonamide，又名新诺明（sinomine）。

性状：本品为白色结晶性粉末，无臭，味微苦，熔点 168～172℃。几乎不溶于水，易溶于稀盐酸、氢氧化钠溶液或氨溶液中。

合成路线：本品的合成可以采用磺胺类药物的合成通法，即通过对乙酰氨基苯磺酰氯（Ⅰ）和 5-甲基-3-氨基异噁唑（Ⅱ）缩合制得。

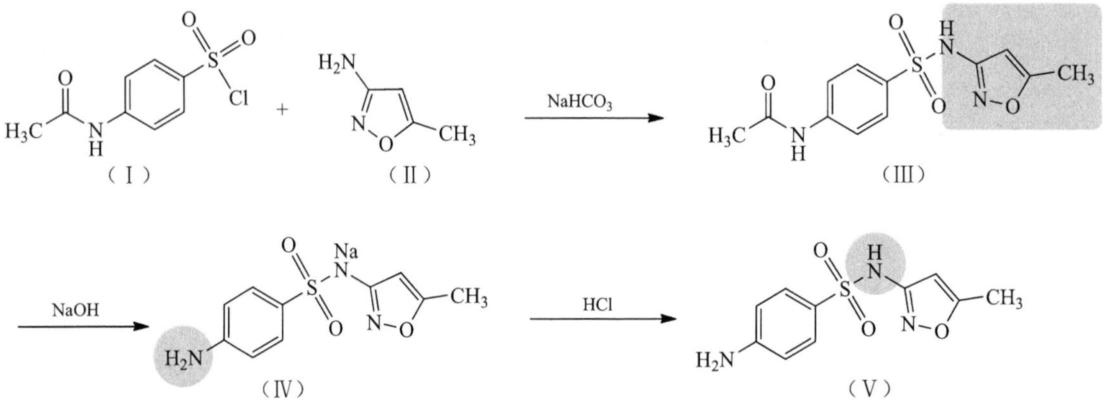

主要药理学用途：抗菌谱与磺胺嘧啶相近，但抗菌作用较强。用于急性支气管炎、肺部感染、尿路感染、伤寒、布氏杆菌病、菌痢等。半衰期为 11h。在尿中乙酰化率高，且溶解度较低，故易出现结晶尿、血尿等，长期服用需与 $NaHCO_3$ 同服以碱化尿液，提高乙酰化物在尿中溶解度。适用于尿路感染、呼吸道感染、皮肤化脓性感染、扁桃体炎等。与增效剂甲氧苄啶联合应用时，抗菌作用明显增强，临床应用范围也扩大。

磺胺嘧啶（sulfadiazine）

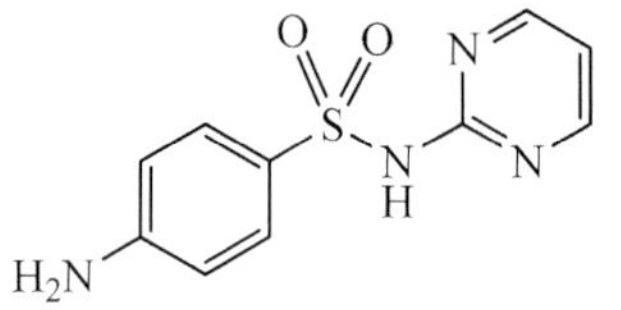

化学名：N-2-嘧啶基-4-氨基苯磺酰胺，4-amino-N-2-pyrimidinyl benzene-sulfonamide。

性状：本品为白色的结晶或粉末，无臭，无味，遇光颜色逐渐变暗，熔点 255～256℃。微溶于乙醇或丙酮，不溶于乙醚和三氯甲烷，溶于稀盐酸、强碱。血清溶解度约为 1∶620。

主要药理学用途：本品对脑膜炎双球菌、肺炎链球菌、淋球菌、溶血性链球菌的抑制作用较强，对葡萄球菌感染疗效差。细菌对本品可产生耐药性。本品排泄较慢，蛋白结合率较低（45%），脑脊髓液浓度可达血清的 70%，为治疗流行性脑膜炎的首选药物，主要防治敏感脑膜炎球菌所致的流行性脑膜炎。其半衰期为 17h，为中效磺胺药。

四、抗菌增效剂

增效剂（synergist），通常情况下是指某种本身不具备或者略微具备特定活性，但在和具备特定功能的物质配伍使用时，可以大幅提高配伍物质功能的一类物质。增效剂在抗菌药领域的分支就是抗菌增效剂（antibacterial synergist），根据其类型及增效原理不同，可与其配伍的药物亦各不相同。

最早提出抗菌增效剂的概念时其特指与磺胺类药物配伍的物质，随着时代发展，磺胺类药物逐步退出临床使用，配伍磺胺类抗菌药的增效剂现主要针对兽药领域。伴随抑菌方式的进步，这个概念在不断拓展，目前有关抗菌增效剂的研究开发策略有酶抑制剂的开发、外排泵抑制剂的开发、抑制靶蛋白的表达、抑制细胞膜的形成等。

磺胺类药物抗菌增效剂单独使用时可抑制二氢叶酸还原酶的活性，也具有一定的抑菌能力，与磺胺类药物合用时通过对细菌代谢途径双重阻断而大大增强抗菌效果。结构通式为 5-取代苄基-2,4-二氨基嘧啶，应用最广泛的甲氧苄啶对革兰氏阴性菌和革兰氏阳性菌均有广泛的抑制效果，其中较敏感的有溶血性链球菌、葡萄球菌、巴氏杆菌、大肠埃希菌、沙门杆菌和变形杆菌。本品单独应用易产生耐药性，所以，一般与其他抗菌药配合应用。现在人们发现甲氧苄啶与某些抗生素（如四环素、庆大霉素、青霉素等）并用亦可提高抗菌作用。

对甲氧苄啶进行结构改造可得到一系列原理相似的抗菌增效剂，四氧普林（tetroxoprim）相对于甲氧苄啶活性略微降低。若甲氧苄啶的 4 位甲氧基用甲硫基替换得到美替普林（metioprim），单独用药抗菌作用是甲氧苄啶的 3～4 倍，与磺胺嘧啶比例为 1∶1 时效果最佳。溴莫普林（brodimoprim）对二氢叶酸还原酶的抑制作用比甲氧苄啶增强 3 倍。阿地普林（aditoprim）半衰期长，生物利用度高。二甲氧苄啶（diaveridine），为动物专用增效剂，与磺胺类 1∶5 联合应用可增效 4～32 倍；与四环素按 1∶4 联合应用，亦可增效数倍以上。巴喹普林（baquiloprim），为动物专用增效剂，半衰期极大延长（表 11-2）。

表 11-2　抗菌增效剂

药物名称	R_1	R_2	R_3
甲氧苄啶（trimethoprim）	—OCH₃	—OCH₃	—OCH₃
四氧普林（tetroxoprim）	—OCH₃	—OC₂H₄OCH₃	—OCH₃
美替普林（metioprim）	—OCH₃	—SCH₃	—OCH₃
溴莫普林（brodimoprim）	—OCH₃	Br	—OCH₃
阿地普林（aditoprim）	—OCH₃	—N(CH₃)₂	—OCH₃
二甲氧苄啶（diaveridine）	—OCH₃	—OCH₃	H
巴喹普林（baquiloprim）			

典型药物介绍

甲氧苄啶（trimethoprim）

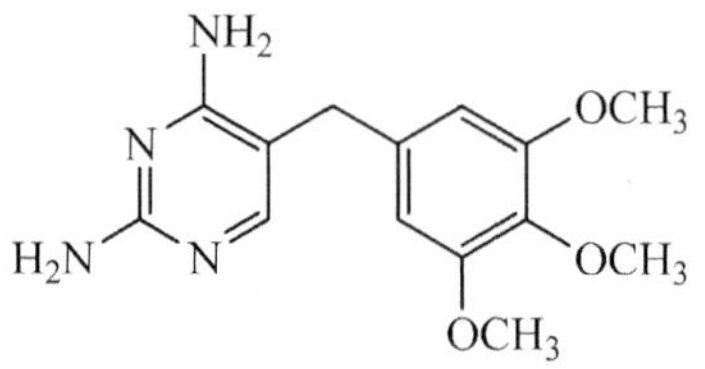

化学名：5-(3, 4, 5-三甲氧基苄基)-2, 4-嘧啶二胺，5-((3, 4, 5-trimethoxyphenyl)methyl)-2, 4-pyrimidinediamine，又名 3-甲氧苄啶。

性状：本品为白色或类白色结晶性粉末，无臭，味苦，熔点 199～203℃。在水中几乎不溶，微溶于乙醇、丙酮，易溶于冰醋酸，pK_a 为 7.2。

化学性质：本品在空气中易发生氧化，颜色加深，在日光及重金属存在下，氧化加速，应避光密封保存。

合成路线：本品的合成以香兰醛为起始原料，通过溴化、水解、甲基化得到 3, 4, 5-三甲氧基苯甲醛（Ⅰ），再与 β-甲氧丙腈缩合制得 β-甲氧基-α-(3, 4, 5-三甲氧基苯甲烯基)丙腈（Ⅱ），在甲醇钠作用下与硝酸胍环合制得。

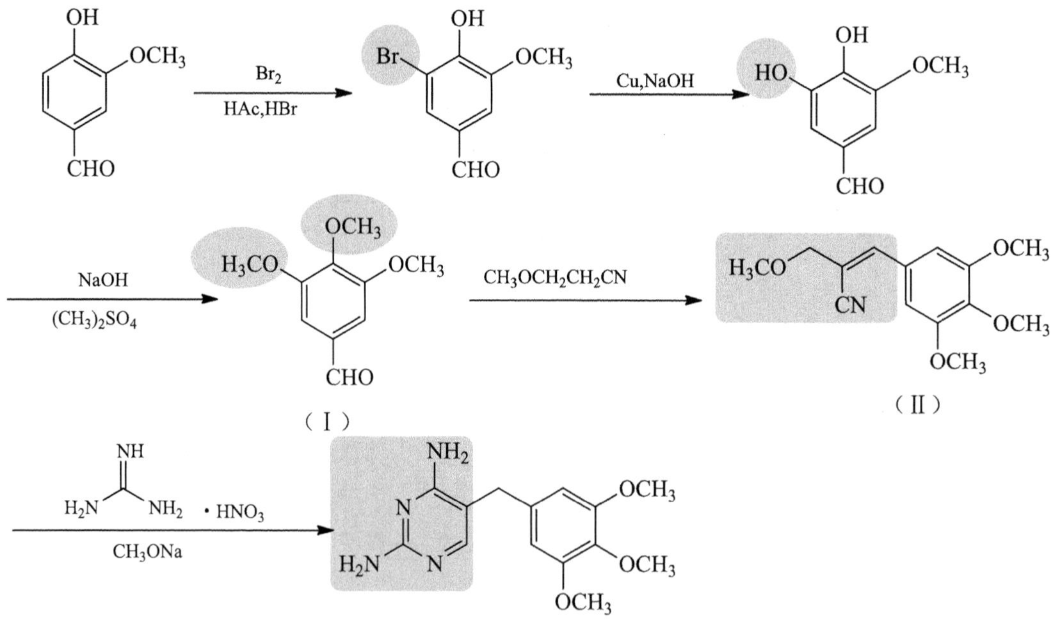

主要药理学用途：本品抗菌谱与磺胺药相近，有抑制二氢叶酸还原酶的作用，可阻碍四氢叶酸合成。二者合用，可使细菌的叶酸代谢受到双重阻断，因而抗菌作用大幅度提高（可增效数倍至数十倍），并可减少耐药菌株的出现。本品常与磺胺甲噁唑或磺胺嘧啶合用，治疗呼吸道感染、尿路感染、肠道感染、脑膜炎和败血症等。本品单用易引起细菌耐药，故不宜单独使用。

第 2 节　喹诺酮类抗菌药

喹诺酮类抗菌药是由萘啶酸发展起来的全合成抗菌药。1962 年人们在合成抗疟药氯喹的过程中偶然发现一种副产物具有抗菌活性，经结构改造得到第一个具有中等抗菌活性的萘啶酸，标志着喹诺酮类药物历史的开始。经过 50 多年的发展，喹诺酮类抗菌药早已成为仅次于 β-内酰胺类抗生素的第二大类抗感染药物，在抗菌药的销售额中也位居第二位。近 30 年来，喹诺酮类抗菌药研发迅速，种类繁多，因其价廉、抗菌活性高、抗菌谱广、生物利用度高、组织分布广等优点，临床应用广泛。

一、喹诺酮类抗菌药的发展及分类

喹诺酮类（quinolone），又称吡酮酸类或吡啶酮酸类，是以 4-喹诺酮为基本结构的抗菌药，其基本母核为 1,4-二氢-4-氧代喹啉-3-羧酸。根据化学结构，喹诺酮类抗菌药可分为萘啶酸类（萘啶酸）、吡啶并嘧啶酸类（吡哌酸）、喹啉酸类（环丙沙星）和噌啉酸类（西诺沙星）四类。早期开发的多属萘啶酸类、吡啶并嘧啶酸类和噌啉酸类，而近年开发的多属于喹啉酸类。

萘啶酸类　　　　　吡啶并嘧啶酸类　　　　　喹啉酸类　　　　　噌啉酸类

根据传统分类方法，喹诺酮类抗菌药按其研究时间、结构、抗菌作用等分为三代，但不能代表许多新氟喹诺酮类的特性，根据 Andriole 在 1997 年召开的抗微生物和化疗国际会议（International Conference on Antimicrobial Agents and Chemotherapy，ICAAC）上提出，经 Schellhore 整理的 Andriole-Schellhore 的新分类方法，将喹诺酮类药物分为四代，将原来的第一、二代合称为第一代，将比较早期开发的氟喹诺酮类称为第二代，第三代在第二代基础上增加了抗革兰氏阳性菌活性，第四代在第三代基础上增加了抗厌氧菌活性（表 11-3）。

表 11-3　喹诺酮类抗菌药的分类

	传统分类	Andriole-Schellhore 新分类
第一代	1962～1969 年，萘啶酸、吡咯酸	1962～1979 年，萘啶酸、吡咯酸、吡哌酸、西诺沙星等
第二代	1970～1979 年，吡哌酸、西诺沙星	1980 年以诺氟沙星为代表的氟喹诺酮类
第三代	1980 年以后，氟喹诺酮类及新喹诺酮类	1980～1996 年，司帕沙星、加替沙星、依诺沙星等
第四代	—	1997 年以后，曲伐沙星、莫西沙星等

（一）第一代喹诺酮类抗菌药

第一代喹诺酮类抗菌药于 20 世纪 60～70 年代进入临床，1962 年美国科学家 Lesher 公开报道了具抗菌作用的萘啶酸（nalidxic acid），1964 年 FDA 批准其用于治疗由肠杆菌引起的非复杂性尿道感染。此后的 10 余年间，先后得到了奥啉酸（oxolinic acid）、西诺沙星（cinoxacin）、吡咯酸（piromidic acid）、吡哌酸（pipemidic acid）等多个药物，对沙门菌属、志贺菌属等肠杆菌科细菌的抗菌活性较萘啶酸强，一定程度上提高了抗菌活性。该类药物抗菌谱较窄，主要抗革兰氏阴性杆菌，抗铜绿假单胞菌作用不强，主要用于治疗尿道感染，但因其不良反应严重，现已基本被淘汰（表 11-4）。

表 11-4　第一代喹诺酮类抗菌药

药物名称	结构式
萘啶酸 （nalidxic acid）	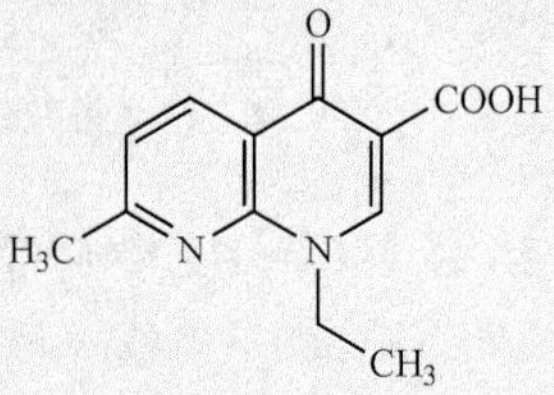
奥啉酸 （oxolinic acid）	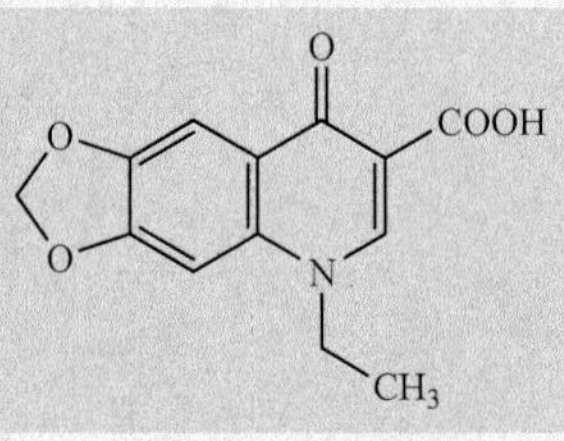
西诺沙星 （cinoxacin）	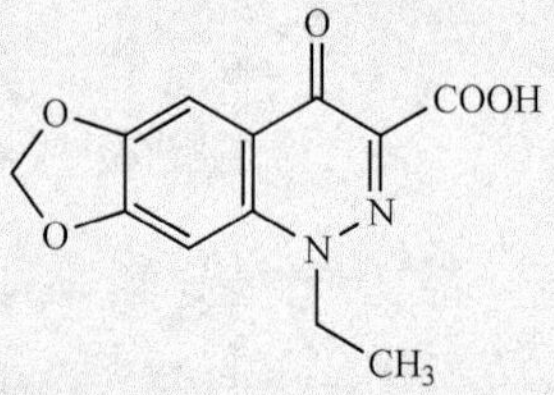
吡咯酸 （piromidic acid）	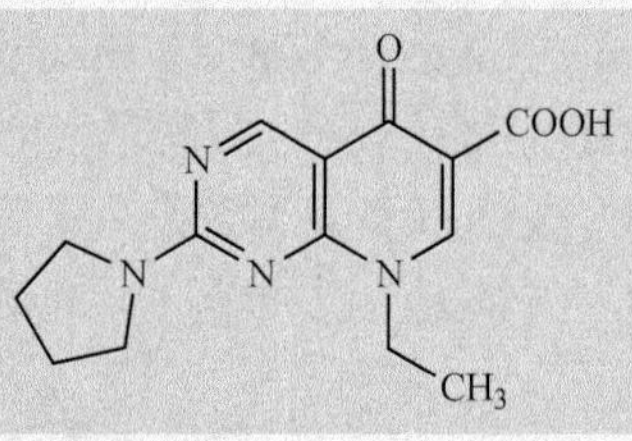
吡哌酸 （pipemidic acid）	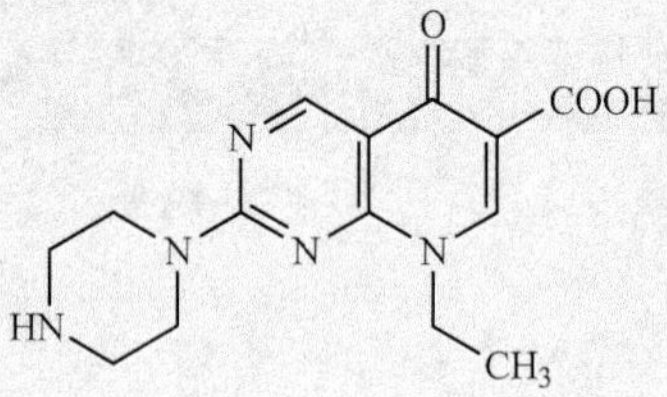

（二）第二代喹诺酮类抗菌药

第二代喹诺酮类抗菌药于 20 世纪 80 年代开始大量研制并广泛应用于临床，进入了快速发展时期。因在喹诺酮母核的 6 位或 8 位引入氟原子，又称为氟喹诺酮，诺氟沙星为第一个上市的氟喹诺酮类药物。此类药物具有良好的组织渗透性，药物代谢动力学性质明显改善，扩大了抗菌谱，不仅对革兰氏阴性菌有效，而且对某些革兰氏阳性菌和不典型病原体也有一定的抗菌活性，广泛用于治疗泌尿系统、呼吸道、皮肤、软组织、肠道等感染。1990 年以前各国应用的第二代喹诺酮类抗菌药有 5 种，即诺氟沙星（norfloxacin）、培氟沙星（pefloxacin）、环丙沙星（ciprofloxacin）、依诺沙星（enoxacin）和氧氟沙星（ofloxacin）；1990 年后进入临床的有 4 种，即氟罗沙星（fleroxacin）、洛美沙星（lomefloxacin）、左氧氟沙星（levofloxacin）和芦氟沙星（rufloxacin）（表 11-5）。其中依诺沙星生物利用度明显高于诺氟沙星，洛美沙星体内抗菌活性优于环丙沙星，培氟沙星比诺氟沙星的半衰期长 2 倍，芦氟沙星半衰期超过 28h，是喹诺酮类药物中半衰期最长的。

表 11-5　第二代喹诺酮类抗菌药

药物名称	结构式
诺氟沙星（norfloxacin）	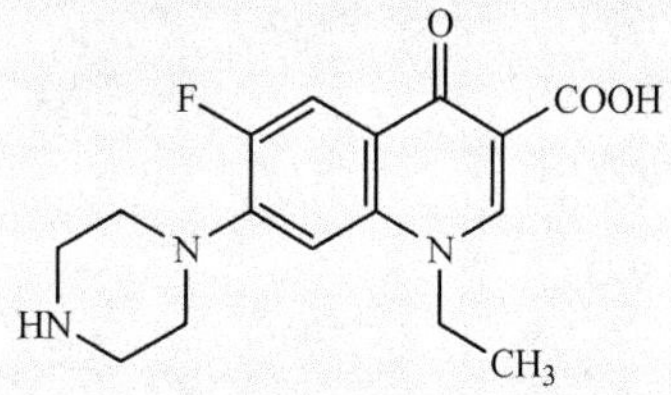
培氟沙星（pefloxacin）	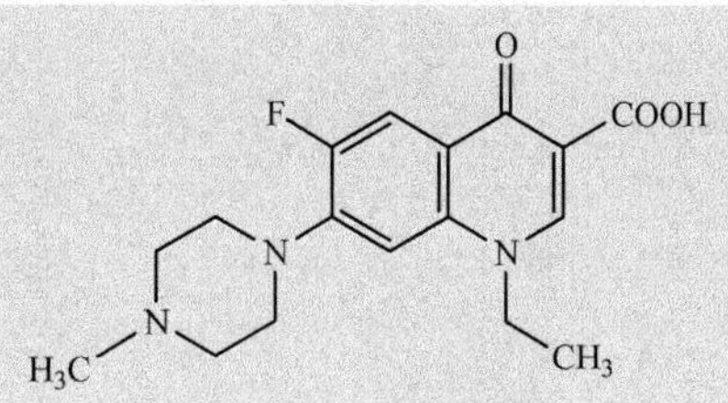
环丙沙星（ciprofloxacin）	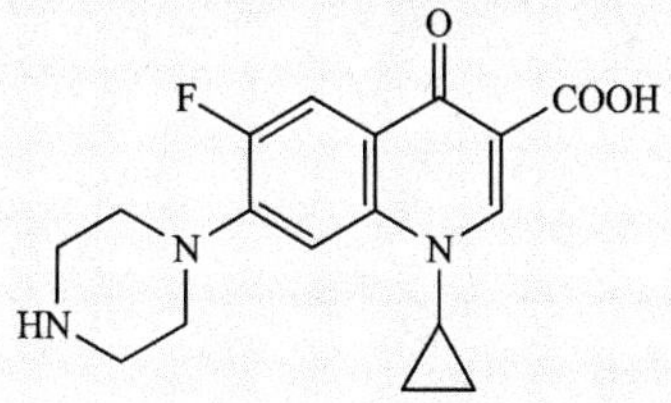
依诺沙星（enoxacin）	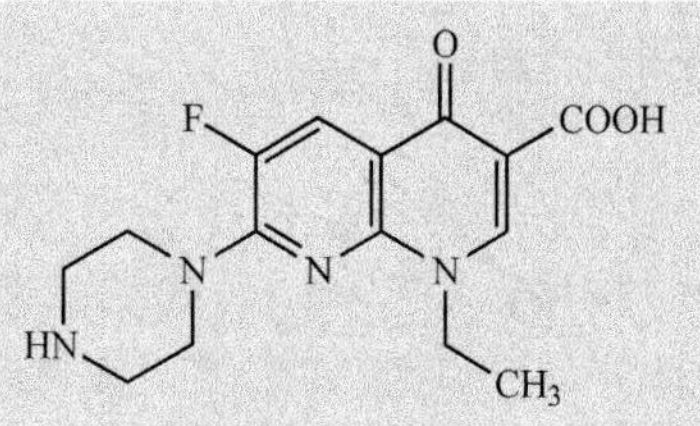
氧氟沙星（ofloxacin）	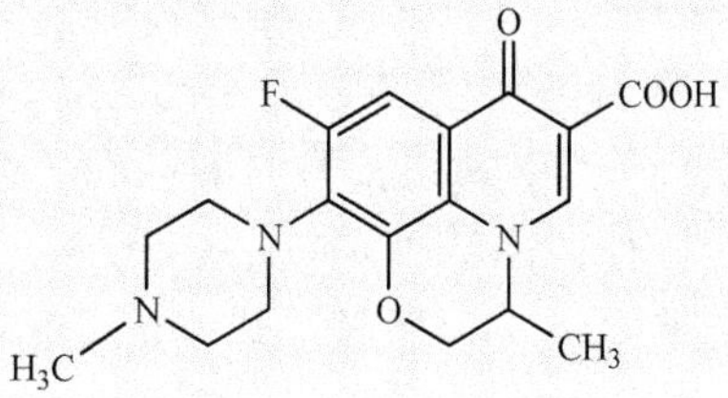

续表

药物名称	结构式
氟罗沙星 （fleroxacin） （1990 年因光毒性、中枢系统不良反应等，欧洲撤销上市）	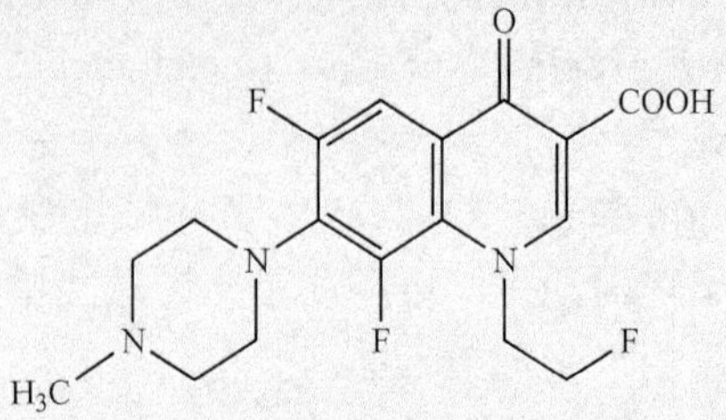
洛美沙星 （lomefloxacin）	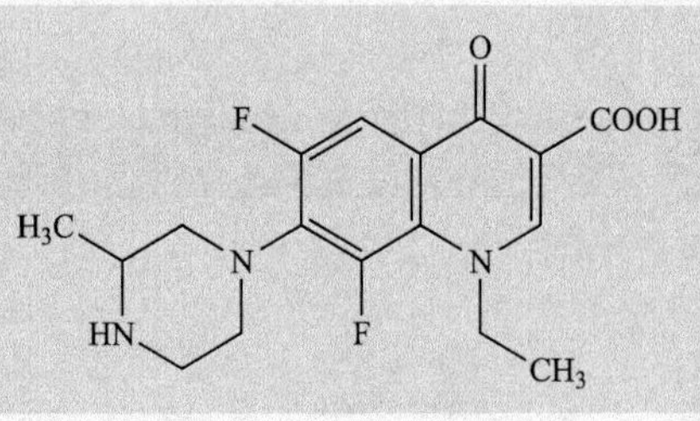
左氧氟沙星 （levofloxacin）	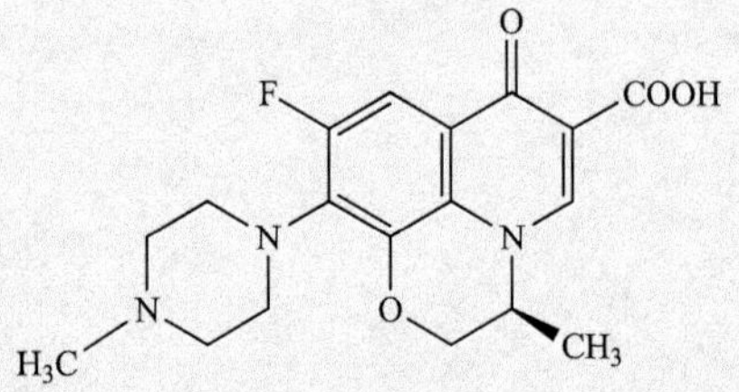
芦氟沙星 （rufloxacin）	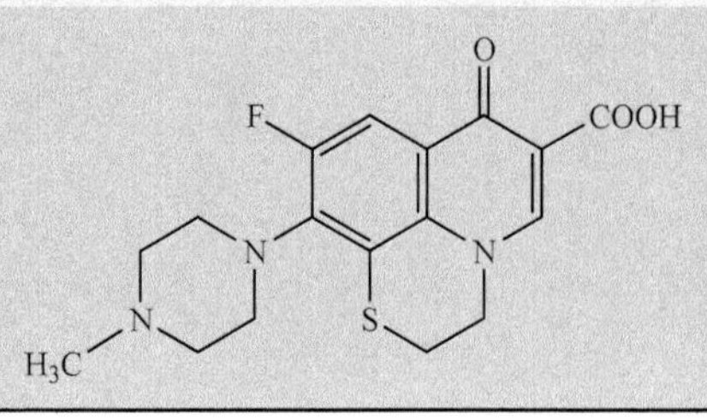

（三）第三代喹诺酮类抗菌药

第三代喹诺酮类抗菌药是在第二代的基础上进行进一步的结构优化，在保留 6 位氟原子的同时，7 位引入了不同取代的哌嗪环或吡咯环等，除保持了第二代抗菌谱广、活性强、组织渗透性好等优点外，还进一步扩大了抗菌谱和抗菌活性，包括抗细胞内繁殖的病原体（结核分枝杆菌、衣原体、支原体等），并且对革兰氏阳性菌和厌氧菌的作用比环丙沙星等强得多（表 11-6）。那氟沙星（nadifloxacin）对革兰氏阳性菌、革兰氏阴性菌、需氧菌等均有效，而且对产 β-内酰胺酶的细菌和甲氧西林耐药性金葡菌也有效。司帕沙星（sparfloxacin）对结核分枝杆菌的活性是第二代喹诺酮类药物的 3～30 倍，与异烟肼和利福平相当，在临床上具有重要意义。托氟沙星（tosufloxacin）对金葡菌的活性是环丙沙星的 8 倍，诺氟沙星的 32 倍。

表 11-6 第三代喹诺酮类抗菌药

药物名称	结构式
替马沙星 （temafloxacin） [1992 年美国上市，上市 4 个月收到 8 例肝损伤、低血糖休克报告，死亡 3 人（替马沙星综合征），随即下市]	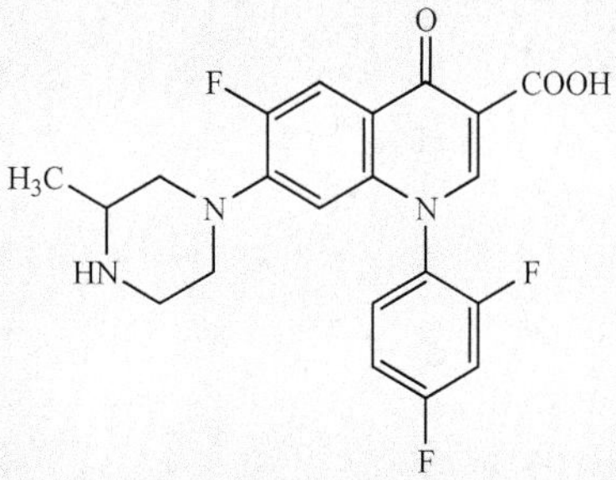
那氟沙星 （nadifloxacin）	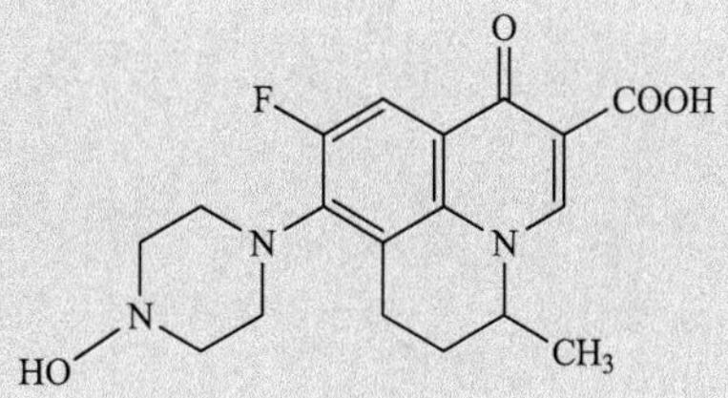
司帕沙星 （sparfloxacin） （1993 年，因光毒性及心脏毒性，欧美撤市）	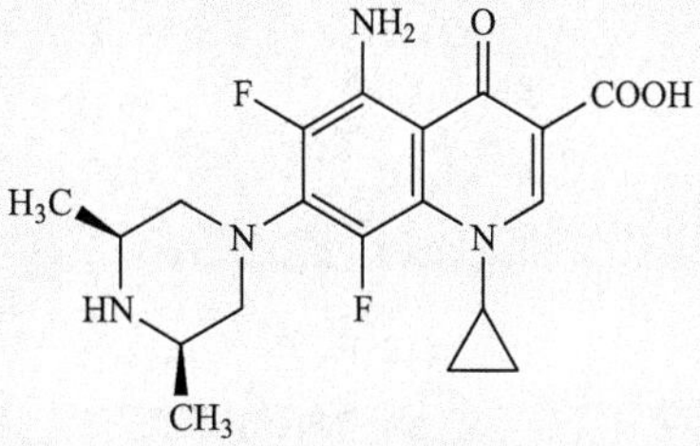
托氟沙星 （tosufloxacin） （日本研发，1990 年上市，后因肝损伤、低血糖、溶血性贫血等导致患者死亡，欧美撤销，仅在日本销售）	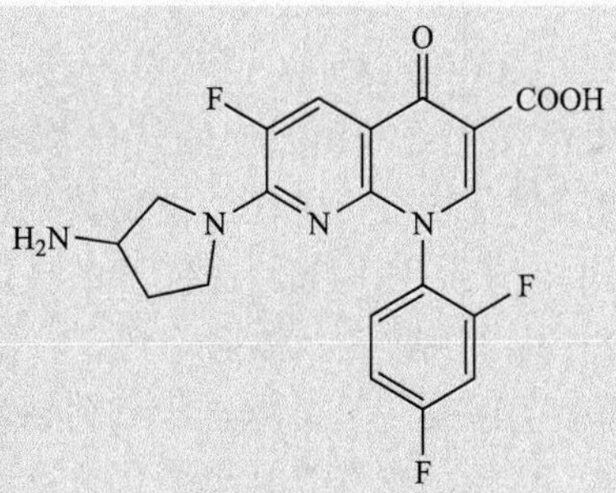
格帕沙星 （grepafloxacin） （1997 年德国上市，后发现较为严重心脏毒性，1999 年全球撤市）	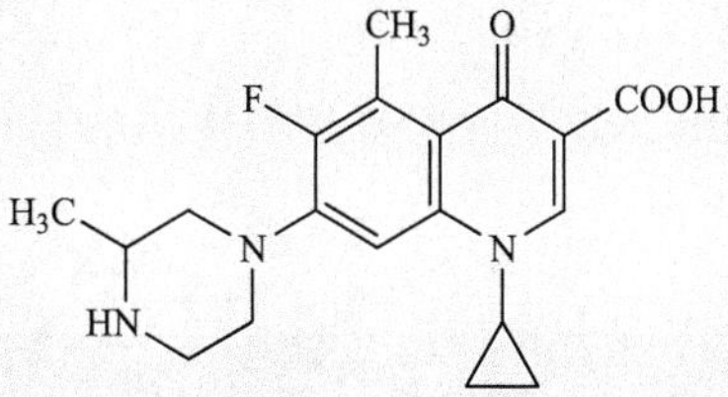
加替沙星 （gatifloxacin） （1999 年美国上市，其间 WHO 反馈的不良反应报告中糖代谢异常高达 15%，2006 年撤市）	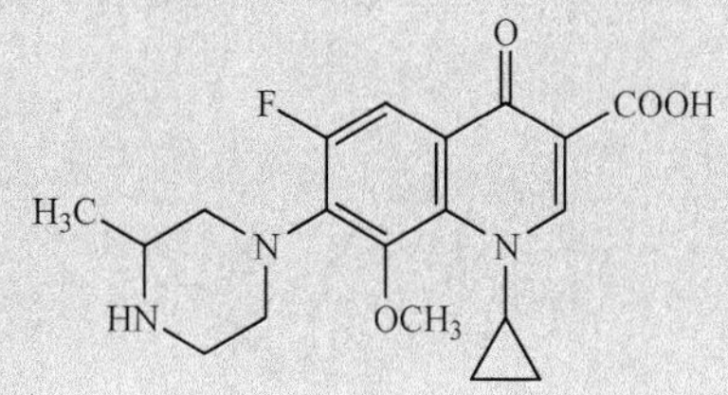

药物名称	结构式
帕珠沙星 （pazufloxacin）	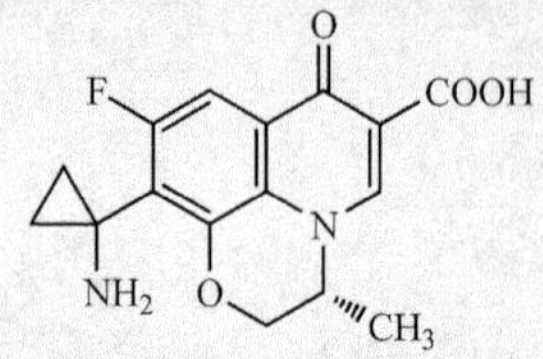
伊洛沙星 （irloxacin）	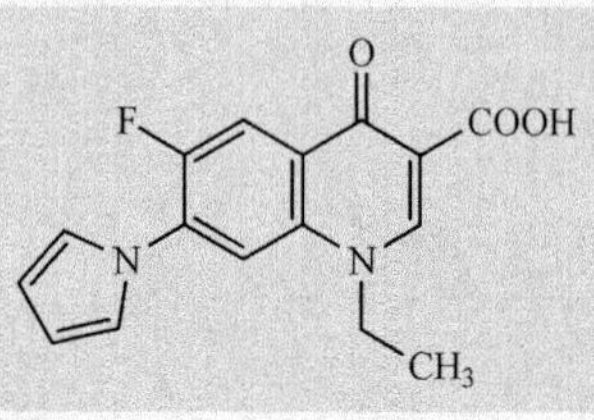
阿拉曲沙星 （alatrofloxacin） （曲伐沙星的前药，2000 年因具有严重肝毒性和光毒 性，被限制使用）	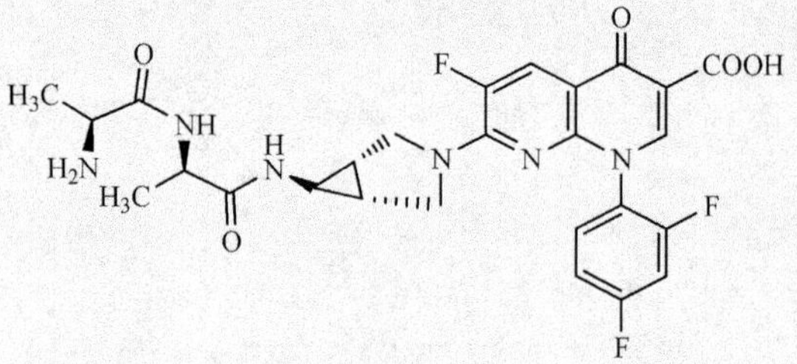

（四）第四代喹诺酮类抗菌药

曲伐沙星（trovafloxacin）、莫西沙星（moxifloxacin）、克林沙星（clinafloxacin）、吉米沙星（gemifloxacin）等是近年研发出的具有"超广谱"抗菌活性的第四代喹诺酮类抗菌药（表 11-7），既保留了前三代药物抗革兰氏阴性菌的活性，又明显增强了抗革兰氏阳性菌的活性，同时对厌氧菌、支原体、衣原体均显示出较强的作用，具有更广泛的抗菌谱和更好的抗菌效果。与前三代同类药物相比，吸收快、体内分布广、血浆半衰期长，可每日给药 1 次，临床上应用更广泛，既可用于需氧菌感染，又可用于厌氧菌感染，还可用于混合感染。其中莫西沙星半衰期长，组织穿透性强，在肺、支气管黏膜中浓度高，尤其对呼吸系统临床效果显著，被称为呼吸喹诺酮类药物。吉米沙星增强了对革兰氏阳性球菌的活性，对耐甲氧金葡菌和流感嗜血杆菌、黏膜炎莫拉菌和肺炎球菌等呼吸系统病原菌都有很好的疗效，抗肺炎球菌活性是环丙沙星的 60 倍。

表 11-7　第四代喹诺酮类抗菌药

药物名称	结构式
曲伐沙星 （trovafloxacin） （2000 年，因出现严重的肝毒性，如肝中毒、坏死甚至致死， 欧洲撤销上市，其他地区限制使用）	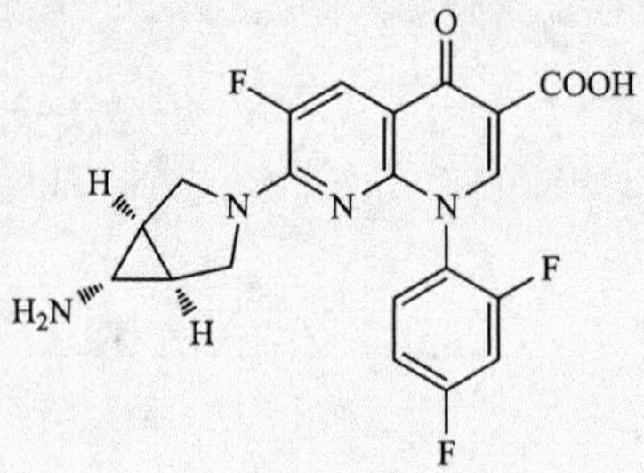

药物名称	结构式
莫西沙星 （moxifloxacin）	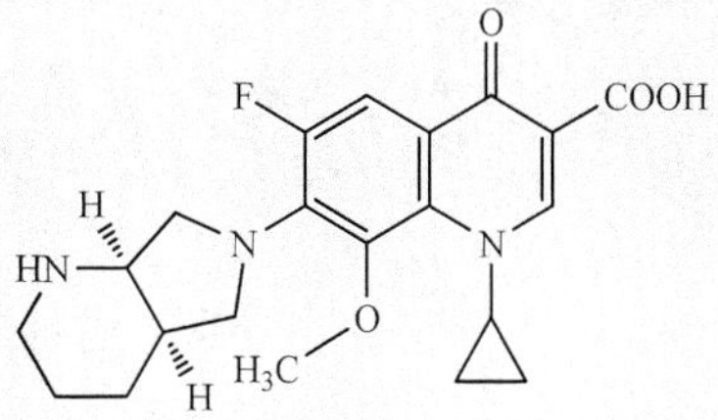
克林沙星 （clinafloxacin） （2000 年因心脏、肝脏毒性及严重的光毒性而撤销在美国上市计划）	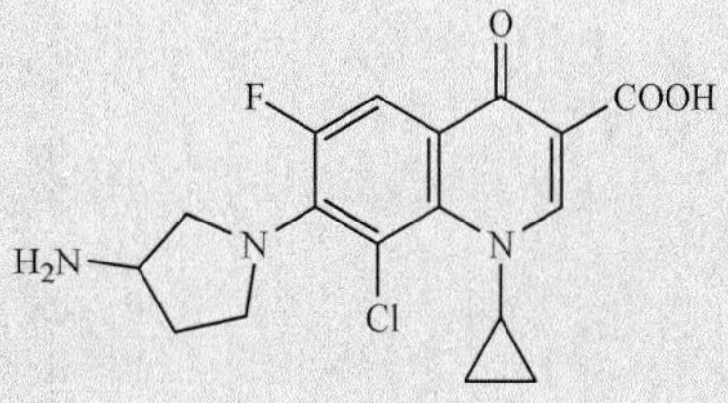
吉米沙星 （gemifloxacin）	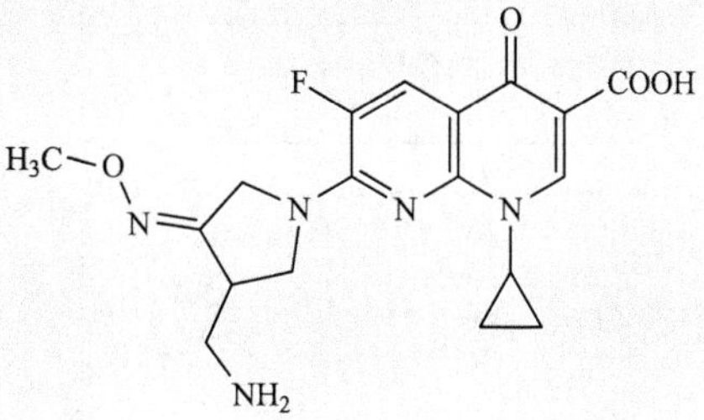

二、喹诺酮类药物作用机制

喹诺酮类抗菌药物的作用机制是抑制细菌 DNA 回旋酶和拓扑异构酶Ⅳ，DNA 回旋酶使松弛环状 DNA 扭曲成为高度卷紧的负超螺旋 DNA，拓扑异构酶Ⅳ在细菌细胞壁的分裂中对染色体的分裂起决定作用。DNA 回旋酶是由 2 个 GraA 和 2 个 GraB 亚基构成的四聚体蛋白，GraA 负责 DNA 链的断裂和重接，而 GraB 主要负责 ATP 的水解。细菌在合成 DNA 过程中，DNA 回旋酶与细菌的环状 DNA 结合，A 亚基将 DNA 正超螺旋的一条单链切开，接着在 B 亚基作用下 ATP 水解，DNA 的前链后移，最后 A 亚基再将切口封闭，形成了有活性的负超螺旋。喹诺酮类药物不直接与 DNA 回旋酶结合，而是与 DNA 双链中非配对碱基结合，抑制 DNA 回旋酶的 A 亚基，产生 DNA 缺口，阻断 DNA 复制，最终导致细菌死亡。拓扑异构酶Ⅳ为 2 个 C 亚基和 2 个 E 亚基组成的四聚体，在 DNA 复制后期姐妹染色体的分离过程中起重要作用。喹诺酮类药物以 DNA 回旋酶和拓扑异构酶Ⅳ为靶点，与之形成喹诺酮药物-DNA-DNA 回旋酶（拓扑异构酶）复合物，阻断细菌 DNA 复制，从而达到抗菌作用。DNA 回旋酶是革兰氏阴性菌的主要作用靶点，而拓扑异构酶Ⅳ则主要是革兰氏阳性菌的作用靶点。此外，新一代喹诺酮类药物对细菌细胞壁有强大的穿透破坏能力，具有强大的杀菌作用，其抗菌后效应（PAE）持久。

喹诺酮类药物产生耐药性的主要原因有三个：①DNA 回旋酶和拓扑异构酶Ⅳ突变削弱了喹诺酮类药物与酶的相互作用；②细菌细胞壁通透性改变，使进入细胞内药物减少；③激活了细胞膜上药物主动外排泵，降低了细胞内药物浓度。至今尚未发现可以降解喹诺酮类抗菌药的酶。

案例 11-2

美国 FDA 不推荐 14 岁以下的儿童使用喹诺酮类药物。

问题：

为什么临床应用中不推荐儿童使用喹诺酮类药物？

三、喹诺酮类药物构效关系

经过 60 多年的发展，对喹诺酮类药物的结构和活性的关系有非常全面的了解，构效关系总结如图 11-3 所示。

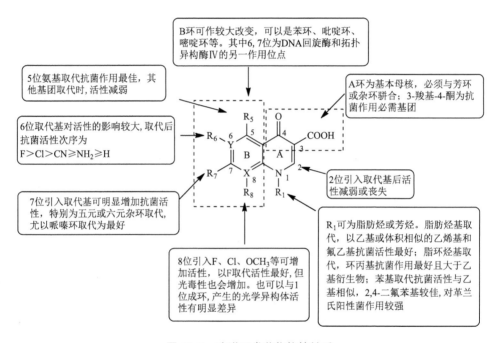

图 11-3　喹诺酮类药物构效关系

A 环上 3 位羧基和 4 位酮羰基与 DNA 回旋酶及拓扑异构酶 IV 结合，为抗菌活性不可缺少的部分。3 位羧基被磺酸基、乙酸基、磷酸基、磺酰氨基等酸性基团取代，4 位酮羰基被硫酮基、亚氨基等取代均使抗菌活性减弱或消失。

2 位无取代基时活性最好。可能由于 2 位取代基的空间位阻干扰了 1 位和 3 位取代基的立体构象，阻碍了喹诺酮类药物与受体的结合。

5 位取代基会从空间上干扰 4 位羰基与靶点的结合，导致抗菌活性减弱；但供电子取代基会使 4 位羰基氧原子上的电子云密度增加，从而增强其与靶点的结合力，使抗菌活性增加，因此 5 位取代基对活性的影响为空间和电性因素的叠加。

6 位引入氟原子比 6 位氢的类似物抗菌活性大 30 倍，是因为药物与细菌 DNA 回旋酶的亲和力增加 2~17 倍，对细菌细胞壁的穿透性增加 1~70 倍。

7 位引入哌嗪等取代基时，进一步增强了与细菌 DNA 回旋酶的结合能力，但同时也增加了对 GABA 受体的亲和力，会产生中枢副作用。

　　喹诺酮类抗菌药口服吸收迅速，但食物会延缓其吸收，由于可与金属离子络合，因而不宜与牛奶等含钙、铁等离子的食物或药品同时使用。本类药物在体内分布较广，多数药物能保持尿中浓度高于对病原微生物的最小抑制浓度。同时，多数药物血浆半衰期较长，7 位取代基体积增大时，半衰期延长，多数药物可间隔 8～12h 给药。大多数喹诺酮类抗菌药的代谢物是 3 位羧基和葡糖醛酸的结合物，其次的代谢反应在哌嗪环上，如 N-去甲基、N-氧化、哌嗪开环等，代谢产物结构差别较大。

案例 11-2 分析

　　喹诺酮类药物结构中 3，4 位分别为羧基和酮羰基，极易和金属离子如钙、镁、铁、锌等形成螯合物，不仅降低了药物的抗菌活性，而且也造成体内金属离子流失，尤其妇女、老人和儿童应用会产生缺钙、贫血、缺锌等副作用，对于儿童骨骼生长极其不利。

典型药物介绍

盐酸环丙沙星（ciprofloxacin hydrochloride）

　　化学名：1-环丙基-6-氟-1，4-二氢-4-氧代-7-(1-哌嗪基)-3-喹啉羧酸盐酸盐一水合物，1-cyclopropyl-6-fluoro-1，4-dihydro-4-oxo-7-(1-piperazinyl)-3-quinoline carboxylic acid hydrochloride monohydrate，又名环丙氟哌酸。

　　性状：本品为白色或微黄色结晶性粉末，几乎无臭，味苦，熔点 308～310℃。溶于水，微溶于甲醇，在三氯甲烷中几乎不溶，在 0.1mol/L 盐酸溶液中微溶。本品的游离碱为微黄色或黄色结晶性粉末，熔点 255～257℃，几乎不溶于水或乙醇，溶于乙酸或稀酸中。

　　化学性质：本品具有酸碱两性，2.5%的水溶液 pH 为 3.0～4.5。在室温下相对稳定，但在光照下可分解。室温保存 5 年未见异常，在酸性条件下加热或将其配成稀溶液长时间光照可导致 7 位取代哌嗪开环和 3 位脱羧。

　　合成路线：本品的合成是以 2,4-二氯氟苯为起始原料，经 Friedel-Crafts 酰基化、氧化、酰氯化得到 2,4-二氯-5-氟苯甲酰氯，在乙醇镁作用下与丙二酸二乙酯缩合制得中间体（Ⅰ），在对甲苯磺酸存在下经水解脱羧得到 2,4-二氯-5-氟苯甲酰乙酸乙酯（Ⅱ），再与原甲酸三乙酯缩合、环丙胺取代、环合得到中间体（Ⅴ），最后与哌嗪反应制得。

主要药理学用途：本品对肠杆菌、铜绿假单胞菌、流感嗜血杆菌、淋球菌、链球菌、军团菌、金葡菌、脆弱拟杆菌等的最低抑制浓度（MIC_{90}）为 $0.008\sim2\mu g/ml$，显著优于其他同类药物及头孢菌素、氨基苷类等抗生素，对耐 β-内酰胺类或耐庆大霉素的病菌也常有效。适用于敏感菌所致的呼吸道、尿道、消化道、胆道、皮肤和软组织等部位的感染。

本品有口服制剂、针剂等多种剂型。因首过效应，本品口服生物利用度约为 52%，服药后 85min 血药浓度可达峰。静脉注射本品，$t_{1/2\alpha}$ 为 $5\sim10$min，$t_{1/2\beta}$ 为 $2.8\sim4.2$h。本品易渗入许多组织，其组织浓度常高于血清浓度。

左氧氟沙星（levofloxacin）

化学名： (−)-(*S*)-3- 甲基 -9- 氟 -2, 3- 二氢 -10-(4- 甲基 -1- 哌嗪基)-7- 氧代 -7*H*- 吡啶并 [1, 2, 3-*de*]-[1, 4] 苯并恶嗪 -6- 羧酸半水合物， (*S*)-9-fluoro-2, 3-dihydro-3-methyl-10-(4-methyl-1-piperazinyl)-7-oxo-7*H*-pyrido(1, 2, 3-*de*)-1, 4-benzoxazine-6-carboxylic acid hydrate（2：1）。

性状：本品为黄色或灰黄色结晶性粉末；无臭，味苦。熔点 218℃。微溶于水、丙酮、乙醇、甲醇，极易溶于乙酸中。

化学性质：本品对酸不稳定，长时间光照后可分解脱羧，失去活性。本品为氧氟沙星的左旋体，其体外抗菌活性约为后者的 2 倍，其在水中的溶解度为后者的 10 倍，故可制成注射剂、滴眼液等水溶液剂型，满足临床治疗的不同需求。毒副作用小，是已上市的喹诺酮类抗菌药中的最小者。

合成路线：本品有多种合成路线，主要为拆分法及手性引入法，现多采用手性引入法合成。以 2, 3, 4, 5-四氟苯甲酸为起始原料，经酰氯化、与 *N*, *N*-二甲基丙烯酸乙酯缩合，再与 *S*-(+)-2-氨基丙醇进行胺交换，得到手性中间体（Ⅰ），而后在碱性条件下环合得到化合物（Ⅱ），再在酸性条件下水解得到化合物（Ⅲ），最后与 N-甲基哌嗪缩合得到左氧氟沙星。

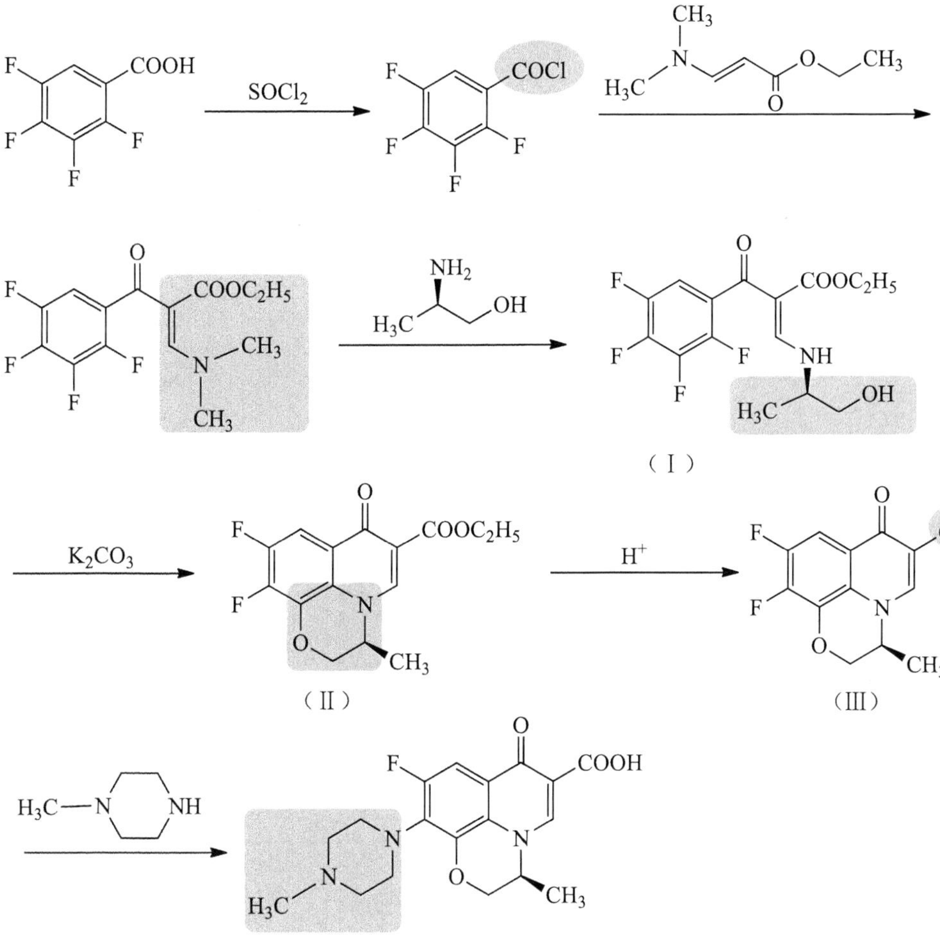

主要药理学用途：本品对葡萄球菌、链球菌（包括肠球菌）、肺炎链球菌、淋球菌、大肠埃希菌、变形杆菌等有较好的抗菌作用，对铜绿假单胞菌和沙眼衣原体也有一定的抗菌作用。本品口服吸收迅速，1~2h 可达血药峰浓度。单次用药剂量与其血药浓度和曲线下面积均呈剂量相关性。血清半衰期约 6h，主要以原型从尿中排出。口服 48h 内尿中排出为给药量的 80%~90%。主要用于革兰氏阴性菌所致的呼吸道、咽喉、扁桃体、泌尿道、皮肤及软组织、胆囊及胆管、中耳、鼻窦、泪囊、肠道等部位的急、慢性感染。

第 3 节　抗结核病药

结核病是由结核杆菌感染引起的慢性传染病。结核菌可能侵入人体全身各种器官，但主要侵犯肺脏，称为肺结核病。结核病是一种非常古老的疾病，在新石器时代人类的骨化石上就发现了脊柱结核，曾在全球广泛流行，夺去了数亿人的生命。据 WHO 统计，全世界约每 3 个人中就有 1 个人感染了结核分枝杆菌，在某些发展中国家成人中结核分枝杆菌携带率高达 80%。结核病是威胁人类健康的全球性卫生问题，并成为某些发展中国家和地区，尤其是艾滋病人群的首要死因。

抗结核药物是指能抑制结核分枝杆菌的一类药物，临床上用于治疗结核病。自 1944 年发现链霉素，20 世纪 50～60 年代发现异烟肼与利福平以来，相继有多种抗结核药问世。结核杆菌生长周期长，故用药周期长，因此抗结核病药物易产生耐药性，可以通过联合用药防止耐药性的发生。目前，临床上使用的抗结核药物可分为一线和二线药物，见表 11-8。

表 11-8　临床常用的抗结核药物

分类	药物	年份（年）	作用机制	毒性
一线药物	异烟肼	1952	细胞壁合成	肝毒性
	利福平	1966	RNA 多聚酶	低
	链霉素	1944	核糖体蛋白	神经毒性、肾毒性
	吡嗪酰胺	1952	C16-24 脂肪酸合成	低
	乙胺丁醇	1968	细胞壁合成	低
二线药物	对氨基水杨酸	1946	叶酸合成	中
	丙硫异烟胺	1956	蛋白质合成	高
	卡那霉素	1958	核糖体蛋白	肾毒性
	环丝氨酸	1955	细胞壁合成	高
	卷曲霉素	1962	多肽合成	肾毒性
	氨硫脲	1952	RNA 合成	肝毒性
	氧氟沙星	1987	DNA 回旋酶	低

一线抗结核药物为杀菌剂，具有疗效高、毒性低、半衰期较长且能够同时杀灭快速增殖期和慢速繁殖期的结核杆菌等优点，缺点是疗程长（6～12 个月）、依从性差。二线抗结核药物抗菌活性较小，在治疗耐多药或对一线抗结核药物不耐受的患者中发挥着重要作用，缺点是疗效较差、毒副作用较大。依据抗结核病药物的化学结构可分为两类：合成抗结核药物和抗生素类抗结核药物。

一、合成抗结核药物

合成抗结核药物主要包括异烟肼（isoniazid）、对氨基水杨酸（p-aminosalicylic acid）、乙胺丁醇（ethambutol）等。

1946 年发现对氨基水杨酸对结核杆菌有选择性的抑制作用，其钠盐（对氨基水杨酸钠）曾广泛用于临床，主要用于治疗耐药性、复发性的结核病，但会产生严重的胃肠道反应。研究其作用机制发现，对氨基水杨酸钠与对氨基苯甲酸竞争二氢叶酸合成酶，阻碍二氢叶酸合成，从而导致蛋白质合成受阻，使结核杆菌不能生长和繁殖。对氨基水杨酸钠的主要代谢物为氨基的乙酰化物、羧基与葡萄糖醛酸和甘氨酸的结合物，与异烟肼联合使用时，能够减少异烟肼的乙酰化，进而增加异烟肼在血浆中的水平，对于迅速乙酰化的患者，这种作用具有实用价值。因此将对氨基水杨酸与异烟肼制成复合物，即帕司烟肼（pasiniazid）。

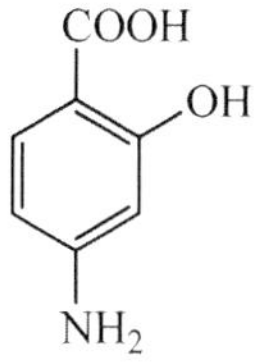

対氨基水杨酸 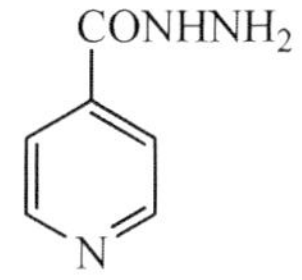　　　　　　　　　异烟肼 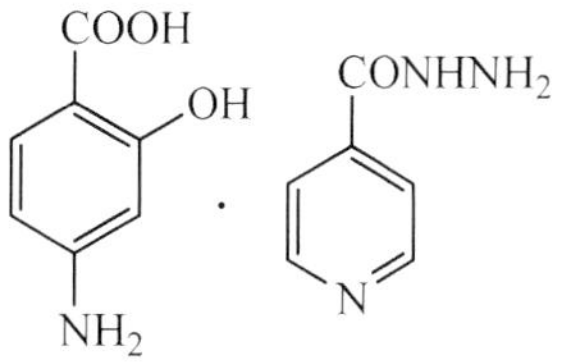　　　　　　　　　帕司烟肼

1952 年，研究人员通过对合成的具有—NH—CH ＝ S 基团的一系列化合物进行抗结核杆菌的活性筛选，发现了第一个具有抗结核活性的药物氨硫脲（thioacetazone）。为降低肝毒性，将氨硫脲（4-乙酰氨基苯甲醛缩氨硫脲）的氮原子从苯环外移至苯环上，得到异烟醛缩氨硫脲（isonicotinaldehyde thiosemicarbazone），其中间体异烟肼对结核杆菌表现出更为强大的抑制和杀灭作用，并且对细胞内外的结核杆菌均有抑制效果。异烟肼现已成为抗结核的首选药物之一。

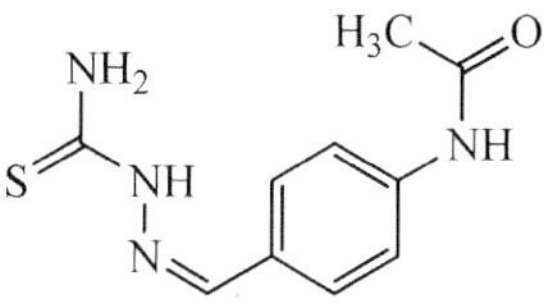

氨硫脲 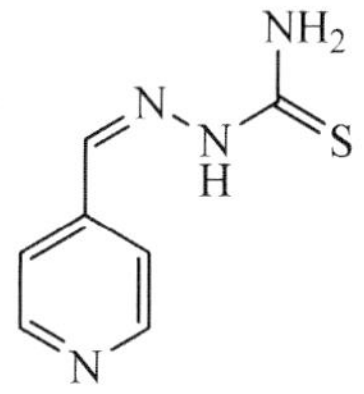　　　　　　　　　异烟醛缩氨硫脲 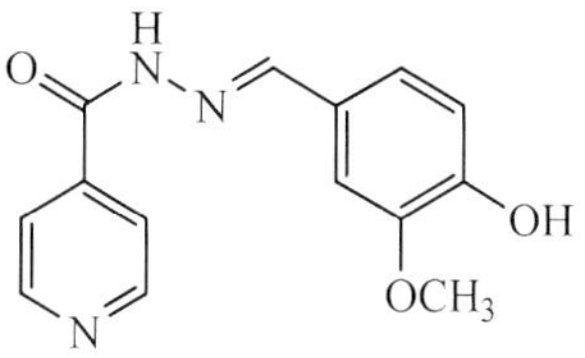　　　　　　　　　异烟腙

研究异烟肼的构效关系，合成了异烟腙（isoniazide）、葡烟腙（glyconiazide）、丙酮酸异烟腙钙（pyruvic acid calcium ftivazide）等腙类衍生物。虽然这些药物的抗结核能力与异烟肼相似，但毒性较低，不损害肝功能。同时，这些腙类衍生物在胃肠道中不稳定，易释放出异烟肼，故推断其抗结核活性可能来自异烟肼本身。

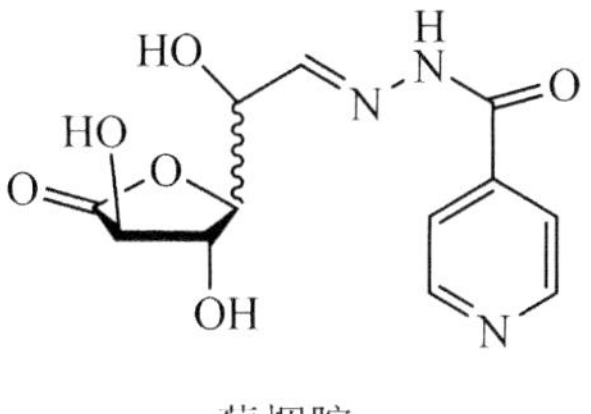

葡烟腙 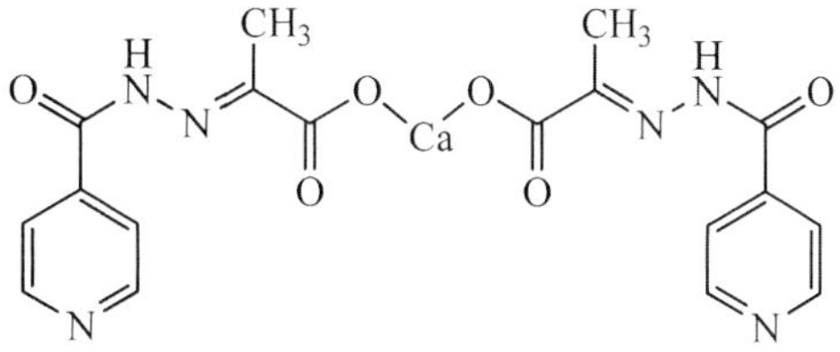　　　　　　　　　　　丙酮酸异烟腙钙

对一系列合成的异烟肼衍生物进行抗结核活性研究，所有异烟肼衍生物的抗结核活性均低于异烟肼，具体构效关系总结如图 11-4 所示。

在研究烟酰胺时，发现了抗结核杆菌药物吡嗪酰胺（pyrazinamide），是烟酰胺的生物电子等排体，作为烟酰胺的抗代谢物起到抗结核杆菌作用。吡嗪酰胺耐药性发展快，但联合用药效果较好，大大减少了耐药菌株的产生，已成为一种必不可少的抗结核药物。在 pH 为 5.5 或更低时，吡嗪酰胺抗结核活性最强，pH 为 7 时，作用明显减弱。作用机制可能为其渗入结核杆菌的巨噬细胞内，转化为吡嗪酸而发挥抗菌作用。

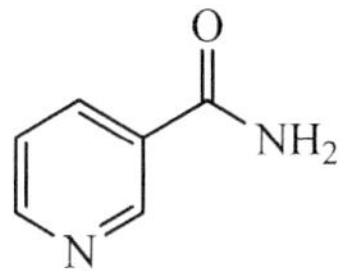

烟酰胺 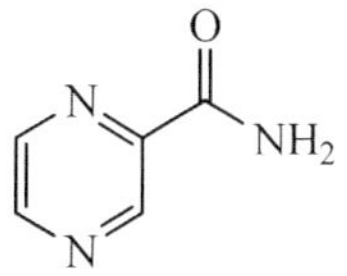　　　　　　　　　　　　吡嗪酰胺

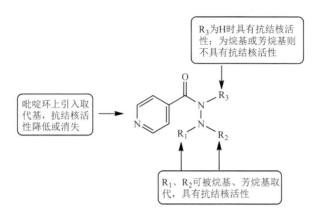

图 11-4　异烟肼衍生物构效关系

乙硫异烟胺（ethionamide）为异烟酰胺的类似物，是二线抗结核药物，若丙基取代其分子中的乙基，得到丙硫异烟胺（protionamide），对结核杆菌也有较好活性。乙硫异烟胺和丙硫异烟胺较少单独应用，一般与其他抗结核病药物联合应用，增强疗效和避免产生耐药性。

采用随机筛选方法得到了乙胺丁醇（ethambutol），分子中有两个构型相同的手性碳，有左旋体、右旋体、内消旋体三种异构体。右旋体的活性为内消旋体的 12 倍，左旋体的 200～500 倍，临床用右旋体。

乙硫异烟胺　　　　　　丙硫异烟胺　　　　　　乙胺丁醇

典型药物介绍

异烟肼（isoniazid）

化学名：4-吡啶甲酰肼，4-pyridinecarboxylic acid hydrazide，又名雷米封。

性状：本品为无色结晶、白色或类白色的结晶性粉末；无臭，遇光渐变质，熔点 170～173℃。易溶于水，微溶于乙醇，极微溶于乙醚。

化学性质：本品含肼结构，具还原性。弱氧化剂如溴、碘、溴酸钾等在酸性条件下，均可氧化本品，生成异烟酸，放出氮气。与硝酸银作用，也被氧化为异烟酸，析出金属银。

异烟肼含酰胺键，在酸性或碱性条件下水解生成异烟酸和肼。游离肼毒性较大，异烟肼水解变质后不可药用，光、重金属、温度、pH 等因素可加速水解反应。

本品可与铜、铁、锌等金属离子络合，生成有色螯合物。例如，与铜离子在酸性条件下生成一分子红色螯合物，在 pH 7.5 时生成两分子螯合物。所以在配制时应避免与金属器皿接触。

合成路线：本品的合成以 4-甲基吡啶为起始原料，经氧化、水合肼缩合制得，反应简单，产率较高。

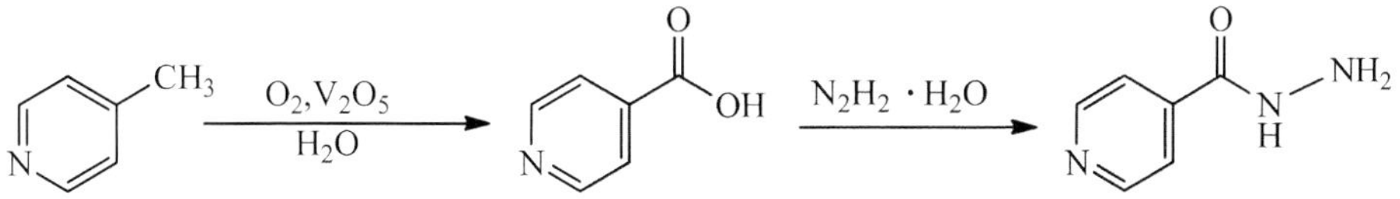

主要药理学用途：本品对结核杆菌有良好的抗菌作用，疗效较好，用量较小，毒性相对较低。本品口服吸收迅速，口服吸收率为 90%，服后 1～2h 血药浓度可达峰值，表观分布容积为（0.61±0.11）L/kg，蛋白结合率低。本品易通过血脑屏障。抗酸药尤其是氢氧化铝可抑制本品吸收，不宜同服。本品常和其他抗结核病药物联合应用，以增强疗效和克服耐药。主要用于各型肺结核的进展期、溶解播散期、吸收好转期，也可用于结核性脑膜炎和其他肺外结核等。

代谢途径：异烟肼在体内主要通过乙酰化，同时有部分水解而代谢，大部分代谢为失活物质（图 11-5）。主要代谢物为 N-乙酰异烟肼，占服用量的 50%～90%，抗结核活性仅为异烟肼的 1%。在人体内这种乙酰化作用受 N-乙酰化转移酶控制，有个体差异，具有高浓度此酶的个体乙酰化速度快，快者平均半衰期为 1.1h，具有低浓度此酶的个体乙酰化速度较慢，半衰期为 3h，因此，不同患者需调整使用剂量。使用异烟肼治疗时产生肝毒性，是因为代谢产物乙酰肼会进一步代谢形成活性的乙酰自由基，将肝蛋白乙酰化，导致肝坏死。

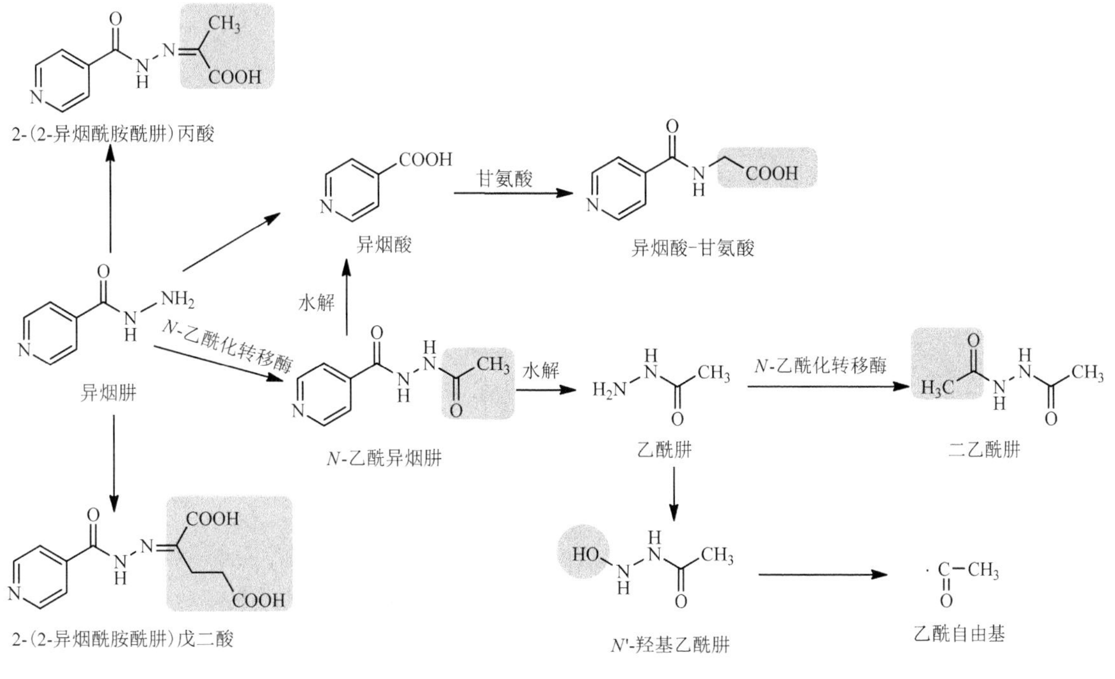

图 11-5　异烟肼的代谢途径

二、抗生素类抗结核药

抗生素类抗结核药物主要有氨基糖苷类抗生素链霉素、卡那霉素，大环内酰胺类抗生素利福平（rifampin）、利福喷丁（rifapentine），以及其他类抗生素环丝氨酸（cycloserin）、紫霉素（viomycin）、卷曲霉素（capreomycin）等。

（一）氨基糖苷类抗生素

链霉素是 1944 年从链霉菌的发酵液中分离得到的，是第一个有生物活性的氨基糖苷类抗生素，也是继青霉素后生产并用于临床的抗生素。

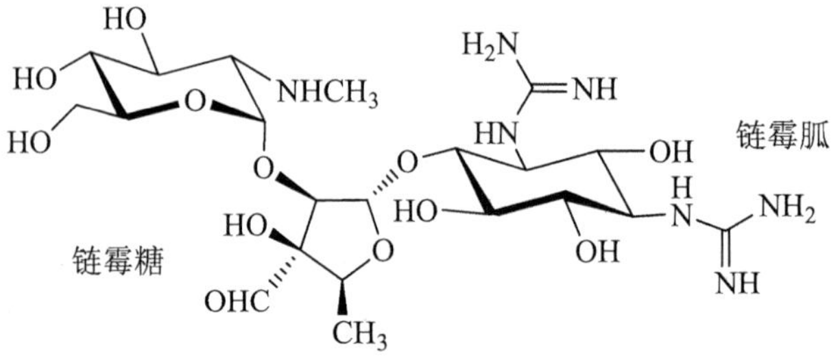

链霉素

链霉素由链霉胍、链霉糖和 N-甲基葡萄糖三部分组成。链霉糖和 N-甲基葡萄糖部分被称为链霉双糖胺。分子中有三个碱性中心，呈弱碱性，可与各种酸成盐，水溶性较强，胃肠道吸收极少，通常是注射剂，临床采用其硫酸盐。用于治疗各种结核病，特别是对结核性脑膜炎和急性浸润性肺结核有很好的疗效。对尿路感染、肠道感染、败血症等也有效，与青霉素联合应用有协同作用。链霉素易产生耐药性，对第Ⅷ对脑神经有损害，对肾脏也有毒性。

（二）大环内酰胺类抗生素

利福霉素是大环内酰胺类抗生素的代表药物，由地中海链丝菌发酵产生的一组化合物，研究较多的是利福霉素 B、利福霉素 O、利福霉素 S、利福霉素 SV 和利福霉素 X。母体结构为27 个碳原子构成的大环内酰胺，萘核构成平面芳香核部分与立体脂肪链相连形成桥环。具有广谱抗菌作用，对结核杆菌、麻风杆菌、链球菌、肺炎球菌等革兰氏阳性细菌有很强的抗菌作用，对耐药金葡菌的作用也强，但对革兰氏阴性菌的作用则较弱（表 11-9）。

表 11-9　利福霉素类抗结核药物

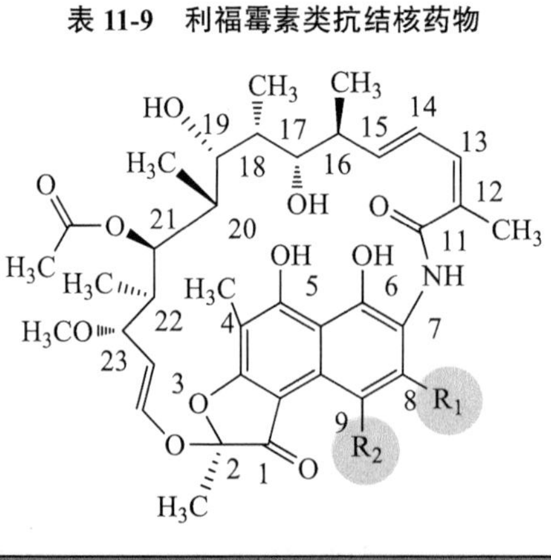

药物名称	R_1	R_2	主要药理学用途及特点
利福霉素 B（rifamycin B）	H	—OCH$_2$COOH	适用于结核杆菌感染，但抗菌作用较弱

续表

药物名称	R_1	R_2	主要药理学用途及特点
利福霉素 SV（rifamycin SV）	H	—OH	对金葡菌和结核杆菌作用较强，但口服吸收较差，对革兰氏阴性菌作用较弱
利福平（rifampin）		—OH	用于治疗肺结核和其他结核病，作用强大，渗透性好，宿主细胞内外均有明显杀菌作用。单用易耐药，常与其他抗结核药联用。此外还可用于耐药金葡菌感染及眼部的感染等
利福米特（rifamide）	H	—OCH$_2$CON(C$_2$H$_5$)$_2$	抗菌作用与利福霉素 SV 相似，对革兰氏阳性菌和结核杆菌抗菌活性较好
利福定（rifandin）		—OH	抗菌谱与利福平相似，对结核杆菌作用比利福平强，对金葡菌及大肠埃希菌有一定抗菌活性。与其他抗结核药联用可以延缓耐药性的产生
利福喷丁（rifapentine）		—OH	抗菌谱与利福平相同，其抗结核杆菌作用比利福平高 2～10 倍。不良反应较少，常与其他抗结核病药物联用

利福霉素 B 抗结核作用较弱，氧化水解得到利福霉素 SV，现在通过菌株的变异，可直接生产利福霉素 SV。利福霉素 SV 抗结核活性优于利福霉素 B，但口服吸收较差。利福霉素 SV 和 1-甲基-4-氨基哌嗪形成的腙类称为利福平，抗结核活性比利福霉素高 32 倍，而且抗菌谱广，能治疗多种细菌感染性疾病，对结核病的疗效特别突出，但缺点是很快产生耐药性。以利福平为基础，进一步合成其衍生物，利福平哌嗪环上的甲基被异丁基和环戊基分别取代得到利福定和利福喷丁。利福定抗菌谱与利福平相似，对结核杆菌和麻风杆菌抗菌活性较好，且用量仅需利福平的 1/3 时即可获得不低于利福平的疗效。且口服吸收较利福平好，毒性低。利福喷丁抗菌谱与利福平相似，但副作用明显低于利福平，与利福平有交叉耐药性。

（三）其他抗结核抗生素

其他抗结核抗生素有环丝氨酸、紫霉素、卷曲霉素等。环丝氨酸为链霉菌中分离出的二线抗结核药物，天然的环丝氨酸为 d-(+)异构体，是 d-丙氨酸的刚性类似物，作用机制为竞争性抑制 d-丙氨酸与 d-丙氨酸消旋酶和 d-丙氨酸连接酶结合，从而干扰细菌肽聚糖的合成。

环丝氨酸

紫霉素属二线抗结核药物，能抑制结核杆菌蛋白质的合成，抗结核作用与卷曲霉素相似，因具有肾毒性、肝损伤、听力丧失及变态反应等毒副作用，只适用于耐药性感染和链霉素、卡那霉素及异烟肼治疗无效的病例，且必须与乙胺丁醇或异烟肼联用。

卷曲霉素属于多肽类二线抗结核药物，为链霉菌产生的环状多肽，由ⅠA、ⅠB、ⅡA、ⅡB四种活性成分组成，临床上多使用ⅠA、ⅠB。其作用机制是通过抑制结核杆菌的生长而达到抗结核作用，副作用类似于氨基糖苷类抗生素，有显著的肾毒性。卷曲霉素是复治、难治性及耐多药肺结核的首选药物。

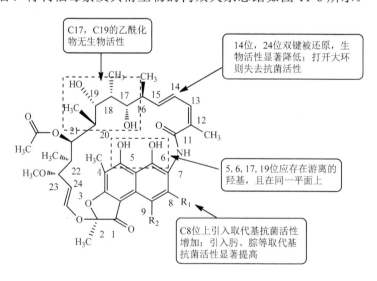

紫霉素

卷曲霉素ⅠA R=—OH
卷曲霉素ⅠB R=H

三、利福霉素类构效关系

利福霉素类抗生素作用机制是抑制依赖 DNA 的 RNA 聚合酶（DNA-dependent RNA polymerase，DDRP），与敏感菌 DDRP 的 β-亚单位形成稳定的复合物，抑制初始 RNA 链的形成，抑制细菌 RNA 的合成。利福平对人体和动物细胞的 DDRP 无影响，因此对病原体有较高的选择性。DDRP 是含有两个锌原子的酶，可以和利福平 C5 和 C6 位的氧原子发生螯合；利福平 C17 和 C19 位的氧原子可以和 DDRP 形成较强的氢键，这都加强了 DDRP 与利福平的结合。将利福霉素及其衍生物的构效关系总结如图 11-6 所示。

图 11-6 利福霉素类构效关系

案例 11-3

结核病患者服用利福平后，患者的尿液、粪便、唾液、泪液、痰液及汗液常呈橘红色。

问题：

这是什么原因所致？

典型药物介绍

利福平（rifampin）

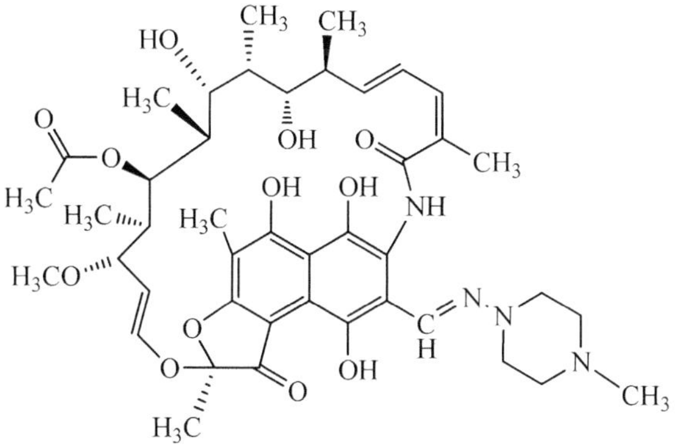

化学名：3-[[(4-甲基-1-哌嗪基)亚氨基]甲基]利福霉素，3-[[(4-methyl-1-piperazinyl)imino] methyl]rifamycin，又名甲哌利福霉素。

性状：本品为鲜红或暗红色结晶粉末，不同溶剂重结晶可得到两种不同的晶型，1-型结晶稳定性较好，抗结核活性也较高。本品无臭无味，易溶于三氯甲烷，可溶于甲醇，水中几乎不溶。本品 1% 水悬浊液的 pH 为 4～6.5。

化学性质：本品遇光易变质分解，水溶液易氧化，从而失去效用。本品分子中含有 1，4-萘二酚的结构，在碱性条件下易被氧化成醌型化合物，3 位的醛缩氨基哌嗪的 C＝N 在强酸性的溶液中易分解，所以本品 pH 应为 4～6.5。

主要药理学用途：本品对结核杆菌和其他分枝杆菌在宿主细胞内、外均有明显的杀菌作用，主要用于肺结核和其他结核病。对脑膜炎球菌、流感嗜血杆菌、金葡菌等也有一定的抗菌作用。本品在肝脏中代谢，主要是 21 位酯键的水解，生成去乙酰基利福平，仍具有抗菌活性，但仅为利福平的 1/10～1/8。另一代谢物为其水解物 3-甲酰基利福霉素 SV，抗菌活性低于利福平。体内药物多自胆汁中排泄，约 1/3 药物由尿排泄，半衰期为 2～5h。本品有酶促作用，会增强酶的代谢活性，促进水解，反复用药后，药物代谢（包括首过效应）加强，约 14 日后，血药浓度相对稳定，半衰期缩短为 2h。

案例 11-3 分析

利福平口服吸收可达 90%～95%，于 1～2h 血药浓度达峰值，并且易渗入机体组织、体液中。在肝脏中代谢，代谢产物为橘红色，约 1/3 由尿排泄，通过其他体液排泄，导致服用利福平的患者的尿液、粪便、唾液、泪液、痰液及汗液常呈橘红色。停用之后尿液颜色即恢复正常。食物会干扰利福平在肠道中的吸收，因此该药应空腹服用。

第 4 节 抗 真 菌 药

真菌是一种真核生物，包括各种蕈类、霉菌和酵母等。自然界存在的绝大多数真菌对人类无害有益，少数真菌为致病菌，会引起真菌感染。真菌感染是一种常见病，分为浅表真菌感染和深部真菌感染。浅表真菌感染是癣菌感染皮肤、毛发、指（趾）甲等体表部位，是临床常见的皮肤病，具有发病率高、危害性小、易传染的特点。深部真菌感染是念珠菌和隐球菌侵犯内脏器官和深部组织，发病率低、危害性大，常会危及生命导致死亡。正常情况下，人的免疫系统可以抵抗真菌的入侵，但如果免疫功能下降，极易感染真菌。尤其近年来，随着抗生素、皮质激素、免疫抑制剂等的大量使用，器官移植、肿瘤放化疗、获得性免疫缺陷综合征（acquired immune deficiency syndrome，AIDS，艾滋病）传播等，使机体免疫功能下降，致命性深部真菌感染的发病率明显上升。

近年来抗真菌药物发展较快，按化学结构可分为抗真菌抗生素、合成抗真菌药和其他类抗真菌药。

一、抗真菌抗生素

抗真菌抗生素在临床上使用非常广泛，主要包括两类，分别是多烯类和非多烯类。多烯类抗生素主要作用于真菌膜上麦角甾醇，主要用于深部真菌感染；而非多烯类抗生素主要对浅表真菌起作用。

制霉菌素（nystatin）是第一个应用于临床的多烯类抗真菌药物，它是一种共轭四烯化合物，于 1951 年从土壤微生物诺尔斯链霉菌的培养物中分离。制霉菌素可局部外用，但其毒性太强，不能用于全身治疗。1956 年发现的两性霉素 B（amphotericin B），是一种七烯化合物，结构类似制霉菌素，但具有更广的抗真菌谱，对多种深部真菌感染有效，因其毒性减小可用于静脉注射。两性霉素 B 脂质体制剂进一步降低了药物毒性，被广泛应用。此后，又发现了克念菌素（cannitracin）、哈霉素（hamycin）、那他霉素（natamycin）和曲古霉素（hachimycin）等多烯类抗生素。

多烯类抗生素的分子都具有共轭多烯大环内酯结构，也被称为多烯大环内酯类抗生素（polyene macrolide antibiotics，PEM），这类抗生素一部分还具有抗细菌、抗病毒及免疫刺激活性等作用。此类抗生素具有 25～37 个碳原子构成的大内酯环，在环的一侧含有 3～8 个共轭双键组成的疏水区域，在环的另一侧含有多个羟基构成的亲水区域，同时还具有环外的羧基和糖基基团。共轭双键的数目与抗菌活性直接相关，与毒性成反相关。同时，由于多烯结构的存在，对光和热不稳定，结构容易被破坏。

多烯类抗生素与真菌细胞膜中麦角甾醇的结合力大于哺乳动物细胞膜中胆固醇的 10 倍。传统观点认为多烯类抗生素与真菌细胞膜中麦角甾醇结合，形成贯穿整个细胞膜的通透性孔道，造成细胞内钠、钾等金属离子及其他重要小分子物质大量流失，进而导致细胞死亡。近年来的一些研究发现还有另外一种作用机制，如那他霉素，只需要与麦角甾醇结合，无须形成跨膜通道，即可抑制真菌细胞膜上膜蛋白转运氨基酸和葡萄糖的能力，从而达到抑菌的作用。此外，多烯类抗生素与哺乳动物细胞膜中胆固醇微弱的结合力容易造成真菌感染治疗过程中的副作用，如发热、呕吐、低血钾、肾功能损伤等。

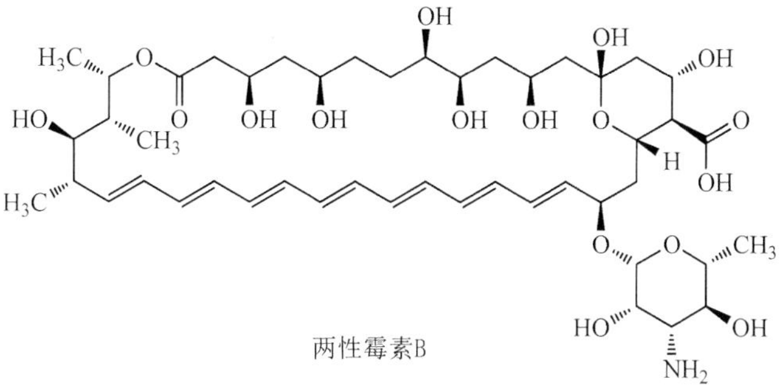

两性霉素B

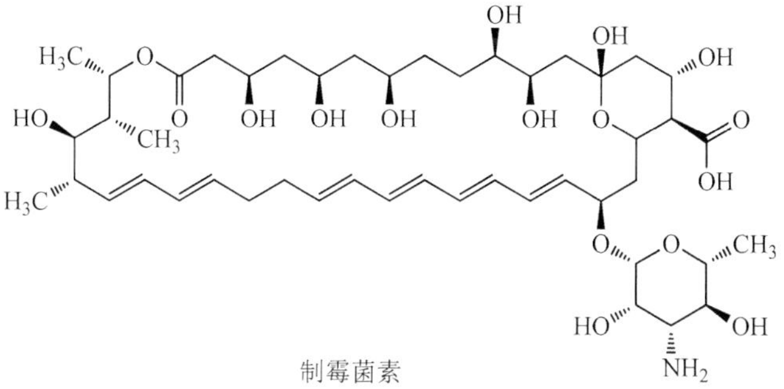

制霉菌素

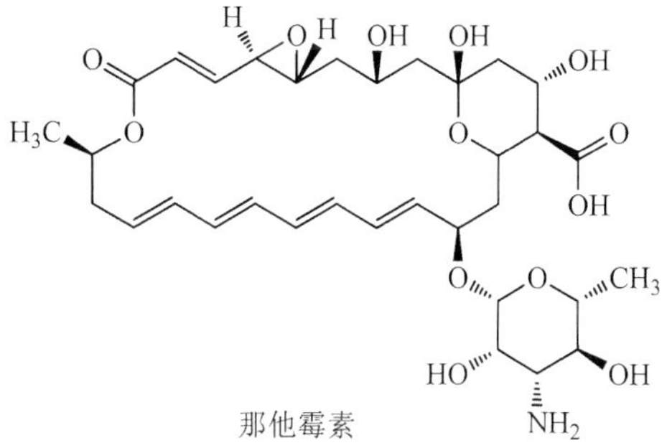

那他霉素

非多烯类抗生素主要有灰黄霉素（griseofulvin）和西卡宁（siccanin）等，灰黄霉素是 20 世纪 30 年代发现的第一个抗真菌抗生素，1958 年用于临床。二者虽然可以口服，但由于其生物利用度差和毒副作用大，不宜长期服用，一般外用较多。

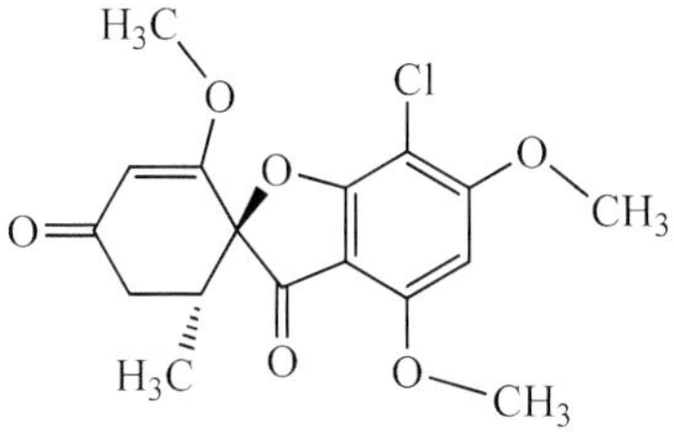

灰黄霉素

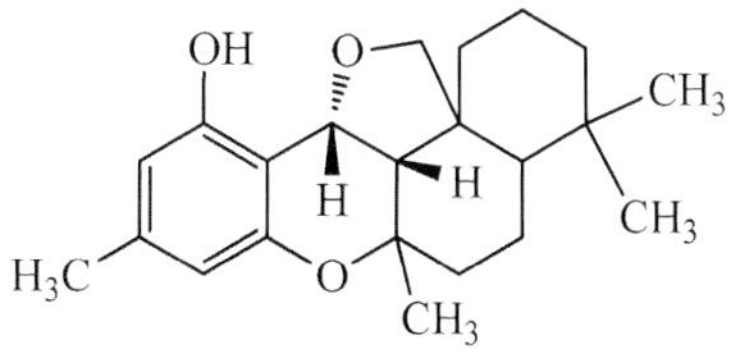

西卡宁

典型药物介绍

两性霉素 B（amphotericin B）

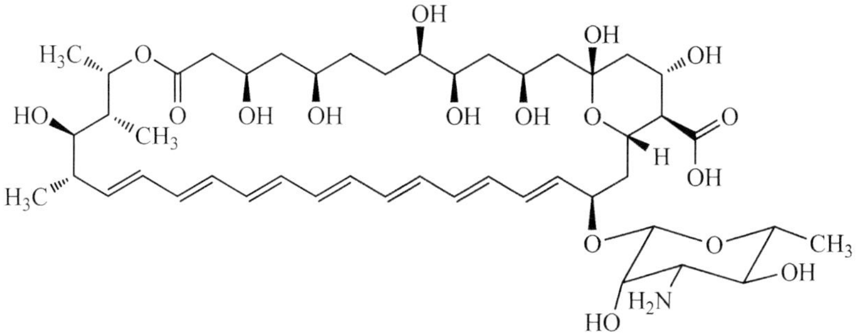

性状:本品为黄色至橙黄色粉末,无臭、无味,熔点>170℃(分解),$[\alpha]_D^{25} = +333°$(DMF)。不溶于水、无水乙醇、醚、苯及甲苯,微溶于 DMF、甲醇,溶于 DMSO。

化学性质:本品在 pH 为 4~10 时较为稳定,对光和热不稳定,水溶液在 10℃ 下可保存活性 7 日左右,–4℃ 时本品可在血清中保存 8~9 个月而不失活性。本品结构中同时存在氨基和羧基,因而既有酸性又有碱性。

主要药理学用途:本品为抗深部真菌感染药,与真菌细胞膜上的甾醇结合,损伤膜的通透性,导致真菌细胞内 K^+、核苷酸、氨基酸等外漏,破坏正常代谢而起到抑菌作用。用于隐球菌、球孢子菌、荚膜组织胞浆菌、芽生菌、孢子丝菌、念珠菌、毛霉、曲菌等引起的内脏或全身感染。本品毒性较大,可引起皮疹、发热、寒战、头痛、呕吐、肝损害、周围神经炎等副反应,静脉用药可引起血栓性静脉炎,鞘内注射可引起背部及下肢疼痛。对肾脏有损害作用,可导致蛋白尿、管型尿等。剂型改造后脂质体包埋的两性霉素 B 通过肝脏摄取,缓慢释放入血液,避免了直接造成器官损害。

二、合成抗真菌药物

(一)唑类抗真菌药物

唑类抗真菌药始于 20 世纪 60 年代,1969 年第一个咪唑类抗真菌药克霉唑(clotrimazole)用于临床,随后咪康唑(miconazole)问世,奠定了此类抗真菌药物的地位。目前唑类抗真菌药是抗真菌药中最大的一类,临床应用的有 20 多种,不仅可用于治疗浅表真菌感染,而且可用于治疗全身真菌感染。唑类抗真菌药物按化学结构可分为咪唑类和三氮唑类两大类,咪唑类代表药物为克霉唑、咪康唑、益康唑(econazole)、酮康唑(ketoconazole),三氮唑类代表药物为氟康唑(fluconazole)、伊曲康唑(itraconazole)。唑类抗真菌药物见表 11-10。

表 11-10　唑类抗真菌药物

药物名称	化学结构	主要药理学用途及特点
克霉唑 (clotrimazole)		广谱抗真菌药,对多种真菌尤其是白念珠菌具有较好抗菌作用,临床主要外用,治疗皮肤霉菌病,如手足癣、体癣、耳道、阴道霉菌病等
咪康唑 (miconazole)		广谱抗真菌药,对许多临床致病真菌如新生隐球菌、念珠菌、牙生菌等有良好的抗菌活性,有抗金葡菌、链球菌及革兰氏阳性球菌和炭疽菌等作用。局部用药可用于治疗五官、阴道、皮肤等部位的真菌感染,静脉给药可用于治疗深部真菌感染,如腹膜炎、肺炎和尿路感染等

续表

药物名称	化学结构	主要药理学用途及特点
益康唑 （econazole）	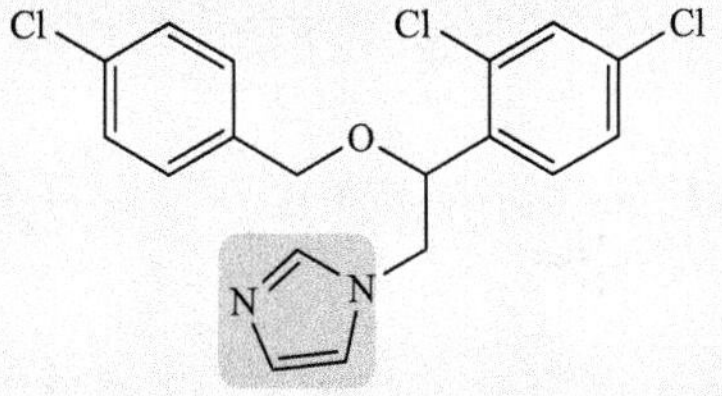	对白念珠菌、球孢子菌、新生隐球菌、荚膜组织胞浆菌、皮炎芽生菌及癣菌等有效，临床用于治疗皮肤、阴道念珠菌感染，也可用于体癣、股癣、足癣、花斑癣等
酮康唑 （ketoconazole）	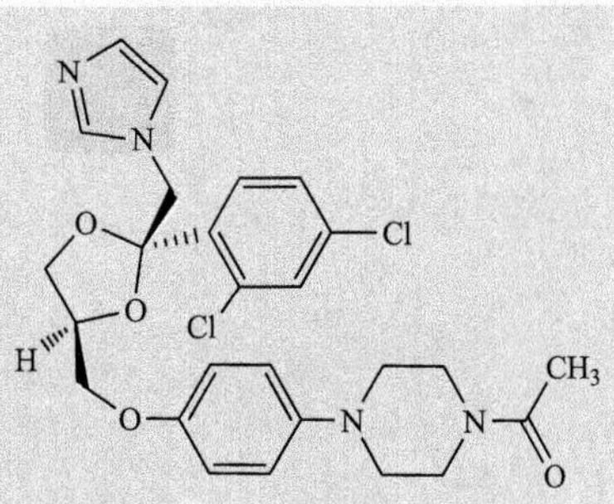	高效、广谱抗真菌药，对皮肤真菌、酵母菌和一些深部真菌均有效，可用于浅表和深部真菌感染，但副作用大，主要是肝脏毒性和对激素合成的抑制作用，限制了临床使用
氟康唑 （fluconazole）	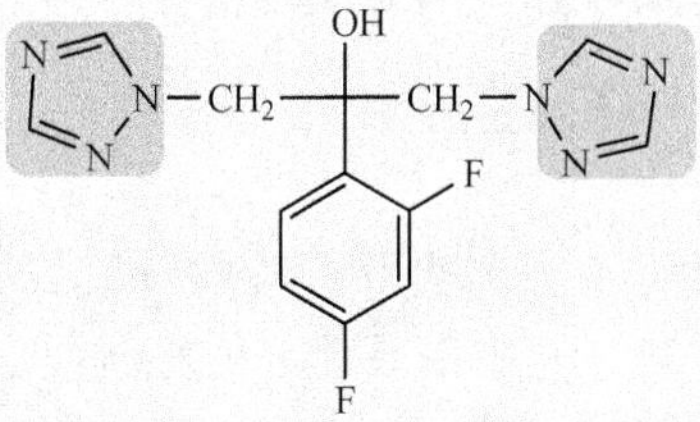	抗菌谱与酮康唑相似，可用于肾和尿路的真菌感染，能穿透血脑屏障，可用于脑内真菌感染，是治疗艾滋病患者隐球菌性脑膜炎的首选。不良反应在本类药物中最低
伊曲康唑 （itraconazole）	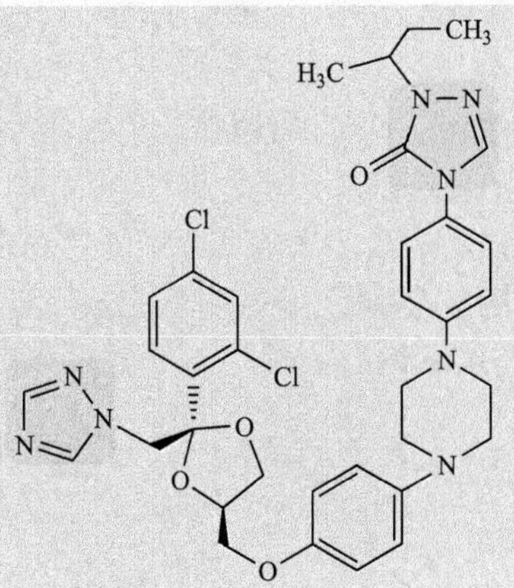	主要应用于深部真菌所引起的系统感染，如芽生菌病、组织胞浆菌病、类球孢子菌病、着色真菌病、孢子丝菌病、球孢子菌病等，也可用于念珠菌病和曲菌病
伏立康唑 （voriconazole）	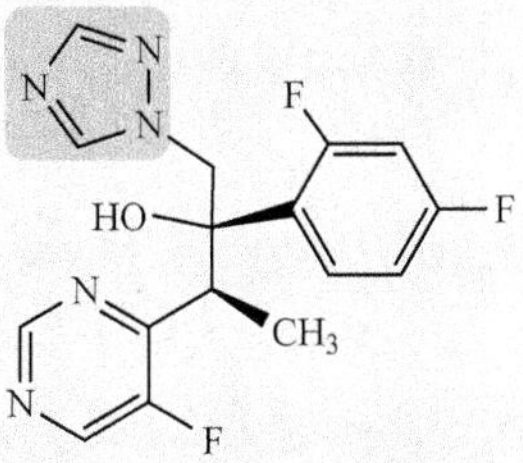	对念珠菌的活性比氟康唑高 8～13 倍，并且对氟康唑耐药的菌株有效。可用于治疗侵袭性真菌感染，也可治疗由足放线病菌属和镰刀菌属引起的严重感染

（二）唑类抗真菌药物构效关系

唑类抗真菌药物通过抑制 14α-去甲基酶从而抑制麦角甾醇的生物合成。该类药物选择性抑制真菌细胞色素 P450 依赖的 14α-去甲基酶，抑制羊毛甾醇 14 位脱甲基形成麦角甾醇，使 14-甲基化甾醇累积，导致真菌细胞膜的渗透性改变，胞内重要物质丢失而使真菌死亡。具体构效关系总结如图 11-7 所示。

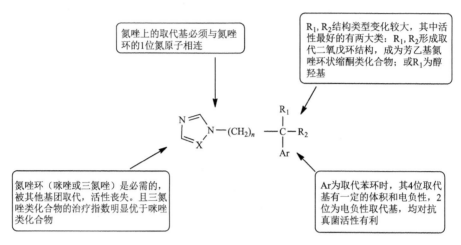

图 11-7　唑类抗真菌药物构效关系

唑类抗真菌药物的结构特征是具有一个五元芳香环（咪唑环或三氮唑环），通过 1 位氮原子连接一个侧链，侧链上至少有一个芳香环。其中，氮唑环的结构是必需，咪唑环的 3 位或三氮唑环的 4 位氮原子与血红蛋白铁原子形成配位键，竞争抑制酶的活性。若为其他基团取代时，活性丧失。

R₁、R₂ 形成取代二氧戊环结构，代表性药物有酮康唑、伊曲康唑。该类药物抗真菌活性较强，但由于肝毒性较大，目前是临床上首选的外用药。R₁ 为醇羟基，代表性药物为氟康唑，该类药物体外无活性，但体内活性非常强，是治疗深部真菌病的首选药。

唑类化合物对立体化学要求十分严格，特别是在 3-三唑基-2-芳基-1-甲基-2-丙醇类化合物中，（1R，2R）立体异构与抗真菌活性有关。

典型药物介绍

酮康唑（ketoconazole）

化学名：(±)-顺-1-乙酰基-4[4-[[2-(2, 4-二氯苯基)-2-(1-咪唑-1-甲基)-1, 3-二氧戊-4-环基]甲氧基]苯基]哌嗪，cis-1-acetyl-4-[4-[[2-(2, 4-dichlorophenyl)-2-(1H-imidazol-1-ylmethyl)-1, 3- dioxolan-4-yl]methoxy]phenyl]piperazine。

性状：本品为类白色结晶性粉末，无臭，熔点 147～151℃。易溶于三氯甲烷，溶于甲醇，微溶于乙醇，几乎不溶于水。

化学性质：在正常储存和操作条件下在密闭容器中室温稳定，存放在密封容器内，2～8℃保存，储存的地方必须远离氧化剂。

合成路线：本品的合成以 2,4-二氯苯乙酮为原料，先与丙三醇环合，再溴代得中间体（Ⅰ），与苯甲酰氯酯化，然后拆分得到中间体（Ⅱ），之后与咪唑反应得到中间体（Ⅲ），经水解、与对甲苯磺酰氯成酯得中间体（Ⅳ），最后与 1-乙酰基-4-(4-羟基苯基)哌嗪在碱性条件下缩合制得。

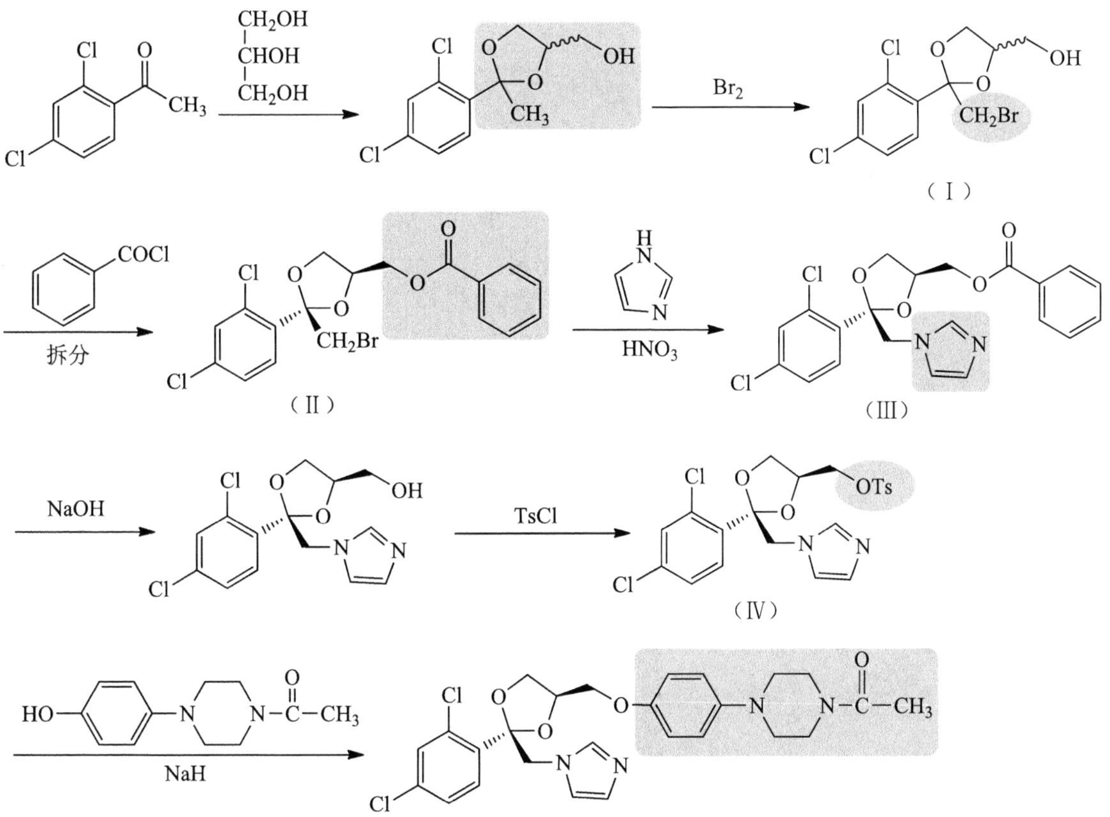

主要药理学用途：本品于 1981 年在美国上市，是第一种口服有效的唑类广谱抗真菌药。本品对深部感染真菌如念珠菌属、着色真菌属、球孢子菌属、组织胞浆菌属、孢子丝菌属等均具抗菌作用，对毛发癣菌等亦具抗菌活性，对曲霉、毛霉属等作用较弱。本品临床上用于上述真菌引起的表皮和深部感染的治疗。由于本品可降低血清睾酮水平,也可用于前列腺癌的治疗。

案例 11-4

市售有多种氟康唑注射液，如文清、力邦泰宁、大扶康等，主要治疗念珠菌病、隐球菌病、球孢子菌病，亦可替代伊曲康唑用于芽生菌病和组织胞浆菌病的治疗，而市面上却很少出现咪康唑或者克霉唑注射液。

问题：

为什么只有氟康唑可以制成注射液？

典型药物介绍

氟康唑（fluconazole）

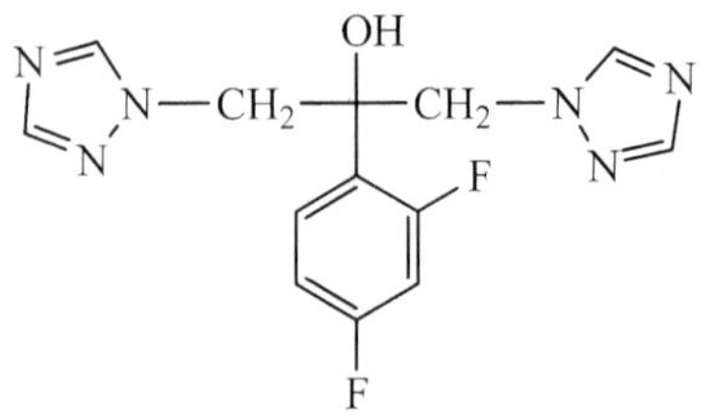

化学名： α-(2, 4-二氟苯基)-α-(1H-1, 2, 4-三唑-1-基甲基)-1H-1, 2, 4-三唑-1-基乙醇，α-(2, 4-difluorophenyl)-α-(1H-1, 2, 4-triazol-1-ylmethyl)-1H-1, 2, 4-triazole-1-ethanol。

性状： 本品为白色或类白色结晶或结晶性粉末，无臭或微带特异臭，熔点 137～141℃。不溶于乙醚，微溶于二氯甲烷、水或乙酸，溶于乙醇，易溶于甲醇。

合成路线： 本品的合成以间二氟苯为起始原料，经 Friedel-Crafts 酰基化、1, 2, 4-三氮唑取代、三甲基碘化亚砜环氧化得到中间体（Ⅰ），后与 1, 2, 4-三氮唑经开环加成反应制得。

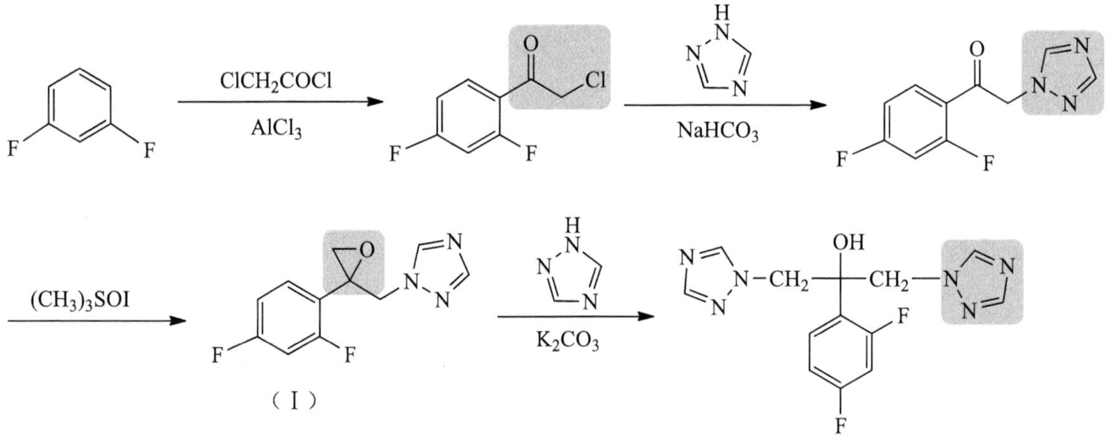

主要药理学用途： 本品为氟代三氮唑类广谱抗真菌药，高度选择性抑制真菌的细胞色素 P450，使真菌细胞损失正常的甾醇，14α-甲基甾醇则在真菌细胞中蓄积，起到抑菌作用。对新型隐球菌、白念珠菌及其他念珠菌、黄曲菌、烟曲菌、皮炎芽生菌等有抗菌作用。本品口服吸收 90%，空腹服药，1～2h 血药浓度达峰值，半衰期约 30h。在所有体液、组织中，尿液及皮肤中药物浓度为血浆浓度的 10 倍。80%药物以原型自尿排泄，因此可用于肾和尿路的感染。本品还能穿透血脑屏障，脑脊液中药物浓度为血浆浓度的 0.5～0.9 倍，因此，可用于治疗脑内真菌感染，艾滋病患者的隐球菌性脑膜炎首选本品。应用于敏感菌所致的各种真菌感染，如隐球菌性脑膜炎、复发性口咽念珠菌病等。

案例 11-4 分析

咪康唑水溶性差且其静脉给药时易引起血栓性静脉炎。克霉唑的吸收几无规律，仅外用，而氟康唑因其结构中含有一个叔醇羟基及两个弱碱性三氮唑环的存在，使其在水溶液中的溶解性要优于其他咪唑类或三氮唑类抗真菌药。

三、其他类抗真菌药物

除了以上介绍的抗真菌药物外，近年来，其他类抗真菌药物研究也取得了较大进展，一些新的作用途径、作用靶点被发现。1981 年发现了烯丙胺类抗真菌药物萘替芬（naftifine），抗菌谱较广，局部使用治疗皮肤癣症，治疗白念珠菌病效果与克霉唑相似。对萘替芬进行结构修饰，用乙炔基代替苯环，得到特比萘芬（terbinafine），抗真菌谱比萘替芬更广，作用更强并可以口服，临床用于浅表真菌引起的皮肤、指甲感染、各种癣病、皮肤白念珠菌感染等。将萘替芬结构中的苯乙烯基用叔丁基苯基替代得到布替萘芬（butenafine），对皮肤角质层渗透迅速，在体内潴留时间长，24h 仍可保持高浓度，是安全有效的每日一次的优良药物，主要用于浅表真菌感染。托萘酯（tolnaftate）是硫代氨基甲酸酯类抗真菌药，用于浅表皮肤真菌感染。以上这些药物抑制真菌细胞的角鲨烯环氧化酶，使真菌细胞膜中的角鲨烯环氧化反应受阻，影响麦角甾醇的合成，破坏细胞膜的生成，同时角鲨烯大量蓄积，从而产生杀菌或抑菌作用。真菌细胞对这些药物的敏感性远高于人体细胞，所以其选择性较高。

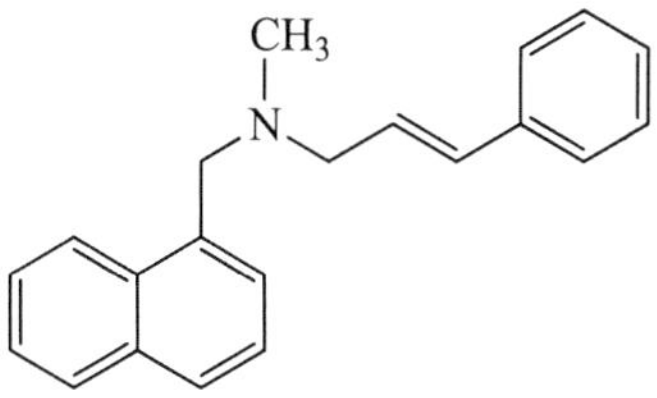

萘替芬 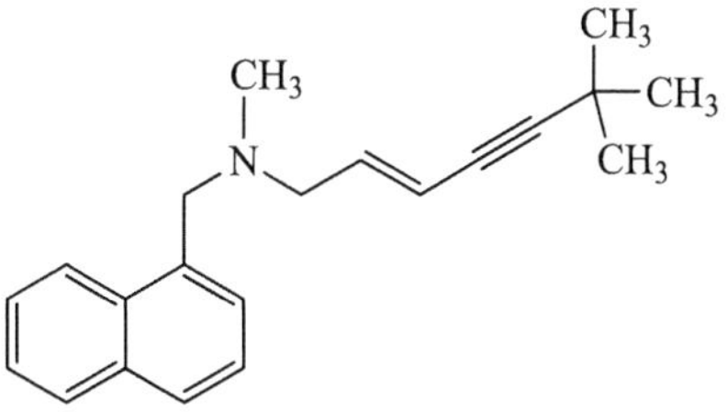　　　　　　　　　　　　　　　　特比萘芬

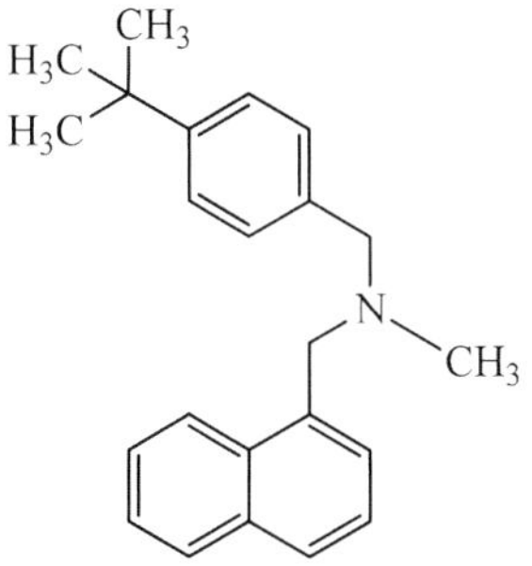

布替萘芬 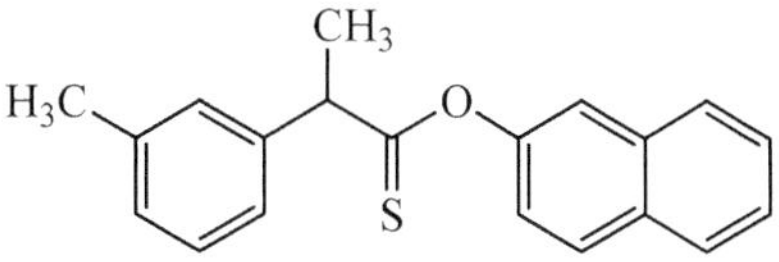　　　　　　　　　　　　　　　托萘酯

其他抗真菌药物还有二甲吗啉类抗真菌药物阿莫罗芬（amorolfine），对皮肤癣菌、念珠菌、隐球菌等有抗菌活性，有较强的体外抗真菌作用，全身用药却没有活性，仅用于浅表局部感染。棘白菌素类抗真菌药物，该类药物对大多数念珠菌具有快速杀菌作用，包括一些对唑类耐药的菌株，对于大多数曲霉菌亦有抑制作用，临床上显示出广谱、低毒、高效的特性，代表药物有卡泊芬净（caspofungin）。

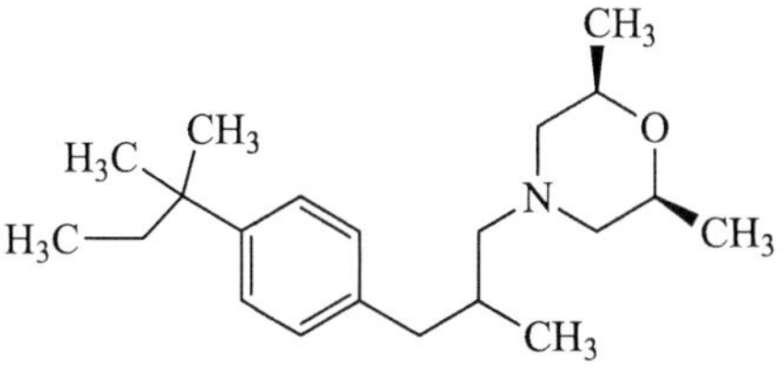

阿莫罗芬

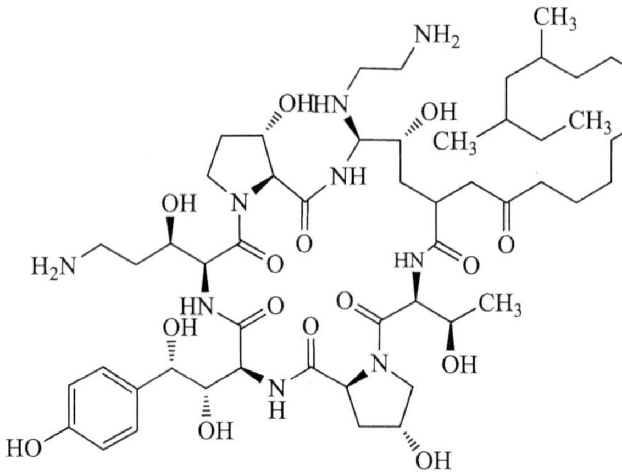

卡泊芬净

小 结

本章介绍的抗菌药分为 4 大类：磺胺类、喹诺酮类、抗结核病药、抗真菌药等。

磺胺类药物为人工合成的抗菌药，用于临床已 80 余年，开创了化学治疗的新纪元，同时也开辟了从代谢拮抗寻找新药的途径。磺胺类药物具有抗菌谱较广、性质稳定、便于保存、价格低廉等优点，对治疗各种细菌感染疾病疗效较好，与抗菌增效剂联用可增强抗菌作用、扩大治疗范围，因此，虽然有大量抗生素问世，但磺胺类药物仍是重要的化学治疗药物。

喹诺酮类药物基本母核为 1,4-二氢-4-氧代喹啉-3-羧酸，根据化学结构，可分为萘啶酸类、吡啶并嘧啶酸类、喹啉酸类和噌啉酸类。喹诺酮类药物是临床上应用最广泛的一类合成抗菌药，目前临床应用较多的是诺氟沙星、左氧氟沙星、环丙沙星、洛美沙星等，具有抗菌活性高、抗菌谱广、生物利用度高、组织分布广、与其他类抗生素之间无交叉耐药性、毒副作用小等优点。

抗结核病药物根据来源分为合成抗结核药物和抗生素类抗结核药物。合成抗结核药物包括异烟肼、对氨基水杨酸、乙胺丁醇等。抗生素类抗结核药物包括链霉素、卡那霉素等氨基糖苷类抗生素；利福平、利福喷丁等大环内酰胺类抗生素；环丝氨酸、紫霉素等其他类抗生素。

唑类抗真菌药是目前临床上治疗真菌感染的主要药物，按化学结构分为克霉唑、咪康唑、益康唑、酮康唑等咪唑类和氟康唑、伊曲康唑等三氮唑类两大类，可用于浅表性真菌感染，也可口服或静脉注射用于治疗全身性真菌感染，氟康唑能透过血脑屏障，治疗中枢真菌感染。

思 考 题

1. 简述磺胺类药物作用机制。
2. 从抗代谢角度阐述磺胺类药物的结构与活性的关系。
3. 磺胺类抗菌药物作用机制的研究对药物化学的发展有何贡献？
4. 从结构分析为什么磺胺嘧啶及磺胺甲噁唑均具有酸碱两性。
5. 请根据药物的结构，用化学方法区分磺胺嘧啶、磺胺甲噁唑、甲氧苄啶。

6. 请举例说明抗菌增效剂的作用机制。

7. 喹诺酮类药物是否可以干扰骨骼的生长？

8. 请列举并写出一代到四代喹诺酮类药物（每代列举一种）的结构式，并从其结构分析该类药物产生药效的必需结构是什么。

9. 请以 2, 3, 4, 5-四氟苯甲酸为起始原料合成左氧氟沙星。

10. 写出化学名为 4-吡啶甲酰肼的抗结核药物名称及其结构式，并从其结构分析其理化性质。

11. 许多药物都是偶然间发现其具有某些药理活性，请问抗结核药物异烟肼是通过何种方式发现的？

12. 异烟肼在体内代谢速度过快或过慢都可能对机体有不同程度的损害，请问异烟肼在体内以何种方式代谢？对快代谢者可能会有何种损伤？

13. 写出盐酸乙胺丁醇的结构式，指出其结构是否含有手性碳原子。如果有，有几个？以哪种异构体供为药用？

14. 请简述利福霉素类药物的构效关系。

15. 两性霉素 B 在化学结构上属于哪种类型的抗真菌药？请简述其抗真菌机制。

16. 酮康唑是第一个口服有效的唑类广谱抗真菌药物，请写出其化学名并简述其抗菌作用机制。

17. 写出氟康唑的合成路线，并简述其主要药理学用途。

（谢媛媛）

第12章 抗病毒药

学习要求：

1. 掌握： 抗非逆转录病毒药物的主要类型及作用机制；逆转录酶抑制剂和 HIV 蛋白酶抑制剂的主要类型及其作用机制；阿昔洛韦、利巴韦林、磷酸奥司他韦、齐多夫定、奈韦拉平的化学结构、命名、用途及化学合成。

2. 熟悉： 碘苷、阿糖腺苷、盐酸金刚烷胺、沙奎那韦的化学结构、性质及用途，以及抗病毒药物的分类，各类药物的作用机制。

3. 了解： 抗病毒药物的前药化改造方法，非核苷类逆转录酶抑制剂的结构多样性，神经氨酸酶抑制剂、逆转录酶抑制剂、HIV 蛋白酶抑制剂的研发历程。

病毒是体积最小、结构最简单的一类非细胞型的原核生物，以单链或双链的核酸（RNA 或 DNA）为核心（core），外部被称为衣壳（capsid）的蛋白质包裹，衣壳外层亦可能被称为被膜（envelope）的糖蛋白包膜所包裹，形成病毒粒子，又称病毒颗粒或病毒体。因其不具细胞结构（没有完整的酶系统，也没有核糖体、线粒体等增殖所必需的细胞器），病毒粒子无法独立地进行增殖，只能寄生于宿主活细胞内，利用宿主细胞提供的酶系统、能量及复制所需的原料方可进行复制增殖。根据病毒核心中含有的遗传物质的不同，可将病毒分为 DNA 病毒、RNA 病毒和逆转录病毒，各类常见的病毒及其可能引起的人体疾病如表 12-1 所示。

表 12-1　常见的病毒及其可能导致的感染性疾病

病毒	病毒类型	所致疾病
人乳头瘤病毒（MPV）	DNA 病毒	疣、宫颈癌、外生殖器肿瘤
巨细胞病毒（CMV）	DNA 病毒	结肠炎、食管炎、脑炎、肺炎、视网膜炎
单纯疱疹病毒（HSV）	DNA 病毒	脑炎、生殖器疱疹、口唇疱疹
带状疱疹病毒（VZV）	DNA 病毒	水痘、带状疱疹
丙肝病毒（HCV）	RNA 病毒	丙型肝炎
呼吸道合胞病毒（RSV）	RNA 病毒	新生儿/婴儿上呼吸道感染
流感病毒	RNA 病毒	甲型流感、乙型流感等
冠状病毒	RNA 病毒	重症急性呼吸综合征（SARS）
棒状病毒	RNA 病毒	狂犬病
乙肝病毒（HBV）	DNA 病毒/逆转录病毒	乙型肝炎
人类免疫缺陷病毒（HIV）	逆转录病毒	AIDS

病毒的复制大致包括以下六个步骤。①吸附：病毒衣壳蛋白识别宿主细胞表面的特定受体并与之发生特异性地结合。②侵入：病毒粒子通过融合或胞饮作用穿入宿主细胞膜，进入宿主细胞内。③脱壳：进入宿主细胞后的病毒衣壳被降解，释放病毒核心中的核酸。④合成：利用

宿主细胞内的酶系统，合成早期的调控蛋白及病毒复制所需的酶系等非结构蛋白，进行病毒基因组的复制，并合成参与病毒体结构构成所需的衣壳蛋白、包膜蛋白等结构蛋白。⑤组装：将复制的病毒核酸、结构蛋白进行组装，并可能伴有后期的修饰，得到若干成熟的子代病毒粒子。⑥释放：子代病毒粒子被释放至宿主细胞外，继续侵染其他宿主细胞。

抗病毒药物（antiviral drugs 或 antiviral agents）是指在受感染的细胞或动物体内可抑制病毒复制增殖，并在临床上可用于预防或治疗病毒感染性疾病的药物。病毒感染性疾病是一类严重危害人类生命健康的传染性疾病。在人类的传染性疾病中，病毒感染性疾病占比高达 60% 以上，极大地威胁到了人类的生命安全和文明发展。例如，2003 年爆发的重症急性呼吸综合征（SARS，曾称传染性非典型肺炎、非典）和 2009 年爆发的甲型 H1N1 流行性感冒，在全球范围内夺去了大量的生命，造成了巨大的经济损失。早在 20 世纪 50 年代，研究人员在抗肿瘤药的研发过程中发现，某些药物可以抑制病毒 DNA 的合成，从而开辟了现代抗病毒药物研究的历史。早期的抗病毒药物如碘苷的选择性较差，对病毒粒子和宿主细胞的 DNA 都有抑制作用，故存在严重的骨髓抑制副作用。随着分子生物学的发展，人们对病毒复制的过程与机制逐渐阐明，病毒复制过程中的各个关键步骤或环节陆续成为抗病毒药的靶点。20 世纪 70 年代末，首个选择性干扰病毒 DNA 合成的药物阿昔洛韦的问世，成为抗病毒药物发展史上的里程碑，带动了以选择性干扰病毒核酸复制为目标的抗病毒药物的大力发展。自 20 世纪 80 年代末、90 年代初起，由人类免疫缺陷病毒（human immunodeficiency virus，HIV）导致的艾滋病在全球范围内的广泛传播，促进了 HIV 病毒的生物学研究及抗 HIV 病毒药齐多夫定的研制，进一步极大地推动了抗病毒药物的发展。截至目前，对肝炎病毒、HIV 病毒、流感病毒、疱疹病毒、乳头瘤病毒等多种病毒引起的感染性疾病，均有一系列药物能够用于这些疾病的治疗。然而，抗病毒药物治疗在未来仍存在巨大的挑战及诸多尚未攻克的难题。例如，目前多数抗病毒药仅对处于复制增殖阶段的病毒有抑制作用，对处于潜伏状态的病毒不具有抗病毒活性；由于病毒变异速度极快，耐药性问题十分普遍和严重；一些病毒感染性疾病尚无治疗药物，仅能通过疫苗预防。抗病毒药物的研制与开发任重道远。

抗病毒药物的作用，主要通过影响病毒复制过程中的某个步骤或环节而实现，无法直接杀灭病毒，只能抑制病毒的复制与增殖，使宿主的免疫系统对抗病毒的侵袭。因此，抗病毒药物的作用机制主要包括与病毒竞争宿主细胞表面的相关受体，阻止病毒吸附过程；阻碍病毒的脱壳及对宿主细胞膜的穿入，从而阻止病毒进入宿主细胞；抑制宿主细胞或病毒的相关酶系，阻止病毒核酸的复制、转录或翻译等过程，阻碍病毒的生物合成；激活宿主细胞内的某些能够降解病毒核酸或蛋白的酶，增强宿主抗病能力。

第 1 节　抗非逆转录病毒的药物

一、核苷类抗非逆转录病毒的药物

非逆转录病毒的复制过程，大致包括吸附、侵入、脱壳、合成、组装和释放六个步骤。在合成这一环节中，包含了病毒复制所需的非结构蛋白的合成、携带病毒基因组等全部遗传信息的病毒核酸的复制，以及参与病毒体结构构成所需的结构蛋白的合成。本节中介绍的核苷类抗非逆转录病毒的药物，主要通过选择性地抑制病毒的 DNA 聚合酶或 RNA 聚合酶，从而阻断病毒特有的 DNA 或 RNA 的合成，发挥干扰病毒核酸复制、抑制病毒增殖的作用。根据药物分子结构特点，核苷类抗非逆转录病毒药可分为以下几种。①嘧啶核苷类，如碘苷、曲氟尿苷、阿糖胞苷等。②嘌呤核苷类，如阿糖腺苷等。③糖基修饰的核苷类，如阿昔洛韦及对其结构修饰得到的一系列洛韦类抗非逆转录病毒药。

（一）嘧啶核苷类

1959 年合成的碘苷（idoxuridine）是首个用于临床的、能够有效抑制病毒核酸复制的抗病毒药物，是将脱氧胸苷 C5 位上的甲基替换为碘原子的结构类似物，可与脱氧胸苷竞争性地抑制 DNA 聚合酶，阻碍病毒 DNA 的合成。该药毒副作用较大，应用范围较窄，水溶性较小，现已少用。若将该甲基替换为三氟甲基，则得到另一个嘧啶核苷类抗非逆转录病毒药曲氟尿苷（trifluridine，又名三氟胸苷），其作用机制及应用范围与碘苷相似，但水溶性优于碘苷。将胞苷的核糖替换为阿拉伯糖，则得到抗非逆转录病毒药阿糖胞苷（cytarabine）。该药最初作为抗肿瘤药，但研究发现该药能够通过阻止 DNA 聚合酶利用脱氧胞苷合成病毒 DNA，从而抑制病毒 DNA 的合成，其作用机制亦与碘苷基本类似。常用的嘧啶核苷类抗非逆转录病毒药及其主要特点总结于表 12-2。

表 12-2　嘧啶核苷类抗非逆转录病毒药及其模拟的核苷

药物名称	结构式	主要药理学作用及特点
碘苷 （idoxuridine）		脱氧胸苷的结构类似物，水溶性较差，在体内被活化为三磷酸碘苷，竞争性地抑制 DNA 聚合酶，对疱疹、牛痘等 DNA 病毒有效，局部用于治疗 HSV 所致的病毒性角膜炎，不良反应较大，应用范围较窄
曲氟尿苷 （trifluridine）		脱氧胸苷的结构类似物，水溶性优于碘苷，在体内被活化成三磷酸酯，掺入病毒 DNA，抑制后续的转录过程，对 I 型、II 型疱疹病毒均有效，用于治疗对碘苷耐药的眼部疱疹感染
阿糖胞苷 （cytarabine）		脱氧胞苷的结构类似物，在体内被活化成三磷酸酯，可抑制 DNA 聚合酶利用脱氧胞苷，亦可抑制 C2'还原酶，阻止胞苷酸转变为脱氧胞苷酸，用于治疗 VZV 引起的角膜炎等
脱氧胸苷 （deoxythymidine）		病毒 DNA 合成所必需的核苷之一，碘苷、曲氟尿苷与之竞争 DNA 聚合酶

续表

药物名称	结构式	主要药理学作用及特点
脱氧胞苷 （deoxycytidine）	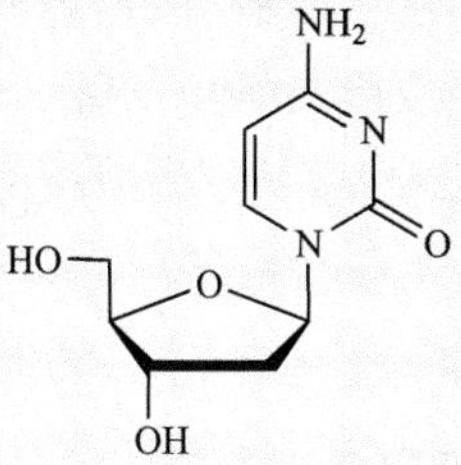	病毒 DNA 合成所必需的核苷之一，阿糖胞苷与之竞争 DNA 聚合酶

（二）嘌呤核苷类

脱氧腺苷的结构类似物阿糖腺苷（vidarabine），是嘌呤核苷类抗非逆转录病毒的代表药物。该药是从 *Streptomyces antibioticus* 发酵液提取得到的次级代谢产物，在体内同样需要活化成三磷酸酯衍生物，与脱氧腺苷竞争 DNA 聚合酶，阻止利用脱氧腺苷合成的病毒 DNA，继而发挥干扰 DNA 合成的作用。

阿糖腺苷具有抗单纯疱疹病毒的作用，对巨细胞病毒无效，临床上用于治疗单纯疱疹病毒所致的病毒性脑炎及免疫缺损患者的带状疱疹和水痘感染。国外常用其混悬液，而国内则常用其单磷酸酯溶液，后者亦具有抑制乙肝病毒复制的作用。

阿糖腺苷的最大缺陷在于，该药进入人体内后，迅速被血液中的腺苷脱氨酶作用，发生脱氨反应，生成阿拉伯糖次黄嘌呤，其抗病毒作用显著降低，甚至失去活性。

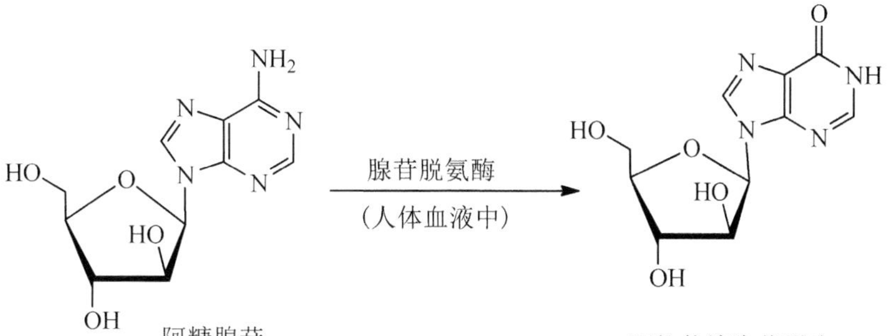

阿糖腺苷
（抗病毒作用强）

阿拉伯糖次黄嘌呤
（抗病毒作用弱）

（三）糖基修饰的核苷类

阿糖腺苷等嘌呤核苷类药物在体内很容易在脱氨酶的作用下发生脱氨化作用而失去抗病毒活性，因此研究人员在开发对脱氨酶耐受性更强的抗病毒药物的过程中，通过对糖基的修饰，发现了一系列糖基开环的核苷具有理想的抗病毒活性（表 12-3）。首个上市的该类药物阿昔洛韦（aciclovir），为开环的鸟苷类似物，可以看作糖基环中失去了 C2' 和 C3' 的嘌呤核苷类似物。该药仅在受感染的细胞中被病毒的胸苷激酶磷酸化而活化，故具有良好的选择性，属于广谱的核苷类抗病毒药，可用于治疗各种疱疹病毒感染，亦可用于治疗乙型肝炎，但对巨细胞病毒无效。阿昔洛韦的主要缺点在于该药水溶性较差，口服吸收不佳，可产生耐药性。

表 12-3　糖基修饰的核苷类抗非逆转录病毒药

药物名称	结构式	主要药理学作用及特点
阿昔洛韦 （aciclovir）	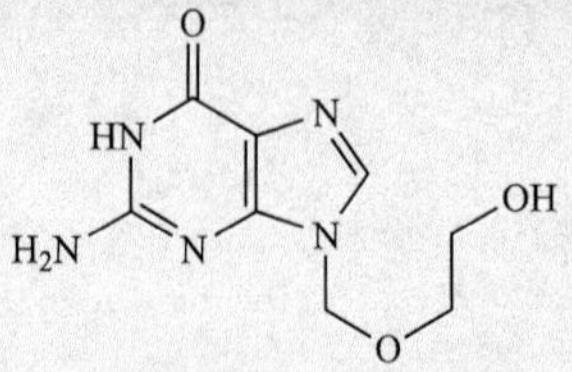	仅在受感染的细胞中被病毒的胸苷激酶活化，选择性好，抗病毒谱广，用于治疗疱疹病毒感染、乙型肝炎，对巨细胞病毒无效，水溶性较差，口服吸收不佳，可产生耐药性
伐昔洛韦 （valaciclovir）	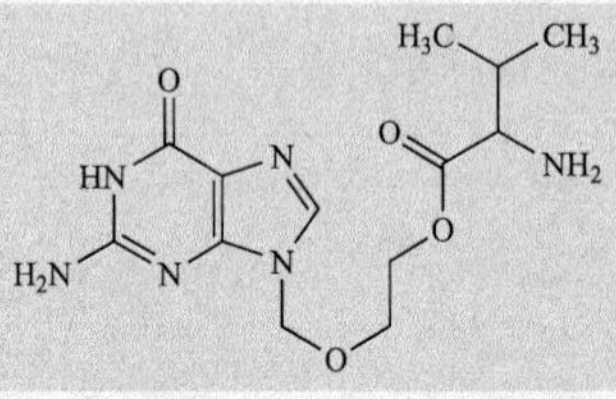	阿昔洛韦的缬氨酸酯前药，口服吸收迅速，生物利用度更高，用于治疗急性局部带状疱疹，亦可用于治疗单纯疱疹病毒感染
地昔洛韦 （desciclovir）	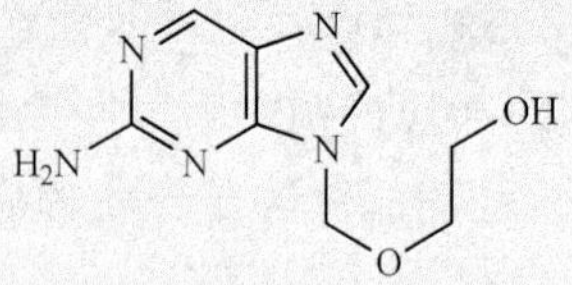	阿昔洛韦的去氧前药，在体内被黄嘌呤氧化酶活化成阿昔洛韦，毒副作用小于阿昔洛韦
更昔洛韦 （ganciclovir）	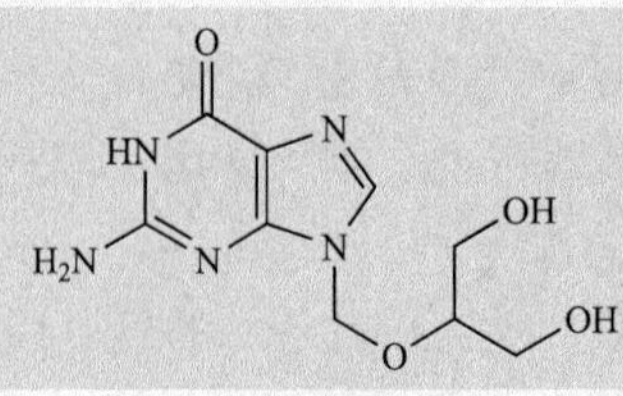	作用机制与阿昔洛韦基本相似，对巨细胞病毒的作用强于阿昔洛韦，对病毒胸苷激酶的亲和力强于阿昔洛韦，主要用于巨细胞病毒感染的治疗和预防，亦可用于治疗单纯疱疹病毒的感染，毒副作用更大
喷昔洛韦 （penciclovir）	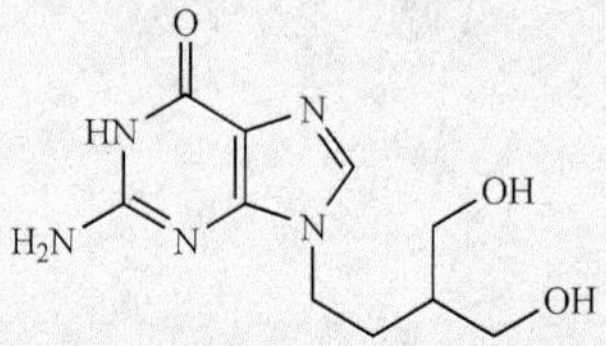	与阿昔洛韦相比：作用机制和抗病毒谱基本一致，活化后的三磷酸酯的稳定性更优，在病毒感染细胞中的浓度更高，停药后仍可保持较长时间的抗病毒活性，生物利用度较低
泛昔洛韦 （famciclovir）	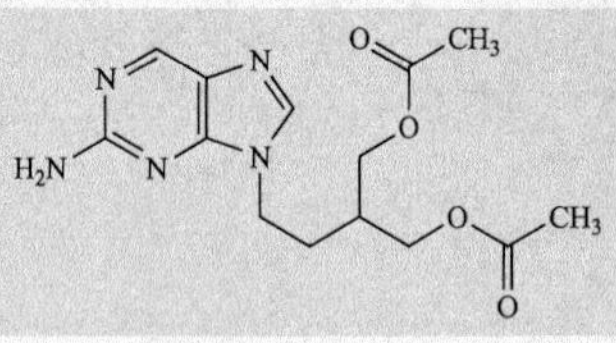	去氧喷昔洛韦的双乙酰酯前药，生物利用度可达 75%～77%，用于治疗带状疱疹和原发性生殖器疱疹
西多福韦 （cidofovir）	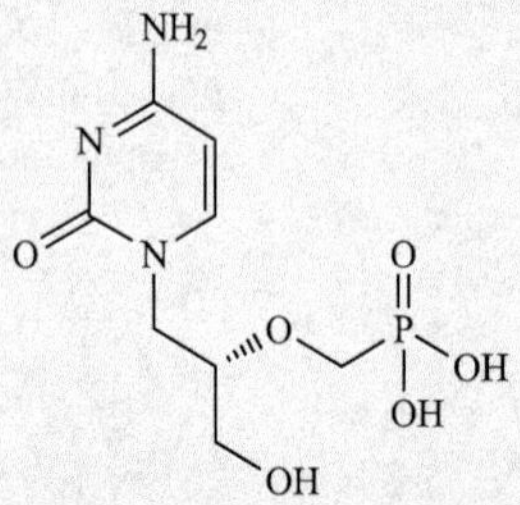	胞苷的开环类似物，在体内经宿主细胞的酶活化成二磷酸酯，对多种病毒均有较强的抑制作用，可引起肾小管损伤
阿德福韦 （adefovir）	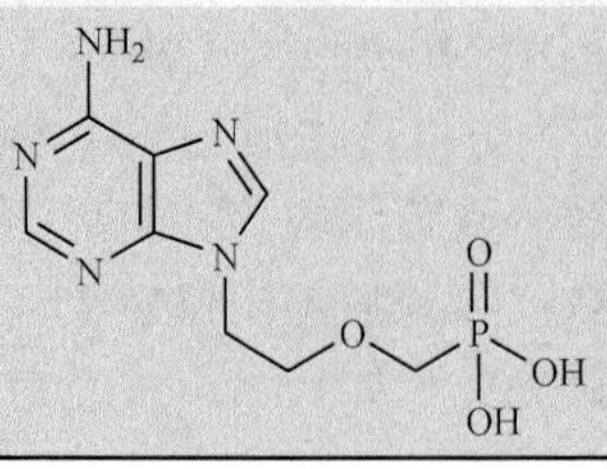	单磷酸腺苷的非环状磷酸化核苷衍生物，在体内经宿主细胞的酶活化成二磷酸酯，与脱氧三磷酸腺苷竞争抑制 DNA 聚合酶，可掺入到病毒 DNA 中，终止 DNA 链延长，抗 HIV、乙肝病毒及疱疹病毒，极性较大，口服生物利用度低，可制成前药阿德福韦酯，改善其生物利用度

典型药物介绍

阿昔洛韦（aciclovir）

化学名：2-氨基-1, 9-二氢-9-[(2-羟乙氧基)甲基]-6*H*-嘌呤-6-酮，2-amino-1, 9-dihydro-9-[(2-hydroxyethoxy)methyl]-6*H*-purin-6-one，又名无环鸟苷、克毒星、acyclovir。

性状：本品为白色结晶性粉末，无味，无臭，微溶于水（2.5mg/ml），易溶于 DMSO，极微溶于甲醇，其钠盐易溶于水。熔点 256～257℃。

化学性质：本品 pK_a 为 9.25（HA）和 2.27（HB），5%溶液的 pH 为 11，降低 pH 则可析出沉淀。

主要药理学用途：本品主要通过抑制病毒编码的胸苷激酶和 DNA 聚合酶，从而显著抑制受感染细胞中的病毒 DNA 合成，而不影响未受感染的细胞。本品系广谱抗病毒药，临床上主要用于治疗单纯疱疹病毒引起的各种皮肤或黏膜感染，亦可用于治疗带状疱疹病毒的感染，常作为抗疱疹病毒的首选药物。

本品的缺点在于水溶性较低，口服吸收较差，使其生物利用度低，仅 15%～20%。过量使用本品可降低病毒编码的胸苷激酶水平，从而使病毒产生耐药性。

二、非核苷类抗非逆转录病毒的药物

本节中介绍的非核苷类抗非逆转录病毒的药物，可通过多种机制实现其抗病毒作用：①干扰病毒核酸复制，如利巴韦林、膦甲酸钠等；②抑制流感病毒 M_2 蛋白，如金刚烷胺、金刚乙胺等；③抑制流感病毒神经氨酸酶，如奥司他韦、扎那米韦等。

（一）干扰病毒核酸复制的非核苷类药物

利巴韦林（ribavirin）是此类抗非逆转录病毒药的代表药物。该药可看作氨基咪唑酰胺核苷（AICAR）的类似物，后者为单磷酸腺苷（AMP）和单磷酸鸟苷（GMP）等单磷酸嘌呤核苷的生物合成前体。该药与鸟苷在空间结构上有很大的相似性，易被细胞内的嘌呤核苷激酶磷酸化，所得的利巴韦林单磷酸酯是一种较强的单磷酸肌苷（IMP，又称单磷酸次黄嘌呤核苷）脱氢酶抑制剂，从而抑制单磷酸鸟苷（GMP）的生物合成。该药的单磷酸酯还可进一步被磷酸化成三磷酸酯，后者具有抑制 RNA 聚合酶和 mRNA 鸟苷转移酶的作用。该药属于广谱抗病毒药，对多种 RNA 和 DNA 病毒均有抑制作用，但该药不良反应较多且较严重，使用时应谨慎。

典型药物介绍

利巴韦林（ribavirin）

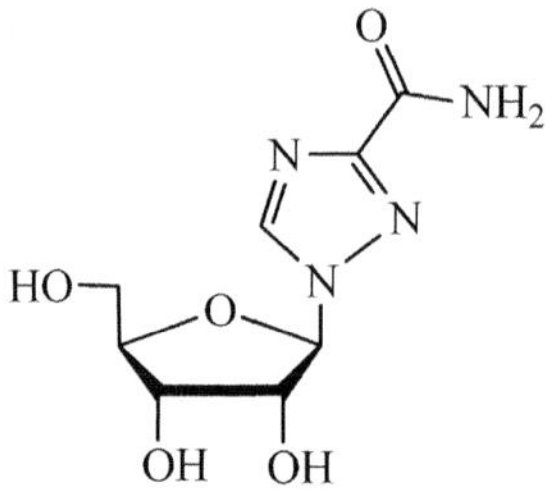

化学名：1-β-D-呋喃核糖基-1H-1,2,4-三氮唑-3-甲酰胺，1-β-D-ribofuranosyl-1H-1,2,4-triazole-3-carboxamide，又名三氮唑核苷、病毒唑、virazole。

性状：本品为白色结晶性粉末，无味，无臭，常温下稳定，溶于水（142mg/ml），微溶于乙醇，极微溶于二氯甲烷、三氯甲烷、乙醚等。

化学性质：本品 pK_a 为 12.25，有两种晶型，熔点分别为 166～168℃和 174～176℃，二者生物活性相同。

案例 12-1

《中国药典》将单乙酰基利巴韦林列为利巴韦林的杂志检查项目。

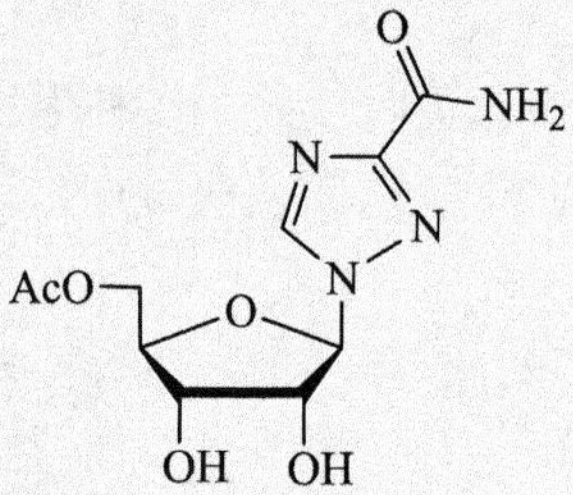

问题：

为什么要对上述杂质进行检查？

合成路线：本品的合成可以用三氮唑甲酸甲酯为起始原料，首先在质子酸或路易斯酸的催化下，将其与四乙酰基核糖缩合，生成三乙酰基核糖三氮唑甲酸酯中间体（Ⅰ），经氨的甲醇溶液氨解得到目标分子利巴韦林。《中国药典》规定须检查核糖 C5 位未脱除保护基的杂质——单乙酰基利巴韦林。

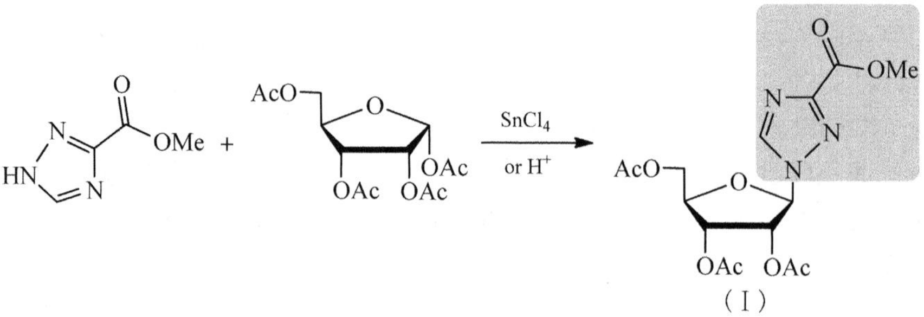

（Ⅰ）

利巴韦林

主要药理学用途：本品在体内被嘌呤核苷激酶磷酸化而活化，是一种强的单磷酸肌苷脱氢酶抑制剂，是一种广谱的非核苷类抗病毒药。临床上多用于治疗呼吸道合胞病毒引起的病毒性肺炎和支气管炎，以及皮肤疱疹病毒感染。

本品不良反应较多，最主要的毒性是溶血，大剂量应用可造成心脏损伤。本品对神经系统、消化系统、精神系统、肌肉骨骼系统、皮肤黏膜、味觉、听力等均可能产生不良反应。此外，本品有较强的致畸作用，且在体内消除很慢（停药后 4 周尚无法从体内完全消除），故禁用于孕妇和预期妊娠的妇女。

案例 12-1 分析

利巴韦林合成的最后一步，核糖 C5 位可能未脱除保护基，产生杂质单乙酰基利巴韦林。因此需要对该物质进行杂质检查。

（二）抑制流感病毒 M_2 蛋白的非核苷类药物

M_2 蛋白是流感病毒囊膜上的一种跨膜蛋白，大量存在于被感染的宿主细胞表面，以二硫键连接成同型四聚体。M_2 蛋白具有离子通道活性，在流感病毒进入宿主细胞、复制、脱壳、转录、翻译、成熟、释放等过程中发挥了重要的作用。

M_2 蛋白抑制剂金刚烷胺（amantadine）是最早用于抑制流感病毒的抗病毒药物，临床上常用其盐酸盐——盐酸金刚烷胺（amantadine hydrochloride）。该药具有稳定的刚性笼状结构，通过干扰 M_2 蛋白的离子通道活性，改变宿主细胞表面电荷，抑制病毒穿入宿主细胞，干扰病毒的脱壳与成熟病毒粒子的释放，抑制病毒蛋白的加工和 RNA 的合成，从而抑制病毒复制增殖。该药还可阻断病毒的装配，使之不能形成成熟、完整的病毒。

金刚烷胺为窄谱的抗病毒药物，在临床上能够有效地预防和治疗各种甲型流感病毒的感染，对亚洲甲 2 型流感病毒尤为有效，但对乙型流感病毒、风疹病毒、麻疹病毒、流行性腮腺炎病毒、单纯疱疹病毒均无效。在流感流行期，采取本品作为预防性用药，保护率可达 50%～79%；对已发病者，如在 48h 内给药，能有效地治疗由甲型流感病毒引起的呼吸道症状。

金刚烷胺口服吸收快而完全，但可透过血脑屏障，可能引起一系列中枢神经系统不良反应。金刚乙胺（rimantadine）是金刚烷胺的衍生物，临床上常用其盐酸盐——盐酸金刚乙胺（rimantadine hydrochloride），其抗甲型流感病毒的作用比盐酸金刚烷胺强 4～10 倍，并且不易透过血脑屏障，其中枢神经系统副作用小于盐酸金刚烷胺。

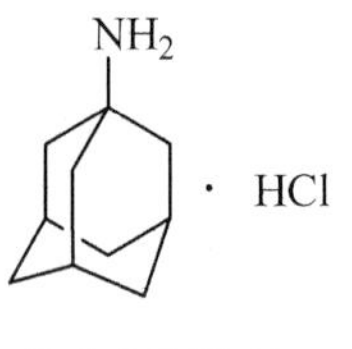

盐酸金刚烷胺

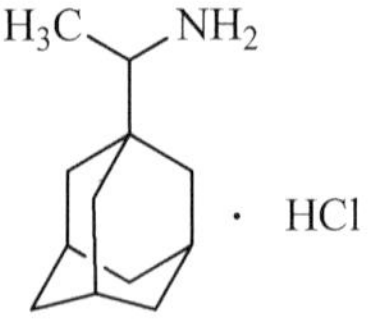

盐酸金刚乙胺

（三）抑制流感病毒神经氨酸酶的非核苷类药物

甲型和乙型流感病毒包膜上均存在血凝素、基质蛋白和神经氨酸酶等三种由病毒基因编码的糖蛋白。神经氨酸酶（neuraminidase，NA）又称唾液酸酶（sialidase），可裂解唾液酸残基与邻近寡糖之间的糖苷键，使新生的流感病毒从宿主细胞的唾液酸残基释放，并加速流感病毒感染其他宿主细胞，是流感病毒复制过程的关键酶。此外，神经氨酸酶还可阻碍子代病毒颗粒的自我聚集，有利于病毒颗粒的扩散。因此，流感病毒神经氨酸酶抑制剂可有效阻断流感病毒的复制过程，对流感的预防和治疗发挥了重要的作用。

案例 12-2　神经氨酸酶抑制剂的研发历程

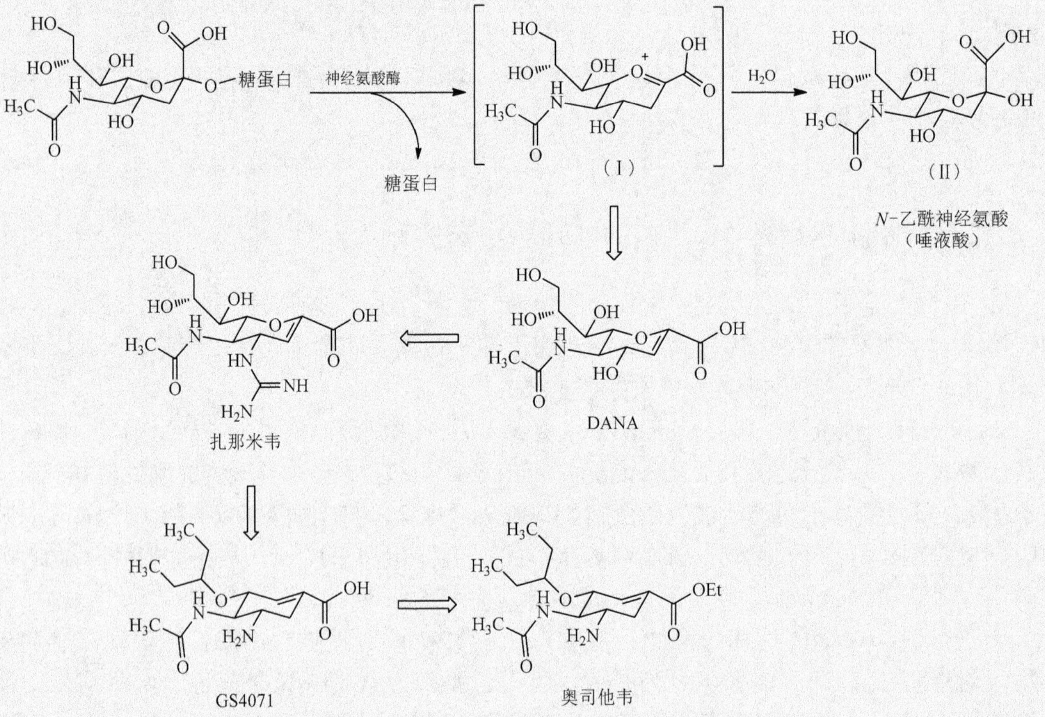

（I）

（II）

N-乙酰神经氨酸
（唾液酸）

扎那米韦

DANA

GS4071

奥司他韦

神经氨酸酶在水解唾液酸-糖蛋白复合物时，首先断裂唾液酸与糖蛋白之间的 C—O 键，形成含正电荷的六元环唾液酸离子过渡态（I），再经水合作用释放出唾液酸（II）。以唾液酸及其生成过程中经历的过渡态（I）为母体化合物，设计首个合成的抑制剂 DANA。该化合物虽然对靶酶的亲和力比唾液酸高约 1000 倍，但对流感病毒神经氨酸酶的抑制活性不高。

利用分子模拟和计算机辅助设计等手段，在研究 DANA 类似物与神经氨酸酶的活性位点之间的相互作用时，发现 4-氨基 DANA 的活性优于 DANA。在该位点进一步引入体积更大的极性基团胍基后，得到了首个上市的神经氨酸酶抑制剂扎那米韦（zanamivir），其抑制作用强度和选择性均有较大提高，可特异性地抑制甲型和乙型流感病毒的神经氨酸酶，阻止病毒扩散。

然而扎那米韦极性大，口服生物利用度低于 5%，仅能通过吸入、滴鼻或静脉注射给药。考虑到靶酶过渡态（Ⅰ）中的氧正离子六元环与环己烯是生物电子等排体，研究人员又设计并合成了一系列具有全碳六元环己烯甲酸结构的衍生物，并将扎那米韦结构中的胍基替换为极性较小的氨基。在此基础上，开发出了具有环己烯骨架的流感病毒神经氨酸酶抑制剂 GS4071，该药虽有较强的酶抑制作用，但其口服生物利用度依然较低。将其游离的羧基成酯，制得其前药奥司他韦（oseltamivir）。该药口服生物利用度提升至 80%，在体内转化为活性代谢产物 GS4071 后，可有效预防和治疗甲型与乙型流感病毒感染，是目前治疗 H5N1 禽流感和甲型 H1N1 病毒感染的首选药。

典型药物介绍

磷酸奥司他韦（oseltamivir phosphate）

化学名：(3R,4R,5S)-5-氨基-4-乙酰氨基-3-(戊烷-3-基氧基)-环己-1-烯-1-甲酸乙酯磷酸盐，(3R,4R,5S)-5-amino-4-acetamido-3-(pentan-3-yloxy)-cyclohex-1-ene-1-carboxylic acid ethyl ester phosphate，又名奥赛米韦、达菲。

性状：本品为白色或类白色粉末，易溶于水和甲醇，几乎不溶二氯甲烷。熔点 196～198℃。

化学性质：本品 pK_a 为 7.75，$\log P$ 为 0.36。本品为前体药物，可被肝脏中或血浆中的酯酶代谢，水解形成具有神经氨酸酶抑制活性的 GS4071。

合成路线：本品的分子结构中有三个手性中心，通常采用手性源合成法，以天然产物左旋莽草酸为起始原料进行合成。首先依次用乙酯、缩丙酮和磺酸酯基保护左旋莽草酸的羧基和三个羟基，得到中间体（Ⅰ），再在酸催化下与戊酮反应，生成缩戊酮中间体（Ⅱ）。接着，中间体（Ⅱ）的缩戊酮环，在硼烷或硅烷作用下开环，得到的 3-戊醚基中间体（Ⅲ）在碳酸氢钾碱性条件下关环，生成关键的环氧中间体（Ⅳ）。中间体（Ⅳ）的环氧结构，经叠氮钠开环后，叠氮基被三苯基膦还原成氨基，继而进攻邻位羟基，重新关环生成构型翻转的氮杂环丙烷中间体（Ⅴ）。最后，再次用叠氮钠使中间体（Ⅴ）的三元氮杂环结构开环，并先后经氨基乙酰化、叠氮基还原、与磷酸成盐，得到目标分子磷酸奥司他韦。

$$(III) \xrightarrow{KHCO_3} (IV) \xrightarrow[NH_4Cl]{NaN_3} \xrightarrow[MsOH]{Ph_3P, TEA} (V)$$

$$\xrightarrow[H_2SO_4]{NaN_3} (VI) \xrightarrow[H^+]{Ac_2O} \xrightarrow{Ph_3P} 奥司他韦 \xrightarrow{H_3PO_4} 磷酸奥司他韦$$

主要药理学用途：本品在体内转化为对流感病毒神经氨酸酶具有抑制作用的活性代谢物 GS4701，有效地抑制病毒颗粒从宿主细胞表面释放，阻止甲型和乙型流感病毒的传播。临床上用于预防和治疗甲型和乙型流感病毒导致的流感，是预防和治疗 H5N1 禽流感和甲型 H1N1 流感的首选药物。

第 2 节　抗逆转录病毒的药物

　　常见的逆转录病毒主要是 HIV，分为 HIV-1 和 HIV-2 两种亚型。与逆转录病毒相关的疾病主要是 AIDS，又称艾滋病，它是一种由 HIV-1 感染引起的后天性细胞免疫功能出现缺陷，继而导致严重的随机感染和（或）继发性肿瘤并致命的疾病。自 20 世纪 80 年代初期美国报道第一例艾滋病后，全世界范围内已有数千万 HIV 感染者，并有超过 2000 万人因艾滋病而死亡，成为严重危害人类健康和社会稳定的重大传染性疾病之一。

　　HIV 病毒的复制周期和机制已被基本阐明。HIV 病毒囊膜上的糖蛋白 gp120 与宿主细胞表面的 CD4 受体具有较高的亲和力，二者的相互结合使 gp120 的构象发生改变，暴露出 gp41。同时，gp120-CD4 复合物与宿主细胞表面的趋化因子 CXCR4 或 CCR5 结合，形成 gp120-CD4-CXCR4 或 gp120-CD4-CCR5 三元复合物。gp41 在其中起着桥接的作用，介导了病毒囊膜和宿主细胞膜的融合，从而使宿主细胞膜破裂，经穿入作用使病毒自身携带的 RNA 与酶注入宿主细胞。在病毒携带的逆转录酶（reverse transcriptase，RT）的作用下，以病毒 RNA 为模板，合成出携带了病毒基因组的双链 DNA。后者被易位进入宿主细胞核，再在病毒携带的整合酶（integrase，IN）的作用下，插入到宿主细胞的染色体中。

　　随后，利用宿主细胞自身的基因和蛋白质表达系统，将整合到宿主细胞染色体中的病毒基因组进行复制、翻译和表达，生成若干由病毒基因组编码的蛋白质，再被病毒携带的 HIV 蛋白酶（HIV protease，HIV PR）剪接、修饰成活性蛋白或酶。这些蛋白质、酶和复制的病毒 RNA 发生装配后，转运至细胞膜附近，并在从宿主细胞释放的过程中，获取宿主细胞膜脂质双分子层结构及其吸附的病毒糖蛋白 gp120 和 gp41，作为子代病毒的囊膜，最终释放出成熟的、具有感染性的 HIV 病毒颗粒。

针对 HIV 病毒复制周期的吸附、融合、穿入、逆转录、整合、表达、成熟及释放等各个关键阶段，以不同的策略抑制 HIV-1 病毒复制过程中的某一个或若干关键环节，即可实现阻止 HIV 病毒复制和感染的目标。因此，目前使用的抗逆转录病毒的药物主要有以下几种。①逆转录酶抑制剂，包括核苷类和非核苷类逆转录酶抑制剂。②HIV 蛋白酶抑制剂，包括肽类、拟肽类和非肽类 HIV 蛋白酶抑制剂。③其他抗逆转录病毒药，如整合酶抑制剂、融合抑制剂、CCR5 受体拮抗剂等。

一、逆转录酶抑制剂

逆转录酶在 HIV 病毒复制过程中发挥了重要的作用，是 HIV 病毒特有的酶，在人类细胞中并无此酶，因此逆转录酶是抗 HIV 病毒感染的一个理想的作用靶点。逆转录酶抑制剂主要分为核苷类和非核苷类等。

（一）核苷类逆转录酶抑制剂

齐多夫定（zidovudine，AZT）是首个临床应用的逆转录酶抑制剂，也是首个被 FDA 批准用于艾滋病及其相关症状治疗的药物。该药早在 1964 年即被作为抗肿瘤药研究而合成出来，但没有发现相应的抗肿瘤活性，1972 年又被用于抗单纯疱疹病毒的研究，最终于 1986 年开始应用于抗 HIV 病毒的研究，被证明能够抑制 HIV 病毒的复制，是治疗晚期 HIV 病毒感染的一线药物。

齐多夫定的发现，引起研究人员极大的兴趣，随后又相继发现一系列核苷类逆转录酶抑制剂（表 12-4）。

表 12-4　核苷类逆转录酶抑制剂

药物名称	结构式	主要药理学作用及特点
齐多夫定 （zidovudine）	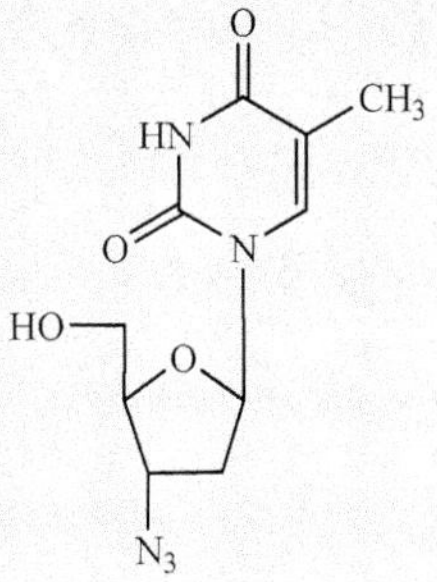	脱氧胸苷的结构类似物，首个临床应用的逆转录酶抑制剂，在体内被活化成三磷酸齐多夫定（AZTTP），竞争性地抑制病毒逆转录酶对三磷酸胸苷的利用，对 HIV 病毒逆转录酶的选择性高，主要副作用为骨髓抑制
扎西他滨 （zalcitabine）	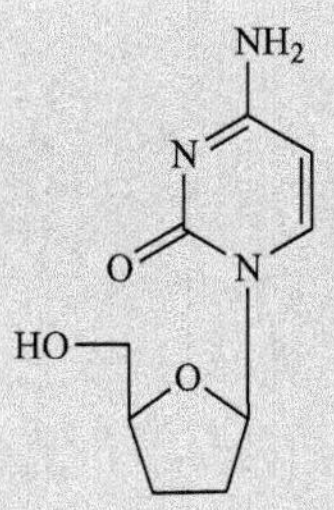	双脱氧胞苷化合物，作用机制类似于齐多夫定，与齐多夫定合用可发挥协同作用

续表

药物名称	结构式	主要药理学作用及特点
司他夫定 （stavudine）	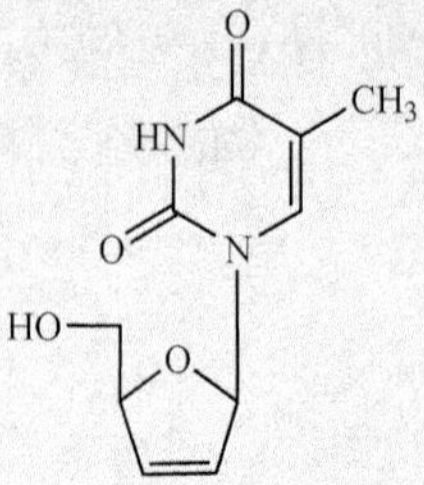	脱氧胸苷的脱水产物，含有环内双键，对酸稳定，口服吸收良好，作用机制类似于齐多夫定，对耐齐多夫定的HIV病毒株有抑制作用，骨髓抑制毒性显著低于齐多夫定
拉米夫定 （lamivudine）	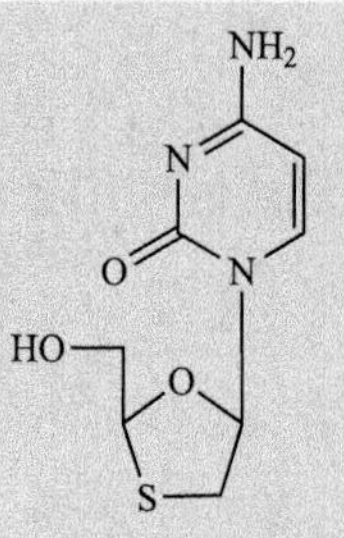	双脱氧硫代胞苷化合物，作用机制类似于齐多夫定，口服生物利用度高，对逆转录酶的选择性高，骨髓抑制和周围神经毒性小，亦可竞争性抑制乙肝病毒的 DNA 聚合酶
阿巴卡韦 （abacavir）	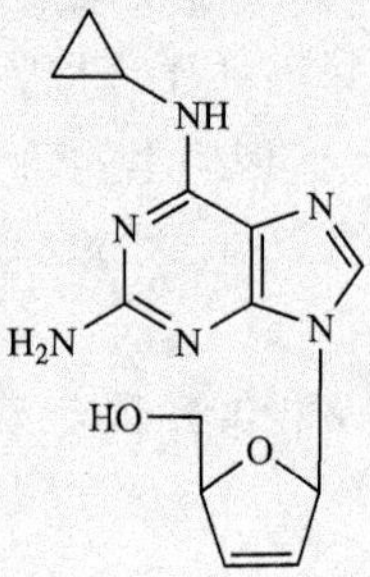	脱氧鸟苷的脱水类似物，与其他的核苷类抑制剂合用可发挥协同作用，口服吸收良好，并能透过血脑屏障，可到达其他抗 HIV 药物无法到达的脑脊液中

典型药物介绍

齐多夫定（zidovudine）

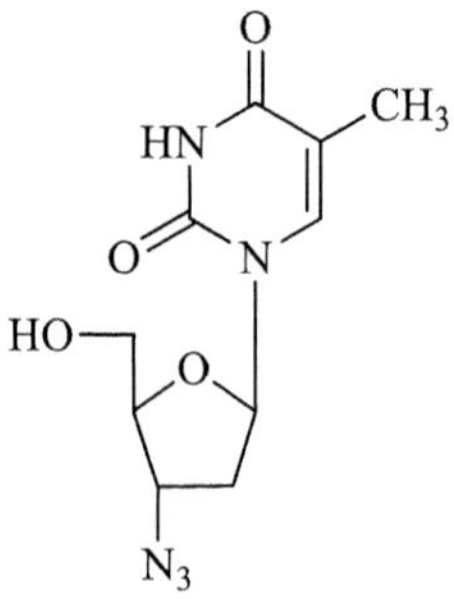

化学名：1-(3-叠氮-2, 3-二脱氧-β-D-呋喃核糖基)-5-甲基嘧啶-2, 4(1H，3H)-二酮，3′-azido-3′-deoxythymidine，又名叠氮胸苷、azidothymidine、AZT。

性状：本品为白色或类白色针状结晶或结晶性粉末，无臭，易溶于乙醇，微溶于水。熔点 124℃。

化学性质：本品 pK_a 为 9.96，log$P$ 为 0.05。本品遇光易分解，其叠氮基在体内可被还原为氨基，代谢产物 3′-氨基双脱氧胸苷可能与骨髓抑制毒性有关。

主要药理学用途： 本品在体内被宿主细胞的多种激酶磷酸化而活化，生成 AZTTP，后者竞争性地抑制病毒逆转录酶对 TTP 的利用，代替 TTP 掺入到 DNA 链中，使得 DNA 链终止增长，阻断逆转录的过程。本品对人体 DNA 聚合酶的亲和性低，不易抑制人体细胞增殖，显示出高选择性的抗逆转录病毒作用。

临床上主要用于治疗艾滋病，对伴有的其他并发症需应用对症的其他药物联合治疗。该药对人类 T 细胞 I 型病毒和 EB 病毒也有效，但对其他病毒无效。该药的主要副作用为骨髓抑制，30%～40%用药患者出现严重贫血和中性粒细胞减少，需定期输血。

（二）非核苷类逆转录酶抑制剂

20 世纪 90 年代初，发现一些具有三环结构的苯并二氮䓬衍生物和二吡啶并二氮䓬酮衍生物具有良好的抑制 HIV 逆转录酶的活性，并最终得到首个非核苷类逆转录酶抑制剂奈韦拉平（nevirapine）。该药是非竞争性酶抑制剂，无需磷酸化活化，仅可抑制 HIV-1 病毒的逆转录酶，对其他的逆转录酶无抑制作用。采用高通量筛选上万个化合物，发现一类芳基哌嗪衍生物具有逆转录酶抑制作用，经过一系列结构优化后，得到基于吲哚甲酰化芳基哌嗪结构的另一个非核苷类逆转录酶抑制剂地拉韦定（delavirdine）。

非核苷类逆转录酶抑制剂虽已成为临床治疗艾滋病的重要药物，但其最大的缺陷是迅速产生耐药病毒株。经过大量结构改造，科学家们又先后发现了逆转录酶抑制剂依法韦仑（efavirenz）和利匹韦林（rilpivirine）。

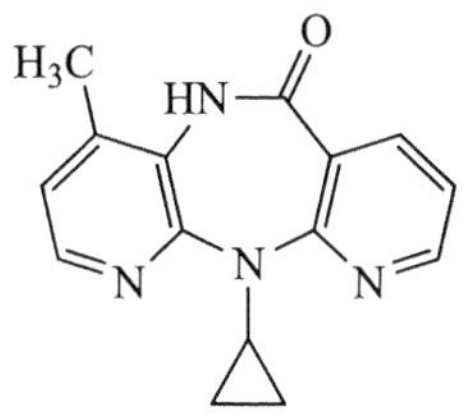

奈韦拉平

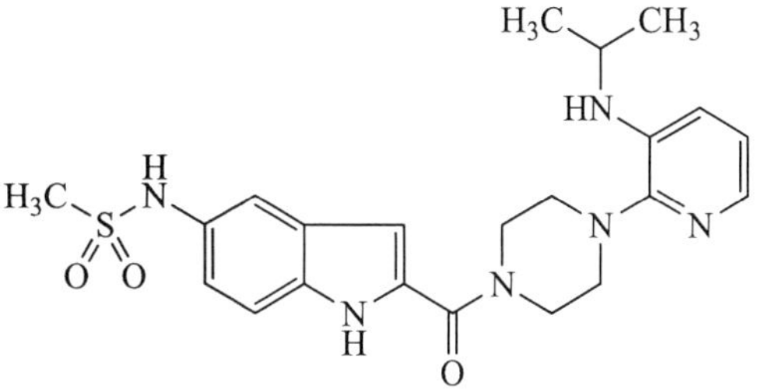

地拉韦定

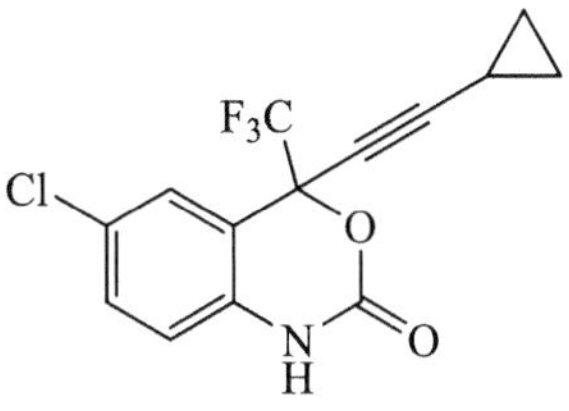

依法韦仑

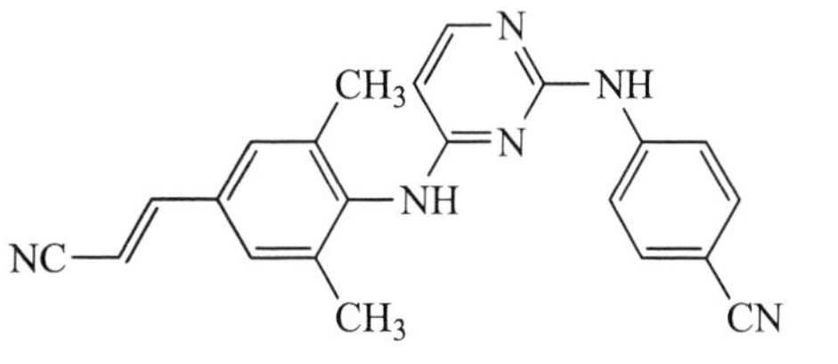

利匹韦林

典型药物介绍

奈韦拉平（nevirapine）

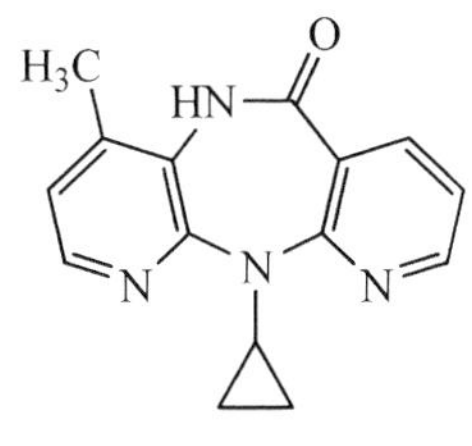

化学名：11-环丙基-5,11-二氢-4-甲基-6*H*-二吡啶并[3,2-*b*:2′,3′-*e*][1,4]-二氮䓬-6-酮，11-cyclopropyl-5,11-dihydro-4-methyl-6*H*-dipyrido[3,2-*b*:2′,3′-*e*][1,4]-diazepine-6-one。

性状：本品为白色或类白色结晶性粉末，无臭，无味，不溶于水，略溶于二氯甲烷，微溶于甲醇，可溶于稀酸中。熔点 247～249℃。

化学性质：本品在水中的 pK_a 为 23.8，在碱中的 pK_a 为 5.06，在酸中的 pK_a 为 10.37，$\log P$ 为 2.5。本品在肝脏中被细胞色素 P450 羟基化而失活，可能经历肝肠循环。

合成路线：本品的合成常以 2-氯-3-氨基-4-甲基吡啶为起始原料，先用 2-氯吡啶-3-甲酰氯将起始原料中的氨基酰化，得到酰胺中间体（Ⅰ），再与环丙基胺缩合生成中间体（Ⅱ），最后在叔丁醇钾的作用下发生环合，得到目标分子奈韦拉平。

（Ⅰ）　　　　　　　（Ⅱ）　　　　　　　奈韦拉平

主要药理学用途：本品选择性高，毒性小。临床上常用于治疗 HIV-1 的感染，对其他逆转录病毒如 HIV-2 无作用。单独使用本品，病毒可迅速产生耐药性，故本品常与核苷类抑制剂联合使用。

二、HIV 蛋白酶抑制剂

HIV 蛋白酶是由 HIV 基因组编码产生的一类非特异的天冬氨酸蛋白酶。抑制 HIV 蛋白酶的活性，将会产生未成熟的、无感染能力的 HIV 子代病毒颗粒，从而阻止 HIV 的进一步感染。

沙奎那韦（saquinavir）是第一个上市的 HIV 蛋白酶抑制剂，沙奎那韦抗 HIV 活性强，对 HIV-1、HIV-2 和齐多夫定产生耐药性的 HIV-1 均具有较强的抗病毒活性。之后科学家为了获得结构更简单，分子量较小的抑制剂，以沙奎那韦为先导化合物，对其 N 端进行优化，切除天冬氨酸片段，并以苯硫基和 2-羟基-3-甲基苯分别替代原来的苯环和喹啉环得到非肽类 HIV 蛋白酶抑制剂奈非那韦（nelfinavir）。该药对 HIV-1 蛋白酶有良好的抑制作用，与逆转录酶抑制剂合用时，同样可以产生相加或协同增效的作用。

从提高口服生物利用度，保留酶抑制活性并降低合成难度的角度出发，将沙奎那韦的十氢异喹啉结构替换为异丁基苯磺酰胺，并用四氢呋喃氨基甲酸酯结构替换喹啉甲酰基天冬氨酸片段，在苯磺酰胺对位引入氨基提高口服生物利用度，最后得到了非肽类 HIV 蛋白酶抑制剂安普那韦（amprenavir）。该药的半衰期长于其他 HIV 蛋白酶抑制剂，更易被患者接受。对安普那韦进一步修饰得到另一个非肽类 HIV 蛋白酶抑制剂达芦那韦（darunavir）。而福沙那韦（fosamprenavir）则是安普那韦的磷酸酯前药。

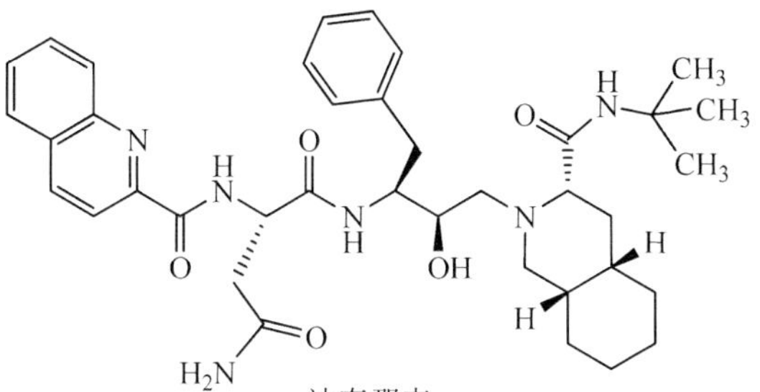

沙奎那韦

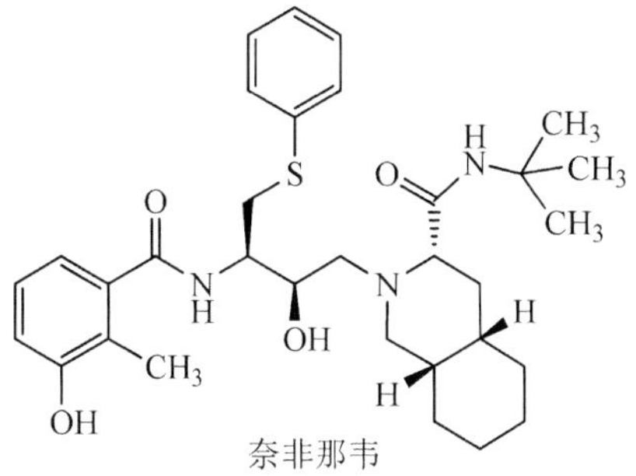

奈非那韦

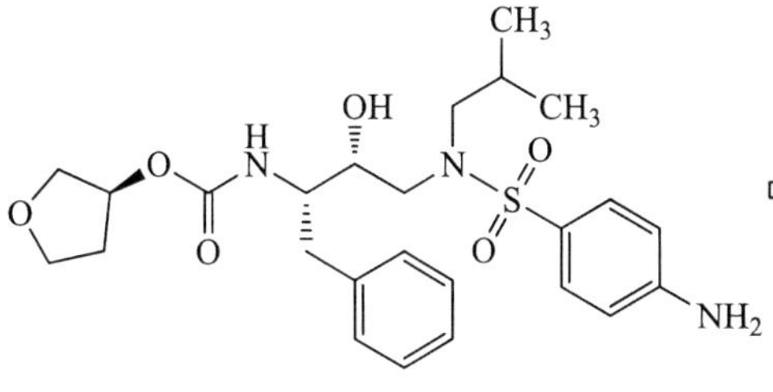

安普那韦

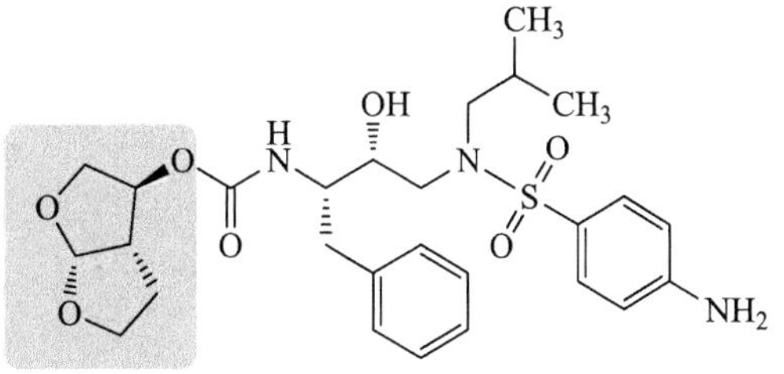

达芦那韦

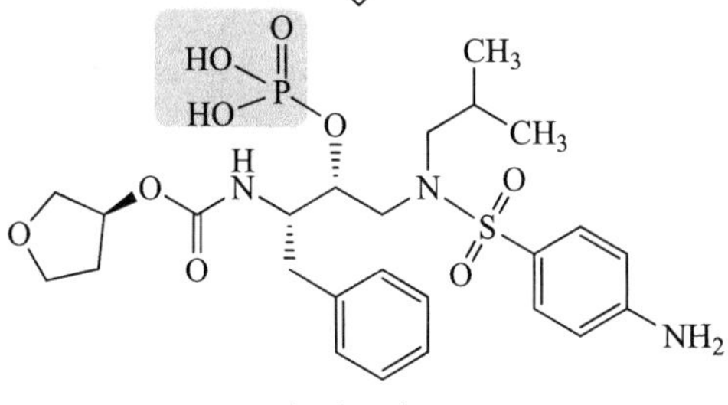

福沙那韦

利托那韦（ritonavir）是 HIV-1 和 HIV-2 蛋白酶抑制剂，作用于 HIV 复制的晚期，与逆转录酶抑制剂之间无交叉耐药性，可与之联合用药。单用利托那韦易产生耐药病毒株，在该药基础上开发的洛匹那韦（lopinavir），可抑制耐利托那韦的 HIV 病毒株。阿扎那韦（atazanavir）则是以利托那韦为先导化合物而开发的含有酰肼结构的拟肽类 HIV 蛋白酶抑制剂。

茚地那韦（indinavir）对 HIV-1 和 HIV-2 的蛋白酶的抑制活性较强，该药与非核苷类逆转录酶抑制剂合用可产生协同效应，亦可单用于不适合使用逆转录酶抑制剂治疗的 HIV 感染者，是目前最常用的 HIV 蛋白酶抑制剂，具有理想的口服生物利用度。

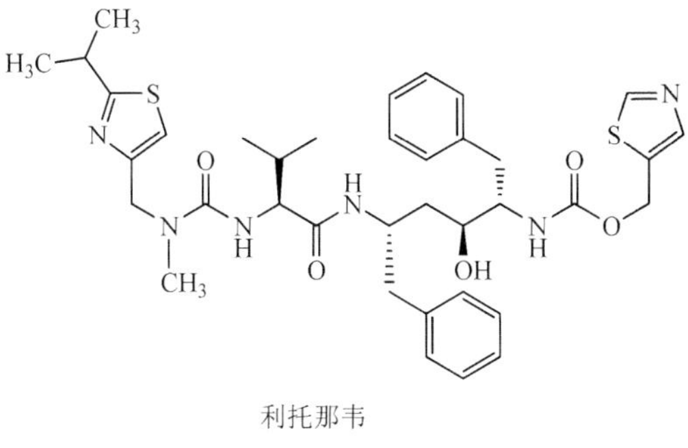

利托那韦

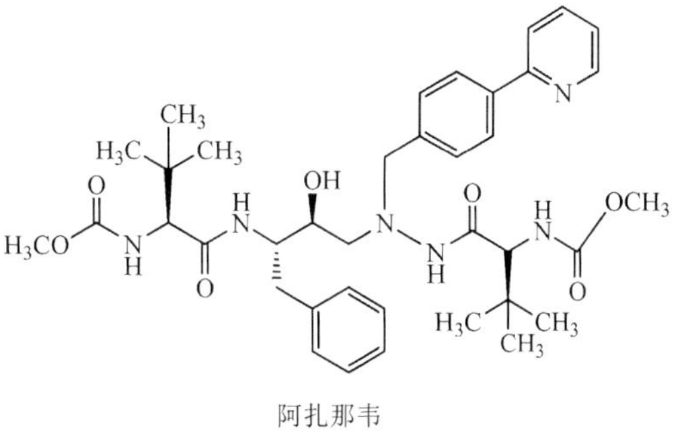

阿扎那韦

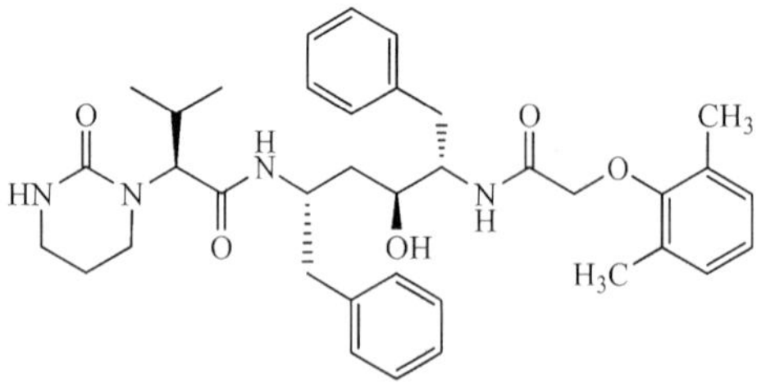

洛匹那韦 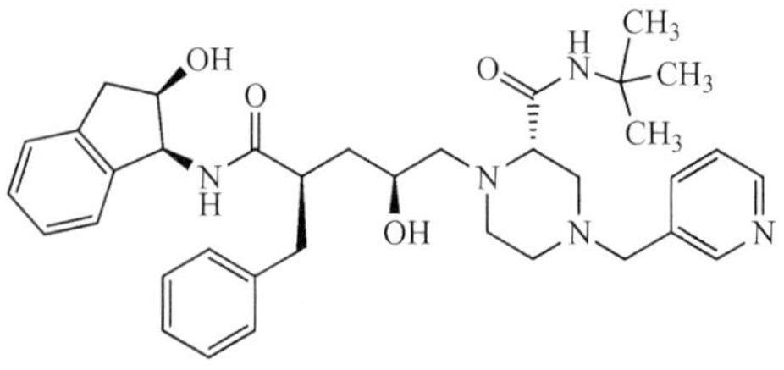　　　　　　　　　　　　　茚地那韦

典型药物介绍

沙奎那韦（saquinavir）

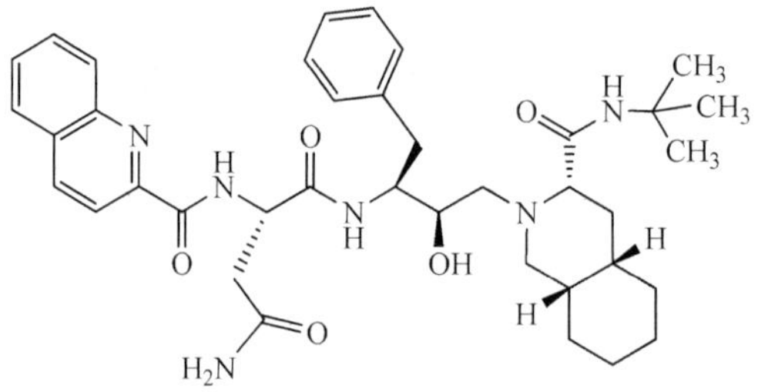

化学名：(2S)-N-[(2S,3R)-4-((3S)-3-叔丁基氨基甲酸酯基-十氢异喹啉-2-基)-3-羟基-1-苯丁烷-2-基]-2-(喹啉-2-基甲酰氨基)丁二酰胺，(2S)-N-[(2S,3R)-4-((3S)-3-tert-butylcarbamoyl-decahydroisoquinolin-2-yl)-3-hydroxy-1-phenylbutan-2-yl]-2-（quinolin-2-yl-formamido）butanediamide。

性状：本品为白色或类白色结晶性粉末，稍有吸湿性，微溶于水和乙醇，略溶于甲醇。熔点247～249℃。

化学性质：本品在碱中的 pK_a 为 8.47，在酸中的 pK_a 为 13.61，$\log P$ 为 3.8，比旋光度 $[\alpha]_D^{20} = -55.9°$（$C = 0.5mg/100ml$，甲醇）。

合成路线：本品的分子结构中含 6 个手性中心，有一定的合成难度。本品的合成报道较多，以氨基保护的 L-苯丙氨酸（Ⅰ）为起始原料，首先利用氯甲酸酯法，与重氮甲烷反应得到重氮酮中间体（Ⅱ），通入氯化氢气体将其转化为氯代酮中间体（Ⅲ），再经硼氢化钠还原并通过重结晶出去杂质，得到不对称氯代醇中间体（Ⅳ）。在氢氧化钾的作用下，中间体（Ⅳ）闭环得到手性环氧中间体（Ⅴ），再被十氢异喹啉甲酰胺（Ⅵ）开环，生成中间体（Ⅶ）。后者脱除氨基上的保护基后，以

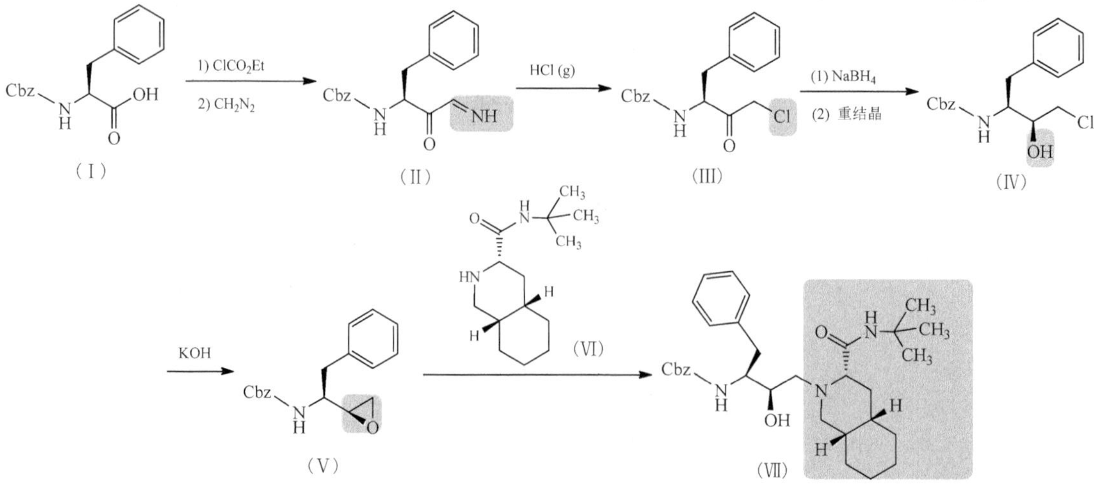

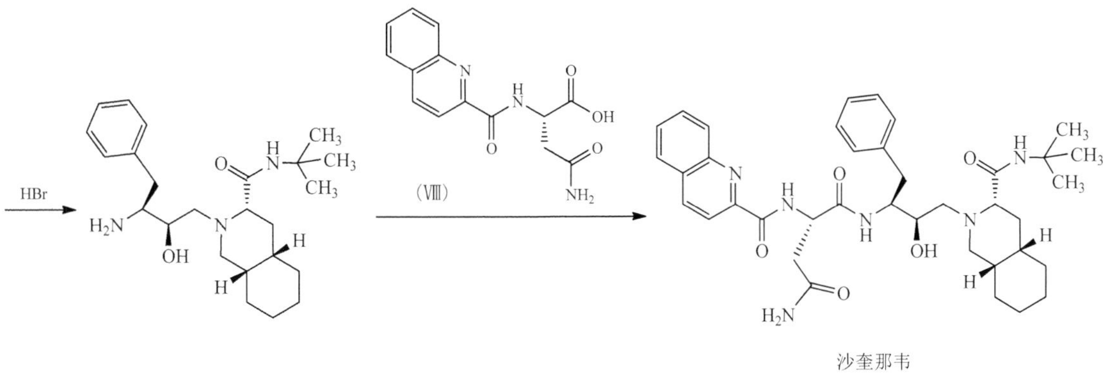

沙奎那韦

DCC 作为缩合剂，与喹啉甲酰化的天冬氨酸（Ⅷ）发生缩合，最终得到目标分子沙奎那韦。

主要药理学用途：本品为首个上市的 HIV 蛋白酶抑制剂，对 HIV 蛋白酶的选择性高，毒性较小。本品通过直接抑制 HIV 蛋白酶的活性，阻止病毒前体蛋白裂解成具有活性的蛋白质和酶，继而干扰 HIV 子代病毒的成熟，使之生成无感染能力的 HIV 子代病毒颗粒，从而阻止 HIV 的进一步感染。本品口服吸收较好，生物利用度较肽类抑制剂有明显提升。本品单独使用时的作用类似于齐多夫定，若与齐多夫定等逆转录酶抑制剂合用则效果更优。

三、其他抗逆转录病毒药

除通过抑制逆转录酶阻止 HIV 在宿主细胞中的逆转录过程、抑制 HIV 蛋白酶阻止前体蛋白的加工成熟过程之外，还有一些药物可通过作用于 HIV 病毒复制周期的其他关键环节，实现阻止 HIV 病毒复制和感染的目的，包括整合酶抑制剂、融合抑制剂和 CCR5 受体拮抗剂等。

（一）整合酶抑制剂

整合酶（integrase）是 HIV 病毒复制过程中的关键酶之一，可将经逆转录得到的、携带病毒遗传信息的 DNA 双链，整合到宿主细胞的 DNA 中，从而使宿主细胞通过其自身的 DNA 复制与蛋白表达系统，产生由病毒基因组编码的 RNA 和蛋白质。整合酶通常由病毒自身携带，不存在于宿主细胞中，故该酶是开发高效、高选择性、低毒性的抗 HIV 药物的理想靶点。

雷特格韦（raltegravir）是首个上市的 HIV 整合酶抑制剂，通过阻止 HIV 基因组插入、整合到宿主细胞基因组中，减缓 HIV 感染的进程，还可阻止 HIV 进入宿主细胞。该药与多种逆转录酶抑制剂和 HIV 蛋白酶抑制剂无交叉耐药性，且与多种抗 HIV 药物合用时可发挥协同作

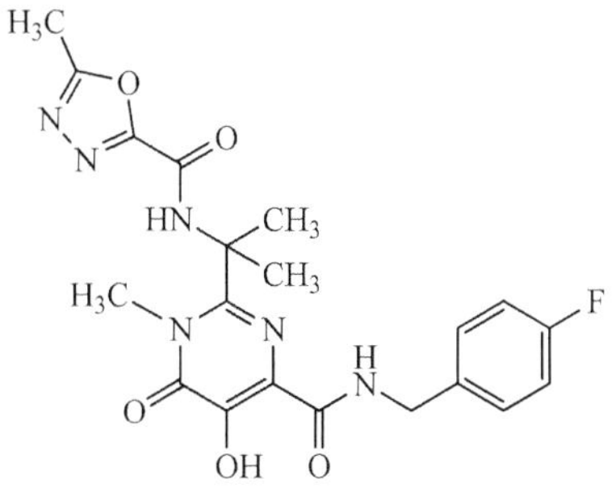

雷特格韦 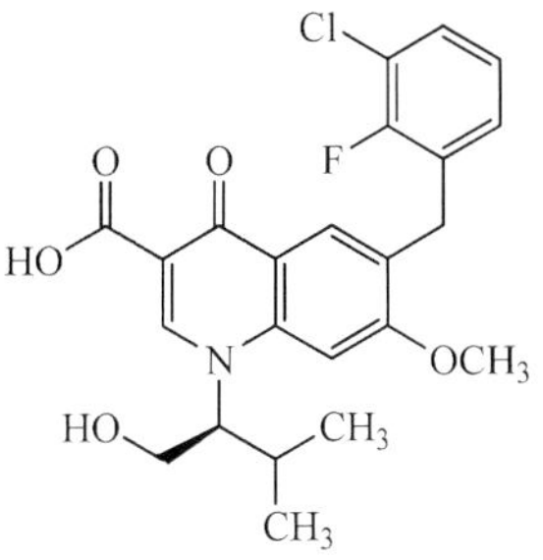　　　　　　　埃替格韦 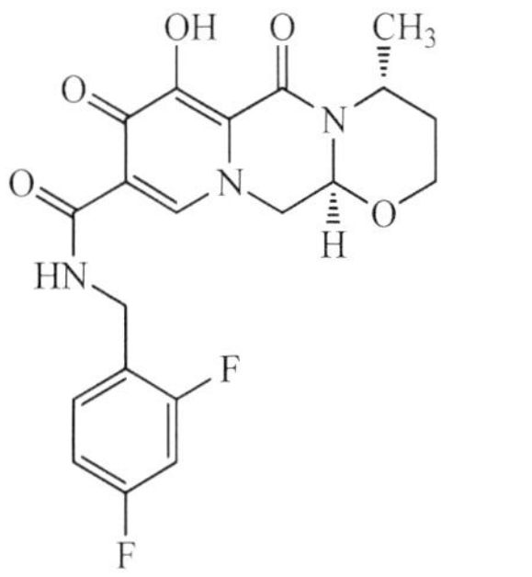　　　　　　　度鲁特韦

用。埃替格韦（elvitegravir）是首个喹诺酮类的抗 HIV 药物，由酮-烯醇酸类化合物发展而来。该药具有良好的耐受性，可对病毒产生快速和持续的抑制作用。度鲁特韦（dolutegravir）是新一代 HIV-1 整合酶抑制剂，临床上用于与其他抗 HIV 药物联合使用，治疗成年或 12 岁以上且体重高于 40kg 的儿童 HIV 感染。

（二）融合抑制剂

首个上市的融合抑制剂恩夫韦肽（enfuvirtide），是一个由人工合成的、36 个氨基酸组成的链状多肽类药物。与逆转录酶抑制剂、HIV 蛋白酶抑制剂和整合酶抑制剂不同的是，该药作用于宿主细胞外部的 HIV 病毒，通过与病毒包膜蛋白 gp41 亚单位相结合，阻止病毒与宿主细胞融合所必需的构象改变，从而阻止病毒与宿主细胞融合，干扰 HIV 进入宿主细胞。该药对产生耐药性的 HIV 病毒株亦有效，临床上用于成人及 6 岁以上儿童的抗 HIV 治疗，可与逆转录酶抑制剂合用。

（三）CCR5 受体拮抗剂

此类药物通过拮抗宿主细胞膜上的 CCR5 受体，阻止 HIV-1 进入宿主细胞，属于 CCR5 受体拮抗剂。首个上市的马拉维若（maraviroc）是 CCR5 受体的特异性、非竞争性拮抗剂，与融合抑制剂类似，也作用于宿主细胞外的病毒，阻断其囊膜上的糖蛋白 gp120 亚单位与宿主细胞表面的 CCR5 受体之间的结合，从而阻止 HIV 进入未受感染的细胞，具有较强的抗 HIV 活性。该药药物代谢动力学性质良好，口服吸收迅速，半衰期长，且无须考虑进食的影响。由于该药不作用于 HIV 病毒颗粒本身，故对耐药的 HIV 病毒株亦有效，可与逆转录酶抑制剂合用治疗 CCR5 嗜性的 HIV-1 感染。

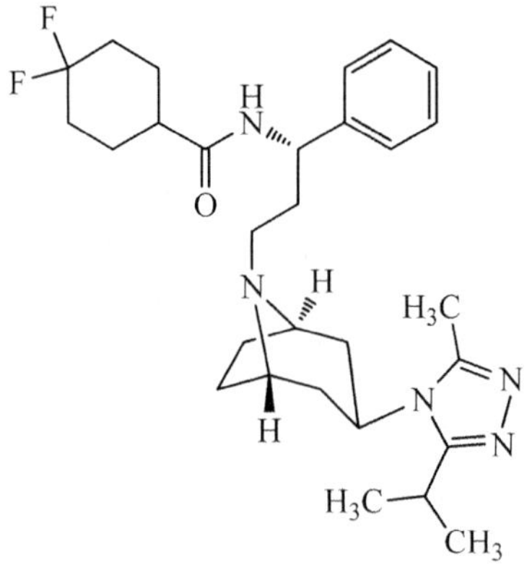

马拉维若

小　结

根据不同类型病毒复制增殖周期存在的差异，本章介绍的抗病毒药分为抗非逆转录病毒药和抗逆转录病毒药两大类。

抗非逆转录病毒的药物根据药物结构特征，分为核苷类和非核苷类。碘苷、阿糖腺苷、阿昔洛韦等核苷类抗病毒药，以及利巴韦林等非核苷类药物，在体内经激酶活化后，选择性地抑制病毒的 DNA 聚合酶或 RNA 聚合酶，从而阻断病毒特有的 DNA 或 RNA 的合成，发挥干扰病毒核酸复制、抑制病毒增殖的作用。其他常用的非核苷类抗非逆转录病毒药物主要是两类抗流感病毒的药物：金刚烷胺类通过干扰甲型流感病毒囊膜上的 M_2 蛋白的离子通道活性，改变宿主细胞表面电荷，抑制病毒穿入宿主细胞，干扰病毒的脱壳与成熟病毒粒子的释放，从而抑制病毒复制增殖；奥司他韦等神经氨酸酶抑制剂抑制病毒颗粒从宿主细胞表面释放，阻止甲型和乙型流感病毒的传播。

抗逆转录病毒药主要是抗 HIV 药和艾滋病治疗药，均针对 HIV 病毒复制周期的各个关键阶段，以不同的策略抑制 HIV 病毒复制过程中的某一个或若干关键环节，即可实现阻止 HIV 病毒复制和感染的目标。目前常用的抗 HIV 药有逆转录酶抑制剂、HIV 蛋白酶抑制剂和整合酶抑制剂等三类，均在宿主细胞内发挥抗 HIV 作用；其他药物还包括融合抑制剂与进入抑制剂，二者则在宿主细胞外发挥抗 HIV 作用。

齐多夫定和拉米夫定等核苷类逆转录酶抑制剂，在体内被宿主细胞的多种激酶磷酸化而活化成三磷酸酯形式，后者竞争性地抑制病毒逆转录酶对三磷酸胸苷的利用，代替后者掺入到 DNA 链中，使得 DNA 链终止增长，阻断逆转录的过程。奈韦拉平等非核苷类逆转录酶抑制剂，直接与 HIV 逆转录酶催化活性中心发生特异性的结合，使逆转录酶的构象发生改变，无法形成稳定的酶-底物复合物，从而非竞争性地抑制酶的逆转录活性。沙奎那韦、茚地那韦等 HIV 蛋白酶抑制剂，通过直接抑制 HIV 蛋白酶的活性，阻止病毒前体蛋白裂解成具有活性的基质、核衣壳和衣壳等病毒结构蛋白，以及逆转录酶、整合酶和蛋白酶等非结构蛋白，继而干扰 HIV 子代病毒的成熟，使之生成无感染能力的 HIV 子代病毒颗粒。雷特格韦等整合酶抑制剂，通过抑制整合酶将逆转录得到的 DNA 双链整合到宿主细胞 DNA 中的作用，阻止了 HIV 基因组插入到宿主细胞基因组中，从而阻断了 HIV 利用宿主细胞的复制与表达系统产生由病毒基因组编码的核酸与蛋白质。以上各类药物的靶酶均由 HIV 编码，并不存在于人体细胞中，故抗病毒作用选择性高、毒性小，且上述各类药物的作用靶点与机制均不相同，彼此之间往往无交叉耐药性，合用时常呈现协同增效的有益作用。

思 考 题

1. 为何核苷类抗病毒药物需要活化，而非核苷类药物不需要活化？
2. 试举例说明对抗病毒药物进行前药修饰的意义。
3. 非核苷类与核苷类抗病毒药物，它们的作用机制一定是不同的吗？试举例说明。
4. 根据利巴韦林的合成路线，试分析可能存在哪些需要限量检查的杂质。请阐明这些杂质的来源。
5. 根据磷酸奥司他韦的合成路线，试分析可能存在哪些需要限量检查的杂质。请阐明这些杂质的来源。
6. 目前治疗 H5N1 禽流感的首选药物是什么？试论述其作用机制和合成方法。
7. 首个上市的核苷类逆转录酶抑制剂是什么？试论述其作用机制和合成方法。根据其合成路线，试分析可能存在哪些需要限量检查的杂质，并请阐明这些杂质的来源。
8. 首个上市的非核苷类逆转录酶抑制剂是什么？试论述其作用机制和合成方法。根据其合成路线，试分析可能存在哪些需要限量检查的杂质，并请阐明这些杂质的来源。

9. 首个上市的 HIV 蛋白酶抑制剂是什么？试论述其作用机制和合成方法。根据其合成路线，试分析可能存在哪些需要限量检查的杂质，并请阐明这些杂质的来源。

10. 以神经氨酸酶抑制剂、逆转录酶抑制剂或 HIV 蛋白酶抑制剂的研发历程为例，试论述基于靶酶的合理药物设计过程。

（李子元）

第13章 抗寄生虫药

学习要求：

1. 掌握：抗疟药的结构类型；奎宁、磷酸氯喹、乙胺嘧啶、青蒿素的化学结构、理化性质和用途。盐酸左旋咪唑的化学名、化学结构、理化性质和用途。抗血吸虫药吡喹酮的化学名、化学结构、理化性质和用途。

2. 熟悉：磷酸伯氨喹、本芴醇、蒿甲醚的化学结构和用途；喹啉类、青蒿素类抗疟药物的构效关系。驱肠虫药的结构分类，阿苯达唑、甲苯达唑的结构和用途。

3. 了解：抗疟药、驱肠虫药和抗血吸虫药的发展历史；典型抗寄生虫药物的作用机制。

寄生虫病为常见病，一些寄生虫病容易发展成为地区性流行传染病，从而对当地人们的健康与社会经济发展造成严重影响。与感染有关的寄生虫种类很多，如原虫、蛔虫、蛲虫、钩虫、丝虫、鞭虫、绦虫等，针对不同的寄生虫可选择不同的抗寄生虫药（antiparasitic drugs）。本章主要介绍和讨论抗疟药（antimalarial drugs）、驱肠虫药（anthelmintic drugs）和抗血吸虫药（antischistosomasis drugs）。

第1节 抗 疟 药

疟疾是由疟原虫寄生在人体血液内所引起的传染病，通过已感染疟原虫的雌性蚊子叮咬吸血时传播。典型的疟疾症状有周期性的发冷、发热和出汗间歇性发作，古人称为寒热病。疟疾是一种古老的疾病，也是一种严重影响人们健康的寄生虫病，据统计全球疟疾感染者每年大约有5亿人，非洲、东南亚和中南美洲的多数国家和地区是疟疾的高流行区，恶性疟发病率和死亡率居高不下。

疟原虫有许多种类，寄生在人体的疟原虫主要有间日疟原虫、恶性疟原虫、三日疟原虫和卵型疟原虫，分别引起间日疟、恶性疟、三日疟和卵型疟。疟原虫的生命周期可分为在雌性蚊中的有性繁殖和在人体中的无性繁殖。有性繁殖形成的子孢子构成对人类的直接感染源；无性繁殖经历红细胞前期、红细胞外期、红细胞内期和配子体四个发育阶段，从而导致感染发病。不同发育阶段的疟原虫对药物的敏感性不同，可以针对性地采用不同特性的药物，通过抑制疟原虫的不同发育阶段，来预防和抑制疟疾病。

从实际应用的角度分类，抗疟药可分为控制症状的抗疟药、用于根治的抗疟药和用于预防的抗疟药。从化学结构分类，抗疟药主要可分为喹啉类、嘧啶类和青蒿素类，下面主要从化学结构分类的角度进行介绍和讨论。

一、喹啉类

早在 17 世纪，人们就发现利用金鸡纳树皮可以治疗发热和疟疾。1820 年从金鸡纳树皮中提取得到了一种生物碱奎宁（quinine），成为第一个抗疟药。以奎宁为先导化合物，种类繁多的喹啉类抗疟药被开发出来，从结构上可进一步细分为 4-喹啉甲醇类、4-氨基喹啉类和 8-氨基喹啉类。

（一）4-喹啉甲醇类

从金鸡纳树皮中分离得到的奎宁（quinine）是世界上第一个抗疟药，属于喹啉甲醇衍生物。奎宁对处于红细胞内期发育阶段的疟原虫有较强的杀灭作用，但是复发率高，存在不良反应，治疗指数较小，曾退居至抗疟药物二线。近年来，随着多种耐药恶性疟的蔓延，奎宁在抗疟治疗中又重新占有一定地位，与某些抗生素的联用已成为有效的抗疟手段。奎宁在临床常用其盐酸盐和硫酸盐，二盐酸奎宁（quinine dihydrochloride）是奎宁的二盐酸盐，硫酸奎宁（quinine sulfate）是奎宁的硫酸盐。

奎宁在肝脏中经 CYP3A4 酶的催化作用，生成 2, 2′-二羟基奎宁，该代谢物的抗疟活性较弱。进一步研究发现，如果封闭奎宁的 2′位（即喹啉环上 N 的邻位），可以避免奎宁的羟基化代谢，保留较好的抗疟活性。基于对奎宁衍生物结构-代谢性质-生物活性相关性的研究结果，科学家研发了甲氟喹（mefloquine）。甲氟喹是以三氟甲基来封闭奎宁的代谢位点，可有效治疗恶性疟原虫引起的疟疾，复发率较低，同时可用于预防对氯喹耐药的恶性疟，但甲氟喹存在精神类副作用及对胃肠道和心血管的不良作用。

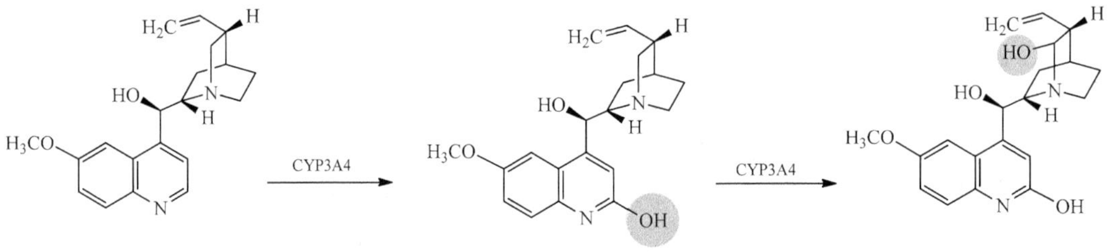

奎宁　　　　　2′-羟基奎宁　　　　　2,2′-二羟基奎宁

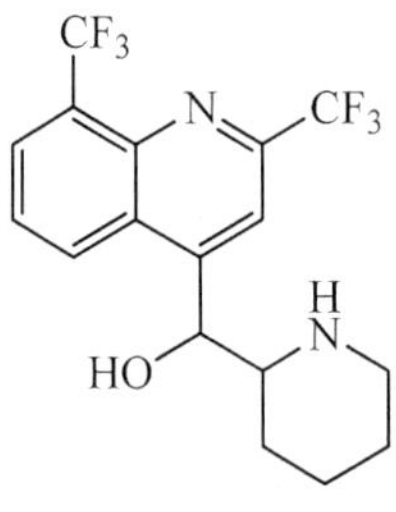

甲氟喹 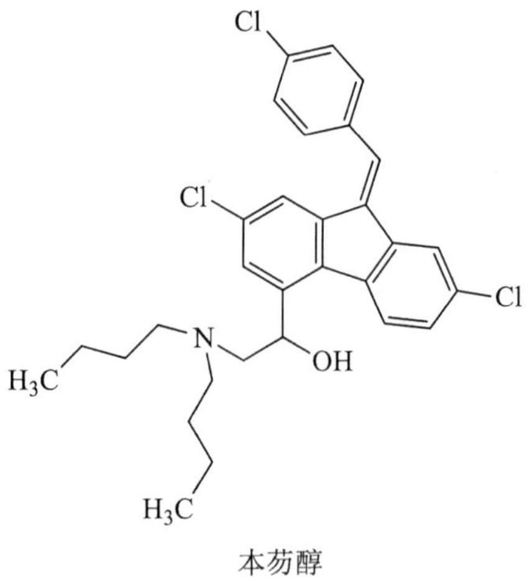　　　　　本芴醇

利用电子等排体的思路，通过芴环取代喹啉环，优化得到了本芴醇（benflumetol）。本芴醇是我国创制的抗疟药，能杀灭疟原虫红细胞内期无性体，治愈率高达 95%，且毒性较低，主要用于恶性疟疾（尤其是耐氯喹的恶性疟疾）的治疗。

利用奎宁的羟基与氯甲酸乙酯之间的反应，可获得奎宁碳酸乙酯，称为优奎宁（euquinine），其没有奎宁的苦味，又称为无味奎宁，适合作为儿童用药。优奎宁是奎宁的前药，口服后在消化道内水解转化为奎宁发挥作用。

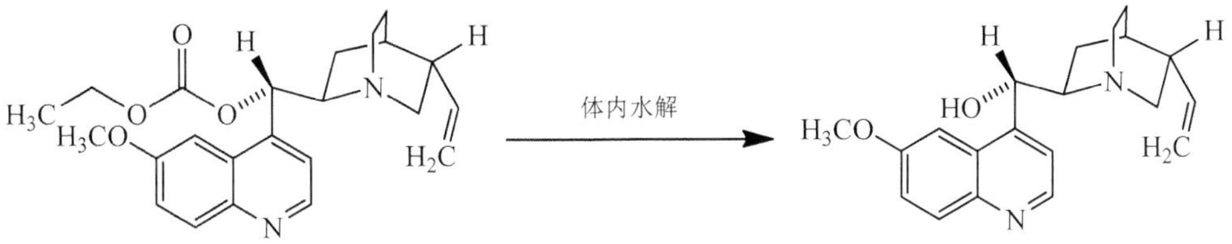

典型药物介绍

二盐酸奎宁（quinine dihydrochloride）

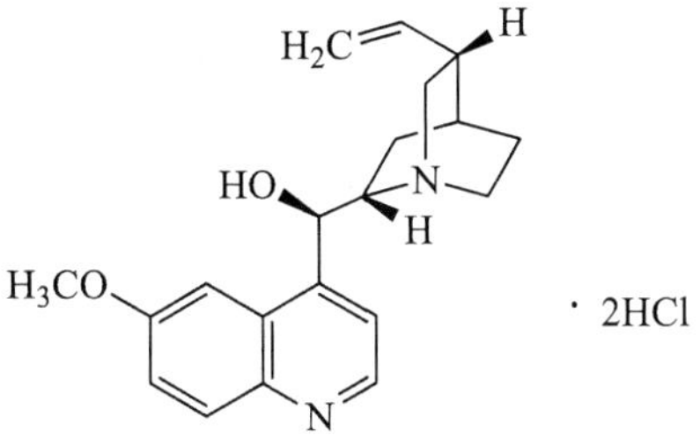

化学名：(8S, 9R)-6′-甲氧基-金鸡纳-9-醇二盐酸盐，(8S, 9R)-6′-methoxycinchonan-9-ol didrochloride。

性状：本品为白色粉末，无臭。极易溶于水，溶于乙醇，微溶于三氯甲烷。比旋度为–223～–229°。

案例 13-1

《中国药典》规定需要对二盐酸奎宁中的其他金鸡纳碱（以辛可尼丁为对照品）进行限量检查。

问题：

为什么要对其他金鸡纳碱进行限量检查？

化学性质：水溶液呈酸性，遇光可逐渐变色。

主要药理学用途：本品可抑制或杀灭间日疟、三日疟及恶性疟原虫的红细胞内期裂殖体，有解热作用，用于控制疟疾的症状。

案例 13-1 分析

从金鸡纳中除了能提取到奎宁碱，还能分离到其他金鸡纳碱，包括奎尼丁（quinidine）、辛可宁（cinchonine）和辛可尼丁（cinchonidine）等奎宁的光学异构体。奎宁的分子中，喹啉环通过甲醇与哌啶环相连，分子中存在四个手性碳（即C3，C4，C8，C9），因而存在多个对映异构体，它们的绝对构型分别为奎宁（3*R*，4*S*，8*S*，9*R*）、奎尼丁（3*R*，4*S*，8*R*，9*S*）、辛可宁（3*R*，4*S*，8*R*，9*S*）和辛可尼丁（3*R*，4*S*，8*S*，9*R*）。金鸡纳生物碱中立体化学的差别导致不同的药效和副作用，尽管奎尼丁、辛可宁和辛可尼丁对恶性疟原虫的活性比奎宁大，但是显示了更大的心脏副作用和降血压副作用，容易引起中毒，这种毒性反应称为金鸡纳反应。

　　由于对映异构体的分离比较困难，因此奎宁产品中可能含有其对映异构体，所以需要对奎宁的对映异构体（即其他金鸡纳碱）进行限量检查。

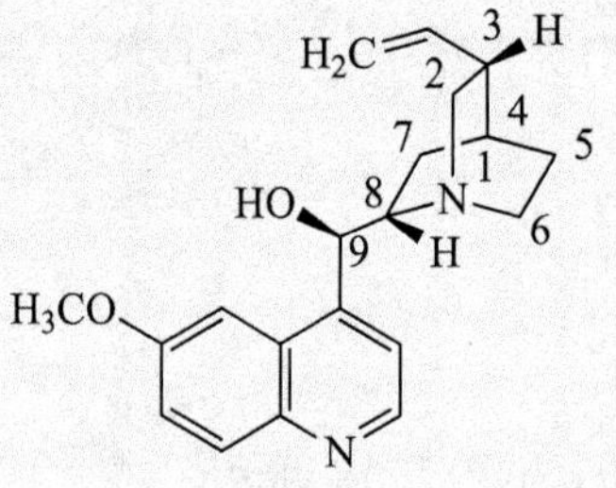

奎宁 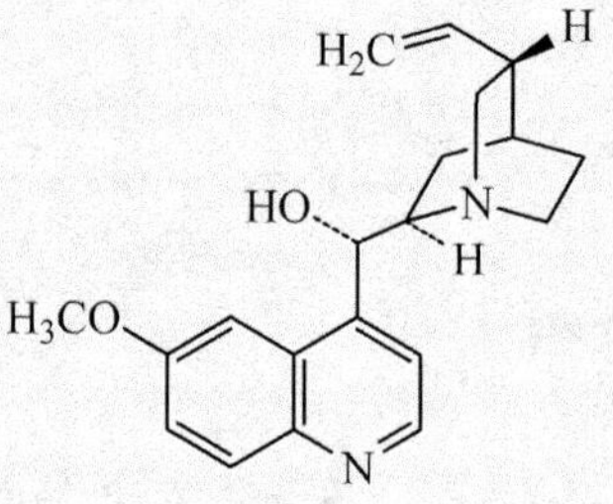　　　　　　　　　　　奎尼丁

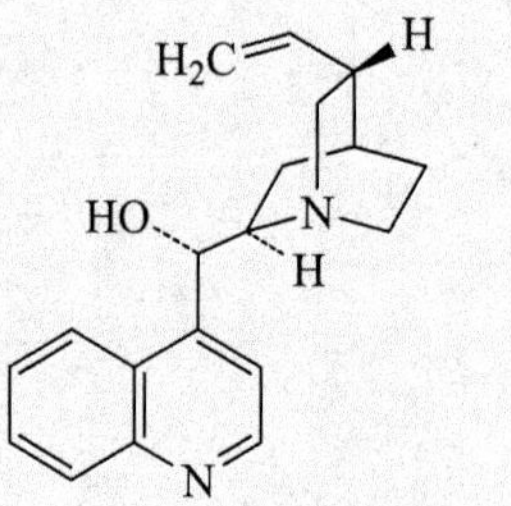

辛可宁 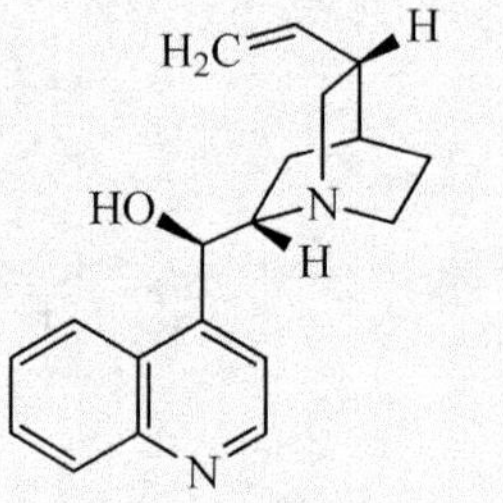　　　　　　　　　　辛可尼丁

本芴醇（benflumetol）

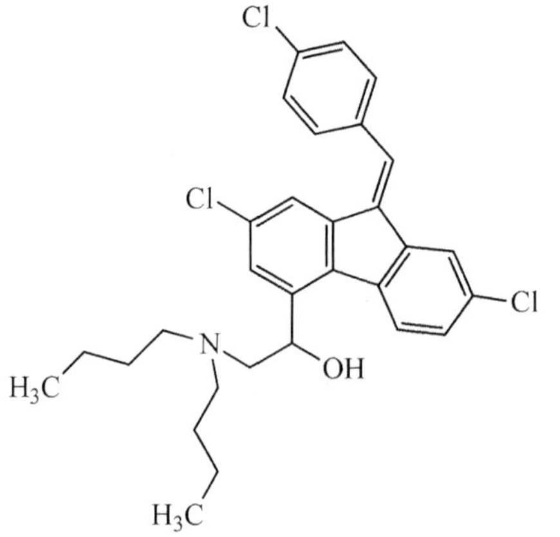

化学名：(9*Z*)-2,7-二氯-9-[(4-氯苯基)亚甲基]-*α*-[(二正丁氨基)]甲基-9*H*-芴-4-甲醇，(*Z*)-2-(dibutylamino)-1-[2,7-dichloro-9-(4-chlorobenzylidene)-9*H*-fluoren-4-yl]ethanol。

性状：本品为黄色结晶性粉末，有苦杏仁臭。在三氯甲烷中易溶，在丙酮中略溶，在乙醇或水中几乎不溶。熔点为 125～131℃。

主要药理学用途：本芴醇能杀灭疟原虫红细胞内期无性体，杀虫比较彻底，治愈率高，但对红细胞前期和配子体无效，毒性较低。主要用于恶性疟疾的治疗，特别是用于耐氯喹的恶性疟疾的治疗。

（二）4-氨基喹啉类

以 4-氨基喹啉作为母体结构，进行结构优化获得一系列 4-氨基喹啉类抗疟药中，代表药物是氯喹（chloroquine）。碱性侧链（二乙基戊二胺）的引入是氯喹具有较佳抗疟作用的主要原因，具有氨基侧链的异喹啉环是基本药效结构。

对氯喹的碱基侧链的进一步改造，获得了一些有特点的抗疟药。例如，利用羟乙基替换氯喹分子侧链乙基氨基中的乙基，获得羟基氯喹（hydroxychloroquine），仍具有较好的抗疟活性；将氯喹的氨基侧链改造为取代氨酚侧链，同时利用吡啶拼合扩大喹啉环的共轭结构，获得咯萘啶（pyronaridine），其抗疟效果显著，且对耐氯喹的疟原虫感染有效；将氯喹的氨基侧链改造为含有两个哌嗪基和一个喹啉基的长侧链，获得哌喹（piperaquine），其为长效的抗疟药，临床上常用于疟疾的抑制性预防。

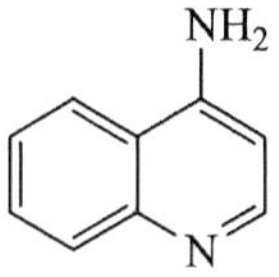

4-氨基喹啉 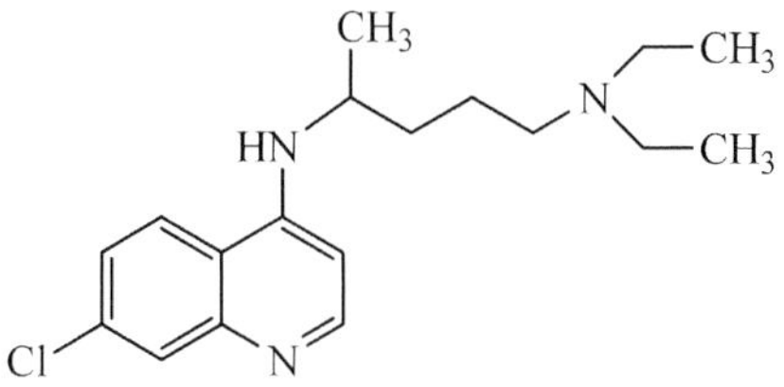　　　　　氯喹 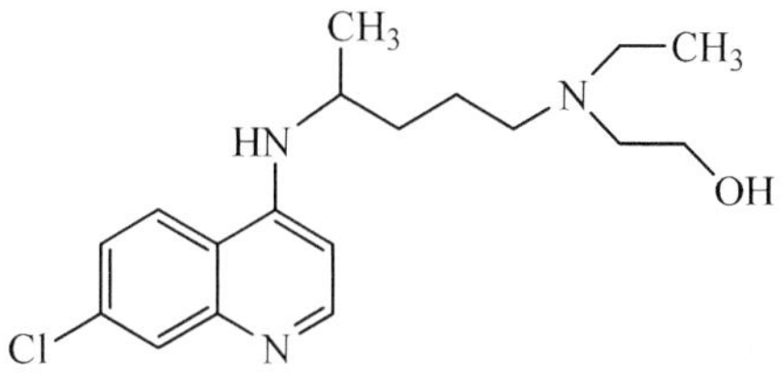　　　　　　　　　　　羟基氯喹

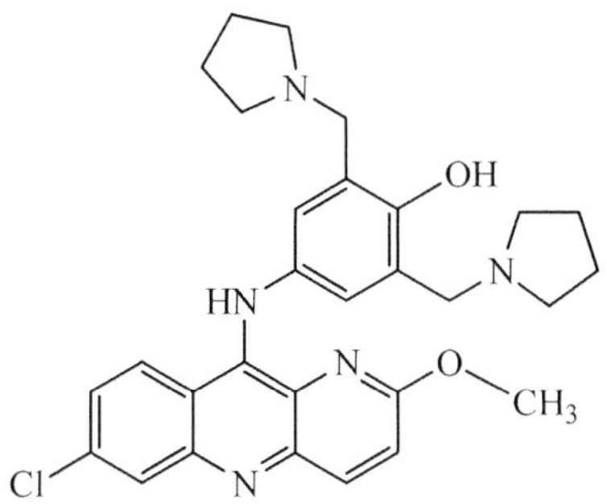

咯萘啶 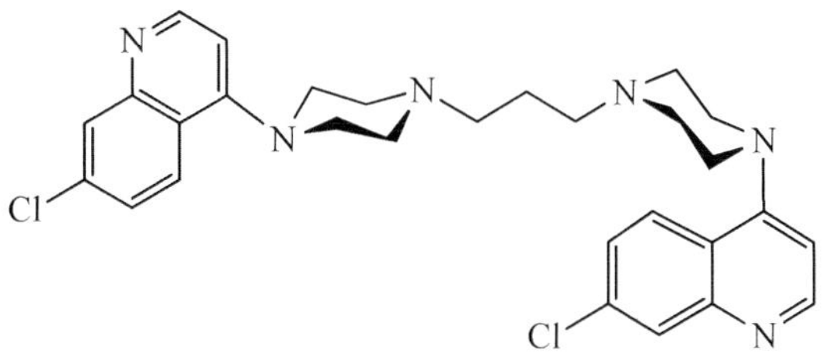　　　　　　　　　　哌喹

典型药物介绍

磷酸氯喹（chloroquine phosphate）

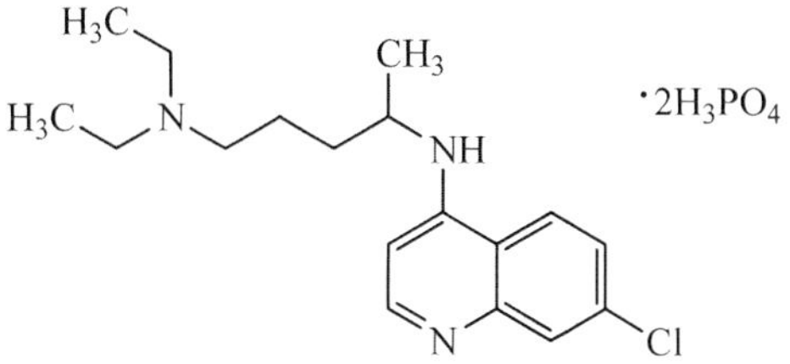

化学名：N',N'-二乙基-N^4-(7-氯-4-喹啉基)-1,4-戊二胺二磷酸盐，N,N'-diethy-N^4-(7-chloro-4-quinolinyl)-1，4-pentanediamine diphosphate。

性状：本品为白色结晶性粉末，无臭，味苦，易溶于水，几乎不溶于乙醇、三氯甲烷、乙醚或苯。熔点为 193～196℃，熔融时同时分解。

化学性质：遇光渐变色，水溶液显酸性反应。

合成路线：以 4,7-二氯喹啉为原料，与 1-二乙氨基-4-氨基戊烷在苯酚中进行缩合反应，进而与磷酸成盐而制得。

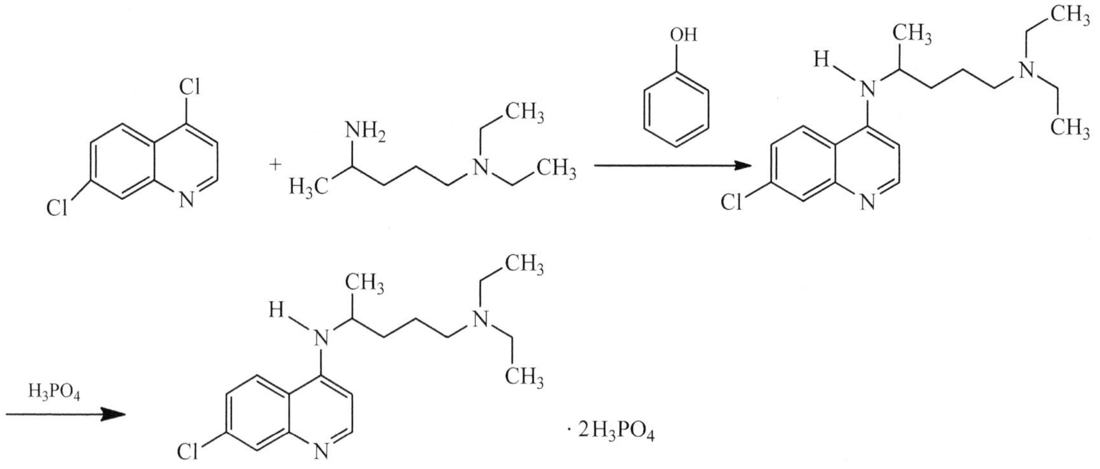

主要药理学用途：氯喹口服经肠道吸收迅速而完全，在有疟原虫的红细胞内高度特异富集，对迅速杀灭红细胞内裂殖体十分有利。氯喹与组织蛋白结合率很高，迅速分布于肝、肺、脾、胃等组织内，组织内其浓度为血浆中的 200～700 倍，但可释放入血从而发挥抗疟作用。

氯喹能有效抑制间日疟原虫和卵形疟原虫引起的急性疟疾，对人类健康做出了重大贡献。尽管在世界多数地区已经出现恶性疟原虫的耐药性，但是氯喹对于三日疟原虫和恶性疟原虫仍保持有效疗效。氯喹的安全性较高，毒性低，但是剂量过高也会产生毒性。

（三）8-氨基喹啉类

以 8-氨基喹啉作为母体结构，进行结构优化也获得一系列 8-氨基喹啉类抗疟药，伯氨喹（primaquine，又称伯喹或伯胺喹啉）是其中的代表性药物。

伯氨喹的化学名为 N-（6-甲氧基-8-喹啉基）-1,4-戊二胺，常用其磷酸盐。磷酸伯氨喹是阻止疟疾复发、中断疟疾传播的有效药物，也用于根治间日疟。其抗疟机制可能与干扰疟原虫 DNA 合成有关。伯氨喹有光敏性，毒性较其他抗疟药大，不能长期使用。

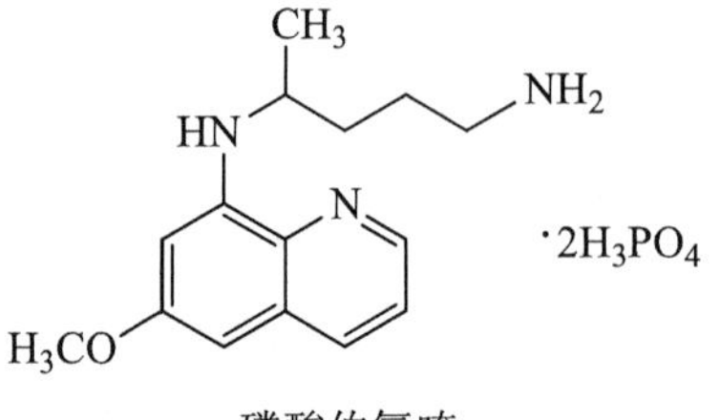

磷酸伯氨喹

二、嘧 啶 类

生物学研究发现，疟原虫不能利用周围环境中的叶酸和四氢叶酸，只能依靠自身合成叶酸并转化为四氢叶酸来维持发育。因此，可以利用二氢叶酸还原酶抑制剂来抑制疟原虫的生长和传播，以此为方向的研究发现了乙胺嘧啶（pyrimethamine）和硝喹（nitroquine）等 2,4-二氨基嘧啶类抗疟药，它们具有较好的预防和治疗作用。

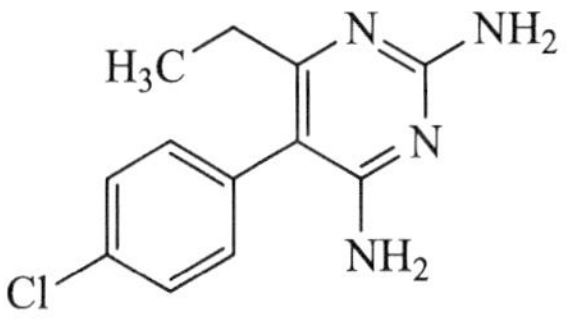

乙胺嘧啶 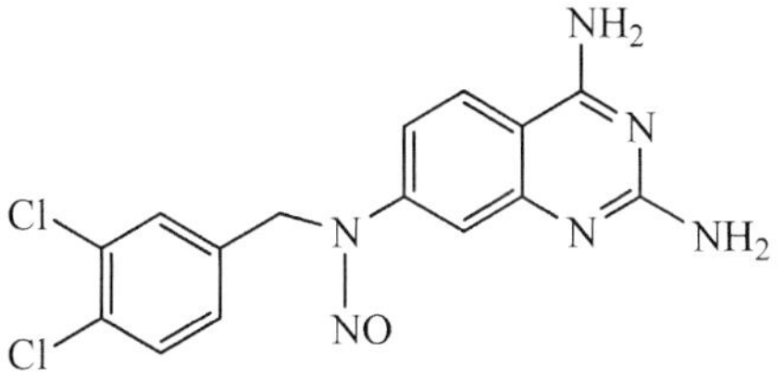　　　　　　　　　　硝喹

二氢叶酸合成酶抑制剂（如磺胺类与砜类）也能抑制疟原虫的叶酸代谢过程，但是效果不好。如果联合使用二氢叶酸合成酶与还原酶抑制剂，可以起到协同作用，使疟原虫的叶酸代谢受到双重阻断，提高抗疟效果，同时还能避免耐药性的产生。例如，磺胺 5,6-二甲氧嘧啶（磺胺多辛）与乙胺嘧啶的复方片剂（抗疟片二号）用于治疗恶性疟。

典型药物介绍

乙胺嘧啶（pyrimethamine）

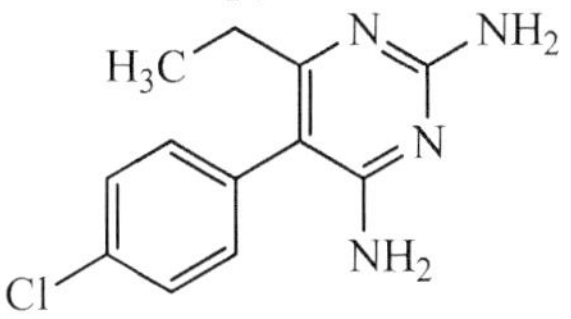

化学名：2,4-二氨基-5-(对氯苯基)-6-乙基嘧啶，2,4-diamino-5-(*p*-chlorophenyl)-6-ethylpyrimidine，又名息疟啶。

性状：本品为白色结晶性粉末，无臭，无味。微溶于乙醇或三氯甲烷中，在水中几乎不溶。熔点 233～234℃。

化学性质：本品具有弱碱性，可溶于稀酸中。

主要药理学用途：乙胺嘧啶的化学结构与磺胺增效剂如甲氧苄啶相似，均是二氢叶酸还原酶抑制剂。与对宿主的酶结合相比，乙胺嘧啶对疟原虫的二氢叶酸还原酶的结合力要高很多倍，因此能有效地治疗疟原虫感染而对宿主细胞影响较小，主要用于预防疟疾。由于其代谢排泄较慢，作用较持久，1 次用药预防作用可维持一周以上。

三、青 蒿 素 类

案例 13-2

　　2015 年诺贝尔生理学或医学奖授予中国药学家屠呦呦（图 13-1），以表彰她带领团队从植物青蒿中发现抗疟良药青蒿素（artemisinin）的杰出贡献，这是中国科学家因为在中国本土进行的科学研究而首次获诺贝尔科学奖。青蒿素的发现是医学发展史上的重大发现，作为治疗疟疾的一线药物每年挽救了数以百万计疟疾患者的生命，其中大部分是生活在全球最贫困地区的儿童，对人类健康做出了重大贡献。

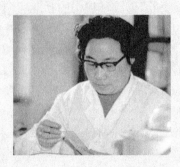

图 13-1　2015 年诺贝尔奖获得者屠呦呦

1967 年，面对东南亚及我国南方边境地区疟疾的泛滥和抗药性，我国政府组织全国大协作攻关来寻找有效防治疟疾药物。1969 年，屠呦呦被任命为其中一个课题组的组长，领导对传统中医药文献和配方的搜寻与整理。她们整理出 2000 多个中草药方，并筛选出了 640 种抗疟药方集，进而以鼠疟原虫为模型测试了 200 多种中草药方和 380 多个中草药提取物的活性。在研究中发现青蒿提取物对鼠疟原虫有抑制效果，但是抑制率不高且重复性不好，怀疑是提取物中有效成分浓度过低、提取方法不科学所致。在研究最困难、最关键的时刻，屠呦呦在传统中医文献里面找到新的灵感和想法，她认真研读古代文献，注意到东晋名医葛洪（283～343 年）在其著作《肘后备急方》中青蒿的用法："青蒿一握，以水二升渍，绞取汁，尽服之"，她意识到中药常用的煎熬和高温提取方法可能破坏了青蒿有效成分。1971 年，改用乙醚低温提取后，她们如愿获得了对鼠疟原虫的抑制率达 100% 的青蒿提取物。屠呦呦还和她的同事一起勇敢地做志愿者，率先尝试青蒿提取物，确认其对人体安全无毒。

1972 年，屠呦呦课题组和其他协作组进一步纯化青蒿提取物并获得晶体、解析了其结构，将其命名为青蒿素。青蒿素开创了疟疾治疗新方法，全球数亿人因这种"中国神药"而受益。目前，以青蒿素为基础的复方药物已经成为治疗疟疾的标准药物，WHO 将青蒿素和相关药剂列入其基本药品目录。青蒿素的发现，是中国传统医学赠予人类的瑰宝，也是现代药物学史上的一项伟大成就。

问题：

为什么高温提取方法会破坏青蒿有效成分？

20 世纪 60、70 年代，在极为艰苦的科研条件下，中国科学家创造性地发现了青蒿素，对现代药物发展和人类健康做出了突出贡献。您对此有何感想和受到什么启发？

案例 13-2 分析

青蒿素分子中含有过氧桥结构，且过氧桥是其必需结构，但是用较高的温度处理青蒿素会使其过氧桥断裂，导致其活性丧失。

青蒿素（artemisinin）是来自天然植物的具有新结构类型的抗疟药物。1971 年我国科学家首次从菊科植物黄花蒿中分离提取到青蒿素、鉴定其结构，并将其应用于疟疾治疗中。青蒿素为具有过氧桥的倍半萜内酯，倍半萜（sesquiterpene）是指分子中含 15 个碳原子的天然萜类化合物，而萜类可以看成是由异戊二烯或异戊烷以各种方式连接而成的一类天然化合物。

青蒿素通过自由基机制来杀灭寄生虫，杀灭效应高，对耐氯喹的恶性疟原虫也有效，而且其吸收特别快，尤其适用于凶险型疟疾的抢救。为了克服青蒿素的口服活性低、溶解性小、半衰期短等缺点，以其为先导化合物进行结构改造，得到一些有效衍生物，包括双氢青蒿素（dihydroartemisinin）、蒿甲醚（artemether）、蒿乙醚（arteether）和青蒿琥酯（artesunate）等。

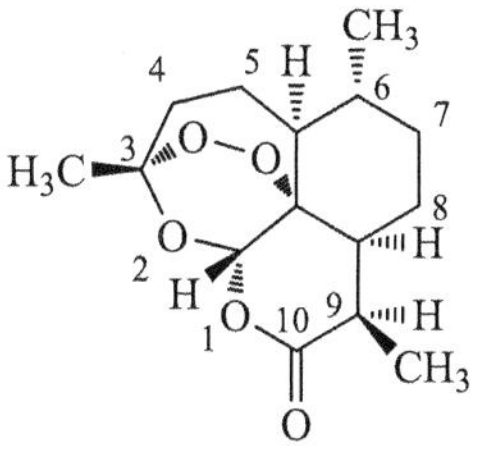

青蒿素

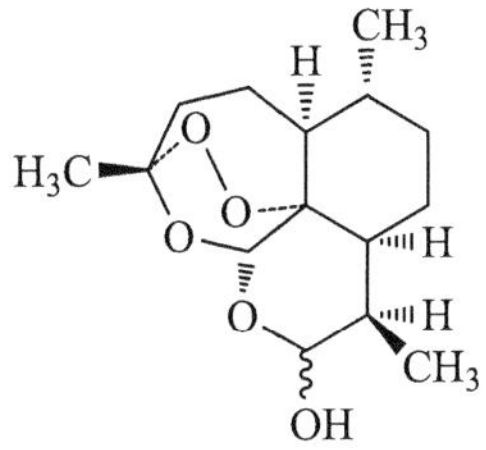

双氢青蒿素

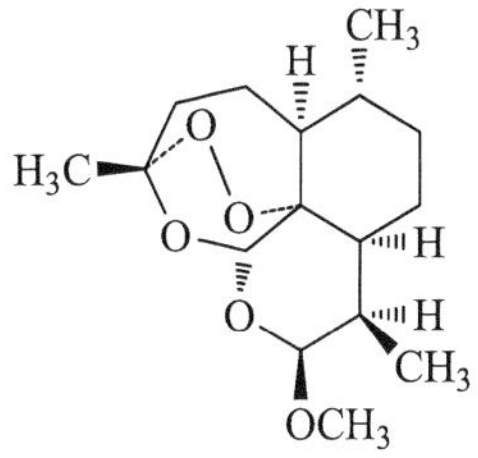

蒿甲醚

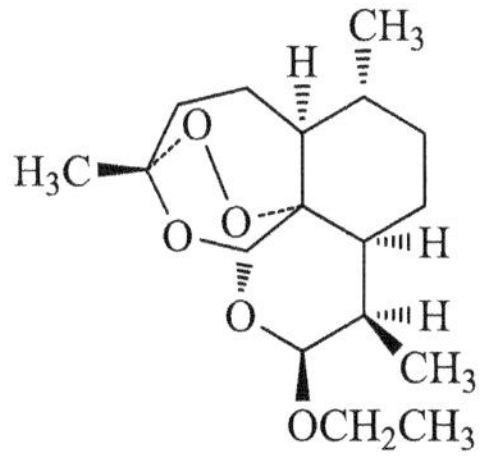

蒿乙醚

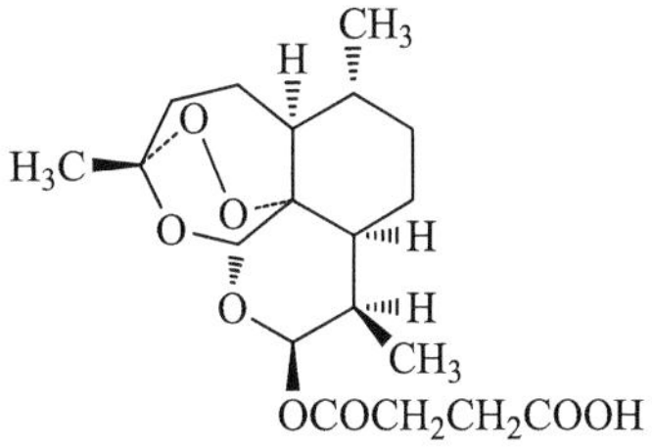

青蒿琥酯

双氢青蒿素是青蒿素在体内的活性代谢产物，由青蒿素的 10 位羰基还原为羟基而得，抗疟作用是青蒿素的两倍。在体外，利用硼氢化钠作为还原剂，可以高效地以青蒿素为原料制得双氢青蒿素。

将双氢青蒿素的 10 位羟基改造为甲醚、乙醚后，相应获得蒿甲醚和蒿乙醚。蒿甲醚与青蒿素的抗疟作用方式相似，与氯喹几乎无交叉耐药性，临床还可用于急性上呼吸道感染的高热患者的对症治疗；蒿乙醚对耐氯喹疟原虫的抑制作用较青蒿素高。蒿甲醚、蒿乙醚在体内代谢时脱烷基可转化为双氢青蒿素。

利用双氢青蒿素的 10 位羟基与琥珀酸成酯后成为青蒿琥酯，青蒿琥酯的水溶性较青蒿素高，可制成水溶液用于静脉注射，主要用于脑型疟疾及各种危重疟疾的抢救。

对可卡因、吗啡等具有复杂环系结构的天然产物的结构简化，获得了普鲁卡因、美沙酮等结构简单的活性类似物，但是对青蒿素的结构简化，没有获得理想的抗疟药。

比较青蒿素及其衍生物的抗疟活性，可以总结出青蒿素类抗疟药的构效关系，如图 13-2 所示。

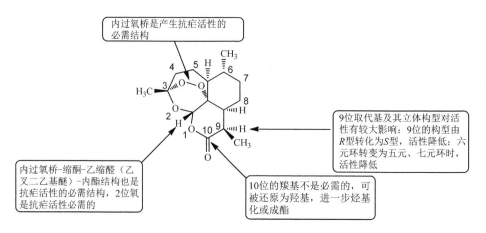

图 13-2 青蒿素类抗疟药的构效关系

典型药物介绍

青蒿素（artemisinin）

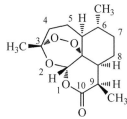

化学名：(3R,5aS,6R,8aS,9R,12S,12aR)-八氢-3,6,9-三甲基-3,12-桥氧-12H-吡喃并[4,3-j]-1,2-苯并二塞平-10(3H)-酮，(3R,5aS,6R,8aS,9R,12S,12aR)-octahydro-3,6,9-trimethyl-3,12-epoxy-12H-pyrano[4,3-j]-1,2-benzodioxepin-10(3H)-one。

性状：本品为无色针状结晶，味苦，在水中几乎不溶，在甲醇、乙醇、乙醚、石油醚中可溶，在三氯甲烷、苯、乙酸乙酯、丙酮、乙酸中易溶。熔点为 156～157℃。

化学性质：具有过氧桥结构，需避免高温处理。

主要药理学用途：寄生虫中的血红蛋白有高累积特点，血红蛋白中 Fe^{3+} 可与青蒿素反应，使其过氧桥断裂产生自由基，通过自由基的氧化作用，损害疟原虫蛋白、疟原虫核膜与线粒体外膜等，从而起抗疟疾作用。青蒿素是高效、速效的抗疟药，主要用于治疗间日疟和恶性疟，对氯喹有抗性的疟原虫有效。由于代谢和排除较快，有效血药浓度维持时间较短，故复发率较高。

青蒿素及其衍生物已成为一线的抗疟药。近年来，为防止疟原虫产生青蒿素的抗药性，WHO 建议使用复方青蒿素制剂，如青蒿素哌嗪片，并将青蒿素和相关药剂列入其基本药品目录。

第2节 驱肠虫药

驱肠虫药是用以杀死或驱除肠道寄生虫的药物，良好的驱肠虫药应具有以下特点：毒性低，对胃肠道黏膜刺激性小，吸收少，对肠道寄生虫具有高度的杀死或驱除作用。

根据肠道寄生虫的种类，常用的驱肠虫药可分为驱蛔虫药、驱蛲虫药、驱钩虫药和驱绦虫药，有些药物对多种肠虫感染均有效，称为广谱驱肠虫药。

根据化学结构，驱肠虫药可分为哌嗪类、咪唑类、嘧啶类、三萜类和酚类等五类。

一、咪 唑 类

在各类不同结构的驱肠虫药中，咪唑类是应用最多的。常用的有左旋咪唑（levamisole）、阿苯达唑（albendazole）、甲苯达唑（mebendazole）等。

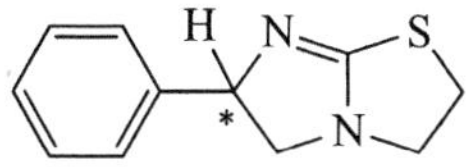

左旋咪唑是广谱的驱肠虫药物，其能选择性抑制寄生虫虫体肌肉中的琥珀酸脱氢酶（即延胡索酸还原酶），导致延胡索酸不能还原为琥珀酸，进而干扰虫体肌肉的无氧代谢，减缓能量的产生，使虫体肌肉麻痹随粪便排出体外。在驱虫过程中，左旋咪唑不影响哺乳动物体内的琥珀酸脱氢酶的功能，因此具有一定的选择性。左旋咪唑还可用作人体免疫调节剂，使免疫力较低的患者恢复正常的免疫力。左旋咪唑的外消旋体（即四咪唑）的驱虫活性仅为左旋咪唑的 1/3～1/2，右旋体的毒性又较大，所以临床使用左旋体。

对左旋咪唑进行结构改造的过程中，发现了一系列苯并咪唑类的驱肠虫药。苯并咪唑类的驱肠虫药在水中的溶解度较低，在胃肠道中难于吸收进入体循环，有利于发挥其抗肠道寄生虫作用。甲苯达唑是苯并咪唑 5 位苯甲酰基取代衍生物，具有广谱驱虫作用，其可抑制肠虫对葡萄糖的摄入而致使肠虫死亡，但对人体的血糖水平没有影响；利用丙氧基替换甲苯达唑中的苯甲酰基，可获得奥本达唑（oxibendazole），奥本达唑对多种肠虫有效，特别对十二指肠钩虫具有较好疗效；利用电子等排体丙氧基替代奥本达唑中的丙硫基可获得广谱高效驱虫药阿苯达唑（albendazole）。

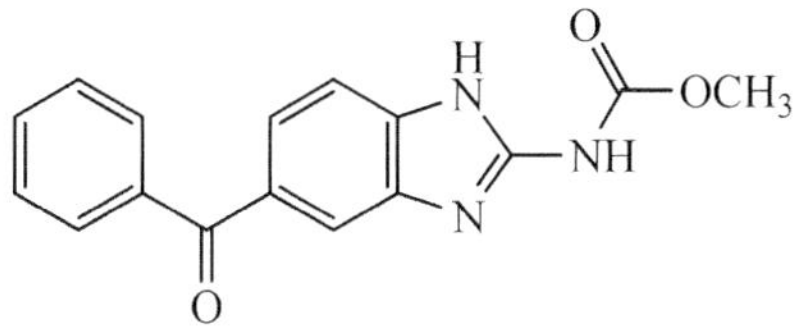

甲苯达唑 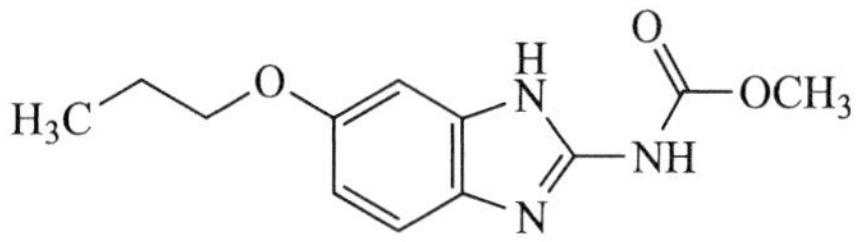   奥本达唑

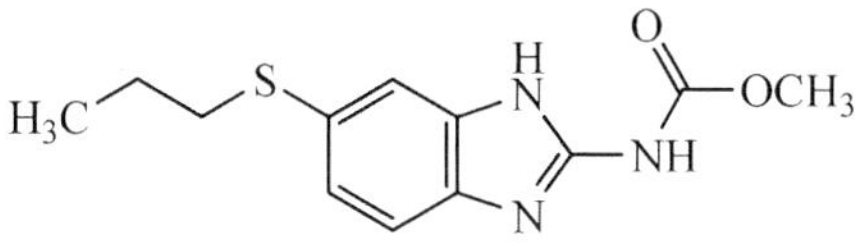

阿苯达唑

阿苯达唑的化学名为 5-(丙硫基)-1H-2-苯并咪唑基氨基甲酸甲酯，是苯并咪唑类中杀虫作用最强的一种。其在体内代谢如下式所示，首先生物氧化为活性代谢产物阿苯达唑亚砜，进一步氧化成无活性的阿苯达唑砜。阿苯达唑具有致畸作用，因而被禁止用于孕妇和两岁以下的儿童。

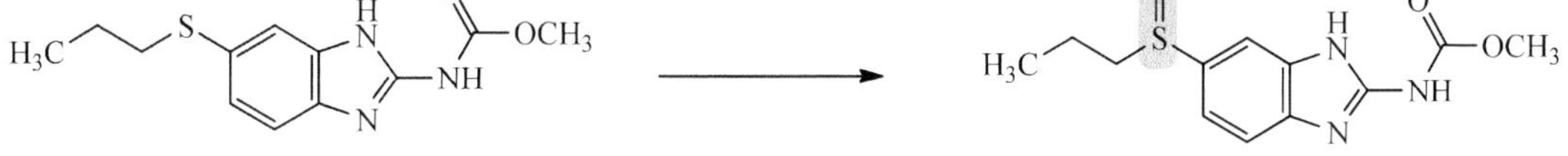

阿苯达唑   阿苯达唑亚砜(活性)

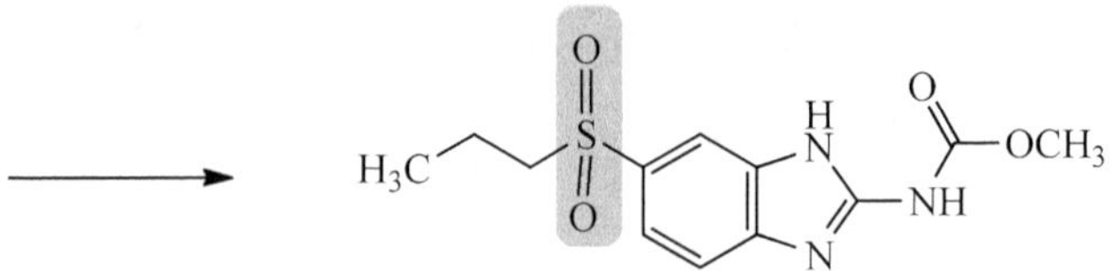

$$\longrightarrow$$

阿苯达唑砜(没有活性)

典型药物介绍

盐酸左旋咪唑（levamisole hydrochloride）

· HCl

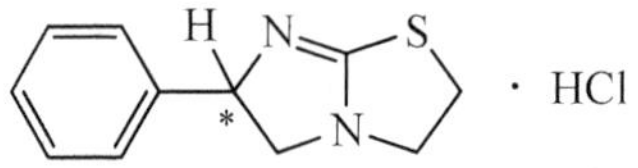

化学名： (S)-(−)-6-苯基-2,3,5,6-四氢咪唑并[2,1-b]噻唑盐酸盐， (S)-(−)-6-phenyl-2,3,5,6-tetrahydoimidazo[2,1-b]thiazole hydrochloride。

性状：本品为白色或类白色的针状结晶或结晶性粉末，无臭，味苦。在水中极易溶解，在乙醇中易溶，在三氯甲烷中微溶，在丙酮中极微溶解。熔点266～267℃。

化学性质：本品存在两个光学异构体（6位是一个手性碳），右旋体称为右旋咪唑，左旋体称为左旋咪唑，外消旋体称为四咪唑。右旋体的毒性较大且活性低，故临床上使用左旋咪唑，而不使用外消旋体。

主要药理学用途：左旋咪唑是广谱的驱肠虫药物，还可用作人体免疫调节剂。

二、哌嗪类与嘧啶类

哌嗪类驱肠虫药的代表药物是哌嗪（piperazine），利用柠檬酸、磷酸或己二酸成盐供临床使用，即磷酸哌嗪、柠檬酸哌嗪或己二酸哌嗪。哌嗪具有抗胆碱效应，它可与虫体神经肌肉接头处的胆碱受体相互作用，从而阻断神经冲动的传导，导致虫体肌肉松弛，削弱其对宿主肠壁的附着力，进而被排出体外。哌嗪为常见的驱蛔虫和蛲虫药物，安全性较高。

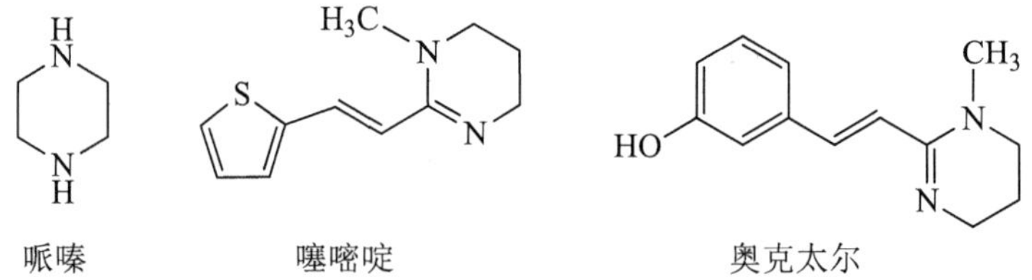

哌嗪　　　　　噻嘧啶　　　　　　　　奥克太尔

嘧啶类驱肠虫药的代表药物有奥克太尔（酚嘧啶，oxantel）和噻嘧啶（pyrantel），临床上常使用它们的双羟萘酸盐。该类药物主要通过抑制虫体的胆碱酯酶，使肠虫的神经肌肉强烈收缩、进而产生痉挛性麻痹，最后使肠虫丧失活动能力而被排出体外。奥克太尔和噻嘧啶的联用，可作为广谱驱虫药。

三、三萜类与酚类

三萜类驱肠虫药中，川楝素（toosendanin）是其中具有代表性的一种。

酚类驱肠虫药中，从蔷薇科植物鹤仙草中提取的鹤草酚（agrimophol）具有代表性，临床上主要用于绦虫和滴虫感染治疗。它通过迅速穿透绦虫体壁，使虫体发生痉挛而致死。

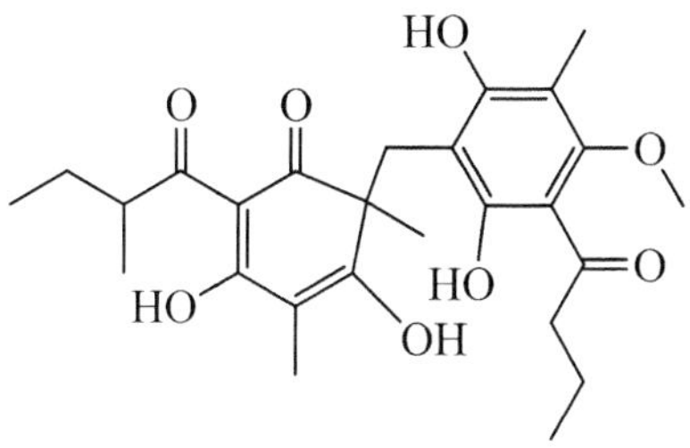

鹤草酚

第 3 节　抗血吸虫药

血吸虫病是由血吸虫寄生于人体引起的地域性寄生虫病。寄生于人体的血吸虫主要有埃及血吸虫、曼氏血吸虫和日本血吸虫三种。血吸虫病急性发作时，患者呈现畏寒、长期发热、头痛、乏力、咳嗽、腹泻等症状，晚期血吸虫病患者出现巨脾、腹水等肝硬化现象，血吸虫病在民间又称"大肚子病"，因患者最后被腹水撑大肚子而得此名。

血吸虫病是全世界流行最广的一种严重威胁人们健康的疾病，在我国主要是由日本血吸虫流行引起的血吸虫病。日本血吸虫病曾在我国长江流域和长江以南 13 个省、自治区、直辖市严重流行。

早期使用的血吸虫病治疗药主要是锑剂，因毒性较大，现已不使用。目前使用的非锑剂药物，主要有吡喹酮（praziquantel）、硝硫氰胺（nithiocyanamine）和硝硫氰醚（nitroscanate）。

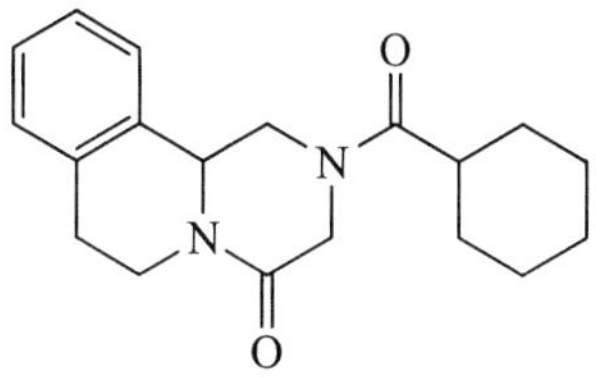

吡喹酮 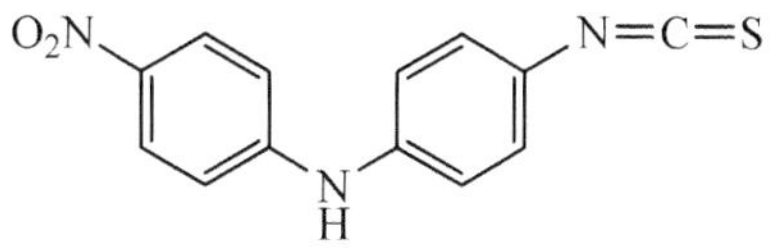　　　　　　　　硝硫氰胺

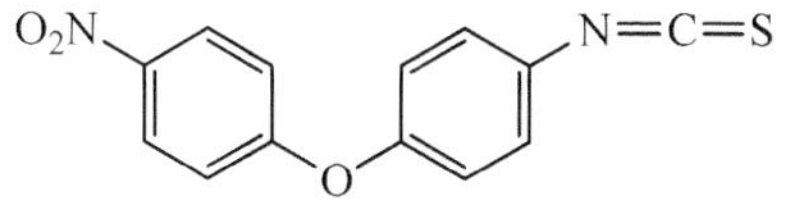

硝硫氰胺

吡喹酮是首选药物，抗虫活性高。吡喹酮可显著抑制虫的糖代谢，干扰虫对葡萄糖的摄入，促进虫体内糖原的分解和消失；较高浓度时可使虫体挛缩致死。

硝硫氰胺为异硫氰酸酯类广谱抗蠕虫药物，但对各种类型的血吸虫也有显著杀灭作用。它可能由于干扰了虫体的三羧酸循环代谢，使虫体缺乏能量供应而最终死亡。由于排泄慢，硝硫氰胺会引起蓄积中毒。硝硫氰胺的电子等排体硝硫氰醚也有明显抗吸虫活性，且毒性略低。

典型药物介绍

吡喹酮（praziquantel）

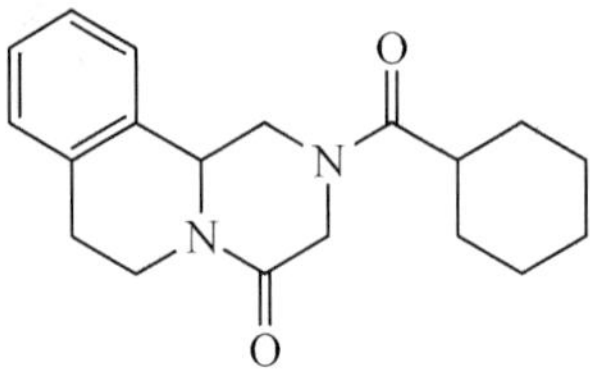

化学名：2-(环己基羰基)-1,2,3,6,7,11b- 六氢 -4H- 吡嗪并 [2,1-a] 异喹啉 -4- 酮，2-(cyclohexylcarbonyl)-1,2,3,6,7,11b-hexahdro-4H-pyrazino[2,1-a]-isoquinolin-4-one。

性状：本品为类白色或白色结晶性粉末，味苦。在乙醚或水中不溶，在乙醇中可溶，在三氯甲烷中易溶。熔点 136～141℃。

化学性质：吡喹酮是一种异喹啉衍生物，具有光学异构体，左旋的异构体具有生物活性。代谢产物活性降低或消失。

主要药理学用途：吡喹酮对三种血吸虫病均有效（其中对日本血吸虫的杀灭效果特别突出），具有疗程短、疗效高、代谢快、毒性低、副作用轻的优点，是治疗血吸虫病和肝吸虫病的首选药物。

小　结

寄生虫病为常见病，本章主要介绍抗疟药、驱肠虫药和抗血吸虫药。

疟疾是由疟原虫寄生在人体血液内所引起的传染病。从化学结构分类，抗疟药主要可分为喹啉类、嘧啶类和青蒿素类。1820 年人们从天然植物金鸡纳树皮中发现了奎宁，并以奎宁为先导化合物进行结构优化，发现了氯喹、伯氨喹、本芴醇、甲氟喹和羟基哌嗪等有效抗疟药；从抑制疟原虫叶酸代谢的药理学研究出发，获得了乙胺嘧啶、硝喹等抗疟药；1972 年从天然植物青蒿中发现了抗疟良药青蒿素，经结构优化获得了一系列青蒿素衍生物，青蒿素及其衍生物已成为一线的抗疟药，为了阻缓抗药性，进一步发展了复方抗疟药。中国科学家在抗疟药发展中做出了重大贡献。

根据化学结构，驱肠虫药可分为哌嗪类、咪唑类、嘧啶类、三萜类和酚类等五类，主要代表性药物有哌嗪盐、左旋咪唑、阿苯达唑和甲苯达唑等。

血吸虫病是全世界流行最广的一种严重威胁人们健康的疾病，抗血吸虫病治疗药主要有锑盐和非锑剂药物，临床主要使用非锑剂药物吡喹酮。

思 考 题

1. 常用的抗疟药有哪些结构类型？作用于疟原虫各生命周期的抗疟药物有哪些？

2. 奎宁的结构是什么？它是否有光学异构体？如果有光学异构体，临床上使用的是消旋体还是单一对映异构体？为什么？

3. 写出氯喹和伯氨喹的化学结构，并比较它们的化学结构异同，说明它们的药理作用。

4. 写出乙胺嘧啶的化学结构，并说明它作为抗疟药的主要机制。分析为什么乙胺嘧啶与磺胺多辛合用抗疟效果更佳。

5. 写出青蒿素的化学结构，分析青蒿素类抗疟药的构效关系。

6. 为什么青蒿素经高温处理后会失效？说明青蒿素的抗疟机制。

7. 驱肠虫药有哪些结构类型？其代表性的药物有哪些？

8. 写出左旋咪唑的化学结构，并说明其用途和药理机制。

9. 抗血吸虫药物有哪些结构类型？写出抗血吸虫药吡喹酮的化学结构，并说明其药理特点。

10. 中国科学家在抗寄生虫药物的研究中做出了重要贡献，请通过查阅文献写作一小型综述进行总结。

（黄剑东）

第14章 抗肿瘤药

学习要求：

1. 掌握： 烷化剂和抗代谢药物的概念、结构类型和作用机制；氮芥类药物的分类和体内烷基化作用的机制；环磷酰胺、卡莫司汀、氟尿嘧啶、盐酸阿糖胞苷、巯嘌呤、顺铂的化学结构、命名、作用机制、化学合成及临床用途。

2. 熟悉： 苯丁酸氮芥、美法伦、塞替派、甲氨蝶呤、多柔比星、米托蒽醌、喜树碱、紫杉醇的结构、性质、作用机制和临床用途；喜树碱和紫杉醇的结构改造；金属铂配合物的构效关系。

3. 了解： 多肽类抗肿瘤抗生素的结构特点和作用机制；小分子蛋白激酶抑制剂和蛋白酶体抑制剂的发展概况和主要药物。

恶性肿瘤（malignant tumor）又称癌症，是一种严重威胁人类健康的重大疾病，发病率和死亡率近年来一直呈上升趋势。癌症具有细胞分化和增殖异常、生长失去控制、浸润性和转移性等生物学特征。癌症的治疗方法包括手术治疗、放射治疗、药物治疗（化学治疗，chemotherapy）和生物治疗等。在不能手术治疗的情况下，化学治疗成为主要的治疗手段。化学治疗与手术治疗、放射治疗联合使用，能成功地治愈某些癌症或延长患者的生存期。因此，抗肿瘤药在肿瘤治疗中占有举足轻重的地位。

自20世纪40年代发现氮芥类药物以来，抗肿瘤药研究取得了很多重要进展，目前仍是全球新药研发的热点领域。近年来随着分子生物学、基因组学和分子药理学的发展，人们对恶性肿瘤发生、发展的分子机制有了更深入的认识，抗肿瘤药的分子靶标发生了巨大变化，为发展新型抗肿瘤药物提供了新的方向。经典的抗肿瘤药大多数属于细胞毒性药物，它们通过直接作用于DNA、抑制DNA合成、干扰细胞分裂等达到杀死肿瘤细胞的目的。进入21世纪以来，以肿瘤信号转导分子为靶点的分子靶向抗肿瘤药成为研究热点，许多以酪氨酸激酶为靶点的分子靶向药物成功上市。

本章介绍的抗肿瘤药包括烷化剂、抗代谢药物、抗肿瘤天然药物和分子靶向抗肿瘤药。

第1节 烷 化 剂

烷化剂（alkylating agents）又称生物烷化剂，是指能在生理条件下与生物大分子发生烷基化反应的化合物。烷化剂是抗肿瘤药中应用最早、使用非常广泛的一类药物，主要通过在体内产生缺电子的活泼中间体或具有活泼亲电性基团的化合物，进而与DNA、RNA或酶等生物大分子中的富电子基团（如氨基、羟基、巯基、羧基、磷酸基等）发生共价结合，导致生物大分子丧失活性，或使DNA分子发生断裂。

烷化剂属细胞毒类药物，不但能抑制增生活跃的肿瘤细胞，对增生较快的正常细胞，如骨髓细胞、肠上皮细胞和生殖细胞等，也会产生抑制作用。临床上，烷化剂属于细胞周期非特异性药物，能作用于细胞周期的各个阶段，但是对 G1 后期和 S 期的细胞毒性更强。由于选择性不高，会产生恶心、呕吐、骨髓抑制等副作用，同时容易产生耐药性。

按化学结构类型，烷化剂可分为氮芥类（nitrogen mustards）、乙撑亚胺类、甲基磺酸酯类、亚硝基脲类和金属铂配合物类等。

一、氮　芥　类

（一）氮芥类药物的发现、结构特点和作用机制

氮芥类药物是一类含有 β-氯乙胺基团的化合物，是最早开发的一类抗肿瘤药。氮芥类药物的发现源于第一次世界大战期间作为毒气使用的芥子气，最初发现芥子气对淋巴癌有治疗作用，但是毒性太大，不适合临床应用。后来在芥子气的基础上发展出氮芥类抗肿瘤药。

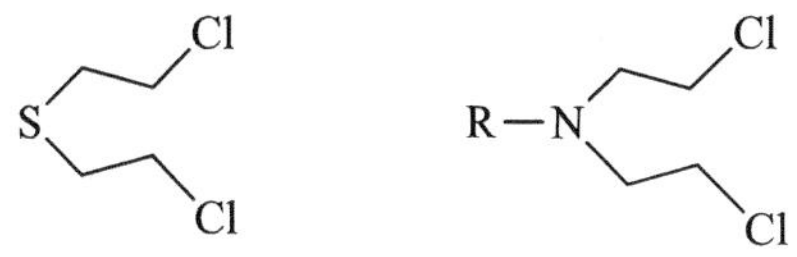

芥子气　　　　　　　氮芥类

氮芥类药物的结构由两部分组成：β-氯乙胺基为烷基化部分，是抗肿瘤活性的功能基；R 为载体部分，不但可影响烷基化基团的选择性和生物活性，而且还影响药物的体内吸收、分布等药物代谢动力学性质。因此，选择不同的载体，可以达到改善药物代谢动力学性质、提高选择性和疗效、降低毒性的目的，对氮芥类药物的设计具有重要的意义。根据载体结构的不同，氮芥类药物又可分为脂肪氮芥、芳香氮芥、氨基酸及多肽氮芥、杂环氮芥等。

氮芥类药物的烷基化作用历程与载体结构有关。脂肪氮芥的氮原子碱性较强，在游离状态和生理 pH（7.4）时，易生成高度活泼的乙撑亚胺离子，为强亲电性的烷化剂。脂肪氮芥对肿瘤细胞的杀伤能力较大，抗瘤谱较广，但选择性差，毒性较大。脂肪氮芥的烷基化历程是双分子亲核取代反应（S_N2），反应速率取决于烷化剂和亲核中心的浓度（图 14-1）。

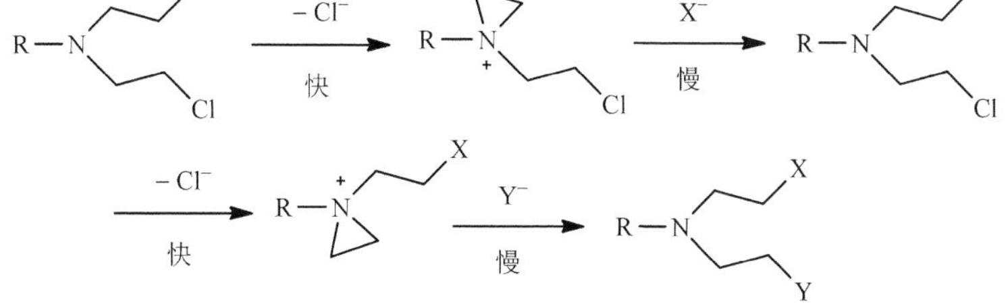

图 14-1　脂肪氮芥的体内烷基化过程

为降低脂肪氮芥的毒性，提高其选择性，可通过选择不同的载体基团，降低氮原子上的电子云密度，减弱氮原子的碱性，从而降低氮芥的烷基化能力。将氮芥上的 R 基团用芳香环取代，可得到芳香氮芥。氮原子的孤对电子和芳香环产生共轭作用，使氮原子的碱性降低。芳香氮芥的烷基化作用机制与脂肪氮芥不同，首先失去氯原子形成碳正离子中间体，其次与亲核中心作用，烷基化历程属于单分子亲核取代反应（S_N1），反应速率取决于烷化剂的浓度。与脂肪氮芥相比，芳香氮芥的烷基化能力比较低，因此抗肿瘤活性也较弱，但是毒性也相对较小（图 14-2）。

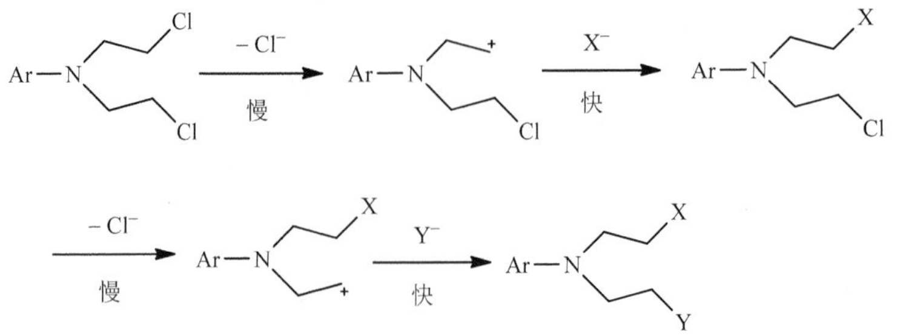

图 14-2　芳香氮芥的体内烷基化过程

　　氮芥类药物及大多数烷化剂主要是通过与 DNA 上的鸟嘌呤或胞嘧啶碱基发生烷基化反应，产生 DNA 链内、链间交联而抑制 DNA 的合成。

（二）氮芥类药物的发展和常用药物

　　盐酸氮芥（chlormethine hydrochloride）是最早应用于临床的抗肿瘤药，于 1949 年批准上市，主要用于恶性淋巴瘤和霍奇金病，对急性白血病无效，且毒副作用较大。

　　在盐酸氮芥基础上引入 N→O 结构，得到盐酸氧氮芥，使氮原子碱性降低，从而降低了抗肿瘤活性，毒性也同时降低。氧氮芥在体内还原成氮芥而发挥作用。

　　在芳香氮芥的环上引入一些其他基团可以改善该类药物的性质，如苯丁酸氮芥（chlorambucil，又称瘤可宁，leukeran），1957 年被批准上市，临床上用其钠盐，水溶性好，口服易吸收，用于治疗慢性淋巴细胞白血病。

　　在氮芥的载体部分引入天然氨基酸，可以增加药物在肿瘤部位的浓度，从而增加药物的疗效。例如，用苯丙氨酸为载体，得到美法仑（melphalan，L-溶肉瘤素），对卵巢癌、乳腺癌、恶性淋巴瘤、多发性骨髓瘤、慢性淋巴细胞和粒细胞白血病等疗效较好，但是需要注射给药。我国科学家对美法仑进行了结构改造，对苯丙氨酸的氨基进行甲酰化，得到了氮甲（formylmerphan，甲酰溶肉瘤素），临床上对睾丸精原细胞瘤疗效显著，对多发性骨髓瘤、恶性淋巴瘤也有一定疗效，可口服给药，比美法仑作用强而毒性小。

　　为降低氮芥类药物的毒性，提高活性和选择性，除了利用不同的载体外，还运用前药策略来设计新化合物。有报道发现肿瘤细胞中磷酰胺酶的活性高于正常细胞，而且吸电子的磷酰基可降低氮原子的碱性，从而降低烷基化能力。基于以上设计思路，在氮芥基团的氮原子上引入环状磷酰胺内酯，得到了环磷酰胺（cyclophosphamide）。在环磷酰胺基础上改变其中一个氯乙基的位置得到了异环磷酰胺（ifosfamide）。环磷酰胺和异环磷酰胺在体外均无活性，在体内代谢活化后发挥疗效。

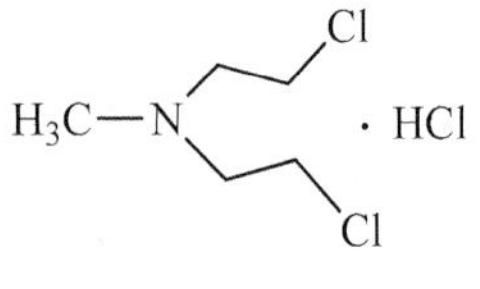

盐酸氮芥 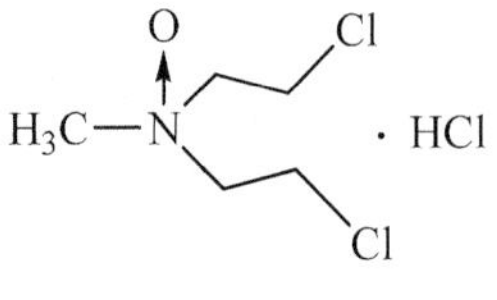　　　　　　　　盐酸氧氮芥 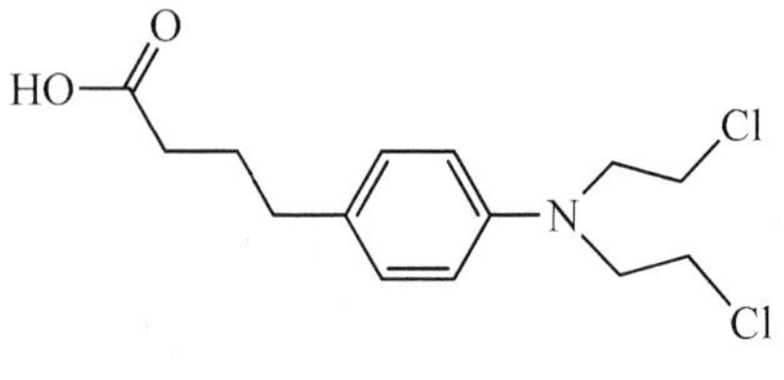　　　　　　　苯丁酸氮芥

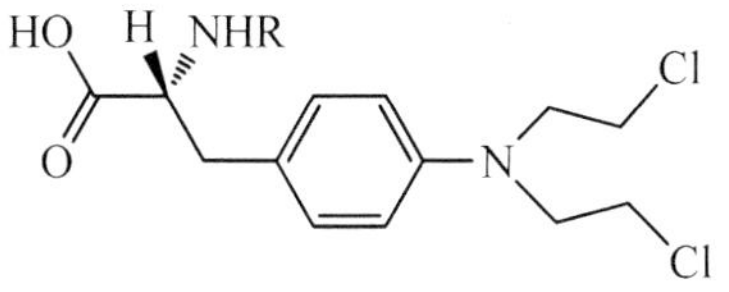

美法仑　R=H
氮甲　　R=CHO

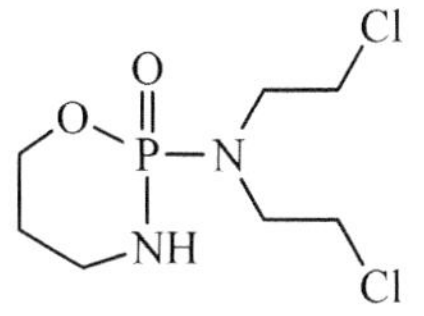

环磷酰胺

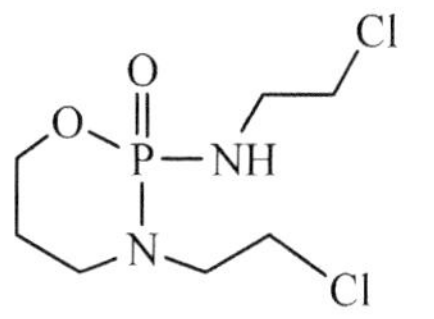

异环磷酰胺

典型药物介绍

环磷酰胺（cyclophosphamide）

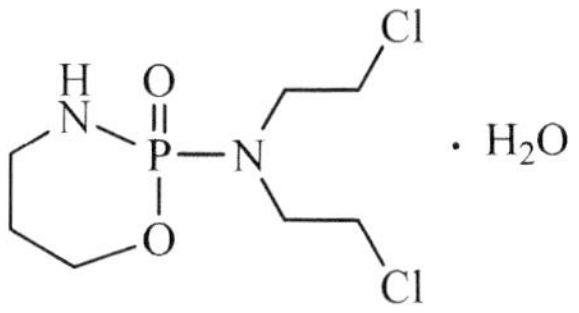

化学名：P-[N,N-双(β-氯乙基)]-1-氧-3-氮-2-磷杂环己烷-P-氧化物一水合物，N,N-bis (2-chloroethyl)-1,3,2-oxazaphosphinan-2-amine 2-oxide monohydrate。

性状：本品为白色结晶或结晶性粉末，熔点 48.5～52℃，失去结晶水即液化。在乙醇中易溶，在水或丙酮中溶解。

化学性质：在室温中稳定。在水溶液中不稳定，遇热易分解，故应在溶解后短期内使用。

案例 14-1

环磷酰胺是目前应用较为广泛的氮芥类烷化剂，对正常细胞的毒性比其他氮芥小，选择性较强。

问题：

分析环磷酰胺比其他氮芥毒性小、选择性强的原因。

合成路线：环磷酰胺的合成是以二乙醇胺为原料，在无水吡啶中用过量三氯氧磷同时进行氯代和磷酰化，生成氮芥磷酰二氯（Ⅰ）；再与 3-氨基丙醇缩合即得油状的无水物。在丙酮中与水反应，生成一水合物而结晶析出。

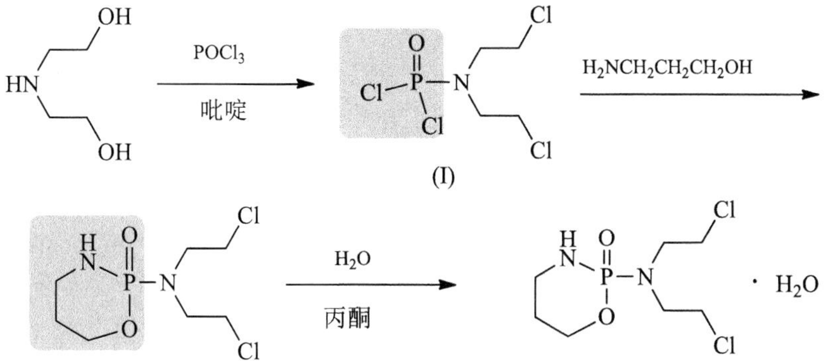

由于第一步反应使用过量的三氯氧磷，《中国药典》2020 年版要求检查产品中氯化物和磷酸盐的残留。

主要药理学用途：环磷酰胺为目前广泛应用的烷化剂，属于周期非特异性抗肿瘤药，既可口服又可注射使用。对恶性淋巴瘤、白血病、多发性骨髓瘤有效，对乳腺癌、卵巢癌、鼻咽癌也有效。毒性比其他氮芥小，但是其代谢产物丙烯醛经泌尿道排出，可导致膀胱毒性。环磷酰胺也是常用的免疫抑制剂，用于各种自身免疫性疾病，对严重风湿性关节炎、全身性红斑狼疮、儿童肾病综合征等有效，也用于器官移植时抗排异反应。

案例 14-1 分析

环磷酰胺是一个前体药物，在体外几乎无抗肿瘤作用，进入体内后经过活化而发挥作用。但是与最初设想不同，环磷酰胺并非在肿瘤细胞中被磷酰胺酶活化，而是在肝脏中被细胞色素 P450 氧化酶氧化，生成 4-羟基环磷酰胺及其互变异构体醛磷酰胺，二者在正常组织中可经酶促反应进一步氧化成无毒的代谢物 4-酮基环磷酰胺及羧酸代谢物，对正常组织几乎没有影响。肿瘤组织中因缺乏相应的酶，不能进行上述酶促反应，醛磷酰胺在肿瘤组织中经 β 消除反应生成丙烯醛、磷酰氮芥和去甲氮芥。丙烯醛、磷酰氮芥和去甲氮芥都是较强的烷化剂。因此，与其他氮芥相比，环磷酰胺选择性较强，毒性较小。

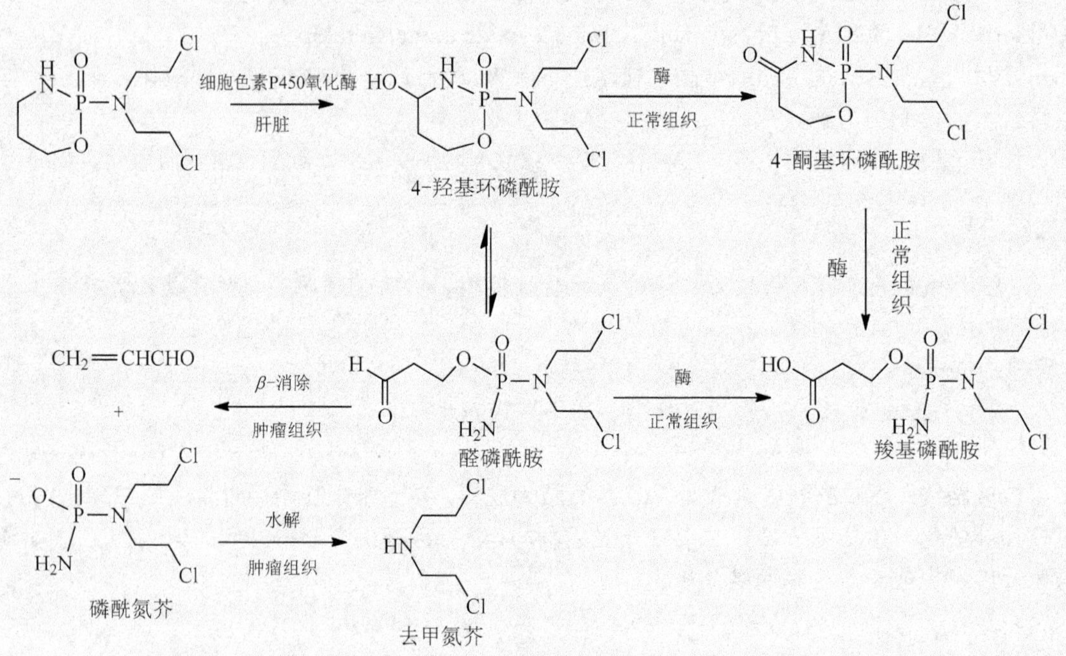

二、乙撑亚胺类

氮芥类药物开发成功以后，研究者开始寻找其他含有活性中间体的烷化剂。如前所述，脂肪氮芥在体内先转化为乙撑亚胺活性中间体而发挥烷基化作用，在此基础上合成了一系列含有乙撑亚胺活性基团的化合物，其中用于临床的主要有替派（tepa）和塞替派（thiotepa）。替派和塞替派的氮原子上连有吸电子取代基，可降低乙撑亚胺基团的反应活性，达到降低毒性的目的，在与 DNA 作用时，乙撑亚胺基团分别与核苷酸中的腺嘌呤、鸟嘌呤的 3-N 和 7-N 反应，生成烷基化产物。替派主要用于治疗白血病；塞替派对酸不稳定，不能口服，须静脉注射给药，在肝中代谢成替派而发挥作用，用于治疗卵巢癌、乳腺癌、膀胱癌和消化道癌。塞替派可看作是替派的前体药物。

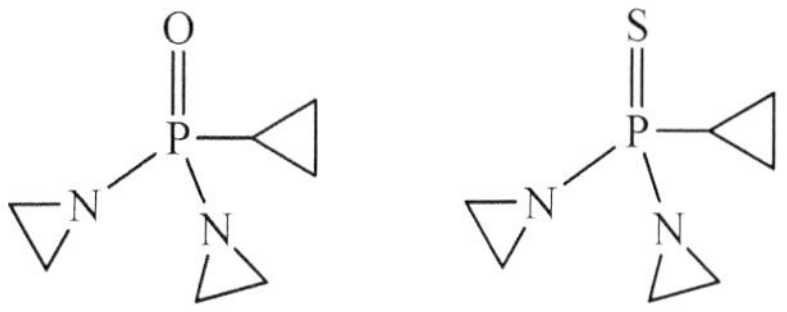

替派　　　　　塞替派

三、甲基磺酸酯类

除了含有 β-氯乙胺基团和乙撑亚胺基团的化合物可作为烷化剂之外，在碳链末端含有易离去基团的化合物，也可通过形成碳正离子而与生物大分子发生 S_N1 反应，或者直接与生物大分子发生 S_N2 反应。甲基磺酸酯基就是较好的易离去基团，因此，甲基磺酸酯类化合物成为一类有效的非氮芥类烷化剂。研究发现，含有 $1\sim8$ 个亚甲基的双甲磺酸酯具有较强的抗肿瘤活性，其中含 4 个亚甲基的双磺酸酯活性最强，即白消安（busulfan，马利兰）。

白消安属双功能烷化剂。由于甲基磺酸酯基具有较好的离去性质，使 C—O 键易断裂，在体内可与 DNA 中鸟嘌呤的氮原子发生烷基化反应；也可与蛋白质或氨基酸中的—SH 反应，使后者脱掉—SH，自身则代谢生成环状含硫化合物（图 14-3）。

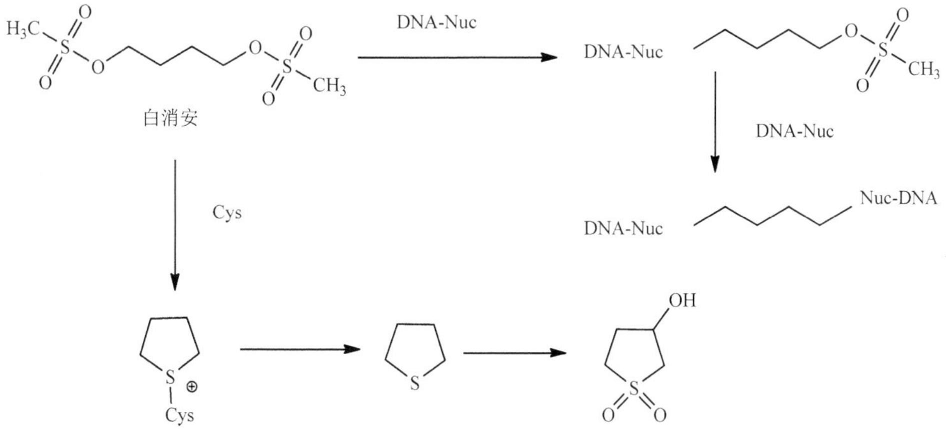

图 14-3　白消安的体内烷基化过程

白消安口服吸收良好，临床上主要用于治疗慢性粒细胞白血病，主要不良反应为消化道反应和骨髓抑制。

四、亚硝基脲类

亚硝基脲类（nitrosourea）药物都具有 β-氯乙基-N-亚硝基脲的结构单元。由于 N-亚硝基的存在，使得连接亚硝基的氮原子与相邻羰基之间的键更不稳定，在生理 pH 条件下容易发生非酶促降解反应，生成亲电性基团，使 DNA 发生烷基化。亚硝基脲类药物在酸性和碱性溶液中也很不稳定，分解时可释放氮气和二氧化碳。

亚硝基脲类的体内烷基化过程如图 14-4 所示。首先失去酸性—NH—的质子，分解生成异氰酸酯和重氮氢氧化物。异氰酸酯可与蛋白质或 RNA 发生氨甲酰化反应；重氮氢氧化物经质子化、脱水、脱氮气，产生活性碳正离子，继而与 DNA 发生烷基化和链间交联反应。

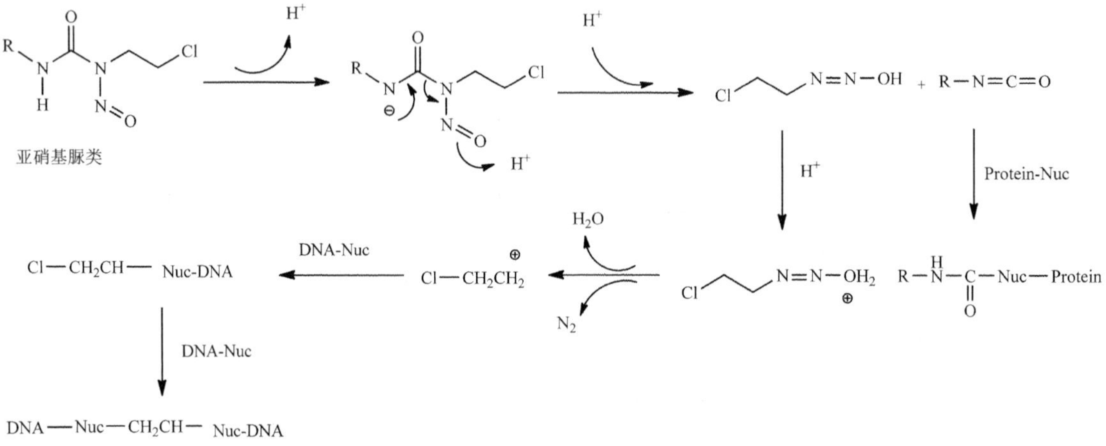

图 14-4 亚硝基脲类的体内烷基化过程

亚硝基脲类药物有卡莫司汀（carmustine，BCNU，卡氮芥）、洛莫司汀（lomustine，CCNU，环己亚硝脲）、司莫司汀（semustine，Me-CCNU，甲环亚硝脲）。卡莫司汀结构中含有两个 β-氯乙基胺基团，亲脂性较强，易通过血脑屏障，因此对脑瘤和某些中枢神经系统肿瘤的治疗效果较好。用环己基和甲环己基取代 β-氯乙基胺，分别得到洛莫司汀和司莫司汀，亲脂性降低，对脑瘤的治疗效果不如卡莫司汀，但是对肺癌、消化道肿瘤、恶性淋巴瘤等治疗效果较好。

链佐星（streptozotocin，链脲霉素）是从产色链霉菌 *Streptomyces achromogenes* 发酵液中分离得到的亚硝基脲类药物，结构中含有氨基糖，容易被胰岛 B 细胞摄取，对胰腺胰小岛细胞癌有独特的疗效。分子中的糖基部分作为载体，使水溶性增加，毒副作用降低，骨髓抑制毒性比 BCNU、CCNU 低，但是容易引起胰岛损伤，导致糖尿病的发生。将链佐星结构中的 *N*-甲基换成 β-氯乙基，得到氯脲霉素（chlorozotocin），抗肿瘤作用与链佐星相似，毒副作用更小。

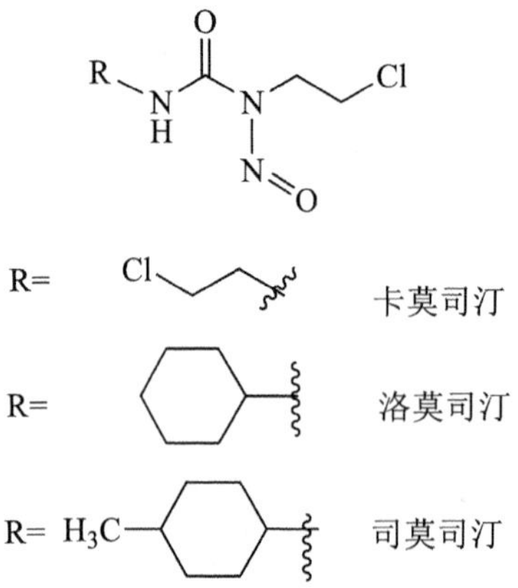

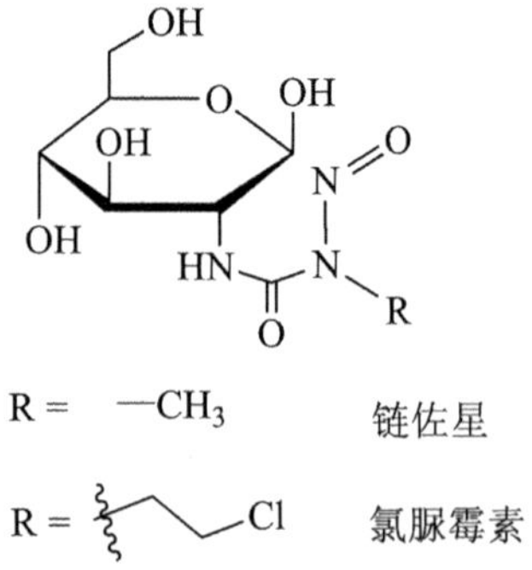

典型药物介绍

卡莫司汀（carmustine）

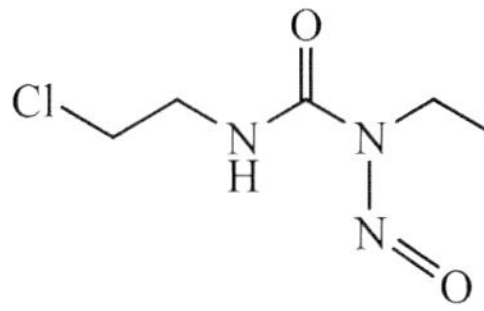

化学名：1,3-双(2-氯乙基)-1-亚硝基脲，1,3-bis(2-chloroethyl)-1-nitrosourea。

性状：本品为无色或微黄色结晶或结晶性粉末，无臭。熔点 30～32℃，熔融同时分解。在甲醇或乙醇中溶解，在水中不溶。其注射液为聚乙二醇灭菌溶液。

化学性质：卡莫司汀在酸性和碱性溶液中不稳定，分解时释放出氮气和二氧化碳。

合成路线：卡莫司汀及其他亚硝基脲类药物的合成均以氨基乙醇和脲为原料，生成 2-噁唑烷酮（Ⅰ），再与相应的胺反应开环、氯代、亚硝化，即得产品。卡莫司汀合成中用氨基乙醇开环，得到对称的开环产物。

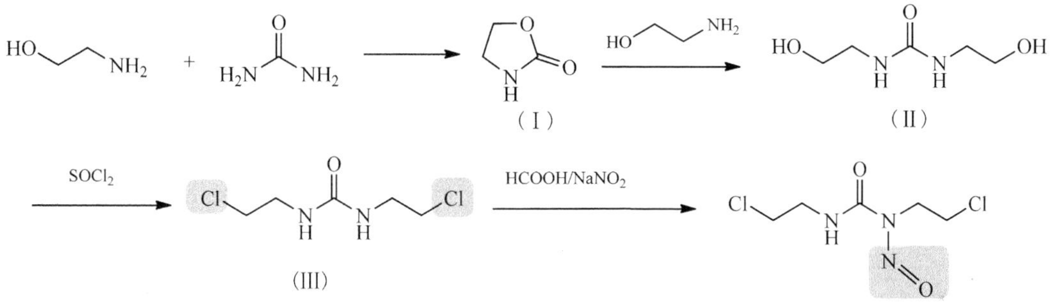

主要药理学用途：卡莫司汀进入人体后，在生理 pH 条件下，分解产生异氰酸酯和碳正离子，与蛋白质和 DNA 反应，导致 DNA 链间交联。本品需注射使用，易透过血脑屏障，临床上用于脑瘤、恶性淋巴瘤和小细胞肺癌。主要不良反应为消化道反应及迟发性骨髓抑制。

五、金属铂配合物类

（一）顺铂

顺铂（cisplatin，顺氯氨铂）早在 1845 年就被意大利化学家 Michel Peyrone 发现，但是对金属铂配合物进行抗肿瘤研究始于 1965 年，美国生物物理学家 Barnett Rosenberg 在研究电场对细菌生长的影响时，发现在氯化铵介质中铂电极周围大肠埃希菌的分裂繁殖受到抑制，经研究确认是铂电极在通电后产生的电解产物——顺铂抑制了细菌生长。随后，Rosenberg 将顺铂用于动物实验，发现顺铂对肉瘤 S-180 小鼠和白血病 L$_{1210}$ 小鼠有效，使顺铂于 1971 年进入临床试验。1978 年顺铂被美国 FDA 批准用于睾丸癌和卵巢癌的治疗，成为第一个临床应用的金属铂配合物类抗肿瘤药。

金属铂配合物的抗肿瘤作用机制是直接作用于细胞 DNA，干扰 DNA 复制和细胞分裂。其具体过程如下：金属铂配合物在细胞内水解成水合物及羟基配合物，与 DNA 的两个鸟嘌呤 7-N

或鸟嘌呤和腺嘌呤的 7-N 络合，形成封闭的螯合环，破坏了两条多核苷酸链上嘌呤与胞嘧啶之间的氢键，扰乱了 DNA 的正常双螺旋结构，使其局部变性失活而失去复制能力。反式金属铂配合物则无此作用。

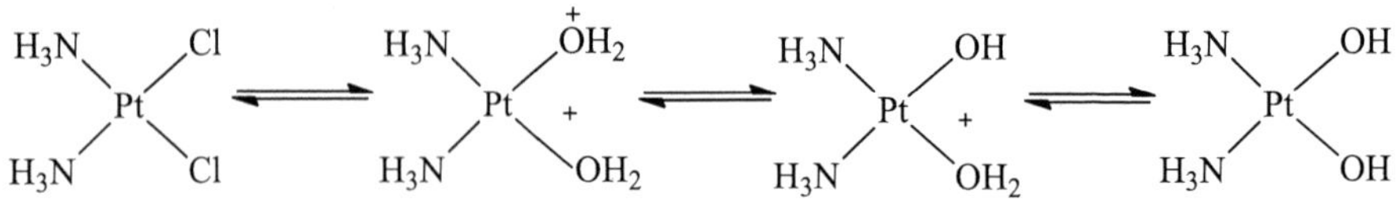

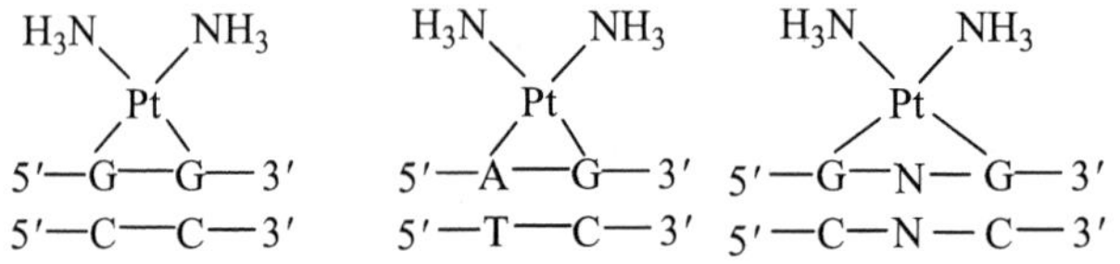

典型药物介绍

顺铂（cisplatin）

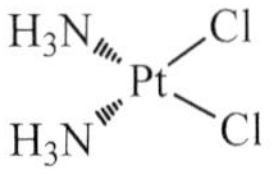

化学名：顺-二氨二氯铂，(*SP*-4-2)-diamminedichloroplatinum(II)。

性状：本品为亮黄色至橙黄色结晶性粉末，无臭。易溶于 DMSO，略溶于 DMF，微溶于水，不溶于乙醇。

案例 14-2

　　顺铂口服无效，需要静脉注射给药。顺铂注射剂中需要加入氯化钠作为辅料。

问题：

　　分析顺铂注射剂中加入氯化钠的主要原因。

化学性质：本品室温条件下对光和空气稳定，可在室温下长期储存。加热至 170℃时转化为反式，加热至 270℃时熔融并分解成金属铂。水溶液不稳定，能逐渐水解和转化为反式，生成一水合物和二水合物。

合成路线：顺铂的合成是以六氯铂酸二钾为原料，用盐酸肼或草酸钾还原得四氯铂酸二钾，在 pH = 7 的条件下与乙酸铵和氯化钾回流 1.5h，即得。

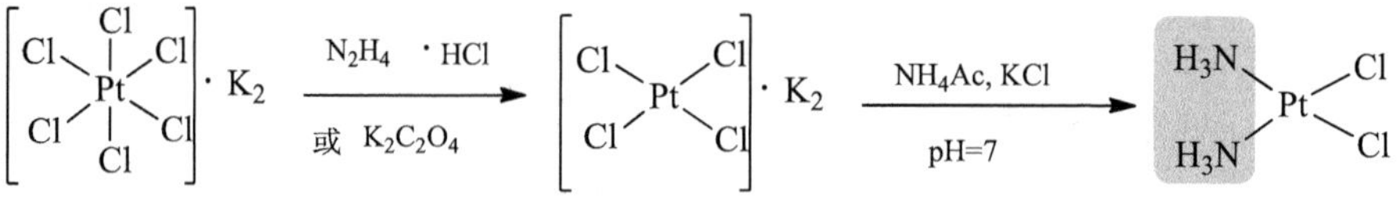

主要药理学用途：顺铂具有广谱抗肿瘤活性，临床用于治疗膀胱癌、前列腺癌、肺癌、头颈部癌、乳腺癌、恶性淋巴癌和白血病等，是目前治疗睾丸癌和卵巢癌的一线药物，为当前联合化学治疗中最常用的药物之一。但是顺铂水溶性差，口服无效，只能注射给药。有严重的肾毒性、胃肠道毒性、耳毒性和神经毒性，长期使用会产生耐药性。

案例 14-2 分析

顺铂在水溶液中不稳定，易水解生成水合物，并进一步生成无抗癌活性且有剧毒的二聚体。该毒性二聚体在氯化钠水溶液中不稳定，可迅速转化为顺铂。因此，顺铂注射剂中添加氯化钠可以避免二聚体造成的毒性。

（二）其他金属铂配合物

作为第一代金属铂配合物的顺铂在临床应用中出现毒副作用严重、水溶性差、耐药性等问题，为克服顺铂的缺点，寻找高效低毒的金属铂配合物，用不同的胺类和各种有机酸与铂（Ⅱ）络合，合成了一系列金属铂配合物（表 14-1）。

表 14-1　金属铂配合物类抗肿瘤药

药物名称	化学结构	作用特点
卡铂		治疗小细胞肺癌、卵巢癌、睾丸癌、头颈部鳞癌等，肾毒性、耳毒性、神经毒性均较轻。需注射给药
奈达铂		广谱，用于头颈部癌、小细胞肺癌、非小细胞肺癌、食管癌、膀胱癌、睾丸癌、卵巢癌、宫颈癌。水溶性好，毒副作用少
奥沙利铂		对大肠癌、卵巢癌有较好疗效，对胃癌、非霍奇金淋巴瘤、非小细胞肺癌、头颈部肿瘤有一定疗效。对其他铂类药物耐药者仍有效
洛铂		主要用于治疗乳腺癌、小细胞肺癌和慢性粒细胞白血病，对耐顺铂的肿瘤株仍有效。毒性与卡铂相似，肾毒性较低

卡铂（carboplatin）是 1986 年批准上市的第二代金属铂配合物，与顺铂的结构不同的是，卡铂用二羧酸酯双齿配体代替了氯离子配体，溶解度大大改善（17mg/ml），比顺铂提高了 17 倍，稳定性也得到提高。本品仍需注射给药，抗肿瘤活性与顺铂类似，但肾毒性、耳毒性和消化道反应均有所降低。

奈达铂（nedaplatin）即顺式-乙醇酸二氨合铂（Ⅱ），是 1995 年在日本上市的第二代铂配合物类药物。奈达铂水溶性好，毒副作用小，对大部分实体瘤有效。

奥沙利铂（oxaliplatin）是 1996 年批准上市的第一个手性金属铂配合物，属第三代金属铂配合物类抗肿瘤药，为草酸根（1R，2R-环己二胺）合铂（Ⅱ）。奥沙利铂性质稳定，水溶解度介于顺铂和卡铂之间，是第一个对结肠癌有效的金属铂配合物，可用于对顺铂和卡铂耐药的肿瘤株。

洛铂（lobaplatin）为 1,2-二氨基环丁烷-乳酸合铂（Ⅱ），第三代铂类抗肿瘤药，2005 年在我国率先批准上市。洛铂溶解度好，在水中稳定，肾毒性低，无交叉耐药性。

通过对大量铂配合物的抗肿瘤活性研究，总结出这类化合物的基本构效关系如下所示。

（1）中性配合物一般比离子配合物具有更高的抗肿瘤活性。

（2）烷基铂胺或环烷基铂胺取代顺铂中的氨，可明显增加治疗指数。

（3）双齿配位体代替单齿配位体可增加活性。

（4）取代的配位体要有适当的水解速率。水解速率和药物活性有如下的关系：

$$NO_3^- > H_2O > Cl^- > Br^- > I^- > N_3^- > SCN^- > NH_3 > CN^-$$

高毒性　　　活性　　　　非活性　　　　低毒性

（5）平面正方形或八面体构型的金属铂配合物活性高。

第2节　抗代谢药物

抗代谢药物（antimetabolites）在肿瘤的化学治疗上具有重要地位，约占肿瘤化学治疗药物的 40% 左右。抗代谢药物通过抑制 DNA 合成中所需的叶酸、嘌呤、嘧啶及嘧啶核苷途径，导致肿瘤细胞死亡。抗代谢药物一般是利用生物电子等排原理对代谢物的结构进行细微改变而得，因此抗代谢药物的结构与代谢物的结构非常相似。常用的抗代谢抗肿瘤药有嘧啶拮抗物、嘌呤拮抗物、叶酸拮抗物等。

抗代谢药物的抗瘤谱比烷化剂窄，临床上用于治疗白血病、绒毛膜上皮癌和某些实体瘤，一般无交叉耐药性。和其他细胞毒类药物相似，抗代谢药物对增殖较快的正常组织如骨髓、消化道黏膜等也有一定的毒性。

一、嘧啶拮抗物

嘧啶和嘌呤都是核酸的重要组成部分，它们的拮抗物可干扰核酸的生物合成，从而抑制肿瘤细胞的增生。嘧啶拮抗物主要有尿嘧啶衍生物和胞嘧啶衍生物。

（一）尿嘧啶衍生物

尿嘧啶比其他嘧啶掺入肿瘤组织的速度更快，根据电子等排原理用卤素原子取代尿嘧啶环上的氢原子得到尿嘧啶衍生物，其中氟尿嘧啶的抗肿瘤作用最强。

氟尿嘧啶（fluorouracil，5-FU）是用氟原子取代尿嘧啶中的 5 位氢原子得到的药物。由于氟的原子半径与氢的原子半径相近，氟原子取代后分子体积几乎不变，且 C—F 键很稳定，不易代谢分解，因此含氟药物近年来普遍受到人们关注。

氟尿嘧啶虽然抗肿瘤活性较好，但毒性较大，尤其是消化道反应和骨髓抑制作用大。为降低毒性、提高疗效，研制了大量氟尿嘧啶衍生物，其中大部分是氟尿嘧啶的前体药物。

替加氟（tegafur，呋氟尿嘧啶）和双呋啶（difuradin，双呋氟尿嘧啶）分别为氟尿嘧啶的氮原子上取代单四氢呋喃环和双四氢呋喃环的衍生物，二者均为氟尿嘧啶的前药，在体内转化为氟尿嘧啶而发挥作用，适应证与氟尿嘧啶相似，但是毒性降低。双呋啶与替加氟相比作用时间更长，不良反应更轻。

卡莫氟（carmofur）也是氟尿嘧啶的前药，在体内缓慢释放出氟尿嘧啶而起作用，抗瘤谱广，化疗指数高，特别是对结直肠癌的疗效较为突出。

去氧氟尿苷（doxifluridine）在体内被嘧啶核苷磷酸化酶转化为氟尿嘧啶而发挥作用。嘧啶核苷磷酸化酶在肿瘤组织中的活性比正常组织高，因而去氧氟尿苷在肿瘤组织中转化成氟尿嘧啶的速度较快，对肿瘤组织有一定的选择性。

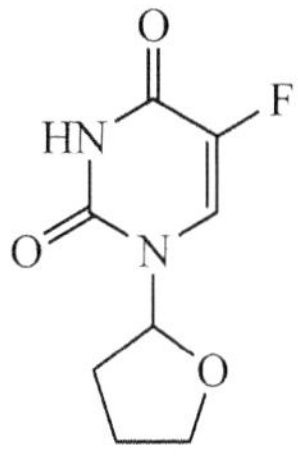

替加氟 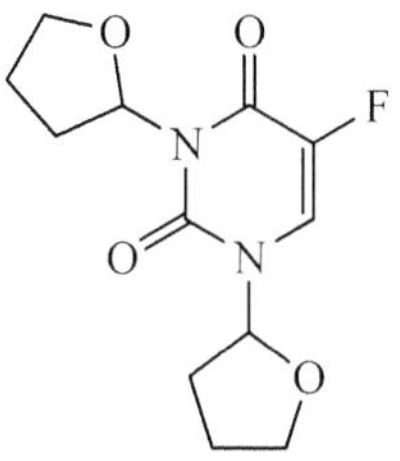　　　　　双呋啶 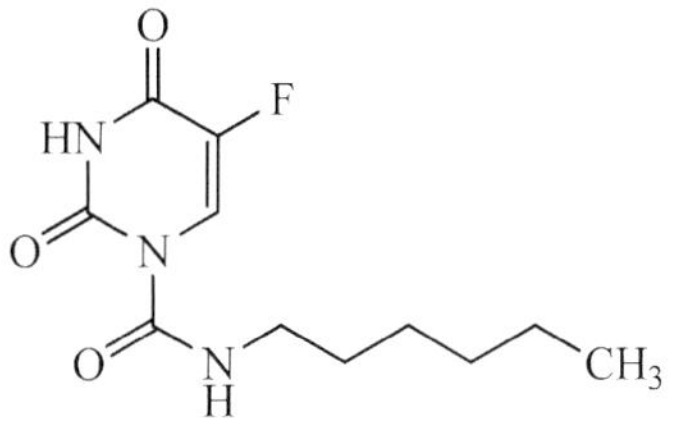　　　　　卡莫氟 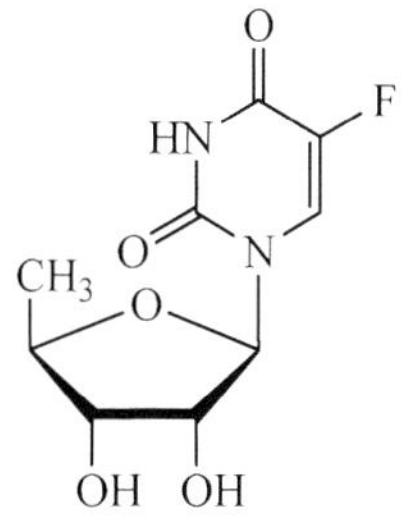　　　　　去氧氟尿苷

典型药物介绍

氟尿嘧啶（fluorouracil）

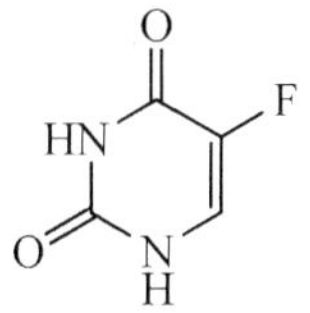

化学名：5-氟-2,4(1*H*,3*H*)-嘧啶二酮，5-fluoro-2,4(1*H*,3*H*)-pyrimidinedione，简称 5-FU。

性状：本品为白色或类白色结晶性粉末，熔点 281～284℃（分解）。略溶于水，微溶于乙醇，不溶于三氯甲烷；可溶于稀盐酸或氢氧化钠溶液。

化学性质：氟尿嘧啶在空气及水溶液中非常稳定。在亚硫酸氢钠水溶液中不稳定，易与亚硫酸氢根离子发生反应。

合成路线：氟尿嘧啶的合成是用氯乙酸乙酯在乙酰胺中与无水氟化钾反应，生成氟乙酸乙酯（Ⅰ），然后在甲醇钠作用下与甲酸乙酯缩合得氟代甲酰乙酸乙酯烯醇型钠盐（Ⅱ），再与甲基异脲缩合成环（Ⅲ），最后用稀盐酸水解即得本品。

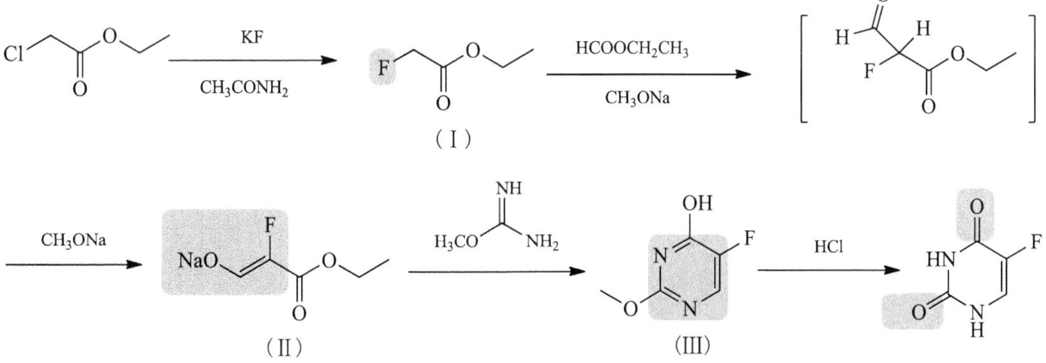

主要药理学用途：本品为胸苷酸合成酶抑制剂。氟尿嘧啶在体内首先转化为氟尿嘧啶脱氧核苷酸，与胸苷酸合成酶结合，抑制胸腺嘧啶脱氧核苷酸的合成，从而抑制 DNA 合成，导致

肿瘤细胞死亡。本品抗瘤谱广，对多种肿瘤如消化道肿瘤、乳腺癌、卵巢癌、绒毛膜上皮癌、子宫颈癌、膀胱癌等有效。口服吸收不完全，可静脉及腔内注射。不良反应包括骨髓抑制、消化道反应。

（二）胞嘧啶衍生物

在研究尿嘧啶衍生物构效关系时发现，将尿嘧啶 4 位的氧原子用氨基取代后得到的胞嘧啶衍生物，也有较好的抗肿瘤作用。

将胞嘧啶核苷中的核糖或脱氧核糖用阿拉伯糖替代，得到阿糖胞苷（cytarabine）。阿糖胞苷通过抑制 DNA 多聚酶发挥抗肿瘤作用，主要用于治疗急性粒细胞白血病。由于口服后会在肝脏中的胞嘧啶脱氨酶作用下迅速脱氨，生成无活性的尿嘧啶阿糖胞苷，因此需要静脉注射给药。

为了减少阿糖胞苷在体内代谢失活，将 4 位氨基用长链烃基进行酰化，得到了新的胞嘧啶衍生物依诺他滨（enocitabine）和棕榈酰阿糖胞苷（N-palmitoyl-arac），这两个药物均为阿糖胞苷的前药，在体内代谢为阿糖胞苷而起作用，抗肿瘤作用比阿糖胞苷强而持久。

安西他滨（ancitabine，环胞苷）是合成阿糖胞苷的中间体，体内代谢比阿糖胞苷慢，作用时间长，副作用较轻。吉西他滨（gemcitabine）为 2′-脱氧-2′，2′-二氟代胞苷，作用机制和阿糖胞苷相同，在细胞内代谢成二磷酸核苷和三磷酸核苷发挥作用。吉西他滨在体内能抑制脱氧胞嘧啶脱氨酶，减少细胞内代谢物的降解，对胰腺癌和非小细胞肺癌等多种实体瘤有效。

氮杂胞苷（azacitidine，阿扎胞苷）是用 N 替代阿糖胞苷嘧啶环上的 5-CH 得到的电子等排体，在体内转化为氮杂胞嘧啶核苷酸发挥作用，主要用于急性粒细胞白血病。

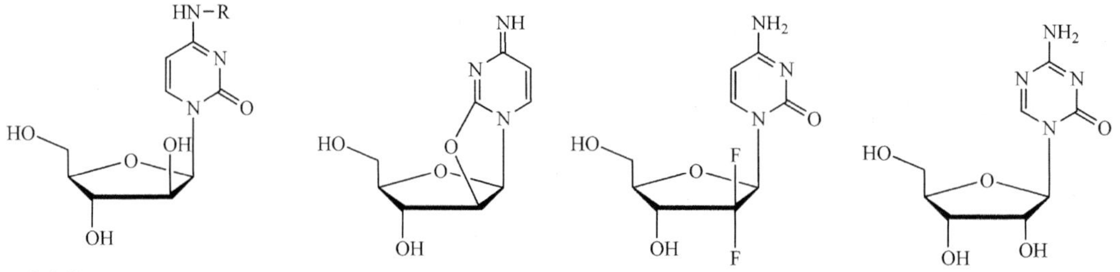

阿糖胞苷	R＝H
依诺他滨	R＝—C_{21}H_{43}CO
棕榈酰阿糖胞苷	R＝—C_{15}H_{31}CO

安西他滨   吉西他滨   氮杂胞苷

典型药物介绍

盐酸阿糖胞苷（cytarabine hydrochloride）

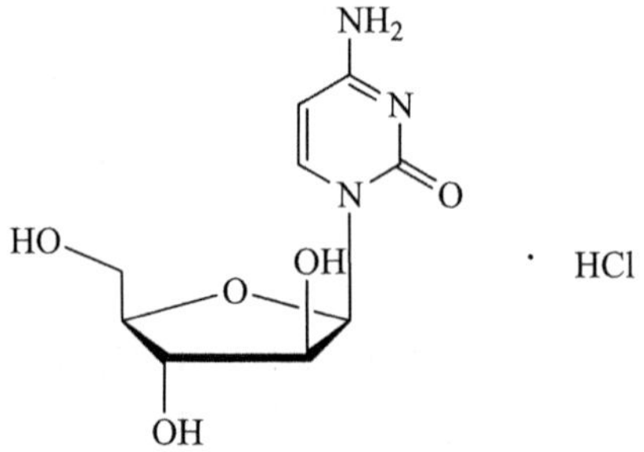

化学名：1-β-D-阿拉伯呋喃糖基-4-氨基-2(1H)-嘧啶酮盐酸盐，4-amino-1-β-D-arabinofuranosyl-2(1H)-pyrimidinone hydrochloride。

性状：本品为白色或类白色细小针状结晶或结晶性粉末，熔点 189～195℃（分解）。在水中极易溶解，在乙醇中略溶，在乙醚中几乎不溶。

化学性质：盐酸阿糖胞苷在水溶液中不稳定，在酸性和中性溶液中可水解脱氨生成阿糖尿苷，在碱性溶液中水解更快。本品对温度较敏感，可在放置过程中发生降解，产生阿糖尿苷、尿苷和尿嘧啶。《中国药典》2020 年版要求对盐酸阿糖胞苷原料药中的这三种杂质进行限量检查。

合成路线：本品的合成以 D-阿拉伯糖为起始原料，在甲醇中与氰胺作用，生成 2-氨基-D-阿糖噁唑啉（Ⅰ），再与 2-氯丙烯氰反应，生成分子内成环产物（Ⅱ），脱氯化氢制得环胞苷，用氨水开环后，盐酸成盐即得。

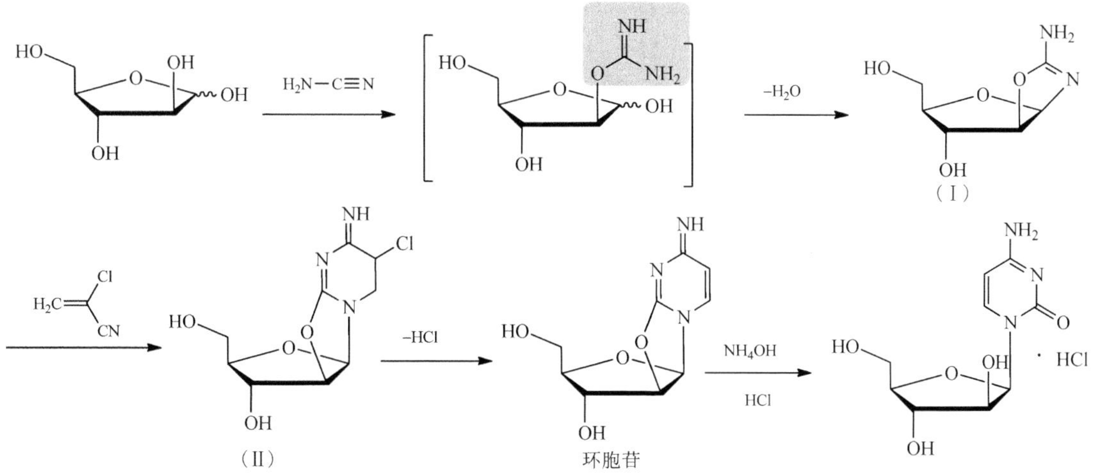

案例 14-3

在盐酸阿糖胞苷的传统合成工艺中，中间体 2-氨基-D-阿糖噁唑啉（Ⅰ）与丙烯氰直接反应生成环胞苷。而在上述改进工艺中，用 2-氯丙烯氰代替了丙烯氰，经过环合、脱氯化氢两步反应生成环胞苷。

问题：

在盐酸阿糖胞苷的改进合成工艺中为什么要用 2-氯丙烯氰代替传统合成工艺中的丙烯氰？

主要药理学用途：本品在体内转化为活性的三磷酸阿糖胞苷（Ara-CTP）而发挥抗肿瘤作用。Ara-CTP 与三磷酸脱氧胞苷竞争，抑制 DNA 多聚酶，干扰核苷酸掺入 DNA，并能抑制核苷酸还原酶，阻止核苷酸转变为脱氧核苷酸，影响 DNA 的合成，抑制细胞生长，属于作用于 S 期的细胞周期特异性药物。本品主要治疗急性粒细胞白血病及消化道肿瘤，对多数实体瘤无效。口服吸收差，一般是通过静脉连续滴注给药。

案例 14-3 分析

传统合成工艺中使用丙烯氰，虽然反应步骤少，但是该试剂属易燃、易爆、剧毒品，不利于工业化生产。改用 2-氯丙烯氰，克服了丙烯氰易燃、易爆、刺激性大的缺点，在工业化生产中更为安全。

二、嘌呤拮抗物

腺嘌呤和鸟嘌呤是 DNA 和 RNA 的重要组分，次黄嘌呤是腺嘌呤和鸟嘌呤生物合成的重要中间体。嘌呤类抗代谢物主要有次黄嘌呤衍生物和鸟嘌呤衍生物。

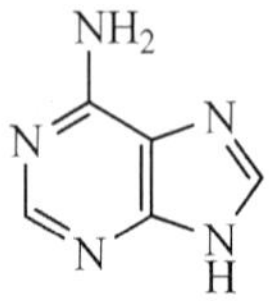

| 腺嘌呤 | 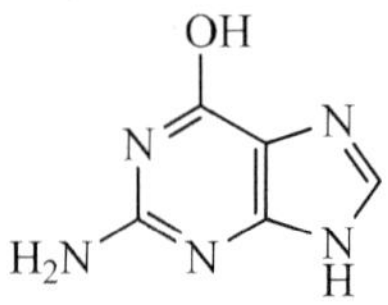 鸟嘌呤 | 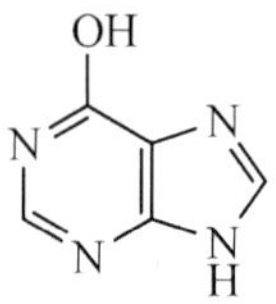 次黄嘌呤 | 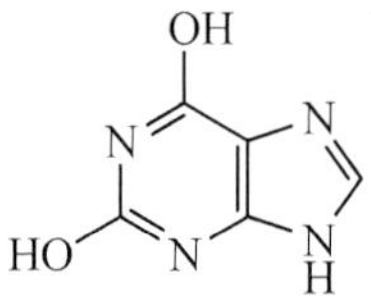 黄嘌呤 |

巯嘌呤（mercaptopurine，6-MP）是嘌呤类抗代谢药物的代表，是次黄嘌呤的生物电子等排体，在体内经酶促转化为有活性的硫代肌苷酸发挥作用，用于各种急性白血病的治疗。由于 6-MP 水溶性差，我国学者利用 S—S 键在亚硫酸钠作用下断裂形成水溶性 S—SO$_3$Na 的原理，研制出了水溶性的 6-MP 衍生物——磺巯嘌呤钠（sulfomercapine sodium，溶癌呤），不仅增加了水溶性，而且降低了毒性。因为肿瘤组织酸性比正常组织强，巯基化合物含量也比较高，使磺巯嘌呤钠的 S—SO$_3$Na 键在肿瘤组织中更容易分解，释放出 6-MP，因此增加了药物对肿瘤组织的选择性。

对鸟嘌呤的结构进行同样的改造，得到了鸟嘌呤类似物巯鸟嘌呤（thioguanine，6-TG）。6-TG 在体内转化为硫代鸟嘌呤核苷酸，阻止嘌呤核苷酸的相互转化，影响 DNA 和 RNA 的合成，作用与用途类似于 6-MP。

喷司他丁（pentostatin）是次黄嘌呤的六元环扩环之后得到的衍生物，对腺苷酸脱氨酶（ADA）有很强的抑制作用，通过抑制 ADA 使细胞的脱氧腺苷三磷酸（dATP）水平增高，dATP 通过抑制核糖核苷酸还原酶而阻断 DNA 的生物合成，还能抑制 RNA 合成和增强对 DNA 的损伤，主要用于白血病的治疗。

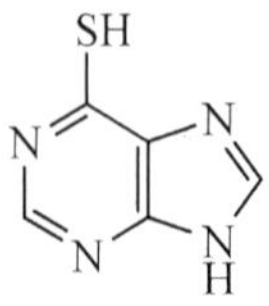

| 6-MP | 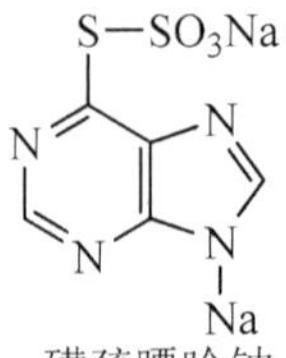 磺巯嘌呤钠 | 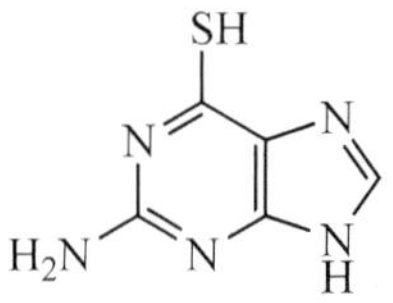 6-TG | 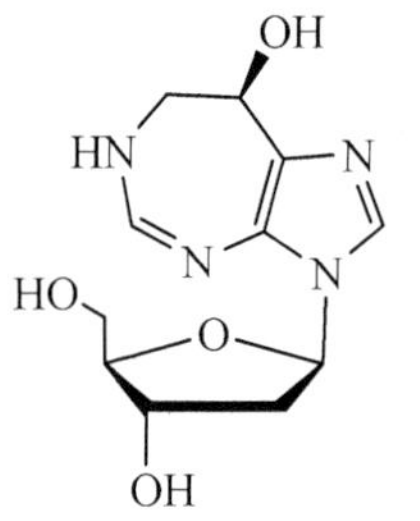 喷司他丁 |

典型药物介绍

巯嘌呤（mercaptopurine）

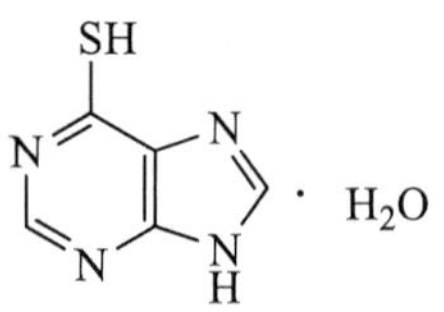

化学名：6-嘌呤硫醇一水合物，1,7-dihydro-6*H*-purine-6-thione monohydrate，6-MP。

性状：本品为黄色结晶性粉末，无臭。在水或乙醇中极微溶解，在乙醚中几乎不溶。

化学性质：本品遇光易变色，需避光、密封保存。

主要药理学用途：6-MP 是抑制嘌呤合成途径的细胞周期特异性药物。在体内经酶促转化为硫代肌苷酸，抑制腺酰琥珀酸合成酶，阻断肌苷酸转化为腺苷酸（AMP）；同时抑制肌苷酸脱氢酶，阻断肌苷酸转化为黄嘌呤核苷酸，从而抑制 DNA 和 RNA 的合成。临床用于绒毛膜上皮癌、恶性葡萄胎、急性淋巴细胞白血病等。

三、叶酸拮抗物

叶酸（folic acid）也叫维生素 B_9，是一种水溶性维生素。叶酸是核酸生物合成的代谢物，也是红细胞发育生长的重要因子。四氢叶酸作为体内一碳单位转移酶系的辅酶，参与嘌呤和胸腺嘧啶的合成，在细胞 DNA 和 RNA 合成中发挥作用。临床上叶酸用于抗贫血及预防畸胎。

当叶酸缺乏时，可致体内白细胞减少，因此叶酸拮抗物可用于急性白血病的治疗。甲氨蝶呤（methotrexate，MTX）是最早应用于临床的抗叶酸药物，不但对白血病有效，对多种实体瘤也有较好疗效。

甲氨蝶呤是叶酸类似物，相当于用氨基替代叶酸蝶啶基中的羟基而得到的衍生物。甲氨蝶呤与二氢叶酸还原酶不可逆结合，使二氢叶酸不能转化为四氢叶酸，从而影响辅酶 F 的生成，干扰胸腺嘧啶脱氧核苷酸和嘌呤核苷酸的合成，从而抑制 DNA 和 RNA 的合成，阻碍肿瘤细胞生长。

甲氨蝶呤大剂量使用引起中毒时，可用亚叶酸钙（leucovorin calcium）解救。亚叶酸钙即甲酰四氢叶酸钙，可提供四氢叶酸，与甲氨蝶呤合用可降低毒性，不影响抗肿瘤活性。

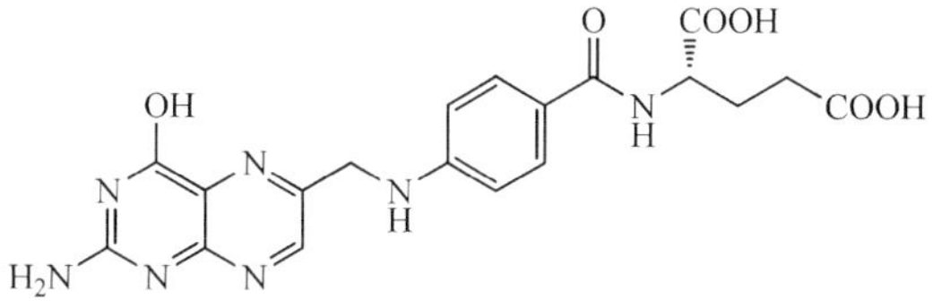

叶酸

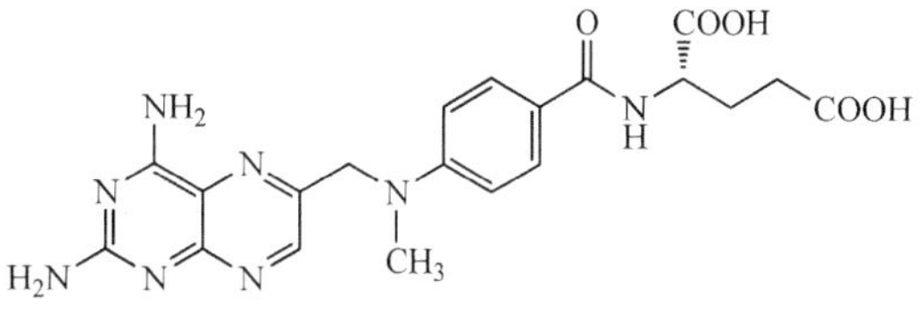

甲氨蝶呤

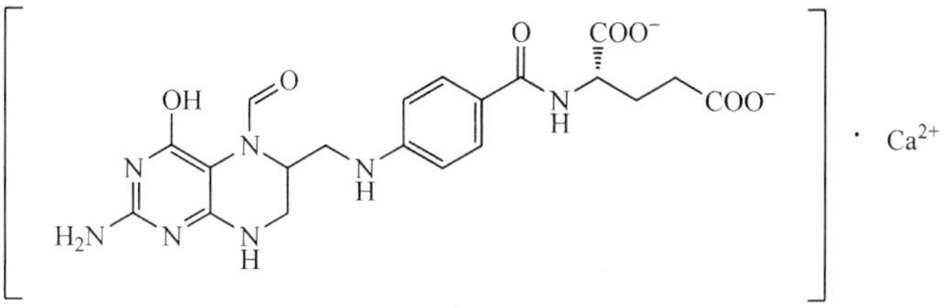

亚叶酸钙

第3节　抗肿瘤天然药物

从微生物和植物等天然资源中寻找抗肿瘤药，已成为抗肿瘤药研究的重要组成部分。据统计，1981～2008 年世界上市的抗肿瘤新药中，直接或间接来自天然产物的比例超过 70%。抗肿瘤天然药物按来源可分为抗肿瘤抗生素和抗肿瘤植物有效成分。

一、抗肿瘤抗生素

抗肿瘤抗生素是指直接或间接来源于微生物代谢产物的抗肿瘤活性物质。目前临床应用的抗肿瘤抗生素基本上都是直接作用于 DNA 或嵌入 DNA，干扰其模板功能，属于细胞周期非特异性药物。按结构分类，抗肿瘤抗生素主要有多肽类抗生素和蒽醌类抗生素两大类。

（一）多肽类抗生素

放线菌素类是从不同种放线菌 *Streptomyces* 中分离出来的一类抗生素，都包含相同的吩噁嗪酮母核和不同的多肽侧链。其中放线菌素 D（dactinomycin，更生霉素）是从放线菌 *Streptomyces parvullus* 中分离出来的一种抗生素，包含两个完全相同的五肽（*L*-苏氨酸、*D*-缬氨酸、*L*-脯氨酸、*N*-甲基甘氨酸、*L*-*N*-甲基缬氨酸），通过 *L*-苏氨酸的氨基与母核 3-氨基-1,8-二甲基-2-吩噁嗪酮-4,5-二甲酸的羧基形成酰胺键。五肽通过 *L*-苏氨酸的羟基与 *L*-*N*-甲基缬氨酸的羧基形成内酯结构。

放线菌素 D 与 DNA 以非共价作用结合，抑制以 DNA 为模板的 RNA 多聚酶，从而抑制 RNA 的合成。其平面的吩噁嗪酮母核通过氢键作用嵌入 DNA 双链的 G—C 碱基对之间，而两个环肽侧链则位于 DNA 双螺旋的小沟内，提供额外的相互作用。因此，放线菌素 D 与 DNA 具有较强的亲和力。临床用于肾母细胞瘤、神经母细胞瘤、霍奇金病、绒毛膜上皮癌等。

放线菌素D

（二）蒽醌类抗生素

蒽醌类抗生素最早于 20 世纪 60 年代从放线菌 *Streptomyces peucetius* 中被发现，迄今为止已发现了数百种蒽醌类抗生素。蒽醌类抗生素的结构特征是含有一个蒽醌并环己烷母核和一个糖苷键连接的氨基糖，结构中既有酸性酚羟基又有碱性氨基，易通过细胞膜进入肿瘤细胞，因此有很强的抗肿瘤活性。

蒽醌类抗生素的抗肿瘤作用机制与放线菌素类相似，也属于 DNA 嵌合剂，其平面的蒽醌母核嵌入双链 DNA 的碱基对之间，氨基糖部分位于 DNA 双螺旋的小沟处，引起 DNA 的裂解。主要作用于细胞周期中的 S 期。这类抗生素抗瘤谱广，主要不良反应为骨髓抑制和心脏毒性（表 14-2）。

表 14-2　临床常用蒽醌类抗生素

名称	化学结构	临床用途
多柔比星 $R_1 = R_3 = $ —OH，$R_2 = $ H 柔红霉素 $R_1 = R_2 = $ H，$R_3 = $ —OH 表柔比星 $R_1 = R_2 = $ —OH，$R_3 = $ H		乳腺癌、淋巴癌、肺癌、急性白血病 急性粒细胞及急性淋巴细胞白血病 白血病及其他实体瘤；骨髓抑制和心脏毒性较低
佐柔比星	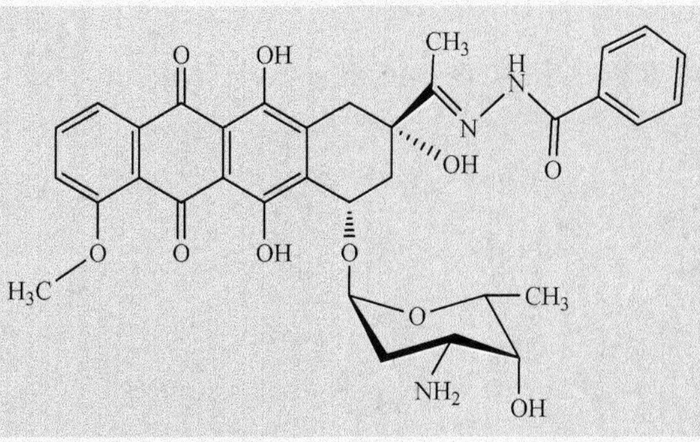	急性淋巴细胞白血病及急性原始粒细胞白血病
阿柔比星	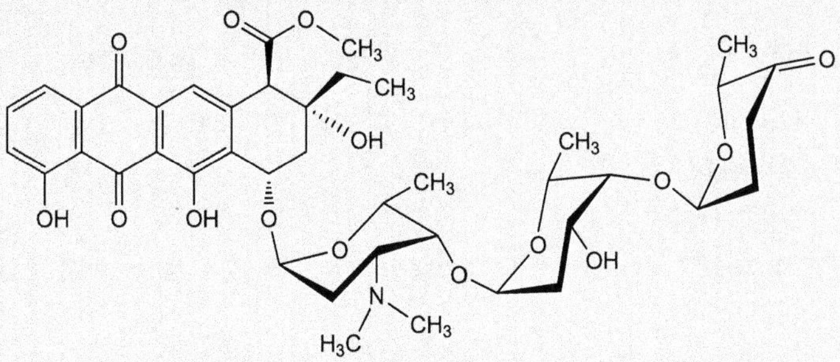	急性白血病、胃肠道癌、肺癌、乳腺癌、卵巢癌等；心脏毒性低于其他蒽醌类抗生素

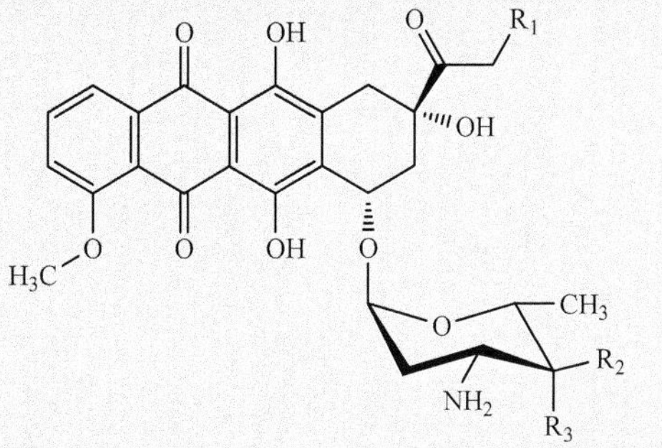

　　目前应用于临床的蒽醌类抗生素主要有多柔比星（doxorubicin）、柔红霉素（daunorubicin）、表柔比星（epirubicin）、佐柔比星（zorubicin）和阿柔比星（aclarubicin）。多柔比星和柔红霉素结构比较类似，只是 C9 侧链上的取代基略不同，因此多柔比星可以从柔红霉素经过化学转化得到，也可以全合成。表柔比星是多柔比星的氨基糖 4′-OH 的差向异构体，二者疗效相似，但是表柔比星的骨髓抑制和心脏毒性更低。佐柔比星是对柔红霉素 9 位侧链进行结构改造的衍生物，疗效与多柔比星相似。阿柔比星是放线菌 *Strepomyces galilaeus* 产生的新型蒽醌类抗生素，心脏毒性低于其他蒽醌类抗生素。

　　由于蒽醌类抗生素具有较强的心脏毒性，而且结构复杂，全合成困难，研究者在研究蒽醌类抗生素构效关系的基础上，对其结构进行简化，设计了一些具有蒽醌母核的化合物，用氨基或烃氨基侧链代替氨基糖，成功开发了合成蒽环类抗生素米托蒽醌（mitoxantrone）。米托蒽醌抗肿瘤活性是多柔比星的 5 倍，心脏毒性小。比生群（bisantrene）是继米托蒽醌之后第二个用于临床的合成蒽环类抗生素，对急性白血病和其他实体瘤有效，无明显的心脏毒性。

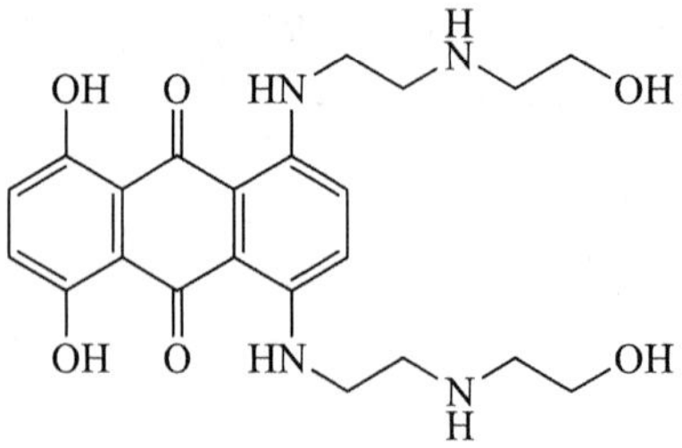

米托蒽醌 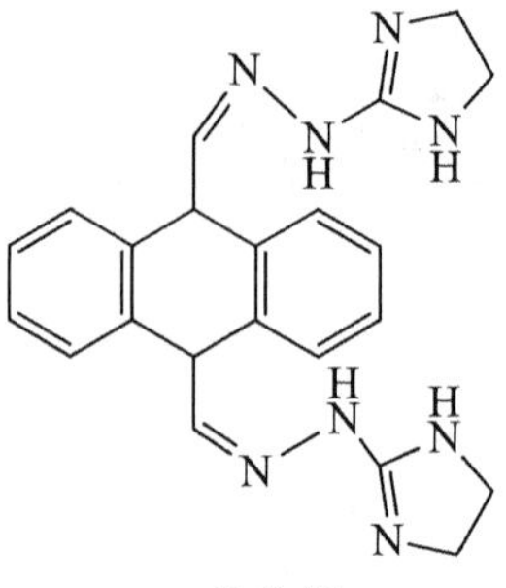　　　　　　　　　　　　　比生群

典型药物介绍

盐酸米托蒽醌（mitoxantrone hydrochloride）

· 2HCl

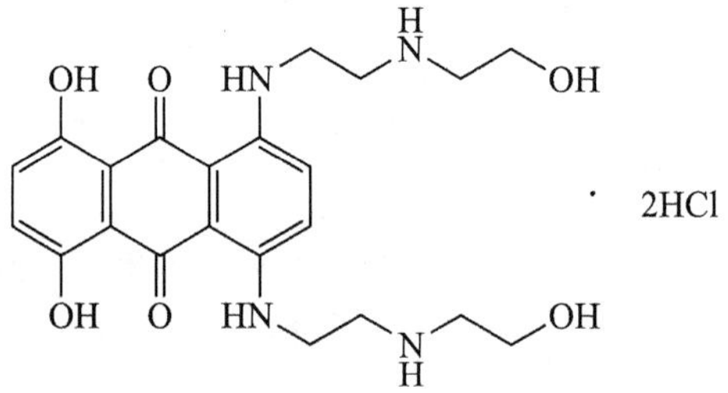

化学名：1,4-二羟基-5,8-双[[2-[(2-羟基乙基)氨基]乙基]氨基]9,10-蒽醌二盐酸盐，1,4-dihydroxy-5,8-bis(2-(2-hydroxyethylamino)ethylamino)anthracene-9,10-dione dihydrochloride。

性状：本品为蓝黑色结晶性粉末，无臭，有吸湿性。熔点 203～205℃。在水中溶解，在乙醇中微溶，在三氯甲烷中不溶。

化学性质：本品固体稳定，在碱性水溶液中可降解，降解产物为烃氨基侧链断裂或环合，结构如下所示。

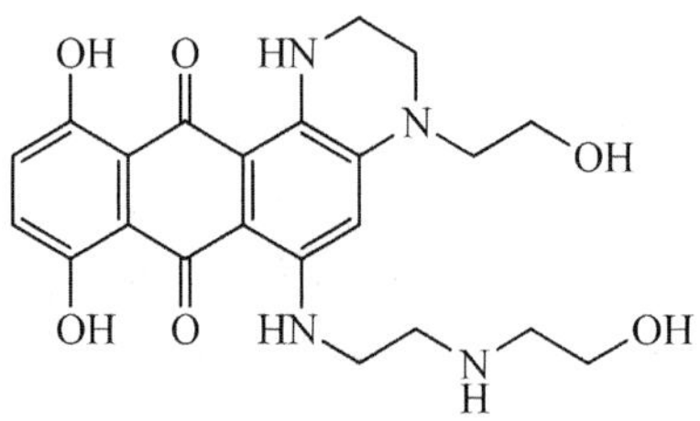

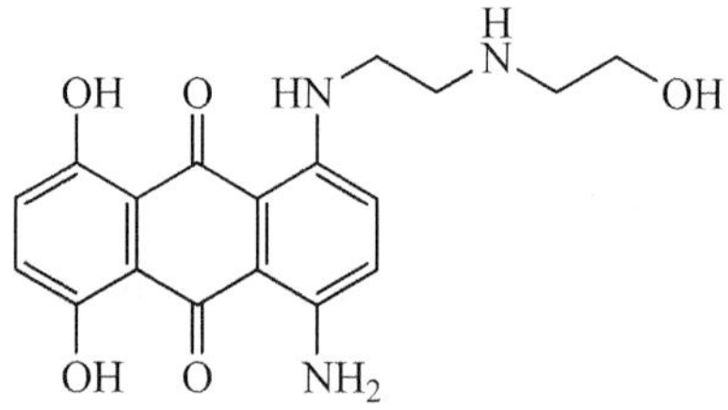

合成路线：米托蒽醌的合成是以1,8-二羟基蒽醌为原料，经硝酸氧化、硫化物还原得到1,4,5,8-四羟基蒽醌（Ⅰ），在四氯苯醌催化下与2-(2-氨基乙胺基)乙醇缩合，最后与盐酸成盐即得。

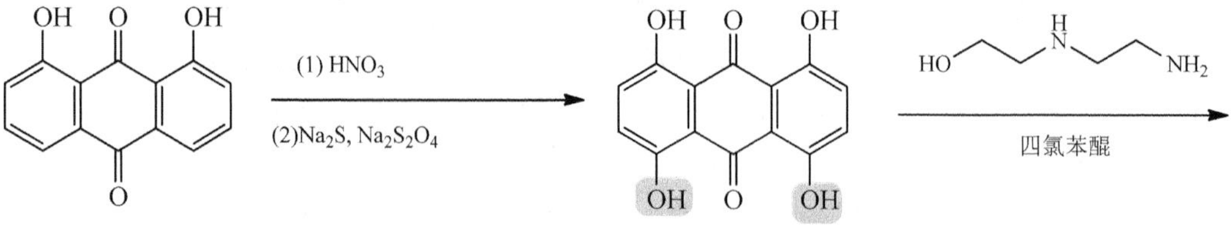

(I)

主要药理学用途：作用机制与其他蒽醌类抗生素相似，通过嵌入双链 DNA 的碱基对之间，影响 DNA 和 RNA 的合成，为细胞周期非特异性药物。抗肿瘤作用是多柔比星的 5 倍，临床主要用于乳腺癌、恶性淋巴瘤、急性白血病，对其他实体瘤也有一定疗效。心脏毒性较低。

二、抗肿瘤植物有效成分

来源于植物的天然产物，因具有结构多样性和新颖性，一直受到人们的关注，是抗肿瘤药研究领域中的重要方向。抗肿瘤天然药物研究的主要内容是从植物中发现天然抗肿瘤有效成分，并对其结构进行优化，获得疗效更好、毒性更低的半合成衍生物。有代表性的抗肿瘤植物有效成分主要包括喜树碱类、长春碱类、紫杉醇类等。

（一）喜树碱类

喜树碱（camptothecin）和羟喜树碱（hydroxycamptothecine）是从中国特有的珙桐科植物喜树 *Camptotheca acuminata* 中分离得到的生物碱。喜树碱类的化学结构由五个环稠合而成，包括喹啉环、吡咯环、吡啶酮和内酯环。天然喜树碱为右旋，分子中有一个手性中心 20*S*。

R=H   喜树碱
R=—OH 羟喜树碱

喜树碱具有较强的细胞毒性，对消化道肿瘤（胃癌、结直肠癌）、膀胱癌、肝癌和白血病等有较好的疗效，但是毒性较大，水溶性较差。对泌尿系统毒性大，主要为尿频、尿痛、尿血等。含量较低的羟喜树碱虽然泌尿系统毒性很小，抗肿瘤活性比喜树碱好，但是同样存在水溶性差的问题，给临床应用带来困难。为了解决水溶性问题，科学家们曾经尝试将喜树碱的内酯环打开，制成水溶性的羧酸钠盐，但是抗肿瘤活性只有喜树碱的 1/10，因此需要大剂量使用，不良反应也随之增加。

20 世纪 80 年代后期发现了喜树碱类抗肿瘤的作用机制，即作用于 DNA 拓扑异构酶Ⅰ。DNA 拓扑异构酶（topoisomerase，Topo）是细胞的一种基本核酶，在 DNA 复制和转录时催化 DNA 的超螺旋状态和解旋状态之间的相互转换。DNA Topo 包括 TopoⅠ和 TopoⅡ两种类型，TopoⅠ催化 DNA 单链的断裂-再连接反应；TopoⅡ则同时切断 DNA 双链。以 TopoⅠ和 TopoⅡ为靶点设计各种酶抑制剂，是抗肿瘤药研究的热点之一。喜树碱类化合物是 TopoⅠ抑制剂，通过作用于 TopoⅠ，阻断该酶与 DNA 作用的最后一步，即单链或双链 DNA 在切口部位的重新结合，使 DNA 复制、转录受阻，最终导致 DNA 断裂。

喜树碱新颖的抗肿瘤作用机制引起了人们的广泛兴趣，以寻找高效、低毒、水溶性好的喜树碱衍生物为目标，对喜树碱进行了大量的结构修饰，有数种喜树碱衍生物类抗癌新药成功上市，包括伊立替康（irinotecan）、拓扑替康（topotecan）和鲁比替康（rubitecan）。伊立替康属前体药物，在体外抗癌活性小，在体内代谢成活性的羟喜树碱衍生物发挥作用。抗瘤谱广，毒性低，其盐酸盐水溶性好。拓扑替康是在喜树碱的 A 环 9 位引入了 N, N-二甲基氨甲基取代基，其盐酸盐也有很好的水溶性。鲁比替康又称 9-硝基喜树碱，可口服使用，抗瘤谱广，毒性较低，但是水溶性较差（表 14-3）。

表 14-3 临床常用喜树碱类抗肿瘤药

药物名称	R₁	R₂	R₃	作用特点
喜树碱	H	H	H	对消化道肿瘤、肝癌、膀胱癌和白血病有效。泌尿系统毒性大。水溶性差
羟喜树碱	—OH	H	H	对肝癌、大肠癌、肺癌和白血病有效，对泌尿系统毒性低。水溶性差
伊立替康		H	—C₂H₅	晚期大肠癌一线用药，主要副作用是中性粒细胞减少。盐酸盐水溶性好
拓扑替康	—OH		H	对小细胞肺癌、晚期卵巢癌有效，主要副作用是血液学毒性。盐酸盐水溶性好
鲁比替康	H	—NO₂	H	对胰腺癌、乳腺癌、白血病有效，毒性较低。水溶性较差

（二）长春碱类

长春碱类抗肿瘤药是从夹竹桃科植物长春花 *Catharanthus roseus* 或 *Vinca Roseau* L. 中分离得到的生物碱，主要有长春碱（vinblastine）和长春新碱（vincristine）。长春新碱可以采用低温氧化法从长春碱转化得到。长春碱用于治疗各种实体瘤，长春新碱主要用于治疗儿童急性白血病。

长春碱类药物的体内作用靶点是微管蛋白。微管是细胞内的丝状结构，位于所有真核细胞内，是由中空管状的蛋白组成，即微管蛋白（tubulin）。微管蛋白有 α 和 β 两种亚基，这两种亚基具有相似的三维结构，能够紧密地结合成二聚体。微管具有聚合和解聚的动力学特性，在维持细胞形态、细胞有丝分裂、信号转导及物质输送等过程中起着重要作用。长春碱类药物能与肿瘤细胞中的微管蛋白结合，既能阻止微管蛋白二聚体聚合成微管，又能诱导微管的解聚，阻止纺锤体的形成，使肿瘤细胞停滞于分裂中期，从而阻止肿瘤细胞分裂增殖。

对长春碱的结构改造得到了长春地辛（vindisine）和长春瑞滨（vinorelbine）。长春地辛的抗肿瘤活性远优于长春碱和长春新碱，毒性介于二者之间，对急性淋巴细胞白血病和慢性粒细胞白血病有显著疗效。长春瑞滨对非小细胞肺癌疗效好，神经毒性比长春碱和长春新碱低。

	R₁	R₂	R₃
长春碱	—CH₃	—OCH₃	—COCH₃
长春新碱	—CHO	—OCH₃	—COCH₃
长春地辛	—CH₃	—NH₂	H

长春瑞滨

（三）紫杉醇类

紫杉醇类抗肿瘤药包括紫杉醇（paclitaxel）及其衍生物，是一类具有紫杉烷骨架的二萜类化合物，其紫杉烷骨架为[6,8,6]三环骈合结构。紫杉醇最初是从红豆杉科植物短叶红豆杉 *Taxus brevifolia* 的树皮中提取得到的。紫杉醇类药物抗肿瘤的作用机制是诱导和促使微管蛋白聚合成微管，同时抑制所形成的微管的解聚，从而抑制纺锤体的形成。自 20 世纪 90 年代上市以来，该药已经广泛用于乳腺癌、卵巢癌和部分头颈癌及肺癌的治疗。

紫杉醇

案例 14-4 紫杉醇的发现和发展过程

20 世纪 60 年代，美国国家癌研究所（National Cancer Institute，NCI）启动了植物提取物大规模体外人癌细胞株活性筛选项目，并于 1964 年发现一种太平洋红豆杉的树皮提取物有细胞毒性。1967 年科学家分离得到活性单体并确定了结构，命名为紫杉醇（taxol）。到 1969 年，NCI 从 1200kg 红豆杉树皮中获得 28kg 提取物，最终只分离出 10g 纯的紫杉醇。但是随后的十年里该领域毫无进展，原因主要有两个：①资源极为有限，紫杉醇在红豆杉属植物中含量最高约 0.07%，大量提取所消耗的资源难以承受；②紫杉醇水溶性较差，在水中几乎不能溶解（溶解度约为 0.03mg/ml）。

1978 年，NCI 的科学家发现紫杉醇对白血病小鼠和移植癌有效。1979 年，发现了紫杉醇抗癌的作用机制，重新引起了科学家的兴趣。1982 年 NCI 完成了临床前研究，1984 年开始临床试验。1988 年临床Ⅱ期试验表明紫杉醇对黑色素瘤有效，对复发性卵巢癌的疗效达到 30%。但是紫杉醇的原料供应此时成了最大的挑战，据测算，如需满足美国的卵巢癌和黑色素瘤患者的治疗，每年需要破坏 36 万棵红豆杉。为解决紫杉醇的产业化问题，1989 年 NCI 与施贵宝公司合作，共同开发紫杉醇。1992 年 12 月，紫杉醇通过了美国 FDA 批准，成为晚期卵巢癌的治疗药物。现在紫杉醇已经被广泛应用于包括乳腺癌、肺癌、卵巢癌、波氏肉瘤在内的多种恶性肿瘤的治疗。

紫杉醇的全合成在 1992 年获得成功，但步骤长、操作复杂，没有工业应用价值。为解决紫杉醇的来源问题，科学家们开始了半合成的研究探索。法国科学家最先报道了可以从欧洲红豆杉 Taxus baccata 针叶大量提取得到 10-去乙酰巴卡亭Ⅲ（10-deacetylbaccatin），以此为原料半合成紫杉醇。该工艺经改进后收率可达 80%，并被施贵宝公司采用。

为了克服紫杉醇水溶性差的问题，通过合成大量紫杉醇衍生物，发现了多西他赛（docetaxel，多烯紫杉醇）。该药是半合成的紫杉醇衍生物，1996 年被美国 FDA 批准上市，其前体也是 10-去乙酰巴卡亭Ⅲ。与紫杉醇相比，多西他赛的水溶性较大，抗瘤谱更广，毒性较小，对晚期乳腺癌、卵巢癌、非小细胞肺癌有较好疗效。

多西他赛

第 4 节　分子靶向抗肿瘤药

传统的抗肿瘤药都是通过影响 DNA 合成和细胞有丝分裂而发挥作用的，因此这些抗肿瘤药往往缺乏选择性，对正常细胞有一定毒性，毒副作用比较大。寻找选择性强、高效低毒的抗肿瘤药一直是该领域药物研发的主要方向。

近年来随着生命科学的快速发展，人们对肿瘤发生和发展的生物学机制有了越来越深入的了解，使抗肿瘤药研究从传统细胞毒类化学治疗药物逐渐发展为针对肿瘤发生机制的分子靶向抗肿瘤药。目前已有数十种分子靶向抗肿瘤药上市，主要包括小分子蛋白激酶抑制剂和蛋白酶体抑制剂。

一、小分子蛋白激酶抑制剂

蛋白质氨基酸侧链的可逆性磷酸化是细胞内酶和信号蛋白活性调节的重要机制。蛋白激酶是一种磷酸转移酶，能催化 ATP 的 γ 磷酸基转移到底物蛋白的受体氨基酸上使其磷酸化，在细胞信号通路的调节中发挥重要作用。到目前为止，已发现的蛋白激酶约有 500 多种，它们参与调节代谢、细胞生长、细胞分裂和细胞分化等广泛的细胞活动。

蛋白质的磷酸化主要发生在丝氨酸/苏氨酸（Ser/Thr）残基和酪氨酸（Tyr）残基上，也会发生在天冬氨酸（Asp）残基或组氨酸（His）残基上。丝氨酸/苏氨酸的磷酸化对酶的活性调节非常重要，而酪氨酸的磷酸化不仅可以调节酶的活性，而且还可以使蛋白质产生特异性吸附位点，因此蛋白酪氨酸激酶（protein tyrosine kinase，PTK）成为近年来药物作用的重要靶点。

PTK 可分为受体型蛋白酪氨酸激酶（RPTK）和非受体型蛋白酪氨酸激酶（NRPTK）两种类型。RPTK 直接装配在受体的胞内区，兼有受体和酶两种功能。这类激酶又有很多家族，如表皮生长因子受体（EGFR）家族、血管内皮细胞生长因子受体（VEGFR）家族、血小板衍生生长因子受体（PDGFR）家族、胰岛素受体（InsR）家族等。NRPTK 与受体在胞内区结合，参与受体的信号转导，这类激酶家族主要有 Src、Abl、Jak、Csk、Fak、Fes 等。PTK 的异常表达会导致细胞信号通路调节紊乱，导致肿瘤发生，还与肿瘤的侵袭和转移、肿瘤新生血管的生成及肿瘤的化学治疗抗药性密切相关。

目前已经上市的小分子激酶抑制剂有 40 种左右，其中大部分为 PTK 抑制剂。

（一）Bcr-Abl 蛋白激酶抑制剂

慢性粒细胞白血病是一种影响血液及骨髓的恶性肿瘤，现已明确 90% 以上的病例存在染色体异常，即第 9 号染色体的末端（称为 *Abl*）和第 22 号染色体首端（称为 *Bcr*）发生易位，该易位产生的染色体称为费城染色体，导致了一个新的 *Bcr* 和 *Abl* 融合基因的生成，表达 Bcr-Abl 融合蛋白。该蛋白质属于 NRPTK，具有异常激活的 PTK 活性，从而激活多条下游信号通路，使细胞在不依赖细胞因子的情况下发生过度增殖，导致慢性粒细胞白血病的发生。因此，Bcr-Abl 蛋白激酶被认为是治疗慢性粒细胞白血病的理想靶点。

2001 年，第一个靶向 Bcr-Abl 蛋白激酶的小分子抑制剂甲磺酸伊马替尼（imatinib mesylate）获准上市，用于治疗费城染色体阳性的慢性粒细胞白血病。但是在伊马替尼临床使用过程中，一部分患者逐渐出现了耐药性，其主要原因是患者体内表达 Bcr-Abl 激酶的基因发生了点突变。

甲磺酸伊马替尼

针对伊马替尼出现耐药性的情况，后来又不断研制开发新一代 Bcr-Abl 蛋白激酶抑制剂，已上市的药物有达沙替尼（dasatinib，2006 年）、尼洛替尼（nilotinib，2007 年）、波舒替尼（bosutinib，2012 年）、泊那替尼（ponatinib，2012 年）。

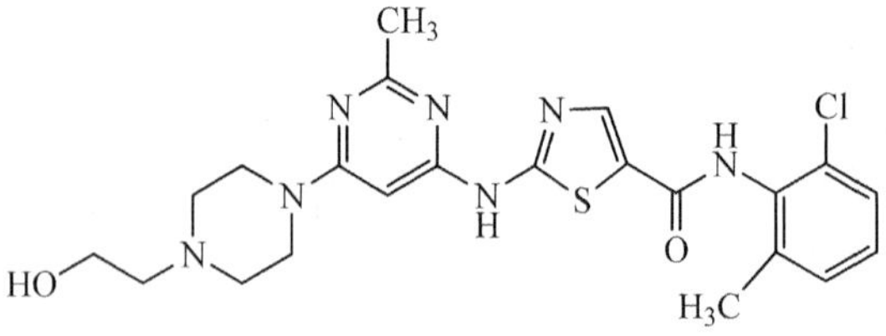

达沙替尼

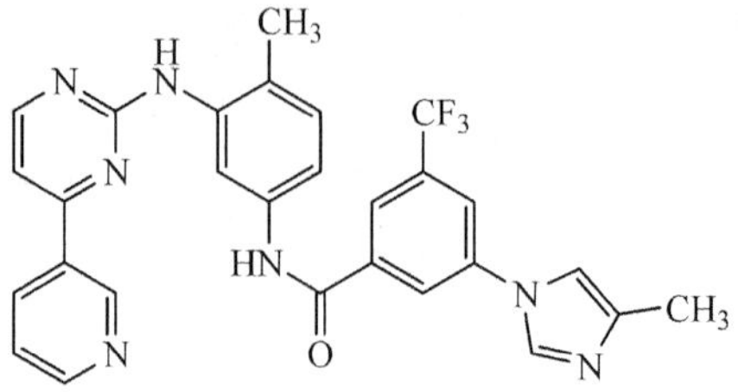

尼洛替尼

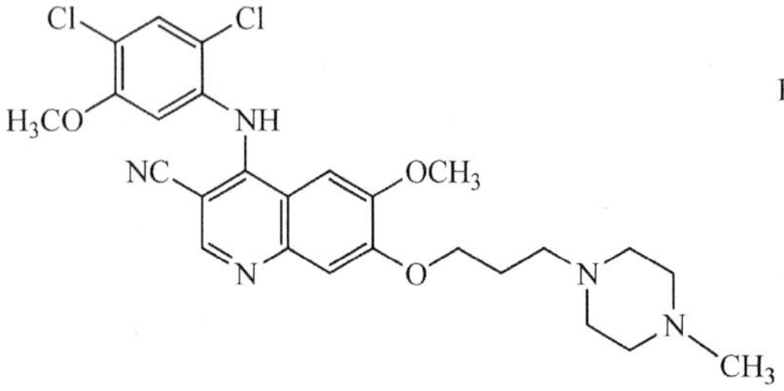

波舒替尼

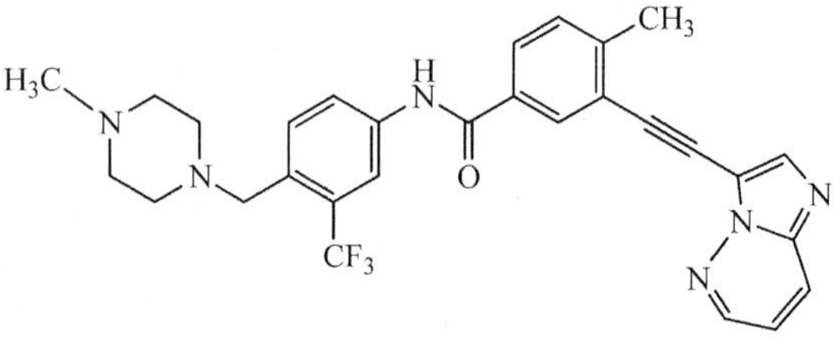

泊那替尼

（二）EGFR 蛋白激酶抑制剂

表皮生长因子受体（epithelial growth factor receptor，EGFR）家族是一类研究比较充分的酪氨酸蛋白激酶。EGFR 是 RPTK 中人表皮生长因子受体（HER）/erbB 家族的成员，与配体结合后，受体发生磷酸化，形成同源或异源二聚体，激活下游信号通路，如 PI3K/Akt 和 Ras/Raf/MAP 激酶通路等，引起细胞增殖、侵入和转移。EGFR 与肿瘤细胞的增殖、血管生成、肿瘤侵袭、转移及细胞凋亡的抑制有关。研究表明在许多实体肿瘤中存在 EGFR 的高表达或异常表达，如非小细胞肺癌（NSCLC）、头颈部癌、直肠癌、乳腺癌等。

EGFR 有三个跨膜区域：胞外配体结合区、跨膜结构域和胞内酪氨酸激酶活性区。目前大部分小分子 EGFR 抑制剂的设计是针对胞内酪氨酸激酶活性区，设计小分子 ATP 或底物类似物，竞争性抑制酪氨酸激酶的催化活性和酪氨酸的自磷酸化，阻止下游的信号转导。

在随机筛选中，人们发现喹唑啉类化合物能选择性抑制 EGFR，是 ATP 的竞争性抑制剂。2003 年上市的吉非替尼（gefitinib）是首个小分子 EGFR 抑制剂，用于 EGFR 突变的非小细胞肺癌的治疗。继吉非替尼之后又上市了数个用于非小细胞肺癌治疗的小分子 EGFR 抑制剂，包括厄洛替尼（erlotinib，2004 年）、埃克替尼（icotinib，2011 年）和阿法替尼（afatinib，2013 年）。这些小分子 EGFR 抑制剂都属于喹唑啉类，其中埃克替尼是我国研制成功的第一个小分子蛋白激酶抑制剂。

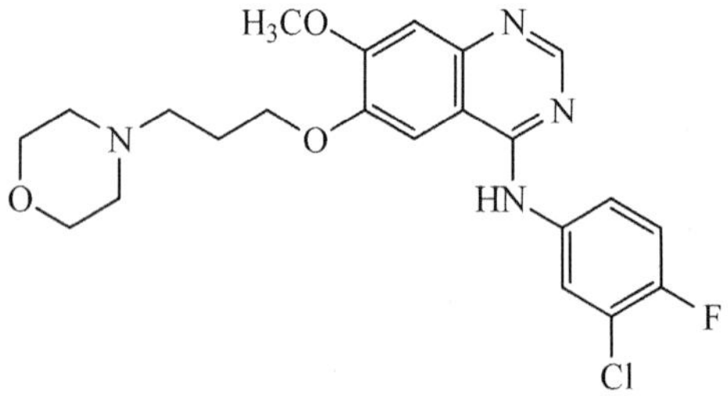

吉非替尼

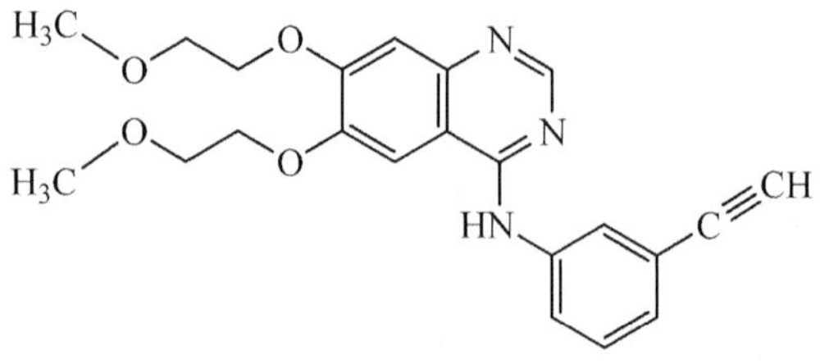

厄洛替尼

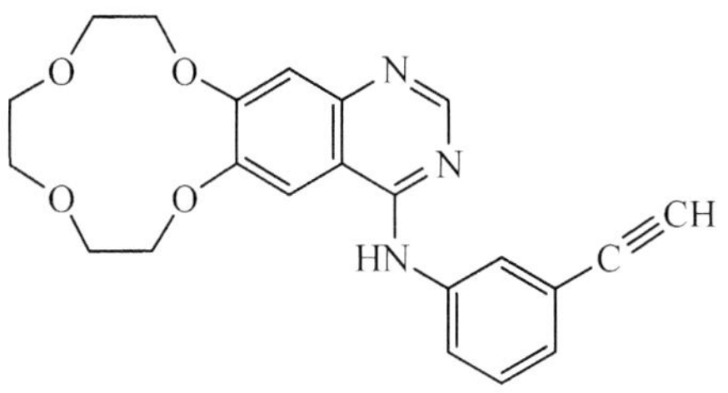

埃克替尼

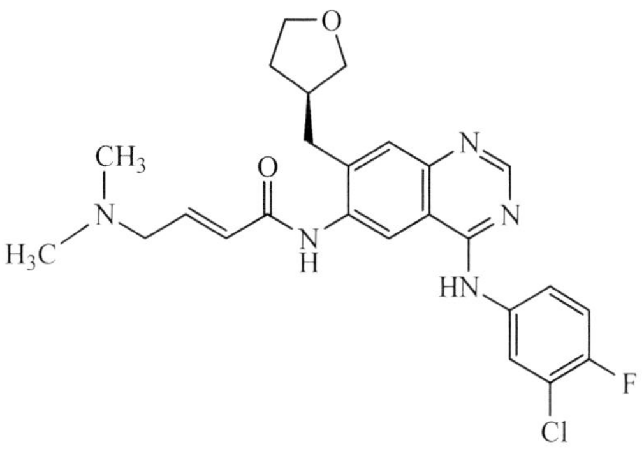

阿法替尼

（三）多靶点蛋白激酶抑制剂

相对于传统抗肿瘤药而言，蛋白激酶抑制剂的毒副作用相对小一些，但是由于细胞信号转导网络相互影响，错综复杂，涉及多种蛋白激酶，以单一激酶为靶点的激酶抑制剂有许多局限性，如抗瘤谱窄，易产生耐药，选择性有限等。除 Bcr-Abl 和 EGFR 之外，人们对其他很多蛋白激酶展开了研究，如 VEGFR、PDGFR、HER2、C-Kit、C-MET、JAK1、JAK2、BTK 和 ALK等 PTK，C-Raf、B-Raf、MEK1、MEK2、CDK4 和 CDK6 等丝氨酸/苏氨酸激酶，以及 PI3K等脂激酶。近年来人们设计了一些针对多个蛋白激酶靶点的抑制剂，涌现出一批多靶点蛋白激酶抑制剂类抗肿瘤新药。

索拉非尼（sorafenib）是首个上市的可口服的多靶点蛋白激酶抑制剂，一方面抑制 C-Raf和 B-Raf，阻断 Ras/Raf/MEK/ERK 信号转导通路，直接抑制肿瘤细胞增殖；另一方面抑制VEGFR 和 PDGFR，抑制肿瘤血管生成。索拉非尼用于晚期肾细胞癌的治疗，对晚期非小细胞肺癌、肝癌、黑色素瘤也有疗效。

近年来上市的其他部分多靶点蛋白激酶抑制剂见表 14-4。

表 14-4 小分子多靶点蛋白激酶抑制剂

药物结构及名称（上市时间）	靶点	适应证
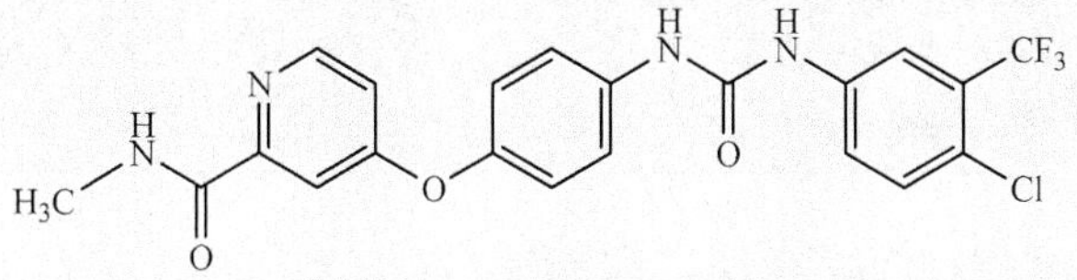 索拉非尼（sorafenib，2005 年）	VEGFR PDGFR C-Raf B-Raf	晚期肾细胞癌，晚期肝细胞癌
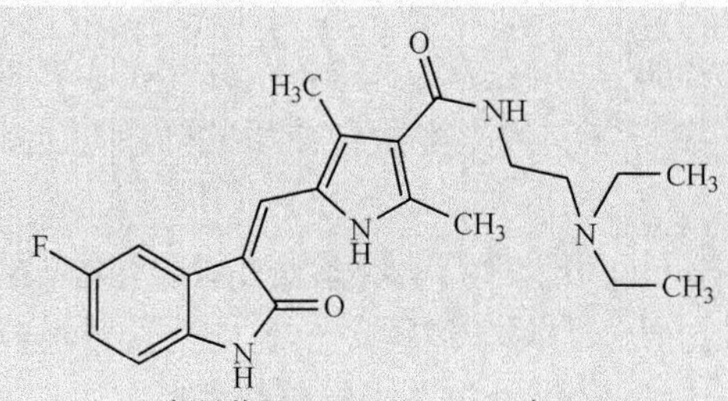 舒尼替尼（sunitinib，2006 年）	VEGFR PDGFR Kit FLT3 CSF-1R RET	胃肠间质瘤，晚期肾细胞癌，胰腺神经内分泌瘤

药物结构及名称（上市时间）	靶点	适应证
帕唑帕尼（pazopanib，2009 年）	VEGFR PDGFR FGFR C-Kit	晚期肾癌，晚期软组织肉瘤
克唑替尼（crizotinib，2011 年）	ALK C-MET HGFR	ALK 阳性非小细胞肺癌
瑞戈非尼（regorafenib，2012 年）	VEGFR TIE-2 BRAF PDGFR FGFR	转移性结直肠癌，晚期胃肠道间质癌
乐伐替尼（lenvatinib，2015 年）	VEGFR FGFR PDGFR C-Kit RET	分化型甲状腺癌，晚期肾癌

二、蛋白酶体抑制剂

　　蛋白酶体（proteasome）是一种分子量为 2000 的多亚基复合物，广泛分布于真核细胞的细胞质和细胞核中，具有多种蛋白水解酶活性，参与细胞内大多数蛋白质的降解，包括细胞周期调节和细胞程序化死亡的蛋白质。

　　蛋白酶体对蛋白质的降解主要通过泛素（ubiquitin）介导。泛素是由 76 个氨基酸组成的多肽。泛素-蛋白酶体系统对蛋白质的降解作用主要分为两个过程：一是由泛素对被降解的蛋白质进行标记，称为泛素化；二是由蛋白酶体识别泛素化蛋白并进行催化降解。

　　泛素-蛋白酶体系统是细胞中重要的非溶酶体蛋白降解途径，通过调控细胞周期、凋亡和

DNA 修复等相关蛋白质，维持正常细胞的动态平衡。如果泛素-蛋白酶体通路被阻断，将导致细胞内不相容的调节蛋白快速积聚，诱发细胞凋亡信号通路级联反应，引起细胞生长阻滞和死亡。肿瘤细胞通常比正常细胞具有更高的蛋白酶体活性，因此蛋白酶体成为抗肿瘤药的重要靶点。

硼替佐米（bortezomib）是第一个用于临床的蛋白酶体抑制剂，2003 年批准上市。硼替佐米是一个含有硼酸基团的三肽化合物，通过可逆性抑制蛋白酶体活性，阻断 NF-κB 等多条通路，从而抑制多种重要调节蛋白的降解，诱导细胞凋亡，临床用于治疗多发性骨髓瘤和套细胞淋巴瘤。卡非佐米（carfilzomib）是 2012 年批准上市的第二代蛋白酶体抑制剂，被用于包括硼替佐米在内的多发性骨髓瘤耐药患者的治疗。

硼替佐米　　　　　　　　　　　　　　　卡非佐米

小　结

本章介绍的抗肿瘤药物按作用机制分为作用于 DNA 的药物、干扰 DNA 合成的药物、干扰有丝分裂的药物、作用于蛋白激酶的药物，其中前三类药物均属于细胞毒类药物。

作用于 DNA 的药物包括烷化剂（如环磷酰胺、塞替派、卡莫司汀、白消安等）、金属铂配合物类（如顺铂、卡铂、奥沙利铂等）、DNA 嵌合剂（如放线菌素 D、盐酸多柔比星等）、DNA 拓扑异构酶 I 抑制剂（如喜树碱、羟基喜树碱、伊立替康等）。其中烷化剂直接作用于 DNA，选择性较低，会产生许多严重的副作用，同时易产生耐药性而影响药效。一些前药型药物如环磷酰胺可明显提高选择性，降低毒性。

干扰 DNA 合成的药物主要为抗代谢药物，包括嘧啶拮抗物（如氟尿嘧啶、盐酸阿糖胞苷等）、嘌呤拮抗物（如巯嘌呤等）、叶酸拮抗物（如甲氨蝶呤）。与烷化剂相比，抗代谢药物的抗瘤谱较窄，交叉耐药性也相对较少，是临床上常用的一类肿瘤化疗药物。

干扰有丝分裂的药物主要来自天然产物及其衍生物，作用靶点为微管蛋白，可分为微管聚合抑制剂和微管稳定剂，前者代表药物有长春碱、长春新碱、长春瑞滨等，后者代表药物有紫杉醇、多西他赛等。

作用于蛋白激酶的药物大部分属于蛋白酪氨酸激酶抑制剂。伊马替尼是第一个成功上市的小分子激酶抑制剂，靶向 Bcr-Abl 激酶，成为治疗慢性粒细胞白血病的一线用药。但是伊马替尼在临床使用过程中会逐渐产生耐药性，促使人们不断研发新一代的 Bcr-Abl 抑制剂。吉非替尼和厄洛替尼是第一代 EGFR 抑制剂，均为可逆的 ATP 竞争性拮抗剂。

癌症目前仍是严重威胁人类健康的重大疾病之一，抗肿瘤药物的研发仍然面临着许多挑战，如肿瘤耐药性、药物毒性及靶向性等，寻找具有新型作用靶点的药物仍有重要意义。随着人类基因组计划的开展，大量与肿瘤治疗相关的潜在靶点陆续被发现，如组蛋白去乙酰化酶（HDAC）等。基于这些新靶点的抗肿瘤新药成为目前的研究热点，具有良好的发展前景。

思 考 题

1. 烷化剂类抗肿瘤药在结构上有什么特征？体内作用靶点是什么？

2. 烷化剂类抗肿瘤药从结构上可分为哪些类型？每种类型举出一个代表药物。

3. 氮芥类药物的结构有哪两部分组成？各部分的主要作用是什么？

4. 脂肪氮芥和芳香氮芥在结构上和体内烷基化机制上有什么不同？抗肿瘤作用各有什么特点？

5. 为什么环磷酰胺的毒性比其他氮芥类抗肿瘤药的毒性小？

6. 画出亚硝基脲类抗肿瘤药的结构通式，并简述其体内烷基化过程。

7. 简述抗代谢抗肿瘤药的设计原理，并举例说明。

8. 抗代谢抗肿瘤药有哪几种结构类型？每种类型有什么代表药物？

9. 如何对氟尿嘧啶进行结构改造，以提高选择性、降低毒性？试举一例说明。

10. 6-MP 和磺硫嘌呤钠的抗肿瘤作用有哪些差别？试分析原因。

11. 多肽类和蒽醌类抗肿瘤抗生素的作用机制是什么？

12. 喜树碱类、长春碱类和紫杉醇类抗肿瘤药的抗癌作用机制有什么不同？

13. 羟喜树碱经过结构改造得到伊立替康，在哪些方面有所改善？

14. 紫杉醇在临床应用中存在哪些缺陷？如何克服？

15. 试说明顺铂的注射剂中加入氯化钠的作用。

16. 简述金属铂配合物抗肿瘤构效关系。

17. 目前上市的小分子蛋白激酶抑制剂主要存在哪些问题？

18. 针对多靶点的激酶抑制剂与单一靶点激酶抑制剂相比有哪些优势？

（王世盛）

第15章 肾上腺皮质激素及性激素

学习要求：

1. 掌握： 糖皮质激素和雌激素的结构改造及构效关系。氢化可的松、地塞米松、雌二醇、己烯雌酚、柠檬酸他莫昔芬、丙酸睾酮和米非司酮的结构、理化性质、稳定性及临床用途。

2. 熟悉： 甾体激素药物的分类，雄激素和孕激素的结构特征；丙酸睾酮、黄体酮、甲羟孕酮、左炔诺孕酮的化学结构、性质及临床用途。

3. 了解： 各种甾体激素药物的作用机制、发展概况及典型药物的合成。

激素是一类在中枢神经系统直接或间接控制下，由内分泌腺分泌的、具有重要生理功能的化学物质。激素的种类很多，按化学结构可分为三大类：①甾体激素，包括肾上腺皮质激素和性激素；②前列腺素；③多肽类激素。本章主要介绍第一大类即肾上腺皮质激素和性激素。该类激素在化学结构上都含有一个环戊烷并多氢菲的甾体母核，因此也被称作为甾体激素。

第1节 甾体化合物结构

甾体是英文 steroid 的译名。从化学结构看，此类化合物均含有氢化程度不同的环戊烷并多氢菲（甾环）母核，由 A、B、C、D 四个环构成，甾环的 C10、C13 和 C17 位置上可能有取代基。"甾"字形象地展示了该类结构由四个环和三个取代基构成的情况（图 15-1）。

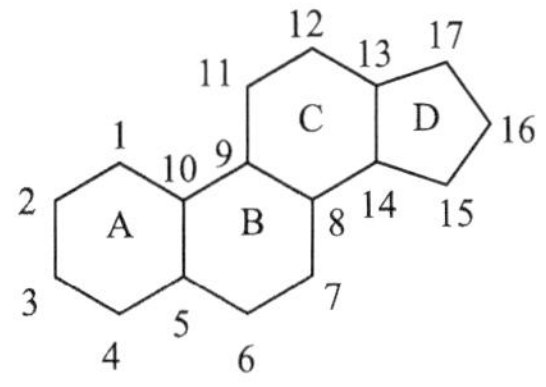

图 15-1 甾体化合物化学结构

根据甾核上 10 位、13 位、17 位取代基情况的不同，甾体药物可分为雌甾烷（estrane）、雄甾烷（androstane）及孕甾烷（pregnane）类化合物。甾核 C13 位有角甲基（angular methyl group），编号为 C18 的为雌甾烷；C10、C13 都有角甲基（C10 上的甲基编号为 C19）的为雄甾烷；若同时还存在 C17 位含有侧链的则为孕甾烷。

雌甾烷　　　　　　雄甾烷　　　　　　孕甾烷

甾环结构中存在多个手性碳原子（C5、C8、C9、C10、C13、C14、C17），理论上可能出现的立体异构体很多。在天然甾体化合物结构中，A/B 环有顺式（*cis*）或反式（*trans*）2 种构型，而 B/C 环均为反式构型，C/D 环有顺式或反式 2 种构型。其中天然甾体激素化合物的环都是全反式稠合。例如，雄激素的刚性雄甾母核结构平展，A 环、B 环和 C 环一般以椅式构象存在，D 环以半椅式构象存在。某些甾体化合物（如强心苷类），母核的 A 环和 B 环为顺式稠合，B 环和 C 环、C 环和 D 环为反式稠合。

雄甾　　　　　　　强心苷类

按药理作用分类，甾体药物可分为肾上腺皮质激素和性激素。

第2节　肾上腺皮质激素

肾上腺皮质激素（adrenal cortex hormone）亦称类皮质激素，是肾上腺皮质受脑垂体前叶分泌的促肾上腺皮质激素（adrenocorticortropic hormone，ACTH）刺激所产生的一类激素。

按其生理作用特点，肾上腺皮质激素可分为盐皮质激素（mineral corticoids）和糖皮质激素（glucocorticoids）。前者主要调节机体水、盐代谢和维持电解质平衡；后者主要与糖、脂肪、蛋白质代谢和生长发育有关。盐皮质激素基本无临床使用价值，只限于治疗慢性肾上腺皮质功能不全。而糖皮质激素在临床上却有极为重要的应用，因此本节内容主要介绍糖皮质激素。

一、糖皮质激素的发现与发展

1927 年发现了肾上腺皮质的提取物对切除肾上腺皮质的动物有延长生命的作用，因此激起了对肾上腺皮质化学的研究。进行大量工作后，从肾上腺皮质中分离到 47 种甾醇类物质，其中 7 种化合物生理活性较强，即可的松（cortisone）、氢化可的松（hydrocortisone，又称皮质醇）、皮质酮（corticosterone）、11-去氢皮质酮（11-dehydrocorticosterone）、去氧皮质酮（desoxycorticosterone）、17α-羟基-11-去氧皮质酮（17α-hydroxy-11-deoxycorticosterone）及醛固酮（aldosterone）。

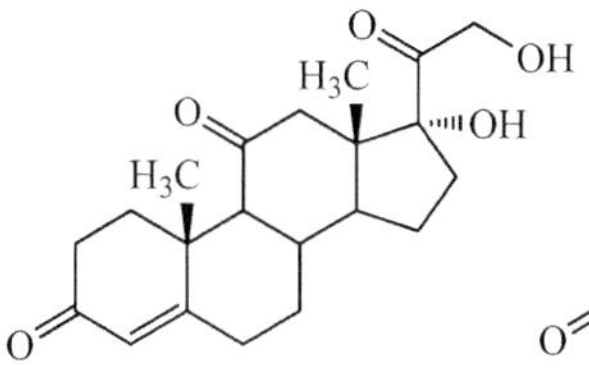

可的松 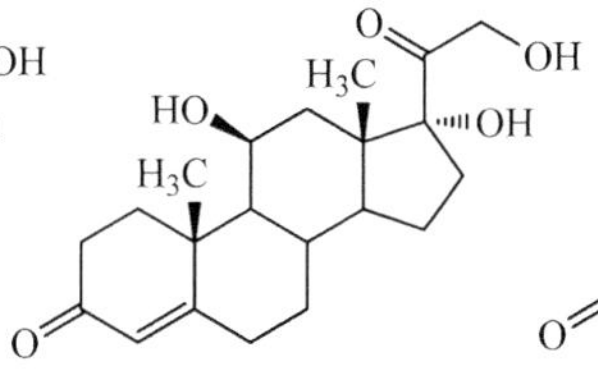　氢化可的松 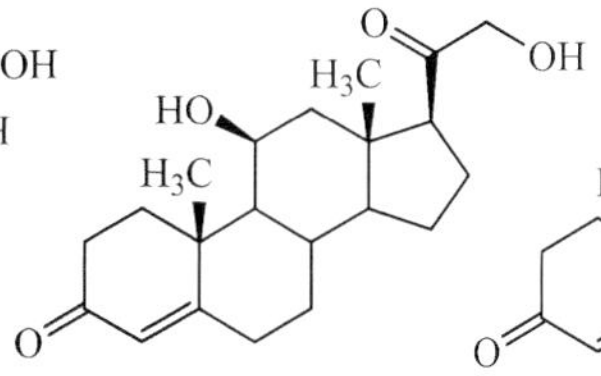　皮质酮 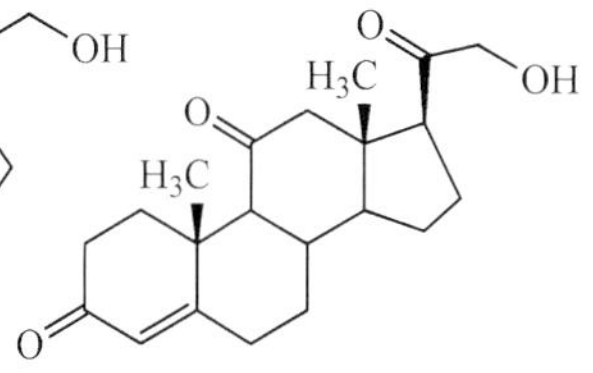　11-去氢皮质酮

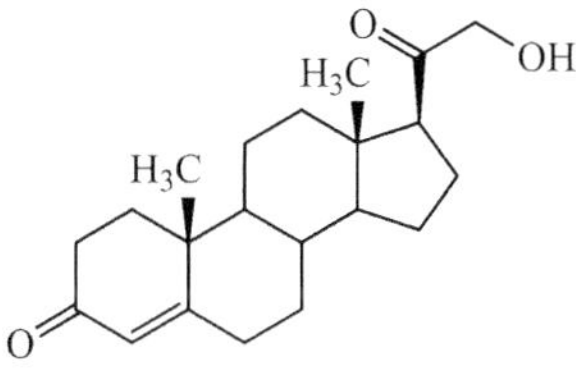

去氧皮质酮　17α-羟基-11-去氧皮质酮 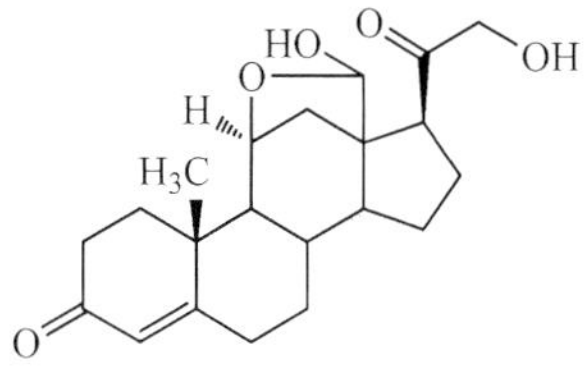　醛固酮

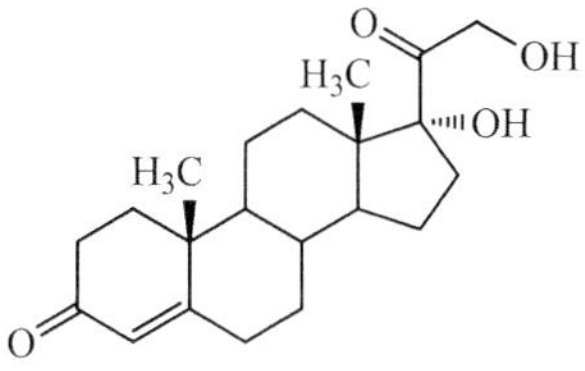

上述发现的肾上腺皮质激素中，可的松和氢化可的松属于天然的糖皮质激素；醛固酮和去氧皮质酮属于盐皮质激素。二者的结构区别：若在 11 位和 17α 位均有含氧取代基时为糖皮质激素，仅有其中之一或均没有者为盐皮质激素。

体内发现的糖皮质激素类药物仍保留部分盐皮质激素的作用，因此针对天然糖皮质激素进行化学结构改造的主要目标是提高糖皮质激素活性，减少盐皮质激素作用。1953 年偶然发现 9α-氟氢化可的松的抗炎活性为氢化可的松的 11 倍，对水和电解质的作用约为氢化可的松的百倍，虽然没有达到去除副作用的目的，但由此引起科学家对其结构改造的极大兴趣。1955 年在可的松和氢化可的松的 C1 和 C2 位引入双键，分别得到泼尼松（prednisone）和氢化泼尼松（hydroprednisone），二者的抗炎作用较母体提高 3～4 倍，副作用减少。

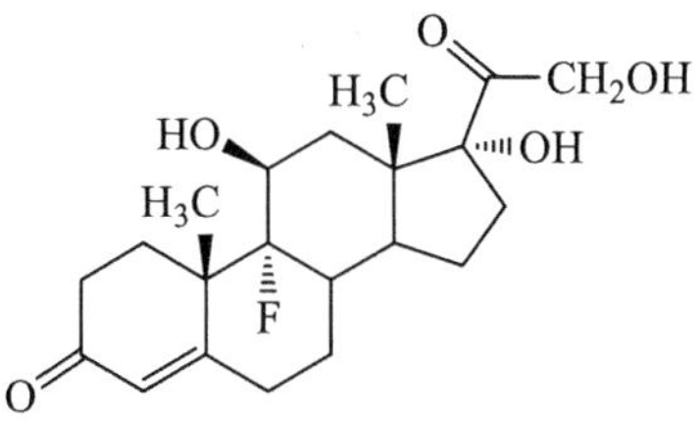

9α-氟氢化可的松 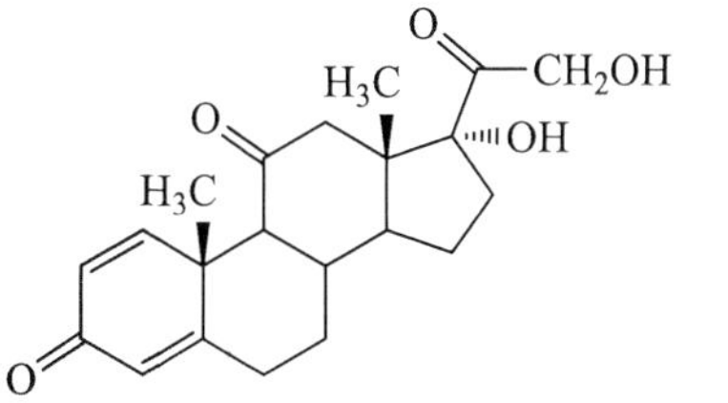　泼尼松

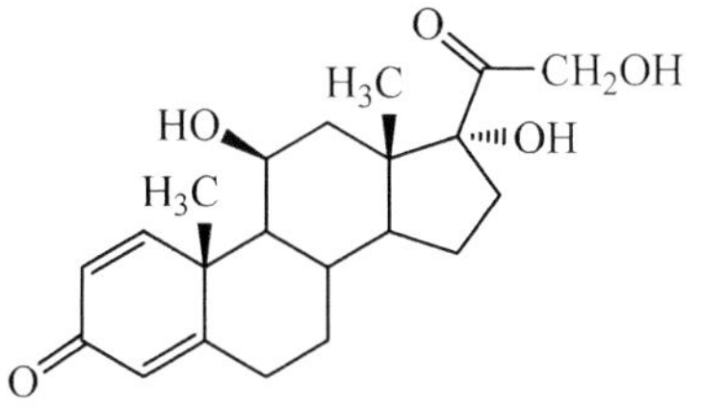

氢化泼尼松

1956 年以后相继发现在 C6α 位引入甲基或卤素、C9α 位引入卤素、C16α 位引入羟基或甲基均可增强抗炎作用和去除钠潴留作用。例如，6α-氟氢化泼尼松的抗炎作用增加，但几乎没有钠潴留作用，适宜长期服用。泼尼松龙（triamcinolone，16α-羟基-9α-氟氢化泼尼松）对风湿性关节炎及过敏症的疗效均优于氢化可的松，亦无钠潴留作用。其缩丙酮乙酸酯称为醋酸去炎松（triamcinolone acetonide acetate），抗炎作用较氢化可的松强 20～40 倍，几乎无钠

潴留作用，适用于类风湿性关节炎、急性扭伤等症。在其 C6α 位再引入氟原子的衍生物为醋酸氟轻松（fluocinonide），抗炎作用比氢化可的松大 100 倍，为治疗各种类型皮炎和牛皮癣的优良药物。

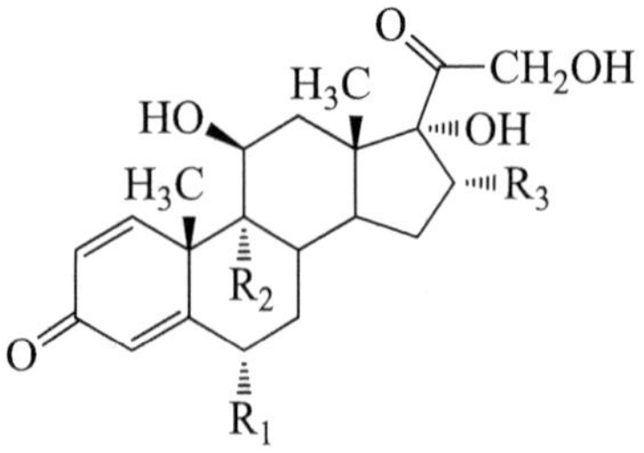

	R₁	R₂	R₃			R₁	R₂	R₃
6α-氟氢化泼尼松	F	H	H		醋酸去炎松	H	F	—COCH₃
氟羟氢化泼尼松	H	F	—OH		醋酸氟轻松	F	F	—COCH₃

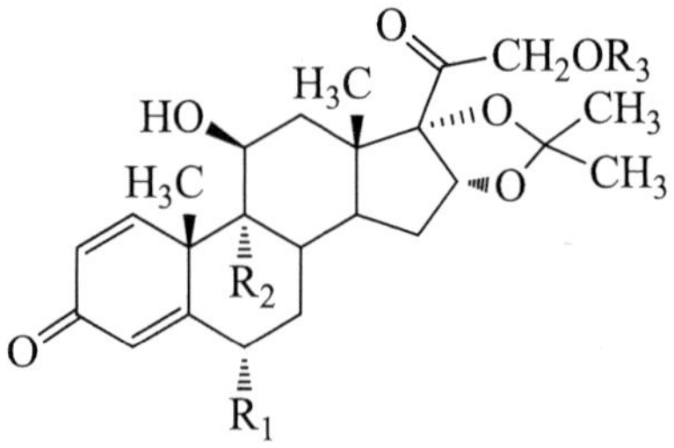

在 C16α-甲基衍生物中，以地塞米松（dexamethasone）效果最好，作用比氢化可的松大 28～40 倍，副作用小，为优良的抗炎药物。将地塞米松 16α-甲基转换为 16β-甲基，便得倍他米松（betamethasone），作用比地塞米松强 2.5 倍。

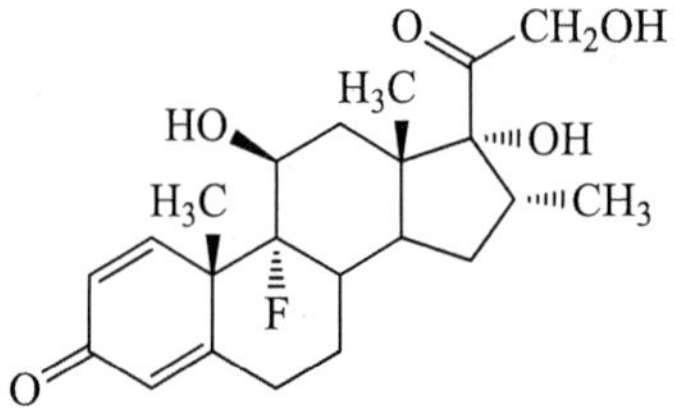

地塞米松 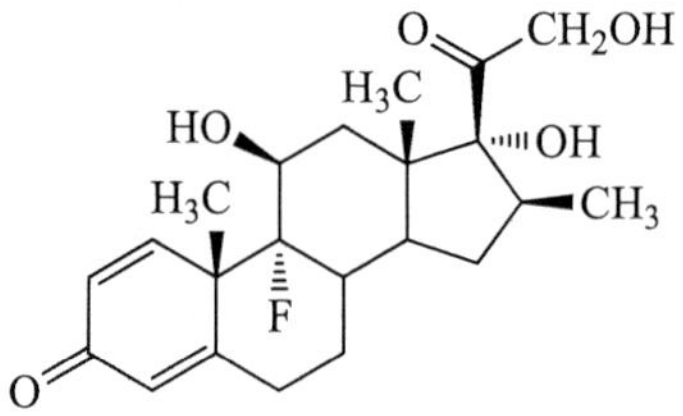　　　　　　　　　　倍他米松

近年来研制的肾上腺皮质激素类药物大部分是局部使用的皮质激素，特点是局部作用与全身作用有较好的分离。例如，Schering-Plough 公司 1987 年在美国首次上市的新药糠酸莫美他松（mometasone furoate），已有外用制剂（软膏、乳剂、涂剂）上市，用于抗过敏，可治疗肾上腺皮质激素应答性皮肤病。氟替卡松丙酸酯（fluticasone propionate）是 Glaxo Wellcome 公司于 1990 年开发上市的甾体药物，主要用于治疗鼻炎、哮喘等疾病。

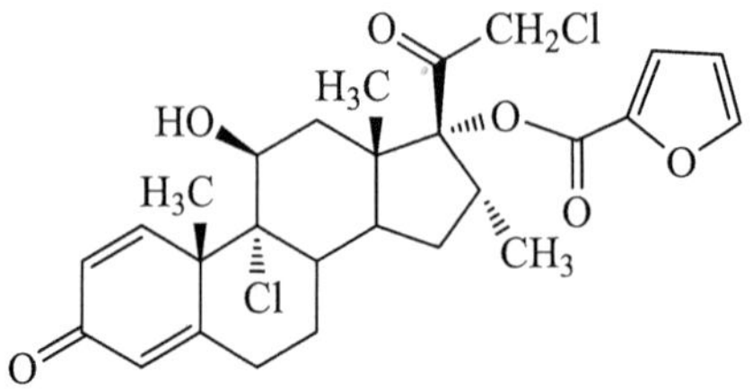

糠酸莫美他松 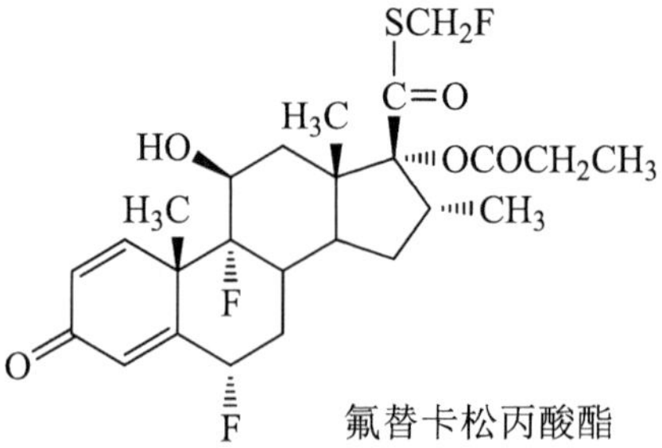　　　　　　　　　氟替卡松丙酸酯

二、构　效　关　系

肾上腺皮质激素的生理作用有较高的结构专属性，骨架全反式对活性是必需的。结构特点

一般 17 位均有一个羟甲基酮基，并在 A 环上具有 Δ^4-3-酮基。

通过构效关系研究，寻找出了一些专一性好，副作用相对较小的药物，取得满意的结果。11-羟基化合物（氢化可的松）是体内的活性形式，结构改变常以它为先导化合物。

（1）氢化可的松的 1、2 位脱氢，即在 A 环引入双键后，由于 A 环构型从半椅式变成船式，使 A 环变形，加强了与受体的亲和力，其抗炎活性增大 4 倍，但钠潴留作用不变。

（2）在 6α，9α 及 21 位引入氟原子活性增强，引入氯也是有效的，而溴与碘则减弱活性。9α 氟增强活性的作用是由于诱导效应使 11β 羟基的解离常数变大，从而增强了药物与受体形成氢键的能力。此外，9α 氟能阻滞 11β 羟基氧化为酮。

（3）在 16α 位引入羟基，钠潴留作用显著减弱，其他位置导入羟基一般无效。

（4）在 6α、16α、16β 位引入甲基增强抗炎作用的同时，显著减弱钠潴留作用。

（5）C21 位羟基经酯化可改善生物利用度，如延长作用时间及增加稳定性，而不改变生物活性。另外为增加水溶性，利用 C21 羟基制备其琥珀酸酯钠盐或磷酸酯钠盐，便于制成注射剂使用。

总之，为了与受体结合，C、D 环比 A、B 环更为重要，通常在分子的 β-面引入大的取代基可使糖代谢活性消失，但在 α-面则不这样。

典型药物介绍

醋酸氢化可的松（hydrocortisone acetate）

化学名：11β,17α,21-三羟基孕甾-4-烯-3,20-二酮-21-乙酸酯，11β,17α,21-trihydroxy-pregen-4-ene-3,20-dione-21-acetate，又称可的索、皮质醇（cortisol）。

案例 15-1

氢化可的松作为临床常用药物，常用于注射剂。

问题：

该药物注射剂处方中，为什么不能用亚硫酸氢钠做抗氧化剂？

性状：本品为白色或几乎白色的结晶性粉末，无臭，遇光变质，易溶于三氯甲烷，略溶于丙酮、二氧六环，微溶于乙醇，不溶于水。遇光变质。$[\alpha]_D^{25}$ + 158°～ + 165°，熔点 216～224℃。

主要药理学用途：本品为一种体内存在的天然糖皮质激素，现已人工合成。本品能使血液中白细胞、红细胞和血小板增加，嗜中性粒细胞减少，具有抗炎抗病毒、抗休克和免疫抑止作用，用于肾上腺皮质功能不足的补充替代疗法及自身免疫性疾病和过敏性疾病。

案例 15-1 分析

氢化可的松存在Δ^4-烯-3-酮的特征结构，可与亲核试剂发生 Michael 加成反应。

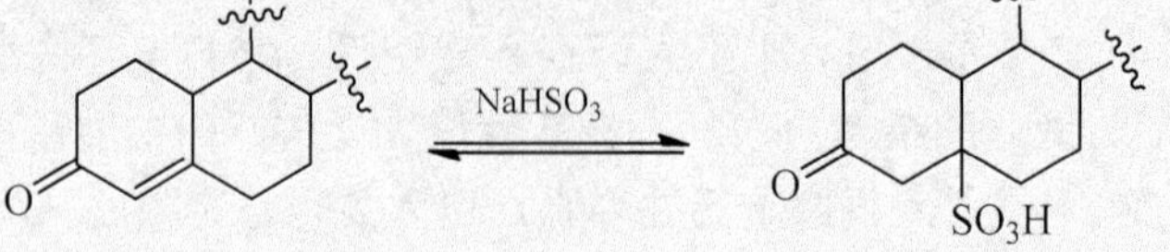

醋酸地塞米松（dexamethasone acetate）

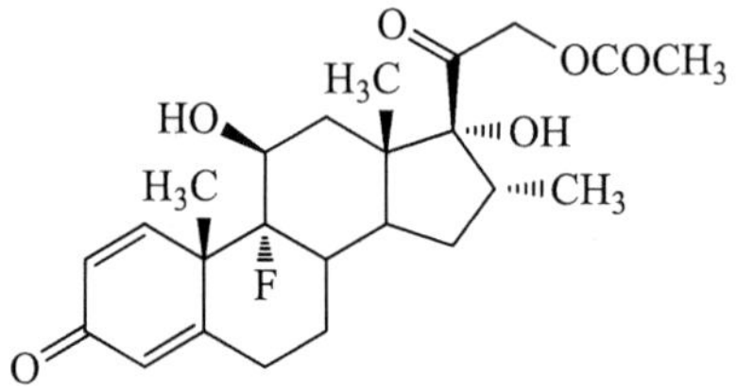

化学名：16*α*-甲基-11*β*,17*α*,21-三羟基-9*α*-氟-孕甾-1,4-二烯-3,20-二酮-21-乙酸酯，9*α*-fluoro-11*β*,17*α*,21-trihydroxy-16*α*-methyl-pregna-1,4-diene-3,20-dione-21-acetate，又名醋酸氟美松。

性状：本品为白色或类白色结晶性粉末，易溶于丙酮，溶于甲醇或无水乙醇，略溶于三氯甲烷，不溶于水。无臭，味微苦。$[\alpha]_D^{25}$ ＋82°～＋85°（二氧六环），熔点 223～233℃。

化学性质：本品在空气中稳定，但需避光保存。本品具有 *α*-羟基酮结构，可以发生 Fehling 反应，其甲醇溶液与碱性酒石酸铜共热，生成橙红色的氧化亚铜沉淀。本品也可与亚硫酸氢钠反应，可逆性的生成 A 环 1 位上取代的磺酸基。

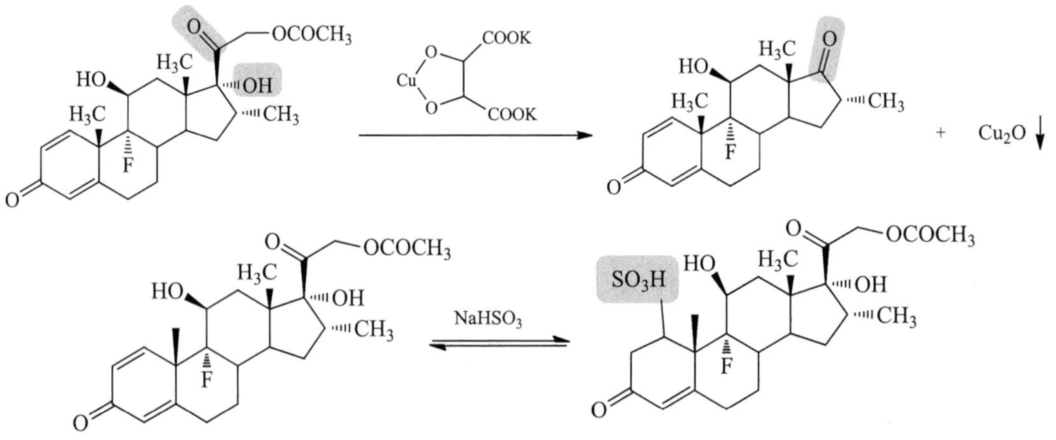

合成路线：以 21-*O*-乙酰氧-16β-甲基氢化可的松为起始原料，经脱羟、环氧化、氟化氢开环等反应得化合物（Ⅰ）、再经 SeO_2 脱氢制得本品。

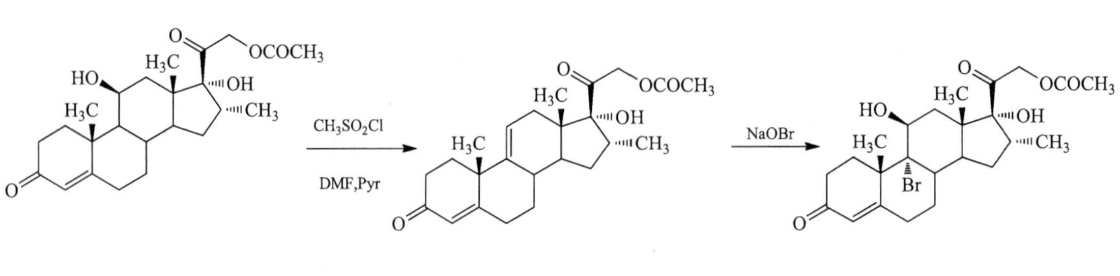

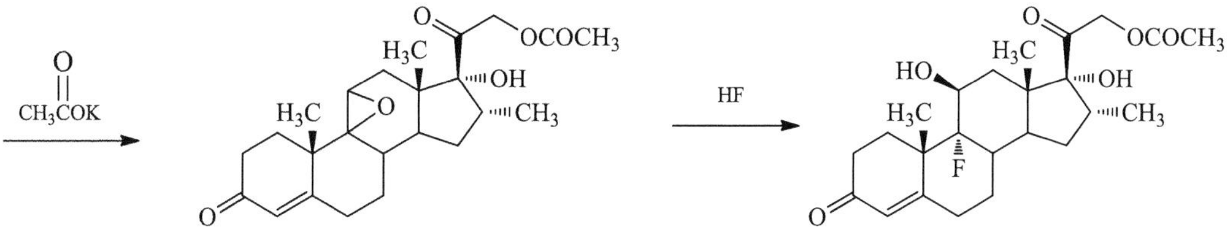

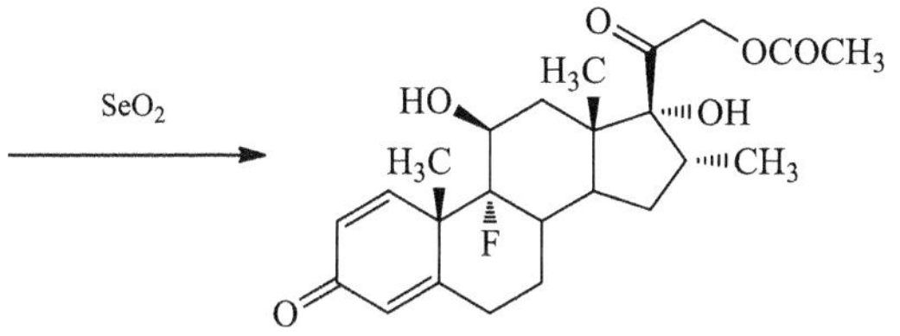

主要药理学用途： 本品的糖代谢作用和抗炎作用比氢化可的松强 30 倍。盐皮质激素活性极弱，对垂体-肾上腺的抑制作用较强，主要用于抗炎抗过敏，如活动性风湿病、类风湿性关节炎、全身性红斑狼疮等结缔组织病，严重支气管哮喘、皮炎等各种过敏性疾病，以及急性白血病等。用量大易引起糖尿病和类库欣综合征，长期应用可引起精神症状和精神病。

第 3 节 雌激素药物

一、概 述

雌激素（estrogens）是最早被发现的甾体激素，天然雌激素有雌二醇（estradiol）、雌酮（estrone）及雌三醇（estriol）。其结构特征都是 A 环芳香类甾体化合物，其生理作用为促进和维持女性生殖器官及第二性征的生理作用，并对内分泌、心血管、代谢系统、骨骼的生长和成熟，皮肤等均有明显的影响。临床上用于治疗女性性功能疾病、更年期综合征、骨质疏松症，作为口服避孕药预防放射线、脂质的代谢都有非常重要的作用。雌激素药物可分类为甾体雌激素药物及非甾体雌激素药物两类。

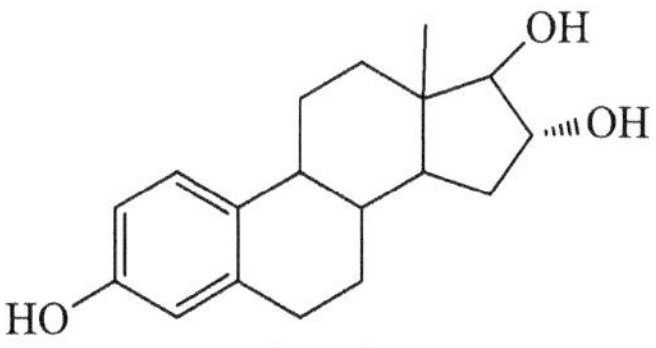

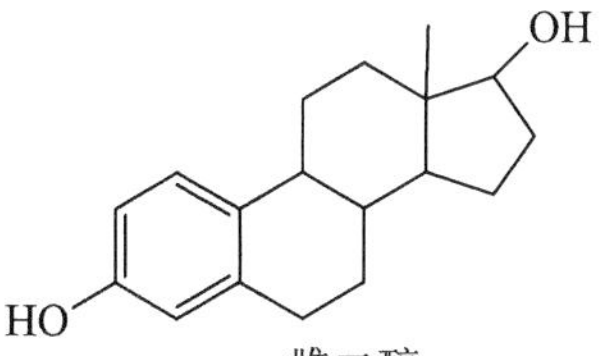

以雌激素为先导化合物的结构改造，其主要目的往往不是为了提高活性，而是为了能够口服或能够使之长效。为了延长半衰期，对雌二醇的两个羟基进行酯化，如雌二醇的 3-苯甲酸酯（苯甲酸雌二醇，estradiol benzoate）、3,17-二丙酸酯、17-戊酸酯（戊酸雌二醇，estradiol valerate）或 17-环戊基丙酸酯等，都可在体内缓慢水解释放出雌二醇发挥作用，进而延长疗效。

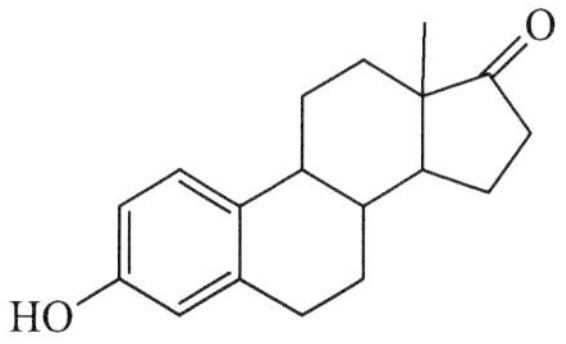

　　此外，在雌二醇 17α-位引入乙炔基得到炔雌醇（ethinylestradiol），使 17 位羟基从仲醇形式变为叔醇，阻止了 17β-羟基的氧化代谢及硫酸酯化，成为口服有效药物。在炔雌醇 3 位引入环戊基氧基得到炔雌醚（quinestrol），由于五元酯环的引入，增加其在人体脂肪球中的溶解度，口服后可储存在脂肪组织中，并缓慢释放，代谢为炔雌醇而生效，作用可维持一个月以上。尼尔雌醇（nilestriol）也是长效口服雌激素。

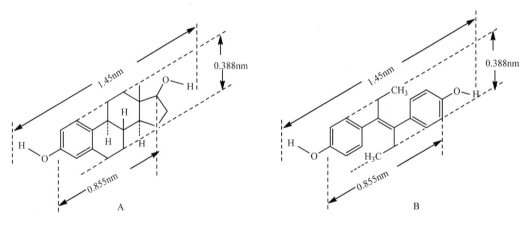

　　从 Δ^4-3-酮型甾体转化为芳香化 A 环的过程非常复杂，使雌激素来源受到限制，促使人们寻找结构简化、制备方便的合成代用品。其中反式己烯雌酚是这类非甾体雌激素药物的代表（图 15-2）。

图 15-2　雌二醇和反式己烯雌酚的立体相似性
A. 雌二醇；B. 反式己烯雌酚

二、构 效 关 系

　　分子药理学研究表明：雌二醇与受体形成的复合物最稳定，而雌三醇与核染色质结合的半衰期较雌二醇短，但口服活性最强。不论天然雌二醇或人工合成的炔雌醇、己烯雌酚均可与雌激素受体结合，产生雌激素样作用；而雌酚酮则需在体内还原成雌二醇才有效。这表明雌激素类药物和受体的结合，需要药物分子 C3 和 C17 均存在羟基。

（1）A 环 3 位羟基可以与受体形成氢键，增加激素与受体的亲和力。修饰或位置改变后会降低亲和力。

（2）在 6、7 及 11 位引入羟基，从 3 位或 17 位脱去羟基或雌二醇 17 羟基的差向异构化，以及在 B 环引入双键均降低活性。

（3）D 环受限较小，对活性影响较大。

（4）17α 位甲基化或炔基化之后，口服活性增强。

因此，雌激素的骨架特点是 A 环为芳香环，同时 3 位上均有一个酚性羟基。在 17 位上必须具有含氧功能基，以 17β-羟基效力最强，α 位的效力仅为 1/200～1/100，雌酮效力则为 1/10～1/5。因此，科学家们认为具有雌激素活性分子，刚性母核两端的富电子基团（—OH、 = O、—NH）之间的距离应在 1.45nm，而分子宽度应为 0.388nm，而反式己烯雌酚符合这个条件（图 15-2）。

典型药物介绍

雌二醇（estradiol）

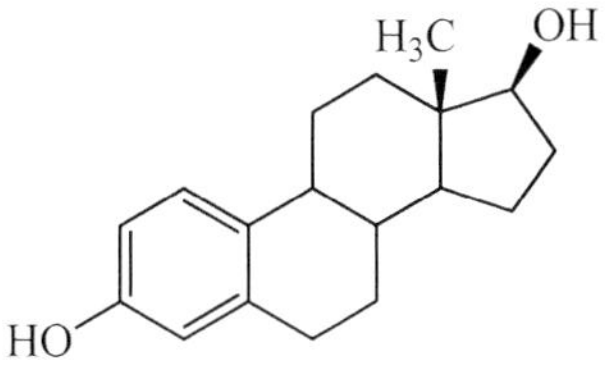

化学名：雌甾-1,3,5(10)-三烯-3,17β-二醇，17β-estra-1,3,5(10)-triene-3,17-diol。

性状：本品为白色或乳白色结晶或结晶性粉末，在空气中稳定，无味，有吸湿性，难溶于水。$[\alpha]_D^{25} +75°\sim +82°$，熔点 175～180℃。

化学性质：本品结构中存在酚羟基，易与三氯化铁发生反应。

主要药理学用途：本品为天然雌激素，临床主要用于卵巢功能不全或卵巢激素不足引起的各种症状，主要用于治疗功能性子宫出血、原发性闭经、绝经期综合征及前列腺癌等。

体内代谢：雌二醇在体内首先代谢生成雌三醇，进而氧化得雌酮。本品与葡糖醛酸或硫酸酯结合成为水溶性化合物从尿中排出。

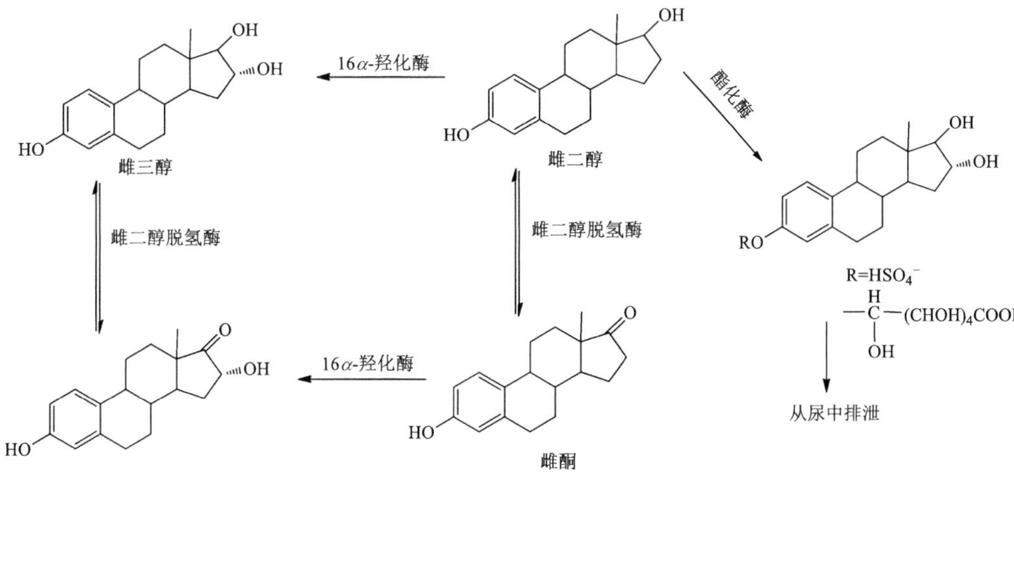

己烯雌酚（diethylstilbestrol）

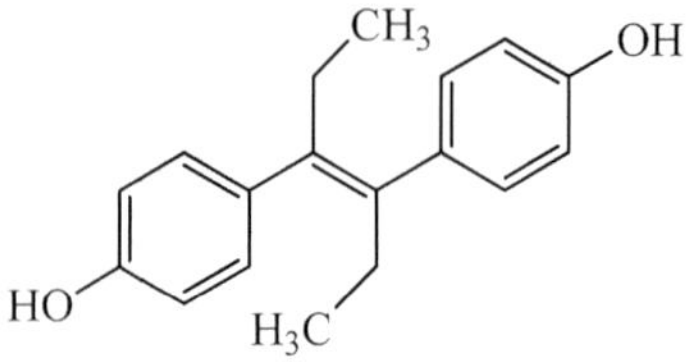

化学名：(E)-4,4'-(1,2-二乙基-1,2-亚乙烯基)双苯酚，4,4'[(1E)-1,2-diethyl-1,2-ethenediyl]bisphenol。

性状：本品为白色结晶性粉末，在乙醇、三氯甲烷、乙醚及脂肪油中溶解，在水中几乎不溶，溶于氢氧化碱溶液。熔点 169～172℃（顺式熔点 79℃）。

案例 15-2

　　己烯雌酚结构中存在双键，本品的顺式构型活性很低，而反式己烯雌酚的活性与天然的雌激素相当。

问题：

　　为什么反式己烯雌酚的活性高，顺式己烯雌酚活性差？

化学性质：本品结构中含有两个酚羟基，与 $FeCl_3$ 能发生颜色反应。

合成路线：己烯雌酚的合成是以对甲基苯甲醛为原料，经安息香缩合得 2-羟基-1,2-二-(4-甲氧基苯基)乙酮(Ⅰ)，用锌粉还原得 1,2-二-(4-甲氧基苯基)乙酮(Ⅱ)，再经烷基化，Grigard 加成，引入双乙基，经脱水、脱甲基而制得。

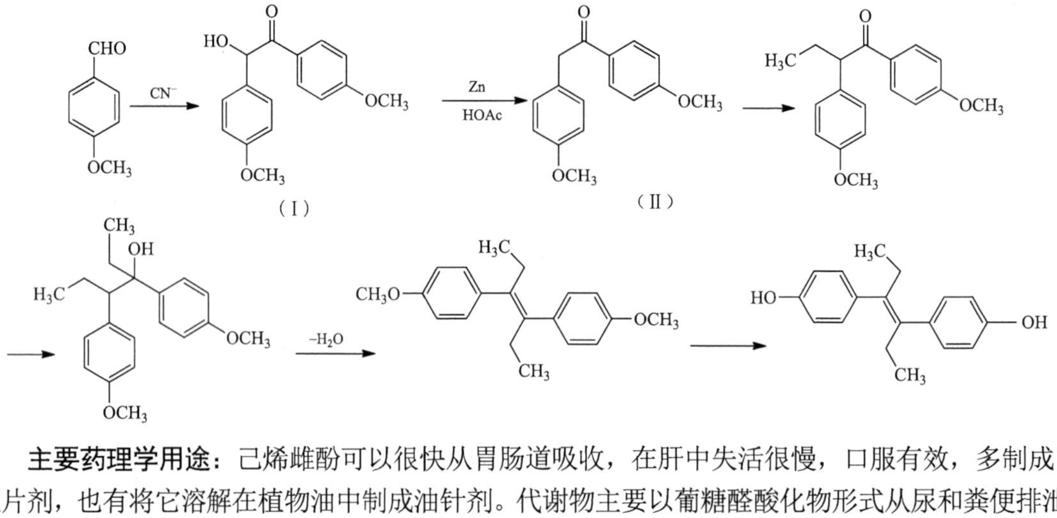

主要药理学用途：己烯雌酚可以很快从胃肠道吸收，在肝中失活很慢，口服有效，多制成口服片剂，也有将它溶解在植物油中制成油针剂。代谢物主要以葡糖醛酸化物形式从尿和粪便排泄。临床主要用于乳腺癌和前列腺癌的姑息治疗，还可经阴道给药短期治疗绝经后萎缩性阴道炎。

案例 15-2 分析

　　雌激素的构效关系研究发现，两个羟基氧原子之间的距离与其生物学活性密切相关，而甾体母核并非雌激素的必需结构。反式己烯雌酚的两个羟基的距离是 1.45nm，这与雌二醇两个羟基的距离近似，表现出较强的生理活性；而顺式己烯雌酚羟基间距离为仅 0.72nm，故活性大大减弱。

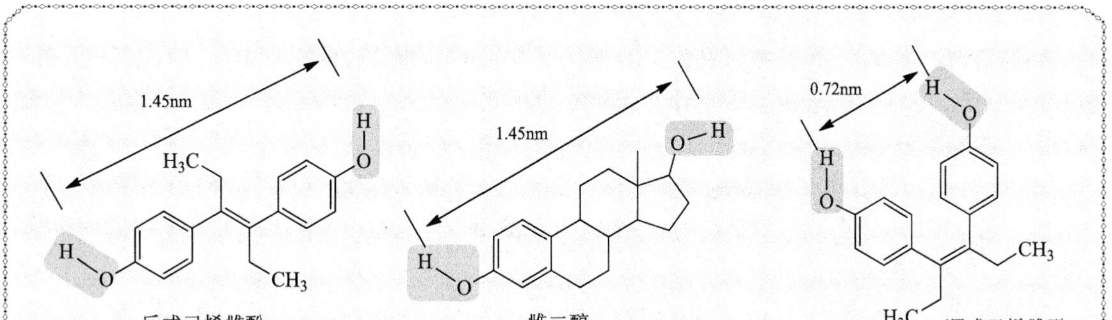

反式己烯雌酚　　　　雌二醇　　　　顺式己烯雌酚

三、选择性雌激素受体调节剂

选择性雌激素受体调节剂（selective estrogen receptor modulators，SERMs）是一类结构多样的化合物，可与雌激素受体结合，在不同的靶组织依据细胞种类和激素环境的不同，表现为雌激素激动或拮抗作用，如在乳腺或子宫能阻断雌激素的作用，又能作为雌激素样分子保持骨密度，降低血浆胆固醇，呈现组织特异性地活化和抑制雌激素受体的双重活性。

最早发现二苯乙烯和三苯乙烯类化合物仅有很弱的雌激素活性，却有明显的抗雌激素活性。由其构效关系研究入手，发现了三苯乙烯类衍生物氯米芬（clomifene）、他莫昔芬（tamoxifen）能够对雌激素受体产生拮抗作用。

氯米芬的靶器官是生殖器官，因对卵巢的雌激素受体具有较强的亲和力，通过与受体竞争结合，阻断雌激素的负反馈，引起黄体生成素（luteinizing hormone，LH）及促卵泡素（follicle stimulating hormone，FSH）分泌，促进排卵，治疗不孕症成功率为20%～80%。他莫昔芬的靶器官是乳腺，它对卵巢雌激素受体亲和力较小，而对乳腺中的雌激素受体具有较大的亲和力。因此主要用于治疗雌激素依赖性乳腺癌。

雷洛昔芬（raloxifen）是近年发现的抗雌激素类药物，也可看成三苯乙烯类化合物，临床上用于治疗骨质疏松。此外，雷洛昔芬在心血管系统亦为雌激素受体激动剂，可降低冠心病的发病率。

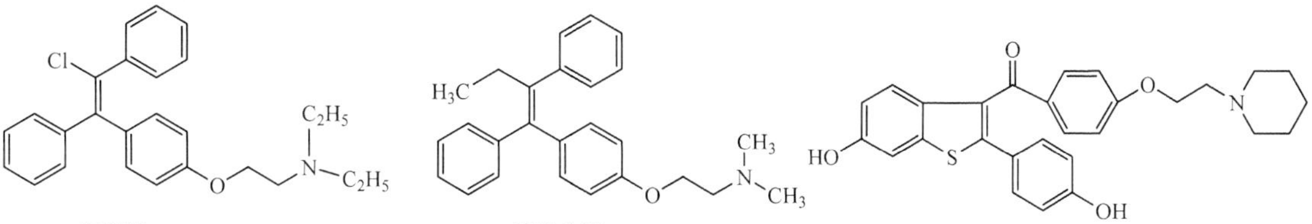

氯米芬　　　　　　他莫昔芬　　　　　　雷洛昔芬

典型药物介绍

柠檬酸他莫昔芬（tamoxifen citrate）

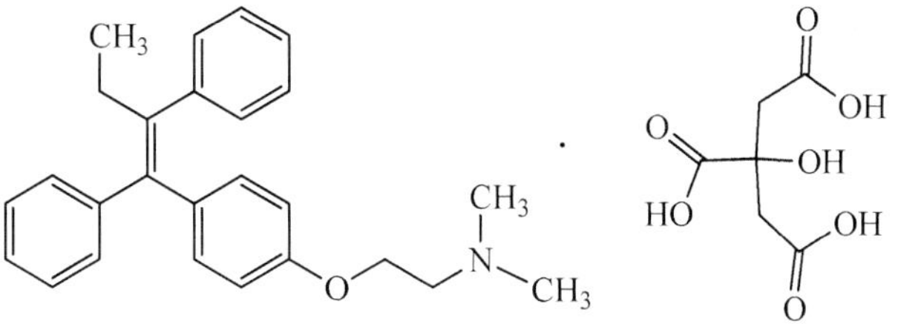

化学名：(Z)-N,N-二甲基-2-[4-(1,2-二苯基-1-丁烯基)苯氧基]乙胺柠檬酸盐，(Z)N,N-dimethyl-2-[4-(1,2-diphenyl-1-butenyl)phenoxyl]ethanamine citrate，又名柠檬酸三苯氧胺，苯氧胺柠檬酸，柠檬酸三苯氧胺。

性状：本品为白色或类白色结晶性粉末；无臭。在甲醇中溶解，在乙醇或丙酮中微溶，在三氯甲烷中极微溶解，在水中几乎不溶，在冰醋酸中易溶，在相对高湿度下易引湿。熔点 142～148℃，熔融时同时分解。

化学性质：本品为三苯乙烯类化合物，是以己烯雌酚类雌激素为先导化合物发展出来的抗雌激素药物。本品对紫外光敏感，遇光不稳定，特别是在溶液状态时。

合成路线：本品的合成是以脱氧安息香为原料，与苯基氯化镁进行 Grignard 反应制得化合物（Ⅰ），在酸催化下进行消除反应得 1∶1 E 型与 Z 型烯混合物（Ⅱ），经分步结晶法分离再与柠檬酸成盐得本品。

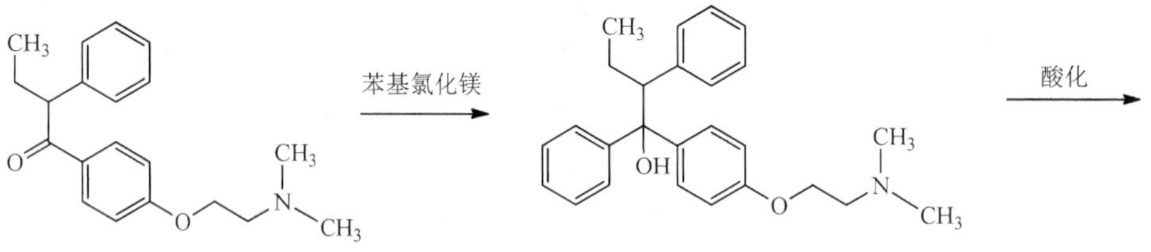

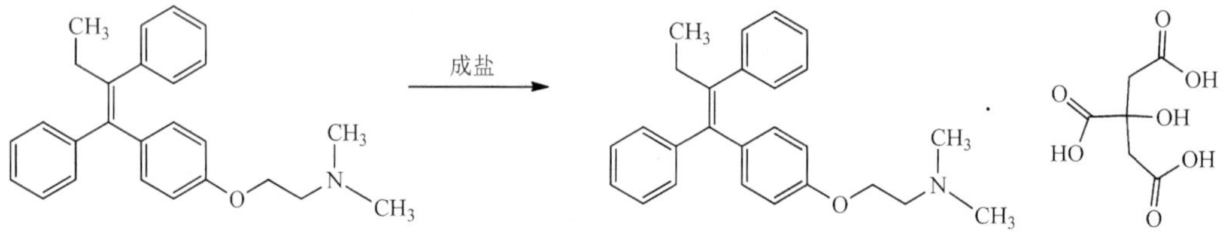

主要药理学用途：常用于治疗晚期、复发性乳腺癌和卵巢癌等病症，用于乳腺癌手术后转移的辅助治疗，预防复发，对雌激素受体阳性者，效果更好。

第 4 节　雄激素药物

一、概述及发展

　　雄性激素能促进男性性器官及副性征的发育、成熟，对抗雌激素抑制，抑制子宫内膜生长及卵巢、垂体功能，同时也具有蛋白同化作用，即促进蛋白质合成和骨质形成，刺激骨髓造血功能，以及蛋白质代谢，从而使肌肉增长，体重增加。睾酮是睾丸分泌的最重要的天然雄性激素。对雄性激素化学结构进行修饰可得到一些雄性活性很微弱，而蛋白同化活性增强的新化合物，它们常被称作蛋白同化激素，对雄性激素化学结构修饰的主要目的是为了获得蛋白同化激素（表 15-1）。

表 15-1　常见的雄性激素及蛋白同化激素

药物名称	药物结构	M	A	M/A	剂量（mg）
丙酸睾酮 （testosterone propionate）	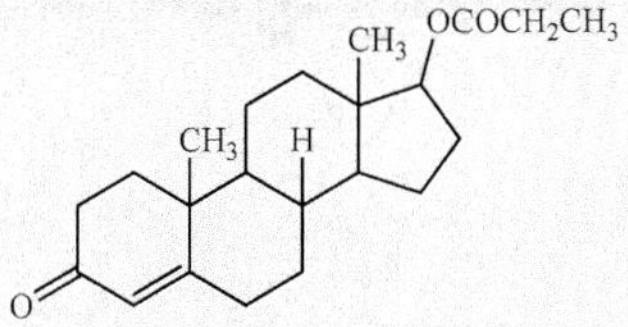	1	1	1	20～100/周
氯司替勃 （clostatib，乙酸氯睾酮）	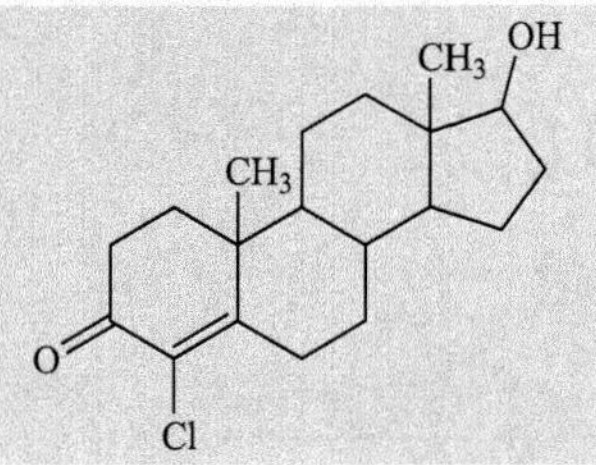	0.85	0.10	8.50	50/d
雄诺龙 （stanolone/androstanolone，氢睾酮）	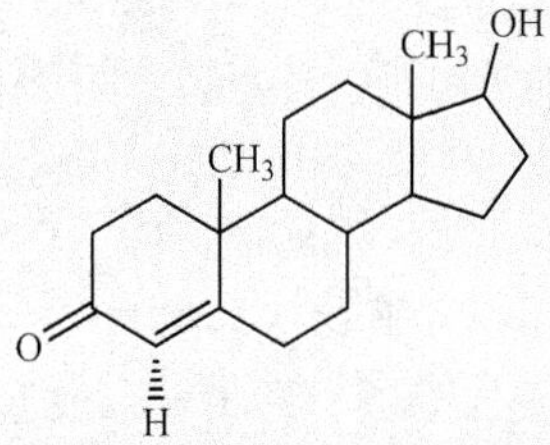	2.50	1.53	1.60	50/d
屈他雄酮 （drostanolone）	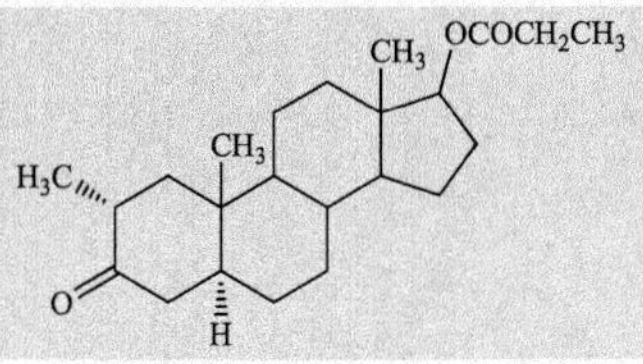	2.00	0.50	4.00	100/月
苯丙酸诺龙 （nandrolone phenylpropionate）	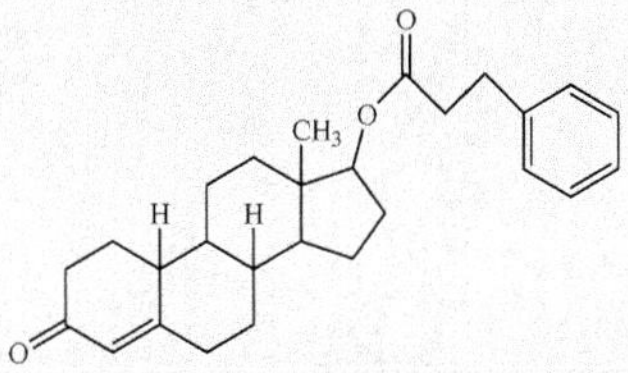	1.50	0.15	10.00	10～25/月
甲睾酮 （methyltestosterone，甲基睾丸素）	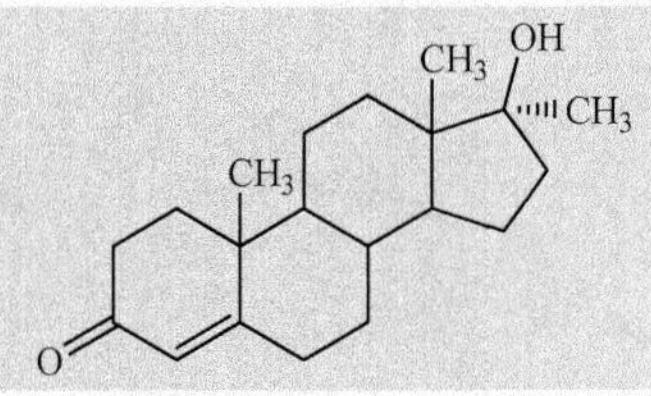	1.00	1.00	1.00	10～20/d
美雄酮 （methandienone）	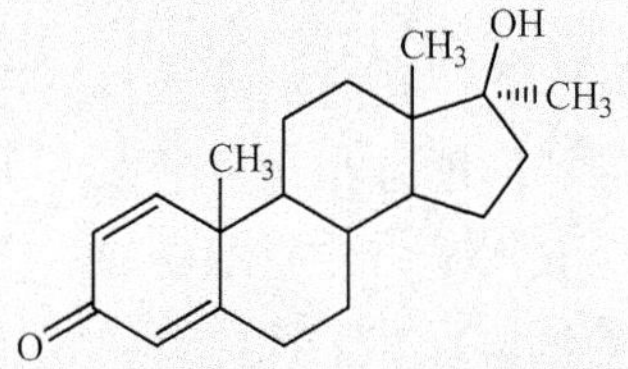	2.14	0.57	3.70	5/d
羟甲烯龙[a] （oxymetholone，康复龙）	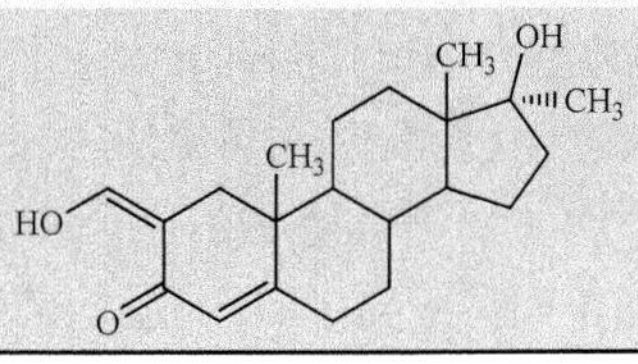	4.09	0.39	10.50	5～10/d

续表

药物名称	药物结构	M	A	M/A	剂量（mg）
司坦唑醇 [a]（stanozolol）	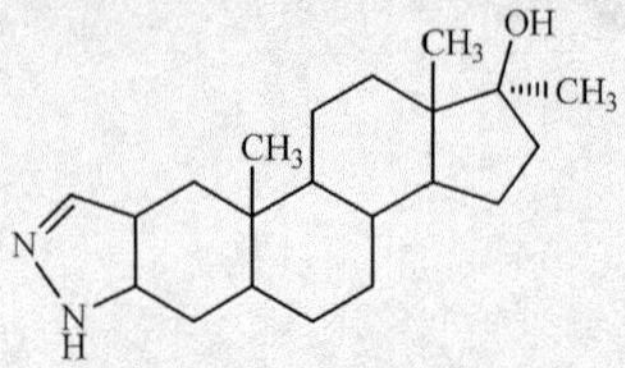	30.00	0.25	120.00	4~6/d
乙雌烯醇 [a]（ethylestrenol，去氧乙诺酮）	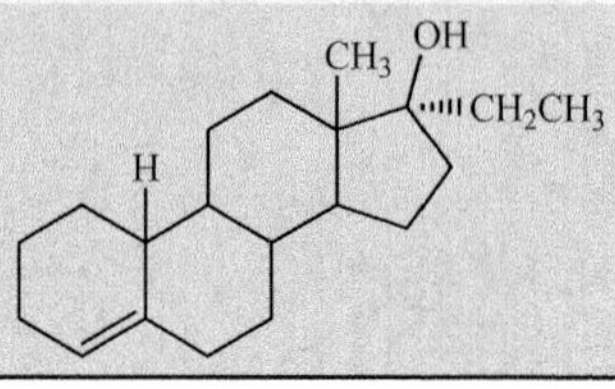	3.00	0.20	15.00	2~16/d

a. 蛋白同化激素

注：数据来源于不同资料，活性难以比较，仅供参考。A = 雄性活性，M = 蛋白同化活性

在寻找非甾体激素受体拮抗剂时，人们发现了一类取代苯胺的衍生物，具有良好的雄激素受体拮抗作用，其主要的代表药物有氟他胺（flutamide）、尼鲁米特（nilutamide）和比卡鲁胺（bicalutamide）。这些药物本身无激素样活性，但它们能够竞争性地拮抗人前列腺中的雄性激素受体对双氢睾酮的利用，导致前列腺组织中雄性激素依赖性的 DNA 和蛋白质的生物合成受阻，以及前列腺癌细胞的消亡。临床上常与其他药物联合用于治疗前列腺癌。

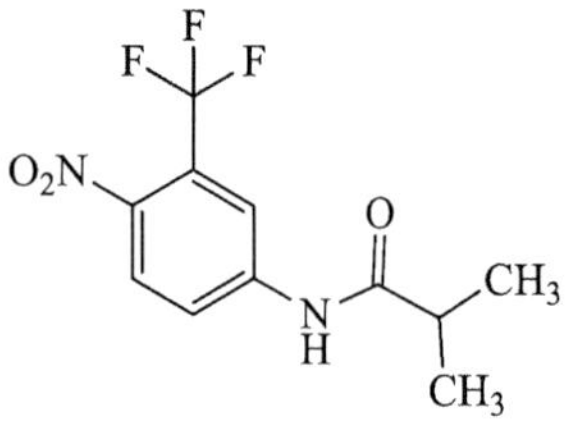

氟他胺 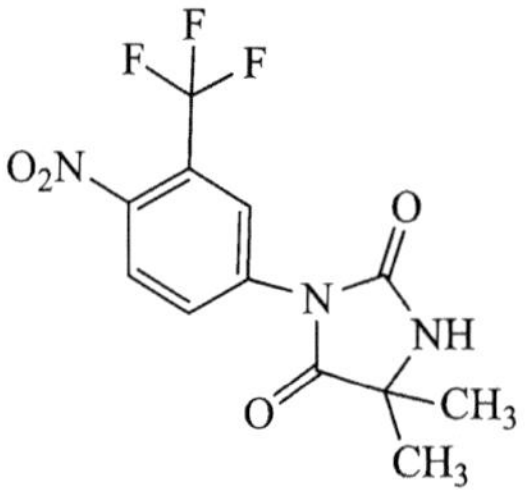 尼鲁米特 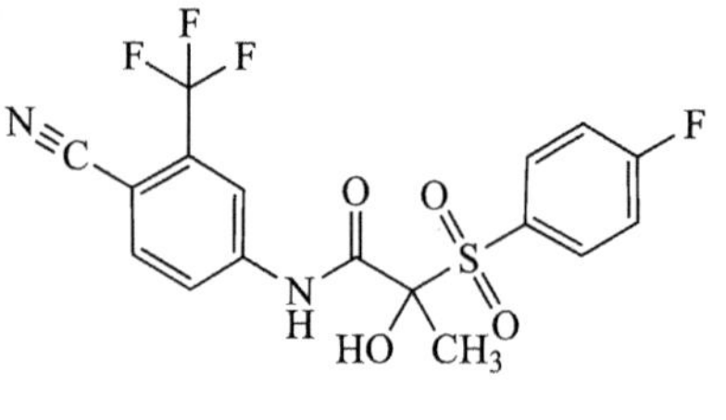 比卡鲁胺

二、构 效 关 系

有雄激素活性的物质必须是 5α-雄甾烷类，其结构特点为在 C10 及 C13 上有角甲基。

在雄甾烷母核中引入 3-酮基或 3α-羟基均增强雄激素活性。在其 17α 位上引入羟基则无雄激素样活性或同化作用；17β-羟基是已知取代基中效果最强的。认为 17β-氧原子与受体部位的连接很重要。17α-烃基可以阻止该部位的代谢变化，使所得化合物具有口服的活性，在 17α 位引入乙炔基则显示孕激素的活性，如黄体酮。在 16 位引入大的基团，则产生拮抗作用。

当雄甾烷环扩大或缩小时，一般都使雄激素活性及同化作用减弱或破坏。在 A 环上引入一个 sp² 杂化碳原子，使环在一个平面上，而可以得到更强的同化作用，如司坦唑醇与羟甲烯龙。

雄甾烯结构中除 C4 或 C9 以外的部位引入卤素时，一般均使作用降低。19-去甲基甾类化合物可以增大同化作用，降低雄激素作用。

典型药物介绍

丙酸睾酮（testosterone propionate）

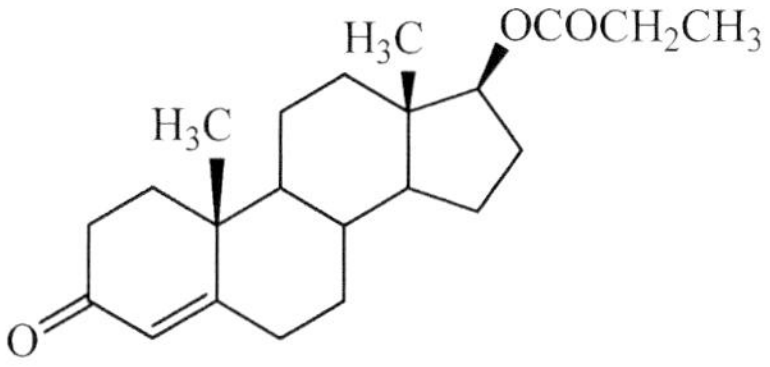

化学名：17β-羟基雄甾-4-烯-3-酮-17-丙酸酯，17β-hydroxy-androst-4-en-3-one-17-propionate，又称丙酸睾丸素。

性状：本品为白色结晶或结晶性粉末，无臭，易溶于三氯甲烷，溶于乙醇，不溶于水。$[\alpha]_D^{25} + 84° \sim + 90°$（$c = 0.01$g/100ml，乙醇），熔点 118～123℃。

化学性质：本品在氢氧化钾乙醇溶液中可水解为睾丸素（熔点 151～157℃）。本品还可与羟胺生成肟（熔点 167～170℃）。

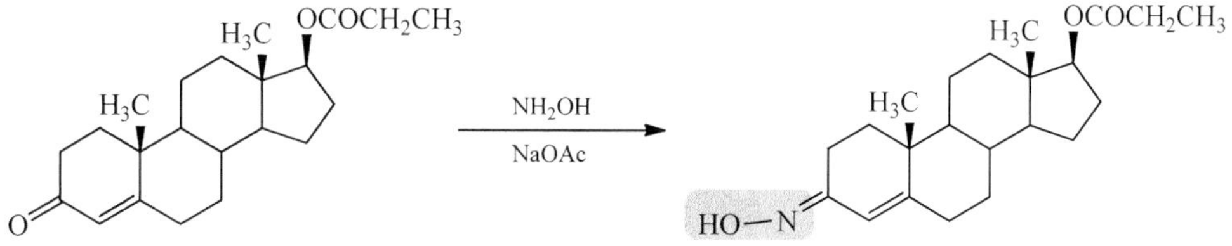

合成路线：本品可以用去氢表雄酮（Ⅰ）为原料经 Oppenauer 氧化和氢化还原，得到双氢睾酮（Ⅱ）及睾酮（Ⅲ）的混合物，其中（Ⅱ）经 MnO_2 氧化可得（Ⅲ）。再用相应的醋酐或酰氯酯化（Ⅲ）即可得到产品。

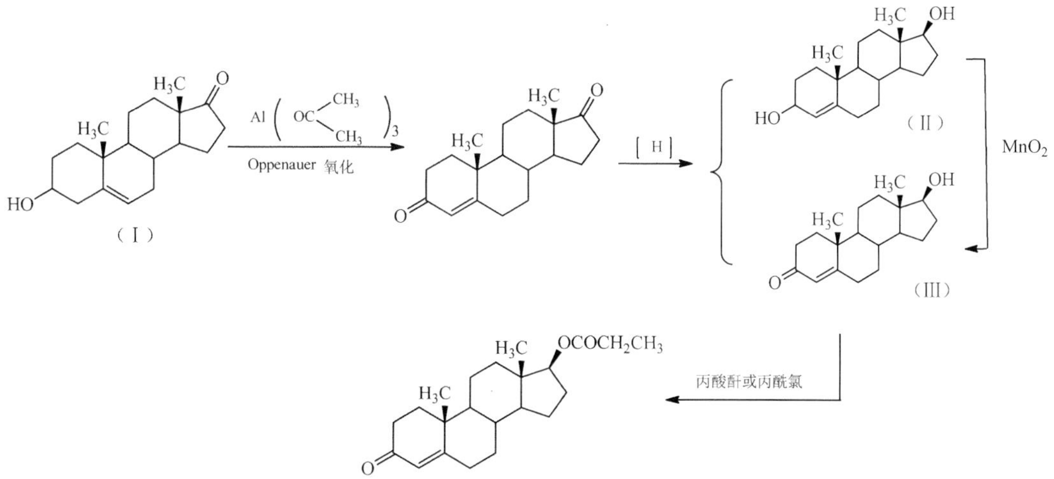

主要药理学用途：本品为睾酮的长效衍生物，注射一次可维持药效 2～4 日，其作用与甲睾酮相同，适用于内源性雄激素缺乏替代治疗及用于治疗功能性子宫出血、再生障碍性贫血、老年性骨质疏松症等。

第 5 节　孕激素药物

一、概　　述

孕激素主要由卵巢的黄体分泌，妊娠后逐渐改由胎盘分泌。孕激素临床用于预防先兆流产、治疗子宫内膜异位等妇科疾病。孕激素还能抑制脑垂体促性腺素的分泌，从而阻滞了排卵，因而也是女用甾体口服避孕药的主要成分。其结构特征为 A 环具有 Δ^4-3-酮基，17 位有甲酮基。天然孕激素如黄体酮（progesterone），又称孕酮，1934 年首次从孕妇尿中分离得到，1 年后确定其化学结构是具有 Δ^4-3-酮的 C21 甾体。从化学结构来看，黄体酮与睾酮甾核的 Δ^4-3-酮完全一样，仅 17β 位前者是乙酰基，后者是羟基。

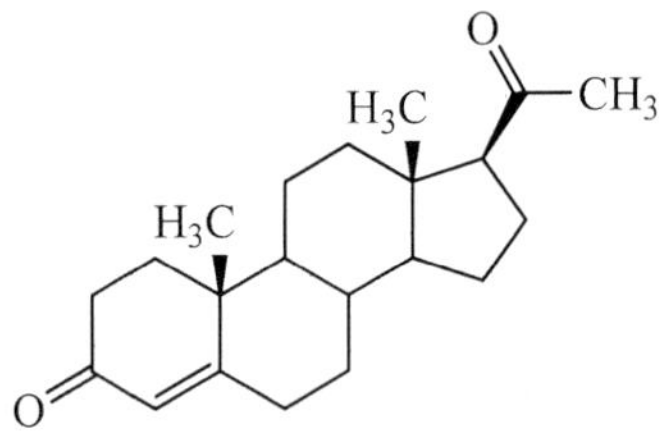

黄体酮

由于黄体酮口服易代谢失活，只能肌内注射给药。为获得能口服、长效的孕激素，对黄体酮做了大量的结构改造工作，现用于临床的合成孕激素按化学结构可分为黄体酮和睾酮类。

造成黄体酮类化合物失活的主要因素为 6 位羟基化，16 位和 17 位氧化或 3,20-二酮被还原成二醇，因而结构修饰主要在 C6 及 C16 位上进行，即在 6 位引入烷基、卤素、双键或在 17 位引入乙酰氧基等。临床常用的孕激素药物如表 15-2 所示。

表 15-2　常用的孕激素药物

名称	结构	主要用途及特点
醋酸甲羟孕酮 （medroxyprogesterone acetate）	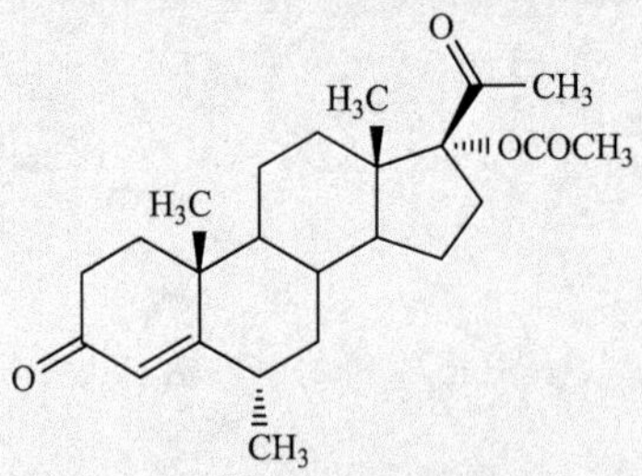	临床用于治疗激素失衡引起的功能性出血、闭经、子宫内膜异位症等，为强效口服孕激素
醋酸甲地孕酮 （megestrol acetate）	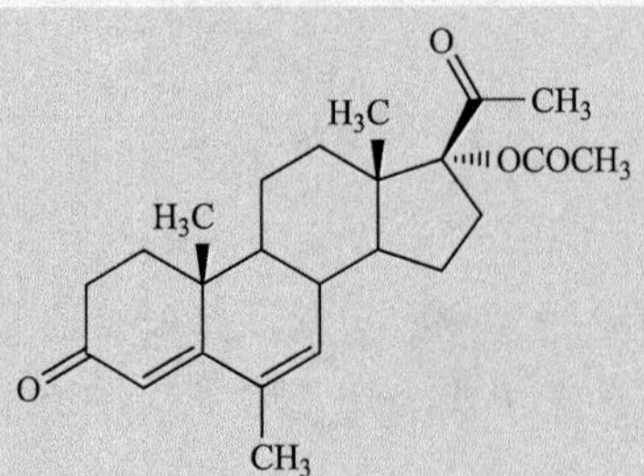	高效孕激素，口服活性为黄体酮的 25 倍，无雌激素和雄激素活性，临床用于痛经、子宫内膜异位症、晚期乳腺癌及子宫内膜腺癌等

续表

名称	结构	主要用途及特点
醋酸氯地孕酮 （chlormadinone acetate）	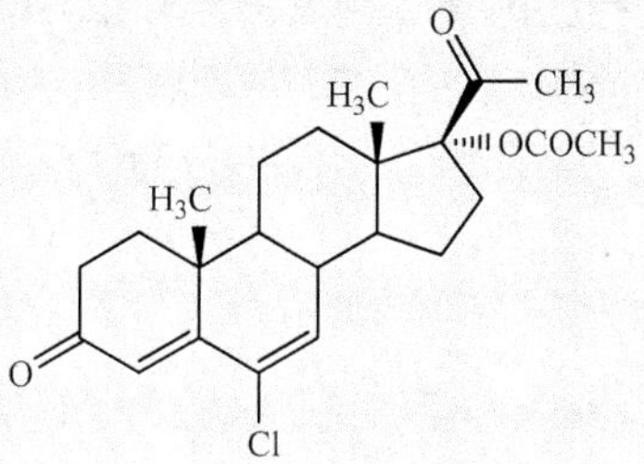	为口服强效孕激素，并无雌激素和雄激素活性。与长效雌激素炔雌醚配伍组成长效口服避孕药
普美孕酮 （promegestone）	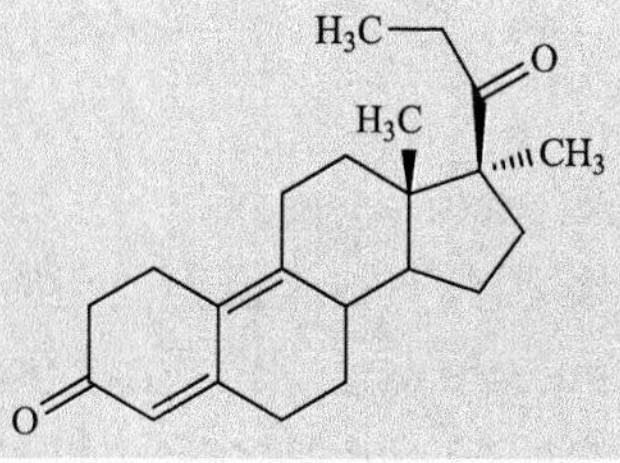	对黄体酮受体的亲和力比黄体酮更强，特异性更高，临床用于黄体功能不足所致疾患，如月经紊乱、子宫内膜异位症、绝经期综合征等
孕三烯酮 （gestrinone）	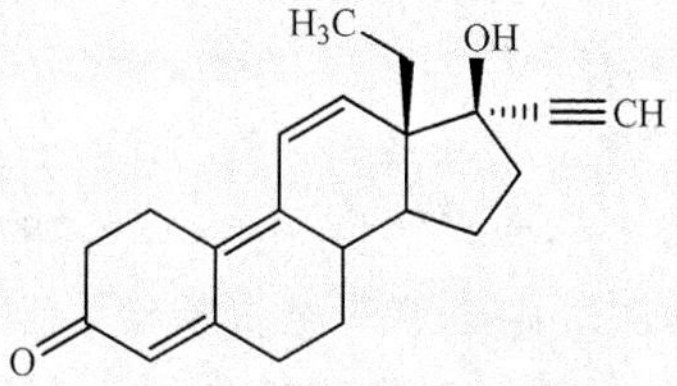	中等强度孕激素，即具有较强的抗孕激素和抗雌激素活性，又有很弱的雌激素和雄激素作用，临床用于子宫内膜异位症
炔诺酮 （norethisterone）	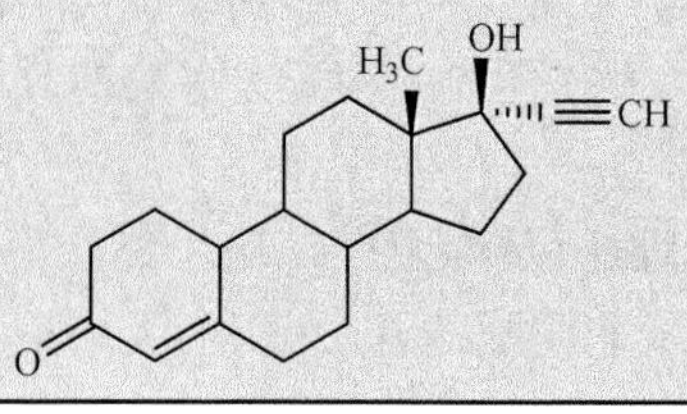	强效孕激素，临床主要与雌激素合用作为口服避孕药，对功能性子宫出血、子宫内膜异位症或增生亦有效

二、构 效 关 系

与雌激素不同，孕激素的结构专属性很高，稍微将黄体酮的结构改变，生理活性即消失或下降。经过大量孕激素衍生物的制备及活性研究，已总结出孕激素的构效关系，结构通式如下所示。

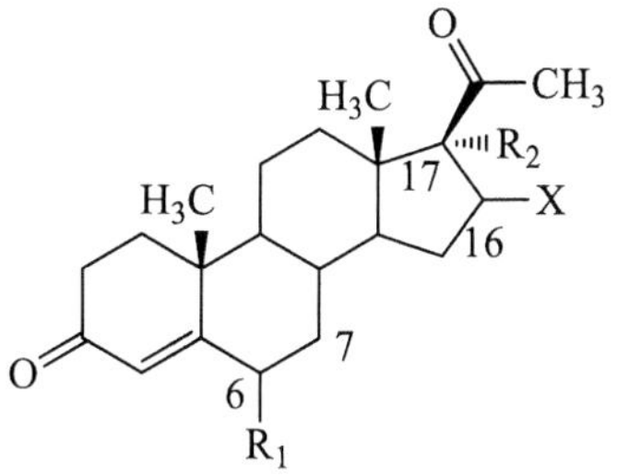

（1）Δ^4-3-酮是活性必需基团，如将 4，5 位双键移至 5，6 位或将双键饱和则活性消失。

（2）6 位可以被甲基、卤素取代，能增加孕激素活性，因为可以阻止 6 位上的代谢氧化。

（3）6、7 位间引入双键，可与 Δ^4 形成共轭，可增强孕激素活性。

（4）16 位用卤素取代可增加孕激素活性。

（5）17 位若有羟基取代，进行乙酰化可使其产生口服活性。

（6）17β 位上两个原子的碳链是必需的，乙酰基也可以换成乙炔基或乙基，仍能保持活性。

（7）18 位可以是甲基，也可以是乙基，均保持孕激素活性。

（8）19 位甲基可以缺失，仍保留孕激素活性，若同时 17 位是乙炔基，也是一种高效避孕药（炔诺酮）。

三、孕激素拮抗剂

孕激素拮抗剂也称抗孕激素药物（antiprogestins）。在 20 世纪 80 年代之前对其对抗孕激素的活性及构效关系已有许多研究，终因没有找到恰当的适应证，研究工作停滞不前。1982 年 Roussel-Uclaf 公司推出米非司酮（mifepristone）作为抗早孕药物，不但促进了抗孕激素及抗皮质激素药物的发展，而且在甾体药物研究历史上起着里程碑的作用，它使得已经变得不甚活跃的甾体药物研究领域重新燃起了新的希望。米非司酮是以 19-失碳化合物炔诺酮为先导化合物经结构修饰后得到的：在 C11β 位增加二甲氨基苯基，C17α 位由丙炔基代替乙炔基，引入 Δ^9。C11β 二甲氨基苯基的引入是导致由孕激素转变为抗孕激素的主要原因，丙炔基的引入使其更加稳定，Δ^9 则使其母核共轭性增加。由于这些结构特点，米非司酮比其他常用的抗孕激素药物具有更为独特的药物代谢动力学性质，表现为较长的半衰期（平均为 34h），血药浓度峰值与剂量无明显关系。米非司酮的主要作用是抗早孕，它与前列腺素制剂合并用药，可接受性高，完全流产率高，副作用低。

奥那司酮（onapristone）为口服抗孕激素药，用于终止妊娠，还可用于治疗子宫内膜异位及激素依赖性肿瘤，作用强度为米非司酮的 3～10 倍。利洛司酮（lilopristone）也是类似于米非司酮的口服抗孕激素药，它具有抗皮质激素活性。

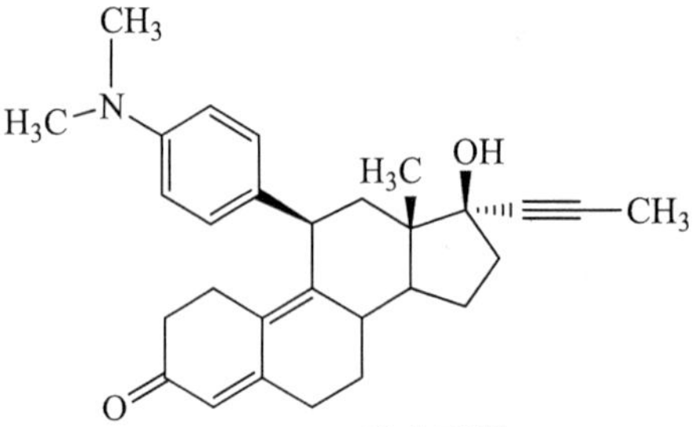

米非司酮

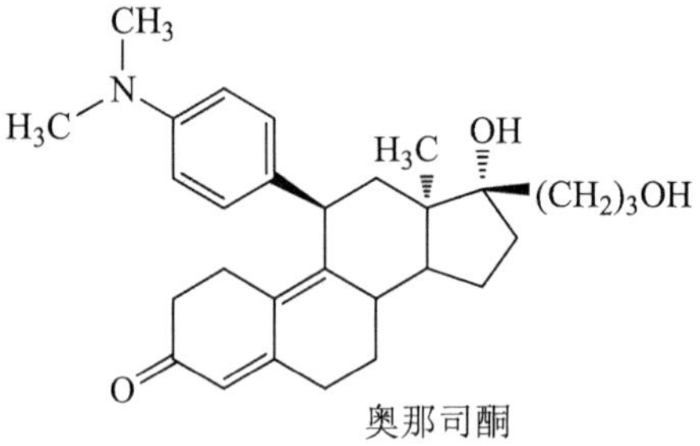

奥那司酮

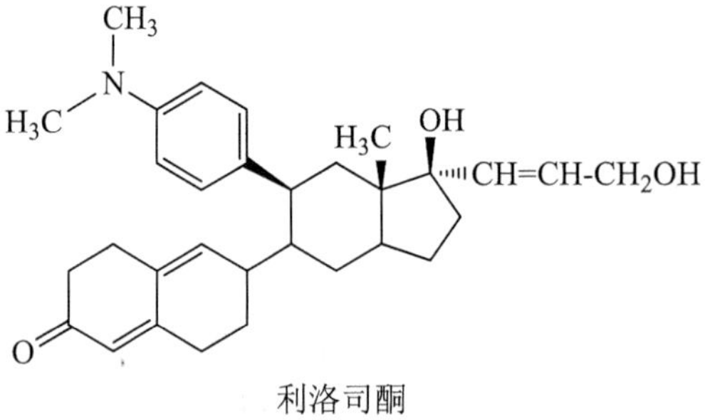

利洛司酮

四、甾体避孕药

甾体避孕药是指主要成分为孕激素、雌激素或二者的混合物组成的制剂。由于妇女的排卵、受孕、妊娠等规律易于识别和控制，所以目前行之有效的计划生育措施都侧重于干扰排卵、阻断精子与卵子的结合及成长、抗着床或抗早孕等环节，这些措施都与干扰妇女体内雌激素、孕激素的正常水平相关。

1956 年 Pincus 首先利用 19-去甲基雄甾烷衍生物异炔诺酮（norethynodrel）作为口服甾体避孕药，进行临床试验并获得成功。该孕激素在合成过程中，总是混有少量美雌醇，临床试用的样品是一种混合物。有趣的是，当纯的异炔诺酮用于临床时，效果反有下降，长期服用后子宫内膜退化。后来人们就有意识地在孕激素中加入少量雌激素，结果与最初的试验一致，因而发明了这种复合避孕药。

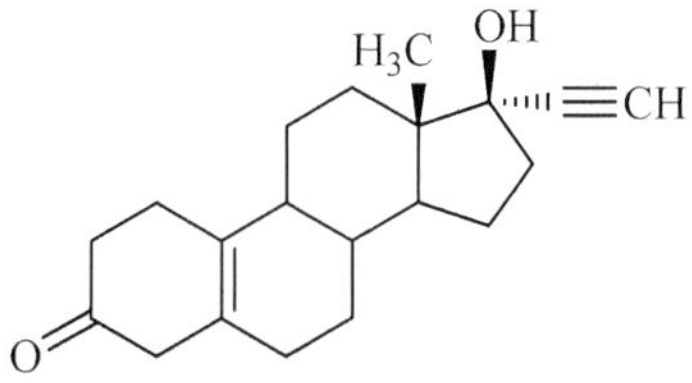

异炔诺酮

甾体激素避孕药物按照其作用于生殖过程中卵细胞的产生、成熟、排卵、受精、着床及胚胎发育等不同环节而分为抑制排卵、抗着床、抗早孕等类型，根据用药方便性可制成各种给药途径及时效长短的剂型。使用甾体激素避孕是人类控制生育的重大突破，是甾体药物划时代的成就。

典型药物介绍

左炔诺孕酮（levonorgestrel）

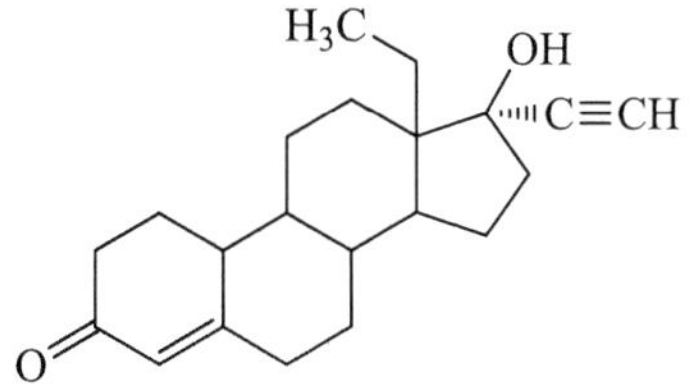

化学名：D-(−)-17α-乙炔基-17β-羟基-18-甲基雌甾-4-烯-3-酮，17α-ethynyl-17β-hydroxy-18-methyl-estro-4-en-3-on)。

性状：为白色或类白色结晶性粉末；无臭，无味。在三氯甲烷中溶解，在甲醇中微溶，在水中不溶解。熔点 204～212℃（消旋体），熔距在 5℃以下。光学活性体（C13β 构型）熔点233～239℃，$[\alpha]_D^{20}$ −30°～−35°（2%三氯甲烷）。

化学性质：本品的密度为（1.1±0.1）g/cm³，沸点为（459.1±45.0）℃（760mmHg）。本品（8R，9S，10R，13S，14S，17R）供药用为左旋异构体，而右旋异构体（8S，9R，10S，13R，14R，17S）无效。

主要药理学用途：本品为全合成的强效孕激素，是消旋炔诺孕酮的光学活性体，活性比炔诺孕酮强 1 倍，约为炔诺酮的 100 倍。本品口服吸收完全，生物利用度为 80%～90%，主要用于女性紧急避孕。

米非司酮（mifepristone）

化学名：11β-(4-二甲氨基苯基)-17β-羟基-17-(α-丙炔基)-雌甾-4,9-二烯-3-酮，(11β,17β)-[(4-dimethylamion)phenyl]-17-hydroxy-17-(1-propynyl)estra-4,9-dien-3-one，又名抗孕酮。

性状：本品为白色或类白色，熔点 150℃，比旋度 + 138.5°。具有弱碱性，pK_a 为 12.87，log$P$ 为 5.12。在二氯甲烷、甲醇中易溶，在乙醇、乙酸乙酯中溶解，在水中不溶。

主要药理学用途：本品口服后吸收迅速，在肝中有明显的首过效应。可在靶细胞上竞争性抑制孕激素黄体期和妊娠期的激素，妊娠早期使用可诱发流产，抗早孕时与前列腺素类药物合用对早孕妇女可获得 90%～95%的完全流产率。

小　结

肾上腺皮质激素和性激素在化学结构上都含有一个环戊烷并多氢菲的甾体母核，因此也被称作为甾体药物。甾体药物按化学结构可分为雌甾烷、雄甾烷及孕甾烷类化合物。按其生理功能又可分为糖皮质激素、盐皮质激素、雄性化激素、雌性化激素和孕激素。

目前临床使用的甾体激素药物大部分是半合成产品。20 世纪 40 年代开发了以薯芋皂苷元为原料合成各种甾体激素药物的工业方法，使甾体激素药物的普遍应用成为现实。薯芋皂苷元与乙酸酐在 200℃下加压裂解，经氧化、水解后得到的乙酸妊娠双烯醇酮（双烯），可用于合成黄体酮、甲睾酮、炔诺酮、雌二醇、醋酸地塞米松及双炔失碳酯等各种甾类药物。双烯再经肟化、Beckmann 重排、水解，所得醋酸去氢表雄酮是雌甾及雄甾化合物的中间体。

肾上腺皮质激素的生理作用有较高的结构专属性，骨架全反式对活性是必需的。结构特点一般 17 位均有一个羟甲基酮基，并在 A 环上具有 Δ^4-3-酮基。由于糖皮质激素在临床的广泛应用，对其结构修饰成为当时最热门的研究课题之一，11-羟基化合物是体内的活性形式，结构改变常以它为先导化合物。相继发现了泼尼松龙、氟轻松、地塞米松等优良药物。

对雄性激素化学结构改造的主要目的是获得蛋白同化激素。雄性激素的活性结构专一性很强，对睾酮的结构稍加变动（如 19-去甲基、A 环取代、A 环骈环等修饰）就可使雄性激素活性降低，蛋白同化活性增加。

雌激素的结构专属性很小，很多化合物，包括没有正常甾核的物质如己烯雌酚也具有雌激素活性。不论天然存在的雌二醇或人工合成的炔雌醇、己烯雌酚均可与雌激素受体结合，产生雌激素样作用；而雌酚酮则作用慢而持久，需在体内还原成雌二醇才有效。这表明雌激素类和受体的结合，需要药物分子 C3 和 C17 两端均有羟基。

　　孕激素主要由卵巢的黄体分泌，妊娠后逐渐改由胎盘分泌。其结构特征为 A 环具有 Δ^4-3-酮基，17 位有甲酮基。与雌激素不同，孕激素的结构专属性很高，稍微将黄体酮的结构改变，生理活性即消失或下降。

　　抗孕激素药物也称孕激素受体拮抗剂。1982 年 Roussel-Uclaf 公司推出米非司酮（mifepristone）作为抗早孕药物，在甾体药物研究历史上起着里程碑的作用，它使得已经变得不甚活跃的甾体药物研究领域重新燃起了新的希望。米非司酮是以炔诺酮为先导化合物经结构修饰后得到的新兴化合物。

思　考　题

1. 甾体药物按结构特征可分为哪几类？肾上腺皮质激素按结构特点应属于哪一类？
2. 糖皮质激素和盐皮质激素在结构和作用上有哪些异同？
3. 简述糖皮质激素类药物的构效关系。
4. 如何对雄激素进行结构改造以延长其体内药效？
5. 如何对雌激素进行结构修饰以增强其口服活性？
6. 试述雌激素拮抗剂的结构特点并画出他莫昔芬的化学结构式。
7. 抗孕激素药物米非司酮的结构特点是什么？

（赵　宏　方　浩）

第16章 维 生 素

学习要求：

1. 掌握： 维生素及分类方法，水溶性维生素和脂溶性维生素的概念；维生素缺乏症的危害；维生素 B_1、维生素 C、维生素 A、维生素 K_3 命名，用途及合成方法。

2. 熟悉： 维生素 B_2、维生素 B_6、叶酸、维生素 D_3、维生素 E、维生素 K_1 的化学结构，性质及用途。

3. 了解： 维生素的发展概况及各类维生素合理使用方法。

维生素（vitamin）是维持人体正常生理功能且必须从食物中获得的一类微量有机物质。维生素是一类调节物质，不是构成机体组织的基本成分，也不为机体提供能量，但其在机体的物质代谢中起重要作用。

20 世纪 20 年代以来，多种维生素陆续被分离和提纯，其化学结构也逐渐被阐明，并能够用全合成方法来生产。20 世纪 60 年代以后，随着分离手段和分析技术的提高，人们在分子水平上对维生素的生理功能有了更深入的了解。绝大多数维生素是酶的辅酶或者辅酶的组成分子，是各种不同代谢反应中必需的辅助因素。人体缺乏维生素时，就会导致机体新陈代谢障碍，影响人体的生长发育和正常生理功能，引起某些疾病甚至危及生命。因此，维生素对于预防和治疗维生素缺乏导致的疾病具有十分重要的作用。

维生素种类很多，按其发现的先后，以拉丁字母顺序命名，如维生素 A、维生素 B、维生素 C、维生素 D、维生素 E 等，而同一类维生素又可根据其化学结构和生理功能的差异进一步细分并在拉丁字母右下方用数字标注，如维生素 B_1、维生素 B_2、维生素 B_6、维生素 B_{12} 等。由于维生素在化学结构上相差较大（有脂肪族、芳香族、脂环族、杂环和甾体类化合物等），其理化性质和生理功能也各不相同，所以目前还没有较好的分类方法。通常按照溶解性，可将维生素分为水溶性和脂溶性两大类（表 16-1）。

表 16-1 常见维生素简介

维生素名称	药理作用	缺乏症
维生素 A（vitamin A）	具有促进生长，维持上皮组织如皮肤、结膜、角膜的正常功能的作用，并参与视紫红质合成。增强视网膜感光力，参与体内多种氧化反应，尤其是不饱和脂肪酸的氧化	缺乏时，机体生长停止，骨骼成长不良，生殖功能衰退，皮肤粗糙、干燥，角膜软化，并发生干燥性眼炎和夜盲症
维生素 D（vitamin D）	对钙、磷代谢及小儿骨骼生长有重要影响，能促进钙、磷在小肠中吸收，其代谢活化物质能促进肾小管对钙的吸收，也可能促进对磷的吸收	缺乏时，人体对钙磷元素的吸收能力下降，血中钙磷水平较低，钙磷元素不能在骨组织上沉积，成骨作用受阻，甚至骨盐再溶解。该病在儿童时期称佝偻病，成人后称骨软化病
维生素 E（vitamin E）	增强细胞抗氧化作用；参与多种酶活动；维持和促进生殖功能；维持骨骼肌、心肌和平滑肌的正常结构和功能；维持毛细血管的通透性	缺乏时，可使动物的胆固醇、三酰甘油的含量增加，导致动脉粥样硬化；补充本品，可防止动物实验性动脉硬化症的发生

续表

维生素名称	药理作用	缺乏症
维生素 B$_1$（vitamin B$_1$）	在体内与焦磷酸结合成辅酸酶，参与糖代谢中丙酮酸和 α-酮戊二酸的氧化脱羧反应，是糖类代谢所必需的	缺乏时，氧化受阻形成丙酮酸、乳酸堆积，并影响机体能量供应
维生素 B$_2$（vitamin B$_2$）	为体内黄素酶类辅基的组成部分	缺乏时，影响机体的生物氧化，使代谢发生障碍
维生素 C（vitamin C）	在生物氧化还原过程中和细胞呼吸中起重要作用；参与氨基酸代谢、神经递质的合成、胶原蛋白和组织间质的合成；可降低毛细血管的通透性；降低血脂；增加机体抵御疾病的能力；并具有一定的解毒功能和抗组胺作用	缺乏时，影响胶原合成胶原蛋白；机体不能代谢过量的酪氨酸、去甲肾上腺素、5-HT 合成受到影响，儿茶酚胺神经递质的合成减少；叶酸不能生成具有代谢活性的四氢叶酸，导致巨幼细胞性贫血；加重动脉硬化等

人体对维生素的需要量很小，日需量常以毫克（mg）或微克（μg）计算，但一旦缺乏就会引发相应的维生素缺乏症，对人体健康造成损害。

维生素对防治因维生素缺乏而导致的疾病具有不可替代的作用。人体每日对维生素的需求量是一定的，过多则不宜，甚至会导致疾病。例如，长期大量服用维生素 A、维生素 D 会引起中毒反应；过多使用维生素 B$_1$ 则会引起周围神经痛觉缺失；长期大量使用维生素 B$_{12}$ 会导致红细胞增多；摄入过多的维生素 C，可破坏膳食中的维生素 B$_{12}$ 进而引起贫血。因此要合理使用维生素。

第 1 节　水溶性维生素

水溶性维生素易溶于水，常用的水溶性维生素有维生素 B$_1$、维生素 B$_2$、烟酸、烟酰胺、维生素 B$_6$、维生素 C、叶酸和维生素 B$_{12}$。

一、B 族维生素

B 族维生素包括维生素 B$_1$、维生素 B$_2$、维生素 B$_6$、维生素 B$_{12}$、烟酸、泛酸、叶酸等。B 族维生素是推动体内代谢，把糖、脂肪、蛋白质等转化成热量时不可缺少的物质（表 16-2）。

表 16-2　B 族维生素

药物名称	化学结构	药理作用
维生素 B$_1$（vitamin B$_1$）	Cl$^-$ · HCl	用于脚气病防治及各类疾病的辅助治疗（如全身感染、高热、糖尿病、多发性神经炎等）
维生素 B$_2$（vitamin B$_2$）		用于口、眼和外生殖器等部位炎症治疗（如口角炎、唇炎、舌炎、眼结膜炎和阴囊炎等）

药物名称	化学结构	药理作用
维生素 B_6 （vitamin B_6） （三者可相互转化）	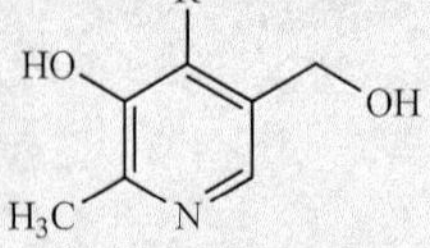 R = —CH_2OH 吡哆醇 R = —CHO 吡哆醛 R = —CH_2NH_2 吡哆胺	防治因大量或长期服用异烟肼、肼屈嗪等引起的周围神经炎、失眠、不安；治疗婴儿惊厥；白细胞减少症；局部涂抹治疗痤疮、酒糟鼻、脂溢性湿疹
维生素 B_{12} （vitamin B_{12}）	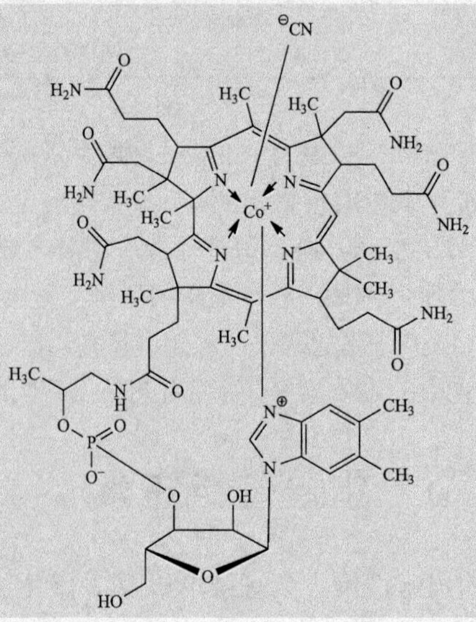	用于治疗恶性贫血、巨幼细胞贫血、抗叶酸药物引起的贫血及神经系统疾病（坐骨神经痛、神经痛、神经炎）等
维生素 B_3 （vitamin B_3）	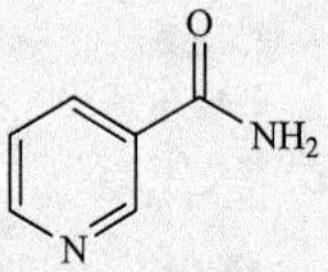	防治糙皮病、口炎、舌炎等及防治心脏传导阻滞等
维生素 B_5 （vitamin B_5）	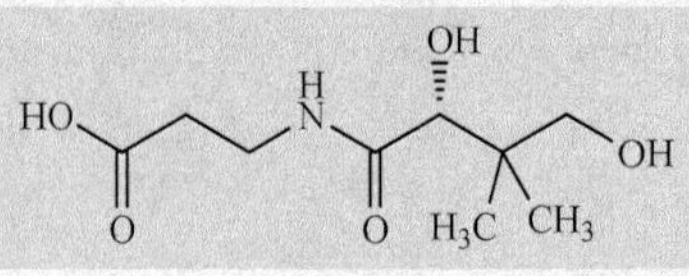	为辅酶 A 的组成部分，参与蛋白质、脂肪和糖代谢，用于维生素 B 缺乏症、周围神经炎、手术后肠绞痛等
维生素 B_9 （vitamin B_9）	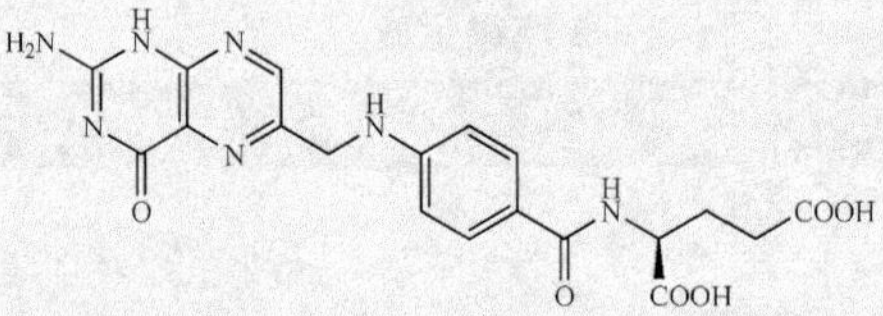	治疗巨幼红细胞性贫血、血小板减少症，还可用于防止 AD 及癌症的发生
维生素 B_7 （vitamin B_7）	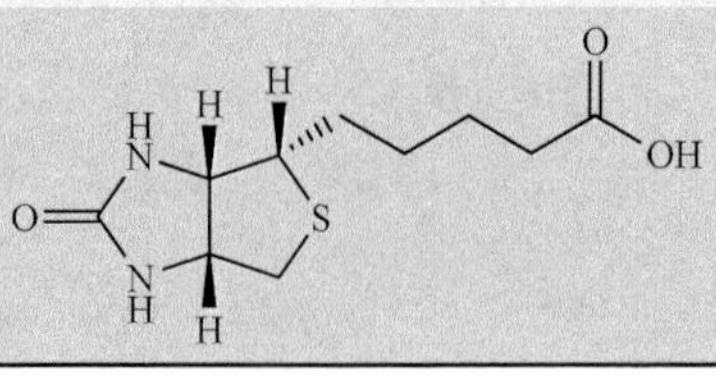	用于生物素缺乏症，如乳酸中毒、癌细胞对抗癌药物耐受性升高、脱发、皮肤病、厌食、恶心、体重减轻或局部感觉消失等

典型药物介绍

维生素 B₁ （vitamin B₁）

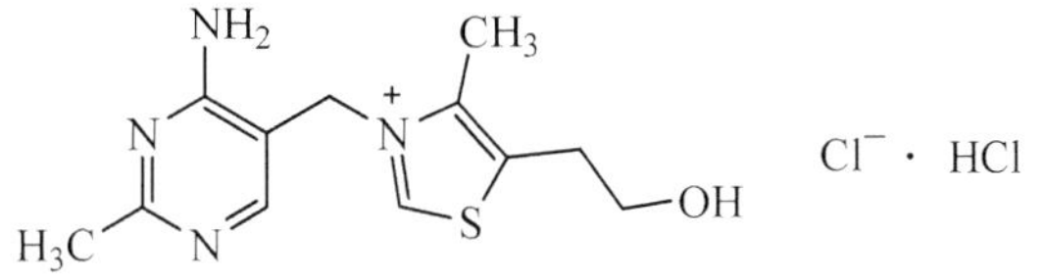

化学名：氯化 3-[(4-氨基-2-甲基-5-嘧啶基)甲基]-5-(2-羟乙基)-4-甲基噻唑鎓盐酸盐，3-[(4-amino-2-methyl-5-pyrimidinyl)methyl]-5-(2-hydroxyethyl)-4-methylthiazolium chloride。

物理性质：本品为白色结晶性粉末，有微弱的特异臭味，味微苦。干燥品在空气中迅即吸收约 4%的水分。易溶于水，微溶于乙醇，不溶于乙醚。

化学性质：本品固体状态时，性质稳定。其水溶液稳定性随 pH 升高而降低。在碱性溶液中快速分解。与空气长时间接触，可部分氧化成具有荧光的硫色素。光或铜、铁、锰等金属离子，能加速氧化反应。

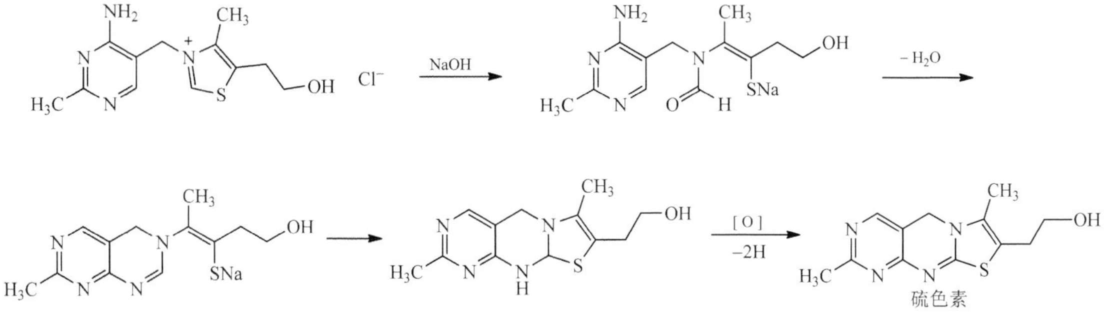

维生素 B₁ 在氢氧化钠存在的条件下，经开环、自动氧化，转变为二硫化物。

主要药理学用途：维生素 B₁ 和糖代谢关系密切，当维生素 B₁ 缺乏时，糖代谢受阻，血液、尿和脑组织中丙酮酸含量增高，出现多发性神经炎、肌肉萎缩、下肢水肿等症状，临床上称为脚气病。维生素 B₁ 还有维持正常的消化腺分泌和胃肠蠕动的作用，从而促进消化功能。

维生素 B₁ 广泛存在于米糠、麦麸等谷物和蔬菜、牛奶、鸡蛋中，药用品由化学合成制取。维生素 B₁ 主要用于治疗维生素 B₁ 缺乏症，如神经炎、食欲缺乏、消化功能不良、心脏功能障碍等，其还能与维生素 B₆ 合用，用于缓解孕期妇女的肌肉痉挛症状。

维生素 B₂ （vitamin B₂）

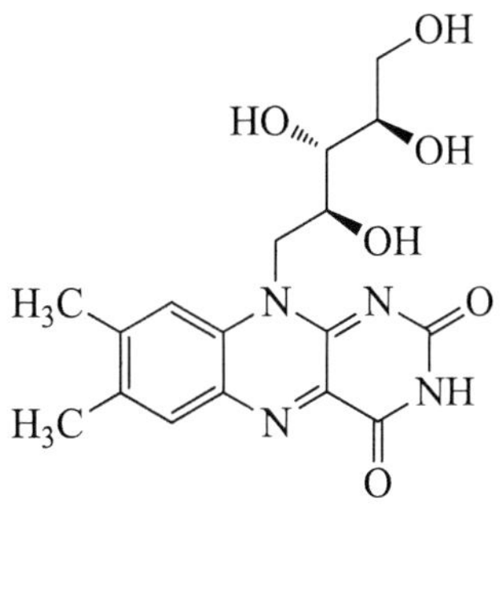

化学名：化学名为 7,8-二甲基-10-(*D*-核糖型-2,3,4,5-四羟戊基)异咯嗪，7,8-dimethyl-10-(*D*-ribo-2,3,4,5-tetrahydroxypentyl)isoalloxazine，又名核黄素（riboflavin）。

物理性质：本品为橙黄色结晶性粉末，味微苦，微臭；溶解于稀氢氧化钠溶液，几乎不溶于水、乙醇、三氯甲烷和乙醚。

案例 16-1

《中国药典》要求对维生素 B_2 进行有关物质检测和含量测定时都避光操作。

问题：

为什么进行有关物质检测和含量测定需要避光？

化学性质：维生素 B_2 为两性化合物，可溶于酸和碱。饱和水溶液的 pH 为 6，其水溶液呈黄绿色荧光，荧光在 pH 6～7 时最强。在酸或碱中维生素 B_2 解离，荧光则消失。维生素 B_2 在碳酸水溶液中较稳定，但在碱性溶液中极易变质。

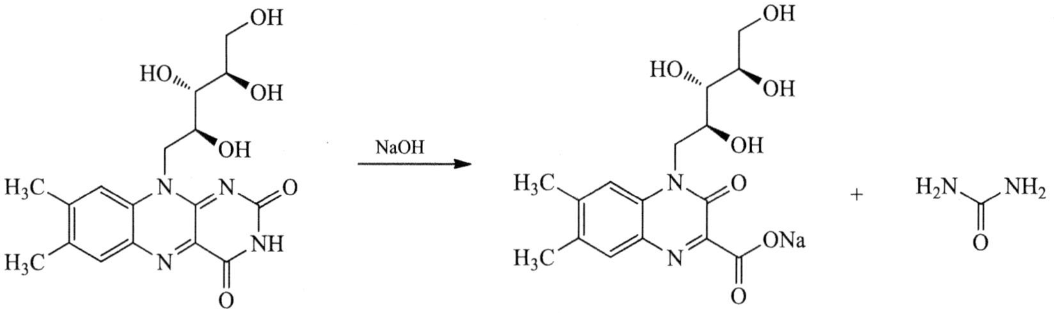

维生素 B_2 对光极不稳定；分解速度随温度的升高而加速；在不同 pH 条件下，其分解方式也不同，在碱性溶液中分解为感光黄素，在酸性或中性溶液中分解为光化色素。

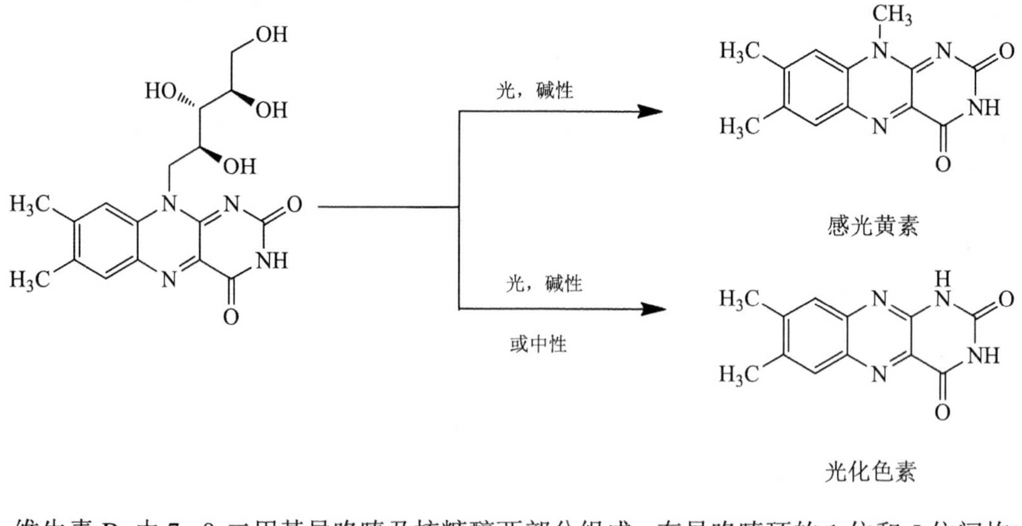

感光黄素

光化色素

维生素 B_2 由 7,8-二甲基异咯嗪及核糖醇两部分组成。在异咯嗪环的 1 位和 5 位间构成共轭双键体系，易发生氧化还原反应，因此维生素 B_2 有氧化型和还原型两种形式，其氧化型和还原型的相互转化在体内起传递氢的作用。

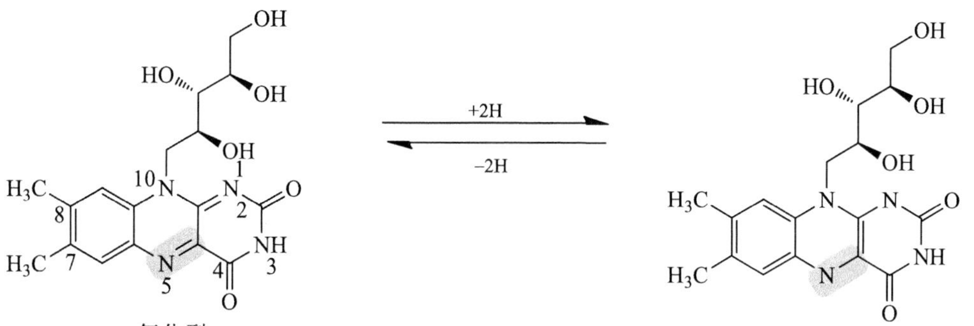

氧化型   还原型

维生素 B_2 在体内以黄素单核苷酸（flavin mononucleotide，FMN）和黄素腺嘌呤二核苷酸（flavin adenine dinucleotide，FAD）形式存在，是一些氧化还原酶的辅基，能促进糖、脂肪和蛋白质的代谢，对维持皮肤黏膜和视觉的正常功能均有一定作用。

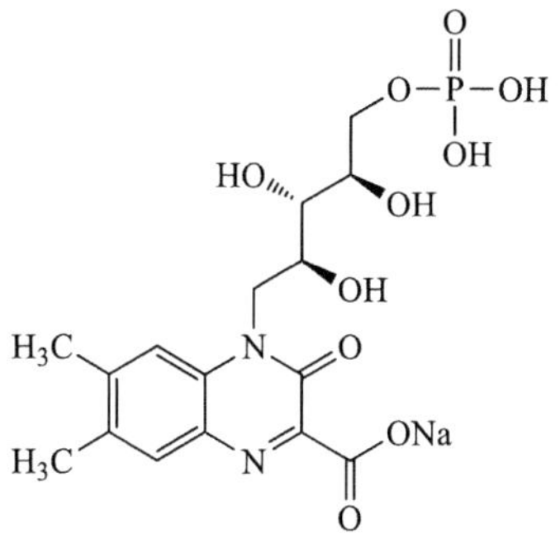

黄素单核苷酸 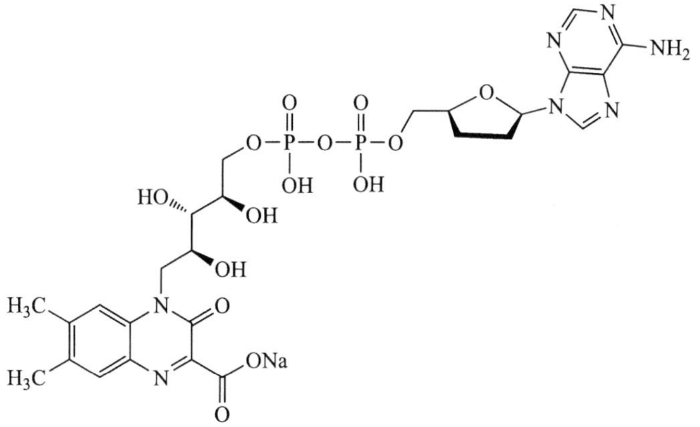   黄素腺嘌呤二核苷酸

案例 16-1 分析

维生素 B_2 对光极不稳定；分解速度随温度的升高而加快；在碱性溶液中分解为感光黄素，在酸性或中性溶液中分解为光化色素。

主要药理学用途：维生素 B_2 广泛存在于动植物中，米糠、肝、酵母、蛋黄中含量丰富，在绿色植物和多数微生物体内是通过生物合成的。当人体缺乏维生素 B_2 时，会导致组织呼吸减弱，代谢强度降低。主要症状为口角炎、舌炎、结膜炎、脂溢性皮炎和视物模糊等。临床用维生素 B_2 治疗因其缺乏引起的各种黏膜及皮肤的炎症。

叶酸（folic acid）

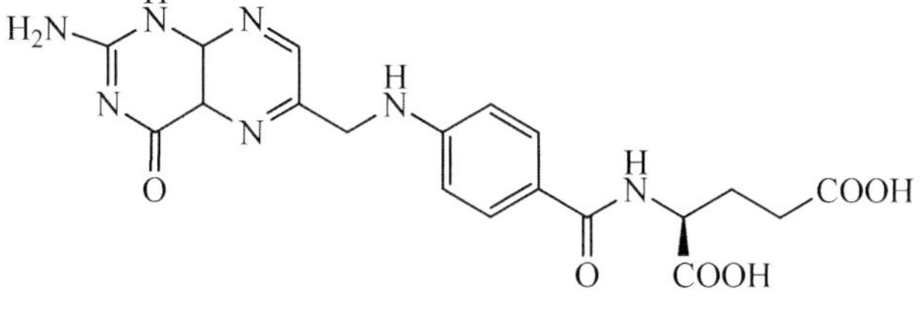

化学名： N-[4-[(2- 氨基 -4- 氧代 -1,4- 二氢 -6- 蝶啶) 甲氨基] 苯甲酰基]-L- 谷氨酸； N-[4-[[(2-amino-1,4-dihydro-4-oxo-6-pteridinyl)methyl]amino]benzoyl]-L-glutamic-acid。又名维生素 Be、维生素 M（vitamin M）。

物理性质： 本品为黄色或橙黄色结晶性粉末；无臭，无味。本品易溶于氢氧化钠和碳酸钠的稀溶液，不溶于水、乙醇、丙酮、三氯甲烷和乙醚。

化学性质： 叶酸水溶液在碱性下可发生水解，生成蝶酸和谷氨酸，也可发生氧化还原反应。

主要药理学用途： 叶酸是体内代谢过程中催化一碳化合物转移反应的辅酶构成成分。叶酸在叶酸还原酶催化下，以还原型磷酸烟酰胺腺嘌呤二核苷酸（NADPH）为供氢体，经还原反应，形成二氢叶酸，再形成四氢叶酸（FH）。

叶酸是骨髓红细胞成熟和分裂所必需的物质。叶酸在体内被叶酸还原酶及二氢叶酸还原酶还原为四氢叶酸，参与体内核酸和氨基酸的合成，并与维生素 B_{12} 共同促进红细胞的生长与成熟。临床用于治疗巨幼细胞贫血、血小板减少症，还可用于防止 AD 及癌症的发生。

二、维 生 素 C

维生素 C（vitamin C）是一种己糖衍生物，广泛存在于新鲜水果及绿色蔬菜中，尤以番茄、橘子、鲜枣、山楂等含量丰富，药用维生素 C 主要通过化学合成。维生素 C 分子中有两个手性碳原子，故有四个光学异构体。四个异构体中以 L-(＋)-抗坏血酸的活性最高，D-(–)-异抗坏血酸活性仅为其 1/20。D-(–)抗坏血酸及 L-(＋)-异抗坏血酸几乎无效，大多作为食品添加剂。

典型药物介绍

维生素 C（vitamin C）

CH₂OH
HC—OH
O   O
OH OH

化学名：L-(＋)-苏糖型-2,3,4,5,6-五羟基-2-己烯酸 4-内酯，L-(＋)-threo-2,3,4,5,6-pentahydroxy -2-hexenoic acid 4-lactone，又名抗坏血酸（ascorbic acid）。

物理性质： 本品为白色结晶或结晶性粉末；无臭，味酸；久置色渐变微黄；水溶液显酸性反应。本品易溶于水，略溶于乙醇，不溶于三氯甲烷和乙醚。熔点：190～192℃，熔融时同时分解。比旋度：＋20.5°～＋21.5°。

案例 16-2

《中国药典》规定要对维生素 C 中草酸进行杂质限量检查。

问题：

《中国药典》规定草酸含量测定的原因。

化学性质：本品干燥固体较稳定，但遇光及湿气，色渐变黄，故应避光、密闭保存。本品在水溶液中可发生互变异构，主要以烯醇式存在，酮式量很少。两种酮式异构体中，2-酮式较3-酮式稳定，能分离出来，3-酮式极不稳定，易变成烯醇式结构。

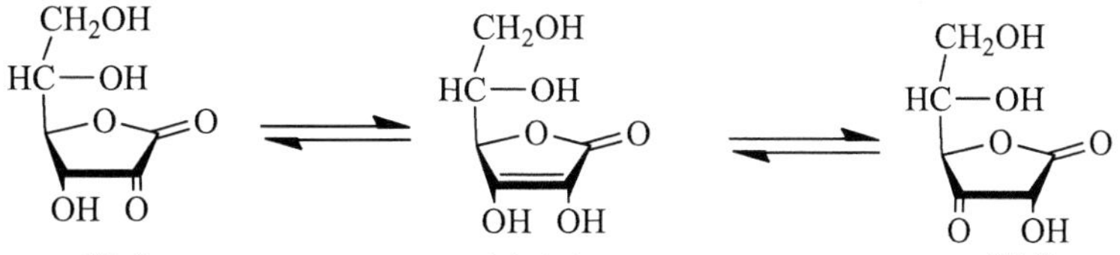

2-酮式　　　　烯醇式　　　　3-酮式

维生素 C 中由于有连二烯醇结构，显酸性。C2 上羟基的酸性弱于 C3 上的羟基，pK_1 为 4.17，pK_2 为 11.57。C3 上的羟基可与稀氢氧化钠或碳酸氢钠溶液反应，生成 C3 烯醇钠盐，但在强碱如浓氢氧化钠溶液中，内酯环被水解，生成酮酸钠盐。

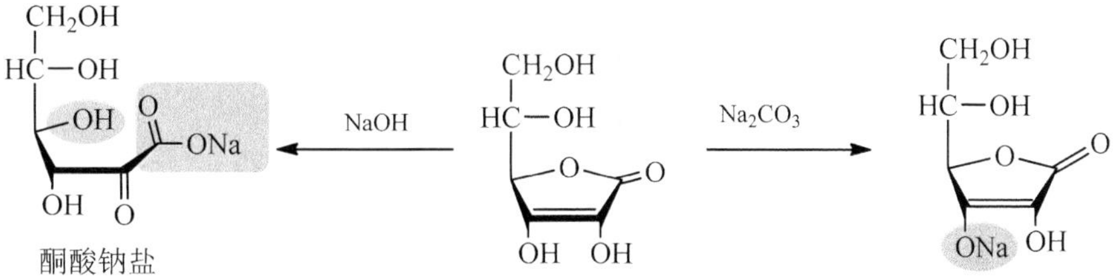

NaOH　　　　　　Na₂CO₃

酮酸钠盐　　　　　　　　　　　　　　　烯醇钠盐

维生素 C 因具有连二烯醇结构，呈强还原性，在水溶液中易被空气氧化，生成去氢抗坏血酸（dehydroascorbic acid）。后者仍具有生物活性，因为氧化型和还原型可以相互转化。

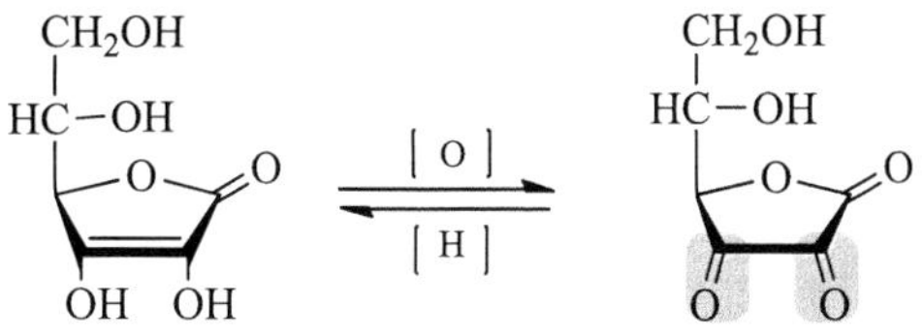

[O]　
[H]

维生素C　　　　　去氢维生素C

维生素 C 可被硝酸银、三氯化铁、碱性酒石酸铜、碘、碘酸盐等氧化剂氧化成去氢抗坏血酸，后者在氢碘酸、硫化氢等还原剂的作用下，又可逆转为维生素 C。金属离子可加快维生素 C 的氧化速率。本品在酸性条件下即可被碘氧化，故可用碘量法测含量。维生素 C 被氧化为去氢抗坏血酸后，分子中的共轭体系被破坏，更易被水解，生成 2,3-二酮古洛糖酸，进一步氧化为苏阿糖酸和草酸。

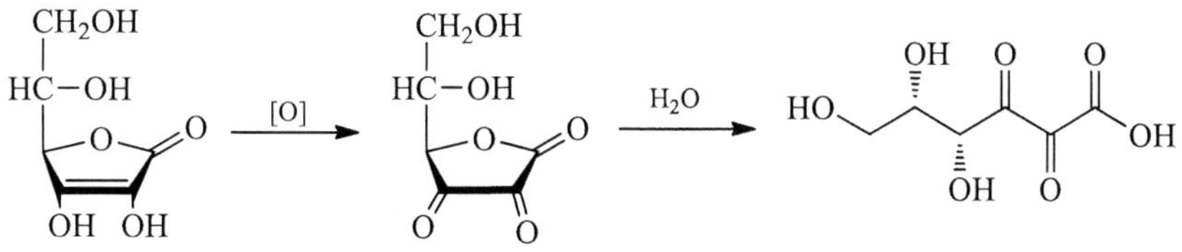

维生素C　　　　　[O]　　　　　H₂O　　　　　2,3-二酮古洛糖酸

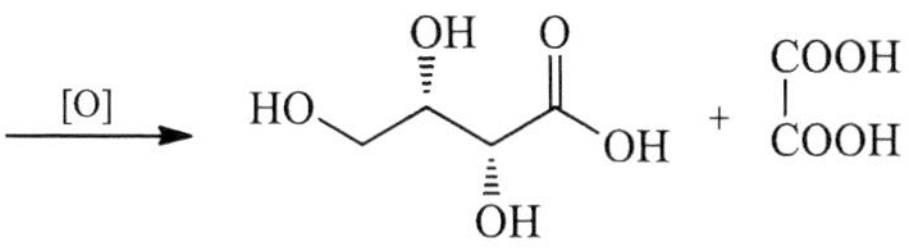

[O]　　　　　苏阿糖酸　　　草酸

维生素 C 在无氧条件下可脱水和水解生成呋喃酮酸，进一步发生脱羧、脱水而生成糠醛，以至氧化聚合而呈黄色。这是维生素 C 在储存中变色的主要原因。所以本品应密闭避光储存，配制注射液时，应使用二氧化碳饱和注射用水，pH 控制在 5.0～6.0，并加入 EDTA 和焦亚硫酸钠或半胱氨酸等作为稳定剂。为了提高维生素 C 的稳定性，可将其制成磷酸酯以利于储存和制剂。

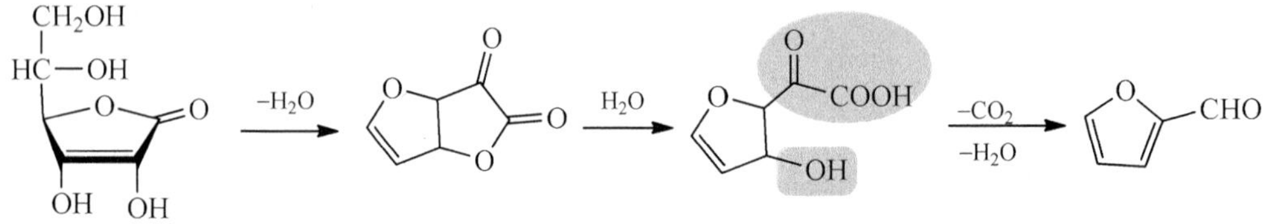

合成路线：维生素 C 合成路线比较多，其中我国创造的发酵法比较先进，现在国内多数厂家均采用此法进行维生素 C 的生产。合成路线如下图所示，以 D-葡萄糖为原料，氢化得到 D-山梨醇；然后其在醋酸菌酶作用下进行生物氧化，得到 L-山梨糖；再经假单孢菌生物氧化，生成 2-酮-L-古龙酸；最后经烯醇化和内酯化即得到维生素 C。

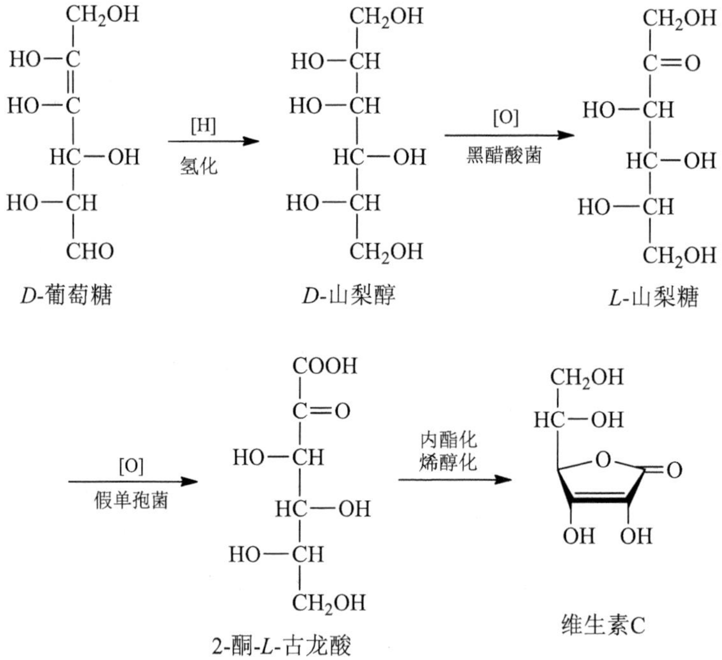

案例 16-2 分析

　　维生素 C 被氧化为去氢抗坏血酸后，分子中的共轭体系被破坏，更易被水解，生成 2,3-二酮古洛糖酸，进一步氧化为苏阿糖酸和草酸。

主要药理学用途：维生素 C 临床用于维生素 C 缺乏病的预防及治疗，贫血、过敏性皮肤病的治疗，肝硬化、急性肝炎，以及砷、铅等慢性中毒时肝损伤的辅助治疗，还可用于高脂血症、感冒和癌症的辅助治疗。

第2节 脂溶性维生素

脂溶性维生素是指不溶于水而溶于脂肪及有机溶剂的维生素，包括维生素 A、维生素 D、维生素 E、维生素 K。脂溶性维生素可在体内大量储存，主要储存于肝脏，因此过量摄入会引起中毒。

一、维 生 素 A

维生素 A（vitamin A）主要存在于动物来源的食物，如肝、奶、蛋黄等。1913 年美国学者提出在脂溶性食物如鱼肝油、蛋黄和黄油中，存在一种营养必需品，命名为脂溶性维生素 A。1931 年 Karrer 从鱼肝油中分离出即为维生素 A，又名视黄醇（retinol），它是维生素中结构被阐明的最早的一个化合物，现在也称维生素 A_1。后来又从淡水鱼中分离得到 3-去氢视黄醇（3-dehydroretinol），即维生素 A_2。维生素 A_1 主要以具有生物活性的酯的形式存在于咸水鱼和动物肝组织中，而维生素 A_2 则主要存在于淡水鱼中，其生物效价为维生素 A_1 的 30%～40%。

维生素A_1 　　　　　　　　　　　　　　　　维生素A_2

植物中仅含有能在动物体内转变成维生素 A 的胡萝卜素（carotene），称为前维生素 A（provitamin A）。植物中至少有 10 种胡萝卜素可转化为维生素 A，如 α-胡萝卜素、β-胡萝卜素、γ-胡萝卜素和玉米黄素等，但它们的转化率并不相同，其中以 β-胡萝卜素的转化率最高。在人类营养中约 2/3 的维生素 A 来自 β-胡萝卜素，在小肠中的 15，15-加氧酶作用下生成两分子维生素 A。

β-胡萝卜素

维生素 A 的侧链上有 4 个双键，理论上有 16 个顺反异构体，但由于甲基的空间位阻，实际上许多异构体不存在，天然的维生素 A 主要为全 E 型，还有少量的 2Z-型、6Z-型和 2Z，6Z-型异构体。在各种异构体中，全反型活性最高，余者活性为其 1/5～1/2。

维生素 A 的结构有高度特异性。侧链上的 4 个双键必须与环内的双键共轭，否则活性消失。环状结构中增加双键活性下降（如维生素 A_2）；维生素 A 分子中的双键完全氢化或部分氢化，也丧失活性；增长或缩短脂肪链，活性大为减弱。将伯醇基酯化或将羟甲基转换成醛基活性不变，但换为羧基时（即维 A 酸），其活性仅为维生素 A 的 1/10。临床使用的维生素 A 多用其乙酸酯或棕榈酸酯。

典型药物介绍

维生素 A（vitamin A）

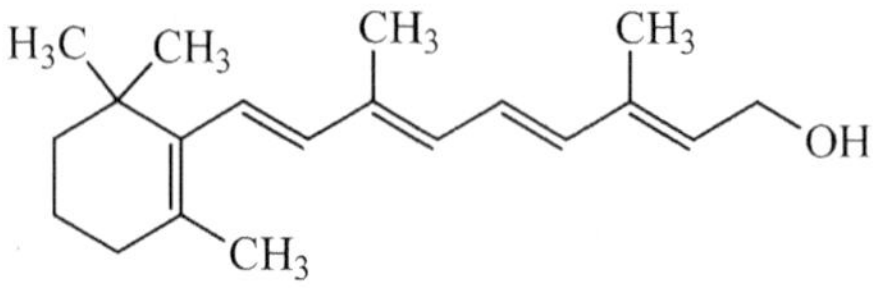

化学名：(全 *E* 型)-3,7-二甲基-9-(2,6,6-三甲基-1-环己-1-烯基)-2,4,6,8-壬四烯-1-醇，(all-*E*)-3,7-dimethyl-9-(2,6,6-trimehyl-1-cyclohexen-yl)-2,4,6,8-nonatetraen-1-ol。

物理性质：淡黄色油溶液或结晶与油的混合物（加热至 60℃ 应为澄清溶液），不溶于水，易溶于乙醇、三氯甲烷、乙醚、脂肪和油中。无臭；在空气中易氧化，遇光易变质，但维生素 A 乙酯的化学稳定性比维生素 A 要高，临床上常将本品或维生素 A 棕榈酸酯溶于植物油中应用。

化学性质：维生素 A 易被空气氧化，紫外光、加热或有重金属离子存在可促进氧化。氧化的初步产物为环氧化物（Ⅰ）和（Ⅱ）。这些环氧化物在酸性介质中可能进一步发生重排，生成呋喃型氧化物（Ⅲ）。但在无氧情况下，加热至 120℃ 才被分解破坏。因此，维生素 A 应储存于铝制容器，充氮气密封置阴凉干燥处，或加入稳定剂如对羟基叔丁基茴香醚（BHA）、叔丁基对苯甲酸（BHT）等。维生素 A 制剂应避光保存于棕色瓶中。

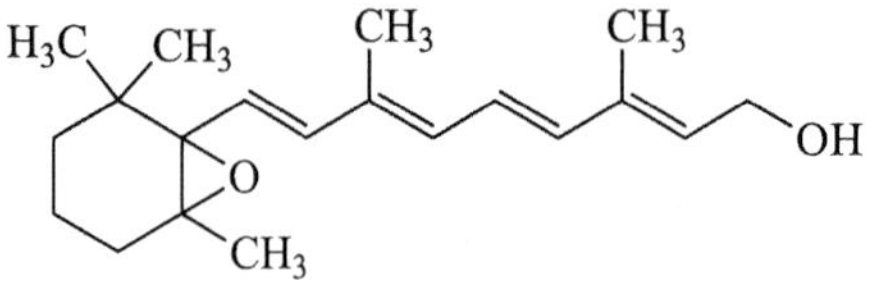

（Ⅰ）

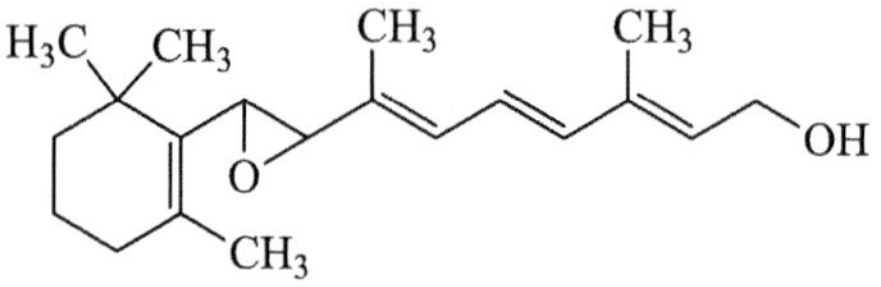

（Ⅱ）

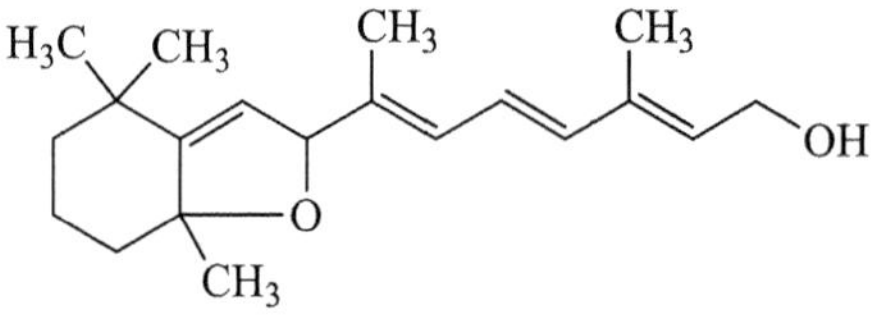

（Ⅲ）

维生素 A 属烯丙型醇，对酸不稳定，遇酸或无水氯化氢乙醇溶液，可发生脱水反应，生成脱水维生素 A，其活性仅为维生素 A 的 0.4%。

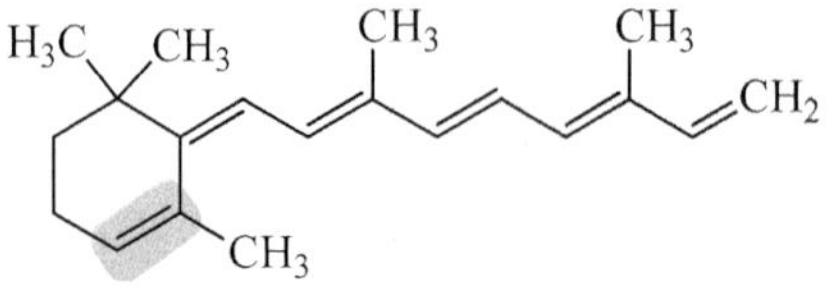

脱水维生素 A

维生素 A 可与三氯化锑反应，呈深蓝色。此外，维生素 A 可发生强黄绿色荧光，可作为维生素 A 定性、定量分析依据。

主要药理学用途：维生素 A 在临床上可用于防治维生素 A 缺乏症，如角膜软化症、干眼症、夜盲症、皮肤干燥及皮肤硬化症，还可用于治疗胃溃疡。

二、维生素 D

维生素 D（vitamin D）是一类抗佝偻病维生素的总称，它们都是甾醇衍生物，其中最重要的是维生素 D_2，（麦角骨化醇，ergocalciferol）和维生素 D_3（胆骨化醇，cholecalciferol）。二者的结构十分相似，维生素 D_2 的侧链比维生素 D_3 的侧链多一个甲基和一个双键（表 16-3）。

表 16-3　常见的维生素 D 类药物

名称	化学结构	药理作用
维生素 D_2	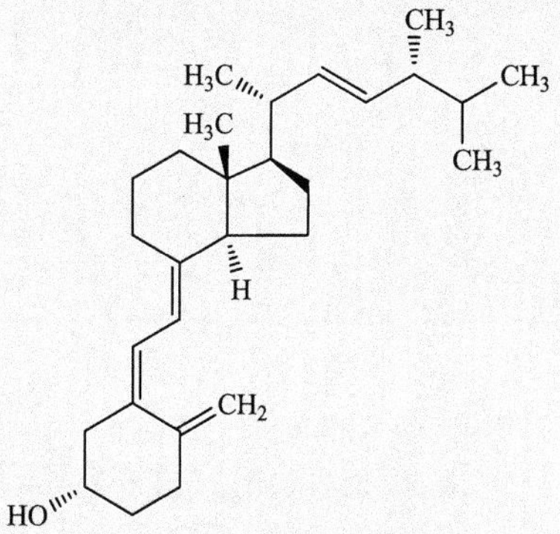	用于防治佝偻病、骨软化症和婴儿手足搐搦症等
维生素 D_3	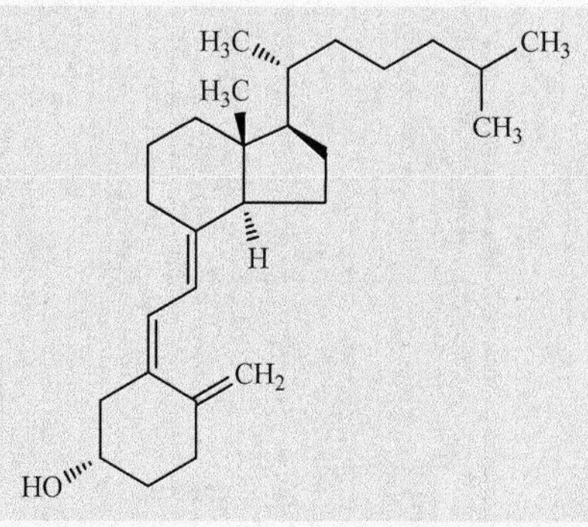	用于防治佝偻病、骨软化症和婴儿手足搐搦症等
骨化三醇	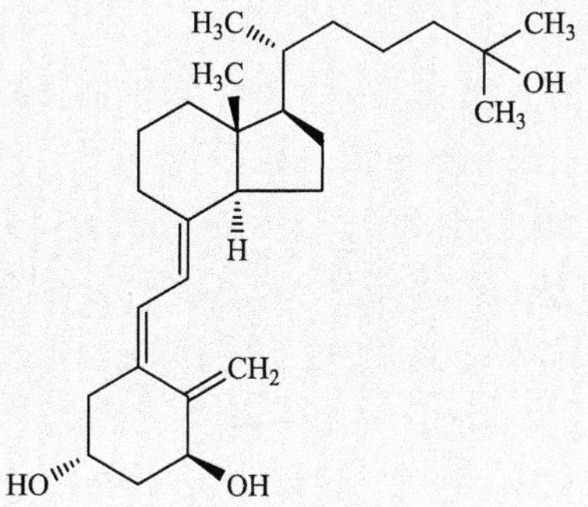	应用于甲状旁腺功能低下症及血液透析患者肾性营养不足，骨质疏松症，维生素 D 依赖性佝偻病

续表

名称	化学结构	药理作用
阿法骨化醇	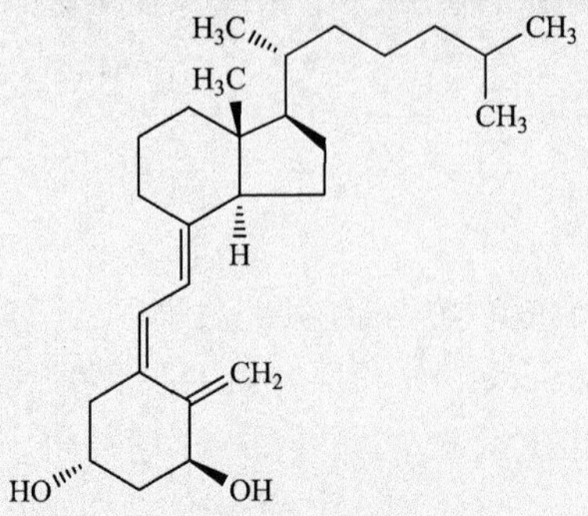	用于慢性肾衰竭合并骨质疏松症、甲状旁腺功能低下及抗维生素 D 的佝偻病患者
双氢速甾醇	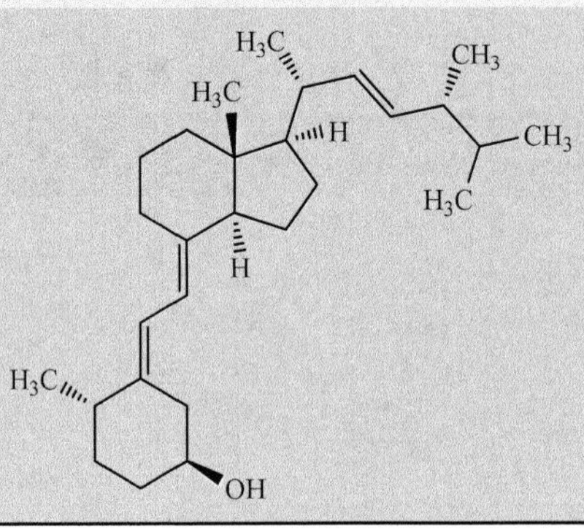	其作用与其他维生素 D 类相似，特点是作用缓慢、持久，较长期应用无耐受性。应用于甲状旁腺功能低下及手足搐搦症等

植物油和酵母中含有不被人体吸收的麦角固醇（ergosterol），其在日光或紫外线的照射下可转变为可被人体吸收的维生素 D_2，因此麦角固醇还被称为前维生素 D_2。

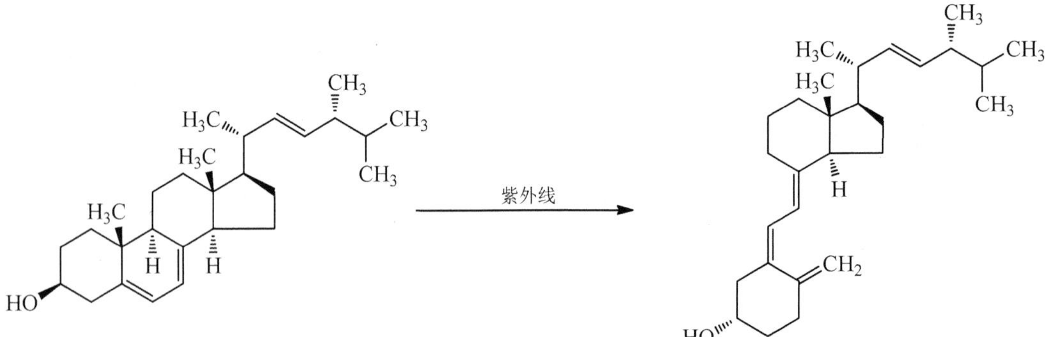

麦角固醇 紫外线 维生素 D_2

维生素 D_3 主要存在于动物的肝、奶、蛋黄中，以鱼肝油中含量最为丰富。人体内可由胆固醇转变成 7-脱氢胆固醇（7-dehydrocholesterol），储存于皮肤中，在日光或紫外线（290～300nm）照射下，7-脱氢胆固醇迅速转化为维生素 D_3 原（previtamin D_3），后者缓慢转变为维生素 D_3 和无生物活性的光甾醇（lumisterol）及速甾醇（tachysterol），此机制既可防止过长时间的日晒产生过量的维生素 D_3，又可保证日晒不足时生成足够的维生素 D_3。当长时间日晒时，维生素 D_3 就转化为光甾醇及速甾醇，在日晒不足时又转化为维生素 D_3 原，因此 7-脱氢胆固醇为前维生素 D_3，光甾醇和速甾醇是维生素 D_3 的储存体。一般情况下，人体暴露于日光下的手臂和面部的皮肤光照 10min，所合成的维生素 D_3 已足够维持机体需要。

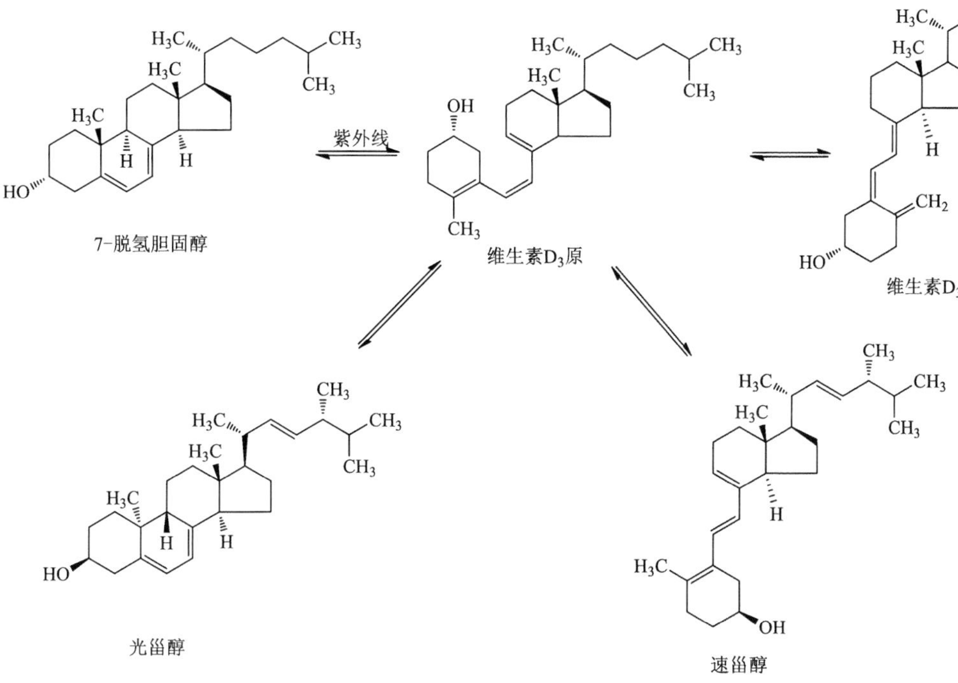

7-脱氢胆固醇　　　紫外线　　　维生素D₃原　　　维生素D₃

光甾醇　　　速甾醇

典型药物介绍

维生素 D₃（vitamin D₃）

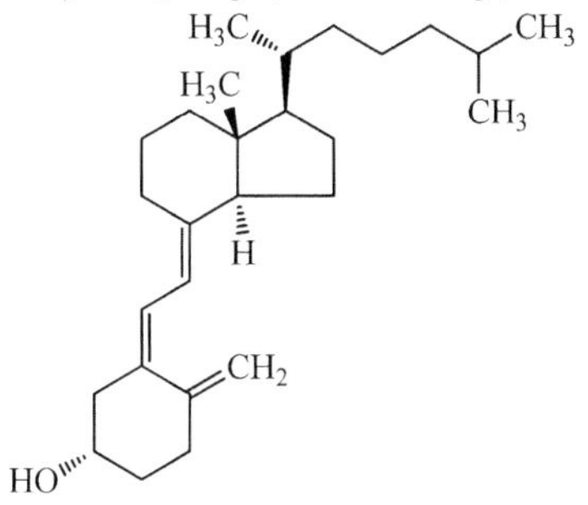

化学名：9,10-开环胆甾-5,7,10(19)-三烯-3β-醇，9,10-secocholestra-5,7,10(19)-trien-3β-ol。

物理性质：本品为无色针状结晶或白色结晶性粉末，无味，遇光或空气均易变质，极易溶于乙醇、丙酮、三氯甲烷和乙醚，略溶于植物油，不溶于水。本品具旋光性，药用右旋体。

化学性质：维生素 D₃ 的化学稳定性高于维生素 D₂。耐热性好，但对光不稳定，在空气中易氧化。

主要药理学用途：对维生素 D₃ 的代谢研究证明，维生素 D₃ 本身在体内并无活性，进入人体后，在肝细胞线粒体中经 25-羟化酶作用生成 25-OH- D₃（骨化二醇，calcifediol），它是维生素 D₃ 在肝中的储存形式，也是维生素 D₃ 在血液循环中的主要形式。而后其再经肾近侧小管上皮细胞线粒体 1α-羟化酶催化形成 1α, 25-(OH)₂- D₃（骨化三醇，calcitriol），后者才是作用于靶细胞的"活性维生素 D₃"，其具有促进肠道钙吸收及动员骨钙的作用。骨化三醇被认为是一种激素，而维生素 D₃ 则是激素原。由于老年人肾中的 1α-羟化酶活性几乎丧失，故维生素 D₃ 对老年人作用甚微。在 1973 年 Bortou 等合成了阿法骨化醇（alfacalcidol），并在 1981 年上市，尤其适用于老年人。

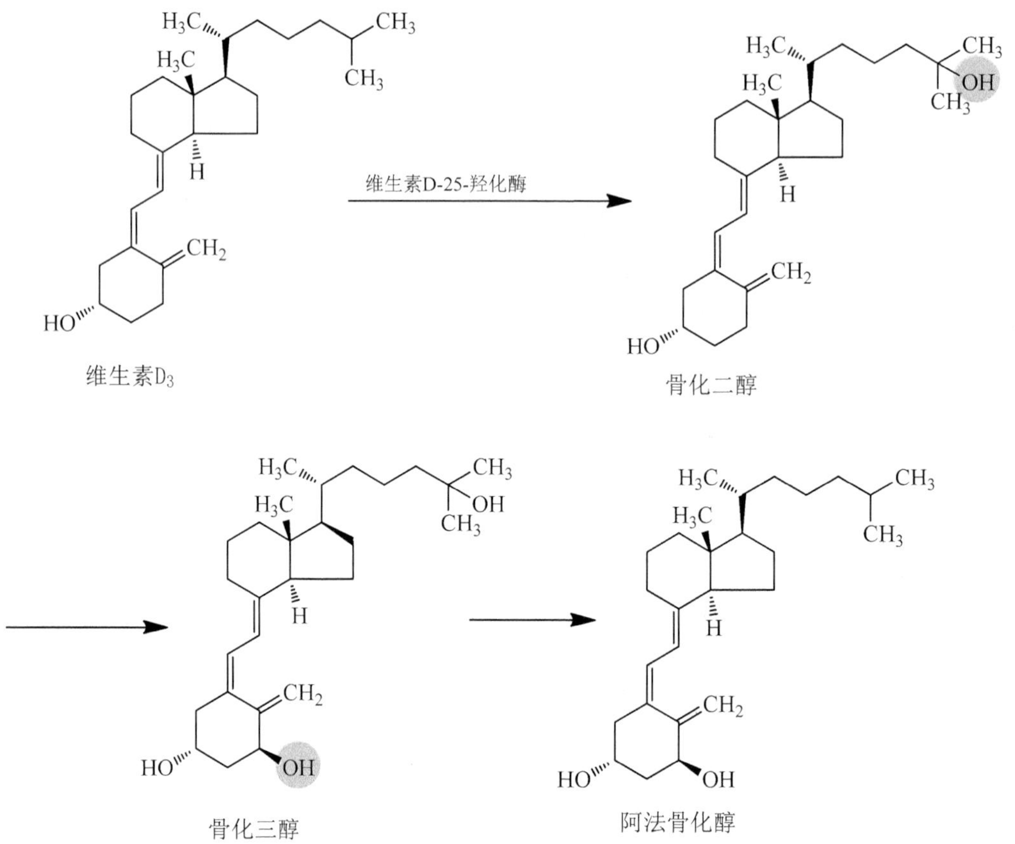

维生素D-25-羟化酶

维生素D₃ → 骨化二醇

骨化三醇 → 阿法骨化醇

维生素 D 的主要生理功能是调节钙磷代谢并促进成骨作用。当体内的维生素 D_3 转化为活性代谢形式 $1\alpha,25(OH)_2$-D_3 后，与靶器官如肠、骨、肾和甲状旁腺中特异性及高亲和力的细胞质受体蛋白结合，受体再把激素从细胞质转运到细胞核中，诱导钙结合蛋白的合成，增加 Ca^{2+}-ATP 酶的活性，进而促进 Ca^{2+} 的吸收；同时，$1\alpha,25(OH)_2$-D_3 可控制肾对磷的重吸收，从而维持血浆中钙磷的正常水平。维生素 D 还具有促进成骨细胞的形成和促进钙在骨质中沉积成磷酸钙、碳酸钙等骨盐的作用，有助于骨骼和牙齿的形成。缺乏维生素 D 时，小肠对钙、磷的吸收发生障碍，使血液中钙磷的含量下降。儿童缺乏维生素 D 时会导致佝偻病，出现骨骼畸形、骨质疏松、多汗等症状；成人缺乏维生素 D 时会导致骨软化，骨骼含有过量未钙化的基质，出现骨骼疼痛、软弱乏力等症状。此外，临床研究表明，维生素 D 缺乏还可引起 1 型及 2 型糖尿病、多发性肝硬化、类风湿性关节炎、肠道炎症疾病及结肠死亡率上升等。另外，$1\alpha,25$-$(OH)_2$-D_3 及其衍生物还发挥着许多免疫学功能。

维生素 D 临床用于防治佝偻病、骨软化症及老年性骨质疏松症。但大剂量久用可引起维生素 D 过多症，表现为血钙过高、骨损坏、异位钙化和动脉硬化。

三、维 生 素 E

维生素 E（vitamin E）是与生殖功能有关的一类维生素的总称，它们都是苯并二氢吡喃衍生物。因苯环上有一个酚羟基，故这类化合物又叫生育酚（tocopherol）。已知的维生素 E 有 8 种，其结构为生育酚和生育三烯酚（tocotrienols）两类，即在苯并二氢吡喃衍生物的 2 位有一个 16 碳的侧链，侧链饱和的即为生育酚，侧链 3′,7′,11′ 上有三个双键的为生育三烯酚。由于苯并二氢吡喃环上甲基的数目和位置的不同，生育酚和生育三烯酚又各有四个同类物即 α、β、γ、δ，它们大多存在于植物中，以麦胚油、花生油、玉米油中含量最为丰富。各异构体显示不同强度的生理活性。α 体活性最强，β 体和 γ 体的活性为 α 体的 1/2，δ 体活性更小。天然的 α-生育酚都是右旋体，具有 2R,4′R,8′R 结构，人工合成品则为消旋体（表 16-4）。

表 16-4　常见维生素 E 类药物简介

母核结构	取代基		名称
	R_1	R_2	
	—CH₃	—CH₃	α-生育酚
	—CH₃	H	β-生育酚
	—H	—CH₃	γ-生育酚
	H	H	δ-生育酚
	—CH₃	—CH₃	α-生育三烯酚
	—CH₃	H	生育三烯酚
	H	—CH₃	γ-生育三烯酚
	H	H	δ-生育三烯酚

维生素 E 的结构与活性密切相关。分子中的羟基为活性基团，且必须位于杂环氧原子对位。苯环上的甲基数目减少或位置改变会导致活性降低；缩短和除去分子中的侧链会导致活性降低或丧失；立体构型对活性也有影响，左旋维生素 E 的活性仅为天然品右旋维生素 E 活性的 42%，故天然右旋维生素 E 的活性最强。

典型药物介绍

维生素 E 乙酸酯（vitamin E acetate）

合成型

天然型

化学名：合成型为(±)3,4-二氢-2,5,7,8 四甲基-2-(4,8,12-三甲基十三烷基)-2H-1-苯并吡喃-6-醇乙酸酯或 dl-α-生育酚乙酸酯(dl-α-tocopherol acetate)，(±)(3,4-dihydro-2,5,7,8-tetramethyl-2-

(4,8,12-timetytridecyl)-2*H*-1-benzopyran-6-ol acetate）；天然型为(+)3,4-二氢-2,5,7,8 四甲基-2-(4,8,12-三甲基十三烷基)-2*H*-1-苯并吡喃-6-醇乙酸酯 *d*-α-生育酚乙酸酯(*d*-α-tocopherol acetate)，(+)(3,4-dihydro-2,5,7,8-tetramethyl-2-(4,8,12-timetytridecyl)-2*H*-1-benzopyran-6-ol acetate)。习惯上称本品为维生素 E。

物理性质：本品为微黄色、黄色或黄绿色澄清的黏稠液体；几乎无臭；遇光色渐变深。天然型放置会固化，25℃左右熔化。易溶于无水乙醇、丙酮、乙醚和植物油，不溶于水。含手性中心，但药用为消旋体。

化学性质：本品在无氧条件下对热稳定，加热至 200℃也不被破坏；但其对氧十分敏感，在光照条件下，可被空气氧化、部分氧化产物为 α-生育醌（α-tocopherol quinone）及 α-生育酚二聚体。

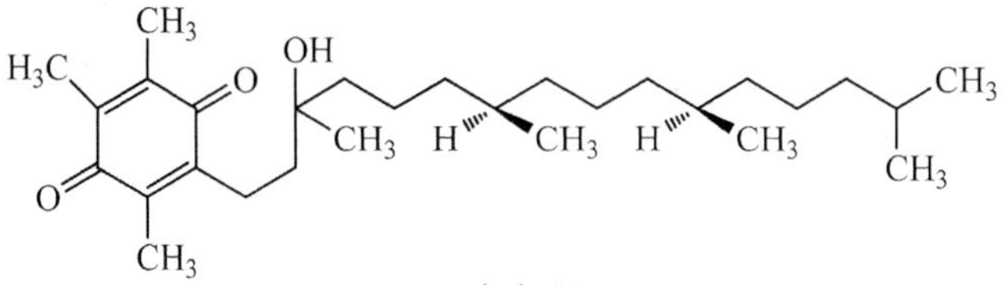

α-生育醌

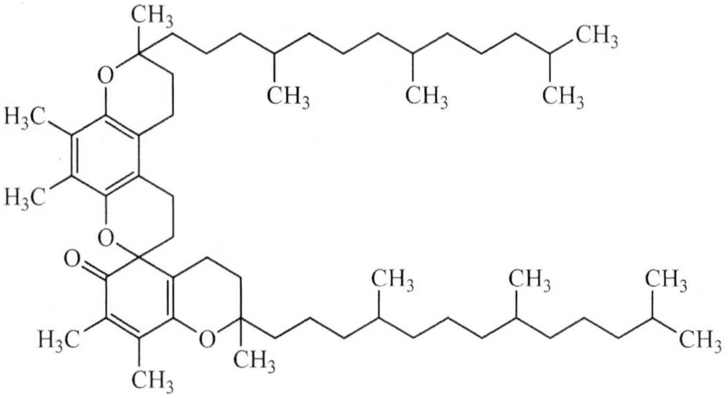

α-生育酚二聚体

维生素 E 乙酯在无氧的条件下，于酸溶液或碱溶液中回流，水解为游离的 α-生育酚，在有氧条件下，一旦生成消旋 α-生育酚，将迅速被氧化成醌，这种氧化反应在碱性溶液中速度更快。利用维生素 E 具有较强的还原性，其与 Fe^{3+} 作用，可生成对生育醌（a-tocopherol quinone）和 Fe^{2+}，后者与 2,2′联吡啶生成血红色络离子，用于鉴别。

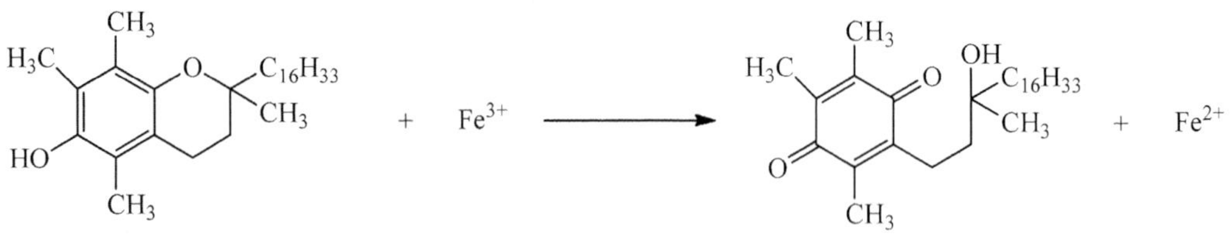

维生素 E   对生育醌

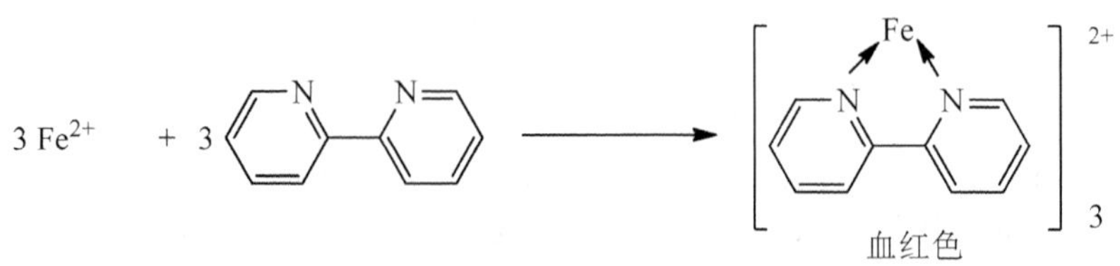

血红色

维生素 E 可作为其他脂溶性药物的抗氧剂。

主要药理学用途：维生素 E 具有多方面的生理功能。能减少体内组织中氧的消耗，有利于组织增强其对低氧状态的耐受性；可增强微粒体上酶蛋白的合成，因而能增强微粒体中混合功能氧化酶的活性；促进肝中血红素的生成；减少巯基酶的氧化而维持酶的活性，对透明质酸酶的活性有直接抑制作用，因而能减少血管通透性。

维生素 E 临床用于治疗习惯性流产、先兆性流产、月经失调、不孕症、不育症、更年期综合征、进行性肌营养不良、间歇性跛行等疾病；还可抑制脑血管痉挛、并增加脑血管血液流动性、改善微循环、预防血栓栓塞；从而达到预防脑血管疾病的目的。此外，维生素 E 还具有调节免疫功能、延缓衰老等作用。

四、维 生 素 K

维生素 K（vitamin K）是一类具有凝血作用的维生素的总称，它广泛存在于绿色植物中。最初人们从苜蓿中得到的为维生素 K_1，从腐鱼肉中分离出的为维生素 K_2，后又相继合成了维生素 K_3、维生素 K_4。

维生素 K 类的基本结构有两类。一类是 2-甲基-1，4-奈醌，3 位上带有不同侧链，维生素 K_1 的侧链为植基（phytyl）。维生素 K_2 表示一系列化合物，它们的侧链为不饱和长链烷基。由于侧链含碳数的不同，形成 K_2 系列。侧链为 20 个碳原子称 K_2（20），侧链含 35 个碳原子称 K_2（35），均含有数目不同的异戊二烯结构单元。维生素 K_3 和维生素 K_4 分子的基本结构也是 2-甲基-1，4-萘醌，维生素 K 的另一类基本结构为萘胺衍生物，如维生素 K_5、维生素 K_6、维生素 K_7 等。其中，有医疗价值的是维生素 K_1、维生素 K_2、维生素 K_3 和维生素 K_4（表 16-5）。

表 16-5 常见维生素 K 类药物简介

名称	化学结构式	药理作用
维生素 K_1		促进血凝；促进肝脏中凝血酶原的合成
维生素 K_2（20，30，35）（$n=2$，4，5）		用于加速凝血、维持凝血时间、治疗维生素 K 缺乏引起的出血症
维生素 K_3		用于治疗维生素 K 缺乏所引起的出血性疾病，如新生儿出血、肠道吸收不良所致维生素 K 缺乏及低凝血酶原血症等

续表

名称	化学结构式	药理作用
维生素 K_4	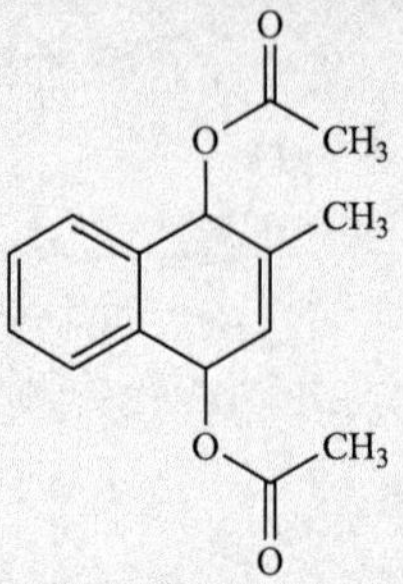	主要适用于维生素 K 缺乏所致的凝血障碍性疾病，如肠道吸收不良所致维生素 K 缺乏
维生素 K_5	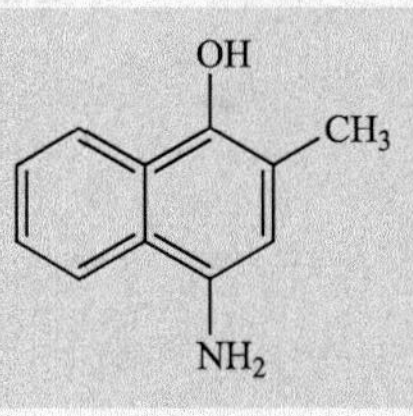	—
维生素 K_6	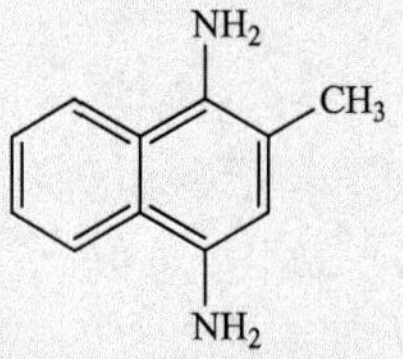	—
维生素 K_7	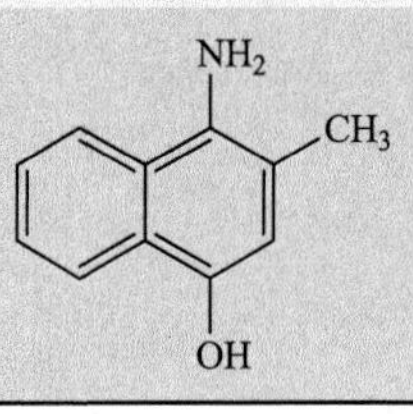	—

典型药物介绍

维生素 K_3 亚硫酸氢钠（vitamin K_3 sodium bisufite）

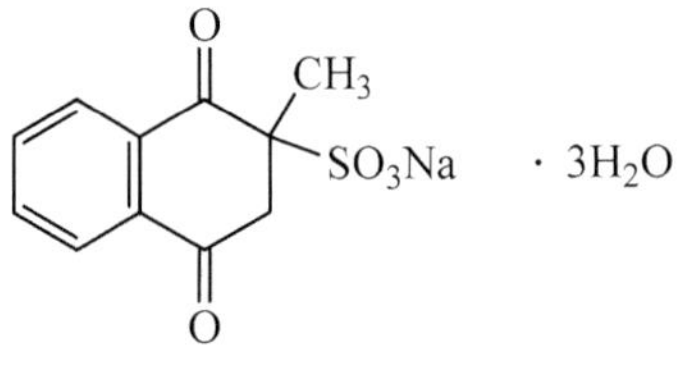

化学名：1,2,3,4-四氢-2-甲基-1,4-二氧-2-萘磺酸钠盐三水合物，1,2,3,4-tetrahydro-2-methyl-1,4-dioxo-2-naphthalenesulfonic acid sodium salt trihydrate。

物理性质：本品为白色结晶性粉末，易吸湿，遇光易变色。

化学性质：在水溶液中，本品与甲萘醌和亚硫酸氢钠间存在平衡。当与空气中的氧气、酸或碱作用时，亚硫酸氢钠分解，平衡被破坏，甲萘醌从溶液中析出。

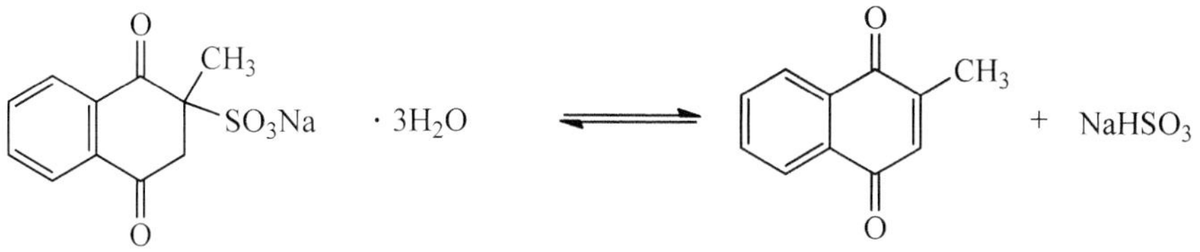

遇光或热会加速上述反应。加入氯化钠或焦亚硫酸钠可增加稳定性。将含有焦亚硫酸钠的本品水溶液储存于惰性气体中，不会变黄或生成沉淀，但受日光照射，仍会变黄。

合成路线：以 2-甲基萘为原料，经重铬酸钠氧化制得 2-甲基萘醌，再和亚硫酸氢钠反应而得产品。

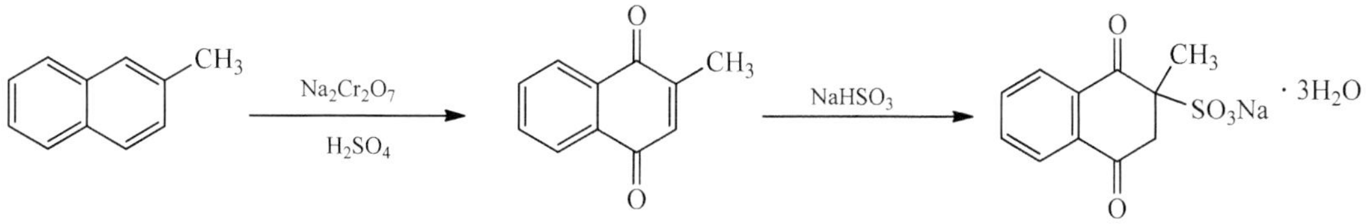

主要药理学用途：维生素 K 可加速血液凝固，对于防治因维生素 K 缺乏所致的出血症，如新生儿出血、长期口服抗生素所致的出血症，以及有出血倾向的肝性脑病、阻塞性黄疸等肝病有一定疗效。

小　结

维生素是机体维持正常代谢和生理功能所必需的一类小分子化合物。它是人体六大营养素（糖、脂肪、蛋白质、盐类、维生素和水）之一，大多数必须从食物中获取，仅少数可在体内合成或由肠道细菌产生。人体每日对维生素的需求量甚微，但缺乏时，可引起一系列疾病，称维生素缺乏症。

维生素临床上主要用于补给维生素缺乏症及补充特殊需要，也可作为某些疾病的辅助用药。但不应把维生素视作营养品而不加限制地使用。如饮食合理，无特殊需要时，把维生素当补品使用，有时反而有害。

维生素类药物按溶解性能可分为两大类：水溶性类维生素和脂溶性类维生素。水溶性维生素易溶于水，常用的水溶性维生素有维生素 B_1、维生素 B_2、烟酸、烟酰胺、维生素 B_6、维生素 C、叶酸和维生素 B_{12}。脂溶性维生素是指不溶于水而溶于脂肪及有机溶剂的维生素，在食物中常与脂共存，脂类吸收不良时其吸收也减少。常用的脂溶性维生素包括维生素 A、维生素 D、维生素 E、维生素 K。

人体对各种维生素的需用量，因生理、职业、患病等因素而有差异。人体需要的重要维生素有维生素 A、维生素 B_1、维生素 B_2、烟酸、维生素 C 及维生素 D，其他维生素的需求量则较小。

思　考　题

1. 什么是维生素？什么是维生素缺乏症？
2. 维生素分为水溶性维生素和脂溶性维生素，各自代表药物有哪些？

3. 为什么不能用亚硫酸氢钠作为维生素 B_1 的抗氧剂？

4. B 族维生素主要代表药物有哪些？

5. 为什么维生素 B_2 进行有关物质检测和含量测定需要避光？

6. 为什么维生素 C 呈酸性？

7. 维生素 C 主要制备方法是什么？

8. 为什么长期服用维生素 A，表现出食欲缺乏、皮肤发痒、毛发干枯、脱发、口唇皲裂、易激动、骨痛、骨折、颅内压增高等症状？

9. 为什么维生素 A 需要储存于铝制容器，充氮气密封置阴凉干燥处？

10. 为什么阳光照射或紫外线照射可以治愈佝偻病？

11. 维生素 E 鉴别方法有哪些？

12. 维生素 K 主要制备方法是什么？

（夏成才）

第17章 降血糖药

学习要求：

1. 掌握： 1 型和 2 型糖尿病常见治疗药物的分类；胰岛素的理化性质、作用机制和用途；口服降血糖药的结构类型、分类和作用机制；格列本脲、盐酸二甲双胍、马来酸罗格列酮的通用名、结构、理化性质、用途和化学合成；瑞格列奈的通用名、结构和用途。

2. 熟悉： 各类口服降血糖药的常见代表药物；甲苯磺丁脲，格列美脲，阿卡波糖，西格列汀的通用名、结构和用途；磺酰脲类、噻唑烷二酮类降血糖药的构效关系；磺酰脲类降血糖药的代谢特点。

3. 了解： 胰岛素类、磺酰脲类、双胍类、二肽基肽酶-Ⅳ抑制剂等降血糖药的发展史及研究概况；各类口服降血糖药研究过程中针对先导化合物的结构修饰与改造。

糖尿病（diabetes mellitus，DM）是一种由于胰岛素缺乏和（或）胰岛素作用缺陷所引起的，以高血糖为特征的代谢性疾病。根据国际糖尿病联盟（International Diabetes Federation，IDF）发布的第 8 版全球糖尿病地图，截至 2017 年，全球糖尿病患者人数已达到 4.25 亿，其中我国有 1.14 亿的糖尿病患者。

第1节 概　　述

糖尿病主要分为 1 型糖尿病、2 型糖尿病及妊娠期糖尿病。

1 型糖尿病是由于胰岛 B 细胞受损导致胰岛素绝对缺乏所引起，完全依赖于外源性胰岛素进行治疗，因此，也称为胰岛素依赖型糖尿病。1 型糖尿病患者数占糖尿病患者总数的 5%～10%，患者以青少年为主，所以也称为青少年发病型糖尿病。1 型糖尿病发病迅速，症状主要包括烦渴、多尿、多食、减重、疲劳及糖尿病酮症酸中毒等。

2 型糖尿病也称非胰岛素依赖型糖尿病或者成年发病型糖尿病，占糖尿病患者中的 90%～95%。2 型糖尿病从患者表现出胰岛素抵抗状态缓慢发展到胰腺不能产生足够胰岛素来补偿周围组织的胰岛素抗性。2 型糖尿病是一种胰岛素耐受性疾病，其病因主要是由于胰岛素抵抗和（或）胰岛素的相对缺乏，从而使得胰岛素不能发挥正常的生理功能。此外，2 型糖尿病还与遗传、肥胖、饮食不当等因素有关。与以 B 细胞功能受损为特征的 1 型糖尿病不同，2 型糖尿病患者胰岛 B 细胞功能并非完全丧失，有的患者体内胰岛素甚至产生过多，但由于胰岛素抵抗，机体对胰岛素的敏感性下降，使得胰岛素的作用效果较差，因此患者体内的胰岛素是一种相对缺乏状态。2 型糖尿病早期多无症状，发展到症状期会出现多尿、多饮、多食的"三多"症状，以及疲乏、消瘦等症状。

妊娠期糖尿病通常在怀孕期间诊断出来，过度肥胖或者有糖尿病家族病史的妇女更易患此病。虽然绝大多数妊娠期糖尿病患者在分娩后可自愈，但是为了避免婴儿产生并发症，也需要对高血糖进行控制治疗。

第2节 抗1型糖尿病药

胰岛素（insulin）是由胰岛 B 细胞分泌的一种蛋白激素。胰岛素促进糖原的合成，抑制糖异生，从而降低血糖，因此，可有效治疗 1 型糖尿病。

20 世纪 20 年代初，Fredrick Banting（以下简称 Banting）、John MacLeod（以下简称 MacLeod）、Charles Best（以下简称 Best）、James Collip（以下简称 Collip）等从犬胰腺中分离出胰岛素，Banting 和 MacLeod 因该成果获得 1923 年诺贝尔生理学或医学奖，Banting 宣布与 Best 分享该奖，Macleod 宣布与 Collip 分享该奖。1958 年，Frederick Sanger 因完整解析胰岛素的氨基酸序列，获得诺贝尔化学奖。1965 年，我国科学家在世界上首次完成了具有生物活性的牛结晶胰岛素的人工合成。1972 年，我国科学家报道了胰岛素晶体结构的测定，这是亚洲第一个测得的蛋白质晶体结构。

胰岛素分子（分子量5734）由两个二硫键连接的两条多肽链（A 链和 B 链）组成，其中，A 链还有一个二硫键。A 链含有 21 个氨基酸，B 链含有 30 个氨基酸。胰岛素在胰岛 B 细胞中由前胰岛素原（preproinsulin）经生物转化而来。前胰岛素原分子量为 12 000，含有 110 个氨基酸，它在内质网中断裂，失去 N 端的 24 个氨基酸，生成胰岛素原（proinsulin，分子量9000）。胰岛素原折叠生成三个二硫键。在高尔基体中，通过激素原转化酶 PC1 和 PC2 的作用，胰岛素原发生水解，失去 4 个氨基酸（Arg^{B31}，Arg^{B32}，Lys^{B64}，Arg^{B65}），得到等摩尔量的胰岛素和 C 肽。因此，可通过检测 C 肽来判定胰岛 B 细胞的胰岛素分泌情况（图 17-1）。

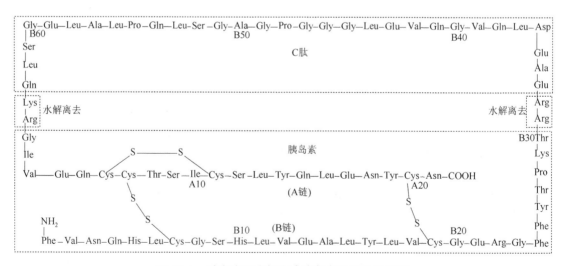

图 17-1 胰岛素原水解生成胰岛素和 C 肽示意图

胰岛素可以以单体、二聚体或者六聚体的形式存在。天然胰岛素在低浓度下（<0.1μmol/L）以单体形式存在，在较高浓度时（0.6mmol/L）出现二聚体。在中性 pH 及有锌离子存在时，通过与锌离子配位形成金属配合物，此时为六聚体形式。需要注意的是，只有胰岛素单体可与胰岛素受体发生作用，多聚体必须解离成单体才能发挥作用。

胰岛素的主要靶细胞是肝细胞、肌细胞及脂肪细胞。胰岛素受体是一个四聚体形式的跨膜糖蛋白，由两个 α 亚基和两个 β 亚基通过二硫键连接。两个 α 亚基位于细胞质膜的外侧，其上有胰岛素的结合位点；两个 β 亚基是跨膜蛋白，起信号转导作用。胰岛素与胰岛素受体细胞外两个 α 亚基上的胰岛素结合位点结合，受体结构发生改变，使得 β 亚基的酪氨酸激酶被激活，最终导致葡萄糖转运体（GLUT）转移到细胞表面，促进细胞对葡萄糖的摄取利用，从而降低血糖。

最初，1 型糖尿病患者只能选择使用氨基酸序列相似的牛胰岛素或者猪胰岛素来替代人胰岛素。猪胰岛素与人胰岛素有一个氨基酸不同（猪胰岛素 B30-丙氨酸；人胰岛素 B30-苏氨酸），牛胰岛素与人胰岛素有三个氨基酸不同（牛胰岛素 A8-丙氨酸、A10-缬氨酸、B30-丙氨酸；人胰岛素 A8-苏氨酸、A10-异亮氨酸、B30-苏氨酸）。

如今，通过 DNA 重组技术，可得到人胰岛素及不同结构的胰岛素类似物。构效关系研究表明，改变或移除胰岛素 B 链的 C 端（B26-B30）的氨基酸可影响二聚体的生成速率，从而影响胰岛素的起效速率。因此，科学家们利用 DNA 重组技术，对人胰岛素 B 链 C 端氨基酸序列进行改变，得到不同于人胰岛素（短效胰岛素）作用时间的人胰岛素类似物，包括超短效胰岛素、长效胰岛素及超长效胰岛素。

超短效胰岛素的代表有赖脯胰岛素（insulin lispro）、门冬胰岛素（insulin aspart）及赖谷胰岛素（insulin glulisine），它们与人胰岛素相比，起效速率更快。赖脯胰岛素是将胰岛素的 B28-脯氨酸与 B29-赖氨酸进行调换所得。门冬胰岛素是将胰岛素的 B28-脯氨酸由天冬氨酸取代所得。赖谷胰岛素是将胰岛素的 B3-天冬酰胺由赖氨酸取代，B29-赖氨酸由谷氨酸取代所得。这类胰岛素类似物不易生成二聚体，因此起效迅速，作用时间短。

长效胰岛素主要有甘精胰岛素（insulin glargine）和地特胰岛素（insulin detemir）。甘精胰岛素是首个临床应用的长效胰岛素，是将胰岛素的 A21-天冬酰胺由甘氨酸替代，并在 B 链的 C 末端增加两个精氨酸所得。将酸性甘精胰岛素溶液注入皮下组织后，随着 pH 升高，甘精胰岛素从溶液中沉淀出来，生成胰岛素六聚体的微晶，后者缓慢分解为胰岛素单体，导致甘精胰岛素在 24h 内持续的释放。地特胰岛素是将胰岛素 B30-苏氨酸去除，并在 B29-赖氨酸上与十四烷酸发生酰化所得。脂肪酸链的引入使得该胰岛素类似物具有与甘精胰岛素相似的持续作用时间。

德谷胰岛素（insulin degludec）是近年临床应用的一种超长效胰岛素类似物，将胰岛素 B30-苏氨酸去除，并在 B29-赖氨酸上通过一个谷氨酸与十六烷二酸发生酰化相连。德谷胰岛素与锌离子作用生成多六聚体，在注射部位形成储库，缓慢释放德谷胰岛素单体，从而在超长时间内（＞24h）产生作用。

第 3 节　抗 2 型糖尿病药

对于 2 型糖尿病，主要使用口服降血糖药加以治疗。根据作用机制，口服降血糖药可分为胰岛素分泌促进剂（promoter to insulin secretion）、胰岛素增敏剂、α-葡萄糖苷酶抑制剂和二肽基肽酶-Ⅳ）抑制剂等。

一、胰岛素分泌促进剂

2型糖尿病患者常伴有继发性 B 细胞功能缺陷，使胰岛素分泌不足。胰岛素分泌促进剂通过刺激胰岛 B 细胞分泌胰岛素，增加体内的胰岛素水平而降低血糖。按化学结构，胰岛素分泌促进剂可分为磺酰脲类和非磺酰脲类。

（一）磺酰脲类

20 世纪 40 年代，在应用磺胺类抗菌药磺胺异丙基噻二唑（sulfaisopropyl thiadiazole）治疗伤寒的过程中，出现了很多不明原因的死亡病例。进一步研究发现，这是由于磺胺异丙基噻二唑可刺激胰岛 B 细胞分泌胰岛素，引起患者低血糖所致。不久后又发现含有苯磺酰脲结构的抗菌药氨磺丁脲（carbutamide）具有更强的降血糖作用，是第一个应用于临床的磺酰脲类降血糖药。但氨磺丁脲不良反应较多，特别是对骨髓的毒性大，后来被停用。

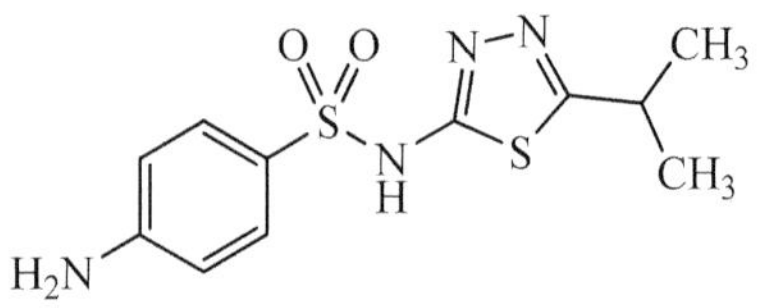

磺胺异丙基噻二唑 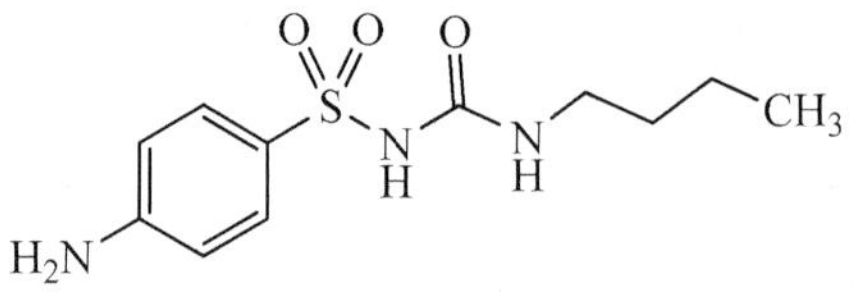   氨磺丁脲

氨磺丁脲的发现，促进了对磺酰脲类降血糖药物的研究。之后合成了一万多种磺酰脲类化合物，其中发现了不少有效且低毒的药物，相继开发出第一代、第二代、第三代磺酰脲类降血糖药。

将氨磺丁脲的氨基用甲基取代，得到甲苯磺丁脲（tolbutamide），消除了抗菌作用，成为第一代磺酰脲类降血糖药。属于第一代磺酰脲类降血糖药的还有氯磺丙脲（chlorpropamide）、妥拉磺脲（tolazamide）、醋酸己脲（acetohexamide）等。

20 世纪 70 年代开发出第二代磺酰脲类降血糖药，主要有格列本脲（glibenclamide）、格列吡嗪（glipizide）、格列齐特（gliclazide）、格列喹酮（gliquidone）等。与第一代磺酰脲类降血糖药相比，第二代药物对受体亲和力高，降血糖作用更强，作用持续时间更长，给药剂量减少，不良反应更小，口服吸收更快。

20 世纪 80 年代又开发出第三代磺酰脲类降血糖药，主要有格列美脲（glimepiride）等，特别适用于对其他磺酰脲类药物失效的糖尿病患者，用药剂量更小，更安全。

临床常用的磺酰脲类降血糖药的化学结构及药物代谢动力学特征见表 17-1。

磺酰脲类降血糖药具有苯磺酰脲的基本结构，不同药物之间的结构差别主要在于脲基氮原子上和苯环对位的取代基的不同，从而造成了这些药物的理化性质、作用时间和强度、药物代谢动力学性质等方面的差异。本类药物构效关系如图 17-2 所示。

表 17-1 磺酰脲类降血糖药及药物代谢动力学特征

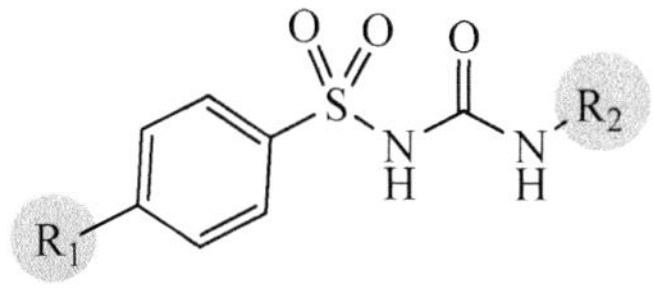

药物名称	R₁	R₂	半衰期（h）	作用持续时间（h）
第一代				
甲苯磺丁脲（tolbutamide）	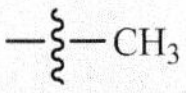 —CH₃	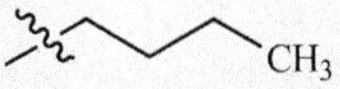 —CH₂CH₂CH₂CH₃	4.5~6.5	6~12
氯磺丙脲（chlorpropamide）	Cl	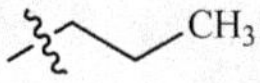 —CH₂CH₂CH₃	36	>60
妥拉磺脲（tolazamide）	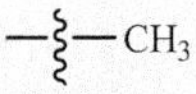 —CH₃	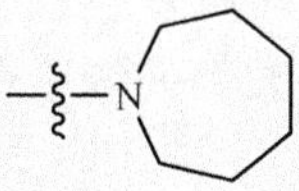 —N(环庚胺)	7	12~14
醋酸己脲（acetohexamide）	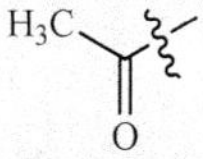 H₃C—CO—	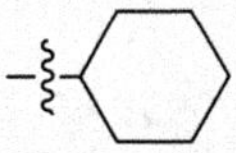 —环己基	6~8	12~18
第二代				
格列本脲（glibenclamide）	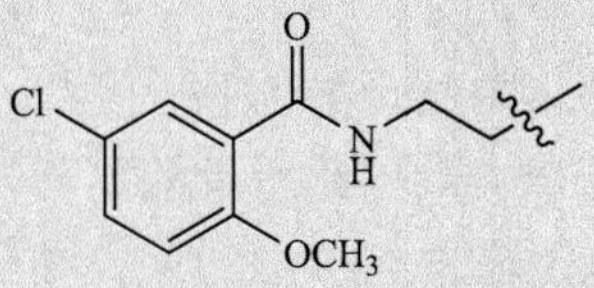 5-氯-2-甲氧基苯甲酰氨乙基	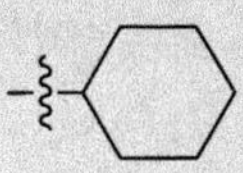 —环己基	1.5~3.0	>24
格列吡嗪（glipizide）	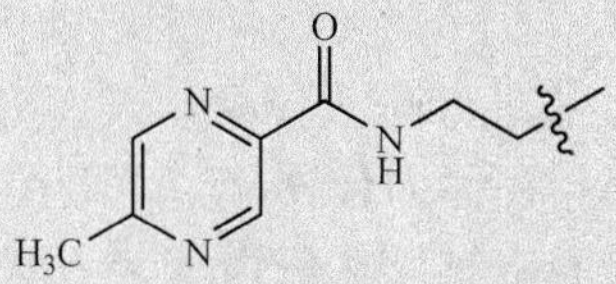 5-甲基吡嗪-2-甲酰氨乙基	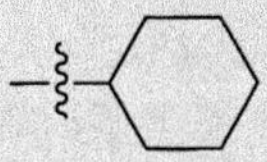 —环己基	4	>24
格列齐特（gliclazide）	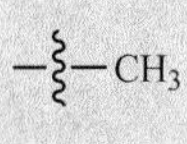 —CH₃	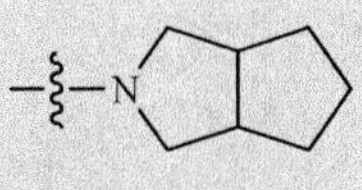 —N(八氢环戊并吡咯基)	10~12	>24
格列喹酮（gliquidone）	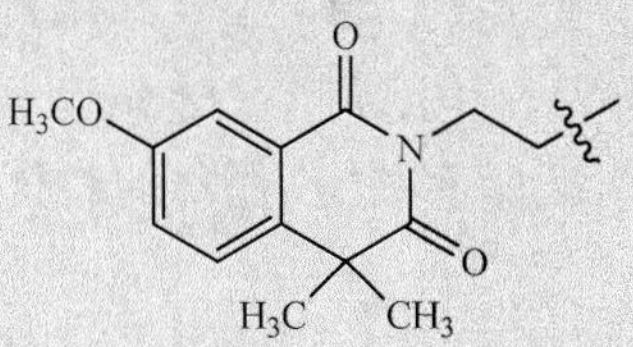 异喹啉酮基	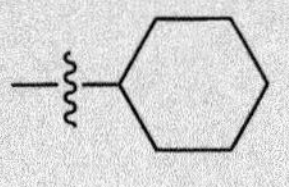 —环己基	1.5	16~24
第三代				
格列美脲（glimepiride）	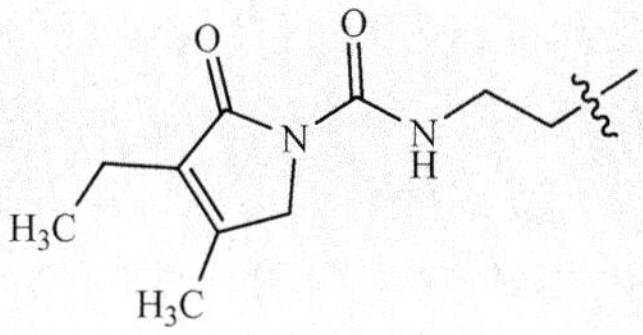 吡咯酮基	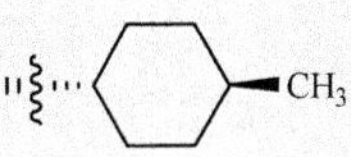 —环己基—CH₃	2~3	>24

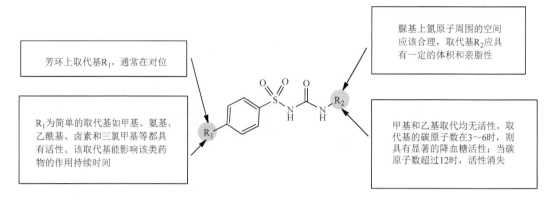

图 17-2　磺酰脲类降血糖药构效关系

由于吸电子基团磺酰基对脲基氮原子上的孤对电子具有显著性的离域作用,脲基氮原子上的质子氢可解离,使得磺酰脲类药物呈弱酸性,其 pK_a 大约为 5.0,这对于它们与作用靶点受体的相互作用非常重要。

与其他弱酸性药物一样,磺酰脲类药物的蛋白结合能力强。因此,磺酰脲类药物可与其他弱酸性药物竞争血浆蛋白的结合位点,如果同服,可导致后者游离药物浓度升高。例如,如果患者同时服用甲苯磺丁脲和双香豆素,可延长后者的抗凝血时间,甚至导致出血。因此,联合用药时,需注意这种药物间的相互作用。

磺酰脲类药物易从胃肠道吸收进入血液,和血浆蛋白结合,其代谢主要在肝脏内进行,代谢产物大都经肾排泄。第一代磺酰脲类降血糖药在体内代谢部位主要是苯磺酰脲苯环上对位取代基 R_1,甲苯磺丁脲的分子中对位取代基 R_1 为甲基,在体内易发生氧化生成对羟甲基苯磺丁脲,迅速被进一步氧化成酸而失活。以氯原子代替甲基得到长效药物氯磺丙脲,由于氯原子不易被氧化代谢,且丙基链的氧化羟基化作用相对缓慢,常以原型药从肾脏排出。当苯磺酰脲苯环的对位引入体积较大的取代基时,如 β-芳酰胺乙基,得到第二代磺酰脲类降血糖药,活性更强,其特点是吸收迅速,与血浆蛋白的结合率高,作用强,长效低毒。第二代磺酰脲类降血糖药的脲基氮原子上的取代基通常具有脂环或含氮脂环结构,脂环的氧化羟基化是它们在体内的主要代谢失活途径。

磺酰脲类降血糖药通过作用于 B 细胞的 ATP 敏感性钾通道,从而促进胰岛素的分泌,对正常人和糖尿病患者均具有降血糖作用。ATP 敏感性钾通道的显著特征是其通道活性随细胞内 ATP 浓度升高而被抑制。通道的开放可产生血管扩张和心肌及神经细胞保护作用,而关闭则会促进胰岛素的分泌。

磺酰脲类药物与胰岛 B 细胞的磺酰脲受体(SUR1)结合后,会阻断 ATP 敏感性钾通道,电压敏感的钙通道开放,促进 Ca^{2+} 内流,胞内 Ca^{2+} 浓度增加,促进 B 细胞分泌胰岛素。药物与受体结合的亲和力与降血糖作用直接相关。磺酰脲类药物结构中脲基氮原子上的亲脂性取代基(脂环或含氮脂环、丙基、丁基等)的存在对其选择性作用于 SUR1 受体非常重要。

除直接作用于胰腺外，磺酰脲类药物还能增加胰岛素在肝脏、骨骼肌和脂肪组织的作用，降低胰岛素的肝脏清除率。在肝脏，磺酰脲类药物能抑制肝脏糖异生作用，减少肝糖输出，刺激肝糖酵解而降低血糖水平；在骨骼肌，磺酰脲类药物可增强糖原合成酶的活性，加快葡萄糖的摄取而降低血糖。长期服用磺酰脲类药物的患者，其血清胰岛素水平降至正常值后，仍存在降血糖作用，从而引发低血糖症，这可能是由于长期服用磺酰脲类药物能提高外周组织对胰岛素的敏感性而维持其降血糖作用。

案例 17-1

《欧洲药典》要求对格列本脲中的杂质 A 等进行限量检查。

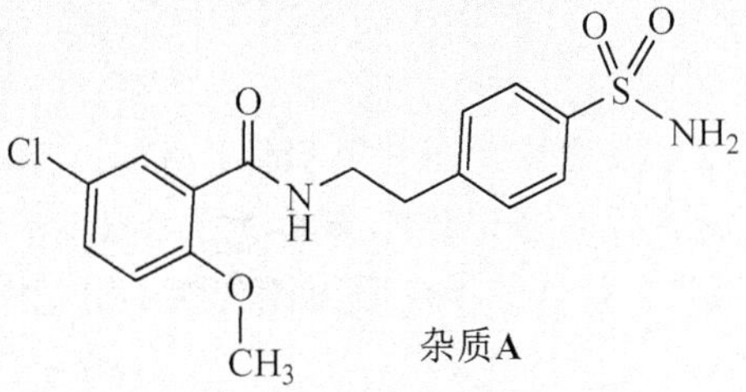

杂质A

问题：

为什么要对上述杂质 A 进行限量检查？

典型药物介绍

格列本脲（glibenclamide）

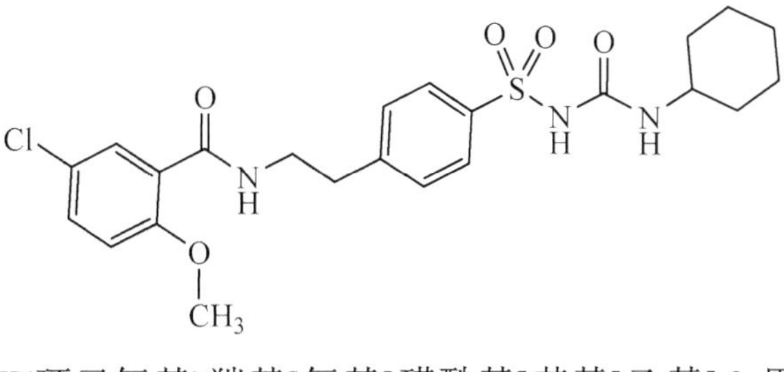

化学名：*N*-[2-[4-[[[(环己氨基)羰基]氨基]磺酰基]苯基]乙基]-2-甲氧基-5-氯苯甲酰胺，5-chloro-*N*-[2-[4-[[[(cyclohexylamino)carbonyl]amino]sulfonyl]phenyl]ethyl]-2-methoxybenzamide，又名氯磺环己脲、优降糖。

性状：本品为白色结晶性粉末；几乎无臭，无味。不溶于水或乙醚，略溶于三氯甲烷，微溶于甲醇或乙醇。熔点 170～174℃，熔融时分解。

化学性质：本品在常温、干燥环境中稳定。在潮湿环境中酸性条件下，酰脲结构易发生水解反应。

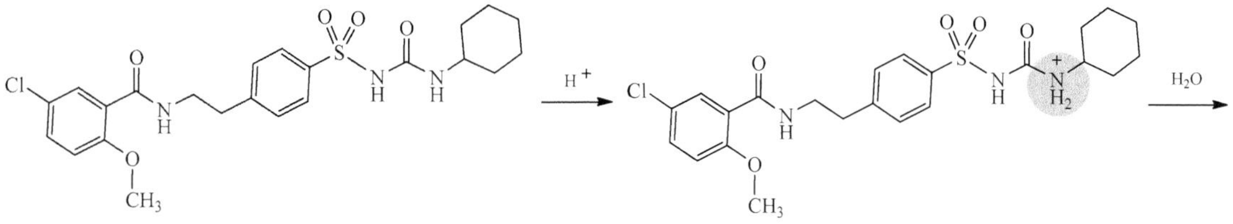

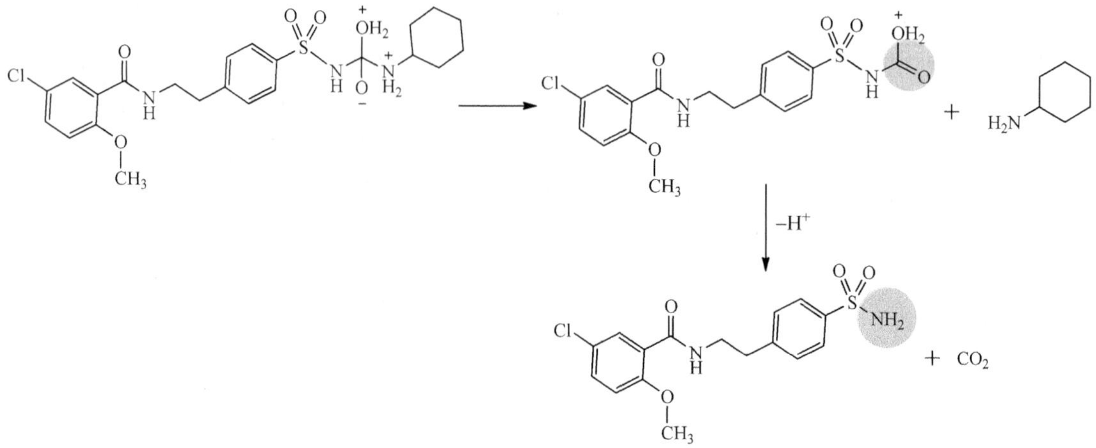

体内代谢：本品体内代谢主要途径是脂环的氧化，生成反式-4-羟基格列本脲，也会生成一些顺式-3-羟基格列本脲。反式-4-羟基格列本脲的活性是原型药的 15%。代谢产物一半由胆汁经肠道排泄，一半由肾脏排泄，肾功能不全者可能会因排出减慢导致低血糖，尤其是老年患者要慎用（图 17-3）。

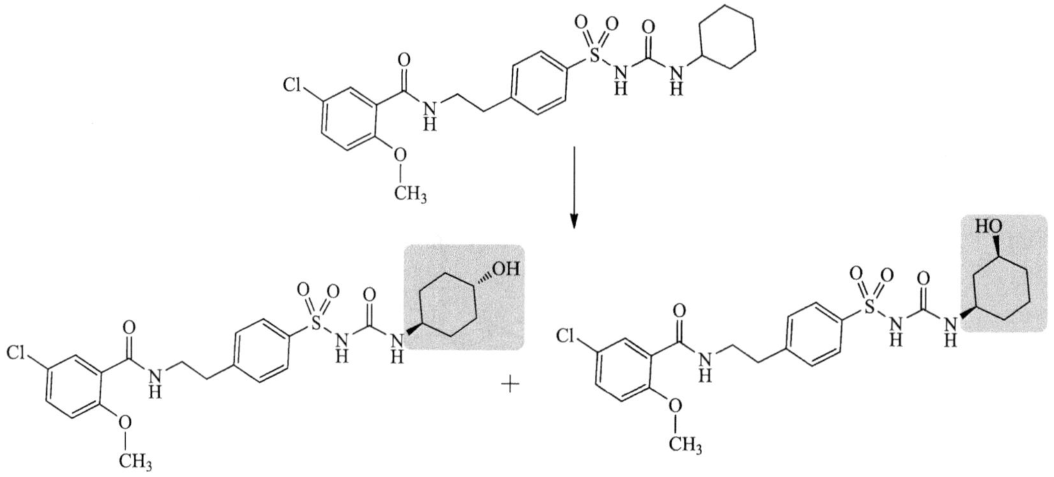

反式-4-羟基格列本脲　　　　　　　　顺式-3-羟基格列本脲

图 17-3　格列本脲的体内代谢

合成路线：本品的合成是以邻羟基苯甲酸为原料，经氯化得中间体（Ⅰ），再用碘甲烷甲基化得中间体（Ⅱ），在氯化亚砜的作用下制得酰氯中间体（Ⅲ），与 β-苯乙胺经酰胺化制得中间体（Ⅳ），再经氯磺化得到中间体（Ⅴ），与氨气反应氨化得磺酰胺中间体（Ⅵ），最后与环己基异氰酸酯缩合制得格列本脲（图 17-4）。

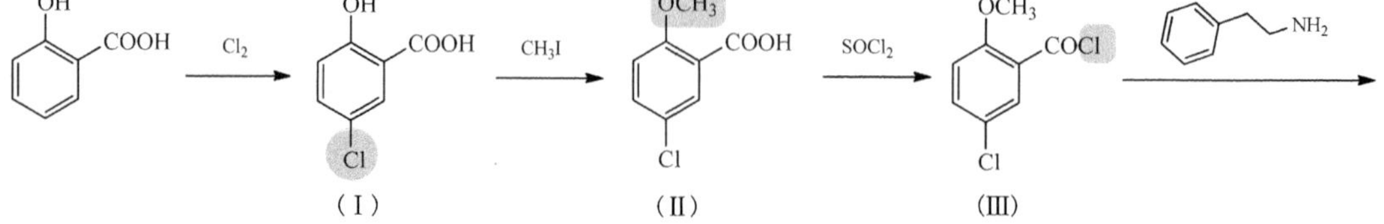

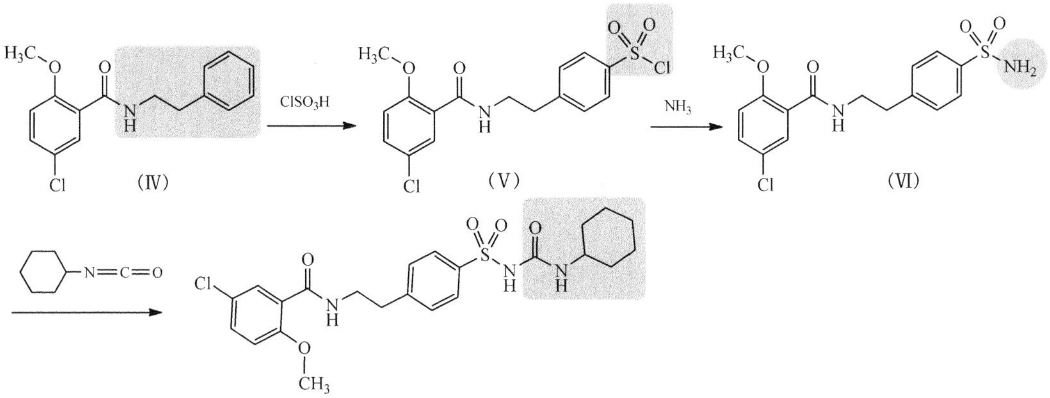

图 17-4 格列本脲的合成路线

主要药理学用途： 本品是第二代磺酰脲类降血糖药中第一个代表药物，于 1969 年首次在欧洲上市。其作用比甲苯磺酰脲强 200 倍，属强效降血糖药，用于中、重度 2 型糖尿病。长期大量服用格列本脲，最终会造成患者低血糖和肾病。

案例 17-1 分析

格列本脲在潮湿环境中酸性条件下，酰脲结构易发生水解反应生成杂质 A；此外，根据格列本脲的合成工艺，未反应的中间体（Ⅵ，即杂质 A）也可能带入本品，所以《欧洲药典》要求对上述杂质 A 进行限量检查。

（二）非磺酰脲类

非磺酰脲类胰岛素分泌促进剂是一类新型的口服降血糖药，虽然与磺酰脲类降血糖药的化学结构不同，但有相似的作用机制。该类药物通过与不同的受体结合，关闭胰岛 B 细胞的 ATP 敏感性钾通道，致使 B 细胞膜去极化，使得电压敏感的钙通道开放，Ca^{2+} 内流，进而刺激 B 细胞分泌胰岛素。与磺酰脲类不同的是，该类药物在 B 细胞上另有结合位点。

与磺酰脲类相比，非磺酰脲类药物与受体的结合及解离的速度均较迅速，促进胰岛素分泌的作用快而短，因此具有吸收快、起效迅速和作用时间短的特点，有效地模拟生理性胰岛素分泌。既可降低空腹血糖，又可降低餐时、餐后血糖，可空腹或进食时服用，均吸收良好，因而被称为"餐时血糖调节剂"。非磺酰脲类药物常见不良反应是低血糖和体重增加，但低血糖的风险和程度较磺酰脲类轻。

临床常用的非磺酰脲类胰岛素分泌促进剂药主要有瑞格列奈（repaglinide）、那格列奈（nateglinide）和米格列奈（mitiglinide）。

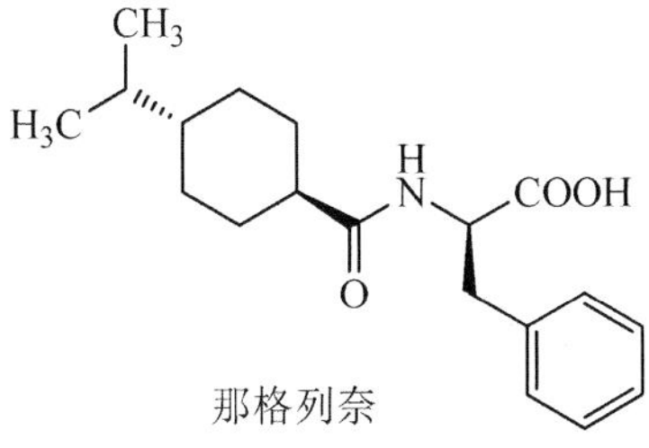

那格列奈

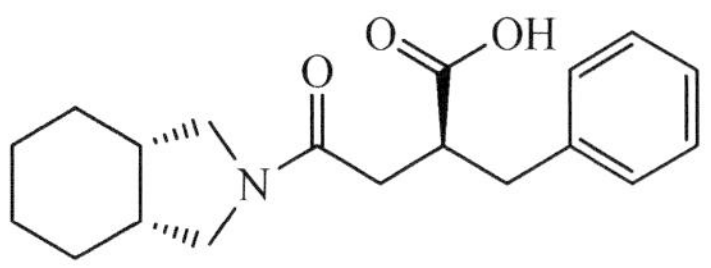

米格列奈

那格列奈为苯丙氨酸衍生物，构效关系研究发现，其苯丙氨酸部分是降血糖活性所必需的结构，羧酸成酯或酰胺，或者去掉羧酸均使活性大大降低或消失；苯丙氨酸的手性碳原子为 *D*-构型，*L*-构型活性仅为 *D*-型的 1/64；酰胺羰基对活性也是必需的。本品对胰岛 B 细胞的作用更迅速，持续时间更短，对周围葡萄糖浓度更敏感，副作用较小。可单独用于经饮食和运动不能有效控制血糖的 2 型糖尿病患者，也可用于使用二甲双胍不能有效控制血糖的 2 型糖尿病患者，常与二甲双胍联合使用。

与那格列奈相比，米格列奈和瑞格列奈起效更快，作用时间更短，降糖作用更强。血糖可促进米格列奈刺激胰岛素释放，在有葡萄糖存在时，米格列奈促进胰岛素分泌的量比无葡萄糖时约增加 50%，临床上主要用于降低餐后高血糖。

典型药物介绍

瑞格列奈（repaglinide）

化学名：(*S*)-2-乙氧基-4-[2-[[甲基-1-[2-(1-哌啶基)苯基]丁基]氨基]-2-氧代乙基]苯甲酸，(*S*)-2-ethoxy-4-[2-[3-methyl-1-[2-（piperidin-1-yl）phenyl] butylamino]-2-oxoethyl]benzoic acid，又名诺和龙。

性状：本品为白色结晶性粉末，无味；几乎不溶于水，易溶于甲醇和二氯甲烷。熔点 130～131℃。

化学性质：本品为氨甲酰甲基苯甲酸衍生物，分子中含有一个手性中心，其活性有立体选择性，*S*-(＋)-构型异构体的活性是 *R*-(−)-构型异构体的 100 倍，故临床使用 *S*-(＋)-构型异构体。

主要药理学用途：本品口服吸收快、起效迅速、半衰期短，用于饮食控制、降低体重及运动锻炼不能有效控制血糖的 2 型糖尿病患者。可空腹或进食时服用，均吸收良好，30～60min 后达到血药浓度峰值。

二、胰岛素增敏剂

研究发现，胰岛素抵抗在 2 型糖尿病的发生、发展中起着非常重要的作用。多数 2 型糖尿病患者均存在胰岛素抵抗，使得胰岛素不能发挥正常的生理功能。胰岛素抵抗的结果是机体对胰岛素的敏感性下降，使胰岛素促进葡萄糖摄取和利用的效率下降，机体代偿性的分泌过多胰岛素产生高胰岛素血症。因此，开发和使用能提高患者对胰岛素敏感的药物，改善胰岛素抵抗状态，对糖尿病的治疗有极其重要意义。按化学结构，本类药物主要有噻唑烷二酮类和双胍类。

（一）噻唑烷二酮类

噻唑烷二酮类（thiazolidinedione，TZD）是 20 世纪 90 年代开发出的一类新型口服降血糖药，属于胰岛素增敏剂（insulin enhancers）的主要类型。本类药物不刺激胰岛素的分泌，但可增加胰岛素作用的靶组织如骨骼肌、肝脏、脂肪组织等对胰岛素的敏感性，增强胰岛素的作用，增加肌肉对葡萄糖的利用，增强肝脏对葡萄糖的摄取，减少肝脏内源性葡萄糖的输出，促进脂肪的合成，抑制脂肪分解，改善胰岛素抵抗状态而发挥降血糖作用。本类药物仅在有胰岛素存在的情况下才发挥降血糖作用，因此不适用于 1 型糖尿病或糖尿病酮症酸中毒患者。

环格列酮（ciglitazone）是第一个被发现的具有降血糖作用的噻唑烷二酮类，但临床研究发现其药效低，且有严重的不良反应而被淘汰。曲格列酮（troglitazone）是 1997 年上市的第一个噻唑烷二酮类降血糖药，但后来发现该药有严重的肝脏毒性，已于 2000 年被停用。目前临床使用的噻唑烷二酮类药物主要有罗格列酮（rosiglitazone）和吡格列酮（pioglitazone）。

环格列酮　　　　　　　　　　　　曲格列酮

罗格列酮　　　　　　　　　　　　吡格列酮

噻唑烷二酮类药物的基本结构是 5-取代苄基噻唑烷-2,4 二酮，由酸性的噻唑烷二酮基团、中间的苯氧烃基和亲脂性芳香基团三部分组成。该类药物的构效关系总结为如下几点。

（1）受两个吸电子基团酮羰基的影响，噻唑烷二酮氮原子上的氢是可解离的酸性质子，生理 pH 下可部分离子化，对与受体相互作用有重要影响。

（2）噻唑烷二酮环上 5 位的手性中心构型不稳定，药用通常为消旋体。

（3）中间的苯氧烃基通常是苯氧乙基，引入苯氧甲基或含氧杂环也可得到高活性的化合物。

（4）亲脂性芳香基团可以是芳环或杂环，是影响药物活性和药物代谢动力学性质的重要基团。

噻唑烷二酮类药物是选择性过氧化物酶体-增殖体激活受体 γ（peroxisome proliferators-activated receptor γ，PPARγ）激动剂。过氧化物酶体-增殖体激活受体（PPAR）是核激素受体家族中的配体激活受体，属于配体诱导的核受体，主要通过调节靶基因的表达产生生物效应，控制细胞内的许多代谢过程，如调节血糖浓度、脂质和胆固醇代谢等。目前已发现 3 种亚型：PPARα、PPARδ、PPARγ，它们在体内的组织分布和生物学功能均有所差异。

噻唑烷二酮类药物与脂肪、骨骼肌和肝脏等胰岛素作用靶组织的 PPARγ 结合后，激活 PPARγ 的功能，产生多种生物学效应，如促进多种蛋白质的合成，调控胰岛素应答基因的转录，调节血糖的生成、转运和利用，增强葡萄糖转运因子 GLUT-4 对葡萄糖的摄取等，最终改善靶组织对胰岛素的敏感性，提高细胞对葡萄糖的摄取利用而降低血糖。

典型药物介绍

马来酸罗格列酮（rosiglitazone maleate）

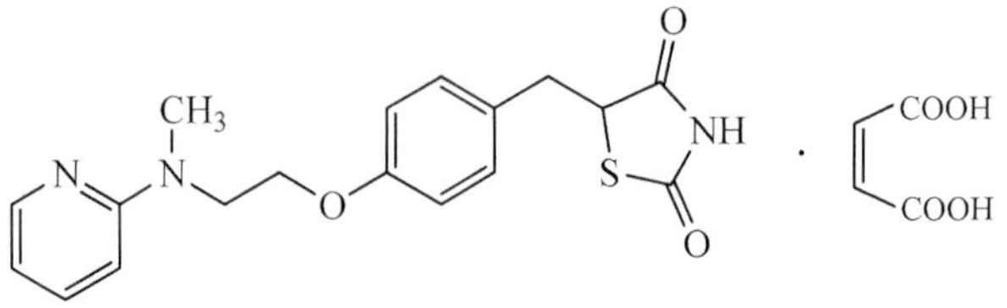

化学名： 5-[[4-[2-(甲基-2-吡啶氨基)乙氧基]苯基]甲基]-2,4-噻唑烷二酮马来酸盐，5-[*p*-[2-(methyl-2-pyridylamino)ethoxy]benzyl]-2,4-thiazolidinedione maleate。

性状： 本品为白色或类白色粉末；可溶于乙醇和 pH 2.3 的缓冲水溶液。熔点 122～123℃。

合成路线： 本品的合成是以 2-氯吡啶和 2-(甲氨基)乙醇为原料，经取代反应生成中间体（Ⅰ），与 4-氟苯甲醛经 Williamson 成醚反应制得中间体（Ⅱ），再与噻唑烷二酮缩合得中间体（Ⅲ），经还原得中间体（Ⅳ），最后与马来酸成盐精制得马来酸罗格列酮（图 17-5）。

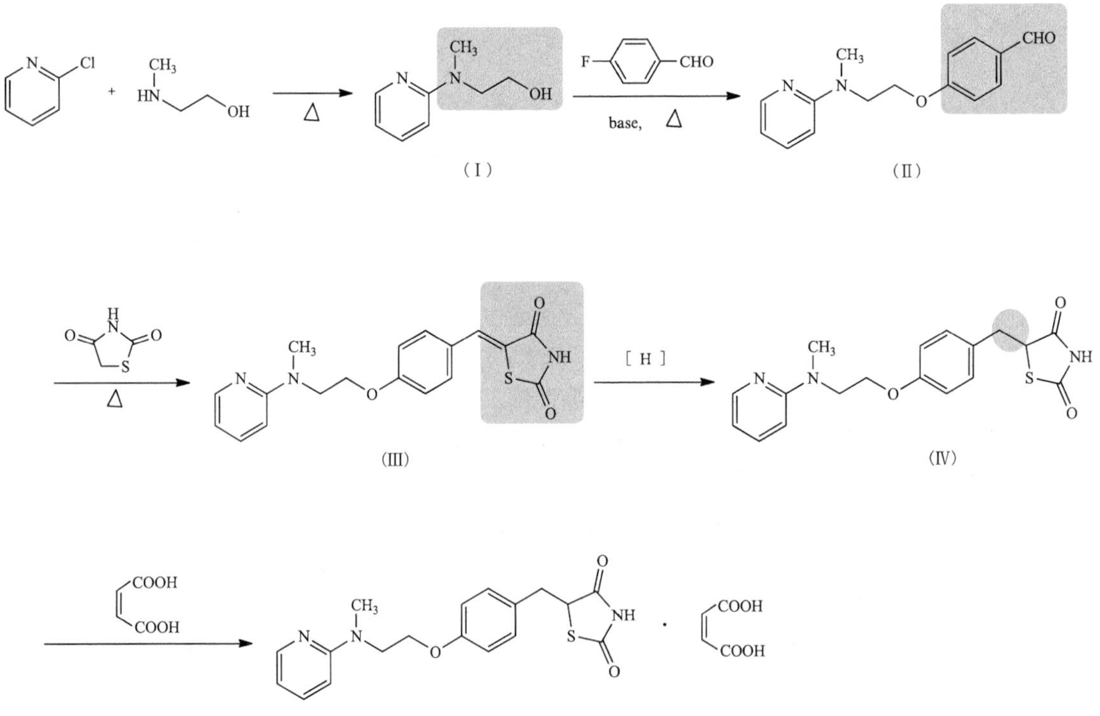

图 17-5 马来酸罗格列酮的合成路线

主要药理学用途： 本品是临床应用中药效最强的噻唑烷二酮类药物，降血糖作用是曲格列酮的 100 倍。不仅能降低血糖，改善胰岛素抵抗，还能降低三酰甘油，提高高密度脂蛋白（HDL）的水平。主要用于治疗 2 型糖尿病，可与磺酰脲类或二甲双胍合用。主要副作用有水肿及轻度贫血等。另外，罗格列酮还具有潜在的心血管风险。

（二）双胍类

早在中世纪，欧洲人就发现，将植物山羊豆当茶饮可以缓解多尿和某种呼气中带有甜味的口臭，而这正是现在大家所熟悉的糖尿病的典型症状。20 世纪初，美国牧民发现牲畜吃了这种新引进的牧草后，会出现肺水肿、低血压，甚至麻痹和死亡的症状。对山羊豆的化学成分仔细研究后发现，一种胍类物质即山羊豆碱（galegine，异戊烯胍）是牲畜死亡的罪魁祸首，而这种物质的毒性源于它强烈的降低血糖作用。但是山羊豆碱的毒性太强，不能用于临床治疗。

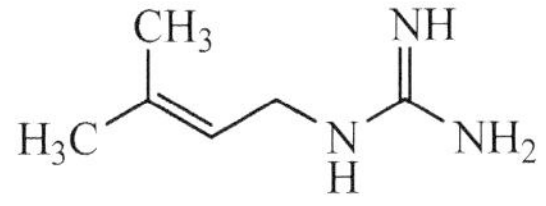

山羊豆碱

对山羊豆碱进行结构改造，得到一些具有降血糖作用的双胍类化合物，其中苯乙双胍（phenformin）和二甲双胍（metformin）具有良好的临床应用价值。虽然苯乙双胍的作用较二甲双胍强，但前者可引起乳酸增高，导致乳酸性酸中毒，现已停用。目前临床上广泛使用的是毒性较低的二甲双胍。

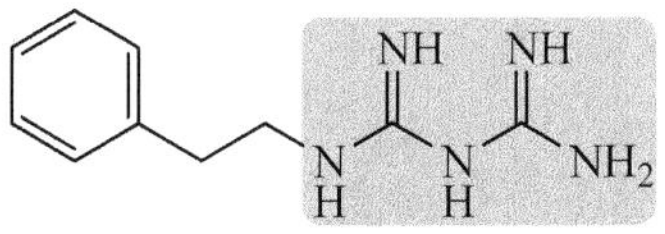

苯乙双胍 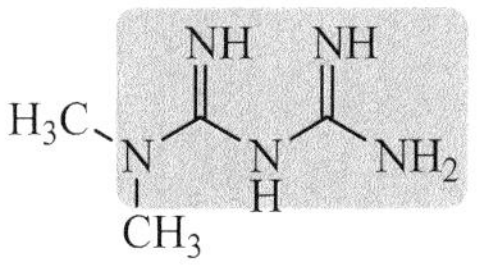   二甲双胍

双胍类的降血糖作用机制主要是抑制糖异生，促进外周组织对葡萄糖的摄取和利用，促进葡萄糖的无氧酵解，增加骨骼肌和脂肪组织的葡萄糖氧化和代谢，改善机体对胰岛素的敏感性。该类药物还能改善患者的糖耐量和高胰岛素血症，降低血浆游离的脂肪酸和血浆三酰甘油水平，减轻体重。因此，双胍类降血糖药物是肥胖伴胰岛素抵抗的 2 型糖尿病患者的首选药。

案例 17-2

《欧洲药典》要求对盐酸二甲双胍中的杂质 A、杂质 E、杂质 F 等进行限量检查。

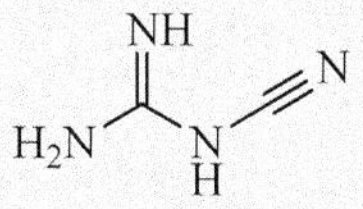

杂质A 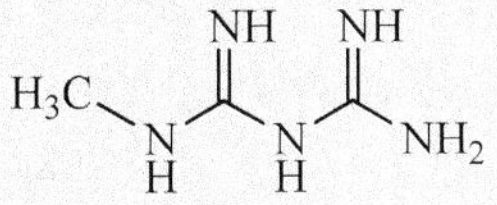   杂质E 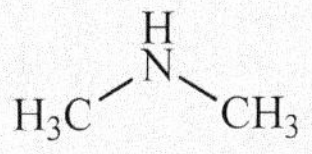   杂质F

问题：

为什么要对上述杂质进行限量检查？

典型药物介绍

盐酸二甲双胍（metformin hydrochloride）

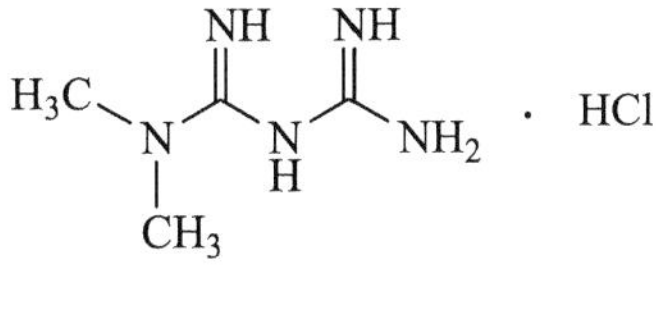

· HCl

化学名：1,1-二甲基双胍盐酸盐，1,1-dimethylbiguanide hydrochloride。

性状：本品为白色结晶或结晶性粉末；无臭。在水中易溶，在甲醇中溶解，在乙醇中微溶，在丙酮、三氯甲烷、乙醚中不溶。熔点222～226℃。

化学性质：本品具有胍基结构，呈强碱性，pK_a为12.4。其1%的水溶液的pH为6.68，呈近中性。

合成路线：本品是由双氰胺和盐酸二甲胺在高温（130～150℃）下加热0.5～2h缩合制得。

主要药理学用途：本品可单独使用，或与磺酰脲类联合用药，广泛用于单纯饮食控制及体育锻炼治疗无效的糖尿病的治疗，特别适合于肥胖并对胰岛素耐受的患者。本品降血糖作用弱于苯乙双胍，但不良反应小，极少发生乳酸性酸中毒，也不引起低血糖，较为安全。

案例 17-2 分析

　　根据盐酸二甲双胍的合成工艺，未反应的原料双氰胺和盐酸二甲胺可能带入本品，形成杂质A和杂质F；原料盐酸二甲胺中常混有盐酸甲胺杂质，盐酸甲胺与双氰胺缩合可得杂质E，所以《欧洲药典》要求对上述杂质A、杂质E、杂质F进行限量检查。

三、α-葡萄糖苷酶抑制剂

食物中的碳水化合物淀粉和蔗糖必须被水解为单糖才能被吸收利用，参与该水解反应的一类关键酶是α-葡萄糖苷酶（α-glucosidase）。α-葡萄糖苷酶包括α-淀粉酶、麦芽糖酶、蔗糖酶、异麦芽糖酶、葡萄糖淀粉酶等，主要存在于小肠刷状缘的细胞膜上，作用是水解碳水化合物中的α-葡萄糖苷键，最终生成可被吸收利用的葡萄糖和果糖。

α-葡萄糖苷酶抑制剂（α-glucosidase inhibitors）可竞争性与α-葡萄糖苷酶结合，抑制该酶的水解活性，减慢碳水化合物水解产生葡萄糖的速度，延缓葡萄糖的吸收，从而降低餐后血糖。此类药物对碳水化合物的消化和吸收只是延缓而不是完全阻断，不会导致热量丢失；不抑制蛋白质和脂肪的消化吸收，不会引起营养物质的吸收障碍。本类药物对1型和2型糖尿病均有效。

α-葡萄糖苷酶抑制剂主要是降低餐后血糖，不增加胰岛素的分泌，不影响空腹血糖，单独使用不会发生低血糖，较为安全。临床上常与磺酰脲类、双胍类、胰岛素等降血糖药合用。常见副作用为由未吸收的糖类经微生物发酵继发的胃肠道不良反应，如胃胀、腹胀、排气增加、腹痛等。

目前临床常用的α-葡萄糖苷酶抑制剂主要有阿卡波糖（acarbose）、伏格列波糖（voglibose）和米格列醇（miglitol），它们的化学结构为低聚糖或单糖衍生物。

阿卡波糖   伏格列波糖   米格列醇

  阿卡波糖是从放线菌属微生物中分离得到的低聚糖衍生物，于 1990 年最先在德国上市。阿卡波糖的结构类似于低聚糖，可在小肠刷状缘处竞争性与 α-葡萄糖苷酶可逆地结合，抑制各种 α-葡萄糖苷酶（α-淀粉酶、麦芽糖酶、异麦芽糖酶、蔗糖酶）的活性，使淀粉分解成寡糖（麦芽糖、麦芽三糖及糊精）进而分解成葡萄糖的速度减慢，使蔗糖分解成葡萄糖和果糖的速度减慢，因此造成肠道对葡萄糖的吸收减缓，从而降低餐后血糖。阿卡波糖也可减少三酰甘油和肝糖原的生成。阿卡波糖溶解性差，口服吸收极差，生物利用度仅为 1%～2%，药效较弱。临床主要用于 1 型和 2 型糖尿病的治疗，主要副作用是胃肠道反应。构效关系研究发现，阿卡波糖的活性部位包括取代的环己烷和 4,6-脱氧-4-氨基-D-葡萄糖。

  伏格列波糖是氨基糖类似物，于 1994 年在日本上市。其特点是主要抑制小肠刷状缘上的麦芽糖酶、异麦芽糖酶、蔗糖酶的水解活性，对 α-淀粉酶几乎无抑制作用。

  米格列醇是葡萄糖类似物，溶解性较好，口服吸收迅速而完全，是高效的 α-葡萄糖苷酶抑制剂，对蔗糖酶和葡萄糖淀粉酶作用最强。

四、二肽基肽酶-Ⅳ抑制剂

  二肽基肽酶-Ⅳ（dipeptidyl peptidase-Ⅳ，DPP-Ⅳ）是一种特异性丝氨酸蛋白酶，为二肽基肽酶（dipeptidyl peptidase，DPP）家族的一员。人体的 DPP-Ⅳ 为二聚体形式，由 766 个氨基酸残基组成，广泛存在于肾、肝脏、小肠、血管内皮、上皮细胞、淋巴细胞等处的细胞膜上，同时也可以溶解的形式存在于血浆中。DPP-Ⅳ的主要作用是将 N 端第 2 个氨基酸为丙氨酸（Ala）或脯氨酸（Pro）的寡肽的 N 端前两个氨基酸剪切去除，从而使体内的多种多肽激素降解失活，包括两种调节胰岛素分泌的肠促胰岛素（incretin），即胰高血糖素样肽-1（glucagon-like peptide-1，GLP-1）和葡萄糖依赖性促胰岛素多肽（glucose-dependent insulinotropic polypeptide，GIP）。GLP-1 具有多种生理功能，在胰腺可促进前胰岛素基因的转录，促进葡萄糖依赖的胰岛素的分泌，抑制胰岛 A 细胞分泌胰高血糖素，促进胰岛 B 细胞增殖分化，抑制 B 细胞凋亡；在胃肠道可抑制胃排空，减少肠蠕动，有助于控制摄食，减轻体重。GIP 也有促进胰岛素分泌的功能。

  二肽基肽酶-Ⅳ抑制剂（dipeptidyl peptidase-Ⅳ inhibitors）通过竞争性结合 DPP-Ⅳ的活性部位，抑制 DPP-Ⅳ对 GLP-1 和 GIP 的降解失活，提高内源性 GLP-1 和 GIP 的水平，促进胰岛 B 细胞释放胰岛素，同时抑制胰岛 A 细胞分泌胰高血糖素，从而提高胰岛素水平，降低血糖。本类药物刺激胰岛素分泌具有血糖依赖性，单独使用不易诱发低血糖和增加体重。

  除了 DPP-Ⅳ外，二肽基肽酶家族还包括多个具有 DPP-Ⅳ类似活性的成员，如 DPP-Ⅵ、DPP-Ⅶ、DPP-Ⅷ、DPP-Ⅸ等，目前对这些酶的生理功能及作用尚未十分清楚。最初开发的 DPP-

Ⅳ抑制剂对 DPP-Ⅳ的抑制作用较强，但对 DPP-Ⅶ、DPP-Ⅷ、DPP-Ⅸ等相关酶的选择性不高，副作用较大。如抑制 DPP-Ⅶ会导致休眠 T 细胞死亡；抑制大鼠的 DPP-Ⅷ或 DPP-Ⅸ可引起秃毛、血小板减少、网状细胞减少及多个器官组织病变；抑制人的 DPP-Ⅷ或 DPP-Ⅸ会减弱 T 细胞的活性，影响机体免疫功能。因此，DPP-Ⅳ抑制剂的开发要求对 DPP-Ⅳ具有高选择性。之后开发的 DPP-Ⅳ抑制剂对 DPP-Ⅳ不仅具有高抑制活性，而且具有高选择性，一般对 DPP-Ⅷ或 DPP-Ⅸ抑制的 IC_{50} 均在其对 DPP-Ⅳ抑制的 1000 倍以上。临床试验表明长效 DPP-Ⅳ抑制剂具有更好的临床疗效，因此目前开发的 DPP-Ⅳ抑制剂，不仅要求具有高抑制活性和高选择性，而且要求药物的作用时间能延长到 24h 以上，得到长效降血糖药。

目前在世界范围内已上市的 DPP-Ⅳ抑制剂主要有西格列汀（sitagliptin）、维格列汀（vildagliptin）、沙格列汀（saxagliptin）、阿格列汀（alogliptin）、利格列汀（linagliptin）、安奈列汀（anagliptin）、替格列汀（teneligliptin）、吉格列汀（gemigliptin）、曲格列汀（trelagliptin）和奥格列汀（omarigliptin）等。

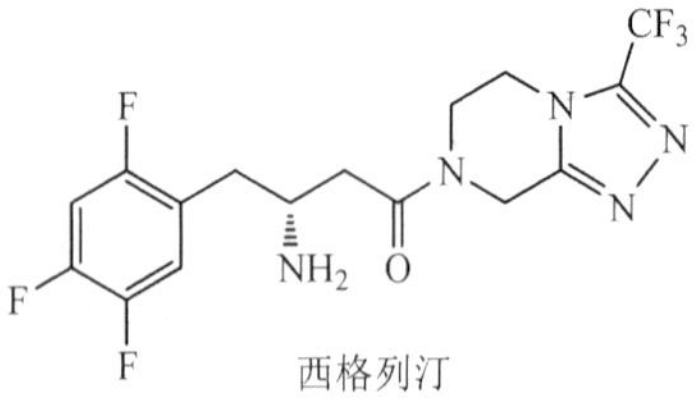

西格列汀 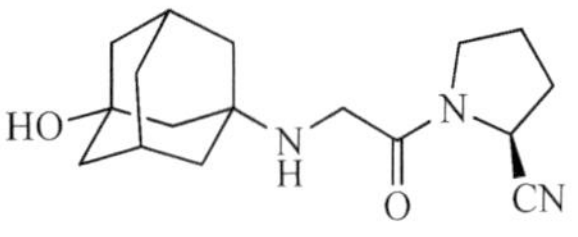　　　　　　　　维格列汀 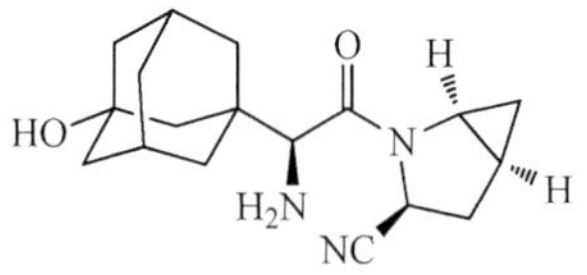　　　　　　　　沙格列汀

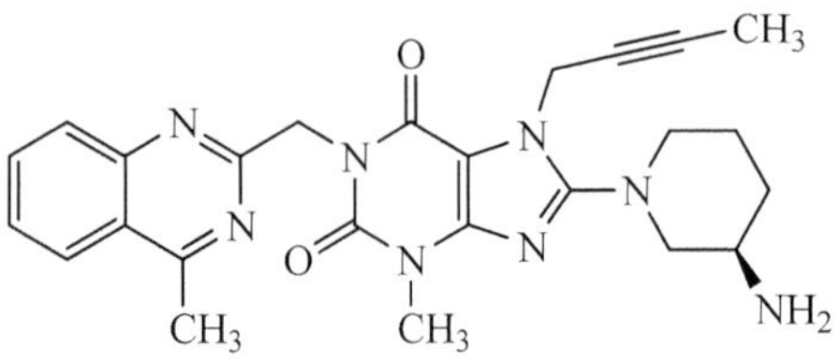

利格列汀 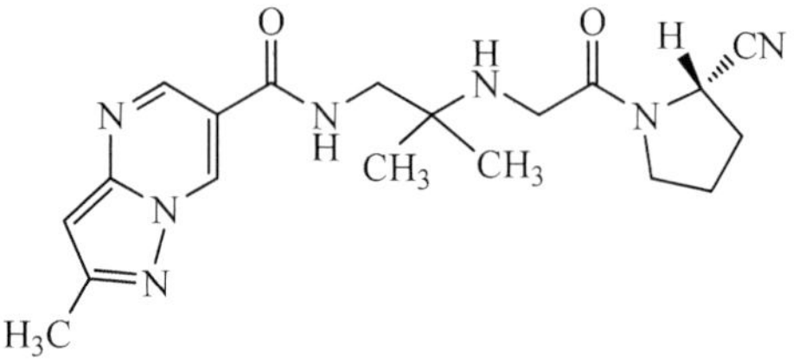　　　　　　　　　　　　　安奈列汀

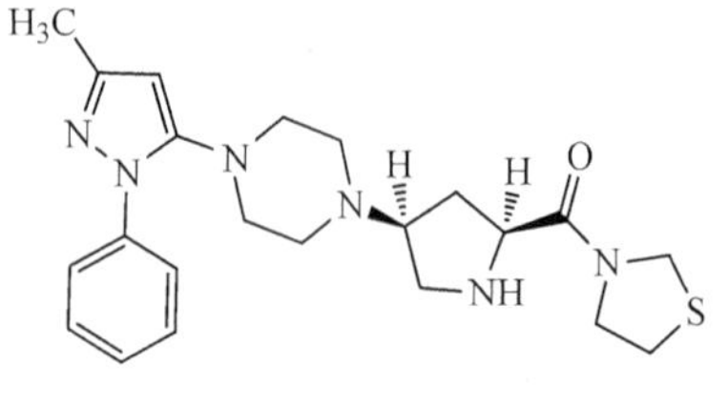

替格列汀 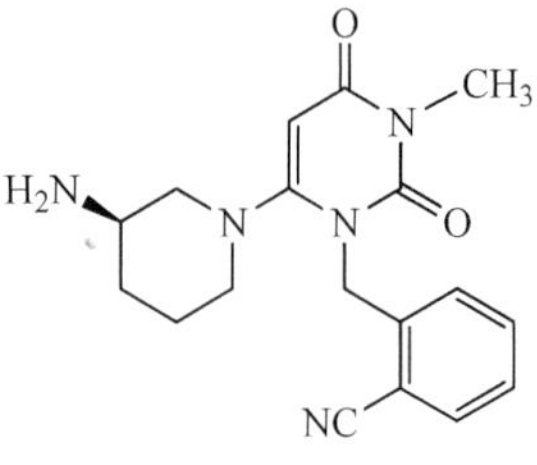　　　　　　　　阿格列汀 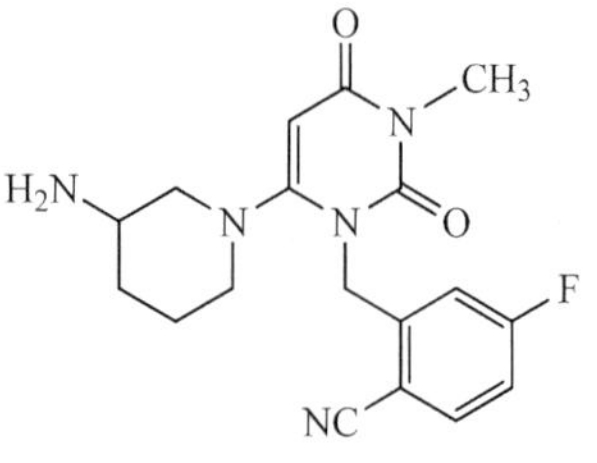　　　　　　　　曲格列汀

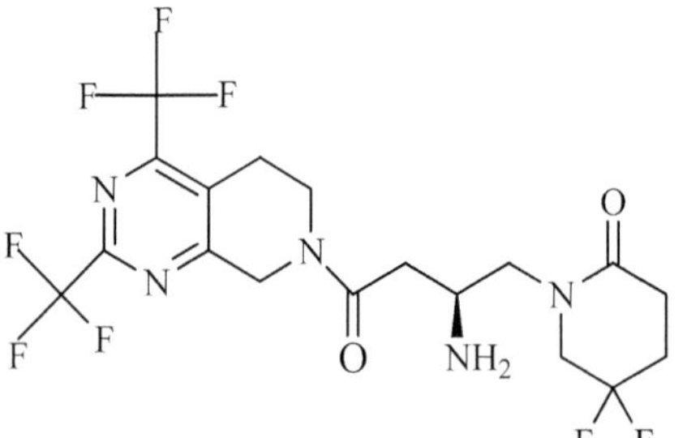

吉格列汀 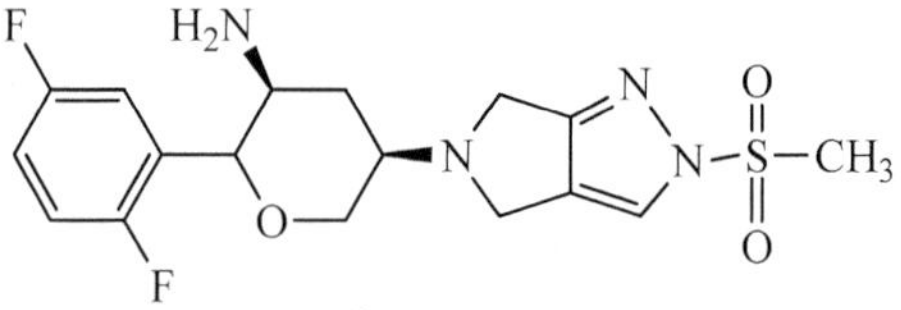　　　　　　　　　　　　　奥格列汀

DPP-Ⅳ主要识别氨基末端第 2 个氨基酸为丙氨酸或脯氨酸的二肽序列，因此，DPP-Ⅳ抑

制剂的设计源于模拟被其降解的此二肽类似物。这些抑制剂均含有一个碱性的氨基，此氨基对于与 DPP-IV 的相互作用非常重要。维格列汀、沙格列汀、安奈列汀等具有 α-氨基酰基吡咯结构，在吡咯环的 2 位常为吸电子取代基氰基，为氨基酰基脯氨酸的类似物，与 DPP-IV 具有高亲和力，氰基可与 DPP-IV 活性中心的丝氨酸（Ser^{630}）形成共价酰亚胺加成物，从而不可逆地抑制 DPP-IV 的酶活性。

西格列汀是 β-氨基酸衍生物，是第一个上市的 DPP-IV抑制剂，于 2006 年获美国 FDA 批准上市。西格列汀对 DPP-IV 的选择性高于其对 DPP-VIII或 DPP-IX 的选择性的 2600 倍，临床以其磷酸盐形式给药，口服吸收完全，生物利用度 87%，平均达峰时间为 3h，主要以原型药经肾排泄。可单独使用，或与二甲双胍盐酸盐制成复方制剂，适用于依靠饮食控制和锻炼血糖控制不佳的 2 型糖尿病患者，对 1 型糖尿病和糖尿病酮症酸中毒无效。本品耐受性和安全性好，罕有低血糖的发生。常见不良反应包括上呼吸道感染、鼻咽炎、头疼等。

小　　结

本章介绍了糖尿病主要分为 1 型糖尿病和 2 型糖尿病。1 型糖尿病的治疗药物主要是胰岛素及其类似物；2 型糖尿病的治疗药物主要是口服降血糖药，根据其作用机制分为胰岛素分泌促进剂、胰岛素增敏剂、α-葡萄糖苷酶抑制剂和 DPP-IV 抑制剂等。

胰岛素及其类似物属于多肽类药物，不能口服，需注射给药。对胰岛素的结构修饰改造的主要目的是得到速效或长效药物。

根据化学结构，胰岛素分泌促进剂可分为磺酰脲类和非磺酰脲类两类。磺酰脲类是通过研究抗菌药氨苯磺丁脲的降血糖副作用得到的一类广泛使用的口服降血糖药，其发展经历了第一代、第二代和第三代，代表药物主要有甲苯磺丁脲、格列本脲、格列美脲等。磺酰脲类具有共同的母核结构即苯磺酰脲基团，各药物的结构差别主要在于苯环对位和脲基氮原子上的取代基的不同，从而造成了这些药物的理化性质、作用时间和强度、药物代谢动力学性质等方面的差异。非磺酰脲类降血糖药主要有瑞格列奈、那格列奈和米格列奈。

胰岛素增敏剂主要有噻唑烷二酮类和双胍类。噻唑烷二酮类的共同母核结构是 5-取代苄基噻唑烷-2,4 二酮，主要代表药物有罗格列酮和吡格列酮。应用于临床的双胍类药物较少，其中盐酸二甲双胍是临床应用最广泛的口服降血糖药。

临床常用的 α-葡萄糖苷酶抑制剂主要有阿卡波糖、伏格列波糖和米格列醇，它们的化学结构为低聚糖或单糖衍生物。本类药物也可用于 1 型糖尿病的治疗。

DPP-IV抑制剂是一类新型的口服降血糖药，发展较快，目前已上市有 10 余个品种，如西格列汀、维格列汀、沙格列汀等，这些药物没有共同的母核结构。

思　考　题

1. 糖尿病分为哪两大类？其发病原因是什么？
2. 为什么胰岛素不能口服，而必须注射给药？
3. 胰岛素结构修饰改造的目的是什么？

4. 根据作用机制，口服降血糖药主要分为哪几类？各类的代表药物有哪些？

5. 磺酰脲类降血糖药是如何被发现的？

6. 第一代、第二代、第三代磺酰脲类药物各自的代表药物有哪些？它们在结构、作用时间和强度、药物代谢动力学性质等方面的区别有哪些？

7. 格列本脲属于哪一类型的药物？其作用机制是什么？

8. 噻唑烷二酮类药物的作用机制是什么？

9. 盐酸二甲双胍的作用机制是什么？其临床应用是什么？

10. 如何合成盐酸二甲双胍？

11. α-葡萄糖苷酶抑制剂的作用机制是什么？此类药物为什么可用于 1 型糖尿病的治疗？

12. DPP-IV抑制剂的作用机制是什么？主要代表药物有哪些？

13. DPP-IV抑制剂的研发方向是什么？为什么要求此类药物具有高选择性？

（林治华）

第18章 新药设计与开发

学习要求：

1. 掌握：常见的药物作用靶点的类型；药物-靶点相互作用的化学本质；药物结构对药效的影响、先导化合物发掘的途径；生物电子等排原理和前药原理。

2. 熟悉：杂合原理、组合化学、高通量筛选、定量构效关系。

3. 了解：候选药物临床前研究和临床研究的内容。

20世纪50年代以前，人们对细胞分子水平上的生命活动知之甚少，因此寻找新药的方法主要依赖于随机活性筛选和经验性的化学结构改造。这些传统方法在帮助人们发现大量治疗药物的同时，也逐步暴露出费用高、盲目性大等内在缺陷，导致新药发现的成功率越来越低。正是在这种情况下，人们不断思考如何找到更加合理的创新药物研究方法，因此定量构效关系（QSAR）、计算机辅助药物设计、组合化学、高通量筛选等新技术和新方法不断涌现。近二十年来，基因组学和蛋白质组学的蓬勃发展，为创新药的发现注入了更多的内涵与活力。这种新的发展趋势将有利于医药企业缩短新药研发周期，更快更好地推出新药造福于人类。

第1节 药物作用的分子药理学基础

结构特异性药物发挥药效的本质是药物小分子与生物大分子的有效结合并发生相互作用。这包括二者在立体空间上的互补和电荷分布的匹配，进而引起生物大分子构象的改变，触发机体微环境产生与药效有关的一系列生物化学反应。

一、药物作用的生物大分子靶点

从理论上讲，所有结构特异性药物在生物体内都有其作用的药物靶点（drug target，也译为药物靶标）。目前除了少数药物的靶点尚不清楚外（如吸入性全身麻醉类药物乙醚、氟烷等），绝大多数药物作用的靶点和作用机制均得到药理学证实。通常，药物在很小的剂量下就能产生显著的生物学效应，这主要是由于药物与体内特异性的生物大分子靶点相互作用的结果。这些靶点的种类主要包括受体、酶、离子通道和核酸，其中受体，尤其是G蛋白偶联受体（G-protein coupling receptor，GPCR）占绝大多数。据报道，迄今已发现作为治疗药物靶点的总数已达600余个。就目前上市的药物来说，以受体为作用靶点的药物超过50%；以酶为作用靶点的药物超过20%；以离子通道为作用靶点的药物约占6%；以核酸为作用靶点的药物约占3%；其余药物的作用靶点尚不清楚。

（一）以受体为靶点

从药理学角度而言，受体是细胞表面或亚细胞组分中的一种分子，它可以特异性识别并结合某种具有生物活性的化学信号物质，进而将识别和接收的信号放大并传递到细胞内部，启动一系列细胞内的生化反应，最终导致特定的生物学效应。药物与受体结合具有高度的选择性和特异性。选择性要求药物对某种病理状态产生稳定的功效，而特异性是指药物对疾病的某一生理、生化过程有特定的作用。目前，已有几百种作用于受体的新药问世，其中绝大多数是 G 蛋白偶联受体的激动剂或拮抗剂。例如，治疗高血压的 AngⅡ 受体拮抗剂氯沙坦、缬沙坦，中枢镇痛的阿片受体激动剂吗啡、哌替啶、美沙酮，α 受体激动剂去甲肾上腺素，抗过敏性的 H_1 受体拮抗剂氯雷他定和西替利嗪，以及抗胃溃疡的组胺 H_2 受体拮抗剂西咪替丁、雷尼替丁等。

受体包括细胞膜受体和细胞内受体两种。前者主要以 G 蛋白偶联受体为代表，后者主要以甾体激素受体为代表。近年来，随着分子生物学技术的发展，许多受体的亚型不断被发现和克隆表达，这为今后选择受体亚型作为药物靶点，设计、开发高效、低毒、选择性更强的新药提供了新的研究方向，如阿片受体有 μ 亚型、κ 亚型、σ 亚型、δ 亚型、ε 亚型，组胺受体有 H_1 亚型、H_2 亚型、H_3 亚型，乙酰胆碱受体有 M 受体和 N 受体等。

孤儿受体（orphan receptor）是近年来提出的一种新概念，它是指其编码基因与某一类受体家族成员的编码有同源性，但目前在体内还没有发现其相应的配基。孤儿受体的发现，以及应用逆向分子药理学（reverse molecular pharmacology）建立孤儿受体筛选新药的模型，为新药开发提供了更多的有效手段。

（二）以酶为靶点

酶（enzyme）作为一种具有生物催化功能的大分子物质，可参与一些疾病的发病过程，催化生成一些病理反应的介质和调控剂。针对酶进行抑制剂的设计，可降低酶促反应产物的浓度，抑制某些疾病的代谢过程，从而发挥其治疗效果。以酶抑制剂（enzyme inhibitor）作为治疗药物，要求其对靶酶的亲和力高、特异性强，以保证酶抑制剂在给药剂量下可有效达到治疗效果。

随着分子生物技术的发展，越来越多的靶酶结构被解析，从而为开展以酶为靶点的合理药物设计奠定了基础。在现有的治疗药物中，酶抑制剂占有很重要的地位。许多药物都是酶抑制剂，如抗高血压药的血管紧张素转化酶抑制剂（ACEI）、调血脂药 HMG-CoA 还原酶抑制剂等。近二十年来发展的肿瘤靶向治疗药物很多都属于酶抑制剂，如酪氨酸激酶抑制剂伊马替尼和吉非替尼等。

（三）以离子通道为靶点

活体细胞在新陈代谢中，必须不断地与周围环境进行物质交换，而存在于细胞膜上的离子通道就是这种物质交换的重要途径。离子通道（ion channel）作为一种成孔蛋白，可允许特定的离子依靠电化学梯度穿过该通道，从而帮助细胞建立和控制膜间的微弱电位差。涉及细胞快速变化的大量生物学过程，如心肌、骨骼肌和平滑肌的收缩过程等均与离子通道有关。由于病变导致离子通道正常功能受到干扰，需用药物进行调控，如 Ⅰ 类抗心律失常药为钠通道阻断剂，主要药物有奎尼丁、利多卡因和美西律等。

作用于钙通道的药物有 1,4-二氢吡啶类、苯烷胺类和硫氮杂䓬等。其中 1,4-二氢吡啶类钙通道阻滞剂在临床应用的最多，其代表药物硝苯地平、尼莫地平和氨氯地平等。这些药物可有效抑制细胞外 Ca^{2+} 跨膜内流，主要用于高血压、心律失常和心绞痛等心血管疾病的治疗。

作用于钾通道的药物可分为激活剂和拮抗剂两种。色马凯伦、尼可地尔和吡那地尔为钾通道的激活剂，主要用于高血压、心绞痛的治疗。Ⅲ类抗心律失常药物多为钾通道拮抗剂，主要药物有胺碘酮和索他洛尔等。

（四）以核酸为靶点

在肿瘤发病机制的研究中，细胞癌变的主要机制被认为是由基因突变所导致的基因表达失调和细胞无限增殖。因此可将癌基因作为药物设计的靶点，利用反义技术（antisense technology）抑制癌细胞增殖。反义技术是指用人工合成的或天然存在的寡核苷酸，以碱基互补方式抑制或封闭靶基因的表达，从而抑制细胞的增殖。但这种反义寡核苷酸的脂溶性较差，不易跨膜转运至细胞内，且易受核酸酶水解。为克服上述缺点，人们致力于对该类药物进行结构修饰，并已取得了一定进展。

另外，以生物烷化剂为代表的传统抗肿瘤药也是以 DNA 为靶点，如环磷酰胺、顺铂等。许多从天然产物中发现的抗癌药物，如放线霉素 D 和多柔比星等已被证明是以嵌入的方式与 DNA 分子相互作用。在此基础上设计的新化合物将有利于化合物插入 DNA 分子中，破坏 DNA 结构，干扰其基因表达过程，达到抗肿瘤的效果。

二、药物作用的体内过程

药物在体内发挥治疗作用的关键与其在作用部位的浓度和与生物靶点相互作用（阻断或激活）的强弱有关。因此，为了恰当地描述药物的作用，必须考虑以上两个影响药物疗效的基本因素，一个重要因素是药物到达作用部位的浓度，以药物作用的动力学时相（pharmacokinetic phase）来描述。另一个重要因素是药物与生物靶点的特异性结合，以药物作用的药效学时相（pharmacodynamics phase）来阐述。

（一）药物作用的动力学时相

一个药物在离体实验中具有明确的药理作用，但在给药进入体内后却可能无效，说明该药物在体内未到达相应的生物靶点或者在生物靶点未达到所需的起效浓度。相反，一个药物在体外无效，但在体内给药时也可能有效，说明它在体内经历了生物代谢活化过程。因此对于一个药物来说，除了要考虑它与生物靶点相互作用等方面外，还要考虑它在体内的吸收、分布、代谢和排泄（图 18-1）。

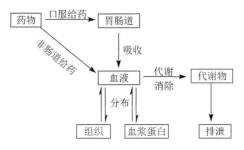

图 18-1　药物的动力学时相

药物的结构决定着它的物理化学性质，其理化性质又决定着它在体内的药物动力学过程。药物口服给药后，经胃肠道吸收进入血液。静脉给药可直接进入血液。其他非肠道给药后，药物可经局部组织吸收进入血液。通过血液在体内的循环作用，可将药物输送到全身，由血液向各组织间的扩散作用分布到各个组织部位。

在这个过程中，药物需要穿过细胞层和细胞膜结构，受到不同化学环境和各种酶系统的降解和代谢，最终通过尿液和粪便排出体外。一定剂量的药物经吸收进入血液中的量和速率，在各个器官体液中分布的浓度，代谢转化量和速率，以及排泄的方式、途径和速率，构成了机体在时空上对药物的作用和处置。通常以生物利用度和药物代谢动力学参数来进行描述。一个药物结构的改变而引起疗效的差异，可能与影响体内的药物动力学过程有关。

（二）药物作用的药效学时相

药效学时相的本质是药物分子经过吸收、分布到达其作用的靶器官，与生物靶点发生相互作用。该相互作用不仅包括二者在立体空间上的类似锁匙的互补关系，还包括电荷分布上的相互匹配，即通过各种化学作用力使二者有效结合，进而引起靶点构象改变，触发一系列药理效应。其过程如图 18-2 所示。

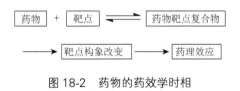

图 18-2　药物的药效学时相

一般而言，药物理化性质对药效的影响，主要是指药物的结构变化导致其在体内的吸收、分布、转运、代谢和排泄等药物动力学时相的变化，使药物在作用靶点的浓度不同而决定了药物疗效的差异。药物基本结构对药效的影响，是指药物分子不同的结构骨架在三维空间上与生物大分子靶点的互补性不同所表现出来的差异。因此，适合靶点空间互补要求的药物结构不一定具有良好药物代谢动力学参数。同样，有些药物虽然易于转运到达作用靶点，但由于与靶点结合不好，同样疗效不佳。作为一个优良的治疗药物，既要保持良好的药物动力学时相，又要有良好的药效学时相。

三、药物理化性质对药效的影响

药物呈现生物活性必须先到达其作用的生物靶点。药物到达靶点部位的能力主要依赖于药物的跨膜转运，即需要穿过无数脂质双层的生物膜结构，这需要有一个适宜的脂水分配系数（$\log P$），它是由药物分子的化学结构所决定的，与药物的生物活性密切相关。药物分子一般都由调节 $\log P$ 的载体基团和与靶点特异性结合的功能基团两个部分组成。例如，作用于中枢神经系统的药物需要通过血脑屏障，一般应具有较大的脂溶性，但药物必须有一定的溶解度才能被组织吸收，而溶解的速度又影响着吸收的速度和到达作用部位的浓度，因此药物的溶解度对生物活性很重要。

（一）溶解度对药效的影响

药物的溶解度取决于化学结构，药物在生物相中与水分子保持着两种作用方式，静电作用和氢键缔合。当药物分子中引入—COOH、C＝O、—NH$_2$ 等极性基团时，一般会使水溶性增加。而烃基是亲脂性的，药物分子中引入较大的烃基往往使脂溶性增高。如分子中以—COOH 取代—CH$_3$，$\log P$ 下降 2～170 倍，引入一个氨基，$\log P$ 下降 2100 倍。在同系物中，每增加一个—CH$_2$—，$\log P$ 增大 2～4 倍，—COOH 改为—COOCH$_3$，$\log P$ 可增大 2～4 倍。一般来说，药物水溶性和脂溶性的大小取决于水溶性基团和脂溶性基团的相对密度及分子中原子间相互影响等综合因素。

水是生物系统的基本溶剂，体液、血液和细胞浆液的实质都是水溶液。药物要转运扩散至血液或体液，需要溶解在水中，即要求一定的水溶性（又称亲水性）。而药物要通过脂质的生物膜（包括各种细胞膜、线粒体和细胞核的外膜等），需要一定的脂溶性（又称亲脂性）。以常用的口服药物剂型为例，吸收过程基本上包含两步，先在胃肠道水溶液内溶解，继而在水和脂质两相间分配，吸收进入血液（图 18-3）。

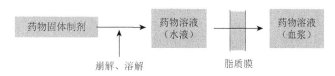

图 18-3　药物口服吸收的示意图

亲脂性高的药物经口服给药后比亲脂性低的药物更容易吸收。同样亲脂性药物也更容易透过血脑屏障，在脑组织中更好分布。药物的脂溶性一般可以由式 18-1 表示。

$$\log P = \lg[（药物）_{正辛醇}/（药物）_{水}]\tag{18-1}$$

若以 X 代表药物分子中的任何取代基，π 值具有可加和性（多数 π 值可在文献中查得）。因此，在一个化合物系列中，某一药物的脂溶性可以通过式 18-2 求得。

$$\pi_X = \log P_X - \log P_H\tag{18-2}$$

式中，$\log P_X$ 为取代化合物的脂水分配系数；$\log P_H$ 为母体化合物的脂水分配系数。由上式可知，当 π_X 为正值时，化合物有较大的脂溶性，若为负值时，化合物有较大的水溶性。这一规律在定量构效关系的研究中有十分重要的意义。然而，生物膜的特性与正辛醇毕竟有很大的差别。实验证明，药物通过血脑屏障的最适脂溶性大约为 $\log P = 2$。

（二）解离度对药效的影响

药物靶点通常为生物大分子蛋白质，含有许多游离的氨基与羧基，在不同的 pH 下可分别解离成阳离子、阴离子和两性离子。碱性药物的阳离子与靶点表面的阴离子部分相互吸引，酸性药物的阴离子则与靶点的阳离子部分相互吸引。形成药物-靶点复合物。已知大多数药物为弱酸或弱碱、其解离度 pK_a 值可由式 18-3、式 18-4 计算。

酸性药物：R—COOH→R—COO$^-$ + H$^+$

$$pK_a = pH + \lg\frac{[R—COOH]}{[R—COO^-]}\tag{18-3}$$

$$碱性药物：R—N^+H_3 \rightarrow R—NH_2 + H^+$$

$$pK_a = pH + \lg \frac{\left[R—N^+H_3 \right]}{\left[R—NH_2 \right]} \tag{18-4}$$

一些酸性和碱性药物的生物活性与它们的解离度有关，口服后的吸收与其吸收部位的 pK_a 有关。因为胃肠道的 pH 从胃部的 pH = 1 到十二指肠部位的 pH = 5，然后持续增加。这样碱性药物在胃部的吸收量可忽略不计，而主要在肠道吸收，酸性药物则主要在胃部吸收（表 18-1）。

表 18-1　部分有机酸、碱性药物在不同 pH（大鼠肠中）的吸收百分率

药物		pK_a	吸收百分率（%）			
			pH = 4	pH = 5	pH = 7	pH = 8
有机酸类	5-硝基水杨酸	2.3	40	27	<2	<2
	水杨酸	3.0	64	35	30	10
	阿司匹林	3.5	41	27	—	—
有机碱类	氨基比林	5.0	21	35	48	52
	对甲苯胺	5.3	30	42	65	64
	奎宁	8.4	9	11	41	54

解离度对药物活性的影响，主要表现为对药物吸收、转运和对药物-靶点相互作用的影响。多数药物呈弱酸性或弱碱性，在体液中可部分解离，其分子型和离子型按一定比例达到平衡。通常药物吸收靠分子型，以分子形式通过生物膜，而与靶点的相互作用则靠离子型。药物解离成离子后，与靶点蛋白表面的正、负电荷中心产生静电引力，以表现出与靶点亲和力的强弱。如果药物的生物活性主要是由离子型产生的，则活性将随着解离度的增加而增加。如果药物的生物活性主要是由非离子型产生的，则随着药物解离度的增加，将会使生物活性降低。此外，药物的解离会增加其水溶性，降低脂溶性，从而影响药物吸收和通过生物膜的能力。

四、药物立体异构对药效的影响

为了保证能够与生物大分子靶点有高度的亲和力，药物必须具有一定的与靶点结构的互补性，这就决定了分子构象和立体化学因素在药物作用中所起的重要作用。例如，己烯雌酚（diethylstilbestrol）的顺式和反式构型在生物活性上有很大区别（图 18-4）。雌激素的构效关系研究发现，两个羟基氧原子之间的距离与其生物学活性密切相关，而甾体母核对雌激素并非必需结构。人工合成的反式己烯雌酚中，两个羟基的距离是 1.45nm，这与雌二醇（estradiol）两个羟基的距离近似，表现出较强的生理活性。顺式己烯雌酚羟基间距离为 0.72nm，作用大大减弱。

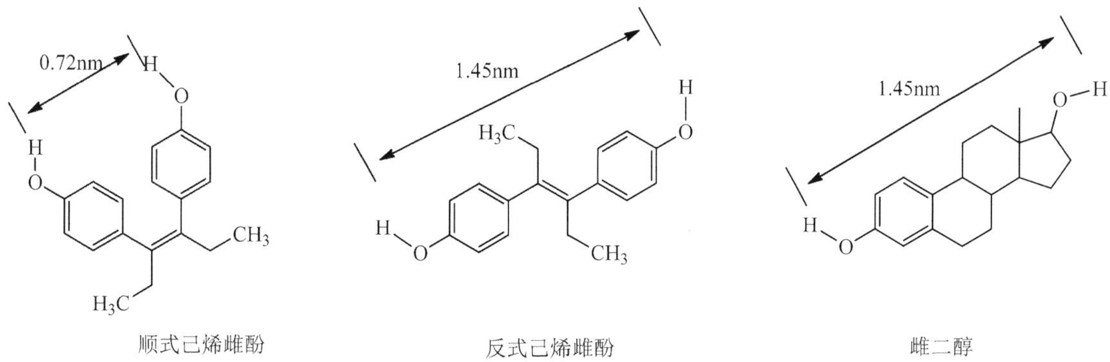

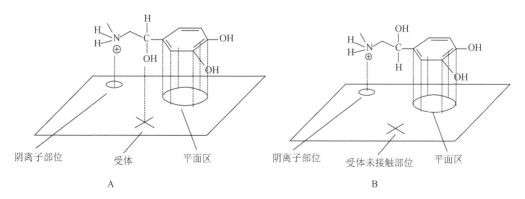

顺式己烯雌酚　　　　　　　反式己烯雌酚　　　　　　　雌二醇

图 18-4　己烯雌酚顺反异构示意图

五、药物与靶点的互补性

药物作用的靶点通常是具有特定三维结构的生物大分子,它与结构特异性药物的结合会引起整个靶点大分子构象的改变,生成一种能够发挥生物效应的优势构象。在结构特异性药物与靶点的相互作用中,有两点是特别重要的。一是药物与生物大分子靶点活性区域的电荷分布匹配;二是药物与靶点活性区域的各基团和原子的空间排列及构象互补。药物与靶点的互补程度越高,则其特异性越高,作用越强。分子结构中取代基和不对称中心的改变,将引起药物分子的立体构象和电荷分布发生变化,从而影响药物分子与靶点结合。

由于靶点和药物的结合要求空间互补,因此药物的立体异构对其生物活性有较大的影响。当药物分子存在一个手性中心时,两个对映异构体理化性质相同,但药理活性可能不同。某些药物的光学异构体药理作用相同,如左旋和右旋氯喹具有相同的抗疟活性。但多数药物的光学异构体生物活性并不相同,如 D-(–)-肾上腺素的血管收缩作用比 L-(+)-肾上腺素强 12～20 倍。一般认为,这类药物需要通过三点与受体结合,如图 18-5 中 D-(–)-肾上腺素通过下列三个基团与受体在三点结合,而 L-异构体只能有两点结合。

　　阴离子部位　　　受体　　　平面区　　　　　　　阴离子部位　　　受体未接触部位　　平面区

　　　　　　A　　　　　　　　　　　　　　　　　　　　　　B

图 18-5　D-(–)-肾上腺素和 L-(+)-肾上腺素与受体结合示意图

A.D-(–)-肾上腺素;B.L-(+)-肾上腺素

六、功能基分布对药物-靶点相互作用的影响

生物大分子靶点多数是蛋白质,从蛋白质分子的空间结构看,电荷密度分布是不均匀的。如果一个药物分子结构中的电荷分布正好与其特定靶点区域相适应,那么药物的正电荷(或部分正电荷)与生物大分子靶点的负电荷(或部分负电荷)产生静电引力,使药物与靶点相互接近,反之亦然。

当接近到一定程度时,药物分子结构可以与生物大分子靶点通过其他弱相互作用结合。有些药物分子还可以与靶蛋白中的金属离子形成配位键,进而实现二者的结合;此外,药物分子中的疏水结构可能与靶蛋白中的疏水残基产生疏水相互作用;图 18-6 表示药物分子与靶点的结合模型。

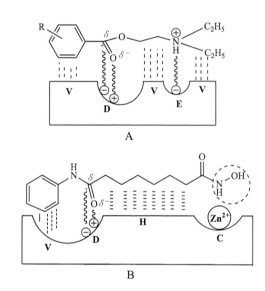

图 18-6　局部麻醉药分子与抗肿瘤药伏立诺他和不同靶点相互作用模型

A.苯甲酸酯类局麻药;B.抗肿瘤药伏立诺他。C.配位键;D.偶极相互作用;E.离子键;H.疏水相互作用;V.范德瓦耳斯力

七、药物-靶点相互作用的化学本质

药物与靶点之间的相互作用主要包括共价键结合和非共价键相互作用。共价键结合一般为不可逆的相互作用,而对于多数药物与靶点的相互作用来说,主要以非共价键相互作用为主。

（一）共价键结合

在药物和靶点的相互作用中,共价键是最强的结合键。该键的形成通常是不可逆的,所形成的共价键只有在加热和应用强烈化学试剂时才能断裂。某些有机磷杀虫药、AChEI 和烷化剂类抗肿瘤药都是通过与生物靶点之间形成共价键而发挥作用(图 18-7)。

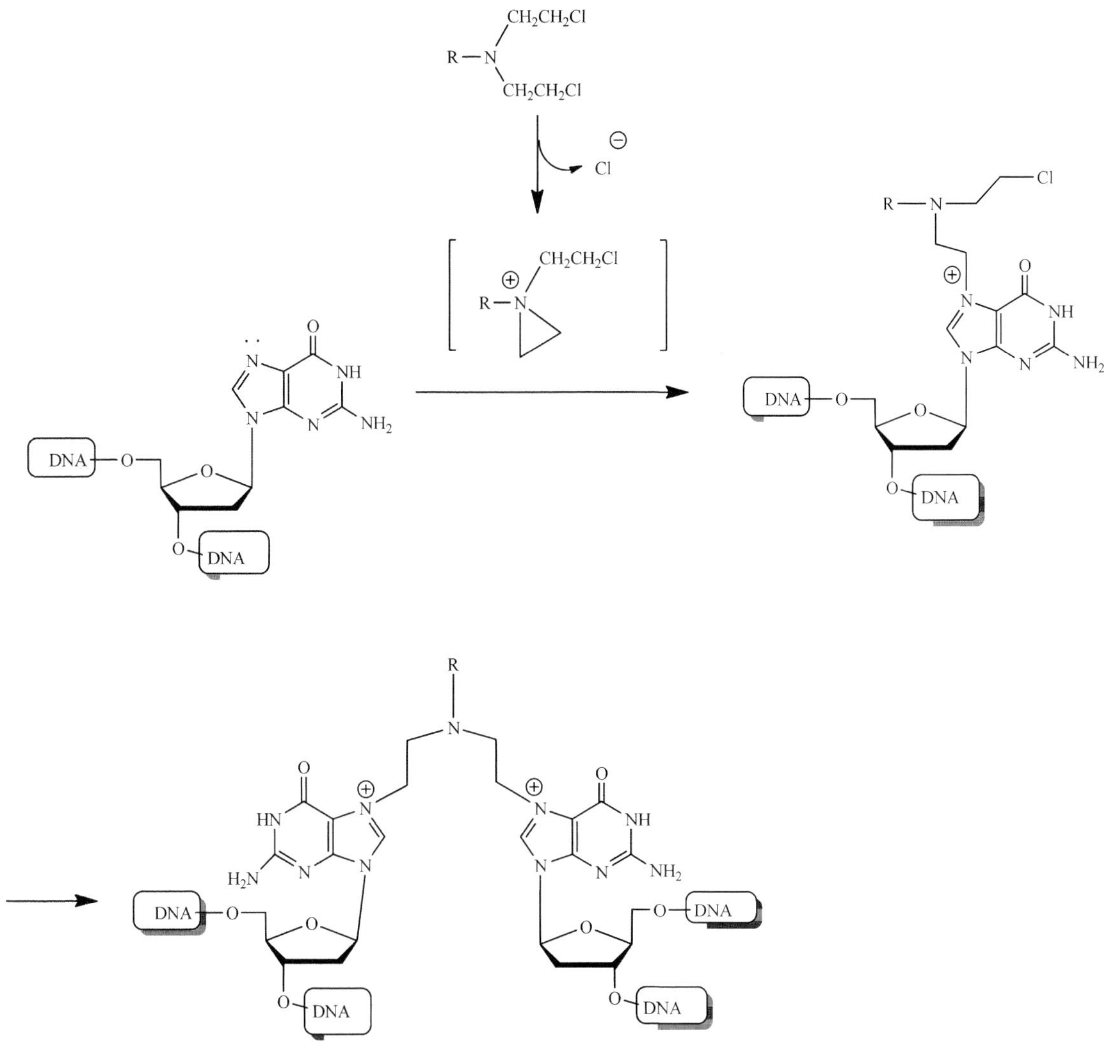

图 18-7 氮芥类烷化剂与 DNA 的共价键结合

（二）非共价键的相互作用

许多化学治疗药物和靶点之间生成的共价键牢固而且难以断裂，这一特性可用于杀灭寄生虫和肿瘤细胞。然而，对于多数作用于中枢神经系统、心血管系统和消化系统的药物而言，这种持久的共价结合作用非常有害，易导致靶点蛋白永久失活而产生癌变等毒副作用。这类药物最理想的情况应当是与靶点之间通过非共价键形成一种可逆的相互作用。多数情况下，临床使用的药物与其生物大分子靶点之间相互作用是建立在弱相互作用基础上。这些弱相互作用一般是非共价键，包括离子键、氢键、疏水相互作用等（表 18-2）。

这些非共价形成的相互作用在药物与靶点的结合过程中起重要作用。例如，肾上腺素受体的天冬氨酸残基与儿茶酚胺类内源性配体的氨基首先发生离子键相互作用，其次再通过氢键、疏水相互作用和范德瓦耳斯力而发生结合，详见图 18-8。

表 18-2　药物-靶点非共价键相互作用的种类

键型	相互作用能（kJ/mol）	实例
1. 加强的离子键	-41.8	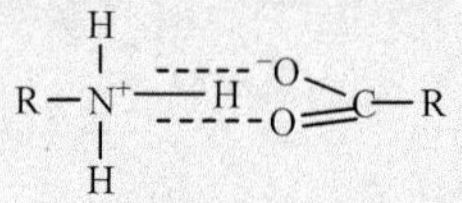
2. 离子键	-20.9	$R_4N^+ \cdots I^-$
3. 离子-偶极	$-29.3 \sim -4.18$	$R_4N^+ \cdots : NR_3$
4. 偶极-偶极	$-29.3 \sim -4.18$	$O=C \cdots : NR_3$
5. 氢键	$-29.3 \sim -4.18$	$-OH \cdots O=$
6. 电荷转移	$-29.3 \sim -4.18$	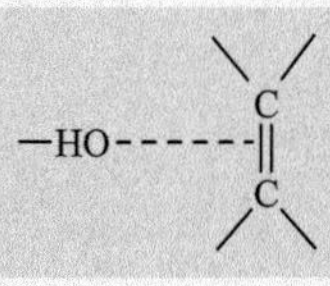
7. 疏水性相互作用	-4.18	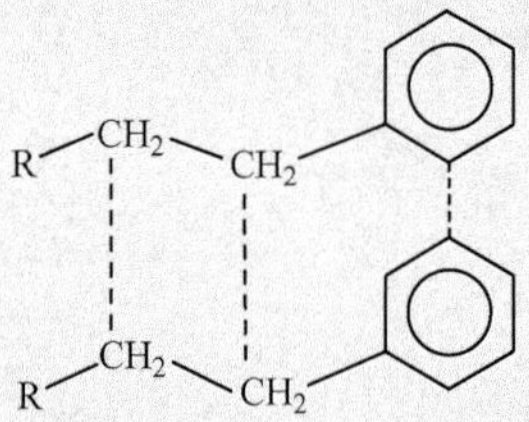
8. 范德瓦耳斯力	$-4.18 \sim -2.09$	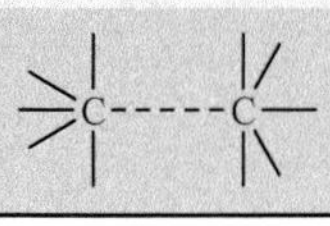

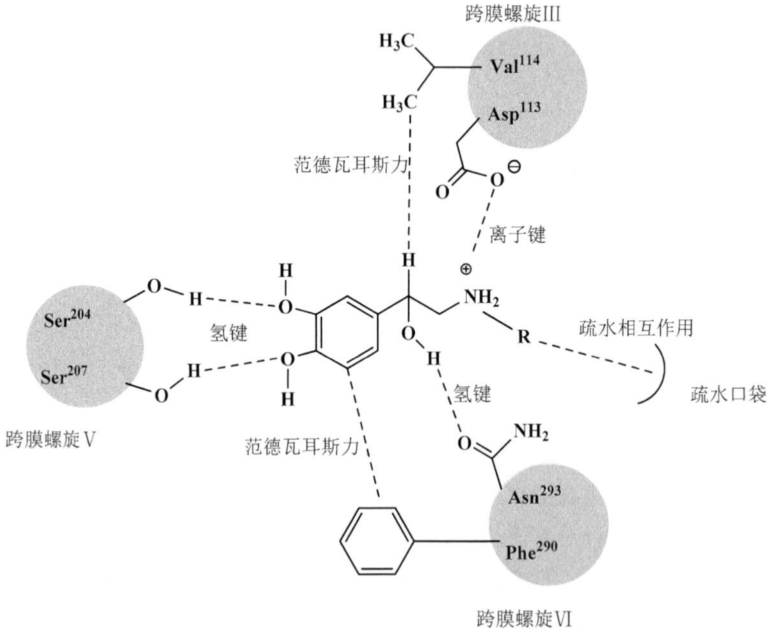

图 18-8　肾上腺素受体与其内源性配基的结合模型

第2节　新药开发的基本途径与方法

创新药物的研究包含四个重要环节,即药物靶标的确定、建立筛选模型、先导化合物（lead compound）发现和先导化合物优化（lead optimization）。前两个环节属于药理学研究范畴,后两个环节属于药物化学研究领域。

先导化合物是指对特定药物靶标和筛选模型有明确药理活性并值得优化的化学结构。在新药研制过程中,首先通过筛选模型发现具有一定生物活性的苗头化合物（hit）,将苗头化合物发展为先导化合物的过程,被称为先导化合物的发现（lead discovery）。

一、先导化合物的发现

先导化合物一般是结构新颖的化合物,也可以是具有新活性的已知化合物。先导化合物的发现有多种途径如下所示。

（一）由天然资源获得先导化合物

长期以来,人们把天然资源作为发现新药先导化合物的主要来源,往往能意外地发现全新化学结构,用作新药的结构类型衍化。早在 18 世纪,人们就从柳树皮中发现了水杨酸,即阿司匹林的前身;阿托品是从茄科植物颠茄、曼陀罗、莨菪中提取的主要生物碱;从红豆杉树皮中提取获得的紫杉醇已成为目前广泛应用的抗肿瘤药。

我国有丰富的动、植物资源,并有中医药资源宝库,应用现代技术,必然会发掘出更多更好的生物活性物质。例如,我国研发的抗疟疾特效药物青蒿素是从中药青蒿中分离的有效成分。实验证明该药对耐氯喹疟原虫有极高的杀灭作用。后经结构修饰,发现了抗疟效果更好的蒿甲醚和青蒿素琥珀酸酯,疗效比青蒿素高 5 倍,且毒性比青蒿素低。

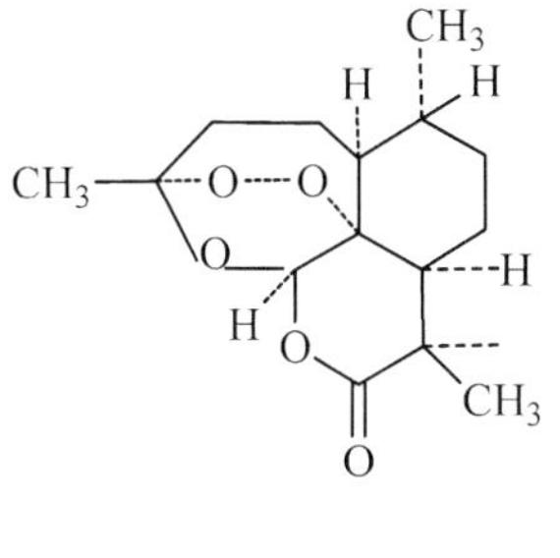

青蒿素

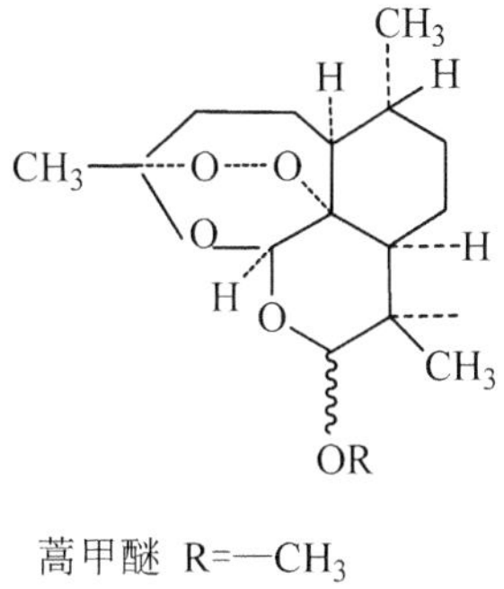

蒿甲醚　R=—CH$_3$
青蒿素琥珀酸酯R=—OCOCH$_2$CH$_2$CO$_2$H

微生物资源的合理开发,也是获得先导化合物的主要来源。青霉素、四环素、红霉素等抗生素,均来自微生物发酵的次级代谢产物研究。当前合成生物学（synthetic biology）技术的发展,将为充分发掘微生物资源,寻找结构新颖、活性独特的新型微生物次级代谢产物提供新的技术手段。

（二）生命基础过程研究中发现先导化合物

随着人们对肿瘤形成过程中信号转导的深入了解，肿瘤的靶向治疗近十年有了重大突破。蛋白激酶（protein kinases）正是一类催化蛋白质磷酸化反应的酶，能够催化 ATP 上的 γ-磷酸基转移到许多重要蛋白质的氨基酸残基上，使其发生磷酸化，在细胞内的信号转导通路中占据了十分重要的地位，调节着细胞生长、分化、转移等一系列过程。在哺乳动物的信号转导通路中，根据底物的种类可将蛋白激酶分为丝氨酸/苏氨酸激酶、PTK、双重作用激酶和脂质激酶等 4 类。伊马替尼（imatinib）是第一个分子靶向抗肿瘤药，通过特异性地抑制致癌基因 *Bcr-Abl* 的蛋白激酶的活性，切断肿瘤细胞的信息转导途径，诱导细胞凋亡，在慢性粒细胞白血病的治疗中显示特异疗效。

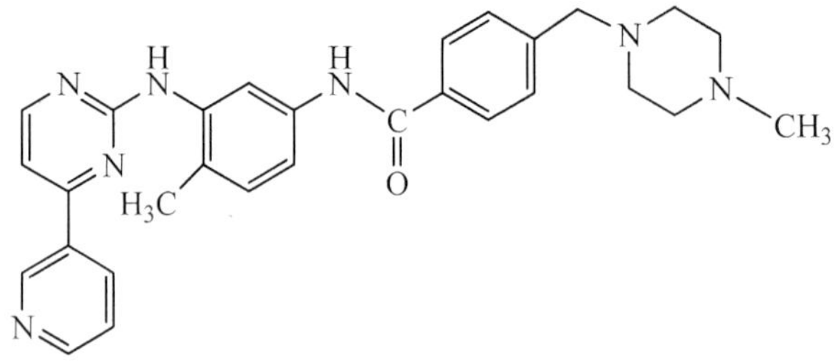

伊马替尼

（三）药物代谢过程中发现先导化合物

有些药物在体内代谢后，能转化为活性更强的代谢物。因此，研究药物活性代谢物的结构也是发现新药的一个重要途径。例如，抗抑郁药丙米嗪和阿米替林的代谢物地昔帕明及去甲替林，抗抑郁作用比原药强，且有副作用小、起效快的优点。再如，羟基保泰松是保泰松的活性代谢物，奥沙西泮是地西泮的活性代谢物等。

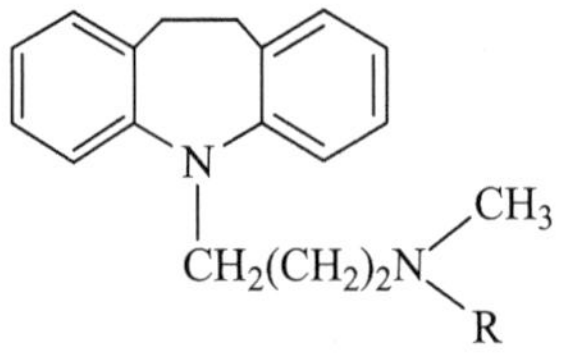

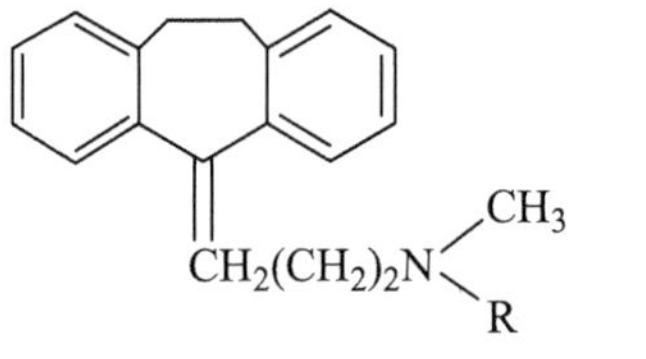

| 丙米嗪 | R= —CH₃ | 阿米替林 | R= —CH₃ |
| 地昔帕明 | R= H | 去甲替林 | R= H |

丙米嗪　　　　R= —CH₃
地昔帕明　　　R= H
阿米替林　　　R= —CH₃
去甲替林　　　R= H

（四）由药物副作用发现先导化合物

人体的组织和细胞存在大量受体和酶，药物进入人体后很难只专一的作用于一个药物靶点，因此很可能出现临床的副作用。如果密切观察临床副作用，分析和研究其生理和生化机制，可能将药物副作用发展成为创新药物的有益线索。

例如，20 世纪 40 年代，磺胺异丙基噻二唑在治疗伤寒的过程中，出现了很多死亡病例。通过深入研究，发现是由于该药刺激胰岛 B 细胞分泌胰岛素，引起患者低血糖所致。在此基础上通过深入研究，发展出磺酰脲类降血糖药。

磺胺异丙基噻二唑

（五）组合化学与高通量筛选发现先导化合物

高通量筛选（high throughput screening，HTS）技术，又称大规模集群式筛选，是 20 世纪 80 年代后期发展起来的，将计算机自动化操作、高灵敏度检测、数据结果自动采集等融为一体的新型药物筛选新技术。该技术以分子水平和细胞水平的实验方法为基础，通过自动化操作系统处理实验过程，应用快速、灵敏的检测仪器采集实验数据并进行处理分析，具有微量、快速、灵敏等特点，日筛选量达到数万甚至数十万样品次，是新药发现技术和方法的一大进步。

高通量自动化药物筛选技术的出现，意味着大批量的化合物可以在很短时间内快速地进行筛选，传统的先导化合物来源远远不能满足这一需求。在过去的十几年中，组合化学的兴起与快速发展，打破了这一"瓶颈梗阻"的被动局面。因此开发和构建组合化学库已成为药物先导物发掘的一个重要方向。

组合化学（combinatorial chemistry）是以氨基酸、核苷酸、单糖等简单小分子化合物为构建单元，通过化学或生物合成的手段将这些构建模块系统地装配成不同的组合，由此得到结构多样的化学分子库，这一思路实际上是来源于仿生学（图 18-9）。

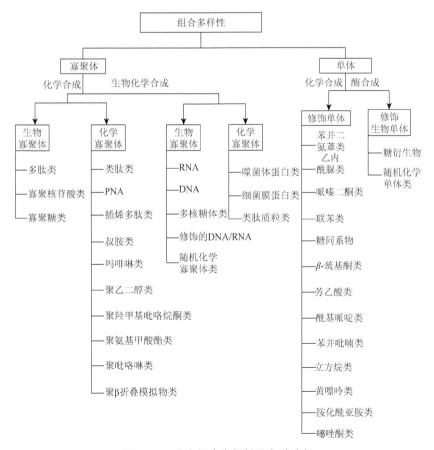

图 18-9　产生组合多样性的各种途径

通过对上述建立的化学分子库中的化合物进行高通量筛选，最后寻找到具有生物活性的先导物，因所筛选的化合物数量巨大，该方法的也拥有更高的成功率。据统计，20 世纪 90 年代后期用组合技术获得的各类化合物总和，已超过人类有史以来研究发现全部化合物的总和。这种快速获取多样性分子，并经大范围集中筛选，获得有苗头的化合物和结构与活性信息，大大提高了研究新药的效率和水平。

（六）基于靶点结构和药效团发现先导化合物

过去人们在研究药物时，对于靶点与药物结合情况一无所知。随着基因组学和蛋白质组学的发展，越来越多的药物靶点结构已经得到解析，并可以进一步培养靶点蛋白与其配体分子的共结晶。通过解析靶点蛋白与配体分子结合的三维结构区域，可为合理地进行新药先导化合物设计提供依据。

另外，随着计算机科学和计算方法的发展，计算机辅助药物设计（computer aided drug design，CADD）技术日益成熟和完善，为基于靶点结构的药物发现提供了现实基础。在基于靶点结构的药物发现中，一般有两种策略。第一种方法被称为从头设计，即根据靶点结构，应用相关程序设计与靶点活性区域互补的小分子配体；第二种方法是分子对接，即应用程序计算小分子化合物与靶点相互作用能，并进行打分排序，从而看出哪些化合物与靶点的结合能力更高。在当前药物研究中，第二种方法应用的更多，特别是运用分子对接方法对化合物库结合进行虚拟筛选已成为当代先导化合物发现的重要途径之一。

在靶点结构未知的情况下，可通过研究对该靶点具有较高生物活性的一系列化合物获得其药效团模型。众所周知，当药物某一特定结构发生变化时，其生物活性也发生相应改变；而其他部分结构发生变化时其生物活性发生变化却很小。这些活性化合物所共有的，对化合物的活性有重要影响的一组原子或基团，被称为药效团（pharmacophore）。构建三维药效团模型，可以涵盖设计新配体分子所需的三维结构信息，只要符合药效团模型要求的就可能有活性，因而为我们提供了一种发现先导化合物新结构类型的有效途径。

随着计算机辅助药物分子设计技术的发展，虚拟筛选（virtual screening）已成为发现先导化合物的重要手段。它利用计算机强大的运算能力，根据某个靶点的相关性质，利用三维药效团或分子对接等方法，搜索商业化的化合物样品库，以期在化合物数据库中寻找可能的活性化合物。应用计算机虚拟筛选技术发现潜在的活性分子后，可以向公司或有关机构定购，然后进行药理测试（图 18-10）。与传统的高通量筛选技术相比，虚拟筛选缩短了化合物重新合成和鉴定的时间，减小了测试化合物的数量，拥有较高成功率的同时降低了药物研发的投入。

二、先导化合物的结构优化

先导化合物一般不能直接成为药物，原因可能包括活性不强、特异性不高、药物代谢动力学性质不适合或有明显的毒副作用。因此需要应用多种方法对其结构进行改造和修饰，以优化其性质，该过程被称为先导化合物优化（lead optimization）。

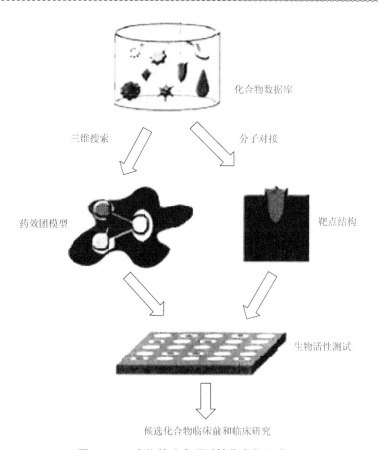

图 18-10　虚拟筛选发现活性化合物的流程

对药物基本结构中的某些基团进行修饰，可以有效改变化合物的理化性质，从而改善药物在体内的吸收和分布。通过增加某些易于被代谢基团附近的立体位阻，可以有效阻滞药物的代谢，延长疗效。目前先导化合物的优化经常应用生物电子等排（bioisosterism）原理、前药原理和杂合原理等策略。

（一）生物电子等排原理

电子等排体（isostere）是一个化学概念，是指具有相同数目价电子的不同分子或基团。在药物化学研究中，其概念扩展为生物电子等排体原理。生物电子等排体是指具有相同价电子数和相近的理化性质，能够产生相似或者相反生理活性的分子或基团。

生物电子等排体原理已被广泛应用于药物结构优化研究中。Burger 将生物电子等排体总结为经典的和非经典的两大类。

经典的生物电子等排体包括以下几种。

（1）一价电子等排体：如卤素和 XH_n 基团，X = C、N、O、S。

（2）二价电子等排体：如 R—O—R′、R—NH—R′、R—CH$_2$—R′、R—Si—R′。

（3）三价电子等排体：如—N ＝ 、—CH ＝ 。

（4）四价电子等排体：如 ＝ C ＝ 、 ＝ N ＝ 、 ＝ P ＝ 。

（5）环内电子等排体。

非经典的生物电子等排体包括以下几种。

（1）可替代性基团，如—CH＝CH—、—S—、—O—、—NH—、—CH₂—。

（2）环与非环结构的替代，如己烯雌酚（stilbestrol）和雌二醇（estradiol），二者的生理活性基本相同。

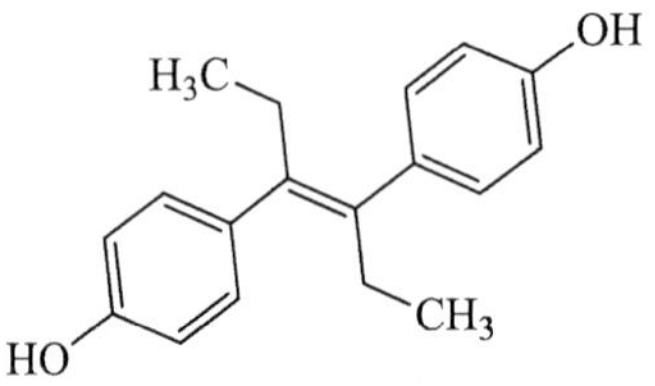

己烯雌酚 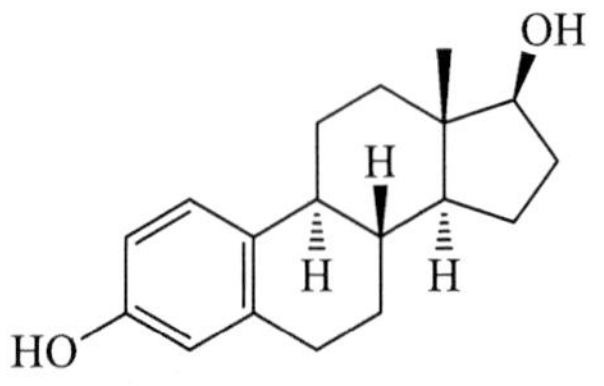　　　　　　　　　　　　　　　雌二醇

在磺胺药物中，磺胺嘧啶结构的嘧啶杂环可以应用其生物电子等排体的噁唑环替换，得到活性更好的磺胺甲噁唑。生物电子等排原理在药物设计中比较成功的例子还有局麻类药物、抗代谢类抗肿瘤药和精神病治疗药物。

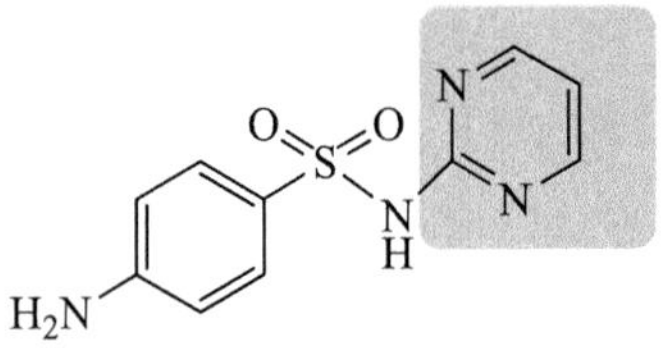

磺胺嘧啶 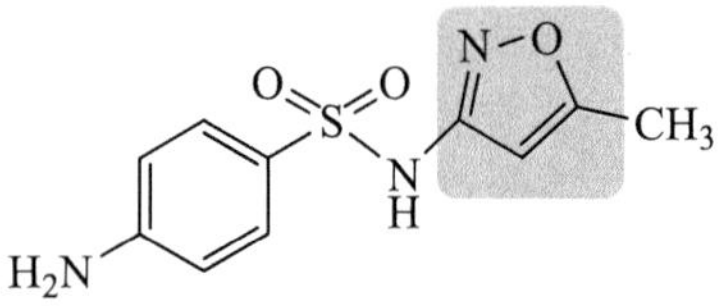　　　　　　　　　　　　　　磺胺甲噁唑

（二）前药原理

保持药物的基本结构，仅在某些官能团上作一定的化学结构改变的方法，称为化学结构修饰。如果药物经过化学结构修饰后得到的化合物，在生物体或人体内又转化为原来的药物而发挥药效时，则称原来的药物为母体药物（parent drug），修饰后得到的化合物为前体药物，简称前药（prodrug）。

前药原理主要是运用体内药物代谢动力学方面的知识，改变药物的特性，进而改善药物在体内的吸收、分布、转运、代谢和排泄。概括起来前药的目的主要有以下四个方面。

（1）增加或减少药物的代谢稳定性。

（2）干扰转运特点，使药物定向靶细胞，提高作用选择性。

（3）消除药物的副作用或毒性及不适气味。

（4）适应剂型的需要。

调节药物稳定性可应用前药原理增加活性化合物的体内代谢稳定性，延长其作用时间，或者能限制其作用时间，防止潜在毒性。例如，羧苄西林口服时对胃酸不稳定，易被胃酸分解失效。将其侧链上的羧基酯化为茚满酯则对酸稳定，可供口服，吸收也得以改善。

羧苄西林　　　　　　　　　　　　　　　　　　　　芷满酯

雌二醇等天然雌激素在体内迅速代谢分解，作用时间都相当短暂。该与长链脂肪酸形成的酯类，因不溶于水而成为长效制剂。例如，雌二醇的二丙酸酯、庚酸酯、戊酸酯及苯甲酸酯等都可在体内缓慢水解，释放出母体药物而延长疗效，作用时间可持续数周。

雌二醇	R=R′=H
雌二醇二丙酸酯	R=R′=—COCH$_2$CH$_3$
雌二醇庚酸酯	R=H R′=—CO(CH$_2$)$_5$CH$_3$
雌二醇戊酸酯	R=H R′=—CO(CH$_2$)$_3$CH$_3$
雌二醇苯甲酸酯	R=H R′=—COC$_6$H$_6$

如果化合物具有较高毒性，但对病理组织细胞有良好治疗作用，则可以在药物分子上引入一个载体，使药物能转运到靶组织细胞部位。随后通过酶的作用或化学环境的差异使前药在该组织部位分解，释放出母体药物来，以达到治疗目的。许多有效的抗癌药物就是根据这种设想而设计的。例如，氮芥是一个有效的抗癌药，但其选择性差，毒性大。由于发现肿瘤组织细胞中酰胺酶含量和活性高于正常组织，于是设想合成酰胺类氮芥，期望它进入机体后转运到肿瘤组织时被酰胺酶水解，释放出氮芥发挥抗癌作用，于是合成了一系列酰胺类化合物，其中环磷酰胺已证明是临床上最常用的毒性较低的细胞毒类抗癌药。它本身不具备细胞毒活性，而是通过在体内的代谢转化，经肝药酶活化才有烷基化活性。它对肿瘤细胞的选择性是基于正常组织和肿瘤组织代谢酶系的差异。

氮芥　　　　　　　　环磷酰胺

许多药物由于味觉不良而限制其应用，如苦味是由于化合物溶于口腔唾液中，与味觉感受器苦味受体发生相互作用而产生的。克服苦味的方法，除制剂上的糖衣法制成胶囊剂之外，还可利用前体药物的方法来解决，即制成具有生物可逆性的结构衍生物。由于这些药物的水溶性很小，因此在唾液中几乎不能溶解，感觉不到苦味了。例如，抗疟药奎宁具有强烈的苦味，故小儿用药受到限制，后利用奎宁分子中的羟基使其成为碳酸乙酯，由于水溶性下降而成为无味，适合于小儿应用。因此，利用羟基的酰化，就成为一种常用的改善药物味觉方法。许多抗生素都有强烈的苦味，如氯霉素、红霉素等，就是利用结构中的羟基酰化作用来遮蔽苦味的，常用的前体药物有氯霉素棕榈酸酯、琥珀酸酯、红霉素碳酸乙酯和硬脂酸酯等。不仅羟基酰化可以克服异味，而且氨基酰化、酸碱药物成盐也可达到同样目的。

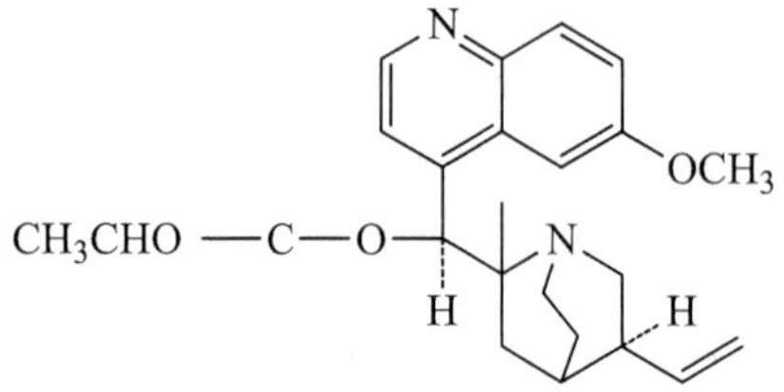

奎宁碳酸乙酯

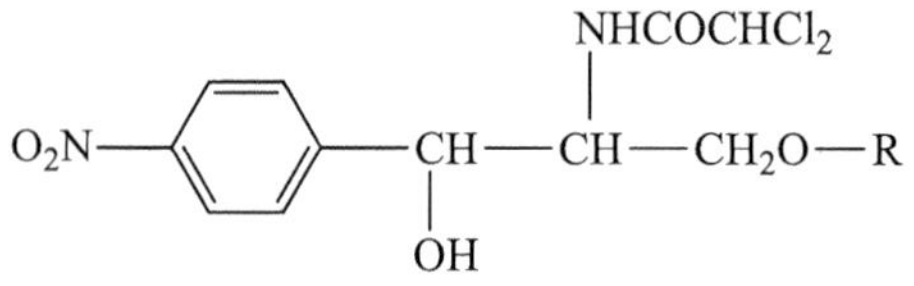

氯霉素棕榈酸酯　　　R=—COC$_{15}$H$_{31}$

氯霉素琥珀酸酯　　　R=—COCH$_2$CH$_2$COOH

有的药物由于分子中缺少亲水基团而造成水溶性太小，解决的办法之一就是利用前药原理，在分子中引入一些必要的亲水性基团，增加水溶性，以利于注射给药，如甾类抗炎药倍他米松、地塞米松、氢化可的松等通过分子中的羟基与磷酸或有机二元酸成酯，制成有良好水溶性的盐类，可以制成针剂注射给药。在体内通过酶解而重新释放出母体化合物发挥作用。

（三）杂合原理

将一个或几个药物基本结构拼合在同一分子中，以求得发挥几个药物联合效应，满足治疗上的多方面要求，该方法在药物化学领域被称为杂合原理（hybridization principles，又称拼合原理）。

例如，β 受体拮抗剂普萘洛尔与具有血管扩张功能的肼哒嗪片段拼合得到普齐地洛（prizidilol）。该药既作用于 β 受体，同时又具有扩张血管的作用，其双重作用使降压效果更明显。

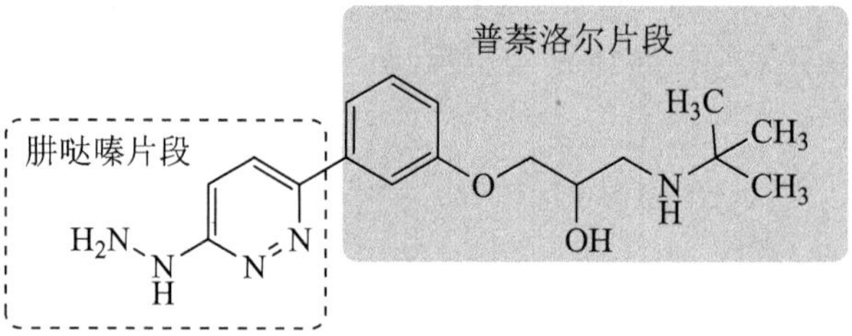

普齐地洛

近年来，利用蛋白激酶溶剂结合区口袋的包容性较大这一特点，研究者推测组蛋白去乙酰化酶（HDAC）抑制剂的疏水 Cap 区能够容纳 EGFR 和 HER2 受体抑制剂厄洛替尼（erlotinib）的结构中的苯基喹唑啉药效基团，于是将 HDAC 抑制剂伏立诺他（vorinostat）Cap 区的苯基替换为 EGFR 和 HER2 受体抑制剂厄洛替尼的苯基喹唑啉药效基团，得到了化合物（Ⅰ）。其对 HDAC、EGFR 和 HER2 受体的抑制的 IC$_{50}$ 分别为 4.4nmol/L、2.4nmol/L 和 15.7nmol/L，具有更强的抗肿瘤活性。

厄洛替尼

伏立诺他

化合物（I）

三、QSAR

（一）2D-QSAR 的研究

近几十年来，化学结构与药理作用的关系逐步朝着定量的方向发展。QSAR 的研究，对新药的合理设计和阐明药物在生物体系中的作用机制，都有一定的意义。目前研究 QSAR 最常用的是 Hansch 分析方法。其基本概念是认为，一个药物经过结构改造，转变成它的一个衍生物时，生物活性的改变取决于结构改变后引起的疏水性、电子效应及空间效应的改变。Hansch 证实，当每一因素对生物活性具有独立的、加和性的贡献时，可通过统计学方法导出这些理化参数与生物活性的关系式，即 Hansch 方程。

$$\lg 1/C = -K_1(\log P)^2 + K_2\log P + K_3\delta + K_4 E_s + K_5, \tag{18-5}$$

当 $\log P$ 用 π 代替时可得

$$\lg 1/C = -K_1(\pi)^2 + K_2\pi + K_3\delta + K_4 E_s + K_5 \tag{18-6}$$

或

$$\lg 1/C = -a\pi^2 + b\pi + c\sigma + dE_s + K \tag{18-7}$$

式中，C 为化合物产生某种特定生物活性（如 ED_{50}，ID_{50} 或 MIC 等）的浓度；$\log P$ 为脂水分配系数；π 为疏水参数；δ 为电子效应参数；σ 为 Hammett 常数；E_s 为 Taft 立体参数（空间效应参数）。方程式右边的各项并不都是必需的，可以根据具体情况进行取舍，这种灵活性是 Hansch 方法的优点。

应用 Hansch 分析方法研究 QSAR 时，首先要求出上述方程式。其过程是先设计合成一定数量的化合物，分别测出它们的生物活性。然后选定参数（疏水参数 π、电性参数 δ 和立体参数 E_s 等）。参数值大多可从文献中查得，有时可通过计算或实验求得。将实验得到的各衍生物生物活性的观测值与相应的参数值，通过统计学回归分析可以得到线性回归方程式。求得的方程式有无显著的统计学意义，即生物活性 Y 与新选的参数间有无明显的线性关系，可利用相关系数 r 来判断，r 越接近于 1，说明观测值与由方程式计算求得的值越接近。因而，可利用此方程式预测新结构衍生物的生物活性，指导化合物的进一步设计，发现新药。常用的化学结构参数见表 18-3。

表 18-3　常用化学结构参数

类别	参数名称	定义及测定或计算方法	物理意义
电性参数	Hammett 常数（σ）	$\sigma = \lg (K_X/K_H) /\rho$ K_X 和 K_H 分别为取代苯甲酸和苯甲酸的解离常数。ρ 为常数，在标准条件（25℃，丙酮水溶液）下，定义 $\rho = 1$	表示芳香族化合物上的取代基的诱导效应和共轭效应
	Taft 常数（σ^*）	$\sigma^* = 2.48^{-1}[\lg (K_X/K_H)_B - \lg (K_X/K_H)_A]$ K_X/K_H 分别表示取代乙酸乙酯和乙酸乙酯的水解常数，下标 A、B 分别表示在酸性和碱性条件下水解	表示脂肪族化合物上的取代基的诱导效应和共轭效应
	解离常数（pK_a）		表示整个分子的电性效应
疏水性参数	分配系数（P）	$P = C_O/C_W$ C_O 和 C_W 分别表示处于平衡状态下，化合物在有机相和水中的浓度	表示化合物向作用部位的转运和与受体的疏水结合情况
	疏水参数（π）	$\rho_\pi X = \lg (P_X/P_H)$ P_X 和 P_H 分别为同源的取代化合物和无取代化合物的分配系数。不同源的化合物的 π 不同。当用正辛醇/水系统测定时 $\rho = 1$	表示取代基的相对疏水性，可用加合性计算同源化合物的疏水性
	HPLC、薄层层析或纸层析的保留值或 R_f		表示化合物的疏水特性，可代替 $\log P$ 使用
立体参数	Verloop 多维立体参数（sterimol parameter）	L 为沿着与母体相连的第一个取代基总长度。使 L 垂直于纸面，然后自 L 点向两边作两上垂直线将两边分为四份（四个宽度参数，从小到大依次为 B1~B4）；Verloop 多维立体参数 L、B1~B4 可以从原子的 Van Der Waals 半径及键长键角计算	表示基团大小
	分子折射率（MR）	$MR = ((n^2-1) / (n^2+2)) \times (MW/d)$ N 为化合物的折射率，MW 为分子量，d 为密度	作为分子的近似立体参数使用
	Taft 立体参数（E_s）	$Es = \lg (K_X/K_H)_A$ K_X/K_H 分别表示取代乙酸乙酯和乙酸乙酯的水解常数，下标 A 表示在酸性条件下水解	表示取代基的立体因素对分子内或分子间的反应性的影响

20 世纪 90 年代以来，随着药物设计这门新学科的发展，新药寻找的途径和方法除了以上所述之外，还有亚结构剖析法、集合论、图像识别等方法。同时，计算机图形学与 QSAR 的结合，即 3D-QSAR 的研究，是该领域一新的重要进展。

（二）3D-QSAR 的研究

20 世纪 80 年代，计算化学的发展和计算机图形工作站（如 SGI，SUN 等）的出现为人们处理 3D-QSAR 研究提供了现实的平台。随后陆续出现的多种考虑药物分子与靶点结合时三维结构性质的 QSAR 研究方法，统称为 3D-QSAR。3D-QSAR 与传统的 Hansch 方法的最大不同在于考虑了药物的三维结构信息，从而能够准确地反映出药物分子与靶点作用时的真实图像，更加深刻地揭示出生物活性分子与靶点的结合机制，因此引起了药物化学家的重视。

最经典的 3D-QSAR 方法有三种，分别是分子形状分析法（molecular shape analysis，MSA）、距离几何法（distance geometry，DG）和比较分子力场分析法（comparative molecular field analysis，CoMFA）。其中，Cramer 于 1988 年提出的比较分子力场分析法仍然是目前应用最多的方法。随后还发展了其他几种方法，如比较分子相似因子分析（comparative molecular similarityindices analysis，CoMSIA）、SOMFA、虚拟受体（virtual receptor）等，近年也开始应用于科研工作之中。

比较分子力场分析法是由 Cramer 等于 1988 年创立的 3D-QSAR 研究方法。该方法彻底摆脱了传统 2D-QSAR 研究方法束缚，是 QSAR 研究领域的重大突破。CoMFA 提出后不久，就作为主流计算机辅助药物分子设计软件包 SYBYL 的一个模块实现了商业化，并很快被公认为应用最广泛的 3D-QSAR 方法。

CoMFA 认为在分子水平上，影响生物活性的相互作用主要是非共价键作用的立体和静电等相互作用。作用于同一靶点且结合模式相同的一系列药物分子，它们与生物大分子靶点之间的上述三种作用力场应该有一定的相似性。这样，在不了解靶点三维结构的情况下，研究这些药物分子周围三种作用力场的分布，把它们与药物分子的生物活性定量地联系起来，既可以推测靶点的某些性质，又可依次建立一个模型来设计新的化合物，并定量地预测新化合物分子的药效强度。

CoMFA 的计算可分为以下几个步骤。

（1）确定化合物的活性构象：刚性化合物的构象固定，因此活性构象易于确定。但对于柔性化合物来说，由于药物与靶点结合时构象会发生一定变化，因此在实际操作中如何确定化合物中柔性键较多的活性构象仍有很多困难。

（2）分子叠加：即按照一定规则将药物分子构象进行叠合。分子重叠方式及重叠程度对 CoMFA 影响很大。在计算过程中必须保证所有药物分子在三维网格中取向一致。通常以活性最大的化合物的最优构象为模板，其余分子都和模板分子骨架上的相应原子相重叠。叠加过程中，如果已知该类化合物药效团，直接把这些基团在空间上重叠起来即可；如果不知道其药效团，就需要分析该类化合物中哪些官能团或原子对生物活性影响较大，从而重叠其相应的基团和主要的共同特征结构。

（3）建立网格，计算场效应：将重叠好的分子放置在一个足够大的三维网格中，该网格按照一定步长均匀划分产生格点；每个格点上用一个探针原子（一般用 sp^3 杂化、带 +1 价电荷的碳原子）在网格中以一定的步长移动（通常为 2Å），计算格点上探针与化合物相互作用能（主要是立体场和静电场，现在又加入疏水场和氢键场），以此确定化合物周围各种作用力场的空间分布。

（4）偏最小二乘法分析：将上步计算得到的分子场数值作为自变量，将分子的活性作为因变量，由于此时自变量数目远大于因变量，故采用偏最小二乘法进行回归。首先用交叉验证方法检验所得模型的预测能力，并确定最佳主成分数。其次以得出的最佳主成分对变量进行回归分析，拟合 QSAR 模型（图 18-11）。

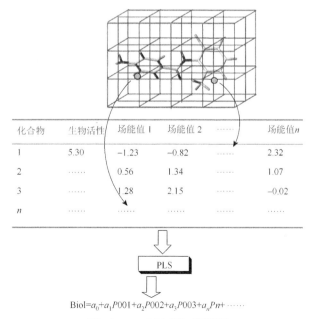

化合物	生物活性	场能值 I	场能值 2	……	场能值 n
1	5.30	−1.23	−0.82	……	2.32
2	……	0.56	1.34	……	1.07
3	……	1.28	2.15	……	−0.02
n	……	……	……	……	……

PLS

$Biol = a_0 + a_1 P001 + a_2 P002 + a_3 P003 + a_n Pn + \cdots$

图 18-11　COMFA 流程图

（5）用三维等势线系数图（contour maps）显示 QSAR 方程，体现结构和活性的关系。在三维立体图中，化合物各取代基性质及方位变化对活性的影响用不同颜色表示，直观、形象，可用于进一步新化合物的合理设计，并预测其活性。

下面以一个具体的例子介绍 CoMFA 研究的主要方法。应用 CoMFA 对 30 个具有人皮质激素球蛋白亲和力的甾体类化合物进行了 3D-QSAR 研究。选择其中 21 个化合物做训练集，另外 9 个化合物做预测集。按照前面所述的基本步骤，首先构建并优化 30 个化合物的三维分子结构，然后利用训练集的 21 个化合物进行分子叠加并构建网格。通过计算静电场和立体场，用 PLS 分析，经交叉验证得到最佳主成分数为 6，$R_{CV}^2 = 0.65$；下一步选定最佳主成分数后对变量进行回归分析，得到 QSAR 模型，见图 18-12。图中，立体场对活性影响以绿色和黄色表示，静电场对活性的影响以蓝色和红色表示。关于立体场的影响，分子周围出现黄色（绿色）区域，提示该处连接带空间体积较小基团有可能提高（降低）分子活性。关于静电场的影响，分子周围出现红色（蓝色）区域，提示该处连接带负电性基团有可能提高（降低）分子活性。应用该模型对预测集的化合物进行验证，也取得很好的结果。

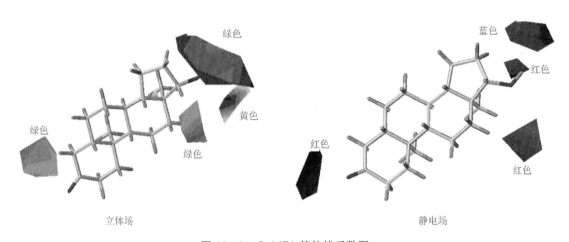

图 18-12　CoMFA 等势线系数图

CoMFA 由于其自身优势，除了已被广泛应用于药物的结构与活性关系研究之外，还可用于分析化合物结构-毒性关系、环境分析等多个领域。药物化学界有许多学者认为 CoMFA 与 Hansch 方法相结合来研究 QSAR，可以取长补短，能更好地进行 QSAR 研究。

第 3 节　候选药物的研究与开发

候选药物确定后，需要经过系统的临床前药物研究以便对其有效性和安全性进行初步评价。临床前药物研究的范围不仅包括药效学、毒理学、药物安全性评价等内容，还要求进一步确定其合成工艺路线，完成药物的结构确证、质量稳定性和质量标准等药学研究内容。经过综合评估，符合要求后开始进行临床试验研究（包括 I 期、II 期和 III 期临床试验）。通过在人体内进行深入的有效性、安全性研究并获得理想结果后，最终才能被批准上市应用。新药从发现到上市的过程及所需要的大致时间如图 18-13 所示。

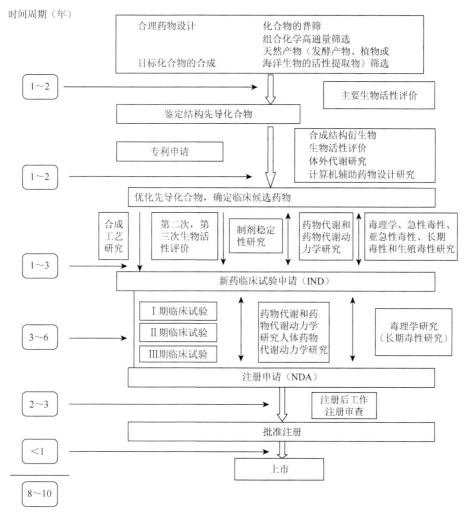

时间周期（年）

图 18-13　药物从发现到上市流程图

一、临床前研究

（一）临床前体内外药效学评价

有效性是新药治病救人的首要条件，也是评价新药的基础。一个化合物首先必须有效才有可能成为药物。所以，药效评价是新药评价中重要而且必须及早完成的工作。药效的评价应该在从生物实验到临床试验的所有阶段进行。药物是否有效最终是由临床试验决定的，但未经临床前药理学评价的物质不能直接用于临床，这不仅是该物质是否有效的问题，还涉及安全性、伦理道德与人权的问题，因此，在动物实验研究中进行精确的有效性初步评价是新药评价不可缺少的阶段。

药效学实验也是新药药理研究的一部分。药理学通过定向筛选、普遍筛选、高通量筛选等药理筛选试验可以筛选出有效而毒性小的药物，供药效学比较研究；也可能意外的发现创新型药物、新的药物结构类型或新的作用机制。因此新药药效学评价一方面评选新药，另一方面也是发现新药。

1. 药效学研究的内容 新药的药效学研究是研究药物的生化、生理效应及机制、剂量和效应之间的关系，主要对拟用于临床预防、诊断、治疗作用的有关新药进行药理作用观测和作用机制探讨。

2. 药效学研究的目的 ①确定新药预期用于临床预防、诊断、治疗的目的药效；②确定新药的作用强度；③阐明新药的作用部位和机制；④发现预期用于临床以外的广泛药理作用。

指导新药临床试验时选择合适的适应证和治疗人群及有效安全剂量与给药途径，为新药申报提供可靠的试验依据，促进新药的开发。

3. 药效学评价试验设计 药效研究的基本要求如下：①研究方法应有两种以上，其中必须有整体试验或动物模型试验，所用方法和模型要能反映药理作用的本质；②指标应能反映主要药效作用的药理本质，应明确、客观、可定量；③剂量设计能反映量效关系，尽量求出 ED_{50} 或有效剂量范围；④实验应用不同形式的对照（如溶剂对照、阳性药对照）；⑤给药途径应与临床用药途径一致。

4. 药效学评价分析 是通过药效试验，应用有关指标对药物的科学评价。通过评价证明某一药物具有何种药效作用，作用强度如何，是否比标准药物作用强，强多少倍；作用是否持续，强度变化是否随时间变化，剂量变化是否有明显的规律；有什么特点；受什么因素的影响。这些评价结论都要通过合理的试验设计、严格的试验条件、一定数量的试验例数和次数，应用合理的数理统计方法实现。

药效评价的定量分析方法有许多种类，如量-效关系分析、时-效关系分析、构-效关系分析、时-量关系分析、药-靶关系分析等。

（1）量-效关系评价：量-效关系被认为是确定药物有效性的重要方法，因此量-效关系评价是药物研究开发的一个重要环节。若在药物研究开发过程中从试验设计到具体实施都能考虑到量-效关系的研究，不仅可以节省研究开发时间，而且可以降低研究开发的成本。

药物作用的量-效关系是指药物作用的强弱与其剂量或浓度成一定关系。在药效研究中，药物作用强度是一项表示药效作用的重要尺度。它一般随剂量增大而增大，即具有剂量依赖性。作用曲线多呈 S 形，达到最大值后再增加药物剂量，作用强度不再增大。

（2）时-效关系分析：药物作用时间包括起效时间和持续时间，也是药效比较的一个方面。要了解药效作用的持续时间与剂量间的关系，应进行时-效关系分析和时-量关系分析。药效的上升和药效最大值是由药物被吸收及向靶器官分布的速度决定的，随着药物的消除，药效会逐渐降低。

5. 新药作用机制的研究 药物作用机制是药效学研究最重要的部分，主要研究药物作用的初始反应和中间环节。药物作用机制的研究不但有助于阐明药物治疗作用和不良反应的本质，同时对于提高疗效、设计新药、了解生命现象具有重要意义。

虽然各国新药审批中对药理作用机制的研究规定得较为笼统，但如果作用机制不清楚，仅因某个新药疗效好、毒性小就应用于临床，会严重制约今后的新药研究。一个新药发现后，要立即进行药理作用机制研究，与老药的药理作用机制比较，进而鉴别新化合物是否有新的药理作用机制。如果它的作用机制与老药相同，下一步就可按老药的标准进行评选；如果发现它的作用机制与老药不同，下一步就应按照该新药的特点专门设计标准进行评价。

（二）临床前安全性评价

安全、有效是一切药物必须具备的两大要素，新药的筛选、评价和临床研究过程，很大程度上也是围绕安全和有效进行的。因此安全性评价也是新药评价的主要项目之一。

安全性研究始终贯穿于新药开发的全过程，一般把临床安全性研究纳入新药临床研究及药物不良反应监测的范畴。就非临床研究项目的时间与花费而言，急性毒性、长期毒性、生殖毒性、致突变试验、致癌试验等安全性评价研究约占整个临床前研究时间的 90%。

安全性评价在新药研制和开发过程中占有重要的地位，需要占用大量的财力和时间，其在新药发现过程中的作用也日益受到重视。现在，新药研发中不仅进行高通量药效筛选以寻找新的药物，还进行高通量的毒性筛选，以早日排除不适宜成为药物的结构，降低新药研制成本。

临床前安全性评价的质量主要就是看是否认真依照《药物非临床研究质量管理规范》（good laboratory practice，GLP）实施。各国药政管理部门根据自身的经济、科技水平均制定相应的药政管理法规，对新药安全性评价提出了不同的技术要求。目前，发达国家和部分发展中国家为保证用药安全，规定药物安全性评价研究试验条件必须符合《药物非临床研究质量管理规范》规定的基本条件，制定相应的标准操作规程（standard operation procedure，SOP），并要求实验人员严格按照 SOP 进行药物安全性评价研究，以确保新药申报材料中有关安全性评价研究工作的质量。

根据我国非临床药物安全性评价的基本要求，在进行一个新药的临床安全性评价前，应先确定其"类别"，以便有针对性地进行试验，满足审评要求。不同类别的药品在安全性评价工作中只有实验项目的区别，而对所完成的试验的质量要求都是完全相同的。

根据新药评审的基本要求，临床前安全性评价一般包括一般毒理学试验和特殊毒理学试验。

1. 一般毒理学试验

（1）全身性用药毒性试验

1）单次给药毒性试验：一日内对动物单次或多次给药，连续观察给药后动物产生的毒性反应及死亡情况。急性毒性试验应进行定性和定量观察。定性观察就是观察服药后动物出现的中毒表现，如中毒反应的程度，反应出现的时间，消失的速度，毒性所涉及的组织和靶器官及其损伤的性质、程度和可逆性，中毒死亡的特征及死亡原因等。定量观察就是观察药物的毒性反应与给药剂量的关系。最主要的定量观察指标是半数致死量（50% lethal dose，LD_{50}）和近似致死量（approximate lethal dose，ALD）。药物的安全程度也可用药物的治疗指数（therapeutic index）反映，即药物有效剂量和致死量的比值（LD/ED）。该指数比例越大，安全程度越大。

2）多次给药毒性试验：亦称长期毒性试验，是反复多次给药毒性试验的总称。给药期限从数日到终生不等。其目的是观察长期重复给药对动物是否产生积蓄毒性，毒性反应的表现、性质和程度，剂量与毒性效应的关系，靶器官损害程度和可逆性，长期给药耐受量等，从而找出安全无毒的剂量，为临床试验提供依据。

当某一个化合物经过药效学研究和急性毒性试验，显示出有进一步研究开发的价值时，才考虑进行长期毒性试验。长期毒性试验在临床前安全性评价中，被认为是研究周期最长、困难最多的实验，但其结果对评价新药的研制价值具有重要意义，因而对试验质量的要求也是最高的。国外制药公司对某一新药长期毒性试验的开展十分重视，因为一个候选的新药能否过渡到临床试验的主要依据之一就是长期毒性试验的结果，因此长期毒性试验在新药临床前安全性评价中占有重要地位。

（2）局部用药毒性试验：某些药物因其本身的特点、适应证、作用部位等因素需要采用局部给药，如皮肤给药、黏膜给药、阴道给药等。对这类药物要进行局部给药的安全性评价，应包括以下内容：急性毒性试验、长期毒性试验、刺激性试验、过敏性试验，皮肤用药要做光敏试验。

（3）过敏性试验：对于源于天然产物的新药，往往含有一些多肽、多糖等大分子物质，抗原性很强，较易产生过敏反应，因而对源于天然产物的新药进行过敏性试验，更具有特殊意义。过敏性试验一般要进行全身主动性过敏试验和被动过敏试验。

此外，根据药物给药途径及制剂特点还须进行相应的制剂安全性试验。作用于中枢神经系统的新药，如镇痛药、抑制药、兴奋药及人体对其化学结构具有依赖性倾向的新药，须做药物依赖性试验。

2. 新药特殊毒性试验　按照我国新药审评规定的要求，以及新药药理、毒性研究指南的技术要求，特殊毒性研究的范围包括致突变试验、生殖毒性试验和致癌试验等三个方面的研究内容。只有一、二类新药要求进行特殊毒性试验，一般为致突变试验、生殖毒性的致畸敏感期试验和围产期毒性试验。一类新药的生殖毒性试验要增加一般生殖毒性试验和在围产期毒性试验中加入 F1 代的生殖行为试验。

（1）遗传毒理学试验：通常采用一组检测遗传毒性的体内和体外试验，这些试验相互补充。各国制定的遗传毒性的试验项目比较接近，但具体的组合方案有所不同。我国的遗传毒性评价方案由微生物回复突变试验、哺乳动物培养细胞染色体畸变试验和啮齿动物微核试验组成。

（2）生殖毒性试验：按照我国的新药审评规定的要求生殖毒性试验包括一般生殖毒性试验、致畸敏感期试验和围产期试验。一、二类新药应进行生殖毒性试验。另外，计划生育用药、保胎药、催乳药，以及其他与生殖、妊娠有关的药物也应进行生殖毒性试验。在长期毒性试验或急性毒性试验中发现药物对生殖系统有影响时，以及在致突变试验中显示阳性结果时，也应进行生殖毒性试验。生殖毒性试验是在动物生殖过程中的不同阶段给予受试物，三段生殖试验中有很多必然的联系，试验观察也有很多交叉，因此在分析试验结果时应综合评定，综合判断。

（3）致癌试验：研究药物致癌性是用体外或整体动物的方法，预测药物在临床应用中诱导癌症的危险性。由于致癌试验周期长，耗费多，并不是所有药物都要做该试验。致癌试验一般是在致突变试验结果呈阳性、长期毒性试验发现有可疑肿瘤发生、某些器官组织细胞异常（指异常增生活跃、形态结构异常、生理功能异常等）、药物结构与已知致癌物有关或代谢产物与已知致癌物有关、作用机制为细胞毒类等情况下要求进行。我国的新药审评规定所要求的致癌试验包括叙利亚地鼠胚胎细胞体外恶性转化试验和大鼠或小鼠致癌试验。

近二十年来，免疫毒性研究为临床药物的应用和新药在临床前研究阶段的安全评价提供了新的评价视角和检测方法。将这些免疫学的方法应用于药物的安全性评价也造就了免疫毒理学这一亚学科。它的主要任务是从分子细胞水平研究外来物与免疫系统的相互作用，鉴定这些外来物对机体的免疫毒性，对外来物提供出安全性评价依据，从而达到防治疾病的作用。

（三）临床前药学研究

药学评价的主要工作应在临床前进行，全面开展原料药和制剂的实验室研究，完成新药临床试验所需要的药学方面的工作，为 I 期临床评价做好准备。

1. 临床前有关原料药的药学研究内容

（1）化学原料药制备工艺研究：包括试制路线、反应条件、合成工艺和工艺流程图、化学原料来源和质量、中间体来源和质量、产品精制过程和工艺条件及质量控制标准等，都是制备工艺需要研究的问题。

（2）化学结构确证：明确的化学结构是新药研究最关键、最基本的条件。在研究中应采取多种途径和方法获得充分的数据资料，进行综合分析证明所评价的新药结构与预想的化学结构一致。具有立体异构现象的新药（手性中心、顺反异构等）应该进行立体化学和构型研究，说明药物是单一异构体、消旋体或混合体。如果暂不能获得纯的单一异构体，应确定混合异构体的比例。具有多晶型的药物，应测定晶型和晶型的稳定性，暂不能获得单一晶型的，要确定混合晶型的比例。

（3）理化性质：包括新药的性状、理化常数、$\log P$、解离度、立体异构、晶型现象、原料药晶型等，以及其他如药物溶解速率、粒子大小等与药物剂型设计的关系。

（4）分析鉴别：鉴别时对新药进行定性试验，以鉴别药物的真伪。根据新药的化学结构和理化性质，可以用化学或物理方法进行鉴别。试验方法要求专属性强，重现性好，灵敏度高，操作简单、快速。

（5）质量控制：包括新药的含量测定、药物纯度、杂质检查、有关物质检查、残余溶剂检查等。

（6）药物稳定性研究：从实验室批量制备的合格样品中，随机留样 3～5 批，进行稳定性试验，包括长期留样观察和加速试验。原料药的稳定性研究是设计适当的制剂处方及对其制定必要的稳定性措施的基础，是处方前研究的重要组成部分。

2. 临床前有关制剂的药学研究内容

（1）剂型设计：药物应用于临床前必须经处方设计，加工生产成为适宜于医疗或预防应用的形式，称为药物剂型。药物剂型与疗效的关系十分密切。理想的药物制剂应该是有效性、安全性、稳定性、均匀性和适用性的统一。在设计剂型时首先要根据医疗的需要，掌握主药的理化性质，如颗粒大小、形状、晶型、熔点、水分、溶解度、溶解速度等，特别要了解热、湿及光对原料药稳定性的影响。同时还要掌握所用辅料的理化特性，为处方设计与工艺研究提供科学依据。

（2）药物制剂的处方工艺设计：制剂在申报生产时，还应注意进行生产规模的放大研究，尤其是一些特殊的制剂。因为这些制剂在小规模或实验室制备中，比较容易达到质量要求，但扩大规模后常会产生各种问题，质量及工艺的稳定性都很难保证。根据《中华人民共和国药品管理法》第 10 条的有关规定：药品必须按国家药品监督管理部门批准的生产工艺进行生产。不论是从法规还是技术上，都要求在制备工艺的研究中进行中试放大研究。中试规模不能简单地从每批产品的数量上理解，判断一个工艺是否达到中试的要求主要有两点，一是该工艺所用的仪器设备及操作流程应与大生产一致，仅在规模上比大生产小；二是规模与大生产不能相差过大。例如，美国 FDA 对批量的变化幅度就严格规定：不能超过 10 倍，即申报资料中的批量应在批产后大生产批量的 10 倍以内。

（3）质量标准研究：根据剂型的特点设置必要的检测项目，即基本性能评价，以真正控制产品的质量，如固体口服制剂的溶出度检查，缓控释制剂的释放度检查，脂质体的包封率、粒径分布等的检查。

（4）稳定性研究：经过基本性能评价合格的药物制剂样品进行稳定性评价。一般要求选用两种以上的制剂进行影响因素的考察，考察项目有含量测定、有关物质检查、外观变化检查，并根据稳定性试验的要求进行制剂的稳定性研究，如在不同条件下，进行对光、热、湿的稳定性研究和对降解产物的分析研究。根据稳定性考察研究结果，对不同的制剂提出不同的工艺要求、包装要求和储存条件的要求。

FDA 在药学研究中，要求对那些可能产生安全性问题的工艺过程、杂质和降解产物等提供详细的研究资料，如对杂质的定性、定量的分析方法，限度确定依据。这些依据不仅涉及质量标准的研究，而且与新药的生产工艺过程、稳定性情况、动物的安全性试验、人体临床研究结果等紧密结合，以确保进入临床研究的新药的安全性，同时对新药的有效性予以关注。这种新药审批思路值得在我国新药的审评中学习、借鉴。

二、药物临床研究

药物的临床评价研究是新药研究开发的最后阶段，肩负着在健康受试者和患者中评价新药的安全性和有效性的使命，在决定药物能否生产上市中有重要的作用。一种新药从正式进入开发到完成研究上市，一般需要 7～10 年的时间，其中大部分时间用在临床评价上，临床研究的费用也常达数千万美元甚至上亿美元。大量的时间和金钱足以反映临床研究的重要与艰巨。

（一）新药临床研究的基本原则

1. 法规原则　新药临床研究是一项在国家法规原则指导下进行的科学研究，申办单位提出的项目必须是国家药品管理部门批准的项目，而且要求在具有开展此类研究资格的药品临床试验单位，按药品临床试验管理规范进行研究才具有合法性。试验单位接受任务后，要求按药品临床试验管理规范制定研究方案，组织研究队伍，执行医学伦理委员会批准的研究方案，完成任务后进行科学的数据统计和结果分析，及时提交研究报告供药品审评部门审查。

2. 医学伦理原则　在人体进行任何药物临床试验都要遵循赫尔辛基宣言的原则，医生有责任保护受试者的利益。试验方案要经伦理委员会审查同意后才能实施。最重要的是贯彻受试者自愿参加的原则。必须让受试者了解实验目的、研究程序、可能的受益和风险，参加是自愿的，在试验的任何阶段有权退出研究。受试者因参加试验一旦健康受损，有获得补偿和治疗的办法。上述对受试对象保护的原则必须以文字和口头形式在试验前让受试者获知，并签署知情同情书（inform consent）。

3. 试验设计原则　随机、对照、重复的三原则是新药临床研究的基本原则。一个完善的临床试验设计必须从以下方面遵循这 10 条基本原则：①对照试验（controlled clinical trials）；②随机化（randomization）；③盲法试验（blind trial technique）；④安慰剂（placebo）；⑤病例选择标准与淘汰标准（inclusion criteria and exclusion criteria）；⑥剂量与给药方案（dosage and administration）；⑦药效评价（assessment of response）；⑧不良反应评价（evaluation of adverse drug reaction）；⑨患者依从性（compliance）；⑩病例数估计（assessment of trial size）。

4. 研究道德原则　只有通过严格科学的试验后才能对药物的安全性和有效性做出客观、科学、真实的评价结论。因此完成这些研究，除了要求研究者具备科学研究水平、专业技术知识外，还要求实验者在临床研究的全过程中严格遵守科学研究的法则，认真设计试验方案，严格执行试验方案和计划，认真记录收集实验数据，进行数据统计分析，全面总结试验结果，做出科学的结论。

5. 统计分析原则　在药物临床研究中，临床试验设计、临床试验方案实施都离不开对统计学的要求。各国的药品《临床试验质量管理规范》（good clinical practice，GCP）均对此有不同的考虑，有的还专门制定了临床试验的《统计质量管理规范》（good statistical practice，GSP）。

（二）新药临床研究内容

在大多数国家，新药临床试验分为四期，并对每期临床试验提出了基本的原则和技术要求。

Ⅰ期临床试验：又称临床药理和毒性作用试验期，是新药临床评价的最初阶段，主要在健康志愿者中进行。试验的目的主要是确定安全有效的人用剂量和设计合理的治疗方案，为Ⅱ期临床试验做准备，实验内容包括人体对药物的耐受性、临床药物动力学，以及治疗剂量时的药物疗效和可能发生的不良反应等。在健康受试者试验完成后，Ⅰ期临床试验也可在少数患者中进行初步试验。一般规定Ⅰ期临床试验所需的总例数为 20～50 例，必要时需更多的受试者。

Ⅱ期临床试验：也称临床治疗效果的初步探索试验。本期临床试验在较小规模的病例上对药物的疗效和安全性进行临床研究。在此期，药物疗效和安全性必须在每一位患者进行严格观察。一般观察例数不超过 100 例，有时也需 200 例或更多病例。在这一期临床试验还需进行药物动力学和生物利用度的研究，观察患者和健康人的药物动力学差异。Ⅱ期临床试验主要为Ⅲ期临床研究做准备，以确定初步治疗适应证和治疗方案。

Ⅲ期临床试验：也称治疗的全面评价临床试验。在新药初步确定有较好的疗效以后，必须用相当数量的同种病例，与现有的标准药物（也称参比对照药物）进行大规模的对比研究，一般试验在 300 例以上，有的药物要超过千例。所选病例必须有严格的标准，合格者方可进入临床治疗，必须有明确的疗效标准和安全性评价标准，通过严格的对比试验研究，全面评价新药的疗效和安全性，以证实新药有无治疗学和安全性的特征，是否值得临床上市应用。

Ⅳ期临床试验：经过以上Ⅲ期临床试验后，新药得以批准销售。在上市以后，还要进行上市后的临床监视，即Ⅳ期临床试验，也称上市后临床监视期。通过临床调查，监视有无副作用，副作用发生率有多高。如果发现有明显的新药缺陷（如疗效不理想、副作用发生率高而严重），上市后仍可宣布淘汰。Ⅳ期临床试验的目的也是为了使更多的临床医生了解认识新药，所发表的临床结果也对制药公司起宣传作用。

在国外，临床试验四期之间有着有机的联系。每一期临床试验都要有妥善的设计、计划、方案及评价标准，以保证试验的科学性，真正使药物安全有效，达到预期目的。如前一期试验结果通过讨论论证，审议认为不值得进行下一期试验的则应宣布终止试验。国外新药研究淘汰率比国内高得多，大约有 1/10 进行临床试验的药物可以批准正式上市。

我国的新药审批办法结合我国国情，参考国外临床试验的法规，制定了新药临床试验的基本技术要求。规定新药的临床研究包括临床试验和生物等效性试验。新药的临床试验分为Ⅰ期、Ⅱ期、Ⅲ期、Ⅳ期。新药临床研究的病例数应符合统计学要求。各类新药视类别不同进行Ⅰ期、Ⅱ期、Ⅲ期、Ⅳ期临床试验。某些类别的新药可仅进行生物等效性试验。

（三）GCP

GCP 是国际公认的临床试验标准，它从申办者、研究者、受试者、管理者的各自责任及相关关系和工作程序等内容，规范以人体为对象的临床试验的设计、实施、进行和总结，以确保临床试验结果的科学性和符合医学伦理道德标准。

各国的 GCP 条款不一，但基本内容主要包括以下几点：①对新药临床试验的审批及试验前的要求；②保护受试者权益的有关规定；③对研究者资格要求与职责规定；④对临床试验场所、实施的服务条件的要求；⑤对试验药品质量、供应、包装、储存、使用管理的要求；⑥对申办者及监视员的职责要求；⑦对药物管理部门的有关要求规定；⑧对试验设计及试验方案的要求；⑨对试验质量及安全性监控的要求；⑩对试验记录、数据处理、统计分析及总结报告的标准化要求。

我国的 GCP 是为保证药物临床试验过程规范，结果科学可靠，保护受试者的权益并保障其安全，根据《中华人民共和国药品管理法》《中华人民共和国药品管理法实施条例》，参照国际公认原则制定的。此规范的颁布和实施促进了我国临床试验水平的提高，为我国的新药尽快走向世界提供了前提条件。

传统药物发现方法虽然投资巨大，但是最后在临床晚期试验中常以失败告终。候选药物的高淘汰率也几乎成为医药公司开发新药的瓶颈。据报道芯片实验室（工业上的和高校中）的数量正在增加，它们可以模拟从细胞到临床试验的所有东西，数以百万计的模拟实验可以在单个传统实验所需的时间内完成，这将带来医药研究上的巨大变化，因此计算机建模公司坚信利用药物模拟方法可以帮助医药公司早日走出失败，并且能帮助他们把努力集中于最有希望的候选药物上。目前，一些医药公司已经利用模型基础的分析法成功地划分候选药物的优先次序，并且能测定候选药物的作用机制，以提高药物开发的效率。

三、创新药物研发实例

伏立诺他（vorinostat，化学名 SAHA），于 2006 年 10 月 26 日美国 FDA 批准上市，用于治疗 T 细胞淋巴瘤（CTCL）。SAHA 是首个被批准上市的 HDAC 抑制剂，可通过调控组蛋白的乙酰化表观遗传修饰，阻止肿瘤细胞的基因表达，诱导肿瘤细胞凋亡。因此，了解 SAHA 的研发历程，对于基于表观遗传学的新药开发有重要意义。

SAHA 的研发其实源于一个简单的溶剂分子，即 DMSO。1971 年，研究人员就已经从小鼠实验中发现 DMSO 溶液具有将红白血病细胞转化为红细胞的能力。进一步研究发现，某些含氮化合物有着比 DMSO 更强的活性，基于此发现，研究人员在 1976 年合成出了六亚甲基二乙酰胺（HMBA），具有更强的抗肿瘤活性。值得注意的是，该类化合物的活性与中间亚甲基的个数有关，含 6 个亚甲基的化合物的活性最高。随后，人们开展了 HMBA 的临床试验，然而，Ⅱ期临床试验发现该药只能缓解骨髓增生异常综合征和急性骨髓性白血病的症状，药物在体内代谢的半衰期短，患者耐受性较低，临床试验失败。

HMBA

通过总结从 DMSO 到 HMBA 研发历程中发现的一系列化合物，研究人员猜想，这些极性化合物可能与某些金属结合或者与靶点形成较强的相互作用。随后，进行大量的化学结构改造中，发现含有双异羟肟酸化合物 SBHA 的活性最强。值得注意的是，SBHA 与 HMBA 的分子式中都含有 6 个亚甲基。随后的研究发现，双异羟肟酸并不是发挥活性所必需的。因此，研究人员在 SBHA 的一端引入了一些疏水片段，在考察完活性、稳定性等性质之后，SAHA 各项指标优异，被选为先导化合物。

SBHA　　　　　　　　　　　　　　　　SAHA

另外，研究人员发现天蓝色链霉菌中的曲古抑菌素 A（trichostatin A，TSA）具有抑制组蛋白去乙酰化酶（HDAC）的作用。由于 TSA 与 SAHA 在结构上有相似性，人们猜测 SAHA 也可能也具有类似药理作用。进一步的实验证实，SAHA 可有效抑制 HDAC，选择性调控基因表达，造成乙酰化的组蛋白在细胞中大量积累，最后引起肿瘤细胞凋亡。结构生物学研究结果证实了 SAHA 与 HDAC 的结合模式：HDAC 中有一个含 Zn^{2+} 的狭窄的疏水性口袋，SAHA 的异羟肟酸基团与 Zn^{2+} 结合，6 个亚甲基通过狭窄的口袋延伸出来，苯环则附着在疏水性 HDAC 蛋白表面（图 18-14）。

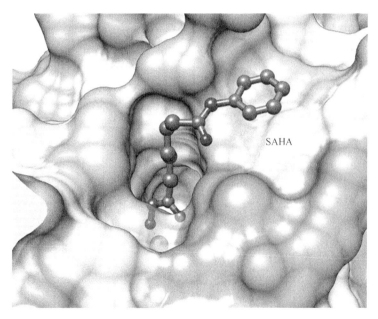

图 18-14 SAHA 与靶酶的结合

在动物试验中，SAHA 有效抑制小鼠、大鼠肿瘤生长，且几乎无不良反应。在Ⅰ期临床试验中，SAHA 可作为口服用药，显示广泛的抗肿瘤活性，对多种血液癌症和多种实体瘤有效。Ⅱ期临床研究发现，SAHA 对 T 细胞淋巴瘤有显著的治疗效果，并可以用于之前用药都失败的患者。经过Ⅲ期临床试验，美国 FDA 于 2006 年批准 SAHA 用于 T 细胞淋巴瘤的治疗。

SAHA 虽然抑制 HDAC 效果中等，其中的异羟肟酸基团也存在一定的毒性，临床使用机体可能出现不良反应。但它作为首个被批准上市的 HDAC 抑制剂，实现了从 DMSO 到药物的飞跃，为以后研发出更强安全性更高的 HDAC 抑制剂提供了范本。

总之，随着化学基因组学、药物基因组学、蛋白质组学、免疫组学、代谢组学、生物信息学、药理毒理学、药物代谢动力学、临床药理学等学科及相关技术的发展，临床候选药物的评价方法和手段也不断优化，其目的在于提高药物评价的准确性，同时也致力于提高候选化合物的新药命中率。因此临床候选药物的开发涉及化学、生物学、医学等领域，是一个相当复杂的过程。

小　结

特异性结构的药物发挥药效的本质是药物小分子与生物大分子的有效接触，这其中包括二者应在立体空间上的互补和电荷分布的匹配，进而引起生物大分子构象的改变，触发机体微环境产生与药效有关的一系列生物化学反应。药物作用的这些生物大分子靶标的种类主要包括受体、酶、离子通道和核酸。多数药物-靶点相互作用的化学本质属于非共价键相互作用，非共价键的类型有离子键、偶极键、氢键、疏水力和范德瓦耳斯力。

药物在体内发挥治疗作用的关键与其在作用部位的浓度和与生物靶点相互作用（阻断或刺激）的能力有关。主要考虑两个基本因素，一个是药物到达作用部位的浓度，以药物作用的药物代谢动力学时相（pharmacokinetic phase）表示；另一个是药物与生物靶点的特异性结合，以药物作用的药效学时相表示。

候选新药研发的过程大致都要经过三个阶段：先导化合物（lead compound）的发现；先导化合物的结构优化，确定产生生物活性的基本结构（药效团，pharmacophore）；进行构效关系或 QSAR 的研究，以获得候选药物。

先导化合物的发掘途径包括有从天然产物中发掘；生命基础过程研究中发现；药物代谢过程中发现；由药物副作用发现；基于靶点三维结构和基于药效团结构的虚拟筛选发现先导化合物；由组合化学与高通量筛选发现先导化合物。在先导化合物的结构优化阶段，首先需要确定该类药物的基本药效团，然后考虑利用生物电子等排体原理、前药原理和拼合原理等方法和手段进行研究。

计算机辅助药物设计起始于 20 世纪 60 年代广泛应用于 2D-QSAR 研究的 Hansch 方程，该方程的研究需要确定活性化合物的各种结构参数，在此基础上进行统计回归。随着计算机图形学与 QSAR 的进一步融合，现已发展了多种 3D-QSAR 研究方法。

思 考 题

1. 药物作用的生物大分子靶点主要分为哪几种类型？
2. 药物与靶点相互作用的化学本质是什么？有哪些类型？
3. 决定药物在体内发挥药效的是哪两个关键时相？
4. 先导化合物发掘的主要途径有哪些？
5. 什么是基于靶点结构的药物设计？
6. 什么是药效团？针对药效团结构进行先导物结构修饰有哪些方法？
7. Hansch 方程常用哪些化学结构参数？其物理意义是什么？
8. $\log P$ 与 π 值均为描述疏水性的参数，二者有何不同？
9. CoMFA 作为一种 3D-QSAR 的研究方法，大概有哪些步骤构成？
10. 试述候选新药到上市需要哪些基本过程。

（方　浩　侯旭奔）

索　引